Neuropsychologie des Gedächtnisses

Neuropsychologie des Gedächtnisses

von
Hans J. Markowitsch

Hogrefe
Verlag für Psychologie
Göttingen · Toronto · Zürich

Markowitsch, Hans J., geboren am 26.3. 1949 in Singen/Htwl. Studium der Psychologie und Biologie an der Universität Konstanz. Nach dem Diplom in Psychologie (1974) Auslandsaufenthalte an den Universitäten Oxford und Kopenhagen. Nach Promotion zum Dr. rer. nat. in Konstanz (1977) dort Wissenschaftlicher Assistent bis zur Habilitation 1980. Anschließend Professor für Physiologische Psychologie (C2 a.Z.) und Heisenberg-Stipendiat an der Universität Konstanz, Ruf an die Universität Koblenz-Landau, Rufannahme an die Ruhr-Universität Bochum 1989, seit 1991 Übernahme des neu gegründeten Lehrstuhls für Physiologische Psychologie an der Universität Bielefeld.

Druck- und Bindearbeiten: Offsetdrukkerij Kanters B.V. Alblasserdam
Printed in the Netherlands
Satz: Gabi Plöger, Borchen
ISBN 3-8017-0629-X

Vorwort

Neuropsychologie ist eine Teildisziplin, die von Psychologen und Neurologen repräsentiert wird, wobei beide Gruppen primär hirngeschädigte Personen untersuchen. Forschungssujets der Neuropsychologie liegen in den Bereichen, die heutzutage unter dem Terminus kognitive Psychologie subsumiert werden. Von diesen Schwerpunkten behandelt dieses Buch den Gedächtnisbereich. Damit wendet es sich primär an Neuropsychologen (Ärzte, Psychologen), daneben an Studierende in diesen Fachrichtungen und allgemein an Personen, die sich wissenschaftlich mit Gedächtnis und Gehirn auseinandersetzen.

Ziel des Buches ist es, einen Überblick über Themenbereiche der langfristigen Informationsverarbeitung zu geben, soweit sie auf direkten oder indirekten Beobachtungen am geschädigten Nervensystem des Menschen basieren. Hierbei wurde einerseits auf eine umfassende Repräsentanz neuester Ergebnisse Wert gelegt, andererseits aber auch die Anfänge der Hirnforschung mitberücksichtigt. Dies resultierte in einer, für ein Textbuch, relativ ausführlichen Quellensammlung. Gleichwohl mutet diese bescheiden an, wenn man als Vergleich Werke der klassischen Hirnforschung nimmt. Beispielsweise enthält von Monakows 1914 erschienene Monographie über *„Die Lokalisation im Grosshirn und de[n] Abbau der Funktion durch kortikale Herde“* mehrere Tausend Literaturangaben mehr als dieser Band, obwohl sie nicht nur mehr als ein Dreivierteljahrhundert zurückliegt, sondern auch einen Forschungsgegenstand betrifft, dessen Blüte und Expansion erst in den letzten zwei Jahrzehnten zu Tage trat.

Gedächtnisstörungen gehören zu den weitverbreitetesten Begleiterscheinungen von Hirnschäden. Fokale wie diffuse Gehirnläsionen können zu Störungen der langfristigen Informationsverarbeitung auf den unterschiedlichen Ebenen von Zeit und Inhalt führen. Für den Psychologen wie für den Neurologen ist es von essentieller Bedeutung, die charakteristischen Ausfälle auf den Gebieten von Enkodierung, Speicherung und Abruf nach bestimmten neurologischen Krankheitsbildern zu kennen. Dieses Buch bietet auf der Grundlage neuer Erkenntnisse zur Aufteilung und Untergliederung des Gedächtnisses und auf der Basis einer differenzierten neuropathologischen Betrachtungsweise eine Übersicht über den neuesten Stand neurowissenschaftlicher Gedächtnisforschung, wobei grundsätzlich von einer netzwerkartigen Verarbeitung von Information im Gehirn ausgegangen wird. Im einzelnen wird Stellung bezogen zu zeit- und inhaltsabhängigen Verarbeitungsmöglichkeiten von Information, zu deren anatomischer Lokalisierbarkeit, zu Interdependenzen zwischen Aufmerksamkeit, Affekt und Gedächtnis und zur Abhängigkeit der Gedächtnisleistung von personenbezogenen Variablen. Neben den drei am häufigsten mit amnestischen Zuständen gekoppelten anatomischen Hauptkomplexen, dem medialen Temporallappenbereich, dem medialen diencephalen Bereich und dem basalen Vorderhirn, werden auch weniger offensichtliche oder selektivere Gedächtnisstörungen beschrieben, wie sie beispielsweise nach Fornix- oder Frontalhirnschäden auftreten. Auch material- und modalitätsspezifische und andere selektive Störungen der Informationsverarbeitung (z.b. retrograde Amnesie) werden detailliert behandelt. Besondere Beachtung finden auch die mit größerflächigen kortikalen und subkortikalen Hirnschäden einhergehenden massiven Beeinträchtigungen auf Gedächtnisebene, wie sie sich beispielsweise bei der Alzheimerschen Erkrankung, aber auch bei bestimmten Formen der Parkinsonschen Krankheit oder bei genetisch oder viral bedingten Prozessen zeigen (z.B. bei multipler Sklerose, AIDS, Downsyndrom, etc.).

Das Buch kann von Studierenden der Medizin, Psychologie und Biologie als Einführung in den Bereich Neuropsychologie und Gedächtnis gelesen werden, kann aber auch dem etablierten Neurowissenschaftler als Nachschlagewerk und Informationsquelle dienen.

Das Zustandekommen des Buches basiert auf meinen Forschungen zu dieser Thematik an den Universitäten Konstanz, Bochum und Bielefeld, die teilweise durch Mittel der Deutschen Forschungsgemeinschaft unterstützt wurden (Ma 795/1- Ma 795/9). Ich danke Frau Böcker, Frau Gerschfeld, Frau Hagenkötter, Frau Lillpopp, Frau Rengstorf, Frau Thöne und Frau Weber für ihre Mithilfe. Herrn Pasquale Calabrese danke ich herzlich für die Schlußdurchsicht des Manuskriptes, die half, einige Fehler auszumerzen und unklare Formulierungen zu beseitigen.

Inhaltsverzeichnis

Gedächtnis in der Neuropsychologie

Das Gedächtnis verbindet die zahllosen Einzelphänomene zu einem Ganzen, und wie unser Leib in unzählige Atome zerstieben müsste, wenn nicht die Attraktion der Materie ihn zusammenhielte, so zerfiele ohne die bindende Macht des Gedächtnisses unser Bewusstsein in so viele Splitter, als es Augenblicke zählt (Hering, 1921, S. 12).

Neben der *Seele* (z.B. Arnett, 1904; Bain, 1881; Flügel, 1902; Jaeger, 1880; Kronthal, 1916; Lazarus, 1876, 1878, 1882; Raue, 1850, Rehmke, 1891; R. Sommer, 1891) und dem *Bewußtsein* (z.B. Blakemore & Greenfield, 1987; Buser & Rougeul-Buser, 1978; Churchland, 1986; Eccles, 1973; Eccles & Robinson, 1984; Friederici, 1988; Heveroch, 1914; Külpe, 1893; Maudsley, 1873; R.B. Perry, 1904; Popper & Eccles, 1982; Salazar et al., 1986b; Semon, 1920; Sperry, 1988; Spittler, 1992; Stoddard, 1903; Volkmar, 1875, 1876; Wernicke, 1893a, 1893b; Ziehen, 1906, 1908) stellt das *Gedächtnis* den dritten Bereich psychischer Aktivität dar, der seit den Anfängen der Hirnforschung im Zentrum des Interesses stand (z.B. Bergson, 1911; Burnham, 1889a, 1889b, 1889c, 1889d; Diehl, 1902; Ebbinghaus, 1885; Meumann, 1912; Müller, 1911-17; Offner, 1924; Ranschburg, 1911; Ribot, 1882; Titchener, 1895a) (um außer den Artikeln von Burnham zum Gedächtnisbereich lediglich Monographien anzuführen).

Ursachen hierfür sind sicher in der elementaren Notwendigkeit eines funktionierenden Gedächtnisses für eine selbständige Lebensführung zu suchen, in der Faszination, die das Behalten psychischer Leistungen ausübt, und in dem gleichzeitig immer wieder und in den verschiedenartigsten Situationen vor Auge tretenden Mangel an sicherem Zugriff zu bestimmten, vermeintlich sicher gewußten, Episoden oder Fakten.

Zeitabhängiges Gedächtnis

Die traditionelle Gedächtnisforschung orientierte sich hauptsächlich entlang der Zeitachse und unterteilte dementsprechend Gedächtnis in Zeitabschnitte (z.B., Ultrakurzzeit-, Kurzzeit-, Langzeitgedächtnis; z.B. Atkinson & Shiffrin, 1968; Craik, 1979; Horn & Hinde, 1970; G.A. Miller, 1956; J.V. Patterson, Pratt & Starr, 1991; Starr, Kristeva, Cheyne, Lindinger & Deecke, 1991; Abb. 1 und 2; s. auch „working memory" und „reference memory": z.B. Baddeley, 1992; Della Sala, Logie, Marchetti & Wynn, 1991; Vallar, 1991) und Gedächtnisstörungen in solche, die vor oder nach dem Auftreten eines Hirnschadens liegen (Abb. 3).

Hiervon abgewandelt, aber immer noch nicht losgelöst, ist Craik und Lockhards (1972) Ansatz, die Langfristigkeit und Festigkeit der Informationsverarbeitung als von der Tiefe des Enkodierens abhängig anzusehen (vgl. auch Craik & Tulving, 1975, und zur Kommentierung des Ansatzes Baddeley, 1978, 1982a, 1982b, und A.R. Mayes, 1988). Die Stadien der Informationsverarbeitung erfolgen grundsätzlich ebenfalls entlang der Dimension Zeit: Informationsaufnahme, -enkodierung, -speicherung, -abruf (vgl. Forsting, 1987; Lynch, 1986; Ng & Gibbs, 1988; 1991; Polster, Nadel & Schacter, 1991; Spear & Mueller, 1984).

Die schon früh formulierte Ansicht, daß nur der zur Langzeitspeicherung führende Konsolidierungsprozess strukturelle Änderungen, insbesondere die Synthese von Proteinen impliziert, ist dabei bis heute vorherrschend (z.B. R. Schmidt, 1991a, 1991b). Neue Ergebnisse von Mondadori, Ducret und Borkowski (1991) mit nootropischen Substanzen legen nahe, daß die Konsolidierungsphase mehr als einen Tag andauernd kann.

Genannt werden sollte hier auch eine weitere Sichtweise der Interaktion Zeit-Gedächtnis: Gedächtnis ist dynamisch und zeitabhängig beeinflußt und beeinflußbar, wobei hier aber eine inhaltliche Komponente mitspielt (u.a. die Verbalisierungsfähigkeit im Humanbereich). Unser Gedächtnis an unseren Zustand als

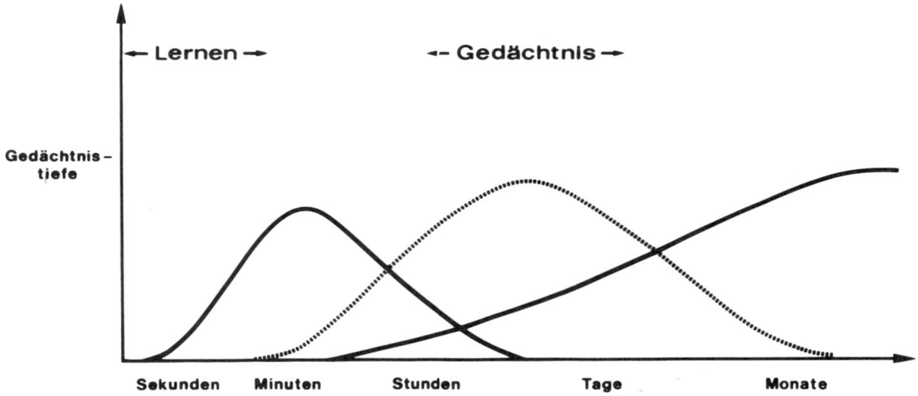

Abb. 1: Zeitliche Beziehung zwischen Lernen und verschiedenen Gedächtnisvorgängen. Dargestellt sind die Dauer und Stärke von Kurz- (linke durchgezogenene Kurve) und Langzeitgedächtnis (rechte durchgezogene Kurve), sowie die eines intermediären Gedächtniszustands (unterbrochene Kurve). Die zeitlichen Beziehungen stimmen mit dem Hebbschen (1949) Modell eines reverberierenden Gedächtniskreises (Abb. 2) überein. Annahme ist hierbei, daß auf Kurzzeitgedächtnisebene Änderungen ablaufen, die bioelektrische Zustandsänderungen zur Folge haben (z.B. Kaliumleitfähigkeitsänderungen), während auf Langzeitgedächtnisebene primär biochemische Änderungen auftreten, die die Proteinsynthese oder Enzymbildung und vielleicht auch die Zellmorphologie betreffen (vgl. hierzu Doty, 1990; Friedrich, 1990; Gibbs & Ng, 1977; Ng & Gibbs, 1988; und Fig. 2 in Markowitsch & Pritzel, 1985).

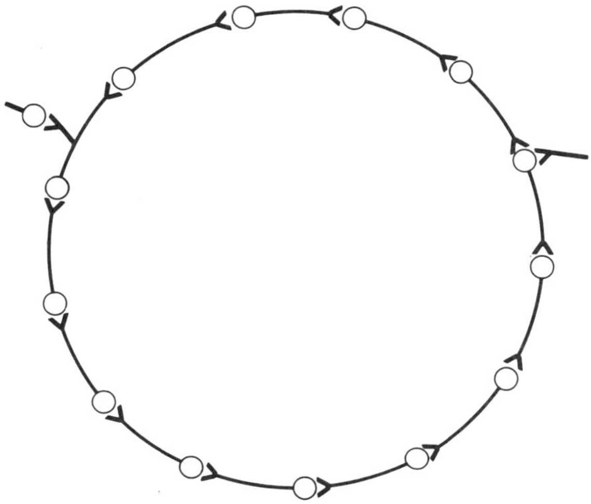

Abb. 2: Modell eines reverberierenden („zurück-, nachhallenden") Schaltkreises, wie Hebb (1949) ihn sich vorgestellt haben mag. Die Information gelangt an einer Stelle in den Schaltkreis und tritt nach mehrmaligem Kreisen an einer anderen Stelle wieder aus, wobei man sich vorstellen muß, daß gleichzeitig andere Information auf die im Schaltkreis sich bewegende einwirken muß, wenn es zu einer erfolgreichen Engrammbildung kommen soll (z.B. motivationelle oder emotionale Information, Information aus dem „inneren Milieu", gleichartige, assozierte, Information o.ä.; vgl. hierzu Fig. 4 aus Kornhuber, 1988).

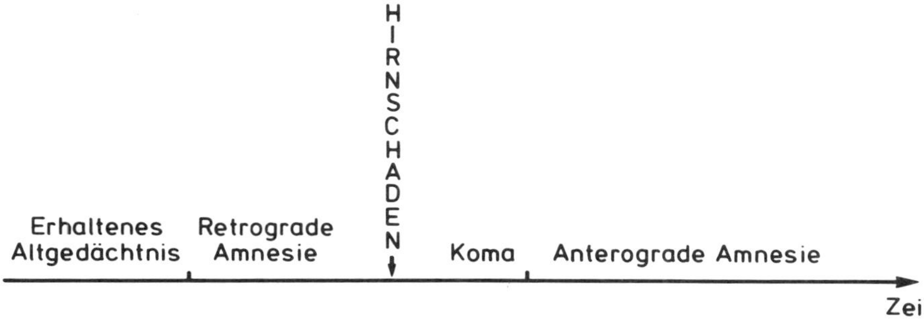

Abb. 3: Anterograde und retrograde Amnesie; Zeitpunkt des Hirnschadens.

Kleinkind ist nicht mehr vorhanden oder zumindest nicht mehr abrufbar (Spear, 1978; Spear & Campbell, 1979; Schachtel, 1947), wenngleich individuelle Unterschiede die Leistung stark beeinflussen (Gold & Neisser, 1980; Jernigan, Hesselink, Sowell & Tallal, 1991c; H. Kim, Levine & Kertesz, 1990; Markowitsch, 1988a, 1988b). Erst Ereignisse, die nach dem vierten oder fünften Lebensjahr geschahen, bleiben als bewußtes Gedächtnis haften (wenngleich schon früh prägende Umweltprozesse zukünftiges Verhalten determinieren wie jüngst P.K. Kuhl, Williams, Lacerda, Stevens und Lindblom, 1992, für die phonetische Sprachentwicklung sechsmonatiger Babies zeigen konnten). Hierbei ist natürlich wieder eine inhaltliche Komponente mitbestimmend, individuell bedeutungshaltige Information wird weit eher behalten als „neutrale“, ein Phänomen, das im Englischen unter „Flashbulb memory“ firmiert (Baddeley, 1990; R. Brown & Kulik, 1977; Winograd & Killinger, 1983) und das – z.T. in abgewandelter Form – auch bei Amnestikern von herausragender Bedeutung ist (Boedeker, 1905; Cimino, Verfaellie, Bowers & Heilman, 1991; Claparede, 1911; Grossman & Butters, 1986; Grünthal, 1934; M.K. Johnson, Kim & Risse, 1985; Markowitsch, 1985a, 1985b; Markowitsch, Kessler, Bast-Kessler & Riess, 1984; Markowitsch, Kessler & Denzler, 1986; Müller-Freienfels, 1915; Parkin, 1982; Pick, 1903b; Titchener, 1895b; Winograd & Killinger, 1983). Die Dynamik des Gedächtnisses wird auch unterstrichen, durch seine Modifizierbarkeit und Beeinflußbarkeit durch zeitlich folgende oder vorausgehende Information (retro- und anterograde Hemmung; vgl. Loftus & Davis, 1984; Müller & Pilzecker, 1900) und durch inhaltlich inkongruente, aber glaubhaft wirkende Zusatzinformation (z.B. Ceci, Ross & Toglia, 1987; Loftus & Hoffman, 1989; Loftus & Loftus, 1980; Schooler, Gerhard & Loftus, 1986).

Auch am anderen Ende der individuellen Zeitskala, also im Alter, ändert sich das Gedächtnis und natürlich auch die Organisation des Gehirns (z.B. Arbuckle, Gold & Andres, 1986; Cerella, 1991; Chiarello & Hoyer, 1988; Cornelius & Caspi, 1987; Craik, Byrd & Swanson, 1987; Craik & McDowd, 1987; H. P. Davis et al., 1990; Einstein & McDaniel, 1990; Fisk & Rogers, 1991; Fleischmann, 1989; Flicker, Ferris & Reisberg, 1991; Foos, 1989; Gur, Gur, Obrist, Skolnick & Reivich, 1987; Haxby et al., 1986; D.V. Howard, Fry, & Brune, 1991; Jernigan et al., 1991a; Knopf, Kolodziej & Preussler, 1990; Leenders et al., 1990; Lorsbach & Simpson, 1984; Madden & Allen, 1991; Maylor, 1990; McCrae, Arenberg & Costa, 1987; Mitrushina & Satz, 1991; Moscovitch, 1985; Moscovitch, Winocur & McLachlan, 1986; Myerson, Hale, Wagstaff, Poon & Smith, 1990; O'Connor, Pollitt, Roth, Brook & Reiss, 1990; Park, Puglisi & Sovacool, 1983; Park, Puglisi & Smith, 1986; Pickenhain & Ries, 1988; Poon, 1985; Poon, Rubin & Wilson, 1989; Raz, Millman & Sarpel, 1990; Reder, Wible & Martin, 1986; Sagar, 1991; A.D. Smith, Park, Cherry & Berkovsky, 1990; C. Stern, Prather, Swinney & Zurif, 1991; Strayer, Wickens & Braune, 1987; Williamson et al., 1990; Witte, Freund & Sebby, 1990).

In einer der neueren Studien aus diesem Bereich wurde bei 60 Alten verglichen, inwieweit sich der freie Abruf durch das Lernen von Fertigkeiten mit oder ohne zusätzliche Gabe von Anreizen ändert und inwieweit „Plazebo-Training" zu Erfolgen führt (R.D. Hill, Storandt & Simeone, 1990). Es zeigte sich, daß bei den im Durchschnitt 70jährigen durch das Lernen von Fertigkeiten der freie Abruf unterstützt wurde und daß die Abgabe zusätzlicher Anreize sich nur bei der „Plazebo"-Gruppe leistungsfördernd auswirkte.

Ebenfalls in einer relativ neuen Arbeit wurden Vergessensmaße an Alten (75-95jährige im Vergleich zu 50-70jährigen) anhand der revidierten Form der Wechsler Memory Scale verglichen (Cullum, Butters, Tröster & Salmon, 1991). Trotz gleicher Werte im globalen kognitiven Status und in der Aufmerksamkeits- und Konzentrationsfähigkeit zeigten die älteren (nicht-hirngeschädigten) Probanden schnellere Vergessensraten bei visueller Reproduktion, verbalem und visuellem Paarassoziationslernen.

Teilweise mögen diese Änderungen allerdings bedingt sein durch depressive Zustände oder andere die Gedächtnisleistung beeinflussende Faktoren (Bolla, Lindgren, Bonaccorsy & Bleecker, 1991; Clarkson-Smith & Hartley, 1990; Cullum & Bigler, 1991; G. Davidoff et al., 1991). In diesem Zusammenhang wird auch häufig die Frage gestellt, was „normales" Altern ist und durch welche Änderungen es sich auszeichnet (z.B. Calne, Eisen & Meneilly, 1991). In einer umfassenden neuen Übersicht werden vier Hypothesen zur Änderung des Gedächtnisses im Alter diskutiert: gestörtes Metagedächtnis, semantische Defizithypothese, Störung der überlegten Wiedergewinnung, verrringerte Verarbeitungsmöglichkeiten. Mit keiner der Hypothesen konnte die Gedächtnisstörung im Alter zufriedenstellend erklärt werden (Light, 1991).

Die Unterteilung des Gedächtnisses in Kurz- und Langzeitgedächtnis findet vor allem Unterstützung durch Ergebnisse an sog. globalen Amnestikern, bei denen massive Langzeitgedächtnisstörungen vorliegen, kaum aber solche im Kurzzeitgedächtnisbereich (vgl. Markowitsch & Pritzel, 1985; Obrzut & Hynd, 1991). Andererseits gibt es auch fokal Hirngeschädigte mit umgekehrtem Symptombild, also einer gestörten Gedächtnisverarbeitung im Kurzzeitbereich bei weitgehend intakt gebliebenem Langzeitgedächtnis (Basso, Spinnler, Vallar & Zanobio, 1982; McCarthy & Warrington, 1987a, 1987b; Saffran & Marin, 1975; Shallice & Warrington, 1977; Vallar & Baddeley, 1984; Vallar, Papagno & Baddeley, 1991; Warrington, Logue & Pratt, 1971; Warrington & Shallice, 1969; vgl. auch Berndt, Mitchum & Price, 1991, und Della Sala, Logie, Marchetti & Wynn, 1991).

Sullivan, Sagar und Mitarbeiter wiesen in mehreren neueren Arbeiten auf eine hirnläsionsabhängige Dissoziation zwischen Kurzzeit- und Langzeitgedächtnisstörungen hin (Sagar, Gabrieli, Sullivan & Corkin, 1990; Sullivan & Sagar, 1989, 1991; Sullivan, Sagar, Gabrieli, Corkin, & Growdon, 1989). In ihrer Arbeit von 1991 (Sullivan & Sagar, 1991) faßten sie die früheren Ergebnisse im Prinzip zusammen. Ihre dort gemachte Kernaussage ist, daß es bestimmte Gruppen hirngeschädigter Patienten gibt, bei denen lediglich das Kurzzeitgedächtnis gestört ist (Parkinsonkranke), andere Gruppen, bei denen nur das Langzeitgedächtnis beeinträchtigt ist (H.M. als Beispiel für medial temporal Geschädigte) und wieder andere (Alzheimerpatienten), bei denen sowohl Kurzzeit- wie Langzeitgedächtnisfunktionen massiv gestört sind. Die Autoren schließen aus ihren Ergebnissen, daß ein funktionierendes Kurzzeitgedächtnis an ein intaktes corticostriatales System gebunden ist und ein funktionierendes Langzeitgedächtnis an das mediale Schläfenlappensystem. Die oben schon kurz erwähnte Studie von Starr und Mitarbeitern (1991) fand allerdings mittels magnetencephalographischer Ableitungen kurzzeitgedächtnisbezogene Foci im Temporallappen (Heschl-Gyrus).

Inhaltsabhängiges Gedächtnis

Neben der altbekannten Aufteilung des Gedächtnis entlang der Zeitachse, finden sich heutzutage zusätzlich inhaltorientierte Dimensionierungen (z.B. Cai, 1990; A.R. Damasio & Tranel, 1990, 1991; Ewert, Levin, Watson & Kalisky, 1989; Humphreys, Bain & Pike, 1989; M.K. Johnson & Hasher, 1987; Kinsbourne, 1986; McAndrews, Glisky & Schacter, 1987; Mutter, Howard, Howard & Wiggs, 1990; Ostergaard, 1987; J.T.E. Richardson, 1989a; Richardson-Klavehn & Bjork, 1988; Sanderson, 1989; Schacter, 1990, 1991; Sherry & Schacter, 1987; Tulving & Schacter, 1990; Verfaellie, Bauer & Bowers, 1991; Weingartner, Grafman, Boutelle, Kaye & Martin, 1983; B. Wilson & Baddeley, 1988; B. Wilson, Cockburn, Baddeley & Hiorns, 1989). Grundsätzlich können sich diese zum einen einfach materialspezifisch und entsprechend dem sensorischen Eingangskanal untergliedern (Oscar-Berman, 1991), oder sie orientieren sich – zumindest was den Humanbereich betrifft – an den von Squire (1986, 1987a, 1987b; vgl. auch N.J. Cohen & Squire, 1980) und Tulving (1972, 1983, 1984a, 1984b, 1985, 1989; Tulving & Schacter, 1990) vorgeschlagenen Unterteilungen (Abb. 4 und 5). Ich stelle diese letztgenannte Untergliederung (die beispielsweise von Kinsbourne, 1986, recht anschaulich beschrieben wurde) vor, obwohl sie gegenwärtig allenfalls den Charakter einer Arbeitshypothese hat und von einer Reihe von Autoren aus den unterschiedlichsten Gründen zumindest teilweise in Frage gestellt oder nicht akzeptiert wird (z.B. Beatty et al., 1987; Gordon, 1988; Horner, 1990; A.R. Mayes, 1988; McKoon, Ratcliff & Dell, 1986; Mendez, Mendez, Martin, Smyth & Whitehouse, 1990; Moscovitch et al., 1986; Roediger, 1990; Roediger & Challis, 1992; Roediger, Weldon & Challis, 1989; Winograd, 1975; F.B. Wood, Brown & Felton, 1989). (Siehe auch die Kommentierung von Ostergaard & Squire, 1990, zu der von F.A. Wood et al., 1989, in Frage gestellten Differenzierung zwischen deklarativem und prozeduralem Gedächtnis.) Daß auch bei Amnestikern Teile der Wahrnehmungsrepräsentation und des semantischen Gedächtnisses intakt bleiben können, zeigten jüngst Tulving, Hayman und MacDonald (1991) anhand einer detaillierten Untersuchung eines schwer amnestischen Patienten.

Diese Unterteilung hat Eingang in unzählige neuere Arbeiten gefunden, die insbesondere im *Journal of Experimental Psychology: Learning, Memory, and Cognition* publiziert wurden (z.B. Blaxton, 1989; Bowers & Schacter, 1990;

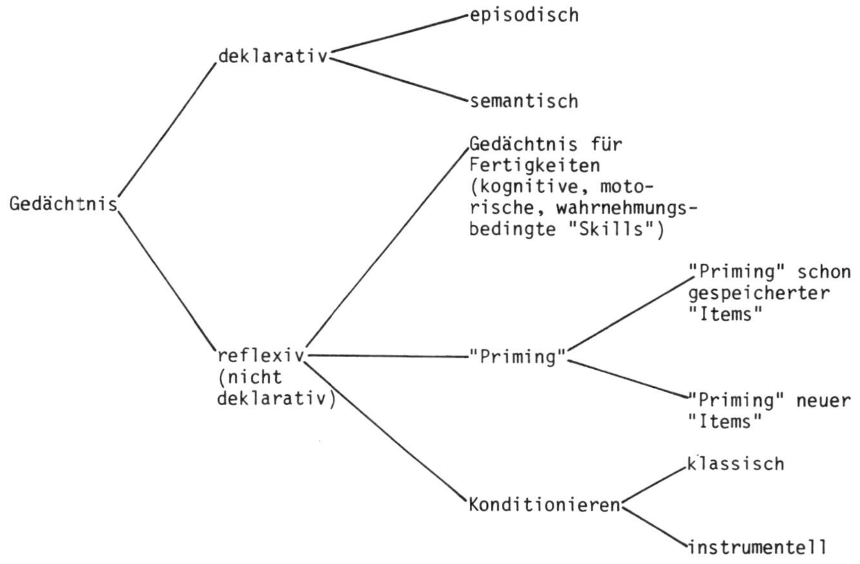

Abb. 4: Gegenwärtig diskutierte Taxonomie des Gedächtnisses. (Nach A.R. Mayes, 1988, Squire 1987a, 1987b, und Squire und Zola-Morgan, 1988; vgl. auch Tulving, 1985). Deklaratives Gedächtnis setzt sich aus Erklärbarem, Definierbarem zusammen: einzelnen Fakten und Episoden und unserem semantisch-grammatischen Wissen. Das nicht-deklarative Gedächtnis besteht zum Teil aus dem prozeduralen Gedächtnis, das sich aus einfachen mechanisch erlernten Handlungen und Handlungsabläufen zusammensetzt („motorische Fertigkeiten", „skills"). Daneben findet es sich auch beim „Priming" (ungenau mit „prägen" übersetzbar); „Priming" besagt, daß man einem Reiz schon einmal ausgesetzt war und deshalb bei wiederholter Darbietung auch nur eines Reizteils (z.B. erster Buchstabe eines Wortes) oder eines ähnlichen Reizes leichter oder eher auf den früher einmal wahrgenommenen Reiz kommt. Auch einfaches klassisches Konditionieren und ähnliche Vorgänge lassen sich unter dem Begriff des nicht-deklarativen Gedächtnisses subsumieren.

Carlson, Sullivan & Schneider, 1989; Graf & Ryan, 1990; Graf, Squire & Mandler, 1984; Graf & Schacter, 1985; Greene, 1989; Hirschman & Mulligar, 1991; Inhoff & Tousman, 1990; Kroll, 1990; Massaro, Weldon & Kitzis, 1991; J.T. Mayes, 1988; McAndrews & Moscovitch, 1990; McKoon & Ratcliff, 1986; McKoon, Ratcliff & Dell, 1986; Merikle & Reingold, 1991; Musen, Shimamura & Squire, 1990; Neill, Beck, Bottalico & Molloy, 1990; D.L. Nelson, Keelean & Negrao, 1989; T.O. Nelson, Leonesio, Landwehr & Narens, 1986; Paller, 1990; Peterson & Simpson, 1989; Rönnberg, Lyxell, Samuelsson, Erngrund & Nilsson, 1991; Schacter, 1987; Schacter & Graf, 1986; Shanks, 1991; Shimamura &

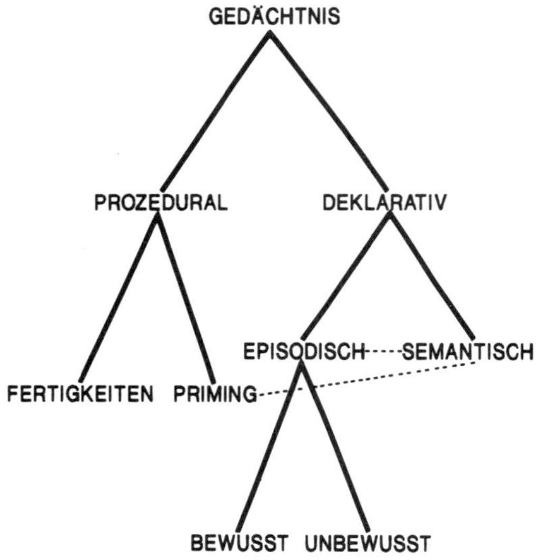

Abb. 5: Modifiziertes und vereinfachtes Modell des in Abbildung 4 zu sehenden Schemas nach Cermak (1989). Dieses Schema verdeutlicht, wo „Priming" und bewußte und unbewußte Information anzusiedeln sind (vgl. zu „bewußt" und „unbewußt" K. Henke & Markowitsch, 1993; Prigatano & Schacter, 1991).

Squire, 1986; Sloman, Hayman, Ohta, Law & Tulving, 1988; M.C. Smith, 1991; M.E. Smith & Oscar-Berman, 1990; Sporer, 1991; Weldon, 1991). Sie scheint auch, zumindest was die Dichotomie deklarativ versus prozedural angeht, durch neurochemische Ergebnisse unterstützt zu werden: Nissen, Knopman und Schacter (1987) fanden auf der Basis der Verabreichung von Scopolamin, einer anticholinergen Substanz, daß das cholinerge System für deklaratives Gedächtnis notwendig ist, nicht aber für das prozedurale. Über ein ganz neuartiges Ergebnis hierzu berichteten kürzlich M. Brindle, Brown, Brown, Griffith und Turner (1991). Sie fanden, daß Schwangere ein normales deklaratives Gedächtnis haben, aber ein gestörtes Gedächtnis für „Priming"-Information, also für einen Teilbereich des nicht-deklarativen Gedächtnisses. (Umgekehrt sind die meisten sog. Globalamnestiker auf der „Priming"-Ebene nicht oder kaum gestört. Auch unter Alkoholeinfluß scheint verbales Priming im Gegensatz zu expliziten Gedächtnisprozessen nicht gestört zu sein: Lister, Gorenstein, Risher-Flowers, Weingartner & Eckhardt, 1991.)

Hinweisen will ich auch auf die Unterteilungsmöglichkeit in Konzept-bezogene und Daten-bezogene Gedächtnisinhalte, die zunehmend als Alternative zu der zwischen Fakten-bezogenen (semantisches Gedächtnis) und autobiographischen (episodisches Gedächtnis) Inhalten gewählt wird (z.B. Jacoby, Levy & Steinbach, 1992; Roediger & Challis, 1992; Tenpenny & Shoben, 1992).

Am schwierigsten wird die Differenzierung natürlich „an den Rändern". Dies gilt sowohl für die Differenzierung zwischen episodischem und semantischem Gedächtnis, da die Mehrzahl der episodisch erworbenen Information verbalen Charakter hat, und auch für die Differenzierung deklarativ versus prozedural, insbesondere, wenn das prozedurale Lernen komplexer, oder, wie Tulving und Schacter (1990) es formulierten, konzeptuell in seinem Charakter ist. Dies gilt für den Turm von Hanoi (Beatty et al., 1987) wie für Computer-basierte kognitive „Skill"-Aufgaben (Squire & Frambach, 1990).

Schacter (1990) offerierte 1990 eine mögliche Lösung der Kontroverse um die Debatte multipler Gedächtnissysteme (explizit – implizit, episodisch – semantisch – prozedural, deklarativ – nicht-deklarativ, und weitere Abgrenzungen). Er geht aus von der Existenz eines „perzeptuellen Repräsentationssystems", das für die Verarbeitung der meisten impliziten Gedächtnisfunktionen essentiell ist, aber sich von den episodischen und semantischen Gedächtnisbereichen relativ einfach abgrenzen lasse (vgl. auch Polster et al., 1991).

Neuerdings wird hinsichtlich der Messung von Gedächtnisinhalten auf mögliche Diskrepanzen zwischen alltagsrelevanten und experimentalpsychologisch erfaßten Dimensionen hingewiesen (G. Cohen, 1989; Crook & Larrabee, 1990; Gruneberg, Morris & Sykes 1988; Neisser, 1982). Diese Unterscheidung, die im Januar 1991-Heft des *American Psychologist* von einer Reihe ausgewiesener Psychologen diskutiert wird (Bruce, 1991; Conway, 1991; Ceci & Bronfenbrenner, 1991; Klatzky, 1991; Loftus, 1991; Morton, 1991; Neisser, 1991; Roediger, 1991; Tulving, 1991), findet auch ihren Niederschlag in neuropsychologischem Bereich (B. Wilson, 1987) und ihre Anwendung in beispielsweise dem von B. Wilson, Cockburn und Baddeley (1985) entwickelten Altagsgedächtnistest (vgl. auch B. Wilson et al., 1989).

Zur Vervollständigung des inhaltbezogenen Argumentes will ich noch auf individuelle Unterschiede in den Leistungen unter verschiedenen Abrufmodi hinweisen (J. Brown & Monk, 1978; Jetter, Freeman, Poser & Markowitsch, 1986) und auf die psychoanalytische Interpretation, die von einer Unterdrückung oder Modifizierung mancher Gedächtnisinhalte ausgeht (z.B. Freud, 1898, 1899, 1901a, 1901b, 1910, 1921; Jung, 1905a-1905e), und auf sogenannte psychogene Amnesien, bei denen ebenfalls selektiv vor allem den eigenen Persönlichkeitsbereich betreffendes Wissen nicht reproduziert wird (z.B. Markowitsch, 1988c, 1988d, 1990c, 1991a). Und schlußendlich will ich noch auf die Existenz selektiver Hypermnesien verweisen, die allerdings meist mit Defiziten in anderen Bereichen, insbesondere im Bereich der allgemeinen Intelligenz einhergehen (z.B. Dormann, 1991; A.L. Hill, 1975; Horwitz, Kestenbaum, Person & Jarvik, 1965; Luria, 1968; Payne, 1987; Theissen, 1924; Wizel, 1904).

Gedächtnis und Gehirn

Die zentrale Frage neuropsychologischer Gedächtnisforschung ist, wie und wo Information im Gehirn verarbeitet wird (vgl. Amaral, 1987; J.R. Anderson, 1983; M.B. Arnold, 1984; H. Damasio & Damasio, 1989; A.R. Damasio & Geschwind, 1985; Estes, 1991; Gazzaniga, 1989; Goldman-Rakic, 1988a, 1988b; Luria, 1980; Mesulam, 1990; V. Meyer, 1957; Nissen, Knopman & Schacter, 1987; Schwartz & Greenberg, 1987; Shimamura, 1989; Signoret, 1985; Squire, 1987b; Teyler & DiScenna, 1987). Dies ist, obwohl seit über einem Jahrhundert intensiv untersucht (z.B. Bolton, 1903a, 1903b; vgl. Markowitsch, 1992a), gleichzeitig die prinzipiell noch unbeantwortete Frage; man weiß lediglich, daß bestimmte Hirnschäden zu mehr oder weniger massiven Gedächtnisstörungen führen, wobei auch hier dann noch höchstens gemutmaßt werden kann, ob diese Information prinzipiell verloren wurde oder nur nicht unter normalen Gegebenheiten abrufbar ist (vgl. Baddeley, 1982b; Cermak, 1982).

Gleichwohl existieren bestimmte Modellvorstellungen zur Abspeicherung auf neuronaler Ebene (s. unten: *Modellvorstellungen*). Deren Bandbreite reicht von weitgehend mosaikartigen zu holistischen Vorstellungen (z.B. Deacon, 1989; John, 1972, 1975; John, Tang, Brill, Young & Ono, 1986, 1987; Kleist, 1934; Lashley, 1929, 1950; Markowitsch, 1985b, 1985c, 1988a; Markowitsch & Pritzel, 1987; McEachron, Gallistel & Hand, 1987; P.M. Meyer & Meyer, 1982; Monakow, 1914; Nottebohm & Williams, 1987; Pribram, 1984, 1986a, 1986b; Pribram, Nuwer & Baron, 1974; Thatcher & John, 1977; R.F. Thompson, 1991; G. Ulrich, 1992; Winocur, 1984; Zülch, 1976), wobei heute – wie zu erwarten – eine Mittelposition die breiteste Akzeptanz findet. Wichtig ist, sich stets vor Augen zu führen, daß man meist, d.h. im Falle von Hirnschäden, von den Funktionsausfällen eines kranken auf die Funktionen des gesunden Gehirns schließt (vgl. Chow, 1967; Lynch, 1976; Markowitsch, 1984). Hier lassen sich häufig Ausnahmen von Lehrmeinungen über funktionelle Zuordnungen finden, die individuelle Hirnanpassungen oder -unterschiede offenbaren. Selnes, Pestronk, Hart und Gordon (1991) berichteten kürzlich von einem rechtshändigen Patienten mit durch einen massiven Schlaganfall zerstörten anterioren und posterioren Sprachregionen, aber ohne Aphasie.

Man muß sich in diesem Zusammenhang vor Augen führen, daß keine Region für sich allein arbeitet; im Gegenteil, jedes Neuron erhält im Schnitt von einer viel größeren Zahl anderer Neurone Verbindungen und gerade die Gebiete, die am ehesten mit massiven Gedächtnisstörungen in Zusammenhang gebracht werden, sind sehr vielfältig verbunden („Limbisches System", „basolaterale und mediale Schleife"; Akert, 1985; von Cramon, 1992; von Cramon & Hebel, 1989; Goldberg, 1984; Isaacson, 1982; Lopes da Silva, Witter, Boeijinga & Lohman, 1990; Lynch, 1986; Nieuwenhuys, Voogt & van Huizen, 1988; Papez, 1937; Sarter & Markowitsch, 1985a, 1985b; Umphred & Appley, 1990; G. Ulrich, 1992; Witter, Groenewegen, Lopes da Silva & Lohman, 1989). Die Unterbrechung von Verbindungen zwischen Information verarbeitenden Zentren wird auch von Warrington und Weiskrantz (1982) in ihrer These zur Amnesie als Diskonnektionssyndrom propagiert; hierbei gehen diese Autoren davon aus, daß bei Amnestikern keine Verbindung mehr zwischen dem kognitiven Mediierungssystem und den Gedächtnisspeicherungssystemen besteht. Eine neuere Diskussion zum Diskonnektionssyndrom findet sich bei M.E. Smith (1991). (Der Begriff Diskonnektionssyndrom wird in anderem Zusammenhang auch von Benke, 1989, und von Praamstra, Hagoort, Maassen & Crul, 1991, benutzt.)

Insbesondere Untersuchungen mit radioaktiv markierten Substanzen (PET, SPECT; vgl. unten) demonstrieren, von wievielen und wie verschiedenartigen Hirnregionen selbst relativ einfach anmutende Verhaltensweisen kontrolliert und gesteuert werden (z.B. Chollet et al., 1991; Corbetta, Miezin, Dobmeyer, Shulman & Petersen, 1991; Filley & Kelly, 1990; Goldenberg et al., 1989; Goldenberg, Podreka, Steiner & Willmes, 1987; Haxby, Grady, Ungerleider & Horwitz, 1991; Heilman et al., 1990; Jones, Brown, Friston, Qi & Frackowiak, 1991; E. Meyer et al., 1991; Pardo, Fox & Raichle, 1991; Pechura & Martin, 1991; Pozzilli, Passafiume, Bastianello, D'Antona & Lenzi, 1987; Szelies et al., 1991; Talbot et al., 1991; F. Uhl et al., 1990; Wise et al., 1991; Zeki et al., 1991). Darüber hinaus erlauben derartige Studien relativ früh pathologische Änderungen auf neuronalem Niveau zu identifizieren (Glantz et al., 1991; Mazziotta, 1991) oder subtile Abweichungen in der Hirnaktivität zu diagnostizieren und im Verlauf zu überprüfen (z.B. Roine, Launes, Nikkinen, Lindroth & Kaste, 1991; H. Steinmetz & Seitz, 1991). Aber auch andere moderne Methoden, wie die Magnetencephalographie (z.B. D. Cohen et al., 1990) ermöglichen einerseits eine präzise Regionalisierung und zeigen andererseits, wie vielfältig Hirnregionen zusammenwirken. Lu und Mitarbeiter (1991) demonstrierten dies beispielsweise für das Erkennen von Gesichtern, wo die magnetencephalographischen Ergebnisse auf die Existenz dreier außerhalb des okzipitalen visuellen Cortex gelegener zusätzlicher Verarbeitungszentren hindeuteten.

Den Wert kombinierter neuropsychologischer und PET-Untersuchungen macht eine neue Untersuchung von Goldberg, Berman, Mohr und Weinberger (1990) besonders augenfällig. Diese Autoren testeten vergleichbar gemachte Schizophrene und Patienten mit Chorea Huntington mit klinisch überlappenden kognitiven Störungen mittels des Wisconsin Card Sorting Test und erhoben während der Testdurchführung gleichzeitig PET-Daten zum regionalen cerebralen Blutfluß. Die Patienten mit Chorea Huntington waren in visuell-räumlichen Aufgaben und beim Gedächtnisabruf schlechter als die Schizophrenen, obwohl sowohl ihre Intelligenz als auch die mittels des Wechsler Memory Test erhaltenen Gedächtnisquotienten gleich waren. Überraschenderweise zeigten die beiden Patientengruppen eine doppelte Dissoziation im cerebralen Blutfluß: Die Schizophrenen hatten relativ niedrige frontale und hohe parietale Fließwerte, die Chorea Huntington Patienten das umgekehrte Fließmuster. Damit zeigten sowohl die regionalen Blutflußmessungen wie auch die neuropsychologischen Ergebnisse, daß die schlußendlich auf Verhaltensebene gleichartig erscheinende kognitive Störung auf zwei ganz divergenten pathophysiologischen Zuständen basierte.

Das Zusammenwirken von Hirnregionen bei der Informationsverarbeitung und -generierung beschrieben Frith, Friston, Liddle und Frackowiak (1991), die vier normale Versuchspersonen einmal Worte intrinsisch bilden ließen („verbal fluency“) und einmal lexikale Entscheidungen zu gehörten Worten verlangten. PET-Messungen erbrachten für die Wortgenerierung einen Anstieg in der linken dorsolateralen präfrontalen Cortexaktivität (Area 46) zusammen mit einer beidhemisphärischen Abnahme der Aktivität in den auditiven und den superior temporalen Cortexbereichen. Umgekehrt führten lexikale Entscheidungen zu einem Anstieg superior temporal ohne Änderung im Bereich der Area 46. Frith und Mitarbeiter schließen daraus, daß in den superioren Temporalregionen gespeicherte Worte repräsentiert sind und daß die inhibitorische Modulation dieser Gebiete durch den linken Präfrontalcortex die Basis der intrinsischen Wortgenerierung bildet.

In diesem Zusammenhang von Interesse sind auch Studien, in denen mittels bildgebender Verfahren neuroanatomische Evidenzen für Änderungen, die mit psychischen Krankheitsbildern korrelieren, gefunden wurden. Beispiele hierfür sind die Arbeit von Figiel und Mitarbeitern, in der von kernspintomographisch sichtbaren Hyperintensitäten im Nucleus caudatus und in tiefen Bereichen der weißen Masse berichtet wurde, die in älteren Patienten mit spät einsetzender Depression entdeckt worden waren, und die von Jernigan et al. (1991), in der Zusammenhänge zwischen Abnormalitäten im Nucleus lentiformis und im cerebralen Cortex und schizophrenen Zustandsbildern gefunden wurden (vgl. hierzu auch die Diskussion zwischen Bogerts, Falkai & Greve, 1991 und Hekkers, Heinsen & Beckmann, 1991). Auch die Arbeit von Flowers, Wood und Naylor (1991) zu cerebralen Blutflußkorrelaten der Sprachproduktion bei Lesegestörten kann hier angeführt werden.

Wie bedeutend moderne bildgebende Verfahren für eine Ortsbestimmung und damit auch für die Festlegung weiterer neuropsychologischer Diagnoseverfahren sind, macht das Beispiel eines 60jährigen Patienten deutlich, der während eines Bolivienaufenthaltes auf 4070 m über Meereshöhe plötzlich massive Verhaltensauffälligkeiten zeigte, die typisch für einen beidseitigen Frontallappenschaden sind (Apathie, fehlende Motivation). Tatsächlich zeigten sich dann im Kernspintomogramm bilaterale Blutungen im Globus pallidus (Strub, 1989).

Variablen, die die Gedächtnisleistung beeinflussen können

Obwohl man im Prinzip von der Gleichartigkeit der Morphologie ausgehen kann und dies auch, mit kleinen Einschränkungen, bei der Anfertigung von Hirnatlanten tut, gibt es immer wieder Ansätze, die auf Besonderheiten oder Abnormitäten einzelner Hirne oder Hirnbereiche hinweisen (z.B. Bogen & Bogen, 1976; M.C. Diamond, Lindner, Johnson, Bennett, & Rosenzweig, 1975; M.C. Diamond, Scheibel, Murphy & Harvey, 1985; Hsu, Yeung-Courchesne, Courchesne & Press, 1991; Lashley & Clark, 1946; Plante, 1991; Plante, Swisher, Vance & Rapcsak, 1991; H. Steinmetz, Ebeling, Huang & Kahn, 1990; O. Vogt, 1929; Whitaker & Selnes, 1976), oder auf Varianten der cranialen Blutversorgung hinweisen, die insbesondere bei Infarkten deren kurz- und langfristige Konsequenzen auf Verhaltensebene nur eingeschränkt vorhersagbar machen (z.B. Adams & Vander Ecken, 1953; Berlit, Endemann & Vetter, 1991; Harrison & Marshall, 1988; Tamura et al., 1991).

Bekannt sind natürlich auch Unterschiede, die auf genetischer oder hormoneller Basis beruhen, oder die durch andere, aus der differentiellen Psychologie bekannte, Faktoren und Variablen erklärbar sind (vgl. Benbow, 1988; Bernstein & Bernstein, 1991; Blackwood, St. Clair, Muir & Duffy, 1991; Feinstein, Ron & Wessely, 1990; Gibbs, Ng & Crowe, 1991; Hartlage & Telzrow, 1985; Markowitsch, 1988b; Skullerud, 1985; Tallal, Townsend, Curtiss & Wulfeck, 1991). Hierzu zählen auch geschlechtsbedingte Unterschiede (z.B. Allen & Gorski, 1990; Allen, Richey, Chai & Gorski, 1991; Benbow, 1988; De Vries, De Bruin, Uylings & Corner, 1984; Gordon & Kravetz, 1991; Hahn, 1987; Kimura, 1987; LeVay, 1991; McGlone, 1980; Nieto, Hernández, Gonzalez-Feria & Barroso, 1990; Pezaris & Casey, 1991; Youngjohn, Larrabee & Crook, 1991). Arató, Frecska, Tekes und MacCrimmon (1991) beispielsweise fanden eine rechtshirnig höhere Serotoninkonzentration in Frauen- gegenüber Männerhirnen. Da Serotonin wichtig ist für die Steuerung von Sexualverhalten, Aggression, Impulskontrolle und Stimmung, liegt nahe, daß sich geschlechtsspezifische Unterschiede durch eine derartige hemisphärenspezifische Abweichung zumindest mit erklären lassen könnten. Außergewöhnliche Umweltsituationen mögen ebenfalls die Gedächtnisleistung beeinflussen (z.B. Rudy & Castro, 1990; T.O. Nelson et al., 1990; R.D. Weiner, 1984); dies gilt insbesondere natürlich dann, wenn die Personen bestimmten Umweltgiften ausgesetzt sind (z.B. Maximilian, Risberg, Prohovnik, Rehnström & Haeger-Aronsen, 1982). Auch normabweichende körperliche, aber nicht direkt im Nervensystem begründet liegende Zustände können sich auf neuropsychologische und sogar direkt auf neuroanatomische Bereiche auswirken (z.B. Kertzman, Robinson, Sherins, Schwankhaus & McClurkin, 1990; R. Schmidt et al., 1991). Schmidt und Mitarbeiter (1991) konnten beispielsweise bei essentiellen Hypertonikern leichte neuropsychologische Defizite und (mittels Kernspintomographie) häufigere Signalabnormalitäten in der weißen Masse aufzeigen. (Siehe hierzu auch die Übersichtsarbeit von Waldstein, Manuck, Ryan & Muldoon, 1991, zu neuropsychologischen Korrelaten des Bluthochdrucks.)

Von besonderer Bedeutung ist natürlich die im menschlichen Nervensystem stark ausgeprägte Hemisphärenspezialisierung (z.B. Benson & Zaidel, 1985; Berthier et al., 1991b; Blonder, Bowers & Heilman, 1991; Boles, 1991; Ellis & Oscar-Berman, 1989; Galaburda, Rosen & Sherman, 1990; Gur et al., 1980; Harnad, Doty, Goldstein, Jaynes & Krauthamer, 1977; Kertesz, Polk, Black & Howell, 1990; Kluger & Goldberg, 1990; Krayenbühl, Siegfried, Kohenof & Yasargil, 1965; Mandal, Tandon & Asthana, 1991; Previc, 1991; Ringo & Guttmacher, 1988; Rumbaugh, Hopkins, Washburn & Savage-Rumbaugh, 1991; H. Steinmetz, Volkmann, Jäncke & Freund, 1991; Tartaglione et al., 1991; Varney, Damasio & Adler, 1989). Erkenntnisse an Hirngeschädigten können hier deutlich machen, welche Arten von Information dominant über welche Hirnhälfte kodiert werden; so zeigten Samson und Zatorre (1991), daß die verbale Kodierung (wie zu erwarten) linkshemisphärisch abläuft, die Kodierung musikalischer Reize aber wesentlich komplexer und variabler erfolgt. Nakagawa (1991) konnte mittels eines ausgeklügelten Versuchsdesigns wahrscheinlich machen, daß bei lexikalen Entscheidungen die linke Hemisphäre mit einem anterioren Aufmerksamkeitsnetzwerk interagiert. Und Pardo und Mitarbeiter (1991) betonten anhand ihrer mittels Positronen-Emissions-Tomographie erhaltenen Resultate wiederum die Bedeutung der rechten (präfrontalen und superior parietalen) Hemisphäre für das Aufrechterhalten von Aufmerksamkeit. Aber auch bei nichthirngeschädigten Personen lassen sich über ausgeklügelte Versuchsdesigns Zusammenhänge zwischen bestimmten Verhaltensleistungen und hemisphärenspezifischer Verarbeitung nachweisen. So zeigte Whitehead (1991) eine Überlegenheit der rechten Hirnhälfte bei der Aufrechterhaltung von visueller Aufmerksamkeit und Whitehead und Liotti (1991) fanden Evidenzen für eine Lateralisierung für „Arousal", ebenfalls in Richtung der rechten Hemisphäre.

Derartige Hemisphärenspezialisierungen können bei Hirnschäden in recht komplexer Weise zu Depression (oder eben fehlender Depression bis sogar Euphorie) führen, wie Sinyor und Mitarbeiter (1986) an 16 rechtshirnig und 19 linkshirnig geschädigten Schlaganfallpatienten zeigen konnten. Eine andere Art der hemisphärenspezifischen Gedächtnisbeeinflußung zeigt sich beispielsweise beim Generieren von Vorstellungen, die für eine Enkodierung hilfreich sein können. Hier zeigten Goldenberg (1989) und Goldenberg und Artner (1991), daß es eine Reihe von Zusammenhängen zwischen der Art des vorzustellenden Materials und fokalen Hirnschäden gibt (vgl. auch Goldenberg, Podreka, Steiner & Willmes, 1987, Goldenberg et al., 1989, und Goldenberg, Podreka, Steiner, Franzen & Deecke, 1991). Auf der anderen Seite schlugen Kluger und Goldberg (1990) vor, zumindest in Betracht zu ziehen, daß die hinsichtlich Affektstörungen meist angenommene Rechtshirndysfunktion auch durch eine bilaterale diffuse Störung des Nervensystem bedingt sein könnte.

Wieweit die mögliche Zuordnung zwischen Verhaltensabnormalitäten und möglichen hirnanatomischen Korrelaten gehen mag, zeigten kürzlich Duara und Mitarbeiter (1991), die nachweisen konnten, daß Dyslexiker im Vergleich zu Normalen einen größeren Balkenbereich (Splenium) besitzen und Asymmetrien auf der Hirnoberfläche aufweisen, die bei Normalen so nicht anzutreffen sind. Ähnlich gelagert sind die Ergebnisse von Jernigan et al. (1991c): Diese Wissenschaftler verglichen mittels Kernspintomographie den Hirnaufbau von 20 sprach- und lerngestörten Kindern mit dem von 12 unauffälligen. Sie fanden, daß das Volumen der linken posterioren perisylvischen Region bei den sprach- und lerngestörten Kindern signifikant kleiner war. Auch unterschied sich der Grad der Hemisphärenasymmetrie in den inferoanterioren und superoposterioren Regionen des corticalen Mantels (s. a. Jernigan, Trauner, Hesselink & Tallal, 1991d, zu Untersuchungen zu Hirnreifeprozessen während der Adoleszenz). Inzwischen finden sich auch bei anderen Primaten Hinweise für eine funktionelle Hemisphärenasymmetrie (D. Gaffan & Harrison, 1991), nachdem solche für eine anatomische schon länger bekannt sind (Corballis, 1989; Geschwind & Galaburda, 1987; Geschwind & Levitsky, 1968; LeMay, 1976).

Weniger noch als im intakten Gehirn sind im erkrankten oder defizitiären Nervensystem Ausfälle und Erholungswahrscheinlichkeiten vorherzusagen (z.B. Baird et al., 1984; Brodal, 1973; Chollet et al., 1991; von Cramon, 1988, 1990; De Weerd, Veldhuizen, Veering, Poortvliet & Jonkman, 1988; Dikmen, Temkin, McLean, Wyler & Machamer, 1987; Dobkin et al., 1989; Dodwell, 1988; Gronwall & Wrightson, 1974, 1980; Kaye, Grady, Haxby, Moore & Friedland, 1990; Kolb, 1990; E. Miller, 1984; Orsini, Van Gorp & Boone, 1988; Paniak, Shore & Rourke, 1989; R.G. Robinson, Kubos, Starr, Rao & Price, 1984; Schöttke, Wiedl & Haller, 1991; Trexler & Zappala, 1988; Vogenthaler, 1987; J.M. Williams & Long, 1987; B. Wilson, 1982, 1987; B. Wilson, Baddeley & Cockburn, 1989), wenngleich hierzu eine beträchtliche Zahl an Modellvorstellungen erschienen sind (z.B. Almli & Finger, 1984; Cloud, Meyer & Meyer, 1982; Cotman & Nieto-Sampedro, 1982; Finger, 1978; Finger & Almli, 1984; Finger & Stein, 1982; Kerr, 1975; P.M. Meyer, 1973; Monakow, 1914; Obrzut & Hynd, 1986a, 1986b; Stein, Rosen & Butters, 1974). Ein Beispiel für eine derartige Modellvorstellung ist in Abbildung 6 zu sehen.

Anderson, Damasio und Tranel (1990) zeigten kürzlich, daß beispielsweise zwischen Tumor- und Infarktpatienten große Unterschiede in Art und Ausmaß neuropsychologischer Defizite zu finden sind, wobei Tumorpatienten in der Regel besser als Infarktpatienten abschnitten. Diese Ansicht war allerdings schon früher formuliert worden und durch Tierexperimente untermauert worden, bei denen sich nachweisen ließ, daß mehrere kleine Läsionen einer Hirnstruktur, die mit zeitlichem Abstand aufeinanderfolgen, sich weniger schwerwiegend auswirken, als die Läsion der gleichen Struktur mittels einer Hirnoperation (z.B. Finger, Walbran & Stein, 1973; Markowitsch, Kessler & Streicher, 1985b; D.R. Meyer, 1984; D.R. Meyer et al., 1976). Turkheimer, Yeo und Bigler (1990) kritisierten die meist unreflektiert akzeptierte Beziehung zwischen Läsionsgröße und Schwere des Defizits auf Verhaltensebene. Sie entwickelten deswegen ein Modell, dessen Anwendung auf einseitig Hirngeschädigte ergab, daß es eine signifikante Beziehung zwischen Läsionsgröße und Lateralität gibt, die sich entsprechend auf Defizitart und -ausmaß auswirkt. Im Prinzip erwiesen sich dabei linkshemisphärische Läsionen als schwerwiegender als rechtshemisphärische.

Irle (1990) hat jüngst und auch in einer früheren Arbeit (Irle, 1987) Läsionsgröße und -ort mit Verhaltensmaßen korreliert und fand eine höchstens mäßige Übereinstimmung zwischen Läsionsausmaß und Verhaltensdefizit, wobei für bestimmte lädierte Orte sogar die umgekehrte Beziehung Gültigkeit zu haben schien, d.h., daß eine größere gegenüber einer kleineren Läsion weniger Ausfälle zur Folge hatte (s.a. Irle & Markowitsch, 1982d, 1983a, 1984a, 1990). Auch Grafman, Salazar, Weingartner, Vance und Amin (1986) konstatierten auf der Basis ihrer Analyse möglicher Beziehungen zwischen Volumenverlust an Hirn-

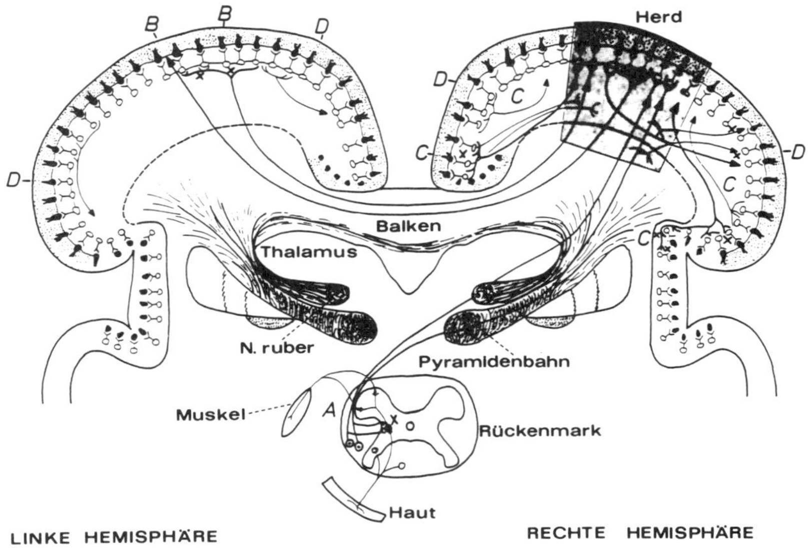

Abb. 6: Von Monakows (1914) Diaschisis-Konzept. Von Monakow erklärte es folgendermaßen: „Die kortikospinale Bahn (schematische kortikale motorische Leitung) setzt sich aus der Komponente, Pyramidenbahn und kortikale Haubenbahn (...) zusammen. Nach einer Kontinuitätsunterbrechung im Herd (r. Hemisphäre) erfolgt, infolge plötzlicher Unterbrechung der kortikospinalen Leitung, an denjenigen Stellen, wo die fragliche unterbrochene Verbindung im Grau des Rückenmarks ihre Angriffspunkte hat (Schaltzelle, +), eine Inhibition (Undurchgängigkeit der Zellen für Reize gewöhnlicher Stärke), die so stark ist, daß selbst die üblichen exterozeptiven, durch den zentropetalen Schenkel des spinalen Reflexbogens (sens. Wurzel) gelieferten und vollends die propriozeptiven Reize nicht mehr ansprechen. Die Folge davon ist die, daß auch die Vorderhornzellen (...) nicht in angemessenem Erregungszustand kommen, weshalb der Muskeltonus auf ein Minimum sinkt (Schlaffheit der Muskeln, Verlust der Patellar- und der Achillessehnenreflexe). In ähnlicher Weise finden „Inhibitionen" (Diaschiswirkung) überall dort in der gleichseitigen, aber auch kontralateralen Hemisphäre, wo aus der Gegend des Herdes unterbrochene Fasern auslaufen (kommissurale, assoziative Diaschisis), statt (+ bei B, C, D). Diese an einzelnen Elementen der genannten Örtlichkeiten angreifenden hemmenden Vorgänge können ev. auch für Nachbarelemente, die mit den anatomisch geschädigten Neuronen alliiert sind (kleine Zellengruppen), gefährlich werden und die Diaschisiswirkung kann sich – zumal bei Ungunst der vaskulären Verhältnisse – in beliebiger Ausdehnung weiter verbreiten (fortschreitende Diaschisis), jedenfalls braucht die Diaschisis nicht an den Elementen, wo die Fasern aus dem Herd endigen, Halt zu machen.
Die geschilderte Hemmung ist wie jeder Shock eine im Prinzip temporäre. Macht sie Halt und bildet sich zurück, dann bleiben als Basis für die Residuärerscheinungen nur die anatomisch ausgefallenen Leitungen zurück und all die Symptome, welche sich auf Störung des Eigenapparates der von der Diaschisis befallenen Hirn- und Rückenmarksteile beziehen, schwinden bis auf ein Minimum; im Rückenmark kehren die Reflexe wieder. Diese bleiben aber mit Rücksicht auf den Wegfall der kortikalen Komponente dauernd geschädigt (erhöhte Muskelspannung, Störung der Sukzession etc). Die residuäre Störung ist das Spiegelbild dessen, was ein der Pyramidenbahn beraubtes Stück Rückenmark für sich noch leisten kann."

gewebe, Läsionsort und kognitiven Defekten, komplexere Relationen als sie erwartet hatten: Der Volumenverlust spielte nur dann eine bedeutende Rolle, wenn ein recht grobes oder globales kognitives Maß verwendet wurde, nicht aber, wenn ein spezifischer Prozess gemessen wurde. Auch der Läsionsort wirkte nur dann als Prädiktor, wenn es um einen umgrenzt-spezifizierten kognitiven Prozeß ging. Analog fanden jüngst auch M. Sharpe und Mitarbeiter (1990) bei Patienten, die einen Schlaganfall langzeitig überlebt hatten, daß Läsionsort und -ausmaß nicht mit emotionalen, insbesondere angstbezogenen Störungen, korrelierten. In diesem Zusammenhang kann man auf zunehmend publizierte Beobachtungen von Auswirkungen fokaler Läsionen auf recht entfernt liegende Hirnbereiche hinweisen (z.B. Demeuriss, Verhas & Capon, 1991).

Auf der anderen Seite waren die prämorbide Intelligenz und Bildung bedeutender für eine Vorhersage postmorbider Erholungschancen als der Volumenverlust von Hirngewebe oder ein bestimmter regionaler (oder struktureller) Verlust. Diese Aussagen bestätigten Grafman und Mitarbeiter (1988) auch in einer späteren Arbeit an Kriegsveteranen mit traumatischen Hirnschäden und auch in der Veröffentlichung von Aarabi (1990) wird gleichartig argumentiert. Schlußendlich gibt es neben der nur eingeschränkt möglichen Zuordnung von durch CT-Bilder dokumentierten Hirnschäden zu Verhaltensänderungen (z.B. Knopman & Rubens, 1986) auch auf Seiten der Beobachter eine interindividuelle Variabilität: Heimans et al. (1990) zeigten kürzlich, daß zweimal sechs Fachgutachter (je 2 Neurologen, Neurochirurgen und 2 Neuroradiologen) nur zu 57% die post-mortem Diagnose von 64 Patienten anhand von CT-Bildern richtig vorhersagten.

Angeführt werden muß auch noch, daß es eine Vielzahl von Modellen zur Erholung von Morphologie und Verhalten nach Hirnschäden gibt. Hierzu zählen neben der in Abbildung 6 zu sehenden Diaschisis-Modellvorstellung Äquipotenzhypothesen, funktionelle Substitution, Denervierungssupersensitivität, axonales und/oder dendritisches Neuwachsen, vikariierende Funktionsübernahme und weiteres (vgl. R.J. Andrews, 1991; Attig et al., 1991; Feeney & Baron, 1986; Kase, Fisher, Babikian & Mohr, 1991; Markowitsch, 1988b; Markowitsch & Pritzel, 1978b; Pawlik et al., 1985; Rothi & Horner, 1983; Slater, Reivich, Goldberg, Banka & Greenberg, 1977; A. Smith, Walker & Myers, 1988).

Einseitige Hirnschäden bedeuten im Humanbereich eine zusätzliche Komplikation für die Interpretation möglicher Zusammenhänge zwischen Struktur und Funktion (Turkheimer et al., 1990). Altersabhängige Auswirkungen von Hirnschäden stellen einen weiteren Bereich dar, dessen Bewertung heutzutage nuancierter gesehen wird als früher (z.B. Bechinger, Kornhuber, Jung & Sauer, 1986; Bigler & Naugle, 1985; Byrne & Gates, 1987; Corkin, Rosen, Sullivan & Clegg, 1989; Craft, 1975; Finger & Wolf, 1988; Isaacson, 1975; Kazee, Lapham, Torres & Wang, 1991; Kennard, 1938, 1940, 1942; Kolb, 1989; Kolb & Whishaw, 1990; Kornhuber, Bechinger, Jung & Sauer, 1985; Remschmidt & Stutte, 1980; Rourke, Bakker, Fisk & Strang, 1983; Schneider, 1979).

Eine tabellarische Übersicht über altersabhängige Gedächtnisänderungen findet sich in Tabelle 1, die von Craik (1990) übernommen wurde. Auf Zusammenhänge zwischen dem Entstehungszeitpunkt von Hirntumoren bei Kindern und Jugendlichen und Leistungsänderungen im Gedächtnisbereich machten jüngst Dennis und Mitarbeiter (1991b) aufmerksam, die zeigten, daß die Gedächtnisleistung für seriell zu ordnende Bilder sich invers zum Alter des Individuums bei der Tumorentstehung verhielt.

Aktivation, Stimmung, emotionale Lage und Hirnzustand können unkalkulierbar in Wechselwirkung treten (z.B. Allman, 1991; Altshuler, Devinsky, Post & Theodore, 1990; Auerbach, 1986; Blonder, Bowers & Heilman, 1991; Cancelliere & Kertesz, 1990; Kolb & Taylor, 1981; Laplane, 1990; Nissen, 1986; Pribram, 1981; Starkstein, Berthier, Fedoroff, Price & Robinson, 1990a; Tate, Fenelon, Manning & Hunter, 1991; Tromp & Mulder, 1991). Hierüber hatte schon Meynert (1890) im letzten Jahrhundert sehr ausführlich referiert. Peper, Seier, Krieger

Tabelle 1: Gedächtnisaufgaben, auf die Alter unterschiedliche Auswirkungen hat (nach TABLE 1 von Craik, 1990)

Aufgabe	Umweltunterstützung	Selbstinitiierte Aktivität	Altersabhängige Abnahme
Erinnern sich zu erinnern	nimmt zu		
Freier Abruf	↑		
Abruf mit Hinweisreizen			
Wiedererkennen			
Neulernen			
Prozedurales Gedächtnis und „Priming“		↓ nimmt zu	↓ nimmt zu

und Markowitsch (1991) dokumentierten eine Patientin, deren bilaterale thalamische Thrombose sich nahezu vollständig zurückbildete, die gleichwohl aber so stimmungslabil und emotional gestört blieb, daß sie 15 Monate nach Beginn des Hirnschadens einen Selbsttötungsversuch machte. Ein weiterer, ähnlich gelagerter Fall, in dem auf die mögliche Diskrepanz zwischen klinischem Bild und den Hypothesen, die auf Grund der Evaluation bildgebender Verfahren gebildet wurden, hingewiesen wurde, stammt von Schnider, Landis und Rösler (1991) und der eher „umgekehrte" Fall, daß nämlich eine umfassende Hirnläsion, in diesem Fall eine Hemisphärektomie, funktionelle Störungen, die durch anormale Aktivierung der Operculumregion der gegenüberliegenden Hirnhälfte verursacht worden waren, aufhebt, wurde von Fusco und Vigevano (1991) berichtet.

Ein anderes Beispiel für Interaktionen zwischen Hirnschäden, emotionalem Verhalten und Gedächtnisstörungen ist das sog. Ophelia-Syndrom. I. Carr (1982) beschrieb es als erster an seiner Tochter, die an einem Verlust der Merkfähigkeit, Depressionen und Halluzinationen und am Hodgkin-Syndrom litt, einer malignen Lymphogranulomatose. Ein neuer Fall wurde von Pfliegler, Pósán, Glaub, Telek und Rak (1990) veröffentlicht.

E.H. Reynolds (1990) kommentierte kürzlich über Struktur und Funktion in Neurologie und Psychiatrie. Hierbei griff er die immer noch weit verbreitete Unterteilung in ‚organische' und ‚funktionelle' Krankheiten an; gleichzeitig aber auch das zu mechanistische Modell, das vielfach in der Neurologie anzutreffen ist: man spricht von Unterbrechung, Abnahme oder Zunahme einer Funktion, von ihrer Erregung, Hemmung, Instabilität oder Wiederkehr, wobei man grundsätzlich davon ausgeht, daß bestimmte Läsionen bestimmte Funktionsdefekte implizieren. Demgegenüber wirke in der Psychiatrie weit mehr ein Momentum der Ungewißheit und Unsicherheit, was Struktur-Funktion-Zusammenhänge angehe.

E.H. Reynolds betont, daß fokale strukturelle Läsionen sich funktionell auf Gebiete auswirken, die weit entfernt vom pathologischen Ort liegen können und daß die Zerebralfunktion tiefgehend von psychologischen und sozialen Faktoren beeinflußt werde (S. 488) (vgl. L.J. Martin, Spicer, Lewis, Gluck & Cork, 1991, S.B. Tarter, 1990, und umgekehrt auch den Einfluß von Hirnschäden auf Emotional- und Sozialverhalten: Grattan & Eslinger, 1989). Hieraus und aus der Tatsache, daß auch sog. funktionelle Störungen organisch basiert sind, folge, daß die Unterteilung in organische und funktionelle (psychische) Defizite weitgehend an Boden verliere. (Schon 1879 hatte A.H. Bennett auf die mögliche organische Basis psychotisch-neurotischer Symptome hingewiesen; vgl. z.B. Altshuler et al., 1991; Benes, McSparren, Bird, SanGiovanni & Vincent, 1991; A.J. Conrad, Abebe, Austin, Forsythe & Scheibel, 1991; Deicken, Reus, Manfredi & Wolkowitz, 1991; Doty & Davis, 1991; Gur et al., 1991; Heckers, Heinsen, Geiger & Beckmann, 1991; G.P. Reynolds, 1983; P. Rubin et al., 1991; Rush et al., 1991; Savard, Andermann, Teitelbaum & Lehmann, 1988; Saykin et al., 1991; Senitz & Winkelmann, 1991.)

Obwohl ich grundsätzlich auch E.H. Reynolds' Meinung bin, will ich – mehr aus konventionellen und pragmatischen (weil differentialdiagnostisch sinnvollen) Gesichtspunkten – für den Bereich der psychogenen Amnesien diese Unterteilung beibehalten (vgl. Bruce, 1986).

Eine ausführliche Diskussion der Variablen, die eine funktionelle Erholung nach Hirnschäden beeinflussen und bedingen, findet sich bei von Cramon (1988, 1990) und Markowitsch und von Cramon (1992). Einen Beispielfall beschrieben Calabrese, Markowitsch und Przuntek (1993). Hier hatte es sich um einen Patienten mit Herzstillstand und anschließender Reanimation gehandelt, der auch Monate nach dem Infarkt noch massive Gedächtnisprobleme hatte, durch ein danach durchgeführtes umfassendes Rehabilitationstraining aber beträchtlich in seinen kognitiven Leistungen, seinem Selbstwertgefühl und seiner Anpassung an seine Umwelt zunahm.

Zur Lokalisation von Gedächtnis im Gehirn

Die Anatomie des Gedächtnisses hat zwar eine lange Historie (vgl. Benton, 1988; Brazier, 1975; Markowitsch, 1992a), bekam aber einen entscheidenden Impetus erst in den letzen Jahrzehnten dieses Jahrhunderts durch die weltweit beachtete Publikation einzelner Fälle mit besonders eklatanten Amnesien bei gleichzeitig erhaltener Intelligenz. Hierzu zählt an erster Stelle der Fall H.M., der 1953 eine bilaterale mediale Temporallappenresektion bekam und danach bleibend amnestisch wurde (Corkin, 1984; Markowitsch, 1985c; B. Milner, 1962, 1965, 1966, 1968, 1970, 1972; B. Milner, Corkin & Teuber, 1968; Ogden & Corkin, 1991; Scoville, 1954a, 1954b, 1968, 1971; Scoville & Correll, 1973; Scoville, Dunsmoore, Liberson, Henry & Pepe, 1953; Scoville & Milner, 1957). Daneben und zeitlich erst später folgten bestimmte Fälle mit fokalen diencephalen Schäden, wie der 1968 veröffentlichte Fall N.A. von Teuber, Milner und Vaughan (1968), der später dann vor allem von Squire und Mitarbeitern weiterverfolgt wurde (N.J. Cohen & Squire, 1980, 1981; Kaushall, Zetin & Squire, 1981; Squire, 1981, 1982a, 1982b; Squire & Moore, 1979; Squire & Slater, 1978; Squire, Amaral, Zola-Morgan, Kritchevsky & Press, 1989).

Die Betonung dieser beiden Fälle aus der jüngeren Zeit soll trotzdem nicht darüber hinwegtäuschen, daß es eine ganz beträchtliche Zahl früher publizierter Fälle gibt, die nur nicht die Popularität der obengenannten bekamen, obwohl ihre Dokumentation exakter war als in dem eigentlich bis zu der Arbeit von Squire et al. (1989) unzureichend und höchst ungenau neuroanatomisch beschriebenen Fall N.A., wie schon früher vermutet wurde (z.B. von Markowitsch & Pritzel, 1985 und von Weiskrantz, 1985). (In Abstractform wurde von Squire, Amaral, Zola-Morgan, Kritchevsky & Press schon 1987 auf die vielfältigeren Hirnschäden von N.A. hingewiesen.)

Parallel zu der intensiveren Untersuchung von Einzelfällen auf Humanebene wurde an Tieren, insbesondere Affen, versucht durch Läsionen die Bedeutung von Regionen wie des Hippocampus zu erforschen. Auch diese Experimente hatten schon eine lange Tradition (z.B. S. Brown & Schäfer, 1888; Ferrier, 1875,

1886; Ferrier & Yeo, 1884; Lashley, 1929, 1950). Erste Ergebnisse an Affen konnten jedoch die schweren mnestischen Defekte, die nach analogen Läsionen beim Menschen auftraten, nicht bestätigen (Drachman & Ommaya, 1964; Orbach, Milner & Rasmussen, 1960; Pribram & Bagshaw, 1953; Weiskrantz, 1964). Unterschiede in gewählten Aufgaben und Interspeziesdifferenzen zwischen menschlichen und nichtmenschlichen Primaten wurden als Erklärung herangezogen (s. z.B. Iversen, 1973, 1976, 1983; Weiskrantz, 1964, 1978, 1982a, 1982b). Hier brachte Mishkins (1978) Doppelläsion von Amygdala und Hippocampus, die in anhaltenderen und schwereren Gedächtnisdefiziten resultierte als (bilaterale) Läsionen von jeweils nur einer der beiden Strukturen, diesem Forschungszweig einen Aufschwung (s. D. Gaffan, 1991; Jarrard, 1991; Kesner, 1991; B.L. Malamut, Saunders & Mishkin, 1984; Mishkin, 1982, 1990; Mishkin, Spiegler, Saunders, Malamut, 1982; R.G.M. Morris, Schenk, Tweedie & Jarrard, 1990; Nadel, 1991; O'Keefe, 1991; Ono, Tamura & Nakamura, 1991; Paller, Zola-Morgan, Squire & Hillyard, 1988; Riches, Wilson & Brown, 1991; Saunders, Murray & Mishkin, 1984; Squire & Zola-Morgan, 1983; F.A.W. Wilson, Riches & Brown, 1990; Winocur, 1985; Zola-Morgan, 1984; Zola-Morgan & Squire, 1990a; s. auch Peinado-Manzano, 1988 und Peinado-Manzano & Pozo-Garcia, 1991). (Vgl. die Übersichtsarbeit von Ridley & Baker, 1991, den Kommentar von A. Mayes, 1991.)

Dennoch wurde in meinen Augen der entscheidende Fortschritt in der Lokalisierbarkeit von gedächtnisrelevanten Strukturen nicht so sehr von tierexperimentellen Studien gebracht (vgl. hierzu z.B. M.R. Cohen, 1991). Wie fragwürdig manche der aus diesen Experimenten abgeleiteten Hypothesen sein könnten, zeigte kürzlich Ringo (1991) in einer Aufsehen erregenden Metaanalyse (vgl. auch die frühere Arbeit: Ringo, 1988). Er nahm sich die Tierstudien zu Amnesiemodellen, insbesondere für Temporallappenamnesie von vier der bekanntesten nordamerikanischen Labors vor (Fuster, Horel, Mishkin, Zola-Morgan und Squire) und reanalysierte die Daten mittels des d' der Signalentdeckungstheorie oder mittels Arcussinustransformation. Ergebnis war, daß hinsichtlich der Verzögerungszeiten von 0 bis 600 Sekunden im Prinzip nichthirngeschädigte und hirngeschädigte Tiere die gleichen Abfallswerte zeigten. Andersartige Kritik würde jüngst von D. Gaffan und Lim (1991) artikuliert, die nachwiesen, daß auch umgrenzte hippocampale Aspirationsläsionen sich weitflächiger und damit auf den visuellen temporalen Assoziationscortex (Area TE) auswirken, da die dazu notwendige Piadurchtrennung die Blutzufuhr über den parahippocampalen Gyrus zur Area TE unterbricht. Und auch Doty (1990) kritisierte die unreflektierte Übertragung von Ergebnissen aus der Tierforschung auf den Humanbereich: Er führte beispielsweise an, daß der berühmteste Amnestiker, H.M., vermutlich eine kleinere Hirnläsion hat als die entsprechenden lädierten Affen und daß weiterhin H.M. dann, wenn er genauso wie die lädierten Affen von Mishkin (1978) und Murray und Mishkin (1983) trainiert wurde, keinerlei Defizit zeigte (Freed, Corkin & Cohen, 1987).

Weit gewinnbringender als derartige Tierexperimente waren, wie ich meine, die seit Ende der siebziger Jahre im Einsatz befindlichen modernen bildgebenden Verfahren: Craniale Computertomographie (CT), Kernspintomographie (MRI für magnetic resonance imaging) und, wenn auch in geringerem Maße, Positronen-Emissions-Tomographie (PET) (Powers, Berg, Perlmutter & Raichle, 1991) und Single-Photonen-Emissions-Tomographie (SPECT). (Am bedeutendsten für die Zuordnung von Struktur und Funktion im Gehirn ist natürlich die technisch intensive Kombination mehrerer dieser Methoden, wie sie von Mazziotta, Pelizzari, Chen, Bookstein & Valentino, 1991, intensiv vorangetrieben wird; vgl. auch E. Meyer et al., 1991, Ryvlin et al., 1991, und Talbot et al., 1991.) Eine Beschreibung dieser das Schädelinnere beim lebenden Menschen abbildenden Methoden findet sich bei Herholz (1993). Einen Beipielsfall, der die Bedeutung und die Möglichkeiten neuerer bildgebender Verfahren herausstreicht, veröffentlichten Shores und Mitarbeiter 1990. Bei diesem Patienten konnte auf Grund der Auswertung computertomographischer Hirnbilder kein Hinweis auf Abnormalitäten gefunden werden, der die massive Amnesie hätte erklärlich werden lassen. Die Anwendung kernspintomographischer und den cerebralen Blutfluß messender Techniken erbrachte dann Evidenzen für einen extensiven Frontalhirnschaden, bzw. eine bilaterale Dysfunktion im Bereich des Frontalhirns. Nicht unerwähnt bleiben soll, daß die Computertomographie nur bedingt richtige und von Gewebsänderungstypen abhängige Aussagen oder Prognosen erlaubt. So fanden Alesch, Ostertag, Dietrich und Piepgras (1991) zwar bei Gliomen eine hohe Übereinstimmung zwischen CT-Diagnose und histologischer Verifizierung, bei Lymphomen aber eine sehr niedrige.

Die Tradition neurologischer Sichtweisen zur Hirnlokalisation findet sich bei Monakow (1914) und später dann bei Kleist (1934). Interessant sind aber auch kleinere, mit Fallbeschreibungen kombinierte historische Ausflüge und Argumentationen, wie beispielsweise die von Ule (1958). Moderne Übersichten über die Zugänge zur Lokalisation in der Neuropsychologie geben Kertesz (1983), Margolin (1991) und Masdeu (1990), Amaral (1987) beschreibt die für die langfristige Informationsverarbeitung bedeutenden Hirnregionen und neuere Buchzusammenfassungen zu dieser Thematik finden sich bei Kapur (1988a), A.R. Mayes (1988), Parkin (1987) und Squire (1987a). H. Damasio und Damasio (1989) diskutieren Möglichkeiten der Lokalisation neuropsychologischer Funktionen; ihr Ansatz wird von Poeck (1990) jedoch als zu weitgehend kritisiert.

Systeme der Informationsverarbeitung

Die „Lokalisation kognitiver Operationen im Gehirn" (so der Titel der auf PET-Daten basierenden Arbeit von Posner, Petersen, Fox & Raichle, 1988) wurde vor allem bestimmt durch Kenntnisse vom Zusammenwirken bestimmter Hirnregionen, die ihren Ausgang hatten in den Hypothesen von Broca (1878) und Papez (1937) über die Existenz des Limbischen Systems (vgl. Markowitsch,

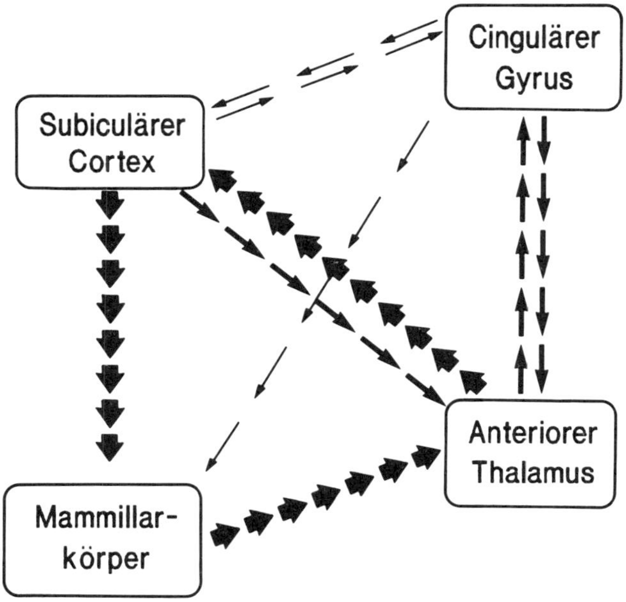

Abb. 7: Der modifizierte Papezsche Schaltkreis nach Irle und Markowitsch (1982a). Pfeile geben die Richtung projizierender Fasern an, wobei deren Dicke die Massivität der Projektion repräsentiert (gemessen an der Anzahl retrograd mittels Meerrettichperoxidaseinjektion markierter Neurone). Die stärkste Projektion (über 90% der markierten Neurone) umgeht den cingulären Gyrus und verbindet den anterioren Thalamus direkt mit dem subiculären Cortex der hippocampalen Formation.

1992a) und die in vielfältigen Varianten modifiziert wurden (z.B. von Cramon & Hebel, 1989; Goldberg, 1984; Irle & Markowitsch, 1982a; Kornhuber, 1973; Markowitsch, 1985c, 1991b; Mishkin, 1982; Mishkin & Appenzeller, 1987; C.L. Wilson et al., 1991).

Der Papezsche Schaltkreis (Abb. 7) ist das prominenteste, nicht aber das einzige „Schaltschema", das mit der Verarbeitung von Gedächtnis in engen Zusammenhang gebracht wird. Livingston und Escobar (1971) sahen das gängige Konzept des Limbischen Systems als zu einseitig an und brachten den basolateralen limbischen Kreis als weitere Variante ein, der von Sarter und Markowitsch (1985a) aufgegriffen wurde und in engeren Zusammenhang mit den speziellen Funktionen des amygdaloiden Komplexes gebracht wurde (vgl. auch Sarter & Markowitsch, 1985b). Von Cramon und Hebel (1989) beschrieben beide Systeme – den klassischen und den eben genannten limbischen Schaltkreis – als „mediale" und „basolaterale limbische Schleife". Verbindungen zwischen beiden Systemen existieren gleichwohl, wie erst kürzlich von Gaykema, van der Kuil, Hersh und Lutten (1991) für den Hippocampus und basale Vorderhirnareale der Ratte gezeigt wurde. Interessant ist hier auch die im allgemeinen eher als antiquiert anzusehene Vorgehensweise von C.L. Wilson und Mitarbeitern, über ins menschliche Gehirn implantierte Tiefenelektroden durch kombinierte Reizung und Ableitung direkte Verbindungen zwischen limbischen Strukturen aufzuzeigen und diese Ergebnisse zum einen mit tierexperimentell-neuroanatomischen zu vergleichen und um zum anderen auch interhemisphärische Verbindungen aufzuzeigen (C.L. Wilson, Isokawa, Babb & Crandall, 1990; C.L. Wilson et al., 1991). Abbildung 8 macht die wesentlichen Ergebnisse dieser Analysen deutlich.

Mishkin unternahm mehrere Versuche und Modifikationen, um seinen Ergebnissen einen theoretischen Überbau zu geben (z.B. Mishkin, 1982, 1989; Mishkin, Malamut & Bachevalier, 1984; Mishkin & Appenzeller, 1987). Diese

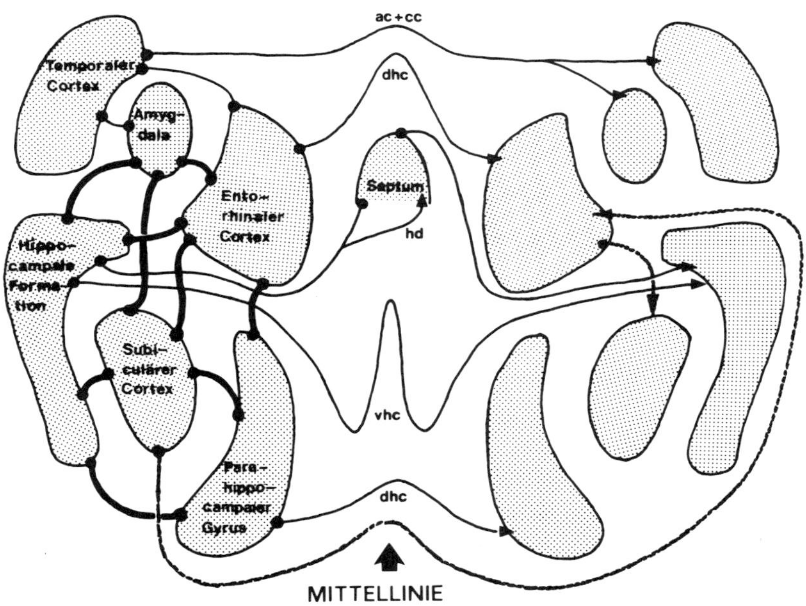

Abb. 8: Schematisches Diagramm limbischer Strukturen und ihrer Verbindungen nach Fig. 8 von C.L. Wilson et al. (1991). Die Darstellung basiert auf den Ergebnissen von C.L. Wilson et al. und auf neuroanatomischen Ergebnissen an nichtmenschlichen Primatengehirnen. Die meisten Verbindungen sind reziprok, wenngleich die Richtung nicht funktionell bestimmt wurde. Die Verbindung der temporalen Cortices erfolgt über den Balken (cc) und die anteriore Commissur (ca), während die Fasern des entorhinalen, subiculären und parahippocampalen Cortex über die dorsale hippocampale Commissur (dhc) verlaufen. (Die entorhinale Cortexverbindung des dhc ist nur der diagrammatischen Simplifizierung wegen separat dargestellt.) Weitere Abkürzungen: hd=hippocampale Decussation, vhc=ventrale hippocampale Commissur.

Ansätze basierten zum einen auf tierexperimentellen Ergebnissen und zum anderen auf der inzwischen populär gewordenen Unterteilung des Gedächtnisses in prozedurale und deklarative Komponenten, oder, wie Mishkin et al. (1984) es ausdrückten, in ein „habit" und ein „memory" System. Ausschlaggebend für seine spätere Modifikation des Schemas von 1982 war auch die Rolle des basalen Vorderhirns, das entsprechend den Ergebnissen der damaligen Zeit primär als Speicher oder Lieferant von Azetylcholin angesehen wurde und dessen Degeneration als ursächlich für die kognitiven Defekte der (beginnenden) Alzheimer-Krankheit betrachtet wurde (z.B. Irle & Markowitsch, 1987).

Wie andere Autoren auch (z.B. Butters, Wolfe, Martone, Granholm & Cermak, 1985; Martone, Butters, Payne, Becker & Sax, 1984), versuchte Mishkin die Konsequenzen, die unterschiedliche Hirnschäden auf die Bewältigung diverser Lern- und Gedächtnisaufgaben haben, theoretisch zu integrieren. Hierbei wurde das alte Konzept der subcorticalen Demenz (Stockert, 1932) in abgewandelter Form wieder aufgegriffen (vgl. auch R.G. Brown & Marsden, 1988a; Cummings & Benson, 1984, 1990; Hier & Cummings, 1990; Mandell & Albert, 1990; Stuss & Cummings, 1990, und den Abschnitt *„Reflexives Gedächtnis, Basalganglien und subcorticale Demenz"*). Ergebnis war, daß eine Unterteilung in prozedurale und nicht prozedurale Gedächtnissysteme erfolgte, wobei die prozeduralen zwar auch an kognitiven Akten beteiligt sein können, sie dies aber eher unreflektiert und automatisch sind, als bei den deklarativen Gedächtniskomponenten. Autofahren, Ski- und Fahrradfahren können hier als Beispiele herhalten. Wir haben damit im Prinzip zwei relativ allgemeine Gedächtnissysteme, die beide im wesentlichen subcortical organisiert sind, oder anders ausgedrückt, weitgehend separat von neocorticalen Systemen fungieren.

Daneben gibt es selektive Gedächtnisdefekte vielfältiger Natur, die in der Regel material- und/oder modalitätsspezifisch angelegt sind (vgl. Anderson, Damasio & Damasio, 1990; Caramazza & Hillis, 1991; Ellis, Young & Critchley, 1989; Farah, Hammond, Mehta & Ratcliff, 1989; Grafman, Kampen, Rosenberg, Salazar & Boller, 1989; Grossman & Wilson, 1987; Humphreys & Riddoch, 1987; E.D. Ross, 1980a, 1980b; Rosselli & Ardila, 1989; Schab, 1991; Warrington, 1982; Warrington, Logue & Pratt, 1971; Warrington & McCarthy, 1987, 1988; Warrington & Shallice, 1969).

Eine Kurzübersicht der vielfältigen Formen und Möglichkeiten, sein Gedächtnis einzubüßen, gab R.A. Wood (1984); an seinem Artikel ist hervorzuheben, daß er ein Flußdiagramm enthält, anhand dessen man mehr als zwei Dutzend Diagnosen bilden kann.

Gedächtnis, Aufmerksamkeit, Affekt und Emotion

Um auf Verhaltensebene wirksam zu werden, müssen sensorische Reize in der Regel Bewußtheit erlangen (z.B. Celesia, Bushnell, Toleikis & Brigell, 1991; Pommerenke & Markowitsch, 1989) und sie müssen hinsichtlich ihrer Bedeutung für das Individuum bewertet werden (aber s. z.B. K. De Haan, Young & Newcombe, 1991; Henke & Markowitsch, 1993; Libet et al., 1991; Marshall & Halligan, 1988). Eine angemessene Evaluation erfolgt dabei meist dadurch, daß die Information mit schon etablierter assoziiert und verglichen wird und dabei auch emotional gewertet wird. Für die frühen Hirnforscher war dabei die Zuordnung eindeutig: Huschke (1854) schrieb, daß Gedächtnisaspekte durch die Frontallappen, die bei Männern am weitesten entwickelt seien, bewertet und gespeichert würden, während die emotionalen Aspekte der Information von den Scheitellappen verarbeitet werden würden, die dann konsequenterweise bei Frauen am ausgeprägtesten seien. Heutzutage diskutiert man derartige Prozesse als weit vernetzter angelegt und durch vielseitige Wechselwirkungen von Hirnmorphologie und Hirnbiochemie gesteuert, wobei Geschlechtsunterschiede von ganz untergeordneter Bedeutung sind. Bedauert wird gleichwohl, daß kognitive und affektive Prozesse weitgehend getrennt und konzeptuell in unterschiedlichen Rahmen gesehen werden, was dann bewirkt, daß in Veröffentlichungen aus dem einen Gebiet solche aus dem anderen Gebiet kaum zitiert werden (Zajonc & Markus, 1984, S. 73).

Ich will in diesem Kapitel gleichwohl versuchen, die Verhaltensaspekte und Hirnfunktionen zusammenzubringen, die die Langzeitverarbeitung von Information vom Stadium der Wahrnehmung und Enkodierung bis zu dem des Abrufs enthalten, wobei ich hier insbesondere die Wichtigkeit des „inneren Zustands oder Status" des Organismus betonen werde.

Hirnsysteme, die mit Zuständen von „Arousal" und Emotion in Zusammenhang gebracht werden

Seit den Untersuchungen von Moruzzi und Magoun (1949), die in der Formulierung der ‚aktiven Schlafhypothese' resultierten, wurden Mechanismen von Aktivation, Aufmerksamkeit und „Arousal" mit Hirnstammgebieten in Zusammenhang gebracht, insbesondere mit dem *aszendierenden reticulären Aktivierungssystem (ARAS)*. Gegenwärtig ist das Konzept eines einheitlichen Systems, das von Hinterhirn bis Vorderhirn reicht, weitgehend aufgegeben und individuellen Kern- und Zellgruppenverbänden wird besondere Aufmerksamkeit geschenkt, vor allem, weil sich viele transmittersystemspezifisch gruppieren lassen (z.B., der noradrenerge Locus coeruleus, die nach dem Buchstaben A gruppierten dopaminergen Nuclei, der serotonerge Nucleus raphé) (Dahlström & Fuxe, 1964, 1965; Emson & Lindvall, 1979; Kelly, 1985). Auf thalamischer Ebene wird der reticuläre Kern als „hohe“ Station des reticulären Systems angesehen (Heilman & Watson, 1989; Steriade, Domich & Oakson, 1986; Steriade, Parent & Hada, 1984; s. aber auch Hess, 1944).

Die andere, mehr anterior verteilte Gruppe von Strukturen ist das sogenannte Limbische System, von dem ursprünglich angenommen wurde, daß es in olfaktorische und affektive Verhaltensweisen involviert sei. Papez betonte dann 1937 die Bedeutung des Limbischen Systems bei der Aufarbeitung und Steuerung der Emotionen.

Die Versuche, Emotionen zu charakterisieren und zu definieren, sind zahlreich. Lazarus, Kanner und Folkman (1980) betrachteten Emotionen als ‚komplexe, organisierte Zustände, die aus kognitiven Bewertungen, Impulsen zu agieren, und schemaartig ablaufenden somatischen Reaktionen‘ (S. 198) bestünden. Für Pribram (1981) leiten sich Emotionen von Prozessen ab, die gerade ablaufendes Verhalten stoppen, während umgekehrt für Motivationen Bereitschaftsmechanismen aktiviert werden, so daß Organismen bereit sind mit ihren Verhaltensweisen zu beginnen oder fortzufahren. Für Heilman und Watson (1989) sind Emotionen primär Kontrollsysteme für Verhalten, die dieses motivieren (S. 403). Diese Autoren unterteilten die Kontrollsysteme für Verhalten dann in drei Subsysteme, eins, das primäre Triebsystem, als von Änderungen im internen Milieu des Organismus abhängend, das Zweite als Emotionen direkt involvierend und das Dritte als Verhalten motivierend, sogar bei fehlenden internalen Empfindungen (S. 403).

Wieviele Emotionen oder emotionale Zustände existieren, wird vielfältig diskutiert; der Interessierte kann hierzu ausführliche Bewertungen bei Ortony und Turner (1990) nachlesen.

Will man Wechselwirkungen zwischen „Arousal“, Emotionen und Gedächtnismechanismen diskutieren, erscheint es notwendig, sich vor Augen zu halten, daß (a) nahezu alle Theorien der Emotion implizieren, daß Arousal ein kritisches Element darstellt (Heilman & Watson, 1989) und (b), daß zwischen ‚emotionalem Ausdruck‘ und ‚emotionaler Erfahrung‘, differenziert werden sollte (LeDoux, 1987; Papez, 1937). Hinsichtlich (a) konstatierten Heilman und Watson, daß es einen engen Zusammenhang zwischen Arousal und Emotion gäbe, aber daß nichtsdestotrotz Situationen vorkommen, wo beide Prozesse weitgehend unabhängig voneinander tätig sind (z.B. erhöht Übung den Arousalzustand, nicht notwendig aber die emotionale Lage). Hinsichtlich der Unterscheidung (b) gelangt man zu emotionaler Erfahrung nur durch bewußte Introspektion, während emotionale Aktivitäten objektiv meßbar sind. Weiterhin – wie auch von LeDoux hervorgehoben wird – ist die Bewertung der Emotionen durch das Gehirn zentral für ein Verstehen sowohl des emotionalen Ausdrucks als auch der emotionalen Erfahrung.

Heutzutage wird von manchen das Konzept des Limbischen Systems aufgegeben, die Majorität hält aber daran fest, wenngleich anerkannt wird, daß eine Vielzahl Funktionen mit diesem System in Zusammenhang gebracht werden kann. Im Kernpunkt dieser Funktionsattribuierung stehen Gedächtnisvorgänge, spezifischer, die Übertragung von Information vom Kurzzeit- ins Langzeitgedächtnis. Daneben steht die von Papez (1937) propagierte emotionale Evaluierung, die durch die Experimente von Klüver und Bucy (1937, 1939) untermauert wurde (vgl. den Abschnitt *Allgemeine Bemerkungen zu Anatomie und Funktion des medialen Temporallappens* unten). Heute wissen wir, daß das Klüver-Bucy Syndrom weitgehend durch eine Disintegration der Amygdala-Aktivität bedingt ist, daß heißt, durch die Dysfunktion einer Struktur, die von Papez nicht als zu seinem Schaltkreis gehörig betrachtet wurde. Kurze Zeit später betonte MacLean (1949, 1972) die Bedeutung der hippocampalen Formation als zentral für die Verarbeitung emotionaler Information, indem sie exterozeptive und interozeptive Eingangsinformationen korreliere.

Pribram (1981) und Pribram und McGuinness (1975) waren unter den ersten, die vehement die Verwobenheit von Arousal, Aktivation und Emotion betonten. Für sie war die Amygdala die zentrale Vorderhirnstruktur sowohl für Arousal als auch für emotionales Verhalten. Ein weiteres Vorderhirnsystem, das mit Aktivation zu tun habe, ist der Nucleus lentiformis (Putamen und Globus pallidus), der corticale Aktivität synchronisiert und der auch als wichtig angesehen wird für Bereitschaftsmechanismen, was Körperhaltung, Motorik und Sensorik anbelangt.

Obwohl die Strukturen des Limbischen Systems sicher ganz wesentlich für die Verarbeitung von Emotionen zuständig sind, wäre es, wie Heath (1986) betonte, kurzsichtig, das Limbische System allein mit Emotionalverhalten zu verbinden, obwohl Heath andererseits Wert auf die Feststellung legte, daß corticale Strukturen viel weniger zur Kontrolle des Emotionalverhaltens beisteuern als aus den frühen Hirnreizstudien mit corticaler, insbesondere Schläfenlappenreizung abgeleitet worden war (z.B. Penfield, 1975). Heath nahm an, daß das höchste (oder phylogenetisch jüngste) Organisationsniveau des Gehirns ältere funktionale Niveaus beeinflusse und auf diese Weise eine neue Dimension hinzubringe statt substituierend zu wirken (S. 11).

Es ist auch Definitionssache, was man dem Limbischen System zurechnen will. Wie LeDoux (1987, 1989) nachvollzog, gab es eine ständig zunehmende Erweiterung dieses Konzeptes, die von Broca (1878) über Ramón y Cajal (1909), Nauta (1958, 1962), MacLean (1970) und Damasio und Van Hoesen (1983) in einer stetigen Zunahme mit aufgeführter Strukturen resultierte (vgl. auch die umfassende Übersicht von Reep, 1984). Diese Tendenz führte Brodal (1982) dazu, zu fordern, den Terminus Limbisches System ganz aufzugeben (S. 539) und LeDoux (1987) empfahl stattdessen den weniger be- oder überladenen Terminus ‚limbisches Vorderhirn' zu wählen (s. 425).

Einen neuen Versuch, den Ausdruck Limbisches System zu behalten, machte Macchi (1989), der in seiner Tabelle I auf Seite 285 die Unterteilung in ‚Limbisches System' und ‚assoziierte Strukturen' vorschlug. Er schloß den Hypothalamus, das Rhinencephalon (Hippocampus, Amygdala, Area olfactoria und das septo-diagonale Gebiet) und den Lobus limbicus (cinguläre und parahippocampale Gyri) unter ‚Limbisches System‘ ein, und erwähnte darüber hinaus das ventrale Strio-pallidum, paralimbische Cortexgebiete (orbitofrontaler und rostraler temporaler Cortex und die Insula), limbische Thalamuskerne, den Habenulariskomplex und verschiedene Hirnstammkerne unter dem Terminus ‚assoziierte Structuren‘.

Systeme des Säugetiergehirns, die mit Lernen und Gedächtnis in Zusammenhang gebracht werden

Schon oben ging ich auf die am ehesten und am direktesten mit Lern- und Gedächtnisfunktionen assozierten Hirnbereiche ein. Zentral für das gegenwärtige Verständnis von Gedächtnis sind einerseits dessen funktionelle Partitierung (Squire, 1987a, 1987b; Tulving, 1983, 1985, 1989; Tulving & Schacter, 1990), andererseits, und hierauf bezogen, die medialen und die basolateralen limbischen Kreise und die Strukturen der Basalganglien, wenn man vergröbert und vereinfacht im Überblick die wesentlichsten Regionen benennen will (vgl. auch A.R. Damasio & Tranel, 1991). Daneben muß man – insbesondere für material- und modalitätsspezifische Gedächtnisfunktionen – auf Bereiche des cerebralen Cortex hinweisen. Wichtig ist, wie auch schon oben betont, daß die Mehrheit dieser Strukturen ebenfalls stark an der Verarbeitung affektiver oder emotionaler Verhaltensweisen mitwirken (z.B. Ahern et al., 1991; Bakchine et al., 1989; Kleist & Gonzalo, 1938; Mandal, Tandon & Asthana, 1991; R.G. Robinson, Kubos, Starr, Rao & Price, 1984; Schrader, Davis, Stefanovic & Christie, 1990; Sharpe et al., 1990; Starkstein, Robinson, Berthier, Parikh & Price, 1988a).

Erwähnung finden muß auch das Altgedächtnis oder sein pathologischer Zustand, die retrograde Amnesie (vgl. hierzu das Kapitel weiter unten: *Retrograde Amnesie*). Obwohl zu deren Lokalisation im Gehirn noch kaum Aussagen gemacht werden können, will ich spekulativ auf die Region des temporalen Pols hinweisen und darauf, daß in Zusammenwirken mit dieser Region oder als Alternative zu dieser lokalisationistischen Sichtweise, man sich eine netzwerkartige, vor allem corticale Neuronen involvierende langfristige Ablagerung von Information vorstellen kann, bei der die Gebiete, die auch modalitäts- und materialspezifisch besonders angesprochen werden, auch am meisten zur Speicherung beitragen werden (vgl. hierzu das Kapitel *Modellvorstellungen*).

Interdependenz zwischen Aufmerksamkeit, Affekt und Gedächtnis

Gedächtnis, Aufmerksamkeit, Affekt und Emotion wirken also allein dadurch besonders ausgeprägt zusammen, als die fokal umgrenzbaren Strukturen, die hierfür an erster Stelle in Frage kommen, auch diejenigen sind, die weitgehend funktionell überlappend agieren.

Die beiden folgenden Studien können als Beispiele dafür dienen, wie emotionale und Gedächtnisvariablen interagieren. Christianson und Loftus (1990) fragten 437 Patienten nach ihrer traumatischsten Erinnerung. Sie fanden eine signifikante Beziehung zwischen dem Emotionsausmaß und der Zahl zentraler (nicht aber peripherer) Details, die die Versuchspersonen zu erinnern glaubten. Von Kunst-Wilson und Zajonc (1980) stammt ein häufig zitiertes Experiment; diese Autoren konnten zeigen, daß die affektive Diskrimination eines Objektes möglich sein kann, selbst wenn ein überschwelliges Erkennen ausgeschlossen wurde. Diese beiden Ergebnisse beleuchten die Abhängigkeit von Emotion und Gedächtnis indem sie die allgemeine Annahme bestätigen, daß Gedächtnisinhalte dann am besten behalten werden, wenn sie inhaltlich hoch emotional sind. Daß hier auch biochemische Variablen in Betracht gezogen werden sollten, macht – als Beispiel – die Studie von Rusted und Eaton-Williams (1991) deutlich, in der der Versuch gemacht wurde, Aufmerksamkeits- und Gedächtnisprozesse zu separieren und die Bedeutung des cholinergen Systems für Aufmerksamkeits- und Informationsverarbeitungsprozesse herauszuarbeiten (s. hierzu auch Brandel et al., 1991, und Messer, Stibbe & Bohnett, 1991).

Bower (1983) gab eine Übersicht über Zusammenhänge zwischen Stimmung und Gedächtnis, wobei er argumentierte, daß man sich eher an Material erinnert, daß der eigenen Stimmung entspricht als an Material der gegenteiligen Stimmung. Ist man beispielsweise in fröhlicher Stimmung, wird man eher freundlich klingende, positive Dinge wiedergeben, als schlecht oder negativ Wirkendes. Ähnlich fand J.D. Teasdale (1983), daß Depressive vorwiegend Gedanken negativen Inhalts haben.

Es gibt aber darüber hinaus eine Reihe weiterer dynamischer Interaktionen, aber auch kontradiktorische Ergebnisse, die sich mit Stimmung, Affekt und mnestischer Informationsverarbeitung befaßten. B.P. Bradley und Baddeley (1990) konnten beispielsweise die zuvor von Levinger und Clarke (1961) aufgestellte Hypothese nicht bestätigen, daß emotionale Faktoren Vergessen wesentlich beeinflussen (s. auch Parkin, Lewinsohn & Folkard, 1982). Andererseits fanden Ellis, Thomas, McFarland und Lane (1985), daß eine depressive Stimmung den Abruf jeder Art von Material aus dem episodischen Gedächtnis reduzierte. Ihr Ergebnis widerspricht deswegen teilweise dem von J.D. Teasdale, daß diese Reduktion ja nur bei stimmungsabhängigem Material gegeben sah (vgl. auch J.D. Teasdale & Russell, 1983). Wie verzwickt Stimmungsintensität und Enkodierungsansprüche interagieren, diskutierten Ellis et al. (1985) und J.D. Mayer und

Bower (1985a), die eine Arbeit von Hasher, Rose, Zacks, Sanft und Doren (1985) kommentierten, und Eich und Metcalfe (1989) bestimmten mittels einer musikalischen Technik, wie Stimmung das Gedächtnis für internale gegenüber externalen Ereignissen modifiziert (s.a. J.D. Mayer & Bower, 1985b).

Elektroencephalographische Ergebnisse von Mayes, Boddy und Meudell (1980) brachten diese Autoren dazu anzunehmen, daß Amnesie durch ein unspezifisches Aktivationsdefizit verursacht werden würde. Obwohl ihre Evidenz nicht allzu beeindruckend ist, kann sie unsere Kenntnis über mögliche Einflüße von Faktoren, die die Gedächtnisverarbeitung begleiten, erweitern. Auch Baynes, Holtzman und Volpe (1986) beschäftigten sich mit der Frage, in welchem Ausmaß Aufmerksamkeitsfaktoren per se die Verarbeitung visueller Reize beeinflussen. Die Patienten mußten auf tachistoskopisch präsentierte visuelle Reize reagieren, denen räumliche Hinweisreize vorangingen, deren Zweck es war, den Ort der Aufmerksamkeit zu manipulieren. Hauptergebnis war, daß sowohl rechts- wie linkshemisphärische Läsionen die Reaktionszeiten auf die Reize sinken ließen und daß die Patienten mit Hirnschäden rechts parietal beeinträchtigt waren, wenn sie die Aufmerksamkeit innerhalb des linken visuellen Gesichtsfeldes verändern sollten.

Hemisphärenspezifische Beeinflussung von Aufmerksamkeit, Wahrnehmung und Emotion

Hemisphärenspezifische Verarbeitungsprozesse sind von besonderer Bedeutung, weil beide Hemisphären wahrgenommene und emotional bewertete Information in spezifischer Weise verarbeiten. Auf der Ebene von Wahrnehmung und Aufmerksamkeit akzeptiert man (mit Einschränkungen) die Dichotomie, daß die Verarbeitung von „Details“ nach linkshemisphärischen Schäden beeinträchtigt ist, während die von „Konfigurationen“ durch rechtshemisphärische Läsionen behindert wird (Kaplan, 1988). L.C. Robertson, Lamb und Knight (1988) fanden, daß die „global-lokal“-Asymmetrie weitgehend auf einen Wahrnehmungsmechanismus mit Sitz im superioren temporalen Gyrus zurückführbar ist. Auch Doyon und Milner (1991a, 1991b) sahen im Temporallappenbereich der rechten Cortexhälfte den Focus, der für die Steuerung globaler Verarbeitung wichtig ist. Die Fähigkeit zu entscheiden wurde andererseits der linken Hirnhälfte zugeordnet (Tartaglione et al., 1991; vgl. auch Navon, 1991).

Seit Kurt Goldstein (1930, 1939) findet man häufig die Annahme, daß Schäden in der linken Hemisphäre zu einer „Katastrophenreaktion“ führen. Zum Teil wird diese allerdings noch spezifiziert, so von Gainotti (1972), der einerseits bestätigte, daß sich depressiv-katastrophenartige Reaktionen gehäuft bei linkshemisphärisch Geschädigten finden lassen, andererseits aber betonte, daß diese Katastrophenreaktion eng gekoppelt an das Vorkommen von Aphasie auftritt, während die Reaktion der Indifferenz sich nach rechtshirnigen Schäden zeigt.

Komplexer noch sind die von Kolb und Taylor (1981) aufgedeckten Relationen. Diese meinen auf Grund der Untersuchung einer größeren Zahl von fokal einseitig Hirngeschädigten die Aussage machen zu können, daß rechtshemisphärische Schäden den Redefluß fördern, während linkshemisphärische ihn umgekehrt bremsen oder reduzieren. Diese Beziehung zeigte sich insbesondere bei Frontalhirngeschädigten, deren Witzelsucht genannte Tendenz hier massiv zu Tage tritt. Fälle mit Schäden im rechten temporalen und parietalen Bereich zeichnen sich dadurch aus, daß ihre Sprachproduktion sich exzessiv um ihre eigene Lebenssituation dreht. Insofern sind sowohl Ort wie Lateralität des Hirnschadens von Einfluß auf die emotionale Bewertung. Diskutiert werden die hierzu gefundenen Zusammenhänge auch in Tuckers (1981) Übersichtsarbeit über „laterale Hirnfunktion, Emotion und Konzeptualisierung". Hinweisen möchte ich an dieser Stelle auch auf die Ergebnisse von Bloom, Borod, Obler und Koff (1990), die die lexikale Expression von Emotion untersuchten und sie der rechten Hirnhälfte zuschrieben, was sich auch in neuesten Arbeiten bestätigte, in denen die Methode der ereigniskorrelierten Potentialableitung angewandt worden war (Laurian, Bader, Lanares & Oros, 1991). Hinweisen will ich in diesem Zusammenhang auch auf die Übersichtsarbeit von E.M.R. Critchley (1991) zur Sprachverarbeitung in der rechten Hirnhälfte.

Einen andersartigen Zugang wählten Starkstein, Robinson, Berthier und Price (1988a), die Patienten mit cerebrovaskulären Läsionen im Gebiet des posterioren circulierenden Territoriums mit solchen nach Schlaganfällen im Gebiet der mittleren cerebralen Arterie verglichen. Diese Autoren fanden, daß Patienten mit Läsionen im Gebiet der posterioren circulierenden Arterie, die Hirnstamm und/oder Kleinhirn betrafen, weniger depressionsanfällig waren (sowohl hinsichtlich Häufigkeit als auch hinsichtlich Dauer) als solche, mit Schäden im Bereich der mittleren cerebralen Arterie oder solche mit posterioren zirkulierenden Läsionen der linken Hemisphäre. Faktoren wie Läsionsvolumen, physische oder kognitive Beeinträchtigung, oder Güte der sozialen Unterstützung waren dabei irrelevant.

Silberman und Weingartner (1986) schrieben eine durchdachte Übersicht zu Wechselwirkungen zwischen Hemisphärenlateralisierung und Emotion. Ihre Hauptschlußfolgerung war, daß ein Modell wahrscheinlich ist, das davon ausgeht, daß die emotionale Kontrolle durch eine interaktive Hemmung zwischen der rechten negativ und der linken positiv beeinflußten Hemisphäre zustandekommt. Hinweisen will ich hier auch noch auf die Arbeit von Blonder und Mitarbeitern (1991), die zeigen konnten, daß rechtshemisphärisch geschädigte Patienten zwar die Bedeutung verbaler Schilderungen von emotionalen Situationen begriffen, nicht aber in der Lage waren, den emotinalen Inhalt von Sätzen zu begreifen, in denen Gesichtszüge, Prosodie und Gestik variiert wurden, d.h., daß bei rechtshemisphärisch geschädigten Patienten offensichtlich nichtverbale Kommunikationsrepräsentationen beeinträchtigt sind.

Fokale Hirnschäden, Emotionen und Gedächtnis

In einer größeren Studienzahl ist dokumentiert, inwieweit fokale Hirnschäden zu persistierenden Störungen von Affekt und Emotion führen können, wobei Apathie und Depression die häufigsten Zustände sind (z.B. Cullum & Bigler, 1985, 1986, 1991; Katz, Alexander & Mandell, 1987; Mills & Swanson, 1978; R.G. Robinson, Bolduc & Price, 1987), aber manchmal können sogar Psychosen auftreten, wie nach chirurgischen Eingriffen im Bereich des Temporallappens (Mace & Trimble, 1991).

R.G. Robinson und Mitarbeiter fanden, daß starke, unbehandelte Depressionen bei Patienten nach Schlaganfall für etwa ein bis zwei Jahre bestehen bleiben, während mildere Depressionszustände eine schlechtere Prognose aufweisen, also länger andauern können. Hinsichtlich der Schädigungsorte fanden Starkstein, Robinson und Price (1988b) Hinweise für eine stärkere subcorticale Beteiligung bei schweren Depressionszuständen (als Maß nahmen sie die bei diesen Patienten größeren lateralen und dritten Ventrikel). Andererseits betonten Sackeim et al. (1990) Änderungen auf corticaler Ebene, die jedoch durch ihren methodischen Ansatz erklärbar sind, da sie die regionale cerebrale Blutflußverteilung als Maß nahmen. Sie fanden bei depressiven Patienten einen reduzierten Blutfluß in selektiven frontalen, zentralen, superior temporalen und anterior parietalen Regionen. Aus ihren Ergebnissen schlossen sie auf eine Dysfunktion parallel verteilter corticaler Netze der frontalen und temporoparietalen Assoziationsgebiete und lehnten sich an die von Mesulam propagierte Vorstellung der netzwerkartigen Informationsverarbeitung an (vgl. Mesulam, 1981, 1985, 1990; Parks et al., 1991a, 1991b).

Ausmaß und Zeitdauer von Depressionen nach Hirnschäden werden gegenwärtig stark diskutiert. Eastwood, Rifat, Nobbs und Ruderman (1989) fanden in einem Rehabilitationszentrum für Schlaganfallpatienten, daß 50% der Patienten von einer Depression betroffen waren. House, Dennis, Warlow, Hawton und Molyneux (1990) und House et al. (1991) spielten andererseits die Existenz von Fällen mit persistierenden schwereren Depressionen herunter. In ihrer Arbeit aus dem Jahre 1991 berichteten sie, daß nach einem Jahr Stimmungsänderungen in einer unselegierten Stichprobe von 128 Patienten weitgehend verschwunden waren; nur zwei Patienten waren noch nach 12 Monaten schwer depressiv. In einer ähnlichen Studie zu dieser Thematik untersuchte ein Teil der oben genannten Autoren, ob es einen Zusammenhang gibt zwischen Stimmungsänderungen und Ort und Ausmaß des Hirnschadens (Sharpe et al., 1990). Sie interviewten 60 Schlaganfallpatienten drei bis fünf Jahre nach ihrem ersten Schlaganfall. Die Prävalenz depressiver Störungen lag bei insgesamt 18.3%, wovon 8.3% stark depressiv waren. Sharpe und Mitarbeiter konnten den von anderen beschriebenen Ortszusammenhang, daß linksseitig oder links anterior gelegene Läsionen mit Depression korreliert waren, nicht bestätigen. In einer früheren Untersuchung hatten R.G. Robinson und Mitarbeiter (1984) gefunden, daß die Depressionsschwere signifikant mit der Nähe der Läsion zum linksseitigen frontalen Pol oder zum posterioren Cortex der rechten Hemisphäre korrelierte. Wie andere Wissenschaftler auch, hielten R.G. Robinson et al. (1984) eine Beziehung zwischen Depression und dem Verlauf der biogene Amine enthaltenden Bahnen für wahrscheinlich.

Neben Depressionszuständen fand sich auch der gegenteilige Zustand – Manie – nach Hirnschäden der anterioren und posterioren Assoziationsgebiete. Eine der ersten größeren Arbeiten zu dieser Thematik war Feuchtwangers (1923) auf den Ergebnissen von Kriegsveteranen basierende Monographie. Ein Beispiel aus der gegenwärtigen Zeit stellt die von Bakchine und Mitarbeitern (1989) beschriebene 44jährige rechtshändige Frau dar, die beidhemisphärische orbitofrontale und rechts temporoparietale traumatische Schäden aufwies. Da sich die Symptomatologie der Patientin sowohl hinsichtlich ihrer emotionalen Überreaktionen als auch hinsichtlich ihrer kognitiven Leistungsabnahme erfolgreich durch Clonidin behandeln ließ, nahmen die Autoren an, daß der manieartige Zustand durch eine noradrenerge Überaktivität auf Grund des fronto-orbitalen Hirnschadens erklären lasse. (Anmerken will ich hier jedoch, daß immer noch recht kontrovers diskutiert wird, ob sich emotionale Änderungen durch monoaminerge oder cholinerge Alterationen erklären lassen: s. z.B. Dilsaver, 1986; Schildkraut, 1965; Van Pragg, 1982.)

Hinsichtlich anderer bestimmter Hirnregionen verglichen Starkstein et al. (1988a, 1988b) Patienten mit unilateralen ischämischen oder hämorrhagischen Läsionen entweder des Neostriatum oder des Thalamus. Sie fanden, daß Patienten mit Läsionen der linken Basalganglien (hauptsächlich im Kopf des Nucleus caudatus) signifikant häufiger schwer depressiv waren als Patienten mit rechts gelegenen Schäden der Basalganglien oder mit links oder rechts gelegenen thalamischen Läsionen. Da Basalganglienschäden auch zu zahlreichen anderen neurologischen Krankheitsbildern mit kognitivem Abbau führen (z.B. Brown & Marsden, 1988a, 1988b, 1990; Hymas, Lees, Bolton, Epps & Head, 1991; Schröter, Schröter & Huffmann, 1991; s.u.), ist es schwer die Effekte von Stimmung und Affekt von primären kognitiven Leistungsstörungen zu trennen. Starkstein et al. erwähnen weiterhin die Möglichkeit eines Einflußes des Frontalhirns auf die Regulierung von Stimmungen, da es massive Projektionen vom präfrontalen Cortex zu dem für Depressionen sensitivsten Gebiet, dem Nucleus caudatus, gäbe.

Während Starkstein und Mitarbeiter (1988a, 1988b) die Basalganglien als bedeutender als den Thalamus einstuften, fanden wir kürzlich den Fall einer Patientin mit bilateraler thalamischer Thrombose und massiver depressiver Symptomatologie (Peper et al., 1991; s. unten bei: *Vaskuläre diencephale Amnesien).* Einen ähnlich gelagerten Fall (mit linksseitigem Thalamusschaden), der zwischen den neuropsychologischen Ergebnissen und den auf der Basis bildgebender Verfahren gewonnenen Daten diskrepante Schlußfolgerungen zuließ, publizierten kürzlich Schnider, Landis und Rösler (1991). In diesem Zusammenhang erwähnenswert sind auch die Fälle mit linksseitigen thalamischen Blutungen, die J.P. Mohr, Watters und Duncan (1975) dokumentierten, und die schnelle Wechsel zeigten zwischen deliriumähnlichen Zuständen und vollständiger Wachheit.

Emotionales Wiedererkennen, Handlung und Gedächtnis

Hier will ich lediglich zum Bereich des Thalamus einige Beispiele anführen, da diese Region seit langem mit Stimmung und Affekt in Zusammenhang gebracht wird (z.B. Bonhoeffer, 1901; Claparede, 1911; Grünthal, 1923; Kleist & Gonzalo, 1938; Korsakow, 1890; s. z.B. unter *Bonhoeffers Dokumentation).* Ein weiteres Beispiel für retrograde Amnesie mit psychischem Hintergrund stammt von Kohnstamm (1917). Er beschrieb einen ehemaligen Soldaten, der lebendig begraben worden war aber keine körperlichen Beschwerden hatte. Das Kurzzeitgedächtnis des Patienten war normal. Andererseits konnte er sich weder an Geschichts- noch an geographische Daten erinnern, die er in der Schule gelernt hatte. Sein musikalisches Repertoire war offensichtlich vollständig erhalten. Obwohl er sich nicht an die Titel der Stücke erinnern konnte, spielte er sie fehlerfrei. Er erkannte seine nächsten Angehörigen, aber nicht entferntere Freunde, obwohl er sich weiterhin bewußt war, sie zu kennen.

Kohnstamm (S. 375) schlußfolgerte, daß bei diesem Patienten die Qualität der Bekanntheit oder Familiarität erhalten geblieben war und daß seine Erinnerungsfähigkeit stark durch den Emotionalgehalt der Reize beeinflußt war und dadurch, ob er sich für eine Sache interessierte oder einsetzen wollte (S. 378). Kohnstamm merkte an, daß diese Bebachtungen von pädagogischem Nutzen und von Nutzen für das Training des Gedächtnisses des Patienten sein könnten. Diese Arbeit erinnert, wie auch andere Studien aus dieser Zeit (vgl. Markowitsch, 1992a) an frühe Beispiele und Beispielsaussagen zu der heute weitgehend üblichen inhaltsabhängigen Gedächtnisunterteilung in z.B. episodisches, semantisches und prozedurales Gedächtnis. Wenn Kohnstamm anmerkt, daß „Sprachkenntnis, Rechenfähigkeit und Alltagsfertigkeiten" (S. 380) erhalten geblieben waren, kann man dies mit erhaltenem semantischem und prozeduralem Gedächntis gleichsetzen und mit umgekehrt stark gestörtem episodischem Gedächtnis. Weitere Beispiele finden sich in dem Abschnitt *Das Korsakowsyndrom heutzutage.*

Marcia Johnson und ihre Arbeitsgruppe veröffentlichten mehrere Arbeiten zu Beziehungen zwischen Gedächtnis und Affekt (M.K. Johnson, 1985; M.K. Johnson et al., 1985; M.K. Johnson & Magaro, 1987). M.K. Johnson geht von der Grundannahme aus, daß einzelne Ereignisse sich auf drei Gedächtnisubsysteme auswirken: das sensorische, das perzeptuelle und das reflektive. Alle drei Subsysteme haben Verbindungen zu emotionalen Zuständen, was bedeutet, daß Gefühle mit bestimmten sensorischen oder perzeptuellen Reizen verknüpft werden können, oder daß sie extensiverer Reflexion ausgesetzt sein können (M.K. Johnson, 1985, S. 19). Auf der Basis ihres Modell kam sie zu folgenden Schlüssen (M.K. Johnson, 1985, S. 19f): (1) Emotionen sind Teil der im Gedächtnis präsenten Information; dies gilt auch für perzeptuelle Charakteristika und andere beschreibende Information. (2) Gegebene Komponenten einer bestimmten affektiven Reaktion auf ein Ereignis werden im großen und ganzen mit dem einen oder anderen Aspekt eines Ereignisses assoziiert. Diese unterschiedlichen Beziehungen (oder Relationen) zwischen Komponenten von Ereignissen und Affektkomponenten können durch unterschiedliche Gedächtnissubsysteme mediiert werden. (3) Der Zugang zu emotionalen Reaktionen gelingt dann am besten, wenn die entsprechende Information im entsprechenden (also „passenden") Subsystem aktiviert werden kann.

Eine Anwendung ihres Modells wird in der Untersuchung von M.K. Johnson et al. (1985) deutlich, in der die Autoren ihre Hypothese testeten, daß Korsakowpatienten noch weitgehend intakte wahrnehmungs- und reizabhängige Systeme haben, aber ein gestörtes Reflexionssystem. Die Autoren spielten Korsakowpatienten und vergleichbar gemachten Gruppen von Alkoholikern und Nichtalkoholikern unbekannte Melodien vor. Nach einem Behaltensintervall von fünf Minuten ließ man sie ein Präferenzurteil über alte und neue Melodien abgeben. Alle Probanden präferierten die alten (bekannten) Melodien, die Korsakowpatienten konnten diese jedoch nicht als solche erkennen. In einem zweiten Experiment zeigte man den Versuchspersonen Fotos zweier Männer, die dann als „guter" respektive „schlechter" Charakter beschrieben wurden. Obwohl die Korsakowpatienten keine Erinnerung an Bilder und Fakten hatten, präferierten 78% den guten Charakter und gaben über ihn ein positives Urteil ab. M.K. Johnson et al. (1985) schlußfolgerten, daß bei dieser Form indirekten Gedächtnistestens vor allem die sensorischen und perzeptuellen Eingangssysteme erreicht werden, so daß hier auch Amnestiker relativ gut abschneiden. Wären die Eingänge im reflektiven System, würde sich dies auf die Leistung der Amnestiker negativ auswirken, eine Schlußfolgerung, die nach Meinung von M.K. Johnson und Mitarbeitern der Unterscheidung prozedural/deklarativ zuwiderlaufe.

Im Jahr 1987 veröffentlichten M.K. Johnson und Magaro eine Übersicht zu den Einflüßen von Stimmung und Schwere psychopathologischer Prozesse auf Gedächtnis. Sie kamen zu der Überzeugung, daß Stimmung als Variable am wichtigsten sei, um Zugang zum Altgedächtnis zu bekommen, wobei depressive Individuen zu negativen Lebensereignissen eine gesteigerte Erinnerungsfähigkeit zeigen (S. 36). Weiterhin kommen auch sie zu dem Schluß (vgl. oben), daß stimmungskonsonante Erinnerungen eher abrufbar sind als dissonante.

Zusammengenommen zeigen diese Beispiele, daß insbesondere im geschädigten Nervensystem Gedächtnis in hohem Maße von emotionalen Faktoren abhängt. Dies ist zum Teil sicher dadurch erklärlich, daß im Gehirn die Systeme, die mit der Informationsübertragung zu tun haben, sich stark mit denen überlappen, die mit emotionalen Verarbeitungsmechanismen zu tun haben. Auch von einem phylogenetischen und von einem evolutionsgeschichtlichen Standpunkt aus betrachtet erscheint es logisch und konsequent, daß die Gedächtnisinhalte am sichersten abrufbar sind, die für das Überleben von Individuum und Art am wichtigsten sind.

Das Korsakowsche Syndrom

Das Korsakowsche Syndrom stellt in seiner puren Form eine der – rein neurowissenschaftlich gesehen – faszinierendsten Krankheiten dar, da die davon Betroffenen bei erhaltener Intelligenz massiv in ihrer Merkfähigkeit und in individuell unterschiedlichem Ausmaß auch in ihrem Altgedächtnis gestört sind. Bonhoeffer (1901) nannte in seiner 226 Seiten umfassenden Monographie über *„Die akuten Geisteskrankheiten der Gewohnheitstrinker"* als die vier Kardinalsymptome der Korsakowschen Psychose *Merkunfähigkeit, Erinnerungsdefekte, Desorientierung* und die Tendenz zu *Konfabulieren* (letzter Abschnitt von S. 119). Von diesen sind die Gedächtnisdefekte die persistentesten und am konsistentesten beobachteten, wie auch Korsakow (1890) zuvor bemerkt hatte. (Bonhoeffer kritisierte gleichwohl, daß Korsakow nicht scharf zwischen anterograder und retrograder Amnesie getrennt habe.) Obwohl die langfristige Verarbeitung von Information im Vordergrund meiner Bemerkungen und der Thematik dieses Kapitels stehen, will ich – als *cave* Adams (1959, S. 253) zitieren, der sich wiederum auf Müller-Suur (1949) beruft: „Auch das echte Korsakow-Syndrom enthält mehr als einen Verlust von Gedächtnis. [Es] handelt .. sich vielmehr um eine eigenartige Persönlichkeitslosigkeit, eine Lahmlegung des Trieb- und Affektlebens mit Aspontaneität, Verschwommenheit aller intentionalen Zielsetzungen, Verengung des Erlebnishorizonts, Entdifferenzierung, Abschwächung des sinnlich-anschaulichen Gehaltes der Vorstellungen und Erschöpfbarkeit der psychophysischen Prozesse."

Benannt nach Sergei S. Korsakow (1854-1900), einem Moskauer Psychiater (auf Vorschlag Jollys auf dem Moskauer Medizinerkongreß 1897), stellt das Korsakowsche Syndrom heute wie damals einen Zwitter dar: bedingt durch neurologische Ausfälle werden die Patienten gleichwohl in der Regel in Psychiatrischen Kliniken untergebracht. Korsakow publizierte seine ersten Ergebnissen in mehreren russischen Zeitschriften *(Archiv Psychiatrii [Charkow], Westnik Psychiatrii, Medizinskoje Oboszenije, Jeschenedelnaja klinitscheskaja gaseta)* und 1887 in Buchform *„Über alkoholische Paralyse"* (zitiert nach Korsakoff, 1890 und Korsakow, 1890).

Deutsch- und französischsprachige Veröffentlichungen Korsakows erschienen 1890 und 1891 in der *„Allgemeinen Zeitschrift für Psychiatrie"* (Korsakoff, 1890; Korsakow, 1891), im *„Archiv für Psychiatrie und Nervenkrankheiten"* (Korsakow, 1890), und davor in der *„Revue philosophique"* (Korsakoff, 1889). Wie man aus diesen Zitaten schon sehen kann, variierte die Schreibweise seines Namens, die sich im Deutschen zwar relativ eindeutig mit ‚w' am Schluß durchgesetzt hat, im angloamerikanischen Sprachraum aber fälschlich meist mit ‚ff' statt mit ‚v' geschrieben wird (gleichwohl gibt es hiervon auch Ausnahmen: Cutting, 1978, Hall, 1963, und G. Owen & Williams, 1980, schrieben Korsakow mit ‚v‘, Bogaert & Helsmoortel, 1928, Crawford, 1964, Minsky, 1936, Stanley, 1909/10, J. Turner, 1903b und Zangwill, 1941, mit ‚w‘; auch im Französischen findet sich manchmal ‚Korsakow‘ statt ‚Korsakoff‘: z.B. bei Lhermitte, Doussinet & de Ajuriaguerra, 1937, und bei Remy, 1942). Inkonsistenzen in der Schreibweise russischer Autoren finden sich auch für Korsakows Mitarbeiter Serbsky, der sich am Schluß mit i oder y schreiben ließ (Korsakow & Serbski, 1892; Serbsky, 1907).

Ätiologie

Es ist in der Literatur heute üblicher Sprachgebrauch, das Korsakowsche Syndrom als ein durch exzessiven Alkoholgenuß bedingtes Hirnleiden anzusehen. Hierzu sind jedoch zwei *cave* anzubringen: Zum einen kann Alkohol zu Hirnschäden führen, die weitgehend andersartig sind, als beim Korsakowsyndrom (alkoholische Demenz als vorwiegend durch corticale Degenerationen bestimmt; vgl. z.B. Melgaard et al., 1990; Ron, Acker, Shaw & Lishman, 1982; und Sachs, Russell, Christman & Cook, 1987), zum anderen kann, wie auch Korsakow beschrieb, das Korsakowsyndrom unabhängig von Alkoholgenuß als (Vitamin-) Mangelerkrankung auftreten (z.B. Bowman, Goodhart & Jolliffe, 1939; Campbell & Biggart, 1939; Cochran, Collins-Williams & Donohue, 1961; Cruickshank, 1950; DeWardener & Lennox, 1947; Ecker & Woltman, 1939; Ely, 1922; Goodhart & Jolliffe, 1938; Irle & Markowitsch, 1982b, 1983b; Jolliffe, Wortis & Fein, 1941; Markowitsch, 1982a; Markowitsch & Pritzel, 1985; Minski, 1936; Pentschew, 1958a, 1958b; Roemheld, 1906; Sittig, 1914; Wechsler, 1933; Witt, 1985). Darüber hinaus wurden insbesondere in früherer Zeit eine Unzahl von Krankheitszuständen als Korsakowsyndrom bezeichnet (vgl. die Literaturzitate unten). Ich will hier deswegen an Steinthals (1921) Vorschlag zur Differenzierung zwischen „Korsakowschem Symptomenkomplex“ und „Korsakow-Psychose“ erinnern. Er sah nur in der Korsakow-Psychose die eigentliche, normalerweise alkoholbedingte, Erkrankung des ZNS mit den Bonhoefferschen Kardinalsymptomen in Folge, während er das „Korsakowsyndrom“ oder den „amnestischen Symptomenkomplex“ als wesentlich weitgefaßteren Oberbegriff amnestischer Zustandsbilder unterschiedlicher Ätiologie definierte. Laut Steinthal könnte das Korsakowsyndrom auftreten nach progressiver Paralyse, Lues cerebri, Hirntumoren, Traumata und nach Strangulation, bei altersbedingten Hirnkrankheiten und nach unterschiedlichsten Infektionen und Intoxikationen (S. 287; vgl. hierzu auch Appel, 1977; J.T. Becker, Furman, Panisset & Smith, 1990; Brion, Pragier, Guerin & Teitgen, 1969; M.W.P. Carney, 1990; Crystal, Schaumburg, Grober, Fuld & Lipton, 1988; Czechmanek, 1954; DeGirolami, Haas & Richardson, 1974; De Klippel, De Keyser, De Greve & Van Belle, 1991; Giese, 1911; Hall, 1963; Lindboe & Loberg, 1989; Meggendorfer, 1928; Minski, 1936; Mönckemöller & Kaplan, 1899; Noetzel, 1973; Parkin, Blunden, Rees & Hunkin, 1991; Schwenk,

Gosztonyi, Thierauf, Iglesias & Langer, 1990; G. Teasdale & Brooks, 1985; Thomas, 1981; R.A. Thompson & Green, 1974; Tröster & Ruff, 1990; und Wollenberg, 1897). Vighetto, Charles, Salzmann, Confavreux und Aimard (1991) berichteten kürzlich von einem Patienten mit multipler Sklerose, bei dem das Korsakowsyndrom (mit Gedächtnisstörungen) zu Beginn des Krankheitsausbruchs stand. Noch restriktiver als Steinthal, schlugen Carmichael und Stern (1931) vor, den Terminus Korsakowsyndrom ausschließlich für Krankheitsbilder nach jahrelangem Alkoholgenuß zu reservieren.

Neben der von Victor und Yakovlev (1955) ins Englische übertragenen, 1887 russisch geschriebenen Publikation von Korsakow sind seine deutsch- und französischsprachigen Veröffentlichungen zwischen 1889 und 1892 am bekanntesten (Korsakoff, 1889, 1890; Korsakow, 1890, 1891; Korsakow & Serbsky, 1892). Gleichwohl existierten schon vor dieser Zeit zahlreiche Arbeiten zur sogenannten alkoholbedingten multiplen Neuritis (z.B. Annan, 1840; Canton, 1860; G. Fischer, 1882; Lawson, 1878; Moeli, 1883; C.H. Robinson, 1877; Strümpell, 1883; vgl. auch die Übersichten von Cambier, 1954; Moll, 1915; und Soukhanoff & Boutenko, 1903). Insbesondere Wernickes (1881) ‚acute haemorrhagische superiore Poliencephalitis', beschrieben in Paragraph 47 des zweiten Bandes seines *„Lehrbuch der Gehirnkrankheiten für Aerzte und Studirende"*, war weithin bekannt (s. z.B. Elzholz, 1900; Leichtenstern, 1892; Raimann, 1900; Salomonsohn, 1891; Sträussler, 1902).

Wernicke (1881) charakterisierte mit seiner Ausdruckskombination von der acuten haemorrhagischen superioren Poli(o)encephalitis einen plötzlich auftretenden hämorrhagischen Infarkt an verschiedenen Stellen der grauen Substanz dorsal zur Medulla oblongata. Er schrieb (S. 240): „Es handelt sich um eine selbständige, entzündliche, acute Kernerkrankung im Gebiete der Augenmuskelnerven, die in der Zeit von 10-14 Tagen zum Tode führt". Wernickes Poliencephalitis stellt die akute, das Korsakowsyndrom die chronische Form des Duos dieser meist alkoholbedingten Krankheitsbilder dar (N. Malamud & Skillicorn, 1956).

Korsakows Beschreibungen

Korsakow war, wie oben geschrieben, der Ansicht, daß das anterograde, nicht aber das retrograde Gedächtnis, bei seinen Patienten gestört war (Korsakoff, 1890, S. 479). (Tatsächlich wird in der Regel behauptet, daß das Schwergewicht der amnestischen Störungen in der anterograden Richtung liege.) Seine Beschreibung eines seiner Patienten kann auch heute noch als repräsentativ gelten (Korsakoff, 1890, S. 479f):

„Anfangs ist im Gespräch das Vorhandensein einer Geistesstörung beim Kranken schwer zu bemerken: er macht den Eindruck eines Menschen, welcher seiner Geisteskräfte vollständig Herr ist – er spricht mit voller Ueberlegung, zieht aus den gegebenen Prämissen richtige Schlüsse, spielt Schach, Karten, kurz – er benimmt sich wie ein geistig gesunder Mensch, nur nach längerer Unterhaltung kann man bemerken, dass der Kranke von Zeit zu Zeit die Begebenheiten ausserordentlich durcheinandermengt, nichts von dem, was um ihn herum vorgeht, im Gedächtnis behält: er erinnert sich nicht, ob er gespeist hat, ob er aus dem Bett aufgestanden ist. Manchmal vergisst der Kranke sofort wieder, was mit ihm geschehen ist: Man ist zu ihm eingetreten, hat mit ihm geredet, hat sich auf eine Minute entfernt, und wenn man dann wieder zu ihm hereinkommt, so hat er keine Ahnung davon, dass man schon bei ihm gewesen ist. Derartige Kranke können mitunter stundenlang ein- und dieselbe Seite lesen, weil sie das Gelesene absolut nicht im Gedächtnis behalten. Sie können 20 mal der Reihe nach ein- und dieselben Dinge reden, ohne sich auch nur im Mindesten der beständigen Wiederholung ihrer stereotypen Reden bewusst zu sein. Der Personen, mit denen der Kranke ausschliesslich zur Zeit der Krankheit in Berührung kam, z.B. des behandelnden Arztes, der Wärterin, kann er sich oft nicht erinnern, wiewohl er sie beständig sieht; und jedesmal, wenn er sie erblickt, versichert er, sie zum ersten Male zu sehen."

Korsakow hatte betont, daß seine „Psychosis polyneuritica seu Cerebropathia psychica toxaemica" häufig unabhängig von Alkoholgenuß auftritt. Zu den 14 Fällen auf nichtalkoholischer Basis, die er 1890 publizierte (Korsakoff, 1890), gehörte „die Anwesenheit einer faulenden Frucht im Uterus, dann puerperale Septicämie, Kothanhäufung, Typhus, Tuberculose, Diabetes mellitus, Icterus, Lymphadenom, ein zerfallender Tumor" (S. 484).

Das Adjektiv „toxaemisch" begründete er mit seinen Erfahrungen, daß „bei allen hier aufgezählten Momenten ... die Blutmischung alteriert [ist], im Blute sind giftige Substanzen aufgehäuft, und diese sind es höchst wahrscheinlich, welche das Nervensystem vergiften, wobei in einzelnen Fällen vorzugsweise das periphere, in anderen das centrale Nervensystem, oft aber beide in gleicher Stärke afficirt sind" (Korsakoff, 1890, S. 484).

In Korsakows Arbeit von 1890 mit dem Titel *„Ueber eine besondere Form psychischer Störung combiniert mit multipler Neuritis"* gab er detaillierte Fallberichte, zuerst von zwei 28 und 22 Jahre alten Frauen, dann von sechs weiteren Fällen, die er über zwei Jahre beobachtet hatte, und schließlich noch über einen neunten Fall, den er in die Korrekturfahnen einfügte. Akribisch beschrieb er psychologische Änderungen, wobei er die Desorientiertheit der Patienten betonte, ihr mangelndes Assoziationsvermögen und ihre Gedächtnisprobleme. Auch betonte er, daß Bewußtsein und rationales Denken selbst bei tiefgreifender Amnesie erhalten bleiben können (S. 701f: „In diesen Fällen ist es höchst frappant, wie dieselben Kranken, welche Alles um sie her vorgehende gut begreifen, welche im Stande sind, ernste Gespräche zu führen, das Gedächtnis soweit eingebüsst haben, dass sie buchstäblich Alles sofort wieder vergessen. Die Vergesslichkeit erreicht solche Grade, dass der Kranke 5 Minuten nach dem Mittagessen bereits nichts mehr davon weiss, dass er gegessen hat; ...").

Um Einnerungstäuschungen („Pseudoreminiszenzen") oder Erinnerungsfälschungen ging es in Korsakows 1891 erschienener Arbeit (auch Kraepelin hatte 1887a, 1887b über Erinnerungsfälschungen geschrieben, was Korsakow auch anführte). Laut Korsakow nahmen diese delusionären Erlebnisse zwei Formen an –

sie traten entweder als déjà vu-Erlebnis auf oder in Form von Ideen und Vorstellungen, die in dieser Form real nicht aufgetreten waren, dennoch aber einen wahren Hintergrund hatten. Korsakow (1891) nahm deswegen an, daß sie in den Überresten wirklicher Erinnerungen wurzelten, wobei den „„Spuren' des Gedächtnisses ... höchstwahrscheinlich die Erhaltung der Function von Nervenelementen, wenn auch nur äusserst geringer Intensität" entspräche (S. 410). Er spekulierte dann weiter, daß diese rudimentären Elemente sich vereinen könnten zu konstanten assoziativen Gruppen, die zuerst unbewußt sind, in einem späteren Stadium dann aber bewußt werden könnten und auf diese Weise reale Gedächtnisinhalte vortäuschen könnten.

In Korsakows letzter zu dieser Thematik entstandener und 1892 zusammen mit Serbsky verfaßter Veröffentlichung, beschrieben diese Autoren eine siebenundzwanzigjährige Patientin, die augenscheinlich auf Grund eines verwesenden Foetus (extrauterine Schwangerschaft) die polyneuritische Symptomatologie entwickelte. Serbskys Beitrag hierzu bestand offensichtlich vor allem in einer detaillierten anatomischen Aufschlüsselung, die gleichwohl keine wesentlichen (sichtbaren) Hirnschäden offenbarte.

Bonhoeffers Dokumentation

Bonhoeffer (1901), ein Schüler Wernickes, faßte die bis zur Jahrhundertwende bekannten Fakten zum Wernicke-Korsakowsyndrom (Victor, Adams & Collins, 1989) in Buchform zusammen und verknüpfte sie mit der Darstellung von Eigenbeobachtungen (vgl. Nickel, 1990). Interessant aus heutiger Sicht ist, daß er, wie Korsakow (1890), betonte, daß die Amnesie bei Korsakowpatienten nie vollständig ist und daß manchmal Gedächtnisepisoden nach Jahren noch wieder auftauchen (vgl. hierzu auch Claparede, 1911; Davies & Binks, 1983; Markowitsch et al., 1984, 1986; Meudell & Mayes, 1981; Müller-Freienfels, 1915; Pick, 1903b; Titchener, 1895b). Bonhoeffer schrieb (S. 126):

> „Der Merkfähigkeitsdefekt ist nur ausnahmsweise ganz vollständig. Meist gelingt es, auch bei scheinbar totalem Verluste, wenn man nur Gegenstände besonderen Interesses zu merken giebt, Reste von Merkfähigkeit festzustellen. So konnte mir ein Kranker, der auch ganz einfache indifferente Worte, Namen, zwei- und dreistellige Zahlen fast momentan vergass, eine Reihe von Namen ihm bekannter Destillationen noch nach unverhältnismässig langer Zeit wiederholen. Ebenso bleiben gelegentlich Einzelheiten von Stationserlebnissen, der Anblick eines epileptischen Anfalls, eines brennenden Christbaums im Gedächtnis haften."

Sehr ähnliche Charakterisierungen von Korsakowpatienten aus neuerer Zeit finden sich bei Zangwill (1941), Zola-Morgan, Cohen und Squire (1983) und bei Zola-Morgan und Öberg (1980).

Nach der Diskussion psychologischer Folgen des Korsakowsyndroms ging Bonhoeffer detailliert auf mögliche neuropathologische Konsequenzen ein, angefangen mit peripheren Nervenschäden, Kleinhirnschäden und möglichen Vagusnervschäden. Dann diskutierte er das Erscheinungsbild der sog. „Polioencephalitis haemorrhagica superior" (S. 146ff). Er hielt das Auftreten corticaler Schäden für wahrscheinlich, betonte die Symmetrie bei Haemorrhagien und berichtete vor allem von periventrikulären Schäden. Mit der Beschreibung dieser Schäden kam er dem heutigen Bild neuropathologischer Schäden beim Korsakowsyndrom nahe, soweit es Hirnstamm- und corticale Bereiche betrifft, die diencephalen Schäden, wie sie beispielsweise von Mair, Warrington und Weiskrantz (1979), Mayes, Meudell, Mann und Pickering, 1988 und von Victor und Mitarbeitern (1989) berichtet wurden, kommen jedoch bei Bonhoeffer etwas zu kurz, wenngleich er in einem Fall auch die Mammillarkörper und damit diencephale Bereiche betroffen fand. (Die Schreibweise dieser Hirnstruktur ist unheitlich; Gamper, 1928, beispielsweise wechselte unsystematisch zwischen beiden Varianten. Ich habe mich hier an die Argumente von Zola-Morgan, Squire & Amaral, 1989, S. 912, gehalten und benutze die Schreibweise mit insgesamt drei m.)

Schließlich ging Bonhoeffer auch auf Möglichkeiten der Funktionserholung ein, wobei er annahm, daß eine Teilrestitution möglich sei. Hinsichtlich unterstützender Maßnahmen auf Verhaltensebene schlug er vor, weniger spezielles Gedächtnistraining zu forcieren, als vielmehr praktische Tätigkeiten. Am wichtigsten aber schien ihm eine unterstützende Ernährungsdiät wie sie auch heutzutage empfohlen wird (z.B. Victor et al., 1989). (Andere Wissenschaftler aus dieser Zeit benutzten sogar Ausdrücke wie „Gymnastik des optischen Zahlengedächtnisses": Ranschburg, 1912, S. 2443).

Beschreibungen des Korsakowsyndroms in der Folgezeit

Bedingt durch die Vielzahl der in der Zeit um die Jahrhundertwende vorherrschenden Krankheitsbilder, die mit Mangelernährung und Alkoholkonsum zu tun haben und durch die recht liberale Benutzung des Terminus Korsakowsyndrom, wurde eine Vielzahl von Arbeiten zu dieser Thematik publiziert (Boedeker, 1905; Hurd, 1905; Jelliffe, 1908; Moeli, 1883; Murawieff, 1897; Raimann, 1900, 1901, 1902; Stanley, 1909/10; J. Turner, 1903a, 1903b).

Serbsky (1907) gab sechs Jahre nach Bonhoeffers Monographie eine erneute Übersicht über den Stand des Wissens zu dieser Krankheit, wobei er mit den Worten begann „Die Korsakowsche Krankheit stellt die größte Errungenschaft der letzten Dezennien im Gebiete der Psychiatrie dar" (S. 389). Serbsky stellte eine Beziehung zwischen Beri-Beri und der Korsakowschen Krankheit her, die zu seiner Zeit noch von englischen Ärzten auf Grund ihrer Fernosterfahrung bestritten wurde (Literatur zur Existenz dieser Verbindung findet sich u.a. bei Irle & Markowitsch, 1982b; vgl. auch den frühen Bericht von Nina-Rodrigues, 1906).

Vor allem drei Fälle beschrieb Serbsky in extenso, den einer 30jährigen Frau mit Blutvergiftung auf Grund eines verwesenden Fetus, den eines 42jährigen Alkoholikers und den einer 33jährigen, die riesige Mengen Alkohol konsumierte.

Täglich, und in der Regel nur nachts, 1 bis 1 1/2 Flaschen Cognac, dazu die gleiche Menge Schnaps und bis zu den 10 Flaschen Bier, Likör, Beerenwein oder andere Alkoholika. Die Frau überlebte und erholte sich offensichtlich, war aber äußerst eifersüchtig auf ihren Ehemann. Serbsky beendete seinen Ausführungen mit dem Aufzeigen eines Dilemmas: Die Frau verlangte häufigen Geschlechtsverkehr mit ihrem Mann, aber war körperlich weder widerstandskräftig genug, schwanger zu werden noch abtreiben zu lassen. Da Serbsky der Meinung war, daß Coitus interruptus oder reservatus die Frau zur Epileptikerin machen würde, schlug er folgende Alternative vor: „entweder ganz mit dem Geschlechtverkehre aufzuhören wegen der Lebensgefahr, respektive der Möglichkeit der Epilepsieentwicklung, oder, wenn es nicht möglich ist, die Kranke in eine spezielle Anstalt zu bringen" (S. 424).

Gedächtnisstörungen standen im Vordergrund der beschriebenen Symptomatik der frühen Arbeiten (Boedeker, 1905; Elzholz, 1900; C.S. Freund, 1889; Kalberlah, 1904; Kraepelin, 1896; Kutner, 1906; E. Meyer & Raecke, 1903; Strümpell, 1891; Thomsen, 1888, 1890; Tiling, 1890, 1892; Wernicke, 1900; Witkowski, 1887). Hierbei waren ganz unterschiedliche Ätiologien vorherrschend, wie Raimanns (1902) Fall deutlich macht, bei dem die Korsakowpsychose gastrointestinalen Ursprungs war; ein ähnlich gelagerter Fall, der ein Korsakowsyndrom nach intravenöser Ernährung und einer Eingeweideoperation bekam, findet sich in neuester Zeit bei Parkin, Blunden, Rees und Hunkin (1991).

Einen Einblick in die damals vorherrschende Denkweise gibt insbesondere Wehrung (1905), der auch anmerkte, daß Magnus Huss 1852 zum ersten Mal (in der Neuzeit) auf die Konsequenzen von Alkohol auf das psychische Geschehen hinwies. Als Straßburger zitierte Wehrung auch eine Reihe früher französischsprachiger Arbeiten. Sein eigener Fall, eine 28jährige Gastwirtsfrau, hatte seit acht Jahren massiv dem Alkohol zugesprochen. Die post mortem-Untersuchung ihres Gehirns zeigte auch Schäden im Frontalbereich.

Umgang mit Zahlen

In vielen Fällen neurologisch Hirngeschädigter scheint eine Dissoziierbarkeit des Zahlengedächtnisses von dem für episodische Vorgänge zu existieren. Selbst da, wo das Zahlengedächtnis zu Anfang gestört ist, wie beispielsweise nach traumatischen Demenzzuständen, kommt es offensichtlich früher als andere Leistungen zurück (z.B. Trespe, 1908). Serbsky (1907), Wehrung (1905) und auch schon Korsakow hatten betont, daß mehrere ihrer Fälle erstaunlich gut (insbesondere in Relation zu ihrer sonstigen Amnesie) mit Zahlen umgehen konnten und/oder erhaltene kognitiv-prozedurale Gedächtnisfähigkeiten (wie Schachspielen) demonstrierten. Auch Korsakowpatienten von Boedeker (1905), Bonhoeffer (1901), Chotzen (1902), Krauss (1904) und Ransohoff (1897) behielten offensichtlich ihre mathematischen Kenntnisse oder Begabung nach Krankheitsausbruch. Ähnliches galt für die später publizierten Fälle von Grünthal (1934, 1939) und Krauss

(1930). Boedekers Fall behielt über Wochen zwei vierstellige Zahlen und Liepmann (1910) betonte eine wirklich außergewöhnliche Fähigkeit bei seinem Korsakowpsychotiker. Dieser konnte im Kopf vierstellige mit zweistelligen Zahlen multiplizieren.

Die hier zitierten Beispiele machen deutlich, daß man schon in der damaligen Zeit Indizien für eine Differenzierung unterschiedlicher Gedächtniskomponenten hatte (vgl. Abb. 4 und 5) und diese auch zu bewerten verstand. Eine neue Analyse zur kognitiven Repräsentation von Rechenvorgängen findet sich bei Sokol, McCloskey, Cohen und Aliminosa (1991) und bei McCloskey, Harley und Sokol (1991).

Frühe Untersuchungen zur Neuropathologie des Korsakowsyndroms

Während Stevens noch 1907 meinte, daß eine Neuritis nicht notwendige Begleiterscheinung des Korsakowsyndroms sein müsse und daß folglich dessen Manifestation rein psychischer Natur sein könne, waren eine Reihe Wissenschaftler in den Folgejahren den neuroanatomischen Korrelaten des Korsakowsyndroms auf der Spur.

Ursprünglich wurde eher kursorisch angemerkt, daß neben peripher-neuronalen Änderungen auch corticale, insbesondere frontal-corticale Schäden aufträten (z.B. Flechsig, 1896b; Grimm, 1868; Troemner, 1899), oder es wurden Schäden im Bereich von Mesencephalon und Metencephalon genannt (vgl. oben: Bonhoeffer, 1901; Wernicke, 1881). Neben Tuwim (1914) taten sich hierzu insbesondere Gamper (1928a, 1928b, 1929, 1931), Kant (1932), Stertz (1933) und Tsiminakis (1931) hervor.

Die wohl erste Arbeit, die eine der zentralen, bei Korsakowpsychotikern geschädigten Regionen, benannte, war jedoch Gudden (1896), der schon im letzten Jahrhundert die Mammillarkörper nannte. Gudden (1896, S. 733) resümierte: „Die Atrophie der Corpora mammillaria scheint ein bei der mit der Geistesstörung complicirten Alkoholneuritis (möglicherweise überhaupt beim chronischen Alkoholismus) nicht allzu seltener Befund zu sein.“ (Für die Ammonshörner konstatierte er umgekehrt, daß diese, soweit untersucht, intakt waren.)

Sehr ähnliche Erkenntnisse gewann Gamper (1928a, 1928b) aus der anatomischen Aufbereitung von 16 Fällen mit Korsakowsyndrom. Er machte in seinen Ausführungen „[z]uerst eine negative Feststellung: Im Bereich des Hirnrindenmantels, der in allen Fällen in die Untersuchung mit einbezogen wurde, fanden sich niemals irgendwelche charakteristische, als spezifisch deutbare Veränderungen“ (S. 352f). Auf der anderen betonte er, daß das Corpus mammillare „ganz konstant befallen“ (S. 353) sei und sogar, wie er formulierte, geradezu den Knotenpunkt des ganzen Prozesses zu bilden scheint. Weiterhin fand er auch auf thalamischer Ebene Schädigungen, u.a. im Bereich des mediodorsalen Kerns und entlang der Wand des dritten Ventrikels. Mit diesen Bild kommt Gamper sehr nahe an die ebenfalls akribisch durchgeführte Analyse morphologischer Änderungen in zwei Korsakowgehirnen aus heutiger Zeit (Mair et al., 1979). Auch Gampers darüber hinaus gehende mikroskopische Analyse der Hirnänderungen ist richtungweisend: „eine mächtige Proliferation am Gefäßapparat, ..., eine mehr oder weniger starke Wucherung der Glia, .. auffallend geringe Schädigung der nervösen Elemente, .. Fehlen von entzündlich-infiltrativen Erscheinungen, .. Fehlen von Blutungen, .. Beschränkung auf die grauen Kerne ohne Übergreifen auf benachbarte Faserzüge“ (S. 354f). Gampers Schlußfolgerung ist konsequent: Er betrachtet die Korsakowsche Krankheit nicht als Rindensymptom, sondern als Manifestation subcorticaler Änderungen, wobei er erstaunlich weitsichtige Formulierungen hinsichtlich der Rolle des später so genannten und postulierten Papezschen Schaltkreises (Papez, 1937; Irle & Markowitsch, 1982a) macht (S. 358f): Er stellt die Mammillarkörper dar als einen „wichtige[n] Knotenpunkt des vegetativen Apparates, ..., eine Zentralstelle, die irgendwie mit der Regulierung des Zusammenwirkens zwischen Mittelhirn, Thalamus und Cortex bei psychischen Vorgängen zu tun hat, derart, daß bei ihrer Schädigung oder Vernichtung als Herdsymptom jener eigenartige Riß zwischen Bewußtsein und Erleben in der Gegenwart zustandekommt, der durch volles Wachsein ohne die Möglichkeit eines Erlebniszuwachses gekennzeichnet ist.“

Gampers wegweisende Beschreibungen wurden durch Tsiminakis (1931) wieder in Frage gestellt, der die Mammillarkörper lediglich der „osmischen Sphäre“ zurechnete (womit er die Geruchssphäre meinte) und umgekehrt betonte, daß die corticalen Schäden beim Korsakowsyndrom schwerwiegender sind als Gamper annahm. Allerdings basierte Tsiminakis seine umfangreiche Arbeit auf lediglich drei Fällen von denen zwei auch noch untypisch waren. Bemerkenswert sind gleichwohl seine Schlußfolgerungen (S. 62): „Jedenfalls lehrt uns unsere Untersuchung, daß die toxische Komponente verschiedener Prozesse im Z.N.S. eine quali- und quantitativ ähnliche, wenn nicht gar gleichartige Veränderung herbeizuführen vermag. Hingegen scheint weder ihr Charakter noch ihr topischer Sitz einen sicheren Hinweis auf deren klinische Auswirkung zu gestatten, da gleiche psychische Syndrome differente anatomische Grundlagen zu haben scheinen, während klinisch ungleiche Bilder bei identischen Prozessen im Z.N.S. vorkommen.“

Eine sehr ausgewogene Darstellung der Begleiterscheinungen des Korsakowsyndroms gaben Carmichael und Stern (1931). Die Autoren gaben eine Übersicht über die internationale Literatur zu diesem Thema: amerikanische, britische, deutsche, französische und schwedische Beiträge. Hinsichtlich ihrer fünf eigenen Fälle fand sich eine diencephale Schädigung nur ansatzweise in einem der Hirne, während umgekehrt die präfrontalen und motorischen corticalen Regionen konsistent lädiert waren. Die Patienten hatten vor allem ein Ungleichgewicht in der Aufnahme fester und flüssig-alkoholischer Nahrung, was vielleicht mit die – für Korsakowpatienten – etwas untypischen neuropathologischen Erscheinungen erklären kann.

Kant (1932) schließlich schlug eine Differenzierung zwischen Trinkern harter (Schnaps) und weniger harter (Bier) Alkoholika vor und meinte, daß sich ein Wernicke-Korsakowsyndrom vor allem bei den ersten entwickele. Bezüglich corticaler Beteiligung nahm er eine liberale Haltung an: die Korsakowpsychose könne mit und ohne Cortexbeteiligung existieren (S. 762).

Bei Riggs und Boles (1944), die die Hirne von 42 Korsakowpatienten studiert hatten, fand sich dann wieder das typische Bild: Alle 42 hatten Degenerationen im Bereich der Mammillarkörper, daneben fanden sich bei den meisten Schäden in thalamischen und corticalen Bereichen (vgl. ihre ausführlichen Tabellenangaben).

Weitere detaillierte Fallbeschreibungen und auch Hypothesen über das Wesen der geänderten Verhaltensmerkmale finden sich bei Pick (1915), Steinthal (1921), Krauss (1904, 1930), Gamper (1929, 1931), Hartmann (1930), Grünthal (1932) und Rosenbaum und Merritt (1939). Ein Teil dieser Fälle konnte gebessert werden, obwohl hierunter Patienten waren, die außerordentliche Quanten Alkohol zu sich genommen hatten. Grünthals 22jähriger Medizinstudent etwa trank an einem Tag 28 Schnäpse prophylaktisch gegen Grippe (S. 117).

Chronognosie

Then it occurred to me that the perception of how time passes – ... – is a highly individual thing (King, 1990, S. xi-xii).

„Zeitbewußtsein" war für Krauss (1930) ein Schlüsselwort zur Charakterisierung der kognitiven Defekte von Korsakowpatienten und auch van der Horst (1928, 1932) betonte, daß hierin das Kernproblem liege. Bouman und Gruenbaum (1929) hatten das Zeitbewußtsein in drei Ebenen unterteilt: „Chronognosie" (unreflektierte, immanente Zeiterfahrung), „Chronologie" (die innere mit der äußeren [Zeit-]Geschichte oder Vergangenheit vergleichen) und „Chronometrie" (vollkommene Objektivität und Zeitmessung). Das Zeitgefühl ihres Patienten war von 30 auf drei Jahre geschrumpft; gleichwohl waren innerhalb seiner subjektiven Zeit die Ereignisse in korrekter zeitlicher Reihenfolge geblieben.

Eine ausführlichere Aufteilung des Zeitempfindens stammt von Gloning, Gloning und Hoff (1955), die in fünf Bereiche untergliedern (S. 366):

„1. Änderung der Kopfuhr, sogenannte primitive Zeitsinnstörungen.
2. Änderung der Zeitperspektive (Dehnung und Verkürzung des Zeiterlebnisses).
3. Zeitraffer- und Zeitlupenphänomene (Änderung der Wahrnehmung der subjektiven Tempobeschleunigung).
4. Ordinative Zeitstörung, sogenannte Störung der gnostischen Zeitauffassung.
5. Depersonalisation des Zeitempfindens."

Wolfgang Köhler veröffentlichte 1923 eine sehr ausführliche Abhandlung zur Zeitwahrnehmung, wobei er darauf hinwies, daß man „im Schicksal des Zeitfehlers die Ausbildungsphase der sog. Gedächtnisspur [untersucht]" (S. 174).

Auch Grünthals (1932, 1939) und A.M. Becker und Sternbachs (1953) Patienten hatten ihr Zeitgefühl verloren. A.M. Becker und Sternbachs erster Fall hatte das Gefühl, die Zeit schrumpfe, umgekehrt berichtete der zweite, daß die Zeit sich für ihn ins Unendliche ausweite, so daß ein Tag niemals zu Ende zu gehen schien. M. Williams und Zangwill (1950) berichteten von Korsakowamnestikern, bei denen eine Minute wie eine Viertelstunde erfaßt wurde, die aber darüber hinaus auch jüngst passierte Ereignisse als weit zurückliegend datierten.

Erwähnen möchte ich hierzu, daß neben den von jedem schon erlebten Zeitverzerrungen im Traumzustand auch bei bestimmten abnormalen Geisteszuständen, wie im Meskalinrausch, nach Verabreichung von Chinin oder Tyroxin, oder auch nach Schäden im Bereich des Parietalcortex (Hoff & Pötzl, 1938) über Zeitschrumpfungen und ähnliche Phänomene berichtet wird (z.B. Beringer, 1927; R. Fischer, 1946; Gloning et al., 1955). Gloning et al. (1955), Häfner (1953, 1954) und Pötzl (1938, 1939, 1951, 1958) gaben Übersichten und Beiträge zu dieser Abnormität, die auch von B. Schlesinger (1955) und von Wieck (1955) ausführlich diskutiert wurde. Neueste, mehr tierexperimentell orientierte Übersichten finden sich bei Buzsáki (1991) und Steriade, Jones und Llinás (1990). Eine Diskussion zum Phänomen der Zeitauffassung und Bewußtwerdung der Zeit findet sich bei J.W. Brown (1990), der zwischen dem *absoluten Jetzt* (Dauer: ca. 0, 1 s) und dem erfahrungsmäßigen oder *phänomenalen Jetzt* (Dauer: ca. 1-15 s) unterscheidet. Auch J.W. Brown verweist darauf, daß Träumen die Qualität der Zeitlosigkeit innewohne, in dem er den Schriftsteller Merleau-Ponty mit den Worten „eternity is the time that belongs to dreaming" (S. 149) zitiert (vgl. auch Hobson, 1990).

Bestimmte Phänomene, wie anderthalbstündige Rhythmen, die den kognitiven Stil bestimmten, und 30-Hz-Oszillationen, die für die visuelle Informationsverarbeitung bestimmend seien, beschrieben Klein und Armitage (1979) bzw. Pöppel und Logothetis (1986). Die zeitbezogene Verarbeitung auf zellulärer Ebene beleuchteten Cook (1991) und – vor allem für das Kurzzeitgedächtnis – Fuster (1990), und Glynn (1990) diskutierte schwierig zu erklärende Phänomene von zeitabhängiger Bewußtwerdung von Sinnesreizen.

Die von E.A. Spiegel und Mitarbeitern definierte „Chronotaraxis" kann auch dem Symptomkreis Zeitverschiebungen nach Hirnschäden zugeordnet werden (E.A. Spiegel, 1982; E.A. Spiegel & Wycis, 1949, 1966; E.A. Spiegel, Wycis, Freed & Orchinik, 1953; E.A. Spiegel, Wycis, Orchinik & Freed, 1956; E.A. Spiegel, Wycis & Reyes, 1951; Wycis, 1972). Nach stereotaktischen Eingriffen in den thalamischen Mediodorsalisbereich stellte sich als Hauptsymptom der so behandelten Patienten eine Unfähigkeit, das Datum anzugeben, ein: Die Patienten wußten weder die Tages-, noch die Jahreszeit anzugeben, selbst wenn letztere offensichtlich war, wenn sie einen Blick durch das Fenster taten (E.A. Spiegel et al., 1956, S. 97). Sie schrieben daher dem mediodorsalen Thalamus die Fähigkeit zu, die Zeit abzuschätzen, bzw. die Dimension Zeit insgesamt zu kontrollieren. Über gleichartige Zuordnungen berichtete auch Häfner (1954) bei diencephal geschädigten Patienten.

Während aber nach den stereotaktischen Läsionen von E.A. Spiegel und Mitarbeitern die Symptome mit der Zeit zurückgingen, blieben sie bei den „natürlich" Hirngeschädigten weitgehend bestehen (vgl. hierzu auch van der Horst, 1932, und Krauss, 1930). Folgerichtig postulierte van der Horst, daß die Gedächtnisdefekte von Korsakowpatienten im wesentlichen dadurch bedingt seien, daß bei der Enkodierung die zeitliche Kontiguität fehlt, was dazu führe, daß Korsakowpatienten mit „Zeitstücken" und „Zeitpunkten" (S. 74) arbeiteten. Das unmittelbare Zeiterfassen und die Zeit als Orientierungsprinzip seien gestört (S. 83). Eine etwas neuere Zusammenfassung zum Verhältnis von Gedächtnis und Zeiterleben findet sich bei Adams (1959, S. 256-258). Interessant sind hier auch die Untersuchungen von Libet und Mitarbeitern (1991), die durch 0-750 ms dauernde Hirnreizung im ventrobasalen Thalamusgebiet feststellten, daß Patienten Information selbst dann beachten, wenn sie ihnen auf Grund ihrer Zeitdauer nicht bewußt geworden sein konnten.

In diesem Zusammenhang möchte ich darauf hinweisen, daß auch der präfrontale Cortex an der Zeitanalyse beteiligt ist (vgl. hierzu Fuster, 1989; Markowitsch & Pritzel, 1976, 1978a, 1987; B. Milner, Petrides & Smith, 1985; Olton, 1989; Pribram & Tubbs, 1967; Shimamura, Janowsky & Squire, 1984), was hier insofern Bedeutung hat, als der mediodorsale thalamische Kern den prinzipiellen Projektionskern des präfrontalen Cortex darstellt (Barbas, Henion & Dermon, 1991; Giguere & Goldman-Rakic, 1988; Goldman-Rakic & Porrino, 1985; Markowitsch & Pritzel, 1979; Markowitsch, Pritzel, Wilson & Divac, 1980; Van Buren & Borke, 1972). Shimamura und Mitarbeiter (1990) weisen explizit darauf hin, daß insbesondere bei solchen Korsakowamnestikern, bei denen auch ein Frontalhirnschaden vermutet werden kann, die zeitliche Sequenzierungsfähigkeit stark beeinträchtigt ist. Auf der anderen Seite fand Kopelman (1989) keine enge Korrelation zwischen dem Ausmaß frontaler Atrophie bei Korsakowpatienten und ihrer Gedächtnisleistung bei Aufgaben, die einen Zeitbezug verlangten. Am ehesten wird man der Problematik zeitbezogener Störungen wohl gerecht, wenn man auf die mangelnde eigene Strukturierungsfähigkeit dieser Patienten hinweist, wie dies McAndrews und Milner (1991) jüngst und Alivisatos und Milner (1990) und Milner, Petrides und Smith (1985) früher schon taten (s. auch Deecke, Kornhuber, Lang & Schreiber, 1985).

Schließlich sei noch auf Kleist (1934) und Benedek und Juba (1940, 1941) verwiesen, die – vereinfacht zusammengefaßt – die anterograden Gedächtnisdefekte von Korsakowpatienten auf die Zeitstörung und fehlende chronologische Integration zurückführten und die Altgedächtnisdefekte auf corticale Schäden.

Das Korsakowsyndrom heutzutage

Noch verwurzelt in der Zeit von Grünthal und Gamper ist Remys (1942) Beitrag. Remy sezierte das Gehirn eines über 10 Jahre stationär untergebrachten Korsakowpatienten ohne delirante Züge. Er fand „eine vollkommen isolierte Schrumpfung der Corpora mamillaria ohne jede andere Veränderung im Zwischenhirn, Mittelhirn und Endhirn“ (S. 143). Die symmetrische Mammillarkörperschädigung stand auch im Mittelpunkt der beiden Berichte von Delay, Brion und Elissalde (1958a, 1958b) und des etwas exotisch anmutenden Falles von Czechmanek (1954), der über „Ein Korsakowsyndrom bei traumatischer Schädigung des Hypothalamus durch Granatsplitter“ berichtete.

In den sechziger und siebziger Jahren folgten dann – insbesondere im deutschsprachigen Raum – recht unterschiedliche Beiträge. Hervorheben will ich Colmants (1965) Monographie, die anatomische und Verhaltensbeschreibungen von insgesamt 33 Patienten enthält; in 12 dieser Fälle war die Diagnose Korsakowsyndrom eindeutig zu treffen. Akribisch wurden dabei pathologische Änderungen der inneren Organe und der Hirnareale und Art und Menge konsumierter alkoholischer Getränke festgehalten. In allen, außer einem Fall waren die Mammillarkörper geschädigt, davon in zwei Fällen exklusiv; die Ausnahme hatte Degenerationen im Bereich der mediodorsalen Kerne, des Pulvinars und des laterodorsalen Kerns. Hervorzuheben ist, daß er auf den weitgehend symmetrischen Befall der Thalamuskerne hinwies, auf den später dann wieder Mair et al. (1979) aufmerksam machten.

Liebaldt und Schellers (1971) Studie bildet eine Ausnahme in der Serie neuerer Arbeiten zum Korsakowsyndrom. Hauptanliegen war es, amnestische Patienten mit und ohne Korsakowpsychose miteinander zu vergleichen. Im Gegensatz zu den meisten anderen Autoren fanden sie das Indusium griseum als hauptsächlich geschädigtes Gebiet der Korsakowpatienten. Entsprechend sahen sie in der Desorientierung das Grundsymptom der Korsakowpatienten, während sie die anterograde Amnesie für das amnestische Syndrom reservierten.

Auf einer beträchtlichen Patientenzahl, nämlich 168 Fällen, basierte Mehraein und Rothemunds (1976) Arbeit, wobei mediodorsal thalamische und Mammillarkörperschäden in jedem Fall gekoppelt vorkamen (55 der Patienten wurden als Wernicke-Encephalopathien diagnostiziert) (vgl. auch Grunnet, 1969 und Mehraein, 1970). Anspruchsvoll ist auch Tschersichs (1979) Analyse von „Klinik, Verlauf und Prognose des alkoholischen Korsakow-Syndroms“; diese Arbeit enthält eine Fülle von sorgfältig aufgearbeitetem Material, insbesondere aus deutschsprachigen Quellen.

Daß die alkoholbedingte Wernicke Encephalopathie schon früh im Leben auftreten kann, zeigt der Fall einer Achtzehnjährigen, die schon dreizehnjährig dem Alkohol zuzusprechen begann (S. Turner, Daniels & Greer, 1989) und eine durch Fehlernährung hervorgerufene Wernicke-Encephalopathie kann praktisch schon kurz nach der Geburt einsetzen, wie Seear und Norman (1988) zeigten.

Um den gegenwärtigen Stand der Forschung zum Wernicke-Korsakowsyndrom zu charakterisieren, will ich die Übersichten von Brion, Mikol und Plas (1985), Butters (1984, 1985), Butters und Cermak (1980), Cutting (1985), Markowitsch (1988f), Markowitsch und Pritzel (1985) und vor allem von Victor, Adams und Collins (1989) nennen. Bowden (1990) gibt darüber hinaus aus der Sicht des Psychologen eine durchdachte Übersicht zur Problematik, ob man neurologisch asymptomatische Alkoholiker von Patienten mit Wernicke-Korsakowsyndrom trennen sollte. Er verweist dabei auf die klinisch sehr unterschiedlichen Bilder bei Alkoholikern, die selbst die Bezeichnung „Korsakowamnesie" fragwürdig werden lassen. Parkin (1991) zeigte in einer Kurzübersicht inwieweit anterograde und retrograde Amnesien beim Wernicke-Korsakow-Syndrom miteinander einhergehen. Er kam dabei zu der Überzeugung, daß beide Phänomene relativ unabhängig voneinander existierten, wobei die retrograde Amnesie durch einen Speicherdefekt hervorgerufen sei, die anterograde durch ein kontextabhängiges Einspeicherdefizit.

Andere Arbeiten zum Korsakowsyndrom wurden von Brandt und Butters (1986), Oscar-Berman und Bonner (1989), Ryan und Butters (1980a, 1980b) und Ryback (1971) verfaßt (vgl. auch Nilsson, Bäckman & Karlsson, 1989). Hinweisen kann man auch auf das 15. Schlösselgespräch in Wien, das die Polyneuropathien zum Thema hatte (W.G. Bradley, 1984; Mamoli & Brunner, 1984; Seitelberger, 1984; Sluga, 1984).

Ziel von Originalarbeiten war es vor allem, das Ausmaß anterograder und retrograder Gedächtnisdefekte zu erfassen (z.B. Aggleton, Nicol, Huston & Fairbairn, 1988; Butters & Cermak, 1980; Cermak & Butters, 1973; Cermak, Butters & Goodglass, 1971; Cermak & Reale, 1978; N.J. Cohen, 1984; Dalla Barba, Cipolotti & Denes, 1990; Fuld, 1976; E.A. Gaffan, Aggleton, Gaffan & Shaw, 1990; Inglis, 1970; Leng & Parkin, 1989; Mair et al., 1979; Meudell, Mayes, Ostergaard & Pickering, 1985; Samuels, Butters, Goodglass & Brody, 1971; Saunders & Warrington, 1971; Seltzer & Benson, 1974; Squire, Haist & Shimamura, 1989; Verfaellie, Cermak, Letourneau & Zuffante, 1991; Wilkinson & Poulos, 1987; vgl. hierzu auch Parkins Kommentar von 1991), wobei insbesondere bis heute diskutiert wird, inwieweit es bei der retrograden Amnesie des Korsakowsyndroms einen Zeitgradienten gibt (z.B. Albert, Butters & Levin, 1979; Kopelman, 1989; Mair et al., 1979) (Abb. 9 und 10). Es gibt auch Ansätze, Korsakowamnestikern gezielt neue Informationen beizubringen, wie ein artifizielles Wort für eine bestimmte Farbkombination (Dopkins, Kovner & Goldmeier, 1990) oder die Behaltensleistung über das Priming neuen Wortmaterials (Verfaellie et al., 1991) oder durch Pseudoworte (Mayes, Poole & Gooding, 1991; M.E. Smith & Oscar-Berman, 1990) zu testen. Zur Behandlung von Korsakowpatienten verweise ich auf Victor et al. (1989), O'Donnell, Pitts und Fann (1986) und Wiegersma, de Jong und van Dieren (1991).

Wie bei anderen amnestischen Störungen ist insbesondere von Interesse, ob die amnestischen Störungen bei Korsakowsymptomalogie sich mit der von Squire und Tulving vorgeschlagenen inhaltsabhängigen Gedächtnisunterteilung

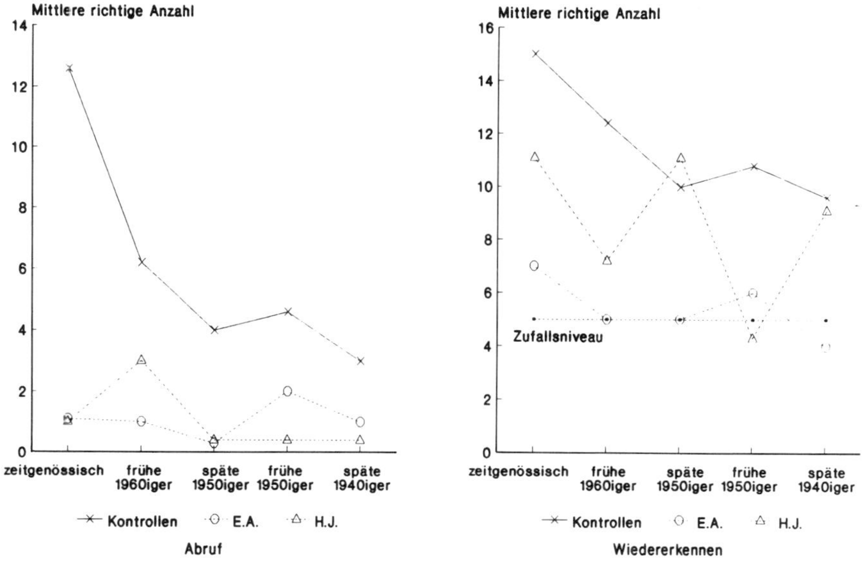

Abb. 9: Kurven der Zeitgradienten bei retrograden Gedächtnisaufgaben für die beiden Fälle von Mair et al. (1979).

in Einklang bringen lassen (s.o. und Abb. 4 und 5) (z.B. Kovner, Mattis, Goldmeier & Davis, 1981; Nichelli, 1984; Verfaellie, Cermak, Blackford & Weiss, 1990; Verfaellie et al., 1991). Daneben wird untersucht, ob Reizmaterial mit bestimmten Charakteristika eher als relativ neutrales behalten oder wiedererkannt wird (Markowitsch et al., 1984, 1986), eine Frage, zu der schon Bonhoeffer (1901) Stellung nahm und die von Christianson, Loftus, Hoffman und Loftus (1991) auch bei Nichthirngeschädigten untersucht wurde. Von Interesse ist natürlich auch, welche restlichen Lern- und Gedächtnisfähigkeiten Korsakowpatienten noch haben und wie Korsakowpatienten im Vergleich zu nichtamnestischen Alkoholikern abschneiden (Albert, Butters & Brandt, 1981; Brandt, Butters, Ryan, & Bayog, 1983; Butters & Brandt, 1985; Oscar-Berman & Bonner, 1989; Ryan & Butters, 1980a, 1980b).

Als Beispielsuntersuchung zu dieser Fragestellung möchte ich kurz Ergebnisse der von uns 1984 veröffentlichten Studie anführen (Markowitsch et al., 1984). Wir variierten experimentell das Ausmaß der Emotionalität von Bildmaterial, das wir Korsakowpatienten, anderen Alkoholikern und einer Kontrollgruppe präsentierten. Farbfotografien bekannter und unbekannter Gesichter und Gebäude und alkoholischer und nichtalkolischer Getränke wurden dargeboten und nach mindestens 15 Minuten Zwischenzeit hatten die Patienten und Kontrollpersonen die zu-

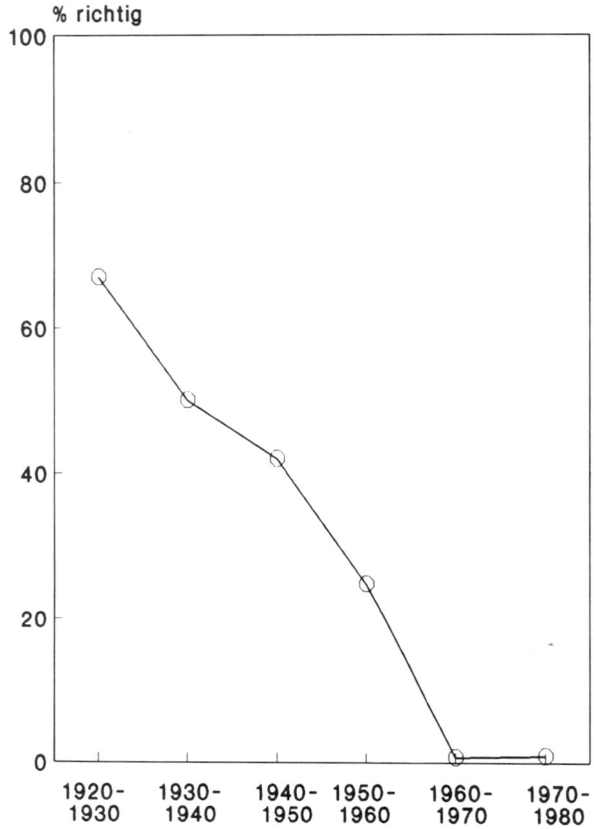

Abb. 10: Zeitgradient für das autobiographische Gedächtnis des Falles P.Z. von Butters und Miliotis (1985).

vor gesehenen Bilder aus einer weit größeren Zahl ähnlicher, gleiche Motive zeigender, Bilder wiederzuerkennen. Wie zu erwarten, war die Insgesamtleistung der Korsakowpatienten schlechter als die der anderen Alkoholiker und die wiederum schlechter als die der Vergleichsprobanden. Dennoch ergab sich noch ein Gradient in der Weise, daß die Korsakowamnestiker ein vergleichsweise hohes Wiedererkennniveau hinsichtlich alkoholischer Getränke und bekannter Gesichter hatten, was Abbildung 11 deutlich macht. Das Vertrauen in ihre Antworten war bei ihnen gleichwohl niedrig (Abb. 12). (Siehe hierzu auch die durch elektrophysiologische Ableitungen ergänzte neuere Studie von Markowitsch et al., 1986 und die Arbeiten von S.F. Lang, Nelson & Collins, 1990, und Oscar-Berman, Hancock, Mildworf, Hutner & Weber, 1990.)

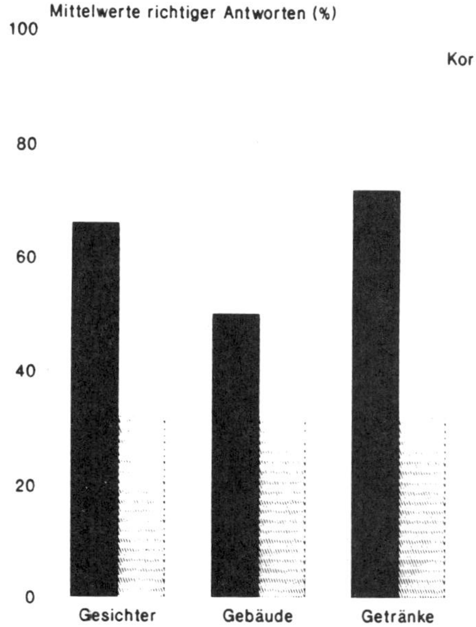

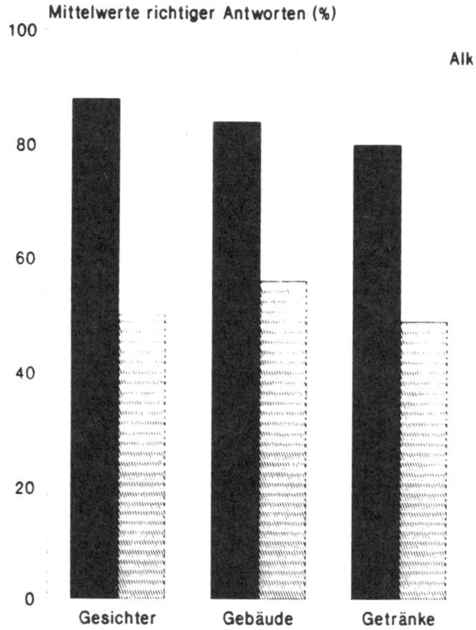

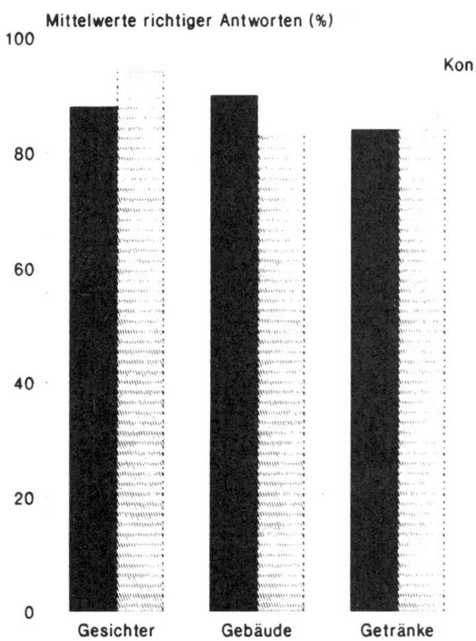

Abb. 11: Mittelwerte der 3 Reizkategorien getrennt nach bekannten Reizen und Bildern alkoholischer Getränke (schwarze Säulen) und den unbekannten Reizen und nichtalkoholischen Getränken (helle Säulen). Kor= Korsakowpatienten, Alk=Alkoholiker, Kon= Kontrollgruppe. (Nach Fig. 3 von Markowitsch et al., 1984.)

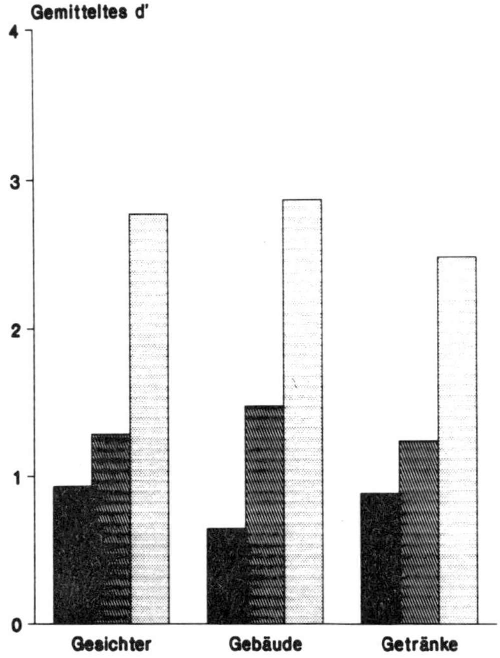

Abb. 12: Mittelwerte der d'-Werte, getrennt nach den 3 Reizkategorien und für jede Reizkategorie nach Korsakowpatienten (schwarze Säulen), Alkoholikern (gestreifte Säulen) und der Kontrollgruppe (gepunktete Säulen). (Nach Fig. 4 von Markowitsch et al., 1984.)

Zusammenhängend mit der Frage nach der Lern- und Behaltensfähigkeit ist auch die nach konkomitanten Variablen, die, beispielsweise als Aufmerksamkeits- und Wahrnehmungsstörungen, für einen Teil der Gedächtnisstörungen verantwortlich sein können (Bürger-Prinz & Kaila, 1930; Colmant, 1965; K. Conrad, 1953a, 1953b; K. Conrad & Ule, 1951; Cutting, 1978; Jacobson, Acker & Lishman, 1990; Mair et al., 1986; Mair, Capra, McEntee & Engen, 1980; Mair et al., 1986; A.R. Mayes, Boddy und Meudell, 1980; Meudell, Mayes, MacDonald, Pickering & Fairbairn, 1991; Oscar-Berman, 1978, 1980, 1984; Oscar-Berman & Bonner, 1989; Oscar-Berman & Ellis, 1987; Oscar-Berman, Pulaski, Hutner, Weber & Freedman, 1990; Oscar-Berman, Sax & Opoliner, 1973; Parkin, Leng & Hunkin, 1990; Talland, 1958; Weiskrantz & Koella, 1981; Zangwill, 1941, 1977). Bürger-Prinz und Kaila betonten 1930, daß das Wesen des amnestischen Symptomenkomplexes nicht einfach als Gedächtnisstörung abgetan werden könne, sondern es sich vielmehr um eine Störung einer basalen Ebene handle, die zum einen die Vorbedingung für das Gedächtnis darstelle und zum anderen eng mit Emotionalität und Triebstruktur verknüpft sei.

Die motorische oder Handlungsseite wurde ebenfalls in Experimenten erforscht (Glosser, Butters & Kaplan, 1977; Tarter & Jones, 1971). Auch die Untersuchung von Kurzzeit- und Langzeitgedächtnis als trennbare Speicher wurde erforscht (Baddeley & Warrington, 1970; G.G. Brown, Rosenbaum, Lewis & Rourke, 1980; Cermak & Butters, 1973; Kinsbourne & Wood, 1975; Wilkinson & Poulos, 1987).

Ob beim Korsakowsyndrom eher Stufen der Informationsaufnahme (Enkodierung, Speicherung) oder des Informationsabrufs beeinträchtig sind, wurde in einer Reihe von Übersichtsartikeln, aber auch in experimentellen Arbeiten, beleuchtet (Butters & Cermak, 1980; Butters & Miliotis, 1985; Hirst, 1982; Knight & Wooles, 1980; Mattis, Kovner, Gartner & Goldmeier, 1981; A.R. Mayes & Meudell, 1981; A.R. Mayes, Meudell & Neary, 1980; McDowell, 1979; Moss, Albert, Butters & Payne, 1986; Rozin, 1976; D.C. Rubin & Butters, 1981; Squire, 1980a, 1980b, 1982a, 1982b; Squire & Cohen, 1984; Warrington & Weiskrantz, 1970). Obwohl die Mehrzahl der Autoren traditionell eher die ersten Stufen der Informationsaufnahme als beeinträchtigt ansahen, betonen neuere Arbeiten, daß die Frage des Entweder-oder durch eine Sowohl-als-auch-Antwort gelöst werden könnte (Erwerb und Abruf gestört). Zu diesen Autoren zählen beispielsweise Kopelman (1991) und Winocur, Kinsbourne und Moscovitch (1981). Diese letztgenannten Autoren berufen sich dabei auf eigene Ergebnisse wie auch auf die von Fuld (1976), Huppert und Piercy (1977) und McDowell (1979). Die gleichartige Ansicht des Sowohl-als-auch vertraten auch A.R. Mayes, Meudell und Neary (1978) (vgl. auch die ausführliche Diskussion zu Ursachen der organischen Amnesie von A.R. Mayes, Meudell & Pickering, 1985).

Inwieweit die obengenannte Unterscheidung in deklaratives und nicht-deklaratives Gedächtnis unterstützt werden kann, beschrieb Grossman (1987) anhand der Ergebnisse von acht alkoholischen Korsakowpatienten, und daß der freie Abruf bei Korsakowpatienten und anderen Amnestikern überdurchschnittlich stark gestört ist, bewiesen Hirst und Mitarbeiter (1986) indem sie, ähnlich wie Huppert und Piercy (1978, 1979, 1982) früher, das Wiedererkennniveau durch unterschiedlich lange Betrachtungszeiten anglichen.

Physiologisch ist von Interesse, inwieweit das Thiamindefizit, Mangelernährung allgemein, oder eine direkte Toxizität des Alkohols die Entstehung des Wernicke-Korsakowsyndroms bedingen (z.B. Bond & Homewood, 1991; Escobar, Aruffo & Rodriguez-Carbajal, 1983; Hansen et al., 1991; Irle & Markowitsch, 1982b, 1983b; Jacobson, Acker & Lishman, 1990; Langlais, Mandel & Mair, 1992; Mann et al., 1991; Victor et al., 1989; Vieregge & Stuhlmann, 1987; Vischer & Hell, 1989; Witt & Goldman-Rakic, 1983a, 1983b). Harper, Giles und Finlay-Jones (1986) wiesen darauf hin, daß ihre post mortem-Untersuchungen zeigten, daß 80% der Patienten mit Wernicke-Korsakowsyndrom nicht als solche diagnostiziert worden waren. Neuerdings wurde mittels PET- und SPECT-Analysen nachgewiesen, daß sich bei Patienten mit chronischen Leberschäden Zusammenhänge zwischen kognitiven Defiziten und einer erhöhten „Tracer"-Aufnahme in den posterioren Basalganglien und einer reduzierten im rechten anterioren cingulären Cortex zeigen (O'Carroll et al., 1991).

Anatomisch wird vor allem gefragt, welche Anteile auf Thalamus- und Hypothalamusebene charakteristischerweise beim Korsakowsyndrom geschädigt sind und von welcher histologischen Natur die Schädigungen sind (z.B. Alling & Boström, 1980; Charness & DeLaPaz, 1987; Harper & Corbett, 1990; Mair et al., 1979; A.R. Mayes et al., 1988; Mensing, Hoogland & Slooff, 1984; Roche, Lane & Wade, 1988; Sachs et al., 1987). (Butters, 1985, hatte hierzu mit dem basalen Vorderhirngebiet eine neuartige Lokalisation propagiert, wurde dafür jedoch von Crosson, 1986, kritisiert; in Salmon & Butters' Arbeit von 1987 wiederholt Butters seine Ansicht von 1985.) Auch neurochemische Änderungen im Zusammenhang mit Korsakowpsychose erlangen zunehmend Bedeutung (vgl. die Übersicht von McEntee & Mair, 1990).

Eine zweite Fragerichtung auf anatomischer Ebene ist die nach der Beteiligung des Frontallappens am Korsakowsyndrom (und auch allgemeiner an den durch chronischen Alkoholismus bedingten Verhaltensauffälligkeiten) (Arendt, Bigl, Arendt & Tennstedt, 1983; Butters, 1985; Butters & Cermak, 1980; Cala, Jones, Mastaglia & Wiley, 1978; Carmichael & Stern, 1931; Harper & Kril, 1989; Jacobson, 1989; Jacobson & Lishman, 1990; Kutner, 1906; Leng & Parkin, 1988a, 1988b; Meyer-Wahl & Braun, 1982; Moscovitch, 1982a, 1989; Oscar-Berman, 1984; Salmon & Butters, 1987; Samson, Baron, Feline, Bories & Crouzel, 1986; Shimamura, Jernigan & Squire, 1988; Squire, 1982a, 1982b; Torvik, 1987; Wiegersma et al., 1991), obwohl hierzu natürlich auch frühe Arbeiten vorliegen (Carmichael & Stern, 1931; Morsier, 1929; Ewald, 1940; Marchan & Coutois, 1934; Scheid, 1935). Wie die hier gemachte Auflistung von Arbeiten verdeutlicht, gibt es inzwischen eine Reihe von Evidenzen für frontallappenrelevante Defizite bei alkoholisch bedingtem Korsakowsyndrom; die kürzlich erschienene Arbeit von Joyce und Robbins (1991) zu Defiziten von Korsakowpatienten, nicht aber von chronischen Alkoholikern ohne Korsakowsyndrom bei Planungsaufgaben und hinsichtlich des räumlichen Arbeitsgedächtnisses unterstreicht dies nochmals (aber siehe auch die einschränkende Arbeit von Wiegersma et al., 1991).

Verbunden mit der Frage nach der Frontallappenbeteiligung ist die, ob und inwieweit es zu einer Entlastung oder Lösung von proaktiver Interferenz kommt (M. Freedman & Cermak, 1986; A.R. Mayes, Pickering & Fairbairn, 1987; Moscovitch, 1982a, 1982b; Squire, 1982; Warrington, 1982; Winocur, Kinsbourne & Moscovitch, 1981; Winocur, Oxbury, Roberts, Agnetti & Davis, 1984). Im Prinzip gibt es eine Gleichartigkeit in der Reaktion von Frontalhirngeschädigten mit Gedächtnisproblemen und Korsakowpatienten (nicht aber zwischen diesen beiden Gruppen und Frontalhirngeschädigten ohne Gedächtnisprobleme): Die ersten beiden Gruppen zeigten keine Entlastung von proaktiver Interferenz, während Frontalhirnpatienten ohne Gedächtnisprobleme dies in gleichem Ausmaß wie nichthirngeschädigte Vergleichsgruppen tun.

Die gegenwärtig und eigentlich schon seit Jahrzehnten umfassendste Übersicht zum Korsakowsyndrom findet sich bei Victor et al. (1989), deren Buch in der ersten Auflage schon 1971 erschien. Victor, Adams und Collins, die 1920, 1911 und 1927 geboren wurden, befaßten sich schon seit einer mehr als eine Generation umfassenden Periode mit dem Wernicke-Korsakowsyndrom (z.B. Adams, 1969; Adams, Victor & Mancall, 1959; Adams, Collins & Victor, 1962; Victor, 1964, 1969; Victor & Banker, 1978). Das Werk von Victor und Mitarbeitern (1989) zeichnet sich neben der Breite, mit der die Thematik des Wernicke-Korsakowsyndroms abgehandelt wird, vor allem auch durch seine Übersichtlichkeit und Direktheit aus, die insbesondere im elften, der Zusammenfassung vorausgehenden Kapitel äußerst hilfreich wirkt. Hier werden in zehn Abschnitten die zehn wohl relevantesten Fragen zum Wernicke-Korsakowsyndrom gestellt und beantwortet, darunter die nach der Reinheit des Syndroms, nach den Beziehungen von anterograder und retrograder Amnesie, nach den gestörten Stadien der Informationsverarbeitung, dem Zeitgradienten bei der retrograden Amnesiekomponente, und nach den Beziehungen zur Neuroanatomie. Insgesamt betrachtet hat sich die Haltung der Autoren gegenüber ihren 1971 vertretenden Thesen wenig geändert, sie sind immer noch der Meinung, daß eine Schädigung allein des Mediodorsaliskerns die amnestischen Störungen beim Korsakowsyndrom bewirken kann und daß die Bedeutung der Mammillarkörper hierzu eher gering eingeschätzt werden sollte.

Das Korsakowsyndrom als Modell eines global amnestischen Zustandes scheint an Bedeutung zu verlieren (vgl. Bowden, 1990), was nicht verwundert, da sowohl Grundlagen wie Erscheinungsformen des Syndroms vielfältig sind und dies sowohl auf anatomisch-physiologischer als auch auf Verhaltensebene. Die oben schon erwähnten modernen bildgebenden Verfahren haben sicher dazu beigetragen, die Vielfalt neuroanatomischer Schäden herausstreichen zu helfen und haben umgekehrt ermöglicht, „reinere“ Fälle, vor allem mit Infarktätiologie, zu untersuchen.

Diencephale Amnesien

Neben den durch das Korsakowsche Syndrom bedingten häufigen Schäden im Diencephalon, finden sich – wie in anderen Hirnbereichen auch – Fälle mit auf Grund von Schlaganfällen, Gewebswucherungen, Atrophie, entzündlichen Prozessen und traumatischer Einwirkung bedingten Läsionen. Hinzu kommen chirurgisch bedingte Veränderungen (Cambier & Graveleau, 1985; Markowitsch, 1982a, 1988f). Als Besonderheit (im Vergleich zu anderen Hirnregionen) entstehen relativ häufig Cysten im dritten Ventrikel, deren operative Entfernung vorher manifeste Symptome meist verschwinden läßt (Apuzzo et al., 1982; Bailey & Auvrey, 1928; Bassoe, 1916, 1920; Beal, Kleinman, Ojemann, & Hochberg, 1981; Bischoff, Forster & Holdorff, 1988; Bruns, 1897; Burkle & Lipowski, 1978; Cairns & Mosberg, 1951; Carmel, 1985; Dandy, 1922, 1933; Drennan, 1929; Faris & Terrence, 1989; Foerster & Gagel, 1934; Geffen, Walsh, Simpson, & Jeeves, 1980; Gil Neciga, Gil Peralta, Polaina, Sureda & Bautista, 1989; Hall, Hall & Cantab, 1913; Horrax & Bailey, 1928; Lhermitte, 1922; Lobosky, Van Gilder & Damasio, 1984; E. Meyer, 1899; Nitta & Symon, 1985; Piazza, 1909; Rabinowitsch, 1925; Riddoch, 1936; Rodriguez & Lawson, 1982; Sachs, Avman, & Fisher, 1962; Sprofkin & Sciarra, 1952; Trescher & Ford, 1937; Weisenberg, 1910; M. Williams & Pennybaker, 1954; S.A.K. Wilson, 1906).

Fälle mit Cysten im dritten Ventrikel verdeutlichen zugleich, wo im Diencephalon die Regionen liegen, deren beeinträchtigtes Wirken sich am ehesten auf der Ebene der langfristigen Informationsverarbeitung niederschlägt, nämlich die entlang den Ependymwänden des dritten Ventrikels gelegenen Zell- und Faserverbände. Hierzu zählen anteriore, mediale und posteriore Thalamusbereiche mit den Nuclei anteriores, mediodorsalis und pulvinaris, auf Hypothalamusebene die (medialen) Mammillarkörper und Fasersysteme, die sich innerhalb und zwischen diesen Bereichen durchziehen (vor allem der mammillothalamische Trakt und die Lamina medullaris interna). Barbas und Mitarbeiter (1991) betonten kürzlich auf der Basis ihrer anatomischen Ergebnisse die Bedeutung insbesondere des thalamisch-limbisch-präfrontalen Kreises für Gedächtnis.

Der Thalamus als Tor zum Cortex mit weitgehend reziproken, topographisch verteilten Verbindungen faszinierte Hirnforscher von altersher (Dejerine & Roussy, 1906; Monakow, 1895; Neiding, 1911; Pfeifer, 1910; Roussy, 1907; Rutishauser, 1899; s. auch die Übersichtsarbeiten von Langworthy & Fox, 1937 und von Simma, 1952, Walkers, 1938, Buch über den Thalamus der Primaten, und Kuhlenbecks, 1954, Abhandlung über Entwicklung, Struktur, Funktion und Pathologie des menschlichen Diencephalon). In einer frühen Übersicht attribuierte Dercum (1925) den vom Thalamus zum Cortex aufsteigenden Fasern Bewußtseinsfunktion (S. 293). Da der Thalamus der Sitz aller Wahrnehmungen, Empfindungen, Gefühle und Emotionen sei, sei seine Aktivität notwendig für Sicherheit, Erfolg und Wohlbefinden des Organismus (S. 294). Gerade die Wichtigkeit des Diencephalons für die emotionale Verhaltenskontrolle wurde nachfolgend auch von Papez (1937) herausgestrichen. Von Cramon (1980) beschreibt den Thalamus als „ein etwa taubeneigroßes subkortikales Ganglion, das aus mehr als 100 unterscheidbaren Nervenzellkomplexen besteht" (S. 1385).

Neoplastische diencephale Schäden

Etwa ein Prozent der zerebralen Tumore sind thalamischen Ursprungs (Cheek & Taveras, 1966; McKissock & Paine, 1958). So nimmt es auch nicht Wunder, daß schon um die Jahrhundertwende über erste Fälle mit thalamischen Tumoren berichtet wurde (Lissauer, 1890; Schüle, 1899; Schultze, 1898; P. Schuster, 1902; Zagari, 1893) und kurz darauf war das „thalamische Syndrom" feststehender Begriff (Dejerine & Roussy, 1906; Roussy, 1907; De Smet, 1986; vgl. auch die Übersicht von Langworthy & Fox, 1937). Schon in P. Schusters (1902) Übersicht fanden sich drei Fälle mit reiner Amnesie bei erhaltener Intelligenz. Auch Da Fano (1909) und Pfeifer (1910) berichteten ausführlich über Gedächtnisstörungen und anatomische Schäden im Thalamusbereich bei ihren Tumorfällen. Später dann standen allerdings zunehmend vegetative Funktionen im Vordergrund der dokumentierten Fälle (z.B. Beyerman, 1912; Bushnell & Duncan, 1989; Hoff, Pateisky & Wanko, 1953; Högner, 1927; Stertz, 1933), lediglich die Fälle von Lhermitte, Doussinet und de Ajuriaguerra (1937) und von Smyth und Stern (1938) wurden als Korsakowamnestiker, bzw. Amnestiker beurteilt (vgl. Walker, 1940, für eine Diskussion der in Smyth & Stern behandelten Fälle). In den fünfziger und sechziger Jahren wurde dann wieder zunehmend über massive Gedächtnisstörungen nach Tumoren im diencephalen Bereich berichtet (McKissock & Paine, 1958; Sachs, Avman & Fisher, 1962; Sprofkin & Sciarra, 1952). M. Williams und Pennybaker (1954) schrieben bereits 1954 auf der Basis von 180 Fällen, daß Gedächtnisstörungen die häufigsten, hervorstechendsten und am sichersten diagnostizierbaren Verhaltensänderungen nach Hirnschäden an der Basis und den Seitenwänden des dritten Ventrikels sind (S. 121). Über massive Gedächtnisstörungen in einem Fall mit bilateralem metastatischem Tumor im medialen und posterioren Thalamusbereich berichteten McEntee, Biber, Perl und Benson (1976); ebenso fanden Ziegler, Kaufman und Marshall (1977) einen abrupt einsetzenden Gedächtnisausfall nach einem Gliom im rechten Thalamus. Der Fall von R.P. Hart, Kwentus, Harkins und Derouen (1985) auf der anderen Seite war ambivalenter in seinen Ausfällen. Er zeigte gute Behaltensleistungen für bildliches Material, aber semantische Einspeicherungsdefizite, war für Interferenz anfällig und hatte Altgedächtnisstörungen. Die Schädigung lag jedoch relativ diffus im medialen Thalamusbereich.

Insgesamt gesehen haben diencephale Tumorfälle bestätigt, daß Gedächtnisstörungen zu den prominentesten Merkmalen zählen, sie haben jedoch – wie auch neoplastische Änderungen in anderen Hirnbereichen – wenig zu einer Klärung spezifischer Systemzusammenhänge beitragen können. Diese Aussage gilt in besonderem Maße für die zahllosen Fälle mit Ventrikelcysten, die nach Cystenentfernung in der Regel eine klare, manchmal sogar vollkommene Verhaltensbesserung zeigen.

Entzündliche Prozesse

In seltenen Fällen kann es zu entzündlichen und dann zum Teil reversiblen Prozessen im Thalamusbereich kommen, beispielsweise nach Herpes simplex-Encephalitis (Englert, Gunreben, Reichmann & Hoffmann, 1987; Ullmann, 1988; Ullmann & Berlit, 1986).

Diencephale Degenerationen

Die systemische Degeneration auf diencephaler Ebene zeigt sich vor allem als Thalamusdegeneration (Katz, Naseem, Horoupian, Rothner & Davies, 1984; J.J. Martin, 1975; J.J. Martin, Yap, Nei & Tan, 1983; McDaniel, 1990; Oda, 1976; Oda, Okomura & Yoshimura, 1973; K. Stern, 1939). In der Regel ist die Degeneration vollkommen symmetrisch, was sicher mit dazu beiträgt, daß die Konsequenzen auf Verhaltensebene schwerwiegend sind, so daß hier häufig von thalamischer Demenz gesprochen wird (z.B. von Cramon, Kühnlein & Wolfram, 1981; Kaiya, Mehraein & Yoshimura, 1974; C. Kessler, von Kummer & Herold, 1982; Kosaka & Mehraein, 1978; Kosaka, Oyanayi, Matsushita, Hori & Iwase, 1977; McDaniel, 1990; Medori et al., 1992; Oda, 1976; Schulman, 1957; Segarra, von Stockert & Curtis, 1974; K. Stern, 1939; Szirmai, Gusec & Molnar, 1977). Manchmal scheint es einen genetischen Hintergrund für die Thalamusdegeneration zu geben (Goecke-Hoyer, Reuther & Schmitt, 1990; Julien, Vital, Deleplanque, Lagueny & Ferrer, 1990; Katz et al., 1984; Kosaka & Mehraein, 1978; Lugaresi et al., 1986, 1987; Lugaresi & Montagna, 1990; Lugaresi, Montagna, Cortelli & Gambetti, 1990; Tinuper et al., 1989; vgl. auch Shinton, Palsingh & Williams, 1991), manchmal sind perinatale Umstände für die Degeneration verantwortlich (Hayashi, Satoh, Sakamoto & Morimatsu, 1991).

Auch Studien neuen Datums bestätigen die Schwere der Gedächtnisdefekte nach thalamischer Degeneration (Deymeer, Smith, DeGirolami & Drachman, 1989; Hori, Ikeda, Kosaka, Shinohara & Iizuka, 1981; Pilz & Erhart, 1981; Siska, Gerèby & Tariska, 1985).

Vaskuläre diencephale Amnesien

Von Cramon (1980) untergliedert die Verhaltenssyndrome nach bilateral-symmetrischen, vaskulären Thalamusschäden in drei klinische Bereiche:
- das amnestische Syndrom,
- das Syndrom der thalamischen Demenz, und
- das Syndrom des akinetischen Mutismus (S. 1385).

Vaskulär bedingte diencephale, insbesondere wieder thalamische, Syndrome sind gerade in neuerer Zeit recht häufig dokumentiert, was sicher eng mit den Möglichkeiten der modernen bildgebenden Verfahren zusammenhängt (z.B. J.C. Baron et al., 1986a, 1986b; Bewermeyer, Dreesbach, Racki, Neveling & Heiss, 1985; Bogousslavsky et al., 1988; Caplan, DeWitt, Pessin, Gorelick & Adelman, 1988; D'Antona et al., 1985; Defer et al., 1987; Heiss et al., 1986; Kawahara et al., 1986; Laterre, de Volder & Goffinet, 1988; Masdeu & Brazis, 1990; Muller, Destée, Steinling, Pruvo & Warot, 1989; Pawlik et al., 1985; Rondot, de Recondo, Davous, Bathein & Coignet, 1986; Steinbrich, Friedmann, Pawlik, Böcher-Schwarz & Heiss, 1986; A.R. Swanson & Schmidley, 1985; Viader et al., 1987; Wade, Knezevic, Maximilian, Mubrin & Prohovnik, 1987; Walshe, Davies & Fisher, 1977; J.T.L. Wilson et al., 1988).

Im Gegensatz zu den Fällen mit degenerativem Thalamussyndrom sind die vaskulär bedingten Fälle natürlich weit heterogener und häufig unilateral (vgl. z.B. Adams, 1969; Bogousslavsky, Regli & Uske, 1988; Geny et al., 1991; Voigt, 1974; Waxman, 1988). Bedingt durch Varianten in Lage und Verlauf der das Diencephalon durchziehenden Arterien (George, Raybaud, Salamon & Kricheff, 1975; Harrison & Marshall 1988; Percheron, 1976; Plets, de Reuck, Van der Eecken & Van den Bergh, 1970; Rosner, Rhoton, Ono & Barry, 1984; B. Schlesinger, 1971) vergrößert sich die Vielfalt der Symptombilder noch, was aber auf der anderen Seite erlaubt, recht detailliert die wahrscheinlichen Beiträge einzelner Kern- und Faserbereiche zu erforschen. Eine grobe Übersicht über den Verlauf thalamischer Arterien gibt Abbildung 13.

Eine erste systematische, am Verlauf der Arterien orientierte Beschreibung thalamischer, infarktbedingter Symptombilder nahm P. Schuster 1936 und 1937 vor (P. Schuster, 1936a, 1936b, 1937a, 1937b). Relevant für den Bereich der Gedächtnisstörungen waren vor allem Fälle mit Schädigungen im Bereich der – wie P. Schuster sie nannte – Arteriae thalamo-perforata und tubero-thalamica. Die Arteria thalamo-perforata durchzieht den ventralen Bereich des posterioren Thalamus, die Arteria tubero-thalamica den anterior-ventralen Bereich des Mediodorsaliskern. Dennoch spielten Gedächtnisstörungen eine sehr untergeordnete Rolle bei seinen Fällen und auch in der kurz darauf erschienenen Studie von Kleist und Gonzalo (1938) „Über Thalamus- und Subthalamussyndrome und die Störungen einzelner Thalamuskerne" werden eher affektive denn Gedächtnisstörungen herausgestrichen.

Erst Grünthals (1942) Arbeit *„Über thalamische Demenz"* machte auf die Möglichkeit massiver Gedächtnisstörungen nach – allerdings wiederum symme-

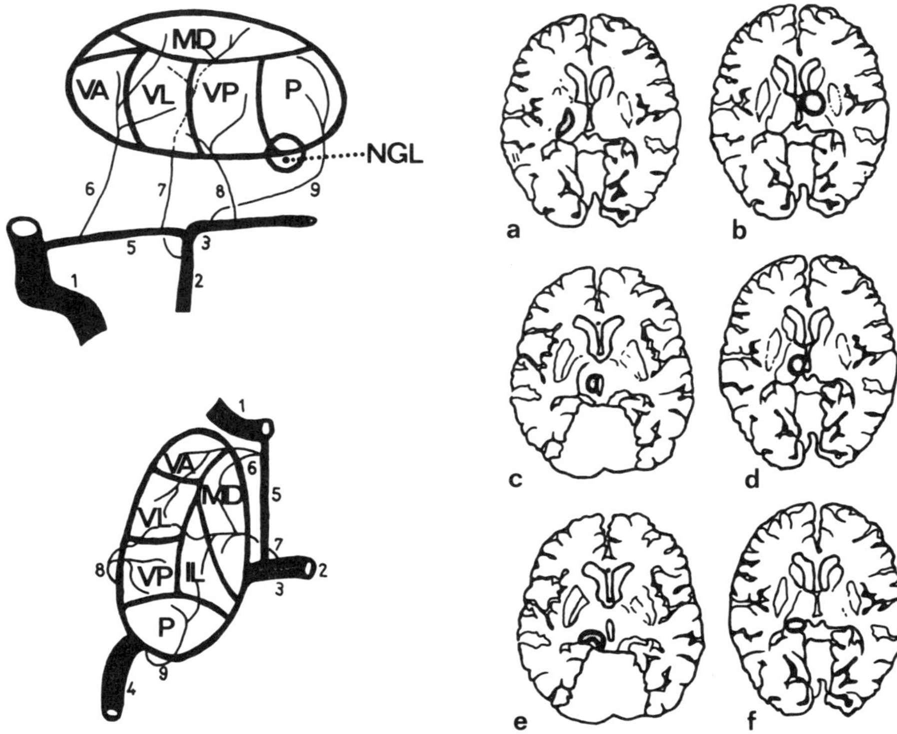

Abb. 13: Verlauf thalamischer Arterien nach Bogousslavksy et al. (1988) und Graff-Radford et al. (1985a, 1985b). Der linke Bildteil zeigt die arterielle Blutzufuhr zum Thalamus. 1 = Carotissiphon; 2 = basiläre Arterie; 3 = basiläre kommunizierende Arterie; 4 = posteriore zerebrale Arterie; 5 = posteriore kommunizierende Arterie; 6 = tuberothalamische Arterie; 7 = paramedianer Stiel; 8 = inferolateraler Stiel; 9 = posteriore choroidale Arterien. Thalamische Nuklei (N): IL = intralaminärer N.; MD = mediodorsaler N.; NGL = Nukleus geniculatus lateralis; VA = N. ventralis anterior; VL = N. ventralis lateralis; VP = N. ventralis posterior. Der rechte Bildteil zeigt in Horizontalschnitten durch das Gehirn die Infarktterritorien der folgenden 4 Arterien: a = der inferolateralen, b = der tuberothalamischen, c und d = der paramedianen und e und f der posterioren choroidalen Arterie.

trischer – Thalamusdegeneration im Bereich des Mediodorsaliskerns aufmerksam; daneben waren noch umliegende thalamische Nuklei und der rote Kern betroffen. Die Ursache der Schädigung bei seiner Patientin lag wahrscheinlich in einer Thrombose der Arteria thalamo-perforata. Trotz Grünthals Propagierung eines direkten Zusammenhangs zwischen mediodorsaler Schädigung und Amnesie ist der Fall wegen der wahrscheinlich geringen prämorbiden Intelligenz und mög-

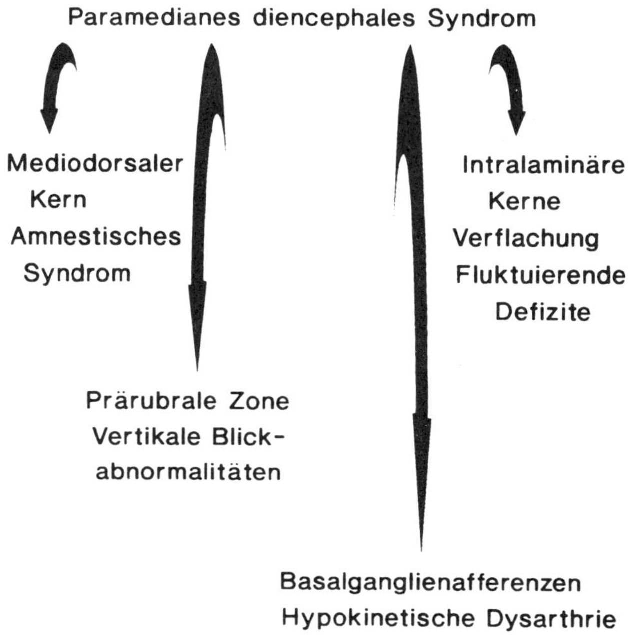

Abb. 14: Das paramediane Thalamussyndrom nach Meissner, Sapir, Kokmen und Stein (1987). Modifiziert von ihrer Figure 5.

licher hereditärer Belastung ungeeignet, um als Beispiel für thalamische Amnesie dienen zu können.

Allgemein gesehen müssen Gedächtnisstörungen und thalamische Infarkte nicht gekoppelt vorkommen; manchmal (und natürlich abhängig vom Schädigungsort) finden sich weit ausgeprägter motorische und sensorische Störungen, einschließlich Sprachstörungen (C.M. Fisher, 1959, 1978). Relativ häufig treten „einfache" sensorische Störungen wie Blickparesen, Pendeldeviationen oder andere Pupillenstörungen, allerdings verbunden mit Amnesien oder Demenzen, auf (Casteigne et al., 1966; von Cramon & Eilert, 1979; von Cramon & Zihl, 1979; Kömpf, Oppermann, König, Talmon-Gros & Babaian, 1984; Mills & Swanson, 1978). Ursache ist meist ein Verschluß im Bereich der thalamo-subthalamischen paramedianen Arterie (Castaigne et al., 1981; von Cramon, Hebel & Schuri, 1985; Friedman, 1985; Gentilini, De Renzi & Crisi, 1987; Gerber & Gudesblatt, 1986; Graff-Radford, Damasio, Yamada, Eslinger & Damasio, 1985a; Graff-Radford, Schelper, Ilinsky & Damasio, 1985b; Guberman & Stuss, 1983; Katz et al., 1987; Kömpf et al., 1984; Meissner, Sapir, Kokmen & Stein, 1987; Mills & Swanson, 1978; Muller et al., 1989; Pantano et al., 1989; Stuss, Guberman, Nelson & Larochelle, 1988; Vighetto, Confavreux, Boisson, Aimard & Devic, 1986; Yasuda, Akiguchi, Ino, Nabatabe & Kameyama, 1990) (vgl. Abb. 13 und Abb. 14). Wie diese Auswahl meist neuer Arbeiten zeigt, ist das paramediane Thalamussyndrom keineswegs so selten, wie Karabelas, Kalfakis, Kasvikis und Vassilopoulos noch 1984 meinten.

Interessant sind zwei kürzlich von Bogousslavsky und Mitarbeitern (1991) publizierte Fälle mit bilateralem thalamo-mesencephalen Infarkt im Territorium der paramedianen Arterie. Neben Blickbewegungsstörungen zeigten beide Patienten massive Verhaltensstörungen, ohne allerdings in formalen neuropsychologischen Tests abzufallen. Sie wurden apathisch, aspontan, indifferent und schienen auf motorischer wie affektiver Ebene ihren Antrieb verloren zu haben. Wurden sie jedoch durch jemand anders wiederholt angestachelt oder zu Handlungen aufgefordert, wurden sie aktiver. Diese Notwendigkeit konstanter externaler Programmierung zusammen mit der fehlenden emotionalen Reaktivität ließ sie in den Augen der Autoren roboterhaft wirken. CT- und Kernspinbilder machten einen Schaden in mediodorsalen und in den Mittellinienkernen des Thalamus wahrscheinlich; eine SPECT-Analyse ergab zusätzlich Hinweise auf eine frontomesiale Hypoperfusion. Bogousslavky et al. (1991) nehmen (mit auf der Basis ähnlicher Fallbeschreibungen anderer) an, daß der Kreislauf von Striatum – ventralem Pallidum – Thalamus – frontomesialem Cortex unterbrochen wurde, was in dem Syndrombild resultiere. Ähnlich argumentierten neuerdings auch Eslinger, Warner, Grattan und Easton (1991), die disinhibitorische, übersteigerte Antworten gegenüber Objekten und Umweltreizen bei einem Fall mit paramedianem thalamischen Infarkt fanden.

Wir (Markowitsch et al., 1993) hatten vor kurzem die Möglichkeit, einen Patienten umfassend zu untersuchen, der fast ein Jahrzehnt zuvor auf Grund eines beidseitigen Verschlusses der polaren (prämammillären) Arterie amnestisch geworden war. Neben einer Reihe neuroradiologischer, einschließlich kernspintomographischer, Untersuchungen gaben wir ihm Tests und Testbatterien, die eine Erfassung oder Abschätzung der Bereiche Intelligenz, Aufmerksamkeit, subjektives Gedächtnis, unmittelbares Behalten, Lernen, Bewältigung von Fertigkeiten und Problemen, Konzeptbildung, kognitive Flexibilität, „Priming“ (Schacter, 1991; Schacter, Tharan, Cooper & Rubens, 1991; Tulving & Schacter, 1990) und Langzeitgedächtnis ermöglichten. Die insgesamt mehr als 50 Tests schlossen zwei Testbatterien, die revidierte und ins Deutsche übertragene Fassung der Wechsler Memory Scale und den Alltagsgedächtnistest (Hempel, Deisinger, Markowitsch, Kessler & Hofmann, 1992) ein.

Die Leistung des Patienten wurde für etwa die Hälfte der applizierten Tests mit der eines sehr ähnlich, aber nur unilateral diencephal geschädigten zweiten Patienten und mit der von einer Reihe unterschiedlicher normaler Kontrollprobanden vergleichen. Intelligenz, Kurzzeitgedächtnis, Motivation und Aufmerksamkeit erwiesen sich als überdurchschnittlich. Auch der Erwerb von Fertigkeiten und die

Leistungszunahme in „Priming"-Aufgaben waren gut, wenngleich insbesondere bei den „Priming"-Aufgaben nicht die Vergleichswerte Normaler erreicht wurden. Hier ähneln unsere Ergebnisse denen von Cermak, Verfaellie, Milberg, Letourneau und Blackford (1991). Andererseits fehlte ihm jede Einsicht in sein Defizit völlig; was seine massiven Gedächtnisstörungen auf anterograder wie retrograder Ebene anging, so war er sich dieser Minderleistungen nicht im mindestens bewußt, was sich auch in seinen Angaben zur Selbsteinschätzung seines Gedächtnisses wiederspiegelt. Als Beispiel seines Defizits will ich seine Ergebnisse bei der Kopie und dem Nachmalen aus der Erinnerung der Rey-Osterrieth Figur zeigen (Abbildung 15). Zum Vergleich zeigt Abbildung 16 die Leistung des zum Vergleich herangezogenen unilateral thalamisch Hirngeschädigten (eines Gymnasiallehrers).

Die Leistung des Patienten legte nahe, daß für implizite und explizite Komponenten des Gedächtnisses offensichtlich unterschiedliche neuronale Systeme involviert sind und daß über den Umweg nicht-deklarativer Lernvorgänge eine Wissensaneignung auch in seinem – ansonsten als global amnestisch bezeichneten – Fall möglich ist. Innerhalb des impliziten Gedächtnisses lieferte er darüber hinaus Evidenz dafür, daß Priming prämorbid existierender verbaler Information möglich war, nicht jedoch Priming neuer verbaler Assoziationen (Abb. 17). Damit ähnelt sein Priming-Verhalten dem des bilateral medial temporal geschädig-

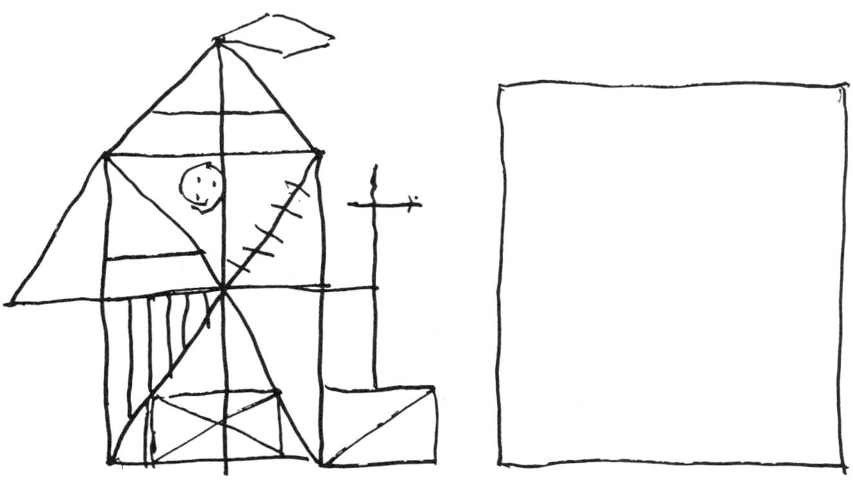

Abb. 15: Die Leistung des bilateral diencephal hirngeschädigten Patienten beim Abzeichnen der Rey-Osterrieth Figur (links) und sein Versuch, sie unmittelbar anschließend aus dem Kopf nachzuzeichnen.

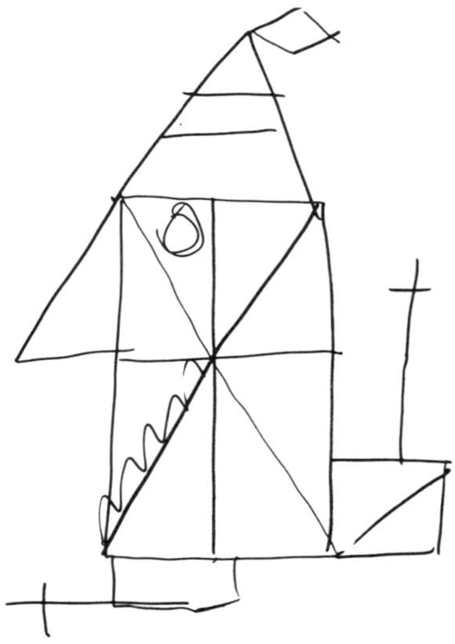

Abb. 16: Die Leistung des unilateral diencephal hirngeschädigten Vergleichspatienten beim Zeichnen der Rey-Osterrieth Figur aus dem Kopf.

ten Patienten H.M. (Nissen, Cohen & Corkin, 1981; Shimamura, 1986) *(s. Der Fall H.M.)*. Weiterhin zeigte dieser Fall, daß eine distinkte bilaterale Schädigung diencephaler Gebiete, die eine Schädigung mehrerer Fasersysteme in diesem Bereich einschließt, enorme und bleibende Konsequenzen für den Bereich des deklarativen Wissens hat.

Es ist unmöglich auf begrenztem Raum die Vielfalt der inzwischen erschienen Arbeiten zu den Konsequenzen diencephaler Infarkte auf das Gedächtnis zu referieren. Gerade im letzten Jahrzehnt wurde sehr sorgfältig nach möglichen Zusammenhängen zwischen distinkten, vor allem medial thalamischen, Schäden und kognitivem Verhalten gesucht, wobei auch sehr sorgfältig die Differenzierung zwischen „Priming", semantischen und episodischen Gedächtnisfähigkeiten analysiert wurde (Nichelli, Gahmanian-Behbahani, Gentilini & Vecchi, 1988; Winocur et al., 1984).

Intensiv betrieben wurde die Forschung nach topographischen Zuordnungsmöglichkeiten. Wallesch, Kornhuber, Kunz und Brunner (1983) fanden dabei eine rostrokaudale Dichotomie: rostrale Schädigungen führten primär zu Gedächtnisstörungen, kaudale zu Abstraktions- und Kategorisierungsstörungen. Choi, Sudarsky, Schachter, Biber und Burke (1983) sahen in einer (beidseitigen) Zerstörung des Mediodorsaliskerns die Ursache für Amnesie, während Rousseaux, Cabaret, Lesoin, Dubois und Petit (1986a), Rousseaux et al. (1986b) und Rousseaux, Kassiotis, Signoret, Cabaret und Petit (1991) diese Rolle dem anterioren Thalamus zuschrieben. Eine noch dezidiertere Zuordnung trafen Signoret und Goldenberg (1986): die anterioren und Mittellinienkerne seien für den Konsolidierungsprozess zuständig, die intralaminären Kerne für den Abruf und der Mediodorsaliskern für Prozesse der zeitlichen Organisation.

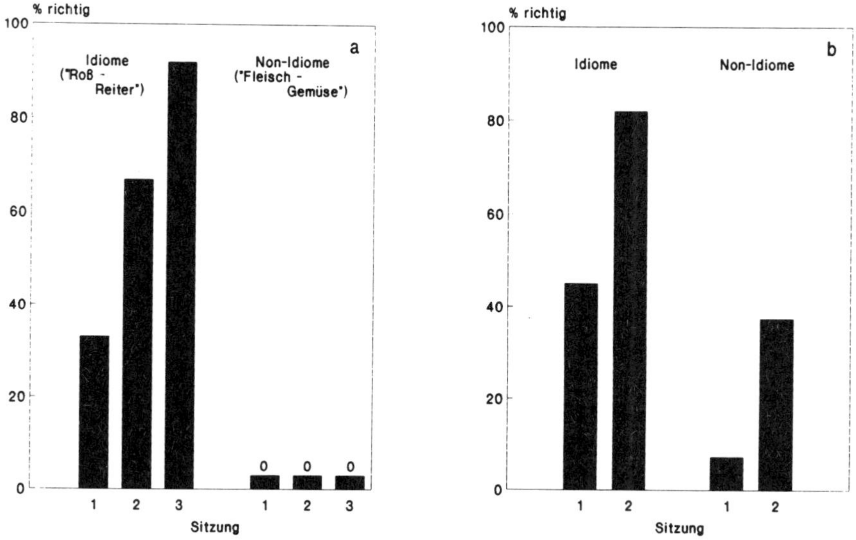

Abb. 17: Prozent korrekter Antworten für das zweite Wort eines eng assozierten Wortpaares aus Alltagswortpaarungen („Idioms"; Beispiel: „Sie schwitzten Blut und Wasser") oder für nicht allgemein assozierte Wörter (Non-Idioms) (Die Non-Idioms waren nach der ersten Sitzung fünfmal hintereinander laut vorgelesen worden). a: Leistung des Patienten in Sitzung 1 („baseline"-Bedingung; bevor die Idiomsätze vorgelesen worden waren, aber nachdem er die Non-Idiom-Sätze gehört hatte), und in Sitzungen 2 and 3 (nachdem er die Idiom-Sätze gelesen und vervollständigt hatte und die Non-Idiomsätze ein zweites Mal gegeben worden waren. b: Leistung eines jungen, einseitig diencephal geschädigten Vergleichspatienten unter denselben Bedingungen, aber bei nur einer Testsitzung (Sitzung 2) nach „Baseline"-Erhebung. Hervorzuheben ist, daß der Lernfortschritt für die Non-Idiomsätze sogar höher ist als der Zuwachs bei den Idioms.

Rousseaux und Mitarbeiter (1991) stellten einen 41jährigen rechtshändigen Patienten mit rechtshirnigem Infarkt im Bereich des polaren und anterioren Thalamus vor. Der Patient zeigte neben mediocren Störungen im Bereich von Aufmerksamkeit und Kategorisierungsfähigkeit eine globale und persistierende Amnesie. Diese war primär anterograd, betraf auch in gewissen Umfang das Kurzzeitgedächtnis, vor allem aber das Langzeitgedächtnis für verbales und visuell-räumliches Material. An diesem Fall ist die Spannbreite und Intensität der Gedächtnisstörungen trotz nur einseitig rechtshemisphärischer Schädigung frappant, die sich nach einem zweiten, ebenfalls im rechten thalamo-subthalamischen Territorium auftretenden Infarkt noch intensivierten.

Einseitige, links liegende Schäden im Mediodorsalisgebiet führen vor allem zu verbalen Gedächtnisstörungen (Akiguchi et al., 1987; Bogousslavsky, Miklossy,

Deruaz, Regli & Assal, 1986; G.G. Brown, Kieran & Patel, 1989; Fensore, Lazzarino, Nappo & Nicolai, 1988; Goldenberg, Wimmer & Maly, 1983; Gorelick, Amico, Ganellen & Beneventu, 1988; Hungerbühler, Assal & Regli, 1984; Michel, Laurent, Foyatier, Blanc & Portafaix, 1982; Moonis et al., 1988; Mori, Yamadori & Mitani, 1986; vgl. Markowitsch, 1988f). Die morphologischen Schäden müssen allerdings eine kritische Masse erreichen, um sich auf Verhaltensebene auszuwirken; Schädigungen von unter 20% des Mediodorsaliskerns scheinen sich nicht wesentlich auf Gedächtnisfunktionen auszuwirken (Kritchevsky, Graff-Radford & Damasio, 1987). Es gibt aber auch Beispiele für rechtsseitige Schäden im Mediodorsalisbereich, die verbale Amnesie nach sich ziehen (Waxman, Ricaurte & Tucker, 1986), wenngleich Amnesien auf visuell-räumlicher Ebene und andere, mehr ins Emotionale gehende, Symptome häufiger sind (z.B. Guard et al., 1986; Speedie & Heilman, 1983). (Zum Teil können verbale Störungen nach rechtsseitigen Hirnschäden auch durch eine rechtshemisphärische Sprachdominanz bedingt sein, wie H.S. Kirshner & Kistler, 1982 wahrscheinlich machten; vgl. auch Ojemann, 1977, 1983, 1991.)

Wie in einer Reihe von Arbeiten gezeigt wurde, sind die Verhaltensstörungen nicht nur nach linken und rechten Thalamusschäden unterschiedlich, sondern in Abhängigkeit von der betroffenen Arterie auch die anterioren gegenüber den posterioren. Dies erklärt sich dadurch, daß das Versorgungsgebiet der polaren oder tuberothalamischen Arterie hauptsächlich die anteriore Kerngruppe und den anterioren Anteil des Mediodorsaliskerns umfaßt, während das der paramedianen oder tiefen interpedunkulären Arterie Teile des posterioren Mediodorsaliskern und des Pulvinariskerns erreicht (vgl. Abb. 13). Diese Zuordnung wird sehr instruktiv durch Abbildungen 4B und 5B von Graff-Radford et al. (1985a) demonstriert.

Es ist allerdings trotz dieser Unterteilung schwierig, wenn nicht unmöglich, anhand von CT- oder MRI-Bildern exakt anzugeben, welche Kern- und Faserbereiche im einzelnen aktuell betroffen sind (aber siehe Duara et al., 1991). Hinzu kommt die Dynamik mancher Läsionen, wie z.B. Forsting, Krieger, Seier und Hacke (1989) und Peper et al. (1991) für einen Fall mit weitgehend reversibler bilateraler thalamischer Läsion zeigten.

Der Mediodorsaliskern ist in Fällen mit Gedächtnisstörungen und diencephaler Schädigung meist im Zentrum der betroffenen Strukturen gelegen (z.B. Choi et al., 1983), gleichwohl ist seine Rolle umstritten. In einer Übersicht von 1982 zeigte ich, daß es praktisch keinen „reinen" Fall gibt, der sich vor der Schädigung geistig-intellektuell auf Normalniveau bewegte. Dies mag nicht nur darin begründet liegen, daß die Natur vaskuläre Schädigungen nicht auf einen Kern begrenzt, sondern u.a. auch darin, daß auch einzelne Kerne von Fasern durchzogen sind, Aufschaltungen bekommen oder Efferenzen entsenden, die selbst nach sehr distinkten Läsionen zu einem weitverzweigten Ungleichgewicht im Zentralnervensystem führen können (vgl. z.B. J.C. Baron et al., 1986a, 1986b; Bogousslavsky et al., 1988; Kase et al., 1991). Wie verwoben die medial diencephale Region ist, zeigen der von Flynn, Cummings und Tomiyasu (1988) als ventromediales hypothalamisches Syndrom charakterisierter Schaden, dessen Ausmaß auch post mortem verifiziert werden konnte, und der durch Durst und Amnesie gekennzeichnete Hypothalamusschaden, über den Nichelli, Baraldi und Cappelli (1982) berichteten (vgl. auch Orthner, 1957).

Wenig alleine im Zusammenhang mit Gedächtnisstörungen genannt ist der evolutionsgeschichtlich junge Pulvinariskomplex, der aber allein wegen seiner Größe und der Größe und Lage der corticalen Felder, die er durch seine Projektionen abdeckt (vgl. z.B. Markowitsch, Emmans, Irle, Streicher & Preilowski, 1985a), von Bedeutung für die langfristige Verarbeitung von Information ist (vgl. hierzu die Übersichten von Markowitsch, 1982a, 1988f, Markowitsch & Pritzel, 1985, sowie Hugdahl, Wester & Asbjornsen, 1991; LaBerge & Buchsbaum, 1990, Mauguière & Baleydier, 1986, und Mesulam, 1981). Neuerdings erwähnen Dennis und Mitarbeiter (1991a) den Pulvinarisbereich als involviert in Gedächtnisfunktionen, die mit sequentieller Verarbeitung zu tun haben (vgl. ihre Fig. 1).

Am besten kennzeichnen die sorgfältig analysierenden Arbeiten von Bogousslavsky, Regli und Assal (1986), Bogousslavsky et al. (1988), von Cramon, Hebel und Schuri (1985, 1986), Graff-Radford et al. (1985a, 1985b), Graff-Radford, Tranel, Van Hoesen und Brandt (1990) und Stuss et al. (1988) das Bild des diencephalen Infarkts und seiner Verhaltenskonsequenzen. Die thalamische Amnesie wird dabei am ehesten als Diskonnektionssyndrom verstanden. Diese Idee wurde am umfassendsten von von Cramon und Mitarbeitern ausgebaut (vgl. auch von Cramon, 1992; von Cramon & Markowitsch, 1992; Markowitsch, von Cramon & Schuri, 1993), zuvor aber schon von Warrington und Weiskrantz (1982) formuliert (vgl. auch Warrington, 1985). Ihre Kernannahmen sind, daß diencephale Amnesie dann auftritt, wenn Faserverbindungen des Papezschen Zirkels (Papez, 1937; Irle & Markowitsch, 1982a) und des basolateralen limbischen Kreises (Livingston & Escobar, 1971; Sarter & Markowitsch, 1985a) gemeinsam unterbrochen wurden. Für den ersten Kreis sind hier der mammillothalamische Trakt und für den zweiten die amygdalothalamischen Projektionen durch den ventralen Teil der Lamina medullaris interna zu nennen. Persistierende Amnesien nach vaskulären thalamischen Läsionen stellen sich somit als am ehesten bedingt durch intrathalamische Schäden der weißen Masse heraus. Unterstützung findet diese Hypothese auch durch neueste Fälle mit teilweise nur unilateralen Schäden, die aber im wesentlichen Faserstrukturen betreffen (Berti, Arienta & Papagno, 1990; Bogousslavsky et al., 1988; Bowers, Verfaellie, Valenstein & Heilman, 1988; Calabrese, Haupts, Markowitsch & Gehlen, 1993; Gentilini, De Renzi & Crisi, 1987; Kooistra & Heilman, 1988; Markowitsch, 1991b; Markowitsch, von Cramon, Hofmann, Sick & Kinzler, 1990; Mori et al., 1986; Muller et al., 1989; Pappata et al., 1990; Sandson, Daffner, Carvalho & Mesulam, 1991; Valenstein et al., 1987). Neueste Ergebnisse aus der Tierforschung untermauern die Bedeutung der diencephalen Fasersysteme für die langfristige Informationsverarbeitung (Langlais et al., 1992; M'Harzi, Jarrard, Willig, Palacios & Delacour, 1991). Langlais et al. (1992) fanden eine direkte Korrelation zwischen dem Grad der Zerstörung der Lamina medullaris interna und dem Defizit beim Erwerb einer räumlichen Wasserlabyrinthaufgabe. Ebenso unterstreichen neueste Fälle aus dem Humanbereich die netzwerkartige Art der Informationsverarbeitung, selbst wenn die Schädigung im medialen Thalamusbereich nur einseitig und eng begrenzt ist (Sandson et al., 1991).

Traumatische diencephale Schäden

Der gegenwärtig bekannteste Fall mit einer traumatisch bedingten diencephalen Läsion ist der zuerst von Teuber et al. 1968 vorgestellte Fall N.A., der einen Florettstich durch die Nase ins Gehirns bekam, durch den der linke Mediodorsaliskern vornehmlich lädiert wurde (vgl. Abb. 8 in Markowitsch, 1985b). N.A. wurde von Squire und Mitarbeitern in den Folgejahren intensiv untersucht wie oben im Abschnitt *Zur Lokalisation von Gedächtnis im Gehirn* beschrieben wurde (vgl. zu diesem Fall auch die kritische Diskussion von Kenny, 1980, und die darauf von Squire, 1980a, gegebene Antwort).

Einen neuen, sehr ähnlich gelagerten Fall stellten kürzlich Dusoir, Kapur, Byrnes, McKinstry und Hoare (1990) vor. Diesem Patienten war ein Billardstock in die Nase gerammt worden, der auf der Gehirnebene die Mammillarkörper zerstörte, nicht aber thalamische Bereiche. Der Patient wurde 21 Monate nach dem Unfall neuropsychologisch untersucht. Er hatte auch zu dieser Zeit noch eine massive verbale Gedächtnisstörung, die in ihrer Schwere mit der anderer Amnestiker vergleichbar war. Auf nichtverbaler Ebene waren seine Schwierigkeiten weit geringer. Seine retrograde Amnesie umfaßte den Halbjahreszeitraum vor dem Unfall. Ein Frontallappensyndrom war nicht auszumachen, auch zeigte er ansonsten im kognitiven Bereich durchschnittliche bis sogar überdurchschnittliche Leistungen. Dieser Fall verdient es deswegen besonders herausgehoben zu werden, weil er erneut die schon von Gudden (1896), Gamper (1928, 1929) und anderen frühen Autoren herausgestrichene Rolle der Mammillarkörper bei der Gedächtnisverarbeitung betont.

Neben diesen Fällen sind die von Jarho (1973) publizierten Fälle finnischer Kriegsveteranen mit penetrierenden Schädelverletzungen und die von Grafman et al. (1988) an amerikanischen Vietnamkämpfern dokumentierten Folgen von Hirntraumata lesenswert. Zu Jarhos Fällen zählten zwei hochgradige Amnestiker mit Schäden im Bereich des mammillothalamischen Traktes und Grafman et al. hatten eine sehr große Stichprobe von 96 rechtshemisphärisch, 78 linkshemisphärisch und 89 bilateral Hirngeschädigten.

Therapeutisch induzierte diencephale Läsionen

Umschriebene thalamische Läsionen wurden zur Schmerzreduktion vorgenommen (Hassler & Riechert, 1959; Mark, Ervin & Hackett, 1960; Sano, Yoshioka, Ogashiwa, Ishijima & Ohye, 1966; E.A. Spiegel & Wycis, 1953; E.A. Spiegel, Wycis, Szekely, Gildenberg & Zanes, 1964; Sugita, Mutsuga, Takaoka & Doi, 1972; Yoshii, Kudo & Shimizu, 1975; Yoshii, Mizokami, Ushikubo, Kuramitsu & Fukuda, 1980), zur Kontrolle von aggressivem (Nádvorník, Pogady & Sramka, 1973; Poblete et al., 1970), oder zwanghaftem Verhalten (Hassler & Dieckmann, 1967, 1973, 1976; Hassler & Riechert, 1954, 1961; E.A. Spiegel, Wycis, Freed & Lee, 1948; E.A. Spiegel, Wycis, Freed & Orchinik, 1951, 1953; Talairach, 1952; Wada, 1951; Wada & Endo, 1951) und von Epilepsie (Wada, 1951; Wada & Endo, 1951).

Obwohl ein Teil dieser Operationen den Mediodorsaliskern betraf, wurde, da vor allem Änderungen auf der emotionalen Ebene induziert werden sollten, in der Regel wenig über Gedächtnisstörungen berichtet. Noch 1987 schrieben Nádvorník und Drlickà, daß Gedächtnis „eine neue Dimension bei Operationen“ (S. 73) im Gehirn darstelle. Es gibt aber auch Berichte, wie den von Wycis (1972), in denen nach stereotaktischen Mediodorsaliskoagulationen explizit ausgeschlossen wurde, daß es hiernach zu Beeinträchtigungen des Gedächtnis gekommen wäre (vgl. Wycis, 1972, S. 115). Andererseits gibt es auch Hinweise auf zumindest kurzzeitige amnestische Syndrome, die Hassler und Dieckmann (1967) auf die Mitläsion des mammillothalamischen Traktes zurückführten. „Schwere Amnesien“ fanden die gleichen Autoren 1973 bei zwei ihrer sechs Fälle mit bilateraler Koagulation des mediodorsalen und der intralaminären Kerne. Zum weiteren Verlauf wurde allerdings nichts berichtet.

Für E.A. Spiegel, Wycis, Orchinik und Freed (1955, 1956) galt die oben schon beschriebene Chronotaraxis, eine Disorientierung bezüglich der Dimension Zeit, als das charakteristische Symptom nach mediodorsaler Thalamotomie (vgl. den Abschnitt *Chronognosie)*. Orchinik (1960) testete 46 thalamotisierte Patienten mit der Wechsler Gedächtnisskala vor und nach dem Eingriff. Er fand, daß die unmittelbar postoperativ auftretenden Einbrüche innerhalb weniger Monate verschwanden.

Die Resultate dieser Operationen demonstrierten somit überraschenderweise, daß selbst bilaterale Mediodorsaliszerstörungen keinerlei dauerhafte Gedächtnisstörungen nach sich ziehen müssen; sie entsprechen damit dem Trend der in Markowitsch (1982a) festgehaltenen Ergebnisanalyse. Analog fanden sich auch nach bilateraler Koagulation der anterioren thalamischen Kerngruppe nur für etwa drei Wochen nachweisbare Gedächtnisstörungen (Mark, Barry, McLardy & Ervin, 1970).

Interessant ist in obigem Zusammenhang auch, daß thalamische Hyperaktivität zu hyperpathischen Syndromen führen kann, wie Cesaro und Mitarbeiter (1991) auf Grund ihrer mittels SPECT an fünf Patienten mit schlaganfallbedingten Schmerzzuständen aufzeigen konnten.

Elektrische Reizung thalamischer Strukturen

Nur wenige Arbeiten liegen zur elektrischen Stimulation diencephaler Strukturen vor und diese beschränken sich auf thalamische Regionen und betreffen hier wiederum die anterioren und medialen Kerngruppen höchstens am Rande (z.B. Andy, 1980; Fedio & Van Buren, 1975; Ojemann, 1975, 1991; Ojemann & Fedio, 1968; Ojemann, Fedio & Van Buren, 1968). Ojemann (1974) fand eine Beteiligung thalamischer Strukturen (oder zumindest der sie durchziehenden Fasern) für arithmetische Kalkulationen. Linke und rechte thalamische Bereiche waren dabei auf unterschiedliche Weise involviert, woraus Ojemann schloß, daß Reizung des linken Thalamusbereichs eine Weckfunktion habe („alerting"), während Reizung auf der Gegenhemisphäre sich auf das Lesen von Ziffern und damit auf einfache Rechenschritte auswirke. Die Ergebnisse neuerer Arbeiten veranlassten Ojemann (1979, 1983, 1985) zu der Vermutung, daß sich eine ventrolaterale thalamische Reizung günstig auf den Erwerb neuer Gedächtnisinhalte auswirke. Diese Vermutung wurde auch durch neue, durch SPECT-Dokumentation unterstützte, Resultate für spezifische (ventrolateraler Kern) und unspezifische (Centrum medianum) thalamische Strukturen bestätigt (Bhatnager et al., 1989).

Syndrom des mesencephal-diencephalen Grenzgebietes

Entsprechend des Verlaufs der paramedianen Arterie finden sich nach Infarkten derselben relativ häufig Schäden im mesencephal-diencephalen Übergangsbereich mit der Konsequenz gekoppelt auftretender Symptome aus beiden Regionen (vgl. Castaigne et al., 1981; von Cramon, 1980; von Cramon et al., 1981; Katz et al., 1987; Kömpf et al., 1984; Mandell, Alexander & Katz, 1985; Meissner et al., 1987). Wie Katz et al. (1987) zeigten, kann die Defizitsymptomatik bis hin zu allgemeiner Demenz gehen.

Beziehungen zwischen Amnesie und diencephaler Schädigung

Wie die oben gemachten Ausführungen zeigen, gilt nicht nur für das Korsakowsyndrom, sondern auch für die sogenannte diencephale Amnesie, daß eine sehr enge Lokalisation heutzutage weniger gerechtfertigt erscheint als noch vor ein paar Jahren. Fasersysteme, die gerade im Zwischenhirnbereich in großer Vielfalt und Verschlungenheit auftreten, haben als Transportorgane mnestischer Information eine offensichtlich weit wichtigere Funktion als die „mehr statischen" Kerngebiete. Der modernen Lokalisationsforschung wird auch gerade auf dem Gebiet des Diencephalon deutlich gemacht, daß auch Verhalten nicht mosaikartig zerstückelt werden kann, sondern daß gerade ein so komplexer Vorgang wie es die Informationsaneignung und -verarbeitung und der Informationsabruf sind, stark beeinflußt werden durch andere gleichzeitig wirksame Einflüße. Diese können von allgemeiner Wachheit und „Alertness“ über motivational-emotionale Vorgänge bis hin zu motorischen Funktionen reichen.

Mittels verschiedener auf der PET-Methode basierender Analysen gelang es Szelies und Mitarbeitern (1991) zu zeigen, wie weitverzweigt sich begrenzte thalamische Infarkte auf andere Regionen des Gehirns auswirken. Betroffen sind vor allem die Strukturen, die direkte Verbindungen mit dem Thalamus haben, wie limbische Regionen, die Basalganglien und viele corticale Regionen. Die Autoren betonen, daß selbst sehr kleine thalamische Läsionen die starke Vernetzung und Abhängigkeit von anderen Hirngebieten demonstrieren (vgl. zu dieser Ansicht auch Fiorelli et al., 1991, die ebenfalls mit der PET-Methode arbeiteten).

Die Ergebnisse von Tierversuchen vermitteln oft eine sehr reduktionistische Sicht der sich im Humannervensystem vollziehenden Prozesse. Titel wie *„Amnesia in monkeys after lesions of the mediodorsal nucleus of the thalamus“* (Zola-Morgan & Squire, 1985) vereinfachen Zusammenhänge und suggerieren eine Eindeutigkeit, die auch im nichthumanen Bereich nicht gegeben ist. Dies liegt nicht nur an den stark limitierten Meßmöglichkeiten des Verhaltens, sondern auch an u.a. evolutionsbedingten Unterschieden im Nervensystem von Tier und Mensch und hier insbesondere in den für die langfristige Informationsverarbeitung am ehesten relevanten neuralen Strukturen (z.B. E. Armstrong, 1986; S.I. Rapoport, 1990; Stephan, Baron & Frahm, 1988). Versuche an Affen mögen hier gleichwohl noch am ehesten Evidenzen für eine Rolle mediodorsal thalamischer Strukturen bei der Gedächtnisverarbeitung sichtbar machen, wie D. Gaffan und Watkins (1991) kürzlich zu zeigen versuchten.

Abschließend will ich auch noch auf eine ganz neue Modellannahme von Dennis und Mitarbeitern (1991a) hinweisen, die auf Grund ihrer vielfältigen neuropsychologischen und neuroanatomischen Untersuchungen an Kindern und Heranwachsenden mit Hirntumoren schlußfolgerten, daß das sogenannte Working memory primär nach Schädigung der thalamischen Mittellienienkerne sowie des mediodorsalen Kernbereichs gestört ist, während der Pulvinariskomplex und hypothalamische Nuclei eher mit der Verarbeitung von seriell geordneten Gedächtnisvorgängen zu tun haben. Ihre Figur 1 veranschaulicht diese Verhältnisse.

Basales Vorderhirn und Frontalhirnbeteiligung

Unter basalem Vorderhirn versteht man – dem Namen entsprechend – Strukturen des vorderen, ventralen Endes des Telencephalon, teilweise also corticale Strukturen (wie den orbitofrontalen Anteil des präfrontalen Cortexes), teilweise subcorticale telencephale Kernstrukturen (wie die Substantia innominata, die unter anderen Kernen den Nukleus basalis von Meynert, das diagonale Band von Broca und die medialen Septumkerne enthält und damit Zellen, bei denen reichlich Azetylcholinesterase und Cholinazetyltransferase nachweisbar sind; s. z.B. Arendt, 1991, Bigl & Arendt, 1991, Chozik, 1987, Dekker, Connor & Thal, 1991, Kopelman & Corn, 1988 und Saper, 1987, für eine Diskussion möglicher Zusammenhänge zwischen cholinergem System und Gedächtnis und Alheid & Heimer, 1988 und Rush et al., 1991, wegen möglicher Zusammenhänge zwischen neuropsychiatrischen Störungen und cholinergem System). Nauta (1973, 1979; Nauta, Smith, Faull & Domesick, 1978) betrachtet die Substantia innominata als äußerst bedeutendes Bindeglied zwischen motorischen und limbischen Systemen (s. auch Hreib, Rosene & Moss, 1988, Umphred & Appley, 1990, und C.L. Wilson et al., 1991). (Verweisen will ich hier auf die tierexperimentelle Studie von Wenk, Markowska & Olton, 1989, in der betont wird, daß statt Azetylcholin Neurotensin für die Gedächtnisverarbeitung im basalen Vorderhirn bedeutend ist.)

Das basale Vorderhirngebiet fand (abgesehen von einzelnen mehr die präfrontale Region betonenden Arbeiten; vgl. z.B. Feuchtwanger, 1923) im Bereich neuropsychologischer Gedächtnisforschung erst in neuerer Zeit Beachtung. Dies dann allerdings fast gleichzeitig aus zwei Gründen: Einmal wegen der dort massiven neuronalen Degeneration bei Alzheimerkranken (J. Kessler, Denzler & Markowitsch, 1989; Denzler, Markowitsch, Frölich, Kessler & Ihl, 1989; Markowitsch, 1987; J.C. Morris, 1989) und zum anderen wegen der nach geplatzten oder operierten Aneurysmen häufig auftretenden Gedächtnisproblemen (Alexander & Freedman, 1984; Corkin, 1982; A.R. Damasio, Graff-Radford, Eslinger, Damasio & Kassell, 1985b; Gade, 1982; Parkin & Barry, 1991; Volpe & Hirst, 1983b). Daneben kann dieser Hirnbereich mit geschädigt sein bei der Pickschen Krankheit (Groen & Endtz, 1982; Knopman et al., 1989; McMenemey, Grant & Behrman, 1965) und bei Encephalitis (A.R. Damasio, 1985b; A.R. Damasio, Eslinger, Damasio, Van Hoesen & Cornell, 1985a; A.R. Damasio & Tranel, 1991; A.R. Damasio & Van Hoesen, 1985). Da die Alzheimersche und die Picksche Krankheit zu weit umfassenderen kognitiven Störungen führen als die, die nach Encephalitis oder Infarkt im Bereich der anterioren kommunizierenden Arterie oder nach operativen Eingriffen in dieser Region auftreten, sollen die demenzbezogenen Krankheitsbilder separat weiter unten behandelt werden.

Infarkte oder operative Eingriffe im Bereich der anterioren kommunizierenden Arterie

Zu den ersten Neuropsychologen, die auf die Konsequenzen operativer Interventionen zur Prävention von Aneurysmarupturen der anterioren kommunizierenden Arterie aufmerksam machten, zählte Gade (1982). Er fand, daß das direkte Abklemmen der Aneurysmen durch Einschluß links und rechts in neun von elf Fällen zu einem amnestischen Syndrom führte, während das Clipping „im Genick" dies nur bei sechs von 37 Patienten zur Folge hatte (s. Abb. 18).

Die Gedächtnisstörungen waren in der Regel schwerwiegend und persistierend und bildeten die Hauptsymptomatik. Selbst Folgeuntersuchungen nach zwei Jahren zeigten wenig Besserung. Gade schlußfolgerte, daß die seitliche Abklemmtechnik den Blutfluß im Bereich der dorsalen perforierenden Äste der anteriore kommunizierenden Arterie unterbreche und so zu einer Degeneration wesentlicher Abschnitte des basalen Vorderhirns führe. Seine Hypothese wurde von Phillips, Sangalang und Sterns (1987) anhand der post mortem Untersuchung eines Falles bestätigt.

Zu sehr ähnlichen Resultaten und Aussagen kamen Alexander und Freedman (1984), die über Beobachtungen an insgesamt elf Patienten berichteten. Die Autoren zählten die medialen Septumkerne, den paraventrikulären Kern des anterioren Hypothalamus und das mediale Vorderhirnbündel als die am wahrscheinlichsten betroffenen Regionen auf. In einigen ihrer Patienten bestand die anterograde Amnesie als Symptom selbst noch fünf bis elf Jahre postoperativ (das Ausmaß der retrograden Amnesie variierte sehr stark zwischen den Patienten). A.R. Damasio und Mitarbeiter (1985b) und Eslinger und Damasio (1984) schlossen aus ihren Beobachtungen an mehreren ähnlich gelagerten Fällen, daß es auf Grund sekundärer Funktionsunterbrechung im Bereich des hippocampalen Systems zu einer Art Korsakowsyndrom komme; diese Ansicht wurde auch von Volpe und Hirst (1983a) und von Parkin, Leng, Smith und Stanhope (1988) vertreten.

Eine interessante Beobachtung zur Unterteilung von deklarativem und nichtdeklarativem Gedächtnis machten A.R. Damasio und Tranel (1990) an ihrem schon früher vorgestellten Patienten Boswell, dessen Amnesie auf eine Herpes simplex-Infektion mit Encephalitis zurückzuführen war (vgl. Damasio et al., 1985a; A.R. Damasio & Tranel, 1991; A.R. Damasio, D. Tranel & H. Damasio, 1989). Boswell hat keine größeren Störungen auf intellektuellem Gebiet oder in den Bereichen von Sprache, Wahrnehmung, Motorik oder Sensorik. Er hat seit mehr als einem Jahrzehnt persistierende massive Störungen im Bereich der Merkfähigkeit spezifischer Ereignisse („episodische Amnesie"), aber sein semantisches Gedächtnis ist teilweise erhalten. Was A.R. Damasio und Tranel nun zusätzlich fanden, war, daß er Zuordnungen, die einem automatisch über die Zunge kommen, weiterhin präsent hatte („Denver, Colorado"), aber dieses Wissen nicht bedeutete, daß er auch bewußt hätte sagen können, daß Denver in Colorado

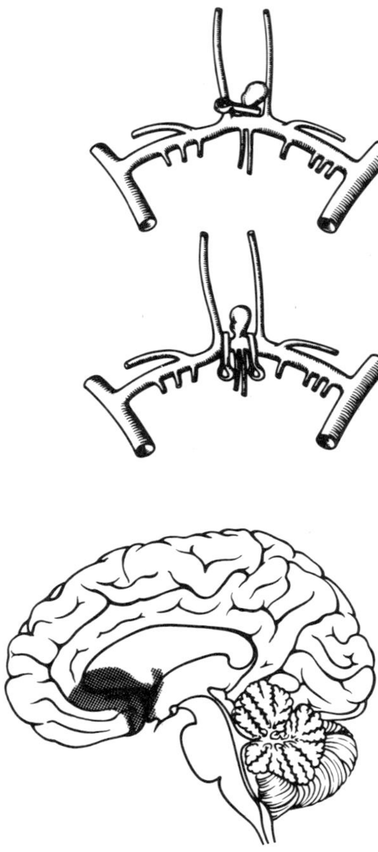

Abb. 18: Oberer Bildteil: Operatives Abklemmen von Aneurysmen der anterioren kommunizierenden Arterie. Während die obere Technik (Abklemmen des „Halses") in 6 von 37 Patienten zu anhaltender anterograder Amnesie führte, hatte die untere Abklemmtechnik bei 9 von 11 Patienten bleibende Amnesie zur Folge (aus Gade, 1982). Es wird vermutet, daß durch das Abklemmen die Blutversorgung feiner, nach dorsal ziehender perforierender Äste der anterioren kommunizierenden Arterie unterbrochen wird, was die Funktion des im unteren Bildteil in einem schematisierten Längsschnitt durch das menschliche Gehirn schraffiert gezeichneten Hirnbereiches beeinträchtigt. Diese perforierenden Äste, unterhalb des Aneurysmas gelegen, erscheinen als nach unten wegführend, ziehen aber in die im unteren Bildteil gekennzeichneten Regionen im basalen Vorderhirn. Das dort befindliche Gewebe wird vermutlich durch Riß oder Bruch der in dieser Gegend verlaufenden anterioren kommunizierenden Arterie geschädigt. Obwohl diese Schädigung in der Regel im Computertomogramm unsichtbar bleibt, verursacht sie häufig Amnesie. (Nach Alexander & Freedman, 1984).

liegt. Das heißt, sein „überlerntes" und damit nahezu automatisiertes Gedächtnis war noch vorhanden, nicht aber das, mit dem Informationen bewußt hätten analysiert und interpretiert werden können. Ein sehr ähnlich gelagertes Defizit fanden wir (Markowitsch et al., 1993) bei einem diencephal geschädigten Patienten mit nahezu vollständiger Amnesie, der gleichwohl starke Lernverbesserungen im Laufe von vier Tagen beim Zuordnungen verbaler, geläufiger Wortpaare („Roß – Reiter") zeigte (vgl. *Vaskuläre diencephale Amnesien* und Abb. 17). Zusammenhänge zwischen unterschiedlichen Bewußtseinszuständen und Hirnschäden werden in dem neuen Buch von Prigatano und Schacter (1991) diskutiert und finden sich, was Gedächtnisstörungen betrifft, insbesondere im Kapitel von Schacter (1991). (Für die entsprechenden Verarbeitungsmöglichkeiten auf Zahlenebene siehe Cipolotti, Butterworth & Denes, 1991, und Tzelgov, Meyer & Henik, 1992).

Die genauen Variablen, die den Schädigungsumfang auf Verhaltensebene nach aneurysmalen subarachnoiden Blutungen ausmachen, wurden von Sahs et al. (1984) und Nishioka et al. (1984a, 1984b) anhand von 568 Patienten und von Ljunggren, Sonesson, Säveland und Brandt (1985) auf der Basis von 40 Patienten ermittelt. Ljunggren und Mitarbeiter fanden sowohl Fälle mit leichten wie mit schweren kognitiven Defekten und vermuteten, daß die gefundenen Defizite chronisch sein würden. Auch Laiacona et al. (1989) evaluierten bei 43 Patienten die neuropsychologischen Änderungen nach Operation auf Grund von Aneurysmen im Bereich der Arteria communicans anterior und kamen zu ähnlichen Schlußfolgerungen, d.h., einer großen Streubreite und einem Defizitschwerpunkt im Bereich des Gedächtnisses.

Neueste Arbeiten betonen die Variabilität der langfristigen Konsequenzen operierter Aneurysmen (Larsson et al., 1989; Travel et al., 1990; vgl. auch Kase et al., 1991, und Findaly, Macdonald & Weir, 1991), oder betonen erstaunliche funktionale Erholungen, wenn die Patienten ein halbes Jahr nach Entlassung untersucht wurden (J.T.E. Richardson, 1991; vgl. auch J.T.E. Richardson, 1989b). In der Arbeit von Travel und Mitarbeitern (1990a, 1990b) zeigten von 22 Patienten mit Rupturen von Aneurysmen im Bereich der anterioren kommunizierenden Arterie sieben keine Gedächtnisstörungen, 10 Gedächtnisstörungen und fünf ein amnestisches Syndrom, bei dem allerdings bei vieren die Wiedererkennleistung im Normalbereich blieb. Die Autoren erklären diese Unterschiede durch unterschiedliche anatomische und funktionelle Begleiterscheinungen in den Individuen der drei Gruppen. J.T.E. Richardson (1991) fand bei 76 untersuchten Fällen nach sechs Monaten konsistent lediglich Defizite in der Abrufgeschwindigkeit verbalen Materials aus dem semantischen Gedächtnis, aber keine generelle kognitive Verschlechterung.

Gade und Mortensen publizierten 1990 eine Studie, in der Demente und fokal Hirngeschädigte in bezug auf ihre Altgedächtnisleistung verglichen wurden. Hier zeigte sich, daß Patienten mit Schädigungen im Bereich des basalen Vorderhirns sich – wie Gade und Mortensen betonen – nicht von diencephal oder medial temporal lädierten Patienten unterscheiden, d.h., alle Gruppen weisen in ihren Augen einen im Prinzip dem Ribotschen Gesetz folgenden Gradienten auf (Information aus den letzten Jahren vor der Hirnschädigung geht am stärksten verloren, Erinnerungen aus den frühen Lebensperioden bleiben erhalten).

Milberg, Alexander, Charness, McGlinchey, Berroth und Barrett (1988) konnten nachweisen, daß zwei Patienten nach Ruptur von Aneurysmen der anterioren kommunizierenden Arterie in der Lage waren, eine komplexe arithmetische Fertigkeit, nämlich zweistellige Zahlen zu quadrieren, lernen konnten.

Einen ungewöhnlichen Fall mit Operation wegen Ruptur eines Aneurysma im Bereich der anterioren kommunizierenden Arterie beschrieben Delbecq-Derouesné, Beauvois und Shallice (1990). Im Gegensatz zu dem von Travel et al. (1990) beschriebenen Erhalt der Wiedererkennfähigkeit bei gestörter freier Wiedergabe fanden Delbecq-Derouesné und Mitarbeiter die umgekehrte Konstellation bei ihrem acht Jahre nach seiner Operation examinierten Patienten.

Wie in Fällen mit rein temporaler Hirnschädigung kann es auch bei Patienten mit Aneurysmaruptur im Bereich der anterioren kommunizierenden Arterie zu Persönlichkeitsänderungen kommen, die Merkmale des Klüver-Bucy Syndroms tragen (Masturbieren coram publico) (B.L. Miller, Cummings, McIntyre, Ebers & Grode, 1986). Auch finden sich manchmal, ähnlich wie bei Korsakowamnestikern, Tendenzen zu fabulieren (DeLuca & Cicerone, 1991). (Dieser Symptomatik entsprechen die auch im Tierbereich gefunden gleichartigen Störungen, die auch wiederum nach orbitofrontalen und anterior temporalen Läsionen auftreten können; s. z.B. Myers, 1972.)

In einer neuen Arbeit, in der eine relativ große Anzahl an Patienten untersucht wurde, gelangten Irle, Wowra, Kunert, Hampl und Kunze (1992) zu einem überraschenden Resultat: Von den fünf untersuchten Patientengruppen – nämlich Patienten mit (a) kombinierten Läsionen von basalem Vorderhirn und Striatum, nur (b) basalem Vorderhirn, nur (c) dem Striatum, (d) dem ventralen frontalen Cortex und (e) dem ventralen frontalen Cortex, dem Striatum und dem basalen Vorderhirn zusammen – fanden sie, daß nur die Patienten, bei denen das basale Vorderhirn zusammen mit dem Striatum lädiert waren, massive und anhaltende Gedächtnisstörungen hatten. Sie schließen daraus, daß beide Systeme jeweils die Dysfunktion des anderen ausgleichen können. Dies Ergebnis ist nicht nur überraschend, weil es die Rolle des basalen Vorderhirns bei der episodischen Gedächtnisverarbeitung einschränkt, sondern vor allem auch deswegen, weil es dem Striatum eine bedeutende Rolle bei der Verarbeitung des episodischen Gedächtnis zuspricht. (Bislang gilt das Striatum als primär in die Verarbeitung prozeduraler oder nicht-deklarativer Lern- und Gedächtnisinhalte involviert.)

Nennenswerte ältere Studien, in denen Gedächtnisstörungen nach Schäden im Bereich des medialen Septums und/oder des anterioren cingulären Cortex gefunden wurden, sind die Arbeiten von Barris und Schuman (1953), Laplane, Degos, Baulac und Gray (1981), Lechi, Pilleri und Carreras (1975), Lindquist und Norlen (1966), Talland, Sweet und Ballantine (1967), Whitty und Lewin (1960) und von Zeman und King (1958) (vgl. auch die in Volpe & Hirst, 1983a, genannten Studien und die „prospektive Studie“ von Corkin, 1980).

Schlußendlich sei noch darauf hingewiesen, daß die Ergebnisse von Ableitungen einzelner Neurone im Bereich des basalen Vorderhirns von Affen darauf hindeuten, daß Information über Neuigkeit, Bekanntheit und den zeitlichen Kontext in diesem Hirnbereich kodiert werden (F.A.W. Wilson, 1991; F.A.W. Wilson & Rolls, 1990a, 1990b). Zur Kontextabhängigkeit der Informationsverarbeitung und deren Gestörtsein bei Patienten mit Rupturen der anterioren kommunizierenden Arterie nahmen auch Shoqeirat und Mayes (1991) und Mayes, Meudell und MacDonald (1991) Stellung.

Trauma-bedingte basale Vorderhirnschäden

Eine breit angelegte Studie zu den Langzeitfolgen penetrierender basaler Vorderhirnschäden wurde von Salazar und Mitarbeitern (1986a, 1986b) veröffentlicht. Sie hatten dabei 15 junge Veteranen des Vietnamkrieges über 15 Jahre verfolgt. Die Patienten hatten alle einseitige Schußwunden im basalen Vorderhirn. Ihre Leistung hinsichtlich einer großen Zahl kognitiver Funktionen wurde mit der andersartig Hirngeschädigter verglichen.

Hauptergebnisse waren, daß insbesondere die Patienten mit längerer Bewußtlosigkeit nach basalen Vorderhirnschäden Probleme mit ihrem episodischen Gedächtnis, ihrem Denk- und Begriffsvermögen und Rechenvorgängen hatten. Intelligenz, Sprache und Aufmerksamkeit waren dagegen kaum beeinträchtigt.

Der mediale Temporallappenbereich

Allgemeine Bemerkungen zu Anatomie und Funktion des medialen Temporallappens

Im Zentrum des medialen Temporallappenbereichs steht die hippocampale Formation, die, wie Abbildung 19 zeigt, in ihrem Aufbau relativ komplex ist. Der Hippocampus proper oder das Ammonshorn (nach Lorente de Nó, 1933, 1934, die Cornu ammonis-Regionen CA 1 bis CA 4 umfassend), scheint dabei die wesentliche Relaystation zu sein, die aber nur über den Umweg der darum angeordneten paleocorticalen Anteile des parahippocampalen Gyrus (einschl. ento- und perirhinalem Cortex) mit der Masse der restlichen Hirnregionen in Kontakt tritt, die für die Verarbeitung von Gedächtnis bedeutend sind (Amaral, Insausti, Zola-Morgan, Squire & Suzuki, 1990; Amaral, Ishizuka & Claiborne, 1990; Willshaw

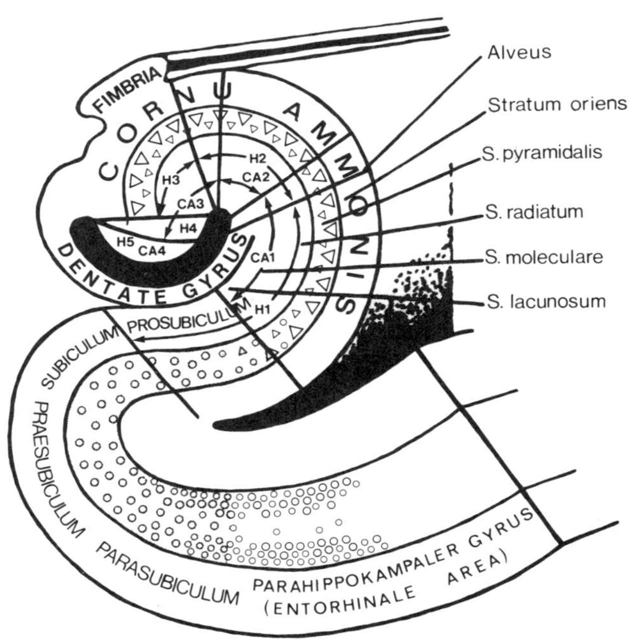

Abb. 19: Schematische Darstellung der hippocampalen Formation im Querschnitt (nach Abb. 7.121 D von P.L. Williams & Warwick, 1975).

& Buckingham, 1990; Squire & Zola-Morgan, 1991; Zola-Morgan & Squire, 1990a). Wesentliche Afferenzen haben dabei ihren Ursprung im präfrontalen (einschließlich orbitofrontalen) Cortex, der Area subcallosa (Area 25), im superioren temporalen Gyrus, der tertiären visuellen Rinde (Area 19), im parietalen Assoziationscortex (Area 7), dem cingulären Gyrus, dem temporalen Pol, und im umliegenden ventromedialen Bereich des Temporallappens (nach Abb. 203 aus Nieuwenhuys et al., 1988; s.a. Markowitsch et al., 1985a; Seltzer & Pandya, 1991). Zola-Morgan und Squire (1990b) zählen hier auf der afferenten Seite noch den Bulbus olfactorius und – bidirektional – die Insula und den inferioren temporalen Gyrus auf. Abbildung 20 stellt eine Modifikation ihrer Abbildung 3 dar (vgl. auch Suzuki & Amaral, 1990). Obwohl man also normalerweise von nur indirekten Verbindungen zwischen dem Hippocampus proper und den corticalen Assoziationsgebieten ausgeht, gibt es zumindest bei der Ratte eine direkte Verbindung vom Ammonshorn zum präfrontalen Cortex (L.W. Swanson, 1981; s.a. L.W. Swanson, 1983).

Anterior vom Bereich der hippocampalen Formation liegt das ebenfalls recht große telencephale Kerngebiet der Amygdala (Sims & Williams, 1990). Dieser, auch Corpus amygdaloideum genannte Kernkomplex, der sich grob in die (phylogenetisch alte und beim Menschen weniger bedeutende) corticomediale und die (phylogenetisch neue, beim Menschen besonders bedeutende) basolaterale Amygdala unterteilt, gilt traditional als Struktur, die vor allem an der emotionalen Steuerung von Verhalten beteiligt ist (vgl. Isaacson, 1982; D. Williams, 1968). Die Amygdala spielt auch eine bedeutende Rolle bei der Entstehung epileptischer Aktivität im Temporallappen (Feindel & Rasmussen, 1991; Wieser, 1991). Mit durch Mishkins Arbeiten zur Interaktion von Amygdala und Hippocampus bei der Verarbeitung von Gedächtnisinhalten (vgl. den Abschnitt *Zur Lokalisation von Gedächtnis im Gehirn)* erhielt die Amygdala als eine der drei Anlaufstationen des basolateralen limbischen Kreises zunehmend Gewicht (vgl. Sarter & Markowitsch, 1985a). Neue Arbeiten sind hier allerdings widersprüchlich, wie ein Vergleich der Einzelfallbeschreibung von Tranel und Hyman (1990) mit der Übersichtsarbeit von Squire und Zola-Morgan (1991) demonstriert. Squire und Zola-Morgan meinen in ihrem sehr dezidiert gehaltenen und sich vor allem auf tierexperimentell gewonnene Daten stützenden Argumentationsgang, daß die Amygdala nicht an der Gedächtnisverarbeitung partizipiere, während Tranel und Hyman bei einer 23jährigen Patientin mit bilateraler Amygdalaschädigung auf Grund der Urbach-Wiethe-Krankheit von einem signifikanten Leistungseinbruch im Bereich des nichtverbalen visuellen Gedächtnis schrieben.

Neben den eben genannten Bereichen der hippocampalen Formation und der Amygdala ist der Fornix als die Hauptefferenz der hippocampalen Formation (genauer des Subiculums) zu nennen, der vor allem in den Mammillarkörpern endet und damit die Hauptverbindung zum zweiten, im Diencephalon gelegenen gedächtnisverarbeitenden Funktionskomplex bildet.

Die Region des medialen Temporallappenbereichs gilt als besonders leicht schädigbar, was sich zeigt, wenn auf Grund von Herzstillstand Teile des Am-

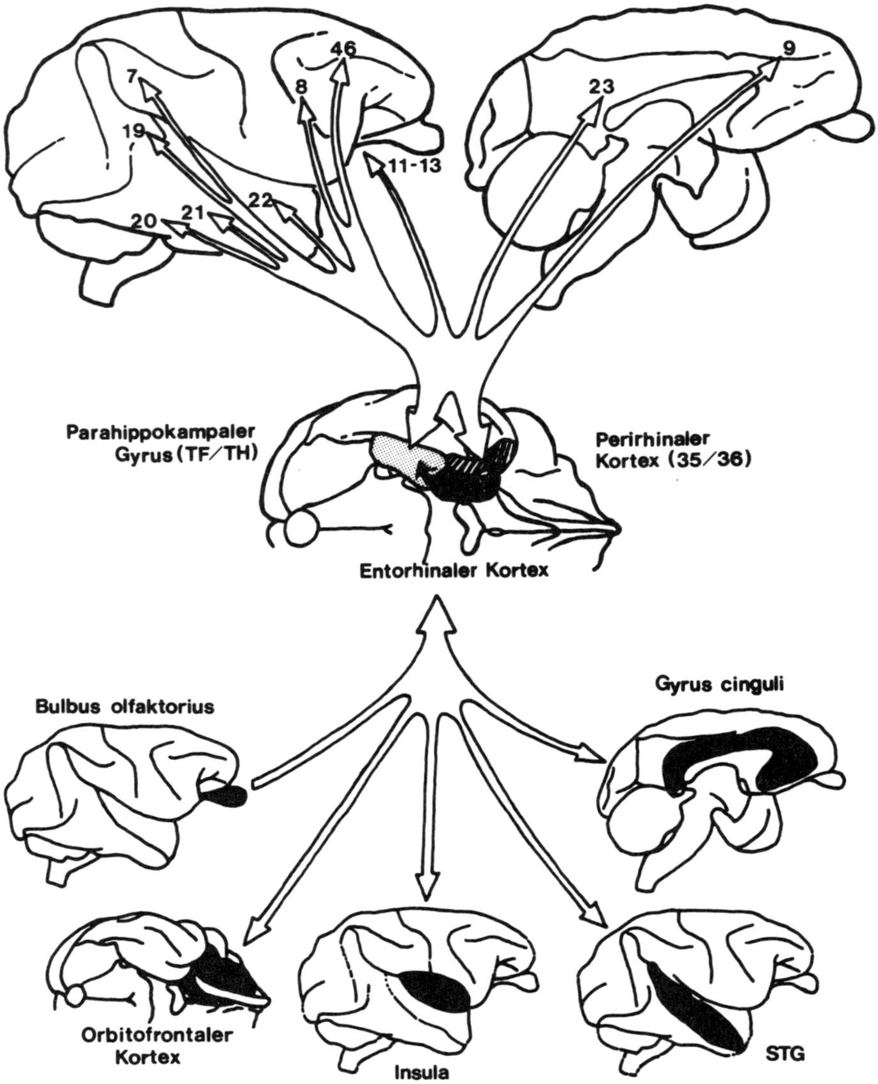

Abb. 20: Afferenzen und Efferenzen der hippocampalen Formation modifiziert nach Figure 6 von Zola-Morgan und Squire (1990b).

monshorns degenerieren, oder in Form ähnlicher oder andersartiger Schäden bei Temporallappenepilepsie, Pickscher Krankheit und Morbus Alzheimer (Ball, 1979; Berkovic et al., 1991; Braak & Braak, 1989, 1991b-1991d; Braak & Braak, 1985; Corsellis, 1970; Dam, 1982; Gloor, 1991; Gloor, Olivier, Quesney, Andermann & Horowitz, 1982; Green, Blume, Kupferschmidt & Mesulam, 1989; Helmstaedter, Pohl, Hufnagel & Elger, 1991; Hyman, Van Hoesen, Damasio & Barnes, 1984; Johansen & Diemer, 1991; Lothman, Bertram & Stringer, 1991; Mizutani et al., 1990; Poeck, 1985a; Schmidt-Kastner & Freund, 1991; Scholz, 1951; Sommer, 1880; Spielmeyer, 1924, 1927; Uchimura, 1928; Veith, 1970). Insbesondere Uchimuras Beschreibung von zehn Fällen mit selektiver Degeneration im Ammonshornbereich und Sommers Arbeit stellen eindrucksvolle frühe Beispiele für die hohe Anfälligkeit des Hippocampus gegenüber Umwelteinflüßen dar. Selbst mit einem Bronchialkarzinom wurde eine Ammonshornsklerose in Zusammenhang gebracht (J. Ulrich, Spiess & Huber, 1967).

Neben den sich hauptsächlich als Gedächtnisstörung niederschlagenden Schäden im Hippocampusbereich führen größere Hirnschäden im medialen Temporallappenbereich, die die amygdaloide Region einschließen, zum sogenannten Klüver-Bucy Syndrom (Aichner, 1984; Bente & Kluge, 1953; Dahlmann & Schaefer, 1979; Gascon & Gilles, 1973; Lilly, Cummings, Benson & Frankel, 1983; Marlowe, Mancall & Thomas, 1975; Oliveira, Ferro, Foreid, Costa & Levy, 1989; Pilleri, 1961; Sandson, Lilly & Sodkol, 1987; Shraberg & Weisberg, 1978; Terzian & Dalle Ore, 1955).

Zuerst beim Affen entdeckt (Bucy & Klüver, 1940; Klüver, 1958; Klüver & Bucy, 1937, 1939), ist das Klüver-Bucy Syndrom kennzeichenbar durch visuelle Agnosie, überbordende orale Aktivitäten (beispielsweise alle möglichen Objekte in den Mund zu stecken), Hypersexualität, „Hypermetamorphose“ (auf alle und jede Art von Reizen zu achten und zu reagieren), Zahmheit und Änderungen in den Eßgewohnheiten (jede Art von Nahrung in großen Mengen essen). Aichner (1984) berichtete auf der Basis von 53 untersuchten Fällen mit Klüver-Bucy Syndrom, daß sich am häufigsten die Hyperoralität nachweisen ließ (bei 98% der Fälle), dann Hypersexualität (79%), Hypermetamorphose (77%), Amnesie (77%), Plazidität (74%), visuelle Agnosie (42%) und schließlich Bulimie (28%). Poeck (1985b) ist der Ansicht, daß beidseitige Läsionen des Ammonshorns eine conditio sine qua non für die Entstehung des Syndroms sind. Auf das Auftreten eines Paniksyndroms nach rechtsseitigem (embolischem) parahippocampalem Infarkt wiesen Maricle, Sennhauser und Burry (1991) hin.

Als beteiligt an der Gedächtnisverarbeitung gelten vor allem natürlich die hippocampale Formation (Adams, 1969; Adams, Collins & Victor, 1962; Bechterew, 1900; B. Milner, 1974; Penfield & Mathieson, 1974; Rolls, 1989; Scoville & Milner, 1957; Woods, Schoenle & Kneisley, 1982; Volpe et al., 1983; Zola-Morgan, Squire & Amaral, 1986), Hippocampus und Amygdala zusammen (Mishkin, 1978; Zola-Morgan, Squire & Mishkin, 1982), der ento- und perirhinale Cortex (Amaral et al., 1990; Moss, Mahut & Zola-Morgan, 1981; Squire & Zola-Morgan, 1991; Zola-Morgan, Squire, Amaral & Suzuki, 1989) und der Isthmus collateralis oder temporale Stamm („temporal stem“) (von Cramon, Hebel & Ebeling, 1990; Horel, 1978). Zola-Morgan, Mishkin und Squire (1982) stellten allerdings die Bedeutung des temporalen Stamms für Gedächtnisverarbeitung in Frage; analog wurde von Zola-Morgan, Squire und Amaral (1989) und insbesondere von Squire und Zola-Morgan (1991) auch die der Amygdala für die Gedächtnisverarbeitung angezweifelt (vgl. dazu auch die frühere Arbeit von Orbach et al., 1960).

Lösen läßt sich die Diskrepanz, wenn man davon ausgeht, daß mnestische Information so gut wie niemals abhängig ist von der Existenz einer singulären Struktur (Markowitsch, 1984), sondern eingebettet in Schaltkreissysteme aus einer Reihe von Schlüsselregionen verarbeitet wird (Markowitsch, 1985a; Mishkin, 1982, 1989; Mishkin & Appenzeller, 1987). Dies gilt insbesondere für einen Hirnbereich, der morphologisch und funktionell so facettenreich ist wie der mediale Temporallappenbereich (Bear, 1979; Broca, 1878; MacLean, 1954, 1970; Papez, 1937; Poeck, 1985a, 1985b; Stephan, 1975; M. Williams, 1969).

Frühe Arbeiten zu Temporallappenschäden und Gedächtnisstörungen

Im Gegensatz zur schon früh dokumentierten diencephalen Amnesie (z.B. A. Knapp, 1906) wurde die Temporallappenamnesie erst relativ spät dokumentiert, obwohl modalitätsspezifische Untersuchungen relativ häufig waren (z.B. Cushing, 1922; Horrax, 1923). Der hippocampale Bereich galt als Geruchs- und Geschmackszone und als epileptischer Herd (Bruns, 1897; Kühlmann, 1908; Zingerle, 1912a; vgl. auch die neue Übersichtsarbeit von Gloor, 1990, und Gloor, 1991).

Paul Schuster (1902) begann das fünfte Kapitel seines Buchs mit der Bemerkung, daß der Temporallappen der Sitz eines oder vielleicht auch mehrerer sensorischer Zentren sei und folglich an der Verarbeitung psychischer Vorgänge beteiligt sei. P. Schuster verwies auch auf Holländers (1900) Interpretation, daß der basale Anteil des Temporallappens der Ort der „folie furieuse" (Tobsucht) sei.

Dennoch zeigten sich in ein paar der P. Schusterschen Fälle schon amnestische Störungen. Sein Fall 9 (vgl. S. 108f), eine 52jährige Patientin, zeigte eine Kombination von amnestischen und Klüver-Bucy Symptomen. Sie hatte schwere Gedächtnisstörungen und Stimmungsschwankungen: „Sie war heiter, unmotiviert lustig, fühlte sich völlig gesund und dankte dem Arzte für die schnelle Wiederherstellung" (S. 108). Sie starb plötzlich nach einem epileptischen Anfall. P. Schuster fand einen hämorrhagischen Fokus in ihrem linken Temporallappen, der fast den ganzen Temporallappen einschloß.

Eine Anzahl weiterer Fälle, über die P. Schuster berichtete, hatten „Gedächtnisschwäche", „amnestische Störungen", „Korsakowsche Psychose" und ähnliche Erscheinungen als Folge ihres Temporallappenschadens. Folglich schloß er, daß aus seinen berichteten Fällen „mit großer Wahrscheinlichkeit hervor[gehe], dass nämlich eine intellektuelle Abschwächung bei Temporallappengeschwülsten durchaus nicht an das Bestehen einer Sprachstörung gebunden ist" (S. 117).

In zwei Fälle lautete die Diagnose lediglich „isolierte Gedächtnisschwäche" (S. 121). Der Geruch andererseits war in nur vier seiner 44 Patienten betroffen.

Unter den frühesten berichteten Fällen mit Temporallappenschaden ist der von Harvey (1846) zu nennen, der einen 30jährigen Bauern beschrieb, der von einem Pferd getreten worden war. Zuerst sah man die Verletzung kaum und der Patient gab sich relativ normal, d.h., er schlief z.B. gut und beantwortete willig Fragen (S. 503). Dann wechselte sein Zustand ständig bis er dreieinhalb Monate später starb. Wie sich herausstellte war die Ursache der funktionellen Verschlechterung ein tief in sein Hirn eingedrungenes Stück Schädelknochen. Die post mortem Untersuchung ergab, daß sein einer Temporallappen völlig verschwunden war. Auf Verhaltensebene berichtete Harvey von einem gestörten Gedächtnis und Benennungsschwierigkeiten, aber eine systematische Untersuchung seines psychischen Zustandes war offensichtlich zu keiner Zeit erfolgt.

Drei Jahrzehnte später berichtete Yeo (1878) von einer Patientin mit einem großen, im linken Großhirn gelegenen Tumor. Für sie war eine Gedächtnisschwäche herausstechendes Symptom. Jede Art von Reizen, die ihr gegeben wurden, vergaß sie sofort und zeigte bei Wiederholung jedesmal aufs Neue das gleiche Interesse (S. 273). Ein Jahr später wurde von Hunt (1879) im gleichen Journal über einen ähnlichen Fall berichtet. Sein Patient hatte ebenfalls massive Gedächtnisstörungen, sein Tumor lag jedoch im Gegensatz zu dem von Yeos Fall ausschließlich an der äußeren Hirnrinde. Anführen kann man in diesem Zusammenhang auch die frühen Fälle mit Epilepsien im Schläfenlappenbereich, von denen einige Gedächtnisprobleme nach sich zogen (z.B. Bratz, 1898; Sommer, 1880).

Albert Knapps Beiträge

Albert Knapp schrieb mehrere Beiträge über die psychischen Folgen von Temporallappenläsionen (z.B. 1905, 1918; weitere Arbeiten finden sich in seinem Buch zitiert). U.a. dokumentierte Knapp den Fall einer 32jährigen Frau, die innerhalb von zwei Jahren nach ihrer ersten Hospitalisierung starb. Auf Verhaltensebene fanden sich eine stark erhöhte Emotionalität und eine reduzierte geistige Aktivität. In seiner Monographie von 1905 beschrieb er zehn Fälle mit Temporallappenschäden und gab eine dem Stande der Zeit angemessene Übersicht, beginnend mit den Beobachtungen von Bruns (1897) und Oppenheim (1902). Oppenheim hatte schon in der ersten Ausgabe seines Buches (1896) auf S. 219 konstatiert: „Wir haben niemals das Recht, die Lokaldiagnose Tumor des rechten Schläfenlappens zu stellen", da es nach Schädigung dieser Region keine meßbaren Verhaltensstörungen gäbe. Dieses Zitat wurde dann in den nächsten zwanzig Jahren häufig herangezogen, wenn man mit Fällen mit rechtshirnigen Schläfenlappenschäden nicht viel anfangen konnte.

Wie Autoren vor ihm beschrieb A. Knapp, daß häufig Änderungen im Hörvermögen, Geschmack und Geruch mit Temporallappenschäden einhergingen, wobei auch Sprachstörungen gehäuft auftraten, was sich auch in einer Anzahl weiterer Publikationen aus dieser Zeit niederschlug (z.B. K. Goldstein, 1911; Heilbronner, 1901, 1908, 1910; Kehrer, 1913; Knauer, 1909; Lewy, 1908; Moranska-Oscherovitsch, 1910). Dennoch sprach sich A. Knapp gegen eine Ortung amnestischer Aphasien im Temporallappen aus, was er damit begründete, daß diese auch oft nach Kleinhirnschäden aufträten und bei Patienten mit „senilen, polyneuritischen und paralytischen Zuständen" (S. 16).

Auch in A. Knapps letztem Beitrag (1918) zu dieser Thematik betonte er die Bedeutung individueller Unterschiede. Auch dieser Beitrag war mit mehr als 60 Seiten umfangreich und war ausgelegt als eine Fortführung und Ergänzung seiner Monographie. Hier unterteilte A. Knapp die Symptome in (a) fokale Symptome nach linkem Temporalhirnschaden, (b) fokale Symptome nach linken und rechten Temporalhirnschäden, (c) Bewußtseinsstörungen, (d) Gleichgewichtsstörungen und (e) örtliche und entfernte Symptome. Hinsichtlich psychischer Störungen (S. 253-255) betonte er, daß er nachgewiesen habe, „daß der Korsakowsche Symptomenkomplex mit besonderer Vorliebe im Gefolge von Schläfenlappentumoren auftritt" (S. 254). Darüber hinaus betonte er die Existenz von „Charakteränderungen" (S. 255), d.h. von Verhaltensstörungen, die dem später beschriebenen Klüver-Bucy Syndrom ähnelten (Bucy & Klüver, 1940; Klüver, 1958; Klüver & Bucy, 1937, 1939). Gleichwohl wurde A. Knapp nicht müde zu betonen, daß das Korsakowsyndrom klassischerweise mit Schläfenlappenschäden einherginge.

von Bechterews Fall

Einer der am häufigsten herangezogenen „alten" Fälle ist der aus einer Kurzmitteilung von von Bechterew (1900) stammende. Es handelte sich um einen Patienten mit Temporallappenschaden und Amnesie. Dieser Patient hatte ein „Gehirn mit Zerstörung der vorderen und inneren Theile der Hirnrinde beider Schläfenlappen". Die bilaterale Zerstörung der Gyri uncinatus und hippocampus war begleitet von „aussergewöhnliche[r] Gedächtnisschwäche".

Da der Patient zu Lebenszeit in Sitzungen der Russischen Gesellschaft für Psychiater und Neurologen in Moskau als Korsakowpsychotiker vorgestellt worden war („mit polyneuritischer Psychose"), schlußfolgerte von Bechterew, daß diese Symptomatologie auch nach Temporallappenschaden auftreten kann. Hinsichtlich der Funktion des Temporallappens stellte er die Ansichten von Munk und Ferrier in Frage, daß der Schläfenlappenbereich primär mit Geruch und Geschmack zu tun habe. (Die Geschmacksfunktion des Patienten war voll erhalten geblieben, über seinen Geruchssinn fehlen Angaben.) von Bechterew gab eine recht exakte Ortsbestimmung der corticalen Geschmacksregion in dem er annahm, daß diese an der Außenfläche des Großhirns liege, in den äußeren Abschnitten der motorischen Region, d.h., in den Teilen, die dem menschlichen Operculum entsprächen (S. 990f).

Der Temporallappen und Gedächtnis

Die erste Dekade des gegenwärtigen Jahrhunderts führte zu einer verstärkten Beachtung möglicher Zusammenhänge zwischen Gedächtnis und Schläfenlappenbereich (Giannuli, 1905, 1915; Knauer, 1909; Niessl von Mayendorf, 1913). Beispielsweise beschrieb Pfeifer (1910) eine Anzahl Fälle mit unterschiedlichen unilateralen Schläfenlappentumoren. Die Mehrzahl der rechtshemisphärischen Tumore zeigten dabei – analog wie dies von Oppenheim (1896) vertreten wurde – keinerlei (oder vernachlässigbar wenig) intellektuelle Schäden (S. 597). Für linkshemisphärisch liegende Temporallappenschäden zeigten sich markantere Ausfälle auf geistiger Ebene, die manchmal allerdings durch Anzeichen eines Klüver-Bucy Syndroms maskiert waren. Ein besonders charakteristisches Beispiel ist Pfeifers 32. Fall. Diese 18jährige war stark agitiert und hatte offensichtlich die Hyperoralität und die Greifreflexe, die später bei Klüver-Bucy Patienten diagnostiziert wurden (Aichner, 1984; Dahlmann & Schaefer, 1979; Gascon & Gilles, 1973; Lilly, Cummings et al., 1983; Marlowe, Mancall & Thomas, 1975; Shraberg & Weisberg, 1978; Terzian & Dalle Ore, 1955). Pfeifer traf höchstwahrscheinlich eine Fehldiagnose als er sie als Chorea Huntington Kranke bezeichnete.

Faszinierend sind erste Fälle erfolgreicher Behandlungen von Tumoren in diesem Hirnbereich. Edinger (1902), der ebenfalls Oppenheims Ansicht betonte, daß es äußerst schwer sei, einen Tumor im rechten Temporallappen zu diagnostizieren, wagte dennoch diese Vermutung und brachte auf diese Weise Heidenhain (1901) dazu, bei einem 19jährigen Patienten einen chirurgischen Eingriff vorzunehmen, der in der Entfernung eines großen Melanosarkoms resultierte, das tatsächlich die Masse der rechten Temporallappenregion eingenommen hatte. Die psychologische Diagnose war, wie häufig zu dieser Zeit, recht mangelhaft. Edinger schreibt, „Der Ass.-Arzt Dr. Gilmer prüfte gerade anhand der Bilder eines wöchentlich erscheinenden Journals seine Intelligenz öfter und hat stets bemerkt, dass er richtig auffasste“ (S. 311). Andere Resektionsbeschreibungen finden sich bei Biro (1910) und A. Ulrich (1910). A. Ulrichs Fall einer sehr intelligenten 22jährigen ist erschütternd zu verfolgen. Die junge Frau war von sieben Ärzten als „hystero-epileptisch“ mißdiagnostiziert worden, und auch der berühmte Neurologe von Monakow gab in Zürich die Fehldiagnose eines Kleinhirntumors. Dies führte dann dazu, daß statt des rechten Temporallappens das linke Kleinhirn wegoperiert wurde, die Patientin zusätzliche Symptome bekam und schließlich nach mehrjährigem Leiden starb.

Von Zingerle (1912b), einem anderen in der damaligen Zeit berühmten, an der Universitätsklinik in Rom praktizierenden, Neurologieprofessor, stammt ein intensiv und auch histologisch genau dokumentierter Fall mit rechtem Schläfenlappentumor. Der Patient war desorientiert hinsichtlich Raum und Zeit und hatte schwere Gedächtnisdefekte mit reduzierter Intelligenz. Zingerles Fall ist bemerkenswert, da es sich darüber hinaus um einen anatomisch seltenen Fall handelte, bei dem die Amygdala und die hippocampale Region vom restlichen Gehirn isoliert wurden, obwohl der Hirnschaden selber eher gering war.

Im Jahre 1923 publizierte der an der römischen Universitätsklinik bei Mingazzini tätige Artom eine umfassende, fast 200 Seiten starke, Arbeit über *„Die Tumoren des Schläfenlappens“*. Obwohl er hierin ausführlich eine Reihe von Fällen mit intellektuellen Störungen bei Temporallappentumor beschrieb, war er, offensichtlich im Trend der damaligen Zeit und insbesondere beeinflußt durch seinen Lehrer Mingazzini, der zur gleichen Zeit ein Buch mit dem Titel *„Der Balken. Eine anatomische, physiologische und klinische Studie“* verfaßt hatte (1922), der Meinung, daß callosale Schäden eher als temporale zu amnestischen Störungen führten.

Über einen neueren Fall mit großer arachnoidaler Cyste, die den linken Temporallappen anterior und den posterioren Frontalhirnbereich einschloß, berichteten Karvounis, Chiu, Parsa und Gilbert (1970). Er hatte offensichtlich keine Sprachstörungen und auch Alt- und Frischgedächtnis waren intakt.

Shimauchi, Wakisaka und Kinoshita (1989) berichteten von einem neuroanatomisch ganz ungewöhnlichen Fall einer 57jährigen Frau, die eine Art „Schmetterlingstumor“ hatte, der beide hippocampale Formationen betraf. Sie zeigte präoperativ alle Anzeichen eines amnestischen Syndroms (z.B. Zahlenspanne von 4 vorwärts, 3 rückwärts, Vergessen innerhalb von 5 Minuten). Die Studie ist allerdings hinsichtlich ihrer Aussagekraft für die Neuropsychologie von nur geringem Wert, da zum einen der Gesamtintelligenzquotient der Patientin präoperativ bei nur 66 Punkten lag und da über postoperative Verhaltensänderungen keine Aussagen gemacht wurden.

Die Hippocampusformation

Nachdem mit den Arbeiten von Altschul (1935), Lorente de Nó (1933, 1934), M. Rose (1926, 1927), Uchimura (1928) und anderen auch von anatomischer Seite die Basis für ein intensiveres Verständnis der hippocampalen Architekur gelegt worden war, erschienen dann in den vierziger und fünfziger Jahren erste Fallbeschreibungen, in denen speziell dieser Bereich des Großhirns besprochen wurde (K. Conrad & Ule, 1951; Glees & Griffith, 1952; Grünthal, 1947; Hegglin, 1953; Nathan & Smith, 1950; Ule, 1951, 1958). Bis auf die Arbeit von Nathan und Smith (1950) stand immer das Bild einer schweren Amnesie im Zentrum der Fallbeschreibungen.

Grünthal beschrieb eine 67jährige Frau mit leichter Diabetes, die auf Grund eines Infekts hospitalisiert wurde. Obwohl sie zuerst erfolgreich behandelt schien, erlitt sie plötzlich ein hypoglykämisches Koma, in dessen Folge sich ihr intellektueller Zustand massiv verschlechterte und sie Zeichen eines Klüver-Bucy Syndroms, insbesondere Hyperoralität, zeigte. Die durchgeführte Autopsie zeigte hauptsächlich eine bilaterale Größenabnahme der hippocampalen Formation und auch lichtmikroskopisch erschien lediglich das Ammonshorn verändert.

Grünthal betonte, die Infektion innerhalb ihres dreimonatigen Krankenhausaufenthalts erfolgreich behandelt zu haben, so daß die Patientin danach nicht dement war, sondern gut orientiert und verständig bis zu ihrem Insulinkoma, was drei Tage später eintrat. Grünthals Arbeit enthält 11 Fotografien ihres Gehirns, darunter sieben der hippocampalen Formation. Er faßte seinen Bericht in folgenden Worten zusammen (S. 15): „Es wird das Auftreten eines hochgradigen Demenzzustandes nach akuter umschriebener Zerstörung beider Ammonshornformationen beschrieben. Daraus ist zu schließen, daß das normale Funktionieren der Ammonshornrinde für die intellektuelle Leistung des Großhirns eine notwendige Vorbedingung ist."

Glees und Griffith dokumentierten den Fall einer 58jährigen Frau, die allerdings über 15 Jahre hospitalisiert war und deren intellektuelle Leistung sich während ihres Aufenthalts progressiv verschlechterte, wobei anterograde und retrograde Amnesie die Kernsymptome darstellten. Wie in Zingerles (1912a) Fall okkupierte eine Cyste das Gebiet beider medialen und anterioren Temporallappen, deren neuronales Gewebe komplett verschwunden war. Der übrige Schläfenlappenbereich war erhalten und zeigte eine normale corticale Zellschichtung. Der Fornix war dicht gliotisch (75% seiner Fasern waren degeneriert), während die Amygdala von normaler Struktur schien, wie auch Thalamus, Hypothalamus, die Basalganglien und der Rest des Großhirns. Die Autoren hielten die Schädigung vaskulären Ursprungs, aber betonten die normale Struktur der Mammillarkörper, wie sie sich auch in Grünthals Fall gezeigt hatte (und auch in dem von Nathan & Smith, 1950, beschriebenen Fall).

Hegglins (1953) Fall entsprach in etwa dem von Zingerle (1912a), insoweit, als die Hippocampuserweichung wieder unilateral war, aber dennoch zu einem Zustand führte, den Hegglin mit präseniler Demenz verglich. Basierend auf der gefundenen Sklerose der basalen Arterie, nahm Hegglin an, daß die Schädigung vaskulären Ursprung gewesen war. Er hatte seinen 63jährigen Patienten für drei Monate beobachtet und während dieser Zeit schwere anterograde Amnesie, extensive retrograde Gedächtnislücken und Desorientiertheit hinsichtlich Raum und Zeit gefunden. Hegglin war einer der ersten Autoren, die fragten, ob eine alleinige Ammonshornzerstörung ausreiche, um in Demenz zu münden (und in seinem Fall betraf die Zerstörung lediglich unilateral die Pyramidenzellen des Ammonshorns).

Der Fall H.M.

In den fünfziger Jahren erregte der Bericht von Scoville und Milner (1957) über mehrere Fälle mit Resektion im medialen Temporallappenbereich und nachfolgendem Verlust der Neugedächtnisbildung Aufsehen. Der erste der zehn beschriebenen Fälle, Patient H.M., blieb über die folgenden Jahrzehnte im Zentrum des Interesses neuropsychologischer Gedächtnisforschung (N.J. Cohen & Corkin, 1981; Corkin, 1965, 1968, 1984; Eichenbaum, Morton, Potter & Corkin,

1983; Freed & Corkin, 1988; Freed et al., 1987; Hebben, Corkin, Eichenbaum & Shedlack, 1985; Huppert & Piercy, 1979, 1982; Markowitsch, 1985c; Marslen-Wilson & Teuber, 1975; B. Milner, 1962, 1965, 1966, 1968, 1970, 1972; B. Milner, Corkin & Teuber, 1968; Nissen et al., 1981; Sagar et al., 1990; Scoville, 1954a, 1954b, 1968; Scoville & Correll, 1973; Sidman, Stoddard & Mohr, 1968; M.L. Smith, 1988; M.L. Smith & Milner, 1981).

H.M. wurde 1926 geboren. Mit 10 Jahren hatte er seinen ersten (kleineren) epileptischen Anfall, mit 16 den ersten großen. Nach seinem zwanzigsten Lebensjahr hatte er dann im Schnitt täglich etwa 10 Petit mal Anfälle und wöchentlich eine Grand mal Attacke.

Da seine Epilepsie nicht medikamentös unter Kontrolle gebracht werden konnte, entschlossen er und seine Familie sich schließlich, von dem Neurochirurgen W.B. Scoville eine beidseitige Resektion des medialen Temporallappens vornehmen zu lassen, die am 1. September 1953 durchgeführt wurde. Entfernt wurden große Teile der hippocampalen Formation und des anterior sich anschließenden Corpus amygdaloideum (vgl. Abb. 21 und 22). Die Operation wurde von Scoville und Milner (1957) als „frankly experimental" bezeichnet und führte zu einem unerwarteten Ergebnis: einem schweren Neugedächtnisverlust (Scoville & Milner, 1957, S. 14).

Kurz vor der Operation an H.M. vorgenommene Ableitungen der Hirnaktivität hatten für keinen der beiden Schläfenlappen einen eingrenzbaren epileptischen Herd erbracht, weswegen beide medialen Temporallappenbereiche umfassend weggeschnitten wurden, d.h., es wurde mehr Hirngewebe entfernt als in früheren Operationen Scovilles an anderen Patienten.

Kurz nach seiner Operation erkannte H.M. weder das Krankenhauspersonal noch den Weg ins Bad und schien auch nicht imstande, sich in seiner Krankenhausumgebung zurechtzufinden. Darüber hinaus war sein Altgedächtnis teilweise beeinträchtigt. Er wußte nicht mehr, daß sein Lieblingsonkel drei Jahre zuvor verstorben war und daß er selbst ins Krankenhaus eingeliefert wurde, wenngleich er sich an einige Geschehnisse unmittelbar vor seiner Einlieferung erinnern konnte. Seine Erinnerungen an Jahre zurückliegende Ereignisse waren lebendig und offensichtlich ohne Lücken.

Auch nach der Operation traten noch epileptische Attacken auf, so daß er weiterhin medikamentös behandelt werden mußte. (Allerdings waren die Anfälle in Zahl und Intensität deutlich reduziert.) Wie Scoville (1968) schrieb, hatte H.M. nach der Operation keine sexuellen Kontakte und schien auch kein Bedürfnis danach zu haben; auch masturbiere er offensichtlich nicht. (Dieses Verhalten mag sowohl mit der operativen Entfernung der Schläfenlappenbereiche als auch mit seinem jahrzehntelangen Medikamentengebrauch zusammenhängen; vgl. auch Hebben et al., 1985.) H.M.s Sozialverhalten schien angepaßt, wobei seine häufigen Entschuldigungen, Namen nicht behalten zu können, auffielen. Alltagsroutinen wie sich zu rasieren, zu kämmen und sich die Zähne zu putzen, vergaß er ab und zu. Die Auswahl seines Vokabulars wurde als überdurchschnittlich beschrie-

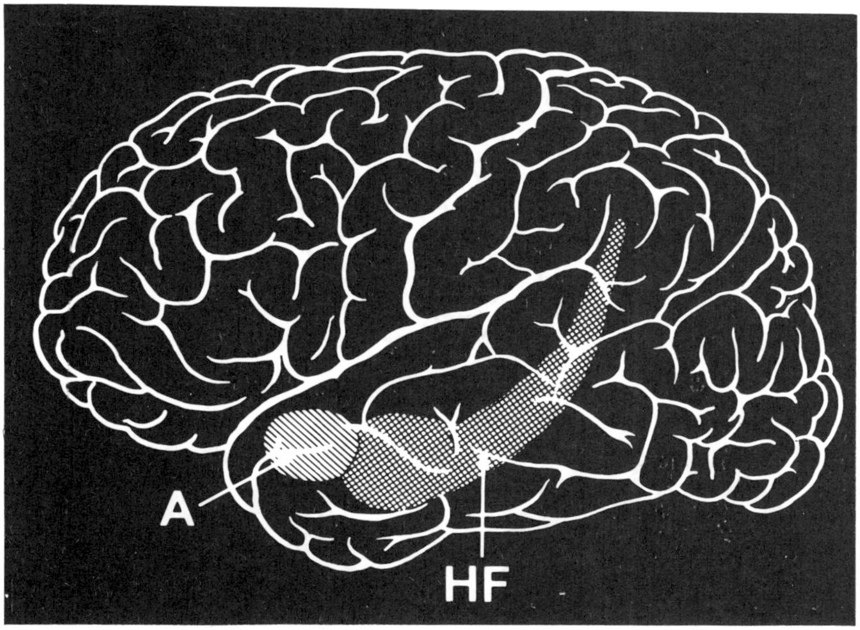

Abb. 21: Seitenansicht des menschlichen Gehirns. Die Lage der hippocampalen Formation (HF) und der benachbarten Amygdala (A) im medialen (und deswegen in Wirklichkeit in einem in Seitenansicht nicht sichtbaren) Bereich des Schläfenlappens wird durch die hell markierten Flächen gekennzeichnet. Diese Region wurde bei Patient H.M. großteils in beiden Hirnhälften entfernt. Ein Zusammenhang zwischen der Erkrankung des Hippocampus (Ammonshorn) und dem Auftreten epileptischer Anfälle wurde schon früh postuliert; Sommer listete bereits im Jahre 1880 neunzig Fälle zum Thema „Erkrankung des Ammonshorns als ätiologisches Moment der Epilepsie" auf. Auch das vor dem Hippocampus liegende Kerngebiet der Amygdala (das bei H.M. ebenfalls zumindest teilweise entfernt wurde) wurde von Mishkin (1978) und anderen als an der langfristigen Verarbeitung von Information beteiligt angesehen; es leistet darüber hinaus aber auch noch einen wesentlichen Beitrag an der Steuerung emotionaler Verhaltensweisen (vgl. Sarter & Markowitsch, 1985a, 1985b).

ben, er erfasse die Pointen von Witzen, auch von solchen, die auf semantischem Doppelsinn beruhten.

H.M. gilt als der klassische Patient mit einem amnestischen Syndrom, das heißt mit einer hochgradigen anterograden Amnesie bei ansonsten erhalten gebliebener Intelligenz und Persönlichkeit (Abb. 23). Beispielhaft für das Ausmaß seiner Amnesie ist, daß er auch nach sechs Jahren unmittelbar nach seiner Hirnoperation eingezogene Hausnachbarn nicht erkennt, daß er ständig dieselben

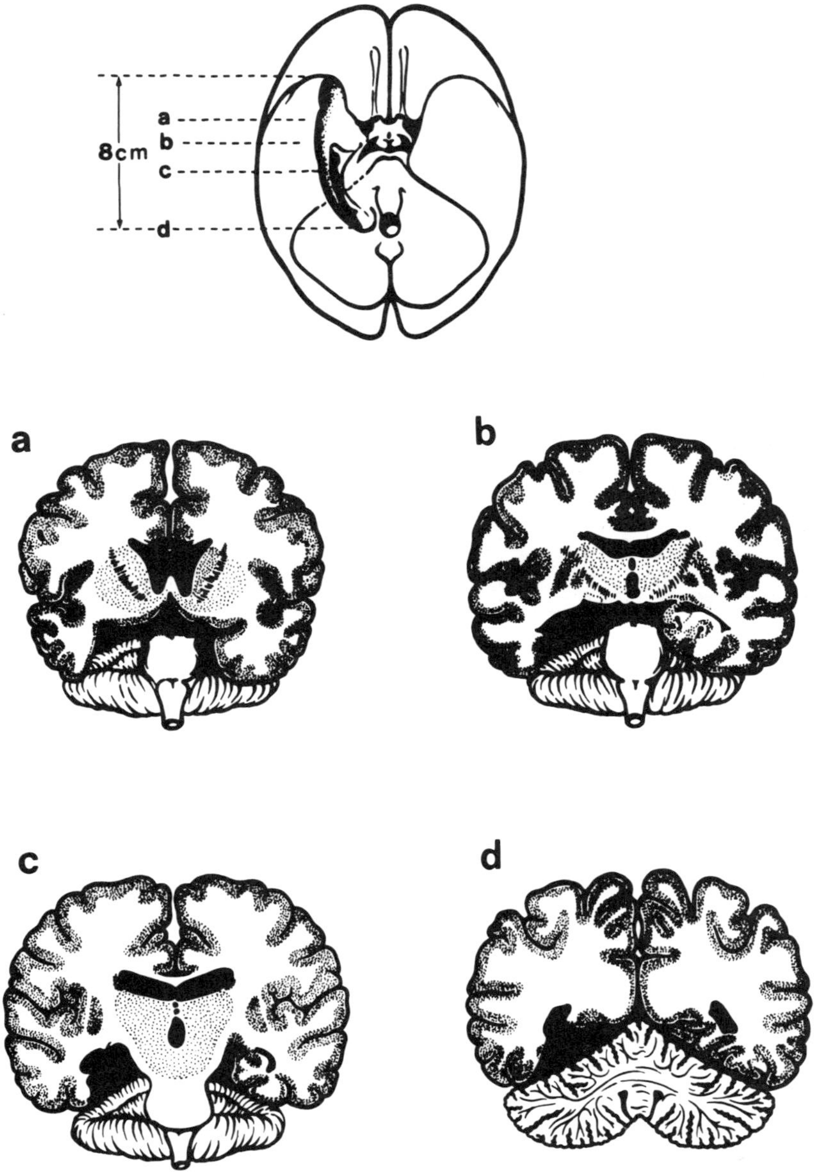

Abb. 22: Querschnitte und eine Basalansicht des menschlichen Gehirns. Die Querschnitte zeigen das Ausmaß der durch Operation entfernten Bereiche der hippocampalen Formation bei Patient H.M. Die Extirpation erfolgte bilateral; gezeigt ist das Ausmaß der Entfernung nur auf einer Seite, um einen Vergleich mit der Lage und dem Ort der geschädigten Gebiete im intakten Gehirn zu ermöglichen (nach Abb. 2 aus Scoville & Milner, 1957).

Journale ließt, dauernd am gleichen Puzzle sich erfreuen kann (obwohl hier eigentlich prozedurales Lernen aufgetreten sein sollte) und daß er schon eine halbe Stunde nach Beendigung der Mittagsmahlzeit nicht mehr weiß, ob er schon zu Mittag gegessen hat.

Formale Tests ergaben einen IQ-Wert von 112 (im Jahr 1955) und von 117 (im Jahr 1967), beides Werte, die über dem präoperativen Wert von 104 lagen. (Gegenwärtig ist sein IQ jedoch auf unter 100 gefallen.) Ursprünglich wurde von einer retrograden Amnesieperiode von drei Jahren berichtet (Scoville & Milner, 1957), später dann (B. Milner, 1966) schrumpfte sie auf etwa ein Jahr. Das vor-

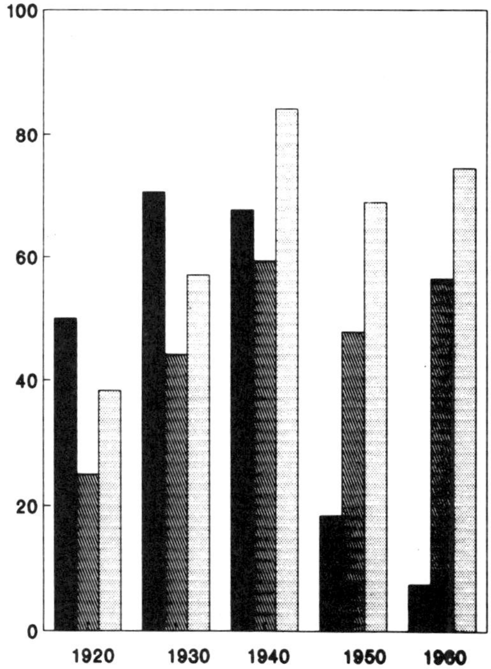

Abb. 23: Ergebnisse (in Prozent ausgedrückte Mittelwerte richtiger Antworten) von H.M. (Säulen mit senkrechten Streifen), hirngeschädigten Patienten (schwarze Säulen) und nicht hirnverletzten Kontrollprobanden (Säulen mit Punktemuster) hinsichtlich der Identifizierung photographierter Gesichter von „berühmten" Persönlichkeiten des öffentlichen Lebens. Die Dekaden, in denen die Persönlichkeiten jeweils ihre Berühmtheit erreichten, sind auf der Abszisse angegeben (1950 = Dekade von 1950-1959). Man sieht, daß Hirngeschädigte und Normale (in H.M.s Alter) eher Persönlichkeiten aus jüngerer Zeit identifizieren, während H.M. für die zwanziger und dreißiger Jahre dieses Jahrhunderts sogar bessere Leistungen als normale Kontrollprobanden erzielte, für die Dekaden nach seiner Hirnoperation (fünfziger und sechziger Jahre) dagegen in seiner Leistung rapide abfiel, ein Indiz für seine schwere anterograde Amnesie (Daten nach Abb. 1 und Tab. 1 von Marslen-Wilson & Teuber, 1975).

handene Altgedächntis scheint dagegen um so lebendiger wiederholt und belebt zu werden. Hierzu zählen beispielsweise lange Anekdoten aus seiner Schulzeit, Ferienerlebnisse, sein erster epileptischer Anfall und das Rauchen seiner ersten Zigarette.

Wie auch für andere „klassische" Amnesiefälle gültig, war sein Kurzzeitgedächtnis nicht beeinträchtigt, vielleicht sogar überdurchschnittlich (aber auch dies findet man häufiger bei Amnestikern: s. z.B. Markowitsch et al., 1993). Sagar et al. (1990) fanden darüber hinaus kürzlich, daß auch sein zeitliches Kontextgedächtnis nicht primär gestört war. Sowohl in Aufgaben, bei denen H.M. angeben mußte, welches von zwei Ereignissen früher aufgetreten war als auch in Aufgaben, bei denen es um eine Häufigkeitsabschätzung ging, waren seine Angaben überzufällig richtig und zum Teil näherten sie sich sogar den Werten von Normalen. Die Ergebnisse von Sagar und Mitarbeitern widersprechen damit zumindest hinsichtlich der Neuigkeitsabschätzungen denen von A.R. Mayes et al. (1989); beide Arbeiten lagen wohl zeitlich so eng beieinander, daß keine der Gruppen die jeweils andere zitierte.

H.M. beschreibt seinen Lebensablauf z.B. mit den Worten: „Every day is alone, whatever enjoyment I've had, and whatever sorrow I've had" und sagt, er komme sich in seiner Umgebung immer so vor, als erwache er gerade aus einem Traum. Seiner Situation wird er sich bewußt, kann sie aber nicht einordnen; so realisierte er beispielsweise, daß er zur Beobachtung und Kontrolle in einem Krankenhaus war, wußte aber nicht wieso und warum, weswegen er dann drei Nächte hintereinander die Nachtschwester heranklingelte.

Neben seinen vielfältigen Gedächtnisstörungen hat H.M. auch ausgeprägte olfaktorische Wahrnehmungsstörungen. Er war unfähig, Gerüche innerhalb von gleich-ungleich Unterscheidungen und in komplexen Lernaufgaben zu identifizieren (Eichenbaum et al., 1983), obwohl er Gerüche entdecken und nach ihrer Identität unterscheiden konnte. (Siehe auch die Arbeiten von Eskenazi, Cain, Novelly & Friend, 1983, und von Eskenazi, Cain, Novelly & Mattson, 1986, zu olfaktorischen Störungen nach Temporallappenresektion.) Auch H.M.s Hungergefühl und Schmerzempfinden sind gegenüber demjenigen Normaler reduziert. So antwortete er auf einer Skala immer mit dem Wert 50, wenn er gefragt wurde, ob es Essenszeit und er also hungrig sei oder er schon gegessen habe und damit satt sei. Nur als man ihm einmal nach einem kompletten Abendessen gleich noch ein zweites auftischte und er dies bis auf den Salat gegessen hatte, gab er an, „genug" zu haben und wertete den Grad seiner Sattheit mit 75.

Interessant sind H.M.s Wissensinseln. So weiß er, was ein Astronaut ist, daß Rockmusik eine neuartige Musikform ist und daß Präsident Kennedy ermordet wurde. Auch erkennt er einen erst nach seinem Hirnschaden komponierten Schlager; ansonsten aber nur Musik aus der Zeit vor seiner Operation.

H.M. langes postoperatives Leben hat der Neuropsychologie eine Fülle von Daten gebracht, es hat aber auch, und insbesondere wegen seiner mehr als eine Generation währenden amnestischen Lebensweise, gezeigt, wie ärztliche Hilfe in einem Spannungsfeld zwischen subjektiven Bewertungen von Lebensqualität entscheiden muß und die getroffene Entscheidung sich über Jahrzehnte nicht ändern oder korrigieren läßt.

Neurochirurgische Epilepsiebehandlung und Amnesie

Wie oben schon angedeutet, hatte Scoville neben H.M. auch andere Patienten mit epileptischen Herden im Schläfenlappenbereich operiert und dadurch auch wiederholt die Entstehung von Amnesie bewirkt (Scoville & Correll, 1973; Scoville & Milner, 1957). Aber auch eine Reihe weiterer Fallbeispiele von anderen Autoren dokumentierten den engen Zusammenhang zwischen Gedächtnis und funktionierenden Temporallappen, wobei zum Teil auch schon nach einseitiger Schädigung massive Gedächtnisstörungen auftraten und persistierten (Ellis et al., 1989; Gabrieli, Cohen & Corkin, 1988; L.H. Goldstein, Canavan & Polkey, 1989; Jones-Gotman, 1986; Lechner, 1958; R.C. Martin, Meador & Loring, 1991; Neumärker et al., 1986; Penfield, 1968; Penfield & Mathieson, 1974; Penfield & Milner, 1958; Prevey, Delaney & Mattson, 1988; Rausch, Boone & Ary, 1991; Ribbler & Rausch, 1990; Rugg, Roberts, Potter, Pickles & Nagy, 1991; Serafetinides & Falconer, 1962; Simpson & Swash, 1985; Walker, 1957, 1973; vgl. auch Corsellis, 1970, die recht instruktive Tabelle 21-4 in Kolb & Whishaw, 1990, die summarisch die Auswirkungen linker und rechter temporaler Lobektomien auf unterschiedliche Gedächtnisfunktionen demonstriert, die neue Kurzübersicht von Milner, 1990 und die Arbeit von Ellis, Hillam, Cardno & Kay, 1991, in der von unterschiedlichen Verarbeitungsmechanismen bei bekannten gegenüber unbekannten Gesichtern bei Patienten mit komplexer partieller Epilepsie mit Focus im rechten bzw. linken Temporallappen berichtet wurde). Störungen zeigten sich auch im Erwerb einer konditionierten Diskriminationsaufgabe (bei Patienten mit einseitigen, rechts temporal durchgeführten Resektionen) (Daum, Schugens, Channon, Polkey & Gray, 1991), bei der Diskrimination zwischen Reizen (bei links wie bei rechts temporal resektionierten Patienten) (Daum, Channon, Polkey & Gray, 1991; R.C. Martin, Meador & Loring, 1991) und dann, wenn die Information, die gelernt oder behalten werden soll, ein gewisses Maß überschreitet (Doyon & Milner, 1991a, 1991b; Frisk & Milner, 1991). Auch Diskriminationslernaufgaben mittels T-Labyrinth und Umkehrlernen wurden nach unilateralen Temporallappenschäden untersucht. Selbst da, wo sich noch Nachweise für Gedächtnisspuren finden lassen, also beispielsweise bei dem sogenannten Feeling-of-knowing Phänomen (vgl. Costermans, Lories Ansay, 1992), sind die Leistungen links oder rechts temporal Geschädigter schlechter als die von Kontrollprobanden (Prevey, Delaney, Mattson & Tice, 1991). Sass und Mitarbeiter (1991) stellten einen Zusammenhang her zwischen dem Verlust von Neuronen im CA3-Gebiet (nicht aber in den CA1-, CA2-Gebieten, dem Hilum oder dem Gyrus dentatus; vgl. Abb. 19) und der Stärke der Gedächtnisstörungen (andererseits fanden Robbins et al., 1991, bei Temporallappenepileptikern eine signifikante Abnahme der immunoreaktiven Somatostasinkonzentration in Regionen des Gyrus dentatus und im CA4-Gebiet; vgl. hierzu auch Mayberg et al., 1991).

Interessant ist Tranels (1991) letzthin publizierter Fall eines Patienten mit umschriebenem Schaden medial wie nichtmedial gelegener anteriorer Schläfenlappenregionen der linken Hemisphäre (die lädierten Regionen umfaßten dabei auch den linken entorhinalen Cortex und Hippocampus und die linken anterolateralen Assoziationscortexanteile). Dieser 22jährige Patient war von einem im linken Temporallappenbereich gelegenen subduralen/epiduralen Hämatom operativ entlastet worden. Drei Monate nach der Operation wurde er neuropsychologisch untersucht, wobei sich selektiv im Gedächtnisbereich Störungen ergaben. Für diese wiederum ergab sich eine recht markante Dissoziation zwischen sprachlichen und nichtverbalen Gedächtnisinhalten. Auf nichtsprachlicher Ebene waren seine Leistungen akkurat, sowohl was das Altgedächtnis als auch was die Merkfähigkeit anging. Auf sprachlicher Ebene dagegen hatte er massive Störungen beim Abruf und Erwerb unterschiedlicher Informationen. Tranel schließt aus seinen Ergebnissen, daß das Lernen neuer lexikalischer Informationen wie auch der Abruf bestimmter Inhalte aus dem gelernten Lexikon abhängig sind von der Existenz eines neuronalen Systems, das sich aus dem linken Hippocampus und den mit ihm verbundenen corticalen Assoziationsregionen (Areae 38, 20, 21, 35, 36 und z.T. 37) zusammensetzt. Dieses System sei auf der anderen Seite nicht (oder zumindest nicht essentiell) in die phonemischen und syntaktischen Sprachoperationen involviert.

Auf der anderen Seite gibt es ein paar Fälle, bei denen eine unilaterale partielle Temporallappenresektion keine Gedächtnisstörungen nach sich zog oder sich das Gedächtnis der Patienten postoperativ sogar besserte (Beatty, MacInnes, Porphyris, Tröster & Cermak, 1988; Blakemore & Falconer, 1967; Glaser, 1980; B.P. Hermann & Wyler, 1988a, 1988b; I. Jensen & Larsen, 1979; Novelly et al., 1984), oder zumindest subjektiv eine Besserung empfunden wurde (McGlone & Wands, 1991). Linkshirnige Abtragungen wirkten sich allerdings meist auf die verbale Gedächtnisleistung aus (Channon, Daum & Polkey, 1989; Frisk & Milner, 1990, 1991; Glaser, 1980; Incisa della Rochetta, 1986; Ivnik, Sharbrough & Laws, 1988; Novelly et al., 1984; Stafiniak et al., 1990), wobei Sass et al. (1990) sogar einen direkten Zusammenhang zwischen der Dichte der Pyramidenzellen im Hippocampus und verbalen Gedächtnisleistungen gefunden haben. Barr, Goldberg, Wasserstein und Novelly (1990) berichteten kürzlich über massive retrograde Gedächtnisdefizite nach linksseitiger, nicht aber nach rechtsseitiger temporaler Lobektomie.

Es ist bei der Diskussion der Konsequenzen von Temporallappenresektionen bei Epileptikern zu berücksichtigen, daß einerseits ein Teil der Autoren, insbesondere wenn es sich ausschließlich um Neurochirurgen handelte, nicht allzu intensiv intellektuelle Leistungsänderungen untersuchte, und daß andererseits viele der behandelten Patienten schon jahre- oder jahrezehntelang unter Epilepsie litten und somit zum einen ein vorgeschädigtes Gehirn mit entsprechenden Konsequenzen auf Verhaltensebene hatten (vgl. z.B. Tanaka, 1920, Fall mit „epileptischer

Demenz"; Cascino et al., 1991; Nayel, Awad & Lüders, 1991; Rausch, Boone & Ary, 1991; Schüler, Hahn, Huk, Bauer, Neubauer & Stefan, 1991; VanLandingham & Lothman, 1991a, 1991b), zum anderen u.U. schon in früher Jugend eine funktionelle Verschiebung auf Gehirnebene stattgefunden haben mag (vgl. hierzu Kuzniecky, Garcia, Faught & Morawetz, 1991, und Markowitsch, 1986, aber auch die Arbeiten von Leblanc et al., 1991, und Rausch et al., 1991). Auch zusätzliche Foci, die nicht beachtet werden, können existieren (L.J. Hirsch, Spencer, Williamson, Spencer & Mattson, 1991; s. auch L.J. Hirsch, Spencer, Spencer, Williamson & Mattson, 1991).

Daß Epileptiker gegenüber anderen Patienten mit Gedächtnisstörungen spezielle Problembereiche haben, zeigte Pamela Thompson (1991) kürzlich (Tabelle 2).

Tabelle 2: Die am häufigsten berichteten Alltagsgedächtnisstörungen von Epileptikern (nach P. J. Thompson, 1991) (in %)

Art der Gedächtnisstörung	Epilepsiegruppe (N = 435)	Gruppe der Nicht-epileptiker (N = 73)
Erleben, wie man ein Wort auf der Zunge hat („tip of the tongue"-Phänomen)	43	14
Zurückgehen, um nachzusehen, ob man nichts vergessen hat	38	25
Vergessen haben, daß einem gestern oder vor kurzer Zeit etwas gesagt worden war	32	14
Die Namen von Leuten vergessen	33	16
Dinge in häuslicher Umgebung verlieren	31	15

Wie in den Anfangsjahren der Hirnforschung wurde auch in später untersuchten Fällen immer wieder auf massive Störungen der olfaktorisch bezogenen Gedächtnisfunktionen hingewiesen (Eskanazi, Cain, Novelly & Friend, 1983; Rausch & Serafetinides, 1975; Rausch, Serafetinides & Crandall, 1977). Die von Yasargil entwickelte Methode der „selektiven Amygdala-Hippocampektomie" scheint die intellektuellen Änderungen zu minimieren und gleichzeitig in der Lage zu sein, das Auftreten epileptischer Attacken zu unterbinden oder signifikant zu verringern (Birri, Perret & Wieser, 1982; Gonser, 1983; Gonser, Perret & Wieser, 1986; Wieser, 1991; Wieser & Yasargil, 1982). Über entsprechende neuere Ergebnisse berichten auch Cascino und Mitarbeiter (1991), Hermann und Wyler (1988a, 1988b), Powell, Polkey und McMillan (1985), So, Olivier, Andermann, Gloor und Quesney (1989) und Gloor (1990, 1991). B.P. Hermann, Wyler und Somes (1991) sind der Ansicht, daß nach anterioren temporalen Lobektomien nur die Lern- und Gedächtnisbereiche stärker als präoperativ beeinträchtigt sind, während umgekehrt der Bereich der Problemlösefähigkeit (in neuen Situationen) von der Operation am stärksten profitierte. Von überraschend positiven Ergebnissen hinsichtlich Sprachleistungen auch nach Abtragung großer Teile der dominanten Temporallappenregion berichteten Hermann, Wyler und Somes (1991). Auch Wieser betonte in seiner neuen Übersicht (Wieser, 1991), daß man mittels der selektiven Amygdala-Hippocampektomie eine recht gute Chance habe, Patienten von ihrem fokalen Anfallsleiden zu befreien ohne gleichzeitig ihre Merkfähigkeit drastisch einzuschränken. Gleichwohl ist diese Methode begrenzt auf Patienten mit einem scharf eingrenzbaren Anfallsherd.

Die Rolle des Ammonshorns – Anoxische und hypoxische Schäden

Die Frage, inwieweit eine isolierte (bilaterale) Schädigung allein des Ammonshorns persistierende Amnesie nach sich ziehen kann, wurde häufiger gestellt (Cummings, Tomiyasu, Read & Benson, 1983; DeJong, 1973; DeJong, Itabashi & Olson, 1969; Muramoto, Kuru, Sugishita & Toyokura, 1979; Ponsford & Donnan, 1980; Volpe & Petito, 1985; Woods, Schoenle & Kneisley, 1982) und zum Teil zumindest in der Tendenz positiv beantwortet. Hinweisen kann man hier zum einen auf mehrere ältere (s. Markowitsch, 1992a, 1992b) und einzelne neuere Einzelfallbeschreibungen (z.B. Medalia, Merriam & Ehrenreich, 1991) nach Strangulation und insbesondere auf neuere Fälle mit Herzinfarkt und anschließender Reanimation. Diese führten oft zu beträchtlichen, vor allem anterograden, Gedächtnisstörungen; bei vielen dieser Fälle gelingt es mit konventionellen bildgebenden Verfahren (CT, MRI) kaum eine Schädigung im hippokampalen Bereich (oder sonstwo im Gehirn) auszumachen (A.L. Carney & Anderson, 1981; Auer, Jensen & Whishaw, 1989; Damasceno, 1991; Drühe & Hartje, 1989; Parkin, Miller & Vincent, 1987; Plum, 1973; Volpe & Hirst, 1983a; Volpe, Holtzman & Hirst, 1986; Volpe & Petito, 1985). Dies gilt auch für Hypoxien auf Grund von Vergiftungen (Tvedt, Edland, Skyberg & Forberg, 1991; Tvedt, Skyberg, Aaserud, Hobbesland & Mathiesen, 1991). Auf der anderen Seite zeigten De Volder und Mitarbeiter (1990) mittels PET (Messung des Glukosestoffwechsels im Gehirn), daß recht weitverstreut und zwischen individuellen Patienten unterschiedlich gelegene Hirnschäden nach anoxischen Syndromen auftreten können. Petito, Feldmann, Pulsinelli und Plum (1987) demonstrierten histologisch, daß sich die hippocampale Neurondegeneration erst nach einem Tag und mehr herausbildet. Offensichtlich angeregt durch ihren aufregenden Fall mit andauernder Gedächtnisstörung bei bilateraler Schädigung von lediglich Feld CA 1 des Hippocampus proper (Zola-Morgan et al., 1986) gelang es neuerdings der Gruppe um Larry Squire, die kernspintomographischen Schnittebenen so zu wählen, daß die hippocampale Region in einem schrägen Coronarschnitt deutlich sichtbar wird (Press, Amaral & Squire, 1989; Squire, Amaral & Press, 1990).

Andere Fallbeispiele wiederum sprechen gegen die Möglichkeit, daß nach alleiniger Hippocampusläsion Amnesie unabänderliche Konsequenz sein muß (Gol & Faibisch, 1967; Gonser, 1983; Landi, Giusti & Guidotti, 1982) und betonen eher die Rolle umliegender (paleocorticaler) Strukturen bei der langfristigen Informationsverarbeitung (z.B. Horel, 1978; Hyman, Van Hoesen & Damasio, 1990; Hyman et al., 1984; Mizutani et al., 1990; Van Hoesen, Damasio & Hyman, 1985; vgl. auch von Cramon, Hebel & Schuri, 1988, und Markowitsch, 1984).

Wie oben erwähnt ist der von Zola-Morgan et al. (1986) publizierte Fall wegen seiner umfangreichen prä- und post mortem Dokumentation relativ einzigartig. Die Autoren hatten die Möglichkeit, einen schon im Alter von 50 Jahren pensionierten Postangestellten, der nach einer Bypassoperation kurzzeitig einen Herzstillstand bekam (im Alter von 52 Jahren) über fünf Jahre hin zu beobachten und zu untersuchen und anschließend, nach seinem Tod, sein Gehirn auf Schäden hin zu überprüfen. Hierbei erwies er sich trotz eines IQ-Wertes von 111 als weitgehend amnestisch; sein Wechsler Memory Quotient lag bei 91. Neuropsychologisch dokumentiert ist seine Leistung u.a. in folgenden Tests: Paarassoziationslernen, Prosatextwiedergabe, Diagrammwiedergabe, Rey-Osterrieth-Figur, Wörterwiedergabe, Identifizieren von berühmten Gesichtern, öffentlichen Ereignissen, Fernsehshows und sein autobiographisches Altgedächtnis (welches gut erhalten war). Auf neuroanatomischer Ebene waren gedächtnisrelevante Schäden im wesentlichen im CA1-Sektor des Ammonshorns zu finden, allerdings zeigten sich auch der linke Globus pallidus und die linke Capsula interna geschädigt. Die Autoren schlossen ihre Veröffentlichung mit dem Satz (in Übersetzung): „Der gegenwärtige Fall zeigt, daß eine umschriebene bilaterale Läsion, die auf das Feld CA1 der hippocampalen Formation begrenzt ist, ausreicht, um zu Amnesie zu führen.“ (S. 2965). Die Bedeutung des CA 1-Sektors für Gedächtnis betonten auch Volpe und Petito (1985), während in einer neuen Arbeit von Sass et al. (1991) eher – wie auch in alten Arbeiten – die Bedeutung des CA 3-Gebietes des Ammonshorns herausgestrichen wird. (Erwähnen will ich hier auch, daß wir umgekehrt über einen Fall berichteten, bei dem gerade die Schädigung der linken Capsula interna für seine Gedächtnisstörungen ausschlaggebend war: Markowitsch et al., 1990. Insofern ist die Negierung dieses bei R.B. geschädigten Fasergebietes durch Zola-Morgan et al., 1986, nicht gerechtfertigt.)

Kürzlich wurde die Diskussion zur Wichtigkeit des CA 1-Gebietes für eine langfristige Informationsablagerung wieder neu durch die spektakulär anmutende Arbeit von Tanabe und Mitarbeitern (1991) entfacht. Diesen Autoren gelang es, eine 63jährige Patientin mit einer amnestischen Episode mittels SPECT während und nach der Attacke zu untersuchen. Während der transitorischen globalen Periode der Amnesie zeigte sich bilateral eine markante Abnahme im Territorium der posterioren cerebralen Arterien und damit auch im Gebiet der hippocampalen Formation. Eine kernspintomographische Untersuchung, die einen Monat nach der amnestischen Episode vorgenommen wurde, ergab eine umgrenzte Schädigung im linken Hippocampus. Diese Läsion lag im mittleren Bereich des CA 1-Gebietes und damit in dem auch im Fall von Zola-Morgan et al. (1986) betroffenen Gebiet des Hippocampus. Tanabe und Mitarbeiter (1991) schließen aus ihren Ergebnissen, daß die Fähigkeit zur langfristigen Gedächtnisabspeicherung nicht durch partielle Schädigungen des CA 1-Gebietes unterbunden werde und relativieren auch die Interpretation von Zola-Morgan et al. (1986). Sie betonen sogar, daß die funktionsbeeinträchtigte Region mehr umfassen muß als bilateral das CA 1-Gebiet des Hippocampus um zu massiven Gedächtnisstörungen zu führen.

In einem anderen, etwas älteren, Fall dokumentierten Duyckaerts und Mitarbeiter (1985), daß eine kombinierte Läsion von Amygdala und Hippocampus ein reines amnestischen Syndrom verursachen kann. Die beidseitige Schädigung allein der Amygdala führte in einem Fall (Tranel & Hyman, 1990) zu massiven Störungen im nichtverbalem visuellen Gedächtnisbereich, im Sozialverhalten und in „exekutiven Kontrollfunktionen".

Auf der Basis von tierexperimentellen Ergebnissen schlugen Teyler und DiScenna (1985, 1986) ihre „hippocampale Indextheorie" vor, die auch 1988 von Teyler und Perkins aufgegriffen wurde. Diese Theorie besagt, daß der Hippocampus einen „Index" eines corticalen Moduls, das durch erfahrungsbedingte Ereignisse aktiviert wurde, speichert. Dieser gespeicherte Index erlaubt dann die Arbeit des Wiedererkennens oder freien Reproduzierens durch seine nachfolgende Interaktion mit dem Neocortex. Das heißt, Teylers Theorie sieht den Hippocampus als zeitlich begrenzt „Templates" oder Muster anlegend, die dann mit entsprechenden corticalen Mustern verglichen und bei Übereinstimmung gespeichert und/oder (re)produziert werden können.

Eine nicht ganz unähnliche Variante der Hypothese von Teyler und DiScenna, die zusätzlich noch Kleinhirnbereiche einbezieht, wurde kürzlich von Schmajuk & DiCarlo (1991) vorgestellt (wenngleich die Autoren Teyler und DiScenna nicht zitierten). Schmajuk und DiCarlo nehmen an, daß der Hippocampus den Inhalt eines Kurzzeitspeichers kontrolliere, in dem er die motivationalen und Erregungskomponenten steuere, sowie den Wettbewerb zwischen sensorischen Repräsentationen lenke. Schlußendlich verweise ich auch noch auf Robert Millers (1991) Theorie zur Interaktion zwischen Cortex und Hippocampus.

Neuere Fälle mit umfassenderen Temporalhirnschäden

Patienten mit umfassenderen Temporallappenschädigungen können dement sein (Hubbard & Anderson, 1981; Jarho, 1973; Medina, Chokroverty & Rubino, 1977) oder zeigen zusätzlich zu den Gedächtnisstörungen weitere auf sozialen und emotionalen Ebenen (z.B. Andersen, 1978; Hierons, Janota & Corsellis, 1978; W.B. Matthews, 1965; Mehraein & Jamada, 1967; J.P. Mohr, Leicester, Stoddard & Sidman, 1971). Dies gilt insbesondere natürlich für Patienten nach überstandener (Herpes simplex) Encephalitis (z.B. A.R. Damasio et al., 1985a), wenngleich auch hier in Einzelfällen die Erholung relativ gut oder die eingeschränkten Funktionen relativ wenige sein können (z.B. Adams & Miller, 1973; Pietrini et al., 1988).

Dementielle Syndrome gehen mit ausgedehnteren Schäden, die sich von Mittelhirnbereichen bis in den Cortex ausdehnen, einher (Torack & Morris, 1986, 1988). Gefunden wurden in diesen Fällen mit progressiver Demenz und allgemeiner Depression Verluste an Pigmentzellen im ventralen Tegmentum und Neurofibrillenbündel und/oder Zellverluste im entorhinalen Cortex sowie in der Pyramidenschicht des Hippocampus (Tractus perforans).

Verschiedenartige Läsionskombinationen im Temporallappenbereich führen zu recht unterschiedlichen Ausfällen auf Verhaltensebene. So berichtete Habib (1986) über visuelle Hypoemotionalität und Prosopagnosie nach Isolierung des rechten Schläfenlappens bei einer 71jährigen Patientin. Stuss und Guzman (1988) beschrieben einen 50jährigen Mann mit transientem Klüver-Bucy Syndrom und schwerer, persistierender retrograder Amnesie. Auch andere Autoren bringen retrograde Amnesie mit Temporallappenschäden in Zusammenhang (Rousseaux, Delafosse, Cabaret, Lesoin & Jomin, 1984; Tranel, 1991). Sugishita, Koike, Shimizu und Ishijima (1990) gaben eine Übersicht, in der sie speziell danach suchten, welcher Bereich des linken oder dominanten Schläfenlappens am ehesten mit einem Defizit im Paarassoziationslernen in Zusammenhang gebracht werden kann. Ihre Aussagen blieben dennoch uneindeutig.

Der Genuß verseuchter Muscheln führte zu neuronaler Nekrose und Neuronenverlust im hippocampalen und amygdaloiden Bereich mit den charakteristischen, das Gedächtnis beeinträchtigenden Folgesymptomen auf Verhaltensebene (Teitelbaum et al., 1990).

Massive bioperculäre Schäden hatte ein Skorpionstich zur Folge, der auf Verhaltensebene zu andauerndem Mutismus führte (Groswasser, Groswasser-Reider & Korn, 1991). Selbst nach zwei Jahren hatte sich das Zustandsbild des zu Krankheitsausbruch 13jährigen Patienten nicht gebessert.

Encephalitis und der Temporallappen

Der Temporallappen wird nach Encephalitisinfektion am häufigsten und am intensivsten in Mitleidenschaft gezogen (A.R. Damasio et al., 1985a; Dirr, Elster, Donofrio & Smith, 1990; Greenwood, Bhalla, Gordon & Roberts, 1983; Haymaker, Smith, Bogaert & Chenar, 1958; Prange, Menck, Beuche & Voth, 1990), wenngleich auch andere Regionen betroffen sein können (Neeley, Cross, Crow, Johnson & Taylor, 1985). Gedächtnisstörungen sind dabei regelmäßig anzutreffen (z.B. Cermak & O'Connor, 1983; A.R. Damasio et al., 1985a; Kapur, 1988b). Auch Scrapie-Infektionen können zu Schäden im Hippocampusbereich führen (J.R. Scott & Fraser, 1984).

Elektrische Reizung und Registrierung im medialen Temporallappenbereich

Eine Reihe von Studien, die über elektrische Reizung im Amygdalabereich berichteten, wurde in Sarter und Markowitsch (1985a) zusammengefaßt. Andere, den umliegenden Temporallappenbereich betreffende Studien oder Zusammenfassungen, stammen von Chapman, Walter, Markham, Rand und Crandall (1967), Fedio und Van Buren (1974), Feindel (1961, 1982), Gloor (1990), Gloor et al. (1982), Heath (1986), Lee, Loring, Flanigin, Smith und Meador (1988), Lee, Loring, Smith & Flanigin (1990), C.A. Nelson, Collins und Torres (1991), Penfield (1958, 1959, 1975), Penfield und Perot (1963) und in größerer Zahl von Halgren und Mitarbeitern (z.B. Halgren, 1981, 1984; Halgren, Walter, Cherlow & Crandall, 1978b; Halgren et al., 1983; Halgren, Wilson & Stapleton, 1985). Eine allgemeine, historisch orientierte, Einführung in die Methode der elektrischen Reizung des menschlichen Gehirns gibt Zimmermann (1982).

Wie zu erwarten kommt es bei elektrischer Hirnreizung im Temporallappenbereich zu Unterbrechungen von Lernvorgängen oder während der Gedächtnisleistung zu verbalen Intrusionen. Hiervon sind sowohl Gedächtnisbildung wie Gedächtnisabruf betroffen. Auch kann es zu Halluzinationen, déjà vu-Erlebnissen, zwanghaftem Denken, plötzlichen Gedankenblitzen und ähnlichen Erscheinungen kommen.

Fedio und Van Buren (1974) schlugen eine Unterscheidung vor zwischen den Funktionen anteriorer und posteriorer Temporallappenbereiche: Reizung des anterioren temporalen Neocortex führe zu anterograder Amnesie, und Reizung des posterioren Bereichs zu retrograder Amnesie. Diese Differenzierung scheint allerdings auf Grund der oben erwähnten Läsionsstudienergebnisse im anterioren Temporallappenbereich nicht mehr haltbar zu sein (da dort über retrograde amnestische Störungen nach polaren Schäden berichtet wurde). Die Reizung lateraler Temporallappenbereiche wiederum scheint die Kurzzeitgedächtnisbildung zu beeinträchtigen.

Meist kombiniert mit Reizungen wurden Ableitungen in Form von evozierten Potentialregistrierungen, Multi-unit oder Einzelzellableitungen vorgenommen (Creutzfeldt, 1990; Creutzfeldt & Ojemann, 1989a, 1989b; Creutzfeldt, Ojemann & Lettich, 1989; Halgren, 1982; Halgren, Babb & Crandall, 1978a; Halgren & Wilson, 1985; Heit, Smith & Halgren, 1988, 1990; R. Johnson, 1988; Meador et al., 1991; Ojemann, 1982; Ojemann, Creutzfeldt, Lettich & Haglund, 1988; Puce, Andrewes, Berkovic & Bladin, 1991; Ruggs et al., 1991; Shimizu, Suzuki, Ishijima & Sugishita, 1990; M.E. Smith, Stapleton & Halgren, 1986).

Konsistent wurden dabei Zusammenhänge zwischen medialen Temporallappenaktivitäten und der Verarbeitung gedächtnisrelevanter Informationen gefunden. Heit und Mitarbeiter (1988) berichteten, daß einzelne abgeleitete Neurone auf individuelle Reize, Wörter, sowie Gesichter, selektiv ihre Entladungsraten änderten. Da die Änderungen in den Entladungsraten dann maximal waren, wenn die neocorticalen Zellen auf Reizwiederholung am sensitivsten ansprachen, schlossen die Autoren, daß die Region des medialen Temporallappens während des Abrufes aus dem Neugedächtnis spezifische Informationen dem Cortex zuführt. In ihrer 1990 veröffentlichten Arbeit differenzierten sie weiter, daß Neurone des medialen Schläfenlappenbereiches Informationen zu sukzessiven Stadien der Informationsverarbeitung innerhalb einer kognitiven Reiz-Antwort-Aufgabe liefern, u.z. vom Kontextabruf bis zur Integration der Reizbedeutung innerhalb des jeweiligen Kontextes. Puce und Mitarbeiter (1991) benutzten Paradigmen, mit denen während der Ableitung evozierter Potentiale die Wiedererkennleistung gemessen werden konnte. Sie fanden im Unterschied zu gängigen neuropsychologischen Erkenntnissen zwischen den beiden Temporallappen morphologisch identische evozierte Potentiale im verbalen wie im visuell-räumlichen Gedächtnis, was sie als physiologische Nichtlateralisierung dieser Aufgaben interpretierten.

In der Arbeit von Ojemann et al. (1988) wurden 17 Neuronenpopulationen bei 13 Patienten registriert; bei den meisten Neuronenpopulationen handelte es sich um nur einzelne Zellen. Alle waren im linken lateralen Temporallappenbereich gelegen und wurden vor der Abtragung von Teilen dieser Region abgeleitet. Zwei Zellen konnten auf keinen Bereich der von den Patienten durchgeführten Aufgabe bezogen werden, eine reagierte lediglich auf Wahrnehmungsaspekte. Die meisten Zellen waren sprach- oder gedächtnisbezogen. Die gedächtnisrelevanten Zellantworten bestanden in der Regel in einer Aktivitätserhöhung während der Enkodierungsphase und beim Abruf, in wenigen Fällen auch in einer Hemmung während dieser beiden Phasen.

Nicht vergessen sollte man, daß in der Temporallappenregion neben gedächtnis- und sprachbezogenen Zellaktivitäten auch solche zu sozialen und emotionalen Aspekten wahrscheinlich sind, was allerdings bislang offensichtlich eher bei nichtmenschlichen Primaten untersucht wurde (z.B. Brothers, Ring & Kling, 1990).

Auch noch anführen möchte ich, daß in seltenen Fällen das Elektroencephalogramm auf Abnormalitäten im Schläfenlappenbereich hinweist, während computertomographische Ergebnisse hier (noch) nicht auf Deviationen hinweisen (Kapur, Young, Bateman & Kennedy, 1989). Der von Kapur et al. vorgestellte Fall ist gleichwohl von besonderem Interesse, da es sich hier um einen Patienten mit möglichem Temporallappenschaden handelte (insbesondere linksseitig), der sein Altgedächtnis für die vergangenen 20-30 Jahre verloren hatte ohne auf Neugedächtnisebene besonders auffällig zu sein. Von Interesse ist weiterhin, daß sich die retrograde Amnesie auf öffentliche Ereignisse wie berühmte Gesichter und Szenen beschränkte, während der autobiographische Bereich weitgehend erhalten geblieben war. Seit Krankheitsbeginn, d.h., seit zehn Jahren, hatte er gleichwohl eine anterograde Amnesie für öffentliche Ereignisse. In den Augen der Autoren kann ein Diskonnektionssyndrom die wahrscheinliche Ursache seines selektiven Defekts sein.

Erwähnung finden sollte auch, daß Patienten mit epileptischen Krämpfen, die vom Temporallappenbereich ausgehen, u.U. (occipital und parietal) überhaupt keine P 300 Komponente in ihrem evozierten Potential haben oder diese hinsichtlich Amplitude und Latenz von außerordentlich großer Bandbreite ist (C.A. Nelson et al., 1991).

Der Fornix

Anatomisches Bindeglied zwischen Temporallappen und Diencephalon

Der Fornixstrang wird meist ungenau als Hauptverbindung zwischen dem Hippocampus und den Mammillarkörpern beschrieben. Tatsächlich stellt der Fornix ein recht komplexes Fasersystem dar: Der Fornix beginnt als Alveus, einer dünnen, weißen Schicht entlang der ventrikulären Oberfläche des Ammonshorns, die als Fimbriae entlang des medialen Hippocampus konvergiert. Posterior und superior dann bilden die Fimbria die Schenkel des Fornix unterhalb des Balkenspleniums. Hier kreuzen dann als Fornixkommissur eine Reihe von Fasern zur Gegenhemisphäre. Weiter anterior verbinden sich beide Crura wieder als Corpus fornicis um sich dann noch weiter anterior wieder in die Fornixsäulen aufzuspalten, die vor dem Foramen interventrikulare abwärts ziehen und kaudal der anterioren Commissur im Hypothalamus, vor allem in den Mammillarkörpern enden. Ein nicht unbeträchtlicher Fornixanteil läuft zuvor schon rückwärts gerichtet in den anterioren Thalamus und den Nukleus interstitialis der stria terminalis. Andere Fornixanteile spalten sich nach anterior ab und bilden den präcommissuralen Fornix (Abb. 24) (vgl. Nieuwenhuys et al., 1988).

Mit seinem Verlauf stellt der Fornix somit ein Bindeglied dar zwischen dem „medialen Temporallappensystem“ und dem „diencephalen System“, wobei allerdings die Hauptausgangs- (Subiculum) und Eingangsstation (Mammillarkörper) der sogenannten „medialen limbischen Schleife“ (von Cramon, 1992) angehören (Liebaldt & Scheller, 1971). Denkt man allerdings an (beispielsweise) die präcommissuralen Anteile des Fornix, kommt man in den Bereich der Area subcallosa (oder infralimbica) und damit in den des basalen Vorderhirns und der basolateralen limbischen Schleife (von Cramon, 1992; Sarter & Markowitsch, 1985a).

Kontroverse um Schädigungsfolgen

Fornixschäden entstehen meist im Zusammenhang mit operativen Eingriffen zur Cystenentfernung im Ventrikelbereich. In dezidiert argumentierenden Beiträgen von Squire und Moore (1979) und von Garcia-Bengochea und Friedman (1987) wird eine bedeutende Beteiligung des (anterioren) Fornix an der Gedächtnisverarbeitung abgestritten.

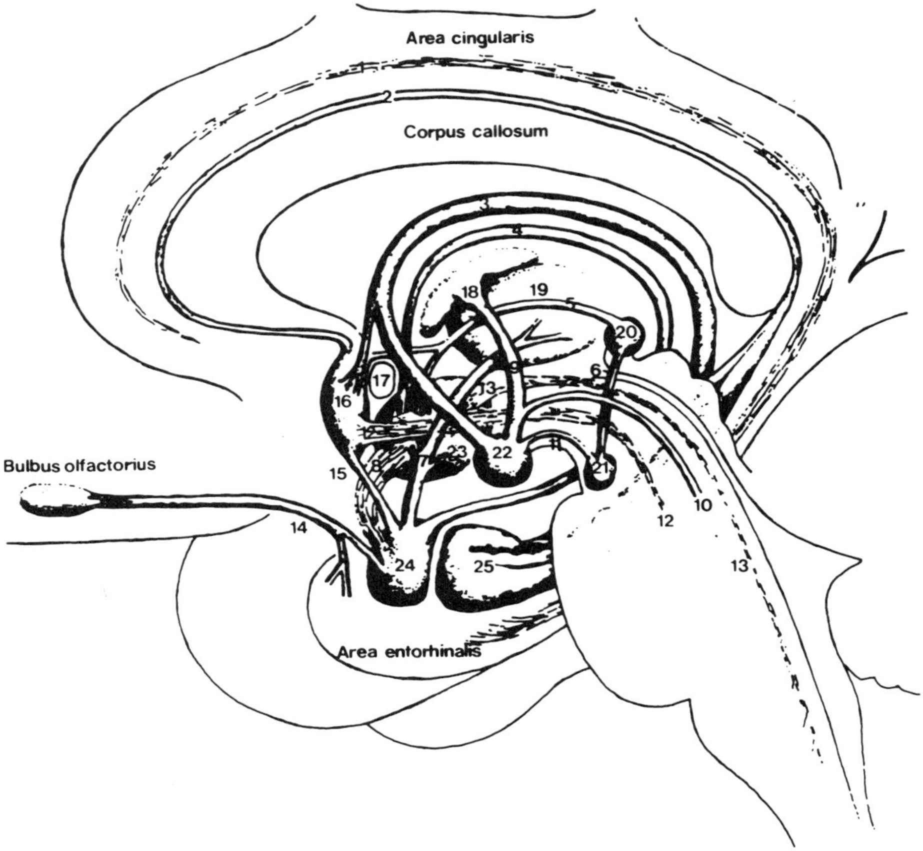

Abb. 24: Verlauf des Fornix und umliegender Strukuren des Limbischen Systems (nach Abbildung 19-2 von Akert, 1985, und Fig. 190 von Nieuwenhuys et al., 1988). 1 = Cingulum, 2 = Striae longitudinalis Lancisi, 3 = Fornix, 4 = Stria terminalis, 5 = Stria medullaris thalami, 6 = Tractus habenulointerpeduncularis, 7 = Pedunculus thalami caudalis, 8 = Basale Mandelkernstrahlung, 9 = Tractus mammillothalamicus, 10 = Tractus mammillotegmentalis, 11 = Pedunculus mammillaris, 12 = Fasciculus telencephalicus medialis, 13 = Fasciculus longitudinalis dorsalis, 14 = Stria olfactoria lateralis, 15 = Bandeletta diagonalis, 16 = Area septalis, 17 = Commissura anterior, 18 = Nucleus anterior thalami, 19 = Nucleus mediodorsalis thalami, 20 = Nuclei habenulae, 21 = Nucleus interpeduncularis, 22 = Corpus mammillare, 23 = Hypothalamus, 24 = Corpus amygdaloideum, 25 = Hippocampus.

Garcia-Bengochea und Friedman (1987) gaben eine Übersicht auf der Basis von 13 Studien, in denen insgesamt 193 Fälle beschrieben wurden. Von diesen hatten sich 180 einer anterioren Fornicotomie unterzogen, um ihre Epilepsie unter Kontrolle zu bekommen und 13 hatten sich Kolloidcysten im Bereich des III. Ventrikel entfernen lassen. Persistierende Gedächtnisstörungen fanden sich lediglich bei vier der Cystenpatienten. (Lavyne & Patterson beschrieben 1983 eine Operationstechnik, die eine Cystenresektion im Bereich des III. Ventrikels ohne Fornixschädigung erlaubt, Apuzzo et al., 1982, schlugen einen „interfornicalen" Zugang zur Cystenbeseitigung vor.)

Obwohl allein die Anzahl der Patienten beeindruckt und somit gegen eine größere Bedeutung des Fornix für Gedächtnis spricht, scheint mir eine Bewertung der Arbeit von Garcia-Bengochea und Friedman doch einige Fragen offen zu lassen und somit eine alternative Sichtweise zu ermöglichen. Die berichteten Ergebnisse basieren auf chirurgischen Eingriffen, u.z. hauptsächlich auf stereotaktischen Fornicotomien bei Epileptikern und somit bei Patienten mit einer gegenüber Nichtepileptikern wahrscheinlich etwas anderen Hirnorganisation. Schon die große Anzahl der in manchen Berichten gesammelten Fälle (bis zu 50) verhinderte die Darstellung einer umfassenden Gedächtnisanalyse. (Meistens wurde die Beurteilung der postoperativen Störungen offensichtlich sowieso nur von Neurochirurgen vorgenommen und war recht oberflächlich. Beispielsweise hieß es bei Bouchard, 1971, lediglich, daß sich psychische Störungen bei 51% der stereotaktisch fornicotomierten Epileptiker besserten.) Weiterhin gibt es Parallelbeispiele für weit weniger massive Konsequenzen für den Gedächtnisbereich bei stereotaktisch-chriurgischen Eingriffen gegenüber Hirnschäden, die auf Grund von Infarkten oder traumatisch hervorgerufen wurden. Beispiel sind die stereotaktischen Eingriffe in den thalamischen Mediodorsaliskern (Wycis, 1972; vgl. Markowitsch, 1982a), die meist lediglich zu vorübergehenden Störungen in der Zeitwahrnehmung führten (vgl. den Abschnitt *Chronognosie*), während umgekehrt Victor und Mitarbeiter (1989) im Zusammenhang mit dem Korsakowsyndrom betonten, daß Schädigungen alleine des Mediodorsaliskerns ausreichen, um profunde und persistierende amnestische Zustände zu bewirken (S. 186).

Squire und Moore (1979) berichteten von 47 in der Literatur gefundenen Fällen, bei denen eine chirurgische Fornixsektion Gedächtnisleistungen nicht beeinträchtigte. Die drei Ausnahmen betrafen die von Hassler und Riechert (1957), Sweet, Talland und Erwin (1959) und Heilman und Sypert (1977) dokumentierten Fälle. Der Patientin von Sweet et al. waren die anterioren Fornixsäulen durchtrennt worden, was ihre Fähigkeit zur Neugedächtnisbildung massiv beeinträchtigte (gemessen wurde noch 2 Jahre nach der Operation). Gleichwohl war die Differenz zwischen Gesamt-IQ und Wechsler-MQ mit 103 zu 90 gering, ein Wert, der wie Squire und Mitarbeiter mehrfach betonten (Squire, 1981, 1982a; Squire & Zola-Morgan, 1983), nicht ausreicht, um von globaler Amnesie sprechen zu können.

Weit größer war die Diskrepanz zwischen diesen beiden Meßwerten in Heilman und Syperts (1977) Fall, bei dem der Gesamt-IQ-Wert 108 und der MQ-Wert 78 betrug. Dieser Patient hatte eine Neoplasie im Subarachnoidalraum der Zisterne im Vierhügelplattenbereich, das den posterioren Fornix bilateral zerstört hatte. Umliegende Hirnstrukturen waren, mit Ausnahme der Hippocampuscommissur, nicht beeinträchtigt. Die Schädigung der Hippocampuscommissur mag jedoch von Bedeutung sein, da man spekulieren kann, daß eine Kommunikation zwischen beiden Hippocampi für eine erfolgreiche Gedächtnisverarbeitung notwenidg sein mag.

Außer den von Squire und Moore (1979) aufgeführten Ausnahmefällen gibt es einige weitere Fallbeispiele mit schweren Gedächtnisproblemen nach Fornixzerstörung (Brion, Pragier, Guerin & Teitgen, 1969; A.S. Cameron & Archibald, 1981; A.C. Carr, 1982; Delay, Brion & Derouesne, 1964; Hassler, 1967; Mehraein & Rothemund, 1976; Rousseaux, Lesoin, Nzeymana, Cabaret & Jomin, 1984; Schenk, 1959a; s.a. M.J. Owen & Butler, 1982, 1984). Darüber hinaus gibt es einige Fälle, bei denen der Fornix uni- oder bilateral zusammen mit anderen Hirnstrukturen lädiert war und bei denen Gedächtnisstörungen das Hauptsyndrom bildeten. Hierzu zählen Fälle, bei denen die anterioren cingulären Bereiche (Laplane, Degos, Baulac & Gray, 1981), der Hypothalamus (Hier, Thomas & Shindler, 1983) oder andere Hirnstrukturen (Geffen, Walsh, Simpson & Jeeves, 1980; Zaidel & Sperry, 1974) mit geschädigt waren.

Als „Paradefall" auf der Gegenseite dient meist der von Woolsey und Nelson (1975) beschriebene Patient, bei dem der Fornix wegen eines Tumors beidseitig zerstört war und bei dem (als Konsequenz) auch die Mammillarkörper degeneriert waren, der aber dennoch bis wenige Tage vor seinem Tod geistig fit geblieben war. Andere Fälle ohne bedeutende oder bleibende Gedächtnisstörungen wurden kurz von Carmel (1985), Jeeves, Simpson und Geffen (1979), Nitta und Symon (1985) und von Umbach (1966) erwähnt. (Vgl. auch Parkin, 1984, für eine detailliertere Diskussion möglicher Zusammenhänge zwischen Fornixschaden und Gedächtnisstörung.)

Von Cramon (1992) argumentierte, daß insbesondere die posterioren Fornixbereiche (die Fornixschenkel) zur mnestischen Informationsverarbeitung beitragen mögen (vgl. den oben beschriebenen Fall von Heilman & Sypert, 1977, und den Fall von Tucker, Roeltgen, Tully, Hartmann & Boxell, 1988).

Grafman, Salazar, Weingartner, Vance und Ludlow (1985) beschrieben einen 39jährigen Kriegsveteranen mit Schrapnellverletzung und beidseitiger Fornixdurchtrennung und ohne sonstige, mit Gedächtnisfunktionen assoziierbaren Hirnschäden, der anhaltende Gedächtnisprobleme hatte, wenngleich nicht amnestisch war. Überzeugender sind zwei Patienten mit massiven Gedächtnisstörungen, die von D. Gaffan, Gaffan und Hodges (1991) und Hodges und Carpenter (1991) dokumentiert wurden. Die Patienten hatten aufgrund einer Cystenentfernung Schäden des linken Fornix beziehungsweise beider Fornixsäulen.

Beide von D. Gaffan et al. (1991) und Hodges (1990) beschriebenen Patienten mußten postoperativ ihren Beruf auf Grund ihrer andauernden Schwierigkeiten im verbalen Gedächtnisbereich aufgeben und arbeiteten nur noch in einer beschützenden Werkstatt. D. Gaffan und Mitarbeiter verglichen ihre Fälle mit denen von Garcia-Bengochea und Friedman (1987), fanden aber, daß keines der von diesen Autoren ins Feld geführten Argumente (für das mögliche Auftreten von Amnesien nach Fornixschaden) für ihre Fälle zutraf. Für sie ergibt sich als

Konsequenz, daß es eigentlich eher der Klärung bedarf, warum in manchen Fällen mit Fornixläsion keine Gedächtnisstörung auftritt, als umgekehrt, wenn diese existiert (vgl. auch die kognitiven Defizite bei HIV-infizierten Patienten mit Fornixschaden, die von Kieburtz et al., 1990, beschrieben wurden). Eine neue Übersicht zu amnestischen Konsequenzen nach Fornixdurchtrennung findet sich bei D. Gaffan und Gaffan (1991). Diese Autoren weisen darauf hin, daß man wenig auf die an Epileptikern erhaltenen Daten bauen kann, umgekehrt aber Fälle, bei denen der Fornix auf Grund chrirurgischer Intervention lädiert wurde, am aussagekräftigsten sind. Als besonders klar ausgearbeitete Fallbeschreibung betrachten sie dabei die von Hassler und Riechert (1957).

Auch eine neue Analyse von zwei Fällen mit Fornixschaden nach Entfernung einer Cyste aus dem dritten Ventrikel zeigte in beiden Fällen persistierende anterograde Amnesie (Hodges & Carpenter, 1991). Außer den Fornixsäulen waren keine anderen gedächtnisrelevanten Strukturen geschädigt. Selbst nach wiederholter Testung nach ein, bzw. zwei Jahren blieben die verbalen Gedächtnisstörungen bestehen, während die nichtverbalen sich verminderten.

Ganz neu berichteten von Cramon und Schuri (1992) über einen 25jährigen Patienten mit anterograder und teilweiser retrograder Amnesie nach Ruptur und Entfernung einer arteriovenösen Mißbildung im Atrium des linken Ventrikels. Betroffen waren insbesondere das posteriore cinguläre Bündel, die Stria longitudinalis (als Teil des supracommissuralen Hippocampus) und der Fornix einschließlich seiner Commissur. Die Autoren führten eine intensive neuropsychologische Testung durch, die eine Untersuchung des Kurzzeitgedächtnisses, seine Lernfähigkeit, sein Langzeit- und sein Altgedächtnis sowie Bereiche seines impliziten Gedächtnisses einschlossen. Intelligenz, Sprache und motorische Fähigkeiten waren weitgehend erhalten. Von Cramon und Schuri meinen, daß eine intakte dorsale septo-hippocampale Route für ein ungehindertes Arbeiten der hippocampalen Formation von herausragender Bedeutung ist.

Amnestische Episoden

Amnestische Episoden, d.h. zeitlich im Vergleich zu den eindeutig organisch-hirnstrukturell festmachbaren, eng limitierte, aber dennoch massive, das episodische Gedächtnis betreffende, Störungen, gehören zu den noch am wenigsten erforschten Amnesieformen (Markowitsch, 1990a). Dies bedeutet auch, daß man hier allerhöchstens Hypothesen hinsichtlich einer lokalisationistischen Zuordnung formulieren kann. Da diese Hypothesen und auch erste „experimentelle" Überprüfungen wenn, dann auf die mediale Temporallappenregion hinweisen (Fujii, Sadoshima & Fujishima, 1990; Stillhard, Landis, Schiess, Regard & Sialer, 1990; Tanabe et al., 1991), folgt dieses Kapitel auf das zum medialen Temporallappenbereich.

Mit auf Grund ihrer zeitlichen Kürze und den bislang kaum gefundenen Evidenzen für hirnorganische Korrelate oder Konsequenzen werden die amnestischen Episoden oder transitorischen globalen Amnesien (englisch: transient global amnesias) auch mit psychogenen Amnesien in Zusammenhang gebracht. Es lassen sich dennoch eine Reihe von Kriterien aufführen, die eine Differenzierung zwischen primär psychogen bedingten und primär nicht psychogen bedingten (transitorischen) Amnesien erlauben (Markowitsch, 1988d, 1990b, 1991a).

Obwohl sich in der Literatur auch schon vor 1956 Hinweise auf Krankheitsbilder finden lassen, die offensichtlich denen der transitorischen globalen Amnesie (TGA) gleichen (z.B. Paul, 1899), gelten die Arbeiten von Hauge (1954), Guyotat (1956) und Bender (1956) als die ersten, die dieses Phänomen dokumentierten und diskutierten. Insbesondere in der amerikanischen Literatur findet sich trotzdem häufiger noch der Hinweis auf C.M. Fisher und Adams (1964), die den Begriff der TGA prägten und ihn auch schon Jahre zuvor in einem vorläufigen Bericht niedergelegt hatten (C.M. Fisher & Adams, 1958).

In meinen Augen gibt der von A. Souques 1892 publizierte und von Paul (1899) auf deutsch wiedergegebene Fall einen der ersten mit deutlichen Merkmalen einer transitorischen globalen Amnesie wieder. Paul schrieb (S. 262): „Frau X., immer gesund, fährt von Paris nach Versailles zu einem Leichenbegängniss. Sie springt unvorsichtig aus dem Wagen und kommt zu Fall, anscheinend ohne sich zu verletzen. Nach diesem Unfall kann sie sich nicht erinnern, weshalb sie nach Versailles gefahren und hat ihr Gedächtniss vollständig verloren, in der Weise, dass sie jeden frischen geistigen Eindruck in zwei Minuten vergessen hat, während für die Ereignisse vor dem Unfall genaue Erinnerung besteht. Die Heilung war nach 4 Tagen vollständig."

Frühe Konzepte transienter amnestischer Syndrome

Ganser-Syndrom. Es ist erstaunlich, wie viel schon um die Jahrhundertwende über amnestische Zustände berichtet wurde (vgl. die Übersichten von Levin, Peters & Hulkonen, 1983, und von Berrios, 1985). Bekannt war vor allem das Ganser-Syndrom (Ganser, 1898, 1904), das man meist mit Hysterie in Zusammenhang brachte (Hey, 1904; Jung, 1902; Raecke, 1908; Stertz, 1910; Westphal, 1903) und das bis heute diagnostiziert wird (M.W.P. Carney, Charty, Robotis & Childs, 1987; Cocores, Santa & Patel, 1984; Dello Russo & Rutigliano, 1968; DSM-III, 1984; Enoch & Irving, 1962; Feinstein & Hattersley, 1988; Goldin & MacDonald, 1955; Heron, Kritchevsky & Delis, 1991; Latcham, White & Sims, 1978; Lieberman, 1954; May, Voegele & Paolino, 1960; Nardi & DiScipio, 1977; Raecke, 1905; Tsoi, 1973; H. Weiner & Braiman, 1955; Whitlock, 1967).

Ganser (1898) definierte das nach ihm benannte Syndrom als einen „hysterischen Dämmerzustand" und charakterisierte das Syndrombild folgendermaßen (Ganser, 1904, S. 34):

„Die auffälligste Erscheinung bestand darin, dass die Kranken Fragen allereinfachster Art, die ihnen vorgelegt wurden, nicht richtig zu beantworten vermochten, obwohl sie durch die Art ihrer Antworten kundgaben, dass sie den Sinn der Fragen ziemlich erfasst hatten, und dass sie in ihren Antworten eine geradezu verblüffende Unkenntnis und einen überraschenden Ausfall von Kenntnissen verriethen, die sie ganz bestimmt besessen hatten oder noch besassen. ... Nach Tagen, und zwar in einzelnen Fällen nach wiederholten Remissionen und Intermissionen trat vollständige Klarheit mit Wiederkehr der normalen Kenntnisse ein, wobei für die Zeit der Unklarheit eine Erinnerungslücke bestehen blieb."

Eine Untersuchung erbrachte beispielsweise folgende Antworten (Ganser, 1904, S. 36):

„Wie alt sind Sie?	25, ja 25 Jahre.
Was für ein Datum ist heute?	Weiss nicht.
Wieviele Finger haben Sie?	Finger? 14.
Zählen Sie Ihre Finger.	(Greift die Finger durcheinander gesteckt an und zählt:) 1, 3, 7, 5, 10, 12, 14, 16 – ja, also 14.
Zählen Sie von 1 ab.	1, 3, 7, 14, 17, 19, 21.
Wieviele Ohren haben Sie?	2.
Wieviele Beine hat ein Pferd?	4.
Und eine Kuh?	4.
Und ein Rind?	Kenne ich nicht.
Kennen Sie noch andere Thiere?	Elefant.
Wieviele Beine hat der?	3.
Kennen Sie noch andere Thiere?	Hund.
Wieviele Beine hat der?	4.
Wieviele Ohren?	3.

Wieviele Schwänze?	1.
Wieviele Augen?	2.
Wieviele Köpfe?	Ganze Masse.
Wieviele Schwänze?	2.

....“

Während Ganser auch in seiner Veröffentlichung von 1904 das Ganser-Syndrom als „zum grossen Krankheitsbilde der Hysterie gehör[ig]“ (S. 46) betrachtete, betonte Whitlock (1967), daß man am besten von dem Begriff der Hysterie ganz weg kommen sollte, ihn aber zumindest auf keinen Fall für das Ganser-Syndrom anwenden solle (S. 28). Die Kontroverse um Namensgebung und Zuordnung besteht jedoch weiter, wie die Beiträge anderer deutlich machen (z.B. Anderson & Mallinson, 1941; May et al., 1960; P.D. Scott, 1965; H. Weiner & Braiman, 1955). Schon Jung (1902) versuchte eine symptomatologische Abgrenzung seines Falls von den von Ganser beschriebenen und schrieb vom „hysterischen Stupor bei Strafgefangenen“ (S. 122).

Das für das Ganser-Syndrom charakteristische Vorbeireden erinnert mich an die in Freuds (1900) Traumdeutung beschriebenen Verzerrungen, die beispielsweise darin münden, daß man Worte und Begriffe leicht verändert, Namen im Traum abändert, oder, wie ich mich beispielsweise erinnere, statt 2/3 mit 67% anzugeben, ich im Traum von 68% sprach (auch die „fausse reconnaissance“ oder „déjà raconté“, von Freud, 1921, beschrieben, mag hierzu gehören). Möglicherweise liefern uns diese und ähnliche Phänomene in Zukunft einen Zugang zum Verstehen von Denk- und Erinnerungsprozessen. In meinen Augen legen sie nahe, daß Abrufprozesse auf Hirnebene eine Synchronisation zwischen Aktivitäten auf mehreren Niveaus verlangen, wobei im Traumzustand u.U. das corticale Aktivitätsniveau nicht oder nur unvollkommen dem diencephalen entsprechen mag (s. Hobson, 1990).

Andere früh beschriebene Syndrome. Andere Syndrome, bei denen transitorische amnestische Zustände im Vordergrund der Symptomatik stehen, sind die „Poriomanie“ (Donath, 1899, 1907), Fugue-Zustände, „Wanderlust“ und ähnliches (z.B. Burgl, 1900; Cowles, 1900; Heilbronner, 1903, 1905; Kellner, 1898; Mörchen, 1904; Pick (1884), Raecke, 1903, 1905, 1908; Schultze, 1903). Teilweise galten diese in das Feld der Psychiatrie hineinreichenden Krankheitsformen als mit Epilepsie gekoppelt.

„Dissoziative Reaktionen“ wurden auch schon von Breuer und Freud (1895), Colella (1894), Coriat (1906, 1907), Dana (1874) und Janet (1894) beschrieben. In diesen Formenkreis gehören auch die vielen Fälle mit multiplen Persönlichkeiten (z.B. Gordon, 1903; C.A. Ross, Anderson, Fleisher & Norton, 1991; A. Wilson, 1903; vgl. auch das populärwissenschaftlich geschriebene Werk von Flora Rheta Schreiber mit dem Titel „*Sybil*“, in dem die 16 Persönlichkeiten der 1923 geborenen Sybil Isabel Dorsett dargestellt werden).

Bregman (1899) betitelte seine Veröffentlichung „Über den ‚Automatisme ambulatoire‘ (‚Fugues‘, ‚Dromomania‘)“ und illustrierte darin den Fall des 14jährigen Jungen Bronislaw B., der „schon im vierten Lebensjahre die Gewohnheit, sich zu verstecken“ (S. 776) hatte oder von zu Hause weglief. Mit sieben begann er auch über Nacht wegzubleiben und später dann dauerten seine Abwesenheitsperioden bis zu einem Jahr. „Jedesmal kommt er nach Haus erschöpft, das Gesicht verfallen, der Blick trübe“ (S. 776), charakterisierte Bregman seinen Zustand. Ansonsten handelte es sich um einen intelligenten Jungen ohne kriminelle Tendenzen. Wie im Fall von Schacter, Wang, Tulving und Freedman (1982) löste der Tod eines nahen und geliebten Angehörigen (seines Bruders) die erste Fugue aus.

Bregman gab auf Seite 780 folgende summarische Beschreibung des Falles:

„Kurz gefasst haben wir also einen 14jährigen Knaben vor uns, welcher, geistig und moralisch gut entwickelt, ohne irgend welchen Grund das väterliche Haus, wo er am besten behandelt wird, verlässt, und mittellos in der Welt herumirrt. Diese Entfernungen wiederholen sich in gewissen Zeitabständen seit seinem 7. Lebensjahre. Sie sind ausgezeichnet durch folgende Eigenthümlichkeiten:
1. erfolgen sie unabhängig vom Willen des Patienten, „etwas Unbestimmbares drängt ihn vorwärts“, ...
2. Obgleich Patient im Moment der Flucht seiner Beweggründe nicht bewusst ist, so scheint doch vom Beginn an ein Gedanke eine hervorragende Rolle gespielt zu haben, d.i. der Gedanke an seinen verstorbenen Bruder und die Sehnsucht nach ihm. ...
3. Nie hat der Patient etwas Anstössiges verübt, wurde nie von der Polizei festgehalten, wurde nie betrunken gesehen.
4. Die Erinnerung an das während der Wanderung Durchlebte bleibt im Allgemeinen erhalten, es finden sich jedoch bedeutende Lücken, welche Patient, wie es scheint, mit Hülfe seiner lebhaften Phantasie zu füllen sucht.“

Eine ganze Monographie über wandernde Kinder wurde 1912 von Stier veröffentlicht. Heilbronner (1903) und Donath (1899, 1907) beschrieben bis in kleinste Einzelheiten Fälle mit Poriomanie. Als Beispiel will ich einen von Donaths (1899) frühen Fällen darstellen, der jedoch deswegen nicht ganz typisch ist, weil der Patient sich an die Vorkommnisse auf seinen Reisen erinnerte (S. 340f):

„Der 38jährige Zimmermannspolier J.Sz. stellte sich mir am 12. März 1898 vor. ... Im 8. Lebensjahre fiel er von Stockwerkshöhe auf den Kopf, doch weiss er nicht anzugeben, ob er bewusstlos geblieben war. Er erlitt eine Verletzung an der linken Stirn; zwei Monate lag er zu Bette, während des die Wunde zuheilte. Seither erfasst ihn jedes Jahr um die Zeit der Jahreswende des Unfalles (im Herbst) ein „innerer Zwang“ zu wandern und zu reisen, der in dem ersten Jahre einige Wochen, in den letzteren auch fünf Monate dauerte, und dem er nicht wiederstehen kann. ...
Unter seinen Wanderungen war aber die bemerkenswertheste jene, welche er vor 3 Jahren, gleichfalls im Herbst ausführte, als er von seiner Frau unter dem Vorwande, dass er Material einkaufen gehe, sich 100 Gulden geben liess, ihren Schmuck – ohne ihr Wissen – an sich nahm, diesen sammt seiner goldenen Uhr versetzte und aus seinem Wohnorte im Székler Lande zu Pferde sich auf den Weg machte. Das Pferd verkaufte er und von der nächsten Eisenbahnstation reiste er nach Budapest und von hier über Wien, Leipzig, Hamburg nach New-York. ... In Amerika arbeitete er einen Monat, da bekam er Heimweh und reiste wieder nach Hause. ...

Diese ganzen Wanderungen aber erscheinen ihm, obgleich dieselben stets bei vollem Bewusstsein erfolgten, fremdartig und unbegreiflich."

Daß Fälle mit derartig hochgradigen Wandertrieben nicht selten sind, belegen auch spätere Arbeiten, so z.b. die Übersichtsartikel von Abeles und Schilder (1935) und von Gillespie (1937). Empfehlenswert wegen der Breite der behandelten Krankheitsbilder ist das Buch von Laughlin (1956) *„The Neuroses in Clinical Practice"*, in dem auch Bezug genommen wird auf einige alte, berühmte Fälle, wie ‚Miss Christine Beauchamp' („Heilige – Frau – Teufel") und ‚Reverend Mr. Henna'. Insgesamt lassen sich 216 Fallgeschichten in Laughlins Buch nachlesen.

Transiente globale Amnesie: Definition und Charakteristika

Definition. Transiente (globale) Amnesien werden recht unterschiedlich definiert, was sich mit der Vielfalt möglicher Auslöser und mit individuellen Varianten im Lebensstil und Verhalten der Patienten zusammenhängt. Caplan (1985, 1990) ist ein Verfechter einer möglichst engen, aber dafür präzisen Definition von TGA. Grundsätzlich sollten laut Caplan (1990, S. 25) mindestens vier Kriterien erfüllt sein, damit man von TGA sprechen kann:

1) Information über den Beginn der Attacke sollte existieren, am besten durch ein oder mehrere Personen, die zu diesem Zeitpunkt mit dem Patienten zusammen waren und dies zu bezeugen in der Lage sind. Epilepsiebedingte und posttraumatische Amnesien sollen mit diesem Kriterium ausgeschlossen werden. Patienten, die alleine waren, könnten gefallen sein oder sich den Kopf angestoßen haben, was die Erinnerung an Zeit und Umstände beeinträchtigen oder auslöschen mag. Epilepsie geht ebenfalls häufig mit zum Teil längeren Amnesieperioden einher.

2) Dysfunktionen während der Attacke sollten begrenzt sein auf sich wiederholende Fragen des Patienten und auf Amnesie. Bei vielen neurologischen Schädigungen gehören Gedächtnisstörungen zur Begleitsymptomatik. Deswegen ist es wichtig zu wissen, daß Vorgänge wie Gehen, Sprechen, Gliedmaßenbewegungen usw. nicht beeinträchtigt waren. Allgemeine Symptome wie Schmerz, Inkontinenz, Kopfweh gelten jedoch nicht als TGA-ausgrenzend.

3) Bedeutende begleitende neurologische Zeichen sollten fehlen. Tumore oder Infarkte verursachen zusätzliche wichtige neurologische Abnormalitäten; mit Amnesie einhergehende Schlaganfälle dürfen deswegen nicht als TGA bezeichnet oder mit TGA verwechselt werden.

4) Der Gedächtnisverlust sollte vorübergehend sein. Amnestische Schlaganfälle verursachen in der Regel einen anhaltenden Gedächtnisverlust und lösen sich selten innerhalb von 24 Stunden auf. Auch strukturelle Hirnläsionen (Abszesse, Encephalitis, Contusionen) führen zu meist länger anhaltenden Defiziten. Diese Abgrenzung bezieht sich nur auf massivere Störungen, das Vorhandensein kleinerer Restsymptome ist akzeptabel. Eine absolut strikte Zeitabgrenzung ist nicht möglich. Dauern die Attacken weniger als 15 Minuten, muß man Epilepsien ausschließen können. Die meisten Attacken dauern weniger als 12 Stunden und nur weniger als 5% halten länger als einen Tag an (diese mögen darüber hinaus von unterschiedlicher Ätiologie sein gegenüber den kürzer dauernden).

Hinge und Jensen (1990) schließen sich prinzipiell Caplans Definition an, wobei sie kurz zusammengefaßt ihre vier Kriterien so formulieren:

1) Transiente Unfähigkeit zur Neugedächtnisbildung.

2) Nachweis durch eine geeignete Person, am besten Arzt.

3) Keine frühere Epilepsie, frisch zurückliegendes Kopftrauma, Intoxikation oder psychiatrische Krankheit.

4) Keine assoziierten bedeutenden neurologischen Symptome oder Zeichen.

Kritchevkys (1989) Definition differiert in Nuancen. Er hebt hervor, daß das Kurzzeitgedächtnis intakt sein sollte, die Attacke plötzlich auftreten sollte, die Erholung (außer für den Zeitraum der Attacke und unmittelbar davor) vollständig sein sollte und die Evaluation der Ergebnisse bildgebender Verfahren (CT, MRI) keine pathologischen Korrelate ergeben sollten.

Frederiks (1990) kritisiert Caplans Definition. Er meint auf der Basis von 57 gesammelten Fällen, daß es geradezu typisch für TGA-Patienten sei, neurologische Abnormalitäten (insbesondere während der Attacke) zu haben (S. 34).

Charakteristika. Charakteristisch für TGAs ist, daß sie erst im Alter auftreten (Abb. 25). Während in Abbildung 25 519 Patienten einbezogen wurden, faßte Caplan 1082 Fälle zusammen (485 davon aus einer früheren Übersicht von ihm [Caplan, 1985], 320 von dem TGA-Symposium [Rebucci & Stracciari, 1988] und 277 aus der Mayo Klinik [J.W. Miller, Petersen, Metter, Milligan & Yanagihara, 1987]). Er fand als mittleres Alter 60,7 Jahre, wobei die siebte Lebensdekade mit über 40% am häufigsten vertreten war.

Hinsichtlich der Geschlechtsverteilung sind die Ergebnisse verschiedener Zusammenfassungen nicht ganz eindeutig, faßt man diese aber wieder zusammen, so kommt man in etwa auf eine Gleichverteilung zwischen den Geschlechtern, dies zumindest nach Caplans Meinung, der ich mich anschließe. Kritchevsky (1989) geht in seinem Handbuchartikel über TGA allerdings von einem leichten Übergewicht betroffener Männer aus (vgl. seine Tabelle 1).

Während man früher der Meinung war, daß sich Attacken kaum wiederholen, lassen sich bei genauerer Recherche Evidenzen für ein gehäuftes Auftreten auffinden (Caplan, 1990; Frederiks, 1990; Ghika & Bogousslavsky, 1990; Hinge & Jensen, 1990; Kritchevsky, 1989; Markowitsch, 1983, 1991a). Hier werden zum Teil in einem Viertel der Fälle wiederholte Attacken gefunden. Es kann angenommen werden, daß eine gewisse Prädisposition vorliegt, die zum Teil nur deswegen nicht dokumentiert wird oder wurde, weil (a) die Patienten nicht über Jahre von der gleichen Klinik betreut wurden, (b) die Lebenserwartung im Alter des Auftretens der ersten Attacke meist nur noch gering ist und (c) auf Grund der altersbedingten Multimorbidität und der häufig noch verminderten Erwartung an die intellektuelle Leistungsfähigkeit im Alter TGAs nicht in allen Fällen beachtet und also solche einer Diagnostik (und Behandlung) zugeführt werden. Kritchev-

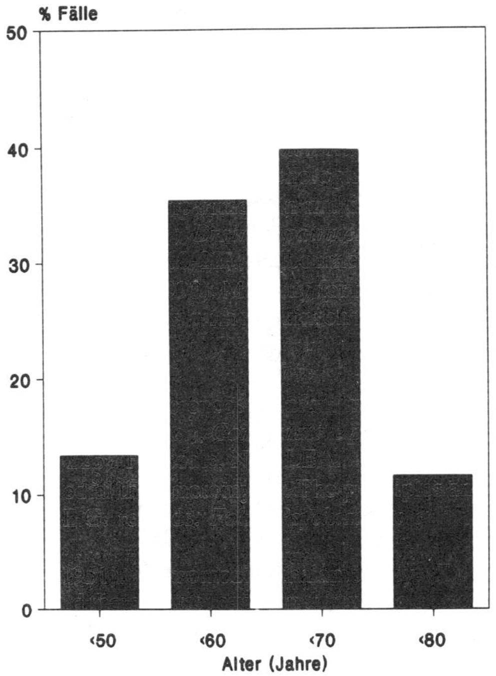

Abb. 25: Altersverteilung von Fällen mit transienter globaler Amnesie. Berücksichtigt sind nur die Fälle bis zum 80. Lebensjahr, da ältere Menschen vermutlich nur sehr selten beobachtete und ärztlich registrierte TGAs haben werden und da die Lebenserwartung jenseits von 80 Jahren rapide sinkt. Die Daten basieren auf den zusammengefaßten Werten der Arbeiten von Hodges und Warlow (1990a), Markowitsch (1983) und Frederiks (1990) (509 Fälle).

ksy gibt als Wiederholungsrate 3-5%/Jahr an und nennt als Inzidenzwert 23,5/ 100000/Jahr. Koski und Marttila (1990) fanden als Inzidenzrate 10/100000 und 32/100000, wenn man sich auf Personen von 50 Jahren und mehr einschränkte. Grundlage ihrer Analyse war die Bevölkerung einer Stadt mit 163000 Einwohnern.

Risikofaktoren für TGA sind Bluthochdruck, Krankheiten der Herzkranzgefäße, vorausgehende Schlaganfälle, transiente ischämische Attacken (TIAs; vgl. Fratiglioni et al., 1991; G. Howard et al., 1991), Diabetes oder periphere vaskuläre Erkrankungen (Caplan, 1990). Frederiks (1990) fand darüber hinaus auch Hyperlipidämie und Rauchen als Risikofaktoren. Hodges und Warlows (1988, 1990a, 1990b) Ergebnisse (s. z.B. Tabelle 2 von Hodges & Warlow, 1990a) stimmen mit denen von Caplan und Frederiks jedoch nicht ganz überein, da bei ihrer Analyse von 114 TGA-Fällen, die mit 109 normalen Kontrollpersonen und 212

TIA-Patienten verglichen worden war, die Prävalenz für Schlaganfallrisikofaktoren wie Bluthochdruck, Rauchen, etc., sich nicht von der von Kontrollprobanden unterschied. Lediglich eine Anfälligkeit für Migräne war überdurchschnittlich häufig anzutreffen (vgl. hierzu auch die insbesondere ausführlich von Frank, 1981, vertretene Migränehypothese).

Stärker einig ist man sich hinsichtlich der Art TGA-auslösender Faktoren. Diese lassen sich grob als physische und psychische Stressfaktoren zusammenfassen. Caplan (1990) untergliedert in 1) emotionalen Stress, 2) Schmerz, 3) Angiographie, 4) Geschlechtsverkehr, 5) physische Aktivitäten, 6) Eintauchen in kaltes Wasser, 7) heiße Bäder oder Duschen und 8) Kraftfahrzeugfahren. Diese Zusammenstellung ist etwas unsystematisch, verdeutlicht aber, verbunden mit der Tatsache der Altersabhängigkeit, daß es sich in allen Punkten um stressbezogene Ereignisse handelt oder um solche, die das Blutgefäßsystem plötzlich massiv beeinflußen.

Prognose. Am schwierigsten zu beantworten sind die Fragen, ob TGAs bleibende Konsequenzen haben, d.h., insbesondere zu einer intellektuellen Verschlechterung führen können und was die Ursachen von TGAs sind. Prinzipiell wird heute weiterhin davon ausgegangen, daß es sich bei TGA um eine folgenlose Erscheinung handelt (Caplan, 1990; Frank, 1981; Ghika & Bogousslavsky, 1990; Hinge & Jensen, 1990; Hodges & Warlow, 1990b; Kritchevsky, 1989; Kritchevksy & Squire, 1989; Kritchevksy, Squire & Zouzounis, 1988; E.P. Palmer, 1986; Ponsford & Donnan, 1980; Regard & Landis, 1984; Stracciari, Rebucci & Gallassi, 1987). Diese Ansicht findet auch Unterstützung durch mittels SPECT- und PET-Analysen erhaltener Ergebnisse (Croisile, Trillet & Laurent, 1990; Fujii, Sadoshima & Fujishima, 1990; Stillhard et al., 1990; Tanabe et al., 1991).

Auf die Möglichkeit anhaltender Verhaltensdefizite nach TGA wiesen vor allem Mazzucchi, Moretti, Caffarra und Parma (1980) hin (s. auch Mazzucchi & Parma, 1990). Zuvor existierten zwar schon einzelne Arbeiten, in denen von persistierenden Gedächtnisdefiziten berichtet wurde (z.B. C.M. Fisher & Adams, 1964; Mathew & Meyer, 1974; T.S. Jensen & Olivarius, 1980; E.F. Steinmetz & Vroom, 1972), jedoch waren die Fälle meist untypisch. Caplan (1990) kritisierte beispielsweise, daß es sich bei den meisten Fällen von Mathew und Meyer um amnestische Schlaganfallpatienten und nicht um TGA-Patienten gehandelt habe (S. 25). Bei dem von E.F. Steinmetz und Vroom (1972) beschriebenen Fall hatte es sich um eine 52jährige Patientin gehandelt, die 5 amnestische Episoden hatte und dann offensichtlich dauerhaft anterograd amnestisch wurde (letzter Testzeitpunkt 12 Monate nach der letzten Attacke). Bei anderen Fällen besserte sich das Gedächtnis über die Zeit, so daß nach mehreren Monaten keine Defizite mehr nachweisbar waren (z.B. Ponsford & Donnan, 1980).

Mazzucchi und Mitarbeiter (1980) suchten Patienten, die bislang nur eine amnestische Episode gehabt hatten. Den 16 Patienten gaben sie den Wechsler Intelligenztest, die Wechsler Gedächtnis-Skala sowie mehrere andere verbale und figurale Gedächtnistests vor. Die TGAs waren im Schnitt 216 Tage vor dem Testzeitpunkt gelegen. Die Verwandten der Patienten hielten deren Intellekt für gleichgeblieben (gegenüber dem Zustand vor der TGA). Nur ein Patient meinte von sich selbst, er sei etwas konfus, wenn er zu sehr müde werde. Trotzdem ergaben sich bedeutende Minderleistungen auf Verhaltensebene, insbesondere im Bereich des verbalen IQ, im verbalen Langzeitgedächtnis und bei der Reproduktion der Rey-Osterrieth Figur. Betont werden sollte allerdings, daß diese Leistungen verglichen wurden mit denen von Kontrollprobanden; es ist von daher unsicher, ob die Patienten (und/oder die Kontrollprobanden) nicht doch eine etwas einseitige Selektion darstellten. Diese Kritik und die, daß die verwendeten (statistischen) Überprüfungsverfahren recht einseitig seien, wurde auch von Colombo und Scarpa (1990) erhoben, die bei ihren TGA-Patienten keine Abweichungen nach der amnestischen Episode feststellen konnten.

Die gleiche Ergebnisrichtung, aber auch die gleiche Kritik an der Erhebungsmethode gilt für die Arbeit von Diewald (1983), über die Mueller (1989) berichtete. Diewald hatte gefunden, daß 36 TGA-Patienten gegenüber einer in bezug auf Alter, Geschlecht, IQ, Schulbildung und Beruf äquivalenten Kontrollgruppe eine signifikant schlechtere Langzeitgedächtnisleistung zeigte. Auf Befragung gaben 16 der 30 TGA-Patienten mit nur einer Attacke und alle sechs mit Rezidiven an, daß sie seit den Ereignissen ein verschlechtertes Namensgedächtnis hätten.

Auch Caffara, Moretti, Mazzucchi und Parma (1981) und Gallassi, Stracciari, Morreale, Lorusso und Ciucci (1988) fanden nach TGA verschlechterte Gedächtnisleistungen. Gallassi et al. (1988) untersuchten 32 Patienten nach ein oder mehreren amnestischen Episoden und deckten gegenüber Kontrollprobanden eine Reihe von Minderleistungen auf (hinsichtlich der verbalen Langzeitgedächtniskomponente der seriellen Positionskurve, Gedächtnisspanne, Aufmerksamkeit, visuellem Kurzzeitgedächtnis und logischem Gedächtnis).

Zusammengenommen zeigen diese Ergebnisse, daß möglicherweise transitorische globale Attacken doch die Hirnfunktion längerfristig beeinträchtigen, oder den Patienten das Gefühl geben, nicht mehr so „vollwertig“ wie vor dem Erlebnis der amnestischen Episode zu sein.

Psychopathometrische Ergebnisse einer ganz neuen Studie von Diewald, Müller und Rauchfleisch (1991) zeigen, daß das verbale Langzeitgedächtnis zumindest längerfristig durch transitorische globale Attacken beeinträchtigt werden kann.

Ätiologie. Transiente globale Amnesien zeigen sich auch nach distinkten Ereignissen, so bei raumfordernden Prozessen (Brillman, 1990), in Zusammenhang mit Epilepsie (Gallassi & Morreale, 1990; Kapur, 1990), oder nach leichten Kopftraumata (Haas, 1990). Ähnliche amnestische Zustände wurden nach Einnahme bestimmter Medikamente berichtet (Markowitsch, 1983; Trillet, Laurent & Croisile, 1990; vgl. auch Ardila & Moreno, 1991, Laurent, Trillet & Croisile, 1990 und Merriam, 1988). Die Vielfalt möglicher Erscheinungsformen transienter amnestischer Episoden hat entsprechend zu einer beträchtlichen Anzahl an Hypothesen geführt, die ihre Entstehung zu erklären trachten. Am häufigsten diskutiert werden Zusammenhänge zwischen TGA und Migräne (Frank, 1981; Haas, 1990; Hodges & Warlow, 1990; Kushner & Gzesh, 1990), TGA und Epilepsie (Gallassi & Morreale, 1990; Kapur, 1990), TGA und Ischämie (Nishida et al., 1990; Scarpa & Colombo, 1990) und TGA und TIA (Frederiks, 1990). Zum Teil wird von der Existenz mehrerer Ursachen ausgegangen (z.T. Hodges & Warlow, 1990a, 1990b), zum Teil sind die Autoren aber auch sehr dezidiert und exklusiv (z.B. Frederiks, 1990) oder lehnen zumindest eine Variante ab, wie bei Hodges und Warlow (1990a) die TIA-Hypothese von Frederiks („thromboembolische Ursache"). Auch ungewöhnliche Erklärungsvarianten wurden ins Spiel gebracht, so von Oleson und Jörgensen (1986) die „Spreading depression"-Hypothese, die besagt, daß emotionaler Stress den Transmitter Glutamat im Hippocampusbereich freisetzt, der dann zu einer sich ausbreitetenden Depolarisierung hippocampaler corticaler Neurone führt. Die transiente Dysfunktion im Hippocampusgebiet würde sich dann als temporäre Amnesie manifestieren.

Meiner Meinung nach stellen die epilepsiekorrelierten Formen der TGA Sonderformen dar. Umgekehrt erscheint mir eine Hypothese, die von einer akuten arteriellen Dyskontrolle ausgeht (die bei verschiedenen Formen transienter Ischämien auftreten könnte), wahrscheinlich (vgl. Caplan, 1985; Kritchevsky, 1989). Genannt werden hier meist die Arteria cerebri media und die vertebrobasiläre Arterie, deren Gefäßabzweigungen unter anderen auch den Hippocampusbereich versorgen.

Sehr ausführlich beschäftigte sich Mueller (1989) mit der möglichen Ätiopathogenese von TGA, wobei er, wie die meisten Autoren von einer vorübergehenden Unterversorgung im medialen Schläfenlappenbereich ausgeht. Für eine fokalischämische Genese sprechen seiner Meinung nach das vorgerückte Durchschnittsalter der Patienten, die Häufigkeit cerebrovaskulärer und kardialembolischer Risikofaktoren in diesem Alter, und TGA-Beispiele, bei denen vorwiegend das Vertebrobasilarissystem bei angiographischen Untersuchungen betroffen war. Speziell geht Mueller von einer „für die Perfusion von Endstromgebieten kritische Druckverminderung in der A[rteria] basilaris" (S. 971) aus. Er bietet dann auch für das Problem, wieso selektiv das hippocampale System von dieser Blutunterversorgung betroffen sein soll, als Hypothese an (S. 972):

> „Unsere Vermutung, dass es hierzu unter Umständen einer Prädisposition in Form einer Hypoplasie oder eines Verschlusses der A. chorioidea anterior bedarf (..), ergab sich aus anatomischen Überlegungen: Wie ... dargestellt, teilt sich die A. chorioidea anterior in der Versorgung des Hippokampus normalerweise mit der aus der A. cerebri posterior entspringenden A. chorioidea posterior (..). Tritt in dieser letzteren ein kritischer Druckabfall ein, so wird die vordere Chorioidalarterie, sofern sie normalanatomisch angelegt ist, über ihre Anastomosen zur A. chorioidea posterior einen Ersatzkreislauf gewährleisten. Zu einer klinisch bedeutsamen Ischämie muss es dagegen wohl dann kommen, wenn die A. chorioidea anterior unterentwickelt ist oder fehlt. "

Zur arteriellen Versorgung des Hippocampusbereichs lieferte Mueller in seiner Abb. 1 eine Skizze (s. auch Biller, 1990). Da meist vor allem verbale Gedächtnisstörungen vorliegen, meint Mueller, daß eine vorübergehende Blutunterversorgung im (sprach)dominanten Hippocampus ausreiche, man also nicht bilaterale Funktionsstörungen postulieren müsse. Dies erscheint mir allerdings nicht ganz schlüssig, da die TGA ja gerade *global* genannt wird, weil sie verbale wie nicht-verbale Gedächtnisbereiche betreffen soll (vgl. z.B. A.R. Damasio, Graff-Radford & Damasio, 1983, A.R. Damasio & Tranel, 1991, Drake, Shuttleworth & Kellum, 1988, und die Beispiele unter dem Kapitel *Material- und modalitätsspezifische Gedächtnisstörungen*). Auf der anderen Seite ist anzuerkennen, daß wegen der transienten Natur des Geschehens und dem meist massiv gestörten Emotionalverhalten eine umfassende, mehrere Gedächtnisbereiche abdeckende, Untersuchung selten möglich sein wird.

Tanabe und Mitarbeiter (1991) untersuchten eine Patientin mittels SPECT und MRI während und nach der Attacke. Sie fanden, daß während der Attacke der cerebrale Blutfluß beidseits im Bereich der posterioren Cerebralarterien reduziert war und damit auch im Hippocampusgebiet. Nach Abklingen der TGA fand sich eine umgrenzte Schädigung im Bereich des mittleren CA1 Gebietes des linken Hippocampus, die sich jedoch nicht nachhaltig auf die Fähigkeit zur Neugedächtnisbildung auswirkte.

Daß angiographische Untersuchungen zu TGA und ähnlichen amnestischen Störungen führen können, ist vielfach belegt und selbst von Radiologen mehrfach beschrieben (z.B. Giang & Kido, 1989; Pexman & Coates, 1983; Shuaib & Hachinski, 1988; Wales & Nov, 1981).

Differentialdiagnose. Wie mehrfach dargelegt (vgl. z.B. Croft, Heathfield & Swash, 1973; Kopelman, 1987; Markowitsch, 1988d, 1991a), ist eine Differentialdiagnose zwischen transienter globaler Amnesie und (transienter) psychogener Amnesie relativ sicher möglich. Das Alter der Person, die Dauer und der Inhalt der Amnesie sind dabei die primär differenzierenden Kriterien: Psychogen Amnestische sind in der Regel jüngere Leute, die inhaltlich meist sehr selektive Gedächtnisstörungen von recht variabler Dauer haben. Fast immer sind persönliche Daten (eigener Name u.ä.) von der Amnesie betroffen. (Das die Differenzierbarkeit zwischen psychogen und organisch als dennoch nicht immer so einfach angesehen wird, belegen zum einen folgender Satz von Stengel, 1966, S. 185: „There is no precise demarcation between ‚functional‘ and ‚organic‘ amnesia“ und zum anderen die Vielfalt psychogener Störungen in neurologisch Erkrankten: Lempert, Dieterich, Huppert & Brandt, 1990.) Tabelle 3 gibt einen Kurzüberblick über wesentliche Differenzierungskriterien.

Psychogene Amnesien

Definition und Differentialdiagnose. Die Differenzierung in „psychogen“ oder „funktionell“ gegenüber „organisch“ ist, wie viele Beispiele aus dem Bereich der Gedächtnisstörungen (z.B. Korsakow-Psychose, Schizophrenien) zeigen, zum Teil willkürlich und historisch bedingt (Crow, 1991; Gray, Feldon, Rawlins,

Tabelle 3: Kurzzusammenfassung einer Differentialdiagnose von Amnesien

	psychogene Amnesie	organische Amnesie	transiente globale Amnesie
Auftreten	plötzlich, nach spezifischem emotionalem Ereignis	abrupt, Ursache eindeutig (z.B. Hirntrauma)	abrupt, versch. Auslöser möglich (z.B. Temperaturänderung, Schmerz)
Ausmass	bestimmte Bereiche psychologischen Inhalts betreffend; individuelle Persönlichkeitsdaten	allgemein, weite Bereiche des Intellekts umfassend	auf Gedächtnisstörungen begrenzt
Verhalten	intentional; realitätsorientiert	anomal, konfus, objektive neurologische Zeichen	konfus, aber keine neurologischen Zeichen
Remission/ Erholung	vollständig; normale Erholung aller amnestischen Funktionen	teilweise Auflösung; Konfusion z.T. weiterbestehend; keine Erinnerung an die Ereignisse während amnest. Attacke	vollständige Auflösung, abgesehen vom Zeitraum der Attacke selbst
Dauer	1 Tag bis 1 Monat (oder sogar länger)	variabel; meist kurz	in der Regel unter 24 Stunden

Hemsley & Smith, 1991; Kopelman, 1987; Pratt, 1966; Saykin et al., 1991; Schacter & Kihlstrom, 1989; Trimble, 1982; vgl. z.B. Buchsbaum, 1990; Zubenko et al., 1991). Psychogene Amnesien werden häufig nach Pierre Janet (1907) als „dissoziative Reaktionen“ bezeichnet und gelten als ‚primär psychogen verursacht und als von psychoneurotischem Charakter‘ (West, 1967, S. 898). Die vier klassischen dissoziativen Reaktionen sind nach West Fuguen, Amnesie, Somnambulismus und multiple Persönlichkeiten. Obwohl West die Amnesie getrennt aufführte, ist klar, daß auch die anderen drei Zustandsbilder von Gedächtnisstörungen begleitet sind.

Charakteristisch für die dissoziativen Reaktionen sind plötzliche, zeitlich begrenzte Änderungen der normalen, integrativen Funktionen von *Bewußtsein*, *Identität* und *motorischem Verhalten*. Die meisten psychogenen Amnestiker sind jung, in der dritten Lebensdekade (Balestrieri, Zimmermann-Tansella, Tansella

& Siciliani, 1974) und eher weiblich als männlich (obwohl außergewöhnliche äußere Umstände wie Krieg „künstlich" zu einem Übergewicht an Männern führen kann; vgl. z.B. Brna & Wilson, 1990; C. Fisher, 1945). Kinder und Jugendliche sind häufig betroffen, besonders hinsichtlich Fugue-Zuständen (z.B. Bregman, 1899; Donath, 1908; Heilbronner, 1905c; Hey, 1904; Keller & Shaywitz, 1986; Laughlin, 1956; Raecke, 1908; Stengel, 1941).

Hysterie, eine labile Persönlichkeit und kriminelle Tendenzen kommen gehäuft vor (Bradford & Smith, 1979; Carney, Charty, Robotis & Childs, 1987; Guttmacher, 1955; Hopwood & Snell, 1933; Leitch, 1948; Lücke, 1903; O'Connell, 1960; Schacter, 1986; Schacter et al., 1982; P.J. Taylor & Kopelman, 1984; Tsoi, 1973; Wolf, 1980). Obwohl Whitlock (1967) Hysterie als essentielles Syndrom in Frage stellte, findet sich diese Diagnose von den Anfängen (Donath, 1908; Ganser, 1898, 1904; Heilbronner, 1905; Hey, 1904; Janet, 1894) bis zu neueren und neuen Fallbeschreibungen (Balestrieri et al., 1974; Chodoff, 1954; Coons, Bowman & Milstein, 1988; Desai, Porter & Penry, 1982; L. Ljungberg, 1957; Roy, 1977, 1979). Fluchtmechanismen, Depression, aber auch Indifferenz (die *„belle indifference"* von Charcot, 1878-1881) werden häufig psychogenen Amnesien zugeschrieben. Manche Autoren unterscheiden zwischen bewußten Lügnern und Täuschern („Suppressoren") und unbewußten Hysterikern („Repressoren") (z.B. Suarez & Pittluck, 1975; vgl. auch Franzen, Iverson & McCracken, 1990).

Multiple Persönlichkeiten. Vom rein wissenschaftlichen Standpunkt sicher am faszinierendsten sind Patienten mit multiplen Persönlichkeiten, obwohl die Existenz dieses Syndrom gegenwärtig von manchen Fachvertretern skeptisch betrachtet wird (E.L. Bliss, 1988; Dell, 1988; Hilgard, 1988; D. Spiegel, 1988); auf der anderen Seite wird es teilweise fast exzessiv diagnostiziert (Coons, 1980, 1984; Coons et al., 1988). Prince (1906a, 1906b, 1908a, 1908b) und Sidis und Goodhart (1905) waren vermutlich die ersten, die über alternierende Persönlichkeiten berichteten (vgl. aber auch A. Gordon, 1903).

Obwohl der Typus mit zwei Persönlichkeiten der häufigste ist, gibt es, wie schon oben bemerkt, durchaus Fälle mit drei, fünf und mehr Persönlichkeiten; manche wollen bis zu 50 Persönlichkeiten diagnostiziert haben (Allison, 1974; Benner & Joscelyne, 1984; E.L. Bliss, 1986, 1988; Boor, 1982; Brandsma & Ludwig, 1974; Coons et al., 1988; Fast, 1974; Greaves, 1980; Gruenewald, 1977; Keyes, 1981; Larmore, Ludwig & Cain, 1977; Ludwig, Brandsma, Wilbur, Bendfeldt & Jameson, 1972; Money, 1974; Searles, 1977; Solomon & Solomon, 1982; Stoller, 1973; W.S. Taylor & Martin, 1944; Thigpen & Cleckley, 1954; West, 1967).

Meist sind die alternierenden Persönlichkeiten einander recht diametral entgegengesetzt, die eine ist beispielsweise scheu, religiös, seriös, monogam, die andere extravertiert, eine Spielernatur, atheistisch und promiskuitiv (Coons, 1980; Ghadirian, Lehmann, Dongier & Kolivakis, 1985; West, 1967). Für Coons (1984, S. 53) ist Amnesie ein absolut essentielles Kriterium für die Diagnose einer multiplen Persönlichkeit; als Auftretenshäufigkeit nennt er einen Fall auf 100000.

Begleitende physische Symptome sind nicht untypisch; hierzu zählen vor allem hysterische Konvulsionen, Kopfweh, Blindheit, Schwächezustände, Taubheit und auditive Halluzinationen. Manche Arbeiten versuchten sogar, bestimmte, physikalisch-physiologische Dimensionen der Wahrnehmung betreffende, Differenzen zwischen Normalen und Patienten mit multiplen Persönlichkeiten auszumachen (S. Miller, 1989; S.D. Miller, Blackburn, Scholes, White & Mamalis, 1991). Ob sich multiple Persönlichkeitszustände von anderen Zuständen psychogener Amnesien ausreichend abheben, ist umstritten (Coons, 1980, 1984). Man kann hier beispielsweise an Medien denken, an Personen, die sich verhext oder besessen fühlen und an weitere psychiatrische Krankheitsbilder. Selbst von Reinkarnationen, z.T. mit schriftlichen Aufzeichnungen, die vor der Verifizierung gemacht wurden, wird in Monographien und neurologisch-psychiatrischen Zeitschriften berichtet (Stevenson, 1974, 1977; Stevenson & Samararatne, 1988).

Fluchtzustände kommen als weitere Gruppe psychogener Amnesien den multiplen Persönlichkeiten am nächsten. Die Hauptelemente sind Amnesie und Flucht (Donath, 1899, 1907; Heilbronner, 1903; Keller & Shaywitz, 1986; West, 1967). Der Verlust der persönlichen Integrität (Abeles & Schilder, 1935; L.A. Kirshner, 1973) kann durch eine Reihe von Faktoren, wie unangenehme Gedächtnisinhalte, physische oder psychische Traumata, familiäre oder ökonomische Probleme, oder durch den Wunsch, Bestrafung zu entgehen, ausgelöst werden (Berrington, Liddell & Foulds, 1956; Kanzer, 1937; G. Wilson, Rupp & Wilson, 1950).

Das folgende Beispiel kann hierfür als typisch angesehen werden (Gillespie, 1937, S. 755f):

„Ein ungefähr 25jähriger Mann wurde durch die Polizei ins Krankenhaus gebracht, nachdem er offenbar ziellos durch London geirrt war. Er sah etwas bleich und ängstlich aus, beantwortete alle Fragen bereitwillig und präzis, aber alles, woran er sich erinnern konnte, war an einen lateinischen Spruch und an einen sehr ernst dreinschauenden Mann mit Schnauzbart. Er drückte sich gewählt aus, konnte aber nicht angeben, wo er aufgewachsen war, noch an sonst irgendetwas bis zum Zeitpunkt von vor ein paar Stunden, als er aufgegriffen wurde. Durch fortwährendes Überreden und Beschwichtigen gelang es, ihm nach und nach zu entlocken, wie er nach London gekommen war bis dann plötzlich eines nachts, gegen 3 Uhr morgens, alles wieder vor seinem Gedächtnis auftauchte, was zuvor vergessen schien. Es zeigte sich, daß er aus einer nördlichen Stadt stammte, daß er mit seinem Vater ein Geschäft betrieb, mit ihm aber im Streit lag, insbesondere wegen seines Trinkens, und daß er seine Fahrt nach London unmittelbar nach dem Streit antrat, nachdem er zuvor seine Verlobte besucht hatte. Ursprünglich wollte er auf den Kontinent, hatte aber in Victoria Station gemerkt, daß sein Geld dafür nicht ausreichte. Dann däuchte es ihm, daß er sich wohl inkorrekt verhalten habe. Er fühlte sich plötzlich verwirrt, konnte nicht mehr klar denken und konnte dem Polizisten, auf den er nach seinen Verwirrtheitsgefühlen zugetreten war, nicht einmal mehr seinen Namen nennen. In diesem Fall folgte Gedächtnisverlust auf die Fugue. Der „streng aussehende Mann“ erwies sich als sein Vater. Der lateinische Spruch war der der Universität seiner Heimatstadt. Der Patient wurde dann offensichtlich geheilt zu seines Vaters Haus entlassen.“

In diesem Fall kann die umfangreiche Gedächtnisstörung nicht durch eine singuläre Vergessensepisode erklärt werden; eine umfangreiche, zeitlich begrenzte Amnesie, nichtsdestoweniger intentionales Verhalten, eine vollständige Remission und eine Dauer von wenigen Tagen bilden die Hauptsymptome.

Von einem neueren, recht interessanten Fall berichtete Lyon (1985). Es handelte sich um eine Frau in den frühen dreißiger Jahren, die auf einem „Interstate Highway“ laufend, offensichtlich traumatisiert, aber nicht psychotisch, gefunden wurde. Man gab ihr im Krankenhaus einen vorläufigen Namen und nach vier Wochen wurde sie in die Abteilung für chronische Patienten verlegt. Da Hypnoseübungen fehlschlugen wurde eine progressive Relaxationstherapie angewandt, in der die Patientin schließlich dazu gebracht werden konnte, in tief entspanntem Zustand eine Telefonnummer zu wählen. Es stellte sich heraus, daß dies die Nummer ihrer 700 km entfernt wohnenden Mutter war. Sie war eine versierte Ingenieurin, die plötzlich loswanderte, als Möbelpacker ankamen, um den Umzug ihrer Familie in einen Staat zu organisieren. Einen neuen, ähnlich überzeugenden Fall, präsentierten Domb und Beaman (1991) kürzlich.

Am häufigsten treten Fugue-Zustände in Kriegszeiten auf (z.B. C. Fisher, 1945; J. Henderson & Moore, 1944; Parfitt & Gall, 1944; Schultze, 1904; Sargant & Slater, 1941). C. Fisher (1945) unterschied zwischen drei Arten von Fuguen (vgl. auch Stengel, 1966):

1) Fuguen, bei denen der Persönlichkeitsverlust bewußt wird, d.h., der Patient fragt, wer er oder sie ist.

2) Fuguen mit Änderungen der persönlichen Identität; der Patient glaubt, jemand anderes zu sein.

3) Fuguen mit retrograder Amnesie.

Gedächtnisstörungen gehören zur Symptomatik aller drei Fuguezustände (vgl. z.B. Akhtar & Brenner, 1979; Heilbronner, 1903; Keller & Shaywitz, 1986; Suarez & Pittluck, 1975; Stengel, 1966). Suarez und Pittluck (1975) gingen sogar soweit, anzunehmen, daß bei organisch bedingten Amnesien die Aufnahme- und Verarbeitungsphasen des Gedächtnisses gestört seien, während bei psychogenen Amnesien lediglich der Abruf nicht mehr entsprechend gelänge (S. 18). In den Fällen, wo dies tatsächlich so ist, mag Hypnose eine mögliche Therapie darstellen (Godfrey & Knight, 1987; Kennedy & Neville, 1957; MacHovec, 1981; Raginsky, 1969; Schneck, 1954; vgl. auch Spanos, 1986, Coe & Sluis, 1989, und Spanos, James & De Groot, 1990). Schlußendlich kann man hier auch noch auf die Ansicht von Schacter et al. (1982) verweisen, die behaupteten, daß funktionelle retrograde Amnesien hauptsächlich entlang *affektiver* und organische hauptsächlich entlang *zeitlicher* Dimensionen organisiert seien.

Zusammengefaßt stellen Patienten mit psychogenen Amnesien ein Konglomerat von Personen mit devianten Persönlichkeitszügen dar, die nichtsdestoweniger einige Gemeinsamkeiten aufweisen, darunter eine schwache, unausgereifte Persönlichkeit, mit hoher Wahrscheinlichkeit eine problematische Kindheit und/ oder Jugend, das Auftreten eines negativ beladenen emotionalen Ereignisses und die Möglichkeit oder Wahrscheinlichkeit, sich durch Flucht oder Ausbrechen Konsequenzen entziehen zu wollen.

Psychogene Amnesien können von recht unterschiedlicher Dauer sein, meist in Abhängigkeit von Umweltgegebenheiten und – was bedeutender sein mag – in Abhängigkeit von effektiver psychologischer oder psychiatrischer Behandlung.

Die mögliche Rolle des Balken bei der Gedächtnisverarbeitung

Das Corpus callosum bildet bei den Primaten den größten interhemisphärischen Faserzug, der beide Großhirnhälften miteinander verbindet. Bei niederen Säugetieren (Beuteltieren) fehlt er; hier existiert nur die anteriore Commissur.

Der Balken galt früher als zentral involviert in die Aufgabe der langfristigen Informationsverarbeitung (z.B. Anton, 1896; Artom, 1923; Ascenzi, 1908; Donath, 1923; Gianelli, 1897; P.C. Knapp, 1906; Liepmann, 1907; Liepmann & Maas, 1907; P. Schuster, 1902; Seletzky & Gilula, 1928; Zingerle, 1900). Balkenmangel wurde häufig mit Schwachsinn assoziiert (Arndt & Sklarek, 1903). Lemke (1937) schrieb, daß der komplette Gedächtnisverlust lange Zeit als callosales Syndrom galt (S. 66) und Mayer-Gross, Slater und Roth (1969) schrieben, daß Tumore der anterioren zwei Drittel des Balkens ein mentales Bild hervorrufen, das vom Frontallappensyndrom nicht unterscheidbar ist (S. 494).

Eine andere Form der Gedächtnisstörung, die mit Balkenläsionen verbunden ist, wurde in Gloning et al. (1955) beschrieben, nämlich Störungen der gnostischen Zeitauffassung, also des primären Erlebens der Dauer. Derartige Störungen kamen nach kombinierten Schußverletzungen von parieto-okzipitalem Cortex und Balken vor.

Die Marchiafava-Bignami Krankheit (Marchiafava & Bignami, 1903) bietet sich als Syndrom an, daß ebenfalls in das Bild eines Zusammenhangs von geistigem Abbau und Callosumschaden paßt. Nach dem Trinken offensichtlich bestimmter Sorten italienischen Rotweins kann es zu callosaler Degeneration mit laminärer corticaler Sklerose, die sich auf Verhaltensebene als Depravation und Demenz äußert (R. Baron, Heuser & Marioth, 1989; Heepe, Nemeth, Brune, Grant & Kleihues, 1988; Lechevalier, Andersson & Morin, 1977).

Auch heutzutage zeigt sich die Bedeutung des Balkens noch in einer Reihe von Untersuchungen, so insbesondere bei sogenannten „Split-brain Operationen" (z.B. Gazzaniga, 1970; Gazzaniga, Kutas, Van Petten & Fendrich, 1989; Sergent, 1990, 1991; Sergent & Corballis, 1989) und bei Patienten mit callosaler Agenese (z.B. Chiarello, 1980; Eichler, 1878; Ferriss & Dorsen, 1975; Gott & Saul, 1978; Jeeves, 1990; J. Kessler, Huber, Pawlik, Heiss & Markowitsch, 1991; Lassonde, Sauerwein, Chicoine & Geoffroy, 1991; Münte & Heinze, 1991). Zwar werden in der Regel extracallosale Hirnschäden für den Verlust der Neugedächtnisbildung bei callosalen Operationen verantwortlich gemacht (z.B. Clark & Geffen, 1989), dennoch zeigen sich andererseits beispielsweise nach anteriorer callosaler Blutung massive kognitive Störungen, die als Diskonnektionssyndrom interpretiert wurden (Leiguarda, Starkstein & Berthier, 1989). Pozzilli und Mitarbeiter

(1991) untersuchten bei 18 Patientinnen mit schubförmiger multipler Sklerose, inwieweit der Ort der Balkenschädigung sich auf bestimmte kognitive Fähigkeiten auswirkt. Sie fanden, daß eine Atrophie der anterioren Region des Corpus callosum sich auf die Leistung in einer verbalen Flüssigkeitsaufgabe negativ niederschlug.

Luria und Majovski (1979) publizierten den Fall einer 23jährigen Studentin, die über plötzliche Kopfschmerzen klagte und hinsichtlich Zeit, Ort und Person desorientiert war. Die Autoren betonten, daß auf Grund einer Subarachnoidalblutung primär der anteriore Abschnitt des Balkens betroffen war. Gleichwohl liegen in diesem Gebiet natürlich die basalen Vorderhirnregionen und die Area subcallosa, und damit Gebiete, deren Schädigung häufig mit amnestischen Störungen in Zuammenhang gebracht werden (vgl. das Kapitel *Basales Vorderhirn und Frontalhirnbeteiligung*). Nach dem operativen Eingriff waren die meisten kognitiven Funktionen weiterhin gestört. Luria und Majovski (1979) zählen dabei im einzelnen auf: verbale und visuelle Gedächtnisstörungen, verbale Abstraktion, intellektuelle Sprache und Selbsteinschätzung. Sie betonen, daß die mnestischen Störungen durch die Balkenschädigung bedingt seien („.. syndrome with mnestic disturbances owing to damage of the corpus callosum“; S. 18); ich vermute jedoch, daß sie diese Meinung fallengelassen hätten, wenn ihnen die später veröffentlichten Fälle mit operierten Aneurysmen im Bereich der anterioren communizierenden Arterie bekannt gewesen wären.

Ein erst neuerdings beschriebenes Krankheitsbild, bei dem eine Schädigung der Balkenfasern im Vordergrund der neuropathologischen Symptomatik steht, stellt die „diffuse axonale Schädigung“, englisch „diffuse axonal injury“ dar (Adams, Graham, Gennarelli & Maxwell, 1991). Dieses in seinen Konsequenzen meist schwerwiegende Krankheitsbild findet sich nach Kopfverletzungen, also beispielsweise nach Verkehrsunfällen oder schweren Stürzen (Adams, 1990; Adams, Graham, Murray & Scott, 1982; Blumbergs, Jones & North, 1989; Nevin, 1967; Strich, 1956).

Erwähnenswert ist auch, daß von mehreren Seiten eine callosale Agenese mit psychotischen Syndromen in Zusammenhang gebracht wurde. Die wohl erste in diese Richtung weisende Studie stammte von Rosenthal und Bigelow (1972) (s.a. Bigelow, Nasrallah & Rausher, 1983). Volumetrische Anomalien des Balkens wurden dann insbesondere mittels Kernspintomographie festgehalten (Nasrallah, 1989; Rossi, Stratta, Gallucci, Passariello & Casacchia, 1989; Swayze et al., 1990a, 1990b). In einer jüngst erschienenen Arbeit werden diese Zusammenhänge aber wieder in Frage gestellt: Filteau und Mitarbeiter (1991) strichen stattdessen eine Beziehung zwischen der Atrophie der posterioren Fossae und Psychosen heraus. Damit erhält eine andere, bislang wenig mit der Verarbeitung konventioneller Gedächtnisbereiche in Zusammenhang stehende Struktur, das Kleinhirn, auch hier eine Schlüsselfunktion. Zumindest scheint dies für das von den Autoren untersuchte Andermann-Syndrom zu gelten, ein genetisch (mit-)bedingtes Krankheitsbild, bei dem häufig eine callosale Atrophie, geistige Retardiertheit, psychotische Episoden und periphere Neuropathie zusammen vorkommen.

Die Beteiligung des Frontallappens an der Gedächtnisverarbeitung

Neuroanatomische Abgrenzung des präfrontalen Cortexes

Die folgenden Aussagen gelten primär für das menschliche Gehirn. Dies zu betonen ist wichtig, weil gerade der Präfrontalbereich sich in der Evolution beträchtlich änderte (z.B. Preuss & Goldman-Rakic, 1991a, 1991c), während umgekehrt zumindest innerhalb der Primaten die posterioren Assoziationsgebiete eher gleich blieben (Preuss & Goldman-Rakic, 1991b).

Während der Frontallappen sich recht einfach definiert und durch die rolandische und die sylvische Fissur zumindest dorsal und lateral eindeutig abgrenzen läßt, ist die Definition des präfrontalen Bereiches, der für das gegenwärtige Thema allein von Interesse ist, wesentlich schwieriger. Erste Versuche dieses von R. Owen (1868) so bezeichneten Gebietes wurden auf cytoarchitektonischer (Brodmann, 1909b, 1912), myeloarchitektonischer (Flechsig, 1896a, 1896b), aber auch schon auf hodologischer Basis (Rutishauser, 1899) vorgenommen. Später dann, mit zunehmendem Einbezug von an unterschiedlichen Spezies gewonnenen Ergebnissen, wurde die anatomische Definition der Präfrontalregion immer schwieriger und kontroverser (Di Pellegrino & Wise, 1991; Fuster, 1989; Kievit & Kuypers, 1977; Markowitsch, 1988e; Markowitsch & Pritzel, 1978c, 1979; Petrides, 1989; Stuss & Benson, 1984, 1986; Uylings & van Eden, 1990).

Will man bei der Brodmannschen Felderaufteilung bleiben (Abb. 26), so sind die Felder 9-15, 46 und 47 mit Sicherheit präfrontal. Die Areae 8, 25 und 32 mögen als Übergangszonen angesehen werden.

Während Stuss und Benson (1984) noch recht definitiv, wenngleich inkonsistent, die Brodmannschen Areae angaben, die sie für präfrontal ansahen, waren sie in ihrer zwei Jahre später publizierten Monographie zurückhaltender und verwiesen stärker auf die Definitionen anderer. Auch die Definitionen anderer sind unbefriedigend und oberflächlich. So bezeichnet J.W. Brown (1985) einerseits alles außer dem motorischen (Area 4) und dem prämotorischen Cortex (Areae 6, 8, 44) als präfrontal, wobei er noch die operculäre Zone ausnimmt, andererseits – in seiner positiven Formulierung – gibt er nur die Areae 9-12 als präfrontal an. Auch Karnath (1991) stellt einfach die sehr unterschiedlichen Meinungen zweier Arbeiten einander gegenüber, ohne hierzu irgendeinen Kommentar abzugeben. A.R. Damasio (1985b) schließlich diskutiert lediglich die verschiedenen zum Frontallappen gehörenden Bereiche hinsichtlich der morphologischen Beschaffenheit ihrer Neurone und hinsichtlich ihrer möglichen Zugehörigkeit zu limbischen und anderen (eher auf Verhaltensebene definierten) Regionen. Unsicher ist

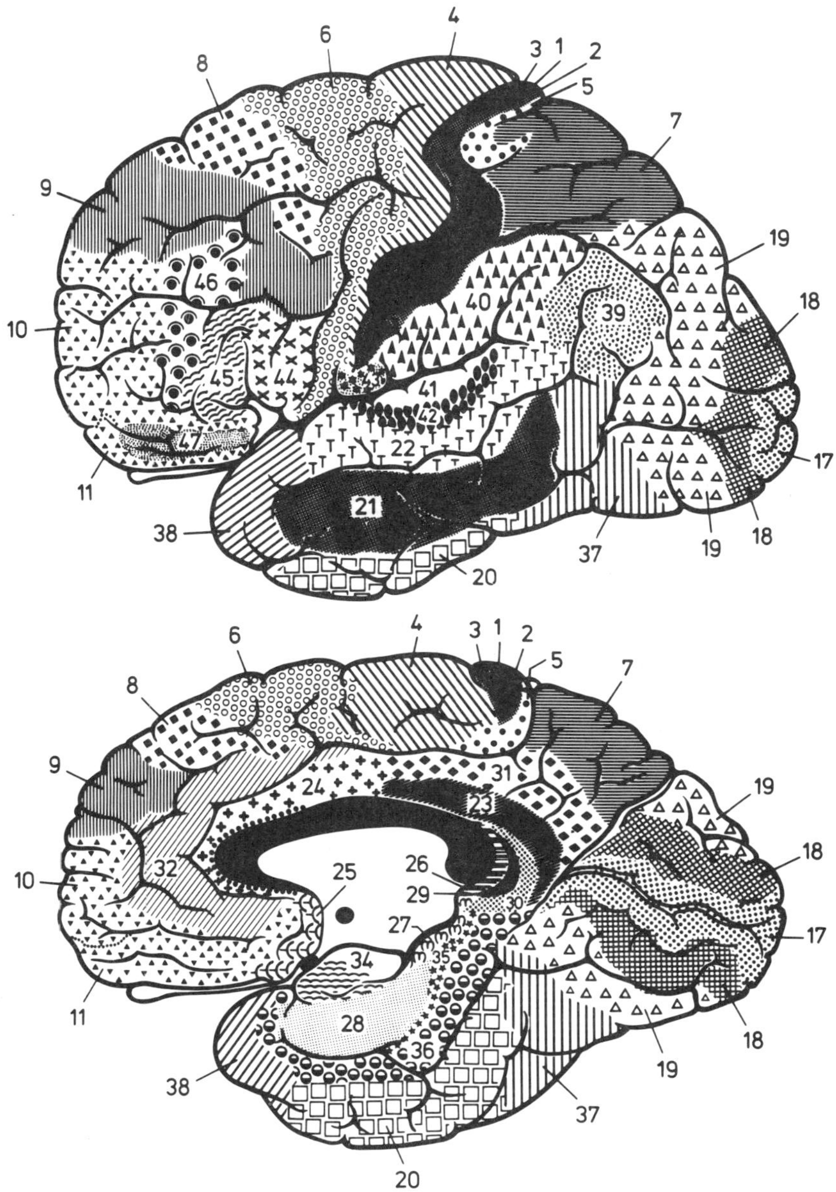

Abb. 26: Die zytoarchitektonische Cortexgliederung nach Brodmann (1909b). Die obere Bildhälfte zeigt die Lateral-, die untere die Medialansicht des Cortex.

natürlich, inwieweit man auch die Brocaregion (Felder 44 und 45) als präfrontal ansehen sollte, inwieweit die medialen Cortexfelder schon limbisch-cingulären Cortexstrukturen zuzuzählen sind und ob die orbitofrontalen Cortexregionen tatsächlich vergleichbar den dorsolateralen sind (hier denke man an die Substantia innominata und an andere Kernstrukturen der basalen Vorderhirnregion und die damit verbundenen cholinergen Transmitterstörungen: s. *Basales Vorderhirn und Frontalhirnbeteiligung* sowie *Grundzüge der vaskulären Demenz*). Auch sind na-

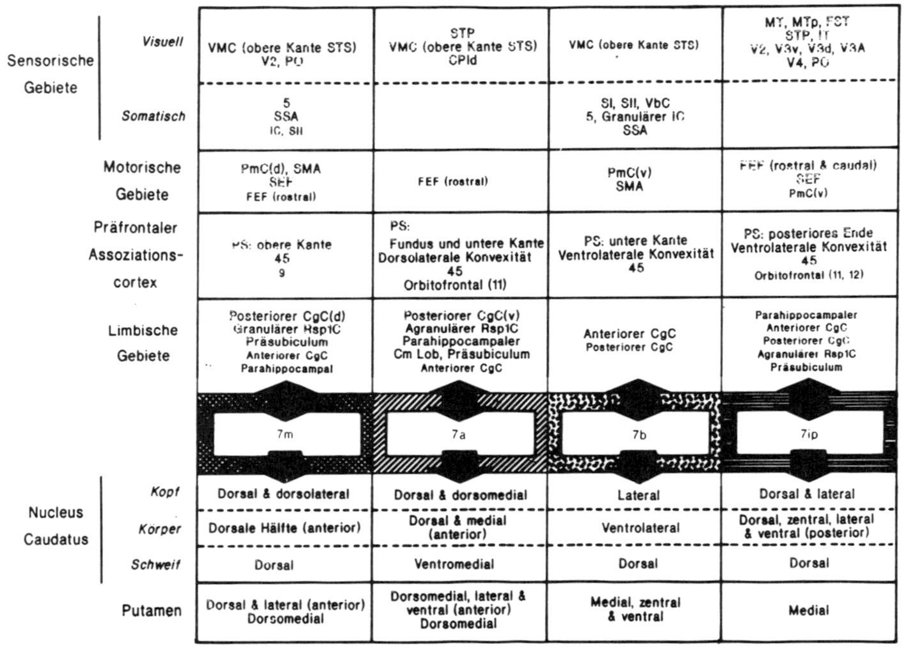

Abb. 27: Schematische Aufstellung anatomischer Verbindungen zwischen corticalen und striären Gebieten nach Table 1 von Cavada und Goldman-Rakic (1991). Abkürzungen: CGC = cingulärer Cortex, CgC(d) = cingulärer Cortex, dorsaler Sektor, CgC(v) = cingulärer Cortex, ventraler Sektor, CPld = Cortex praelunatus dorsalis, FEF = frontales Augenfeld, FST = Fundusregion der superioren temporalen Area, IC = insulärer Cortex, IT = inferotemporaler Cortex, MT = mittlere temporale Area, MTp = periphere mittlere temporale Area, Pm = prämotorischer Cortex, PmC(v) = ventraler prämotorischer Cortex, PO = parietooccipitales Gebiet, PS = sulcus principalis, RsplC = retrosplenialer Cortex, SII = zweite somatosensorische Area, SEF = supplementäres Augenfeldgebiet, SMA = supplementäre motorische Area, SSA = supplementäre sensorische Area, STP = superiorer temporaler polysensorischer Cortex, STS = superiorer temporaler Sulcus, V2 = sekundäre visuelle Area, V3a = anteriore tertiäre visuelle Area, V3d = dorsale tertiäre visuelle Area, V3v = ventrale tertiäre visuelle Area, V4 = vierte visuelle Area, VbC = vestibulärer Cortex, VMC = visueller Bewegungscortex in der oberen Wand des STS.

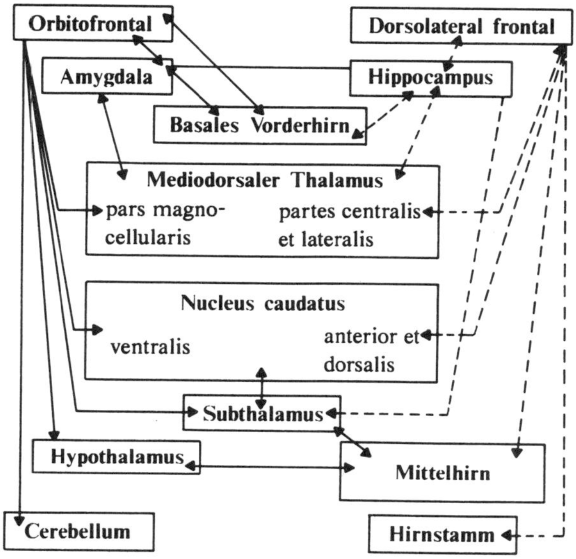

Abb. 28: Schematische Darstellung der beiden wichtigsten präfrontalen Systeme nach Figure 2 von Oscar-Berman (1991).

türlich viele der Afferenzen und Efferenzen zwischen den einzelnen Feldern recht unterschiedlich, mal eher mit motorischen und sogar cerebellären Systemen, mal eher mit limbischen und mal mit diesen, mal mit jenen modalitätsspezifischen Cortexregionen verbunden. Dies führt zum Beispiel dazu, daß recht ähnliche Funktionsausfälle zum Beispiel nach orbitofrontalen und anterior temporalen Läsionen auftreten können (z.B. Franzen & Myers, 1973; R.E. Myers, 1972), oder, als weiteres Beispiel, nach Schäden in Area 8 und im parietalen Cortex (A.R. Damasio, Damasio & Chui, 1980; Heilman, Bowers & Watson, 1983; Heilman & Valenstein, 1972; Heilman, Watson & Valenstein, 1985; Heilman, Watson, Valenstein & Damasio, 1983). Da ich mich hier auf gedächtnisrelevante Aspekte beschränke, will ich an dieser Stelle nicht näher auf neuroanatomische Unterteilungen eingehen, will hierzu jedoch zumindest zum einen die neueren anatomischen Übersichten von Markowitsch (1988c) und Goldman-Rakic und Cavada (1991), und zum anderen die in Abbildung 27 wiedergegebene schematische Aufstellung anatomischer Verbindungen zwischen corticalen und striären Gebieten erwähnen, sowie auf die in Abbildung 28 nach Oscar-Berman (1991) vorgenommene Aufteilung der Verbindungen zwischen orbitofrontalem und dorsolateral frontalem Stirnhirn hinweisen.

Präfrontaler Cortex und Gedächtnis

Inwieweit Frontalhirnschäden sich auf die Verarbeitung des Gedächtnisses auswirken, wird seit altersher kontrovers diskutiert (vgl. Markowitsch, 1992b). Übersichten hierzu finden sich bei Stuss und Benson (1984, 1986), Fuster (1989), Levin, Eisenberg und Benton (1991), Petrides (1989). Ich will deswegen an dieser Stelle nur skizzenhaft die mögliche Rolle des Frontallappens bei der langfristigen Informationsverarbeitung anreißen. Gleichzeitig will ich betonen, daß Evidenzen für rein auf das Gedächtnis bezogene Leistungsdefizite gering sind, da diese meist gekoppelt an andere Störungen vorkommen. Zu diesen anderen zählen Aufmerksamkeits- und Sprachstörungen, Perseverations- und Disinhibitionstendenzen, Störungen im Bereich von Perzeption und Konstruktion, Bewußtheit, Flexibilität und Störungen im kognitiv-handlungsmäßigen, im emotionalen und im Persönlichkeitsbereich (z.B. Baddeley & Wilson, 1988; Craik, Morris, Morris & Loewen, 1990; Eslinger & Damasio, 1985; Hécaen, 1964; Leonard & Milner, 1991; Maly & Quatember, 1980; Milner, Corsi & Leonard, 1991; Paus et al., 1991; Verfaellie & Heilman, 1987; A.J. Wilkins, Shallice & McCarthy, 1987; Stuss, 1991a, 1991b). Massive Gedächtnisstörungen finden sich in Fällen mit Frontallappendegeneration. Aber auch bei diesen Patienten beginnt das Störungsbild mit sozialen Rückzugerscheinungen und Verhaltensenthemmung (B.L. Miller et al., 1991).

Die Leistung im Wisconsin Card Sorting Test (und in Abwandlungen hiervon) wurde schon früh als Indiz für einen Frontalschaden angesehen, wenngleich neueste Ergebnisse von S.W. Anderson, Damasio, Jones und Tranel (1991) seine Trennschärfe zur Differenzierung zwischen Frontalhirn- und Nichtfrontalgeschädigten anzweifeln. Störungen bei selbstgesetzten Zielen (Vilkki & Holst, 1991) und eine Unfähigkeit, sich selbst in Kleinigkeiten zu entscheiden (A. Damasio, Tranel & Damasio, 1991), sind weitere Beispiele für charakteristische Symptome nach Frontalschädigungen. Hinweisen will ich auf die Existenz rein frontaler Degenerationen, die sich von der Pickschen und der Alzheimerschen Demenz abgrenzen lassen, gleichwohl aber zu Demenz führen (Delecluse, Deleval, Gérard, Michotte Zegers de Beyl, 1991; Gustafson, Brun & Risberg, 1990; Orrell & Sahakian, 1991).

Angefangen mit Huschkes (1854) Attribuierung der Intelligenz zum Stirnhirn (S. 182) nahm die Forschung zu den Funktionen des Frontallappens ihren Aufschwung, wobei auch weiterhin vor allem die höheren geistigen Aktivitäten oder das eigentlich Menschliche dem Stirnhirn zugeschrieben wurden. Dies wird deutlich in den unterschiedlichsten Beschreibungen zu Wechselwirkungen zwischen Gehirn und psychischer Aktivität: Bolton (1903a, 1903b) nannte den präfrontalen Cortex den Teil des Cerebrums, der für die höchsten Funktionen des Geistes zuständig sei, nämlich für die Aufmerksamkeit und für die Koordination der psychischen Prozesse. Ähnlich nannte Flechsig (1896a, 1896b) Aufmerksamkeit, Kontemplation und zielgerichtetes Ego die wesentlichen Funktionen des Stirnhirns. G. Anton und Zingerle (1902, S. 185) bezeichneten „Die willkürliche active Fixierung der Aufmerksamkeit, die zum Denken nöthige Concentration“ als zentrale Funktionen des Stirnlappens. G. Anton (1906) nannte den präfrontalen Bereich als essentiell für das Bewußtsein einer Person, als notwendig für höhere ethische Gefühle und als Regulator für Handlungsimpulse. Eine ähnliche Meinung vertrat Wundt (1908, 1911b), der den präfrontalen Cortex als „Apperzeptionszentrum“ des Gehirns bezeichnete (vgl. auch Henning, 1926).

Traumatische Hirnschäden im Bereich des Stirnhirns traten insbesondere durch Schuß- und Schrapnellverletzungen im ersten Weltkrieg auf (vgl. auch G.

Tabelle 4: Statistik von bei 200 Stirnhirnverletzten und 200 Nicht-Stirnhirnverletzten gefundenen Symptomen (nach Tabelle 1, S. 8, von Feuchtwanger, 1923)

	Nicht-Stirnhirnverletzte		Stirnhirnverletzte	
	absol. Zahl	Verhältniszahl	absol. Zahl	Verhältniszahl
Sämtliche Fälle	200	100,0%	200	100,0%
Cerebrale Bewegungs- u.Empfindungsstörungen	92	46,0%	38	19,0%
Gleichgewichtsstörungen	72	36,0%	88	44,0%
Cerebrale Sprachstörungen	62	31,0%	22	11,0%
Cerebrale Sinnesstörungen	45	22,5%	2	1,0%
Gnostische Störungen	27	13,5%	---	---
Störungen des Merkens	71	35,5%	60	30,0%
Störungen des Lernens	102	51,0%	72	36,0%
Störungen des Denkens	32	16,0%	21	10,5%
Störungen der Aufmerksamkeit	93	46,5%	117	58,5%
Erregung und Euphorie	72	36,0%	119	59,5%
Überhastung	3	1,5%	8	4,0%
Ermüdbarkeit	52	26,0%	35	17,5%
Witzeln	1	0,5%	9	4,5%
Depression	30	15,0%	54	27,0%
Verlangsamung und Apathie	30	15,0%	76	38,0%
Epileptische Anfälle	55	27,5%	43	21,5%
Psychogene Störungen	56	28,0%	42	21,0%

Teasdale & Brooks, 1985; R.A. Thompson & Green, 1979). Poppelreuter (1918) betonte Intelligenzdefekte als Folge solcher Verletzungen (S. 177: „... Demenz bzw. intellektuelle Leistungsschwäche, die sich vorwiegend auf die höheren Faktoren des Denkens, der Kombination, der Determination, des Urteils usw. erstreckt.“) und H. Schlesinger (1916) fand eine markante retrograde Amnesie ohne weitere Begleitsymptome bei einem stirnhirnverletzten Soldaten.

Das ausführlichste Werk aus dieser Epoche stellt Feuchtwangers (1923) Monographie dar, in der die Ergebnisse von 200 Soldaten mit sicherem Frontalschaden denen von weiteren 200 mit höchstwahrscheinlich keinerlei Frontalschädigung gegenüberstellte. Weiterhin unterteilte er die 200 Frontalhirngeschädigten in 153 Patienten mit reiner Stirnhirnschädigung und 47 mit weiteren Hirnschädigungen (z.B. Brocas Area, präzentralen Cortexschäden). Herausragendes Symptom war die sogenannte Moria („Witzelsucht“), die neunmal so häufig bei Frontalhirngeschädigten wie bei den anderen Patienten auftrat und am eindeutigsten zwischen den beiden Gruppen differenzierte. Tabelle 4, die Feuchtwangers Tabelle 1 entspricht, zeigt, in welcher Häufigkeit andere Symptome auftraten.

In völliger Übereinstimmung mit Feuchtwangers Analyse formulierte Choroschko (1923) als gesichertste Attribute einer Stirnhirnschädigung die folgenden (S. 302): „1. Die Beziehung der Stirnlappen zur Psyche halten wir heutzutage für erwiesen. 2. Diese Beziehung erstreckt sich vorzugsweise auf die Funktion der aktiven Aufmerksamkeit und der Willensäußerungen überhaupt (Antrieb, Initiative, Willkürlichkeit)“ (vgl. auch Klebanoff, 1945). Feuchtwanger (1923; S. 174f) selber gab folgende Charakterisierung der Konsequenzen von Stirnhirnschäden, die meiner Meinung nach immer noch richtungweisend ist:

„Die verschiedenen Formen der Stirnhirngeschädigten haben gemeinsam, daß bei ihnen die Störungen der psychischen Leistungen im Bereiche der gefühlsmäßigen (emotionalen) und der tätigkeitsmäßigen (aktuellen) Leistungsanteile liegen, nicht aber, wie bei den Schädigungen rückwärts gelegener Großhirnteile, im Bereiche der inhaltlich-gegenständlichen Leistungsanteile. Die Störungen der ‚inhaltlich-gegenständlichen Funktionen‘ (Wahrnehmung, Gedächtnis, Denken, Bewegung usw.), die sich bei den reinen Formen von Stirnhirnschädigungen finden, sind bei den untersuchten Fällen nicht primär, sondern sekundär bedingt durch die emotionalen oder aktuellen Ausfälle.“

Häfner (1955) schrieb, „daß die Störung bei Stirnhirnläsionen zweifellos im Bereich der höchsten integrativen Funktionen des Erlebens zu suchen ist“ (S. 570). Am ehesten mit Gedächtnisfunktionen in Zusammenhang gebracht werden die basalen und ventromedialen Anteile des Stirnhirns (Ardila, 1984; A.R. Damasio, 1985b; H. Damasio & A.R. Damasio, 1990; Leimkuhler & Mesulam, 1985; Luria, 1973). Hierbei stehen klassischerweise Kurzzeitgedächtnisstörungen im Vordergrund der Symptomatik (Goldman-Rakic & Friedman, 1991; s. auch unten unter *„Frontalhirnschäden und selektive Gedächtnisausfälle“*). Was das Langzeitgedächtnis angeht, so fanden Risse, Rubens und Jordan (1984) und Wallesch et al. (1983) hier massivere Ausfälle bei Frontalhirngeschädigten. Risse und Mitarbeiter (1984) fanden bei Patienten mit inferioren präfrontalen Schäden schwere

Störungen im Erwerb und im langfristigen Behalten einer verbalen Liste und Wallesch und Mitarbeiter (1983) konnten ähnlich umfassende Gedächtnisstörungen beim Paarassoziationslernen, bei sequentieller Konzeptbildung (und im Benton Test) bei Patienten mit tieferliegenden frontomedialen Läsionen nachweisen. Leimkuhler und Mesulam (1985) testeten eine Patientin, die auf Grund eines großen Meningioms in der Falx, daß die medialen Bereiche beider Frontallappen involvierte, massive Schwierigkeiten im Erlernen einer Go-no go Aufgabe zeigte. Nach Tumorentfernung wurde ihre Leistung bedeutend besser. Sequenzierungsdefizite, wie sie von Wallesch et al. (1983) berichtet wurden, gehören überhaupt zu den am sichersten zu findenden Störungen bei Patienten mit Frontallappenschäden, insbesondere, wenn es dabei auch noch um die Bildung zeitlicher Abfolgen geht (Duncan, 1986; Fuster, 1989; McAndrews & Milner; Milner, Petrides & Smith, 1985; Shimamura et al., 1990).

Hécaen (1964) und Hécaen und Albert (1978) verwiesen auf einzelne Fälle mit Gedächtnisstörungen; auch hier waren diese jedoch mit Aufmerksamkeits- und Initiativproblemen verbunden und wurden als ‚Vergessen sich zu erinnern' bezeichnet. M. Freedman und Oscar-Berman (1986), Lewinsohn, Zieler, Libet, Egeberg und Nielson (1972) und Pribram, Ahumada, Hartog und Ross (1964) fanden Defizite im Kurzzeitgedächtnisbereich.

Eine neue Studie an drei Trauma-bedingten frontalhirngeschädigten Patienten wurde kürzlich von Shallice und Burgess (1991a) vorgestellt. Obwohl das Verhalten der Patienten in den gewählten neuropsychologischen Tests teilweise beträchtlich variierte, waren alle drei in der Organisation ihres Alltagsverhaltens massiv gestört. Sie konnten praktisch keine Aktivitäten außerhalb ihrer gewohnten Routine entfalten. Shallice und Burgess stellten die Frage, inwieweit ihre auch in speziellen Tests sichtbaren Verhaltensdefekte durch Minderleistungen auf motivationaler und auf Gedächtnisebene bedingt sein mögen. Für motivationale Defizite fanden sie dabei keine Evidenzen; konstatierte Gedächtnisprobleme können als konfundiert mit den typischen „Frontalhirndefiziten" angesehen werden, wenngleich einer der drei Fälle (Patient 2) visuelle Gedächtnisprobleme hatte. Die Autoren diskutieren die Defizite als im Einklang mit dem früher von Shallice (1982) und von Norman und Shallice (1986) formulierten „Supervisory attentional system" stehend: (1) Zielartikulierung, (2) provisorische Planformulierung, (3) Zielpunktbildung, (4) Zielpunktansteuerung (durch ein geeignetes geistiges oder physisches Ereignis) sind dabei die vier Kernpunkte dieses Systems, zu dem dann noch an jedem Punkt eine Evaluation kommen kann (vgl. auch Grafmans, 1989, „Managerial Knowledge Units", die dieser Autor präfrontal ansiedelt, und die Ausführungen von Karnath, Wallesch und Zimmermann, 1991, durch die das Modell von Shallice, 1982, zum Teil in Frage gestellt wird, da die Autoren eher eine Verlangsamung als eine Unfähigkeit ihrer frontomedialen Patienten bei der Lösung von Nicht-Routine-Aufgaben feststellten). Eine ausführliche Diskussion kognitiver Störungen nach Frontalhirnschäden findet sich bei Shallice und Burgess (1991b). Shimamura, Janowsky und Squire gehen in ihrer Übersichtsarbeit ebenfalls auf mögliche Zusammenhänge zwischen Kognition und Stirnhirn ein, wobei sie sich noch spezieller mit Gedächtnisstörungen im Langzeitbereich beschäftigen.

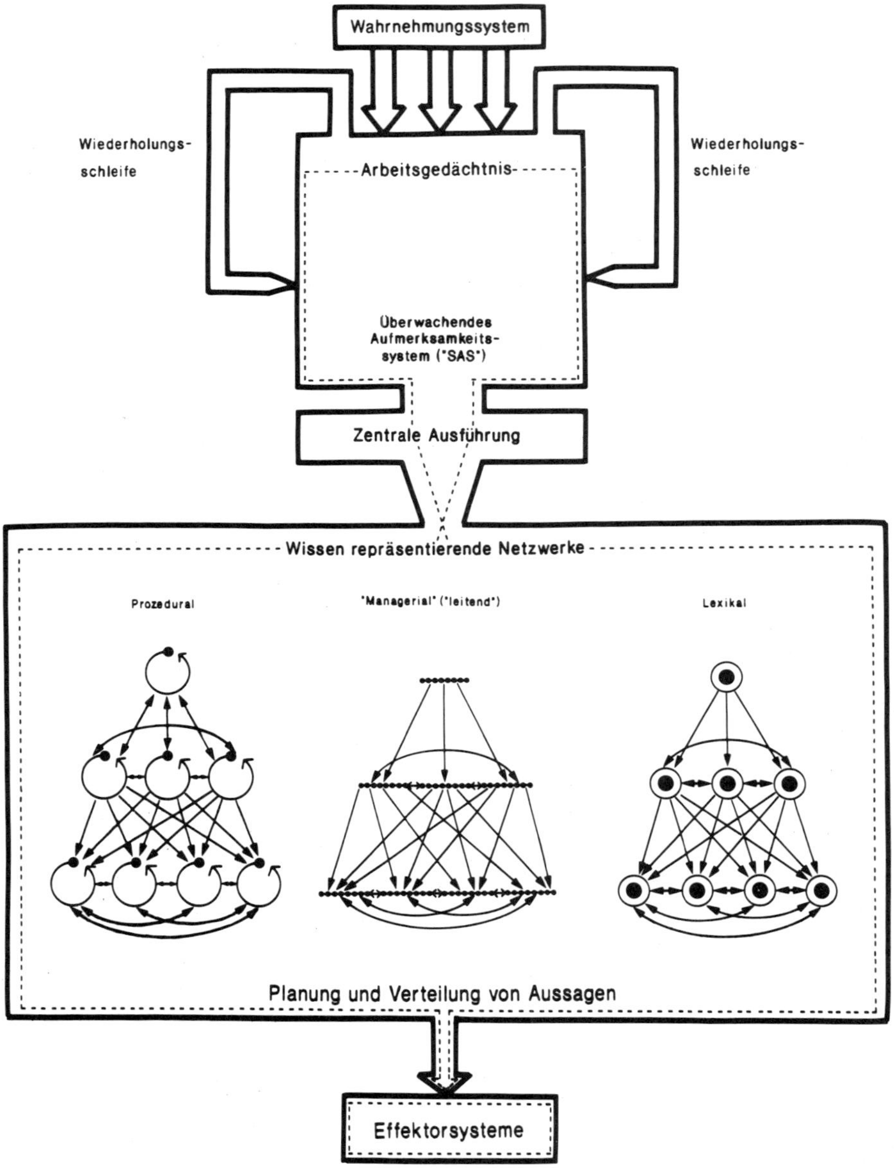

Abb. 29: Das vereinfachte Informationsverarbeitungssystem von Grafman (1989) (nach dessen Figure 4.1).

Grafman (1989) geht davon aus, daß im Präfrontalbereich leitende Kenntniseinheiten, die Managerial Knowledge Units, die prinzipiellen Informationseinheiten darstellen, die dafür sorgen, daß größere konzeptuelle Einheiten abgerufen werden können. Wie Grafman sich den Sitz der Netzwerkrepräsentationseinheiten vorstellt, zeigt Abbildung 29.

Auch eine neue Studie von Vilkki und Holst (1991) belegt, daß Frontalhirngeschädigte nicht in der Lage sind, sich adäquat sukzessive Ziele zu setzen, was als „Programmierdefizit" interpretiert wurde. Insgesamt hatten sie 61 fokal Hirngeschädigte und 25 Kontrollprobanden untersucht. Links frontal Hirngeschädigte waren dabei den rechtshirngeschädigten unterlegen.

Weitere Beispiele zu Fällen mit Frontalhirnschäden finden sich unter dem Abschnitt *Frontalhirnschäden und selektive Gedächtnisausfälle.*

Petrides (1989) schrieb innerhalb des *Handbook of Neuropsychology* ein Kapitel über die Frontallappen und Gedächtnis. Hier erwähnt er aber vor allem die von mir an anderer Stelle diskutierten Fälle mit Rupturen von Aneurysmen der anterioren communizierenden Arterie sowie einige ältere Tumorfälle (u.a. Kolodny, 1929; Paillas, Bourdouresque, Bonnal & Provansal, 1950; Rylander, 1939; Strauss & Keschner, 1935). Darüber verwies Petrides auf Evidenzen aus dem Bereich der Psychochirurgie, die aber in der Regel eine operationsbedingte Verbesserung im Bereich der Gedächtnisfunktionen erbrachte, was Petrides dadurch zu erklären versucht, daß bei diesen Operationen in der Regel weder der posteriore orbitale noch der mediale Cortex verletzt worden waren. (Eine weitere Erklärung kann man in der massiven präoperativen Gestörtheit der meisten Patienten sehen, die dann postoperativ einen Leistungszuwachs nicht unwahrscheinlich macht.) Auch Petrides betonte, daß beobachtete Gedächtnisstörungen auf Umfeldvariablen, die die Gedächtnisleistung beeinflußen, zurückführbar sind. Diese Aussage findet auch durch die Ergebnisse neuester Studien Unterstützung (Heilman et al., 1990; Karnath, 1991; Karnath et al., 1991; Moscovitch, 1989; Petersen, Fox, Snyder & Raichle, 1990; Schacter, 1987; Stuss, 1991a, 1991b). Der Mechanismus der Verarbeitung, des „processing" scheint bei Stirnhirngeschädigten gestört, nicht aber das Gedächtnis als solches (Squire, 1987a).

Mit Moscovitchs (1989) Ansicht zu diesem Bereich möchte ich schließen. Er meint, daß die Frontallappen schon allein auf Grund ihrer Lage in idealer Weise geeignet sind, modulare ecphorische Prozesse, die durch den Hippocampus und mit ihm in Beziehung stehenden limbischen Hirnregionen mediiert werden, zu leiten, zu organisieren und zu evaluieren. (Unter ecphorischen Prozessen werden solche verstanden, durch die Abrufinformationen in Interaktion mit gespeicherten gebracht werden.) Entsprechend dieser Definition ist der präfrontale Cortex sowohl an Encodierungs- wie an Abrufprozessen beteiligt, und hier, wie Moscovitch meint, kaum an solchen, die automatisch ablaufen, sondern an solchen, die Anstrengung und Strategieentwicklung verlangen (vgl. S.C. Brown, Conover, Flores & Goodman, 1991; Parkin & Walter, 1991; Shallice & Burgess, 1991a, 1991b).

Der Frontallappen und psychiatrische Störungen

Die Ergebnisse der Psychochirurgie verstärkten die schon in den 30iger Jahren begonnene Suche nach neuroanatomischen Substraten für psychiatrische Störungen (z.B. Fünfgeld, 1937, J. Schuster, 1930, und C. Vogt & Vogt, 1937, 1948), die heutzutage in erstaunlicher Breite durchgeführt wird (S.E. Arnold, Hyman & Van Hoesen, 1989; S.E. Arnold, Hyman, Van Hoesen & Damasio, 1991; Bench, Dolan, Friston & Frackowiak, 1990; Benes, McSparren, Sangiovanni & Vincent, 1989; Berman & Weinberger, 1990; Bogerts, 1984; DeLisi et al., 1991; Fontaine, Breton, Dery, Fontaine & Elie, 1990; Günther et al., 1991; Luchins, 1990; Mayberg, Starkstein, Robinson & Wagner, 1989; Pearlson, Rabins & Burns, 1991; Pearlson et al., 1989; G.W. Roberts, 1991; Rosse, Schwartz, Mastropaolo, Goldberg & Deutsch, 1991; Rossi et al., 1990, 1991; Seidman, 1983; Valenstein, 1990; Young et al., 1991), und die eine lange und kontroverse Tradition hat (vgl. z.B. Omorokow, 1914, und Heyck, 1954).

In einer als Editorial geschriebenen Übersicht geben Ron und Harvey (1990) ihre Einschätzung der Bedeutung gefundener struktureller, neurochemischer und funktioneller Abnormalitäten bei Schizophrenie (vgl. hierzu auch das kürzlich von Gray et al., 1991, vorgeschlagene Modell, das Buch von Straube & Oades, 1991, und die Arbeit von Wexler, Giller & Southwick, 1991). Was den Frontalhirnbereich angeht, so wurden Änderungen insbesondere in Form eines reduzierten Blutflußes gefunden (z.B. Guich et al., 1989). Senitz und Winkelmann (1991) fanden bei paranoid-halluzinatorischen Schizophrenen in der sechsten Schicht des orbitofrontalen Cortexbereich (Area 11) sehr viele Dreieckszellen, die bei Kontroll- und Vergleichsfällen kaum vorhanden waren. Daneben fanden sich als aussergewöhnliche morphologische Kennzeichen auch wieder in Schicht VI Pyramidenzellen mit gegabelten Hauptdendriten, die sich bis in Lamina II zogen. Eine verstärkte Dendritenbildung fand sich schließlich auch in den Pyramidenzellen der fünften Schicht und in der dritten Cortexschicht hatten einzelne Pyramidenzellen atypisch lange Dornenfortsätze (spines). Umgekehrt fand sich eine zu geringe Besetzung mit kleinen Zellen (sog. Interneuronen) in Area 10 des präfrontalen Cortex Schizophrener in der von Benes et al. (1991) durchgeführten Untersuchung. (Stärker als der Frontallappenbereich werden allerdings die Schläfenlappenregionen als mit Schizophrenie assoziiert gesehen, so auch von G.W. Roberts, 1991, in seiner Übersicht. Arnold et al., 1991, betonen innerhalb des Schläfenlappens den entorhinalen Cortex als bei Schizophrenen vielfältig verändert.)

In einer kernspintomographischen Untersuchung fanden Andreasen und Mitarbeiter (1990), daß die Vorderhörner der Seitenventrikel bei Schizophrenen stärker ausgeweitet sind als bei Kontrollprobanden. R.M. Cohen et al. (1989) stellten bei Schizophrenen regionale Änderungen im Glukosestoffwechsel insbesondere im Bereich des mittleren präfrontalen Cortexes fest, und damit in einem Gebiet, daß sie als zentral für das Aufrechterhalten der Aufmerksamkeit ansehen. Auch Buchsbaum (1990) betont auf Grund eigener Daten und einer Zusammenfassung von denen anderer, daß die Präfrontalregion Schizophrener in PET-Arbeiten signifikante Änderungen zeigt. Unterstützung finden diese Ergebnisse durch neue Arbeiten auf Verhaltensebene, bei denen sich eine kognitive Inflexibilität bei Schizophrenie und Manie nachweisen ließ (Morice, 1990) und bei denen bei Schizophrenen sogar Defizite im Gedächtnisabruf demonstriert werden konnten (T.E. Goldberg et al., 1989). Liddle und Morris (1991) fanden bei Schizophrenen, daß eine psychomotorische Verlangsamung einher ging mit einer verlangsamtēn geistigen Aktivität, einschließlich einer stark eingeschränkten Möglichkeit zur Generierung von Wörtern. Sie interpretieren dies als typische Frontalhirnsymptome. Saykin et al. (1991) berichteten von einem recht deutlichen und spezifischen Defizit Schizophrener im Bereich von Lernen und Gedächtnis. Ihre angewendete neuropsychologische Testbatterie umfaßte u.a. die Bereiche ‚Abstraktion – Flexibilität‘, ‚verbale Intelligenz‘, ‚räumliche Orientierung‘, ‚semantisches Gedächtnis‘, ‚visuelles Gedächtnis‘, ‚verbales Lernen‘, ‚Sprache‘, ‚visuo-motorische Verarbeitung und Aufmerksamkeit‘, ‚auditive Verarbeitung und Aufmerksamkeit‘, ‚Motoriktests‘, ‚Aufmerksamkeit – Vigilanz‘. Die stäksten Leistungsabweichungen lagen bei drei Standardabweichungen unter Normalniveau und betrafen die Bereiche ‚semantisches Gedächtnis‘, ‚visuelles Gedächtnis‘ und ‚verbales Lernen‘ (vgl. ihre Fig. 1).

Zusammengefaßt zeigen die Ergebnisse an psychiatrischen Patienten wie auch die an fokal präfrontal geschädigten Patienten, daß der Frontalhirnbereich in hohem Maße mit der Steuerung und Evaluation kognitiver Funktionen in Verbindung gebracht werden kann.

Retrograde Amnesie

Grundsätzliches und Meßprobleme

Wie die Fälle mit anterograder Amnesie zeigen, sind globale Amnestiker in ihrem Leben auf eine ständige Unterstützung und Überwachung durch die Umwelt angewiesen. Sind die Hirnschäden distinkt, so ist der Grad der konkomitierenden retrograden Amnesie ein eher geringer (z.B. die Fälle N.A. von Squire und Mitarbeitern und H.M. von Scoville und Milner; vgl. den Abschnitt *Zur Lokalisation von Gedächtnis im Gehirn*). Sind die Hirnschäden großflächig, so sind in aller Regel nicht nur der Gedächtnisbereich, sondern auch weitere Bereiche im intellektuellen und Persönlichkeitssektor betroffen, d.h., die Patienten zeigen zumindest Anzeichen für Demenz. Bislang existieren nur ganz vereinzelt Hinweise auf Patienten, deren Altgedächtnis selektiv gestört ist, die aber ihre Fähigkeit zur Neugedächtnisbildung erhalten haben.

Hauptproblem ist natürlich, reliabel und valide das Altgedächtnis zu messen (vgl. Markowitsch, 1992b). Die Diskrepanz zwischen subjektiv berichteten Gedächtnisschwierigkeiten und dem, was durch Tests oder Testbatterien meßbar ist, ist häufig beträchtlich (Deisinger & Markowitsch, 1991; A.R. Mayes, 1988; McMillan, 1984; Sunderland, Harris & Baddeley, 1983; B. Wilson & Kennedy, 1989). Neuerdings gibt es hier jedoch eine Reihe von vielversprechenden Ansätzen, die – zumindest, wenn kombiniert angewandt – eine Abschätzung von Ausmaß und Zeitspanne des gestörten Langzeitgedächtnis erlauben (s. z.B. Fromholt & Larsen, 1991).

Grundsätzlich unterschieden wird zwischen Gedächtnis für Allgemein- oder Weltwissen und in Gedächtnis für Individualwissen oder autobiographisches Gedächtnis (Markowitsch, 1992b). Hierbei ist natürlich in der Regel die Erfassung des Allgemeinwissens weit schwieriger als die des autobiographischen, zumindest, wenn man ausreichend Zeit und Mühen investiert, um die Angaben des Patienten zu überprüfen.

Wie komplex eine Analyse des Altgedächtnis bzw. eine Erfassung seiner Organisation hinsichtlich bestimmter Ereignisse überhaupt ist, macht die Arbeit von N.R. Brown (1990) deutlich. N.R. Brown definierte drei primäre Organisationsniveaus – das (Neuigkeits-)Ereignis als solches, seine „erzählerische" Bearbeitung durch die Öffentlichkeit, und die historische Epoche, in die es eingebettet ist. Er fand u.a., daß politische Ereignisse eher als nichtpolitische in öffentliche Erzählungen oder Geschichten eingebettet vorkommen, während nichtpolitische Ereignisse häufiger mit persönlicher Information gekoppelt gewußt werden oder verarbeitet wurden. Als Beispiel für die neben der reinen Datenverifizierung möglichen Schwierigkeiten bei der Erfassung des autobiographischen Gedächtnisses will ich auf die neue Arbeit von Cimino, Verfaellie, Bowers und Heilman (1991) hinweisen. Diese Autoren wiesen nach, daß rechtshemisphärische Hirnschäden sich auf die Emotionalität und Spezifität des autobiographischen Gedächtnisses auswirken.

Eine weitere Schwierigkeit bei der Erfassung des Altgedächtnisses liegt darin, daß Informationen abrufbar sein können ohne daß sich der Patient dessen bewußt ist, diese Information gespeichert oder parat zu haben (A.R. Mayes, 1988; Prigatano & Schacter, 1991; Schacter & Prigatano, 1991; Tulving, 1989). Man kann beispielsweise Schach (Tulving, 1989) oder Mühle (A.R. Damasio, 1989) spielen (und darin sogar von beträchtlicher Fertigkeit sein), ohne sich dessen bewußt zu sein („knowing how", aber nicht „knowing what": Bartlett, 1932; vgl. Squire, 1987a). Auch mag die explizite Aufforderung, sich an bestimmtes Material zu erinnern, eher hinderlich denn förderlich für dessen Abruf sein, während die Aufforderung, auf einen Hinweisreiz die erstbeste Assoziation anzugeben, die einem in den Sinn komme, das Vorhandensein von Wissen belegen kann (sog. priming-Experimente; z.B. Danion et al., 1991; Haist, Musen & Squire, 1991; Keane, Gabrieli, Growdon & Corkin, 1991; Mayes, Poole & Gooding, 1991; Shimamura, 1986; Shimamura & Squire, 1986, 1988, 1989, 1991; Verfaellie et al., 1991). Darüber hinaus schlugen zum Beispiel Shimamura und Squire (1991) vor, zwischen „Faktengedächtnis" (fact memory) und „Quellengedächtnis" (source memory) zu unterscheiden: Bei normalen Probanden sind die Behaltensleistungen bei beiden Formen korreliert, bei Amnestikern dagegen können sie in unterschiedlichen Varianten divergieren. Frontallappengeschädigte mögen beispielsweise noch ein weitgehend intaktes Faktengedächtnis aufweisen, haben aber ein gestörtes Quellengedächtnis (Janowsky, Shimamura & Squire, 1989).

Noch ein Problem wurde von Squire und Cohen (1982) aufgeworfen: Auch wenn die Testleistungen (numerisch) gleich sind, kann man nicht davon ausgehen, daß die Erinnerungen an die Ereignisse aus unterschiedlichen Zeitperioden gleich waren. Wenn die Resultate hinsichtlich der Fragen nach „Einzelheiten des gestrigen Abendessens" und nach „Namen der Lehrer im letzten Schuljahr" prozentual den gleichen Wert ergeben, bedeutet dies nicht, daß die beide Erinnerungen gleich gut sind, denn die Ergebnisse wären wohl ganz anders, wenn die Information eine Woche oder ein Jahr später abgefragt werden würde. Wenn also die Leistungen über unterschiedliche Zeitperioden unterschiedlich sind, ist es schwierig zu entscheiden, ob (a) die Ereignisse aus unterschiedlichen Zeitperioden eingangs gleichwertig waren, oder ob (b) die Ereignisse von weiter zurückliegenden Zeitperioden eingangs besser gelernt worden waren und dann langsamer vergessen wurden als die Ereignisse aus weniger weit zurückliegenden Zeitepochen. (Umgehen, oder zumindest gut abschätzen könnte man diese Schwierigkeit, wenn man den gleichen Test nach mehreren Jahren nochmals geben würde. Bei Äquivalenz wären dann die Werteveränderungen identisch über die Zeitperioden. Siehe hierzu Crowder & Greene, 1987; Squire, 1989).

Tests zur Messung des Altgedächtnisses

In den gängigsten und ältesten Tests des sog. Weltwissens werden Porträts von berühmten Persönlichkeiten aus unterschiedlichen Bereichen des öffentlichen Lebens präsentiert oder es werden Szenen dargestellt, die durch die (Welt-)Presse gingen und die zumindest in einer bestimmten Epoche bekannt waren (z.B. Kopelman, 1989; A.R. Mayes, 1988; Sanders & Warrington, 1971; Stevens, 1979; Warrington & Sanders, 1971). Man präsentiert Bilder von Premierminister Heath oder Präsident L.B. Johnson, von Romy Schneider oder Hans Albers, oder zeigt die Explosion des Luftschiffs Hindenburg oder die mißglückte Hubschrauberlandung der Amerikaner im Iran des Ajatollah. Wenig günstig wäre es Porträts von Königin Elizabeth oder Albert Einstein abzufragen, da diese Personen entweder über zu lange Epochen „en vogue" waren oder trotz ihres Todes immer noch häufig und in ganz verschiedenartigen Zusammenhängen abgelichtet werden.

Verfeinerte Formen dieser Tests wurden neuerdings von Sagar, Cohen, Sullivan, Corkin und Growdon (1988), von Kopelman (1989) und von B. Wilson, Baddeley und Cockburn (1989) entwickelt. In diesen Versionen wird Wert darauf gelegt, „Kometen" darzubieten, Personen, die kurzfristig in aller Munde waren, aber so schnell aus dem Blickfeld der Öffentlichkeit verschwanden, wie sie auftauchten. Kapur et al. (1989) schlugen eine weitere Variante der Verfeinerung vor, nämlich die Berühmtheiten typisch und untypisch darzustellen (Boris Becker im Tennisdress und im Abendanzug).

Von Kapur et al. (1989) stammt auch der „Tod-oder-am-Leben"-Test, in dem 30 gestorbene und 10 noch existierende Persönlichkeiten erfragt werden, wobei es jeweils zwei Punkte pro Bild gibt, einmal dafür, richtig auf ‚tod oder lebendig' zu antworten, zum anderen zu entscheiden, ob die Person eines natürlichen Todes starb oder nicht und zum dritten den Todeszeitraum auf fünf Jahre genau zu definieren.

Besonders in den Vereinigten Staaten beliebt war der Fernsehserientest („soap operas") (Squire & Slater, 1975). Andere, wenngleich unzuverlässige, Möglichkeiten sind, Zeichnungen anfertigen zu lassen, wobei man dann sehen kann, ob die dargestellten Personen antiquiert gekleidet sind oder die Autos alte Modelle (Zangwill, 1941), oder man läßt die Preise von Gütern des täglichen Bedarfs schätzen, die dann, wenn der Patient in der Vergangenheit lebt und denkt, stark unterschätzt werden müßten (B. Wilson & Cockburn, 1988).

Mehr noch als beim „Weltwissen" ist beim Testen des Indivdualwissens zu beachten, daß hier eine Reihe von Daten völlig überlernt sind und deswegen „automatisch" und damit eher semantisch oder gar prozedural als episodisch abgerufen werden. Linton (1968) sprach hier vom „personal semantic memory".

Am einfachsten ist es natürlich, Daten aus der Krankengeschichte zu erfragen. Vergleichbarer und präziser sind halbstrukturierte Interviews, in denen nach Zeitabschnitten untergliedert wird (Borrini, Dall'Ora, Della Sala, Marinelli & Spinnler, 1989; Dall'Ora, Della Sala & Spinnler, 1989; Kopelman, 1989; Kopelman, Wilson & Baddeley, 1989, 1990). Nicht zu empfehlen sind dagegen die Verfahren, die auf Galtons (1879, 1911) Ansatz beruhen und in denen einfache Worte vorgegeben werden (Fahne, Vogel, Fenster, ..), die vom Patienten mit Ereignissen aus der Vergangenheit in Zusammenhang gebracht werden sollen (Crovitz & Schiffman, 1974; MacKinnon & Squire, 1989; J.A. Robinson, 1976; D.C. Rubin, 1982; Zola-Morgan et al., 1983). Etwas ausgebaut wurde der Galtonsche Ansatz von Conway (1987) und von Conway und Bekerian (1987) (s. hierzu auch Conway, 1990a, 1990b).

Eine eingehende Überprüfung der Daten ist natürlich in allen Fällen notwendig und kann über Fremdbefragungen (Zeugenbefragungen) und Test-Retest-Vergleiche erreicht werden (vgl. R.I. Reynolds & Takooshian, 1988).

Eine rein experimentelle Arbeit zum Altgedächtnis stammt von Erickson und Jemison (1985), die Studierende 12 Wochen lang Ereignisse aus ihrem Leben aufzeichnen ließen und ungefähr fünf Monate später unter verschiedenen Abrufbedingungen Details der Aufzeichnungen abfragten. Dabei zeigte sich, daß Ereignisse, die man behielt, positiv und zufriedenstellend waren, selten vorkamen und atypisch waren und meist unerwartet, aufregend und bedeutend waren.

Ein recht kompliziertes Verfahren, das sicher nie Routine werden kann, wendeten Zola-Morgan und Öberg (1980) an. Sie beschäftigten sich einen vollen Tag mit einem Patienten, den sie u.a. zu einer Spazierfahrt durch Teile Bostons mitnahmen. Zu verschiedenen späteren Zeitpunkten fragten sie ihn dann (mit und ohne Gedächtnisstützen) nach Einzelheiten des Tagesablaufs. Diese Vorgehensweise wird von den Autoren als „naturalistische Alternative" zu den gängigen Laborverfahren bezeichnet. In eine etwas ähnliche Richtung geht wohl auch der rein experimental-psychologische Ansatz, Studierende nach mehrere Jahre zurückliegenden Inhalten von Veranstaltungen zu fragen und hierzu Vertrauensbeurteilungen zu machen, wie dies in der Arbeit von Conway, Cohen und Stanhope (1991) berichtet wurde.

Probleme bei allen Verfahren liegen in der Schwierigkeit, das prämorbide Niveau abzuschätzen, die Präferenzen des Individuums zu berücksichtigen, die Unterteilbarkeit des Gedächtnisses (z.B. in implizite und explizite Vorgänge) zu berücksichtigen und mögliche (oder wahrscheinliche) Unterschiede zwischen Meßverfahren, wie sie für die meisten Gedächtnisvorgänge gelten, in Betracht zu ziehen (Leistung unter Bedingungen des freien Abrufs oder unter Wiedererkennbedingungen). Die Vergleichbarkeit oder Bedeutung einzelner Fragen ist darüber hinaus ein kaum beachtetes Problem – nicht zu sprechen von Sprach- oder Intelligenzbarrieren. In Einzelfällen ist auch an die bewußte Unterdrückung von Information zu denken – psychogene Amnesien, vor allem im forensisch-psychiatrischen Bereich, liefern hier vielfältige Beispiele (Franzen et al., 1990; Parwatikar, 1990).

Fälle mit selektiven Altgedächtnisschwierigkeiten

Obwohl traumatisch bedingte retrograde Amnesie häufig ist (vgl. Crovitz, Horn & Daniel, 1983; Dimsdale, Logue & Piercy, 1964; Markowitsch & Pritzel, 1985; Paul, 1899; Rose & Symonds, 1960; Russell & Nathan, 1946; Teuber, 1968; Whitty & Zangwill, 1977; M. Williams, 1969; M. Williams & Smith, 1954), ist sie in der Regel begleitet von anterograder Amnesie und schrumpft in ihrer zeitlichen Ausdehnung mit der Zeit. Hirnerschütterungen, wie sie bei Verkehrsunfällen entstehen, führen häufig zu retrograden Amnesiezuständen (Russell, 1935, 1971; Russell & Nathan, 1946; Symonds, 1962), aber auch Haushaltsunfälle (C.M. Fisher, 1966), Fußballspiele (Yarnell & Lynch, 1970, 1973) und Boxkämpfe (Blonstein & Clarke, 1957; M. Critchley, 1975; Grahmann & Ule, 1957) sind Gefahrenherde.

Aufsehen erregten Fälle aus dem letzten Jahrzehnt, in denen die anterograde Amnesie verschwand, die retrograde aber bestehen blieb (Goldberg et al., 1981; Goldberg, Hughes, Mattis & Antin, 1982; Roman-Campos, Poser & Wood, 1980), oder bei denen überhaupt nur eine retrograde Amnesie diagnostiziert wurde (E. Andrews, Poser & Kessler, 1982). Benson und Geschwind (1967) unterschieden zwischen retrograder Amnesie, die vermutlich durch ein Enkodier- oder Speicherdefizit entstand und solcher, bei der vermutlich ein Abrufdefizit vorliegt. Nur die letztgenannte Art ist natürlich für die in diesem Abschnitt diskutierten Fälle anzunehmen.

Umfassend berichteten Tulving, Schacter, McLachlan und Moscovitch (1988) von einem 36jährigen Patienten, der auf Grund einer gedeckten Schädel-Hirn-Verletzung eine massive anterograde und retrograde Amnesie hatte. Seine Hirnschädigung war beidseitig cortical, aber unsymmetrisch, links fronto-parietal, rechts parieto-occipital. Die Intelligenz des Patienten war normal, seine linguistischen und Wahrnehmungsfähigkeiten waren ebenso wie sein Kurzzeitgedächtnis im Normalbereich. Dieser Patient erinnerte sich nicht an ein einziges Ereignis aus seinem bisherigen Leben. Auch in späteren Arbeiten von Tulving und Mitarbeitern (Sloman, Hayman, Ohta, Law & Tulving, 1988; Tulving, Hayman & MacDonald, 1991) wird, zum Teil unter anderer Namenskodierung, auf diesen Patienten eingegangen. Hierbei wird besonders hervorgehoben, daß Priming auf Wahrnehmungsebene und semantischen Lernen als Fähigkeiten erhalten blieben, nur eben das Umfeld, daß den persönlichen Bezug zu Ereignissen herstellt, ist nicht wieder weckbar. So „wußte“ der Patient von dem Fakt, daß sein Bruder ertrank, konnte aber keinerlei Begleitumstände des Vorgangs abrufen.

Enttäuschend ist die mangelnde Übereinstimmung in den vermuteten oder wahrscheinlich gemachten Hirnschäden zwischen den neuropsychologisch dokumentierten Fällen. Von daher ist angesichts der ohnehin sehr kleinen Zahl berichteter Fälle gegenwärtig keine Aussage dazu möglich, welche Hirnregionen primär den Zugang zum Altgedächtnis kontrollieren. Spekulativ scheinen mir aber (im Gegensatz zur Ansicht von Goldberg und Mitarbeitern) Teile der Temporallappenregion von Wichtigkeit zu sein.

Goldberg und Mitarbeiter (1981, 1982) unternahmen einen ersten Versuch, einen Vorschlag zu dieser Thematik zu machen. Bei ihrem Fall handelte es sich um einen 35jährigen Mann mit College-Bildung, der eine offene Schädelfraktur rechts parieto-occipital und temporal hatte, die sich nach links in den Bereich des Mesencephalons auswirkte. Mehrere Computertomogramme erbrachten als wesentliche Schäden eine Ausdünnung in den rechten mittleren und posterioren temporalen Bereichen und entlang der linken mittemporalen Konvexität. Darüber hinaus existierte ein schmales hypodenses Band in den medianen und linken paramedianen Zonen, das sich vom ventralen tegmentalen Bereich zum oberen Mesencephalon entlang zog und kaudal im Grenzbereich zwischen Pons und Mesencephalon endete.

Anfänglich litt der Patient unter anterograder und retrograder Amnesie, seine Neugedächtnisstörung besserte sich jedoch beträchtlich während der Zweijahresperiode, während der er beobachtet wurde. Seine Altgedächtnisstörung blieb jedoch bestehen, sowohl bezüglich standardisierter Tests wie auch hinsichtlich Fragen von allgemeinem Charakter (z.B. Hauptstadtnamen). Sechs Wochen nach der Operation hielt sich der Patient für 16-18jährig, nannte die Anschrift seiner Eltern als seine Adresse und hatte keine Erinnerung an spätere Lebensereignisse wie Heirat, Kinder und Beruf.

Goldberg und Mitarbeiter sind der Ansicht, daß auch für den Abruf der Information aus dem Altgedächtnis reverberatorische Aktivitäten notwendig sein mögen, die dann aber einer intrinsischen retikulären Aktivierung bedürfen. Sie nahmen an, daß eine Unterbrechung der zum Limbischen System aufsteigenden retikulären Verbindungen die Hauptursache des retrograden Gedächtnisdefizits ausmache, d.h., sie propagierten ein selektives Defizit in der mesencephalen retikulären Aktivierung – die ventrale mesencephale Region als Flaschenhalsregion bei der Erlangung von Altgedächtnisinhalten.

Roman-Campos et al. (1980) beschrieben den Fall einer 64jährigen Frau, die nach einer amnestischen Attacke von zehn Tagen Dauer eine retrograde Amnesie für eine Periode von fünf bis zehn Jahren zurückbehielt und deren EEG einen Schädigungsfocus im linken medialen Temporallappen wahrscheinlich sein ließ. Die Patientin beschrieb brieflich ihr Defizit, wobei sie es als befremdlich ansah, daß sie einerseits kaum Erinnerungen an die letzten zurückliegenden Jahre hat, andererseits aber nicht vergessen habe, wie man Schreibmaschine schreibt, Auto fährt oder einem Pudel die Haare trimmt, d.h., sie – wie auch die Autoren – wunderten sich über den Beleg ihrer Dissoziation zwischen episodischem und prozeduralem Gedächtnis.

Andrews und Mitarbeiter bezogen sich auf die Fälle von Goldberg und Mitarbeitern und von Roman-Campos und Mitarbeitern. Ihr Fall unterschied sich von den obigen dadurch, daß bei ihm ein Defizit im Bereich des Neugedächtnisses zu keiner Zeit feststellbar gewesen war. Seine Altgedächtnisstörung war besonders eklatant, sie betraf zum einen einen Zeitraum von 40 Jahren und schloß zum anderen auch motorische Fertigkeiten ein. Sie änderte sich nicht innerhalb des Untersuchungszeitraums von 18 Monaten. Eine CT-Untersuchung erbrachte keine

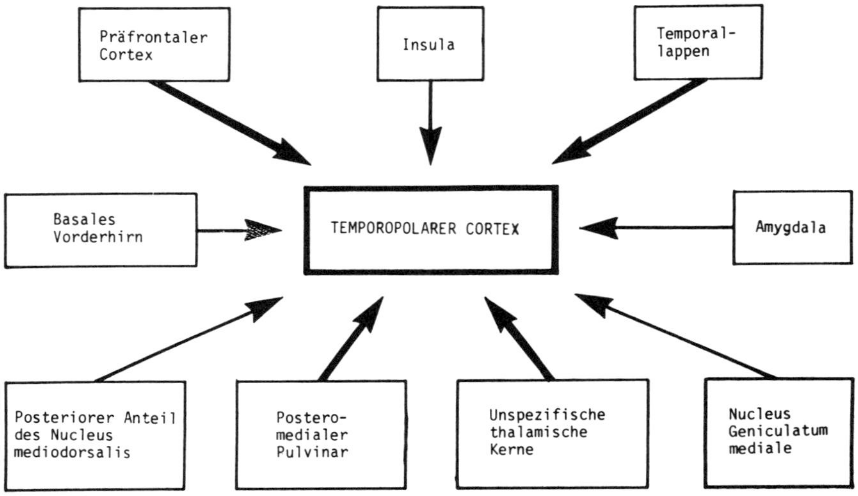

Abb. 30: Direkte Afferenzen des temporopolaren Cortex (nach Fig. 26 von Markowitsch et al., 1985).

Auffälligkeiten im Bereich des Gehirns und auch Ableitungen des EEGs blieben negativ. Sein Gesamt-IQ wurde mit 108 angegeben (Alter: 59 Jahre). Die Autoren nahmen eine vaskuläre Ursache seines Defekts an.

Auch in dem später von Salmon, Lasker, Butters und Beatty (1988) vorgestellten Patienten mit selektivem Gedächtnisverlust für die Zeit ab ca. 1960, aber nicht für die zwischen 1940 und 1960, ließ sich ein Hirnschaden weder mittels CT noch mittels MRI-Diagnostik nachweisen. Der 63jährige hatte einen IQ von 113 und einen MQ von 89.

Stuss und Guzman (1988) dokumentierten den Fall eines 50jährigen Mannes mit schwerer, persistierender retrograder Amnesie, aber kaum anterograden Gedächtnisstörungen. Auch andere Autoren bringen retrograde Amnesie mit Temporallappenschäden in Zusammenhang (Kapur et al., 1989; Rousseaux, Delafosse, Cabaret, Lesoin & Jomin, 1984; Tranel, 1991; Weiskrantz, 1990). Hierbei wird insbesondere der temporale Pol als möglicher Mediator genannt, dessen Zerstörung den Abruf weit zurückliegender Information massiv beeinträchtige. Dies erscheint aus anatomischen Gesichtspunkten durchaus logisch, da wir (Markowitsch et al., 1985a), wie Abbildung 30 zeigt, fanden, daß diese Region Aufschaltungen von vielen und divergenten gedächtnisrelevanten Strukturen erhält.

Zusammengenommen ist noch sehr wenig über die anatomischen Grundlagen der retrograden Amnesie bekannt. Man kann lediglich als sehr wahrscheinlich ansehen, daß retrograde Amnesien mit kortikalen Schäden zu tun haben (Bsp.: Korsakow-Patienten, Alzheimer-Demente) und daß es – so es „Flaschenhalsstrukturen" für diese Gedächtniskomponente gibt – schwierig und bislang nur inkonsistent gelungen ist, für diese anatomische Orte zu benennen.

Material- und modalitätsspezifische Gedächtnisstörungen

Insbesondere selektive corticale Schäden können zu umgrenzten amnestischen Erscheinungen führen, die sich auf bestimmte Modalitäten, zeitliche Gedächtniskomponenten und/oder Materialien eingrenzen lassen (De Renzi, 1982a, 1982b; Luria, 1980; vgl. auch Chapman & Wolff, 1959). Meist lassen sich jedoch die dem Defekt von der Hirnseite unterliegenden Mechanismen nur unzureichend ermitteln, selbst wenn reine Wahrnehmungs- oder motorische Störungen als verkomplizierende Faktoren ausgeschlossen werden können. Hécaen und Albert (1978) beispielsweise lieferten eine Reihe von Beispielen für Patienten mit selektiven Gedächtnisstörungen, bei denen Schäden auf der Ebene des Frontalhirns oder des Balkens vorlagen. Zumindest für einen Teil der dort berichteten Defizite lassen sich als Erklärung die gewöhnlich mit Störungen in diesem Bereich verknüpften Symptome heranziehen, beispielsweise (für Frontallappenpathologien) Perseverationstendenzen, fehlende Initiative oder Spontaneität oder eine defizitiäre senso-motorische Integrationsfähigkeit. Trotzdem wird immer wieder, und manchmal wohl auch zu recht, berichtet, daß Frontalhirnschäden zu selektiven Gedächtnisausfällen führen können.

Frontalhirnschäden und selektive Gedächtnisausfälle

Immer wieder wurde vermutet, daß Schäden in bestimmten Bereichen des Frontalhirnhirns, oder allgemein größere Neuronenausfälle in dieser Region, zu bestimmten Amnesiesymptomen, darunter insbesondere, selektiver retrograder Amnesie führen könnten (z.B. A.R. Damasio, 1985b; Feuchtwanger, 1923; Pfeifer, 1910; Schlesinger, 1916). Auch Störungen auf der Ebene des Kurzzeitgedächtnisses werden seit langem als mit Läsionen im Präfrontalhirnbereich zusammenhängend betrachtet (Fuster, 1989; Fuster & Alexander, 1971; Jacobsen, 1936; Jacobsen, 1935, 1936; Jacobsen & Nissen, 1937; Jacobsen, Wolfe & Jackson, 1935; Markowitsch, 1988e; Markowitsch & Pritzel, 1978a, 1987).

Jetter et al. (1986) testeten die Behaltensleistung für Wortlisten bei einer Gruppe prärolandisch lädierten Patienten und verglichen sie mit der einer Gruppe postrolandisch lädierter Patienten (jeweils 14 Personen). Die Patienten lernten drei Wortlisten, die nach 15 Minuten und nach einem Tag reproduziert werden mußten, u.z. je eine Liste unter den Bedingungen ‚freier Abruf' („free recall"), ‚Abruf mit Hinweisreizen' („cued recall") und ‚Wiedererkennen' („recognition"). Die Frontalhirngeschädigten waren lediglich unter der Bedingung des freien Abrufs nach einem Tag schlechter als die andere Gruppe, hier aber war, wie Abbildung 31 zeigt, die Diskrepanz sehr deutlich.

Auch wenn man dieses Frontallappendefizit teilweise erklären kann als bedingt durch eine reduzierte Aufmerksamkeitsspanne oder einen Mangel an Initiative, Antrieb und Konzentration, deutet dieses Ergebnis dennoch – insbesondere dann, wenn man es mit der nicht gestörten Leistung unter der kürzeren (15 Minuten-) Abrufbedingung vergleicht – auf einen selektiven, mit dem Stirnhirn zusammenhängenden, Gedächtnisdefekt auf verbaler Ebene hin. (Obwohl die Minderleistung bei rechts wie linkshirnig geschädigten Patienten auftrat, war sie bei linkshirngeschädigten massiver gestört.)

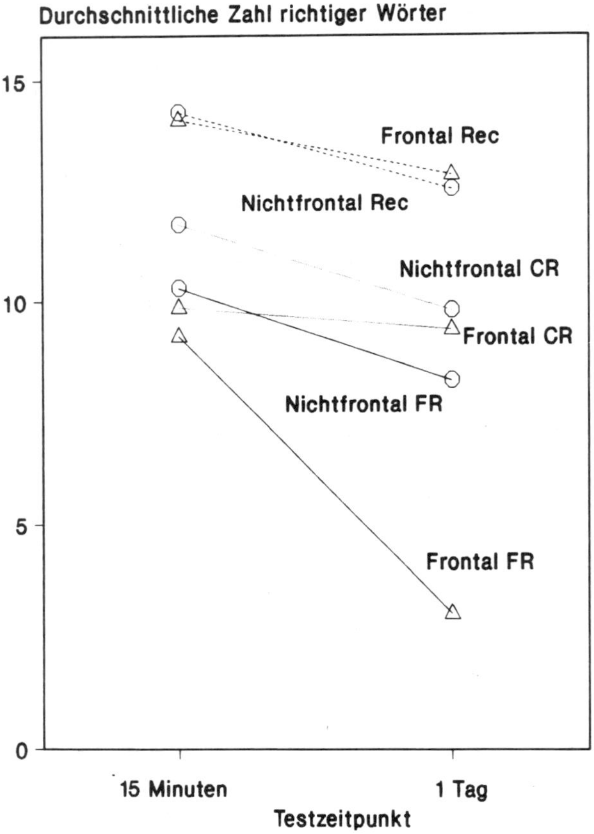

Abb. 31: Gedächtnisleistungen der Frontalhirngeschädigten (F) und der Nichtfrontalhirngeschädigten (NF) (jeweils n=14) in Abhängigkeit von Testzeitpunkt (15 Minuten, 1 Tag) und Testmethode (FR=free recall, CR=cued recall, REC=recognition). Nach Figure 2 von Jetter, Poser, Freeman und Markowitsch (1986).

Andere neocorticale Schäden und selektive Gedächtnisausfälle

De Renzi gab 1982b eine Übersicht über Gedächtnisstörungen nach distinkten (fokalen) Neocortexschäden, wobei er unter anderem auch auf prosopagnostische Störungen einging, die er als Amnesie für Gesichter interpretierte. Bei Patienten mit dieser Symptomatologie ist interessant, daß sie andere, ihnen wohlbekannte, Personen nicht mehr an deren Gesicht erkennen können und daß sie auch Unsicherheiten beim Erkennen anderer visueller Reize haben können (vgl. z.B. A.R. Damasio, 1989, A.R. Damasio & Tranel, 1991, De Renzi, Faglioni, Grossi & Nichelli, 1991, und Sergent & Villemure, 1989, aber auch den sehr speziellen Fall von Young, Flude & Ellis, 1991), daß sie aber dennoch – ähnlich wie andere Amnestikergruppen auch – unterschwellig oder unbewußt Evidenzen für Bekanntheit oder Familiarität mit den Gesichtern zeigen (z.B. Tranel & Damasio, 1985; vgl. zu anderen Amnestikergruppen z.B. die Ergebnisse von Markowitsch et al., 1984, 1986, bei Korsakowpatienten). Ich will die Prosopagnosie hier lediglich als Beispiel für eine selektive, durch fokale corticale Schäden bedingte, Amnesie bringen, ohne an dieser Stelle näher auf die unterliegenden Hirnvariablen einzugehen (vgl. Bodamer, 1947; A.R. Damasio, Damasio & Van Hoesen, 1982; A.R. Damasio & Tranel, 1991; A.R. Damasio, Tranel & Damasio, 1989; Meadows, 1974; Landis, Cummings, Christen, Bogen & Imhof, 1986; McNeil & Warrington, 1991). Da die Reize, die diese Patienten zu identifizieren nicht in der Lage sind, an kontextuelle, episodische Gedächtnisinhalte gebunden sind, also an persönliche, räumlich und zeitlich definierte Gedächtnisprozesse, bezeichnete A.R. Damasio (1985a) ihren Defekt als eine Störung des visuell ausgelösten Kontextgedächtnisses (S. 134). In späteren Übersichtsarbeiten differenzierten A.R. Damasio, Tranel und Damasio (1990) und A.R. Damasio und Tranel (1991) zwischen mehreren Formen von Gesichtsagnosien. Beim „amnestisch-assoziativen Typus“ sind, wie zu erwarten ist, beidseitig die anterioren Temporallappenregionen betroffen, d.h., Strukturen des hippocampalen Systems und der darum angeordneten assoziativen Cortexregionen. Eine neue Studie demonstrierte eine selektive Agnosie für unbekannte Gesichter und Objekte bei einer Patientin mit Schädigung der rechten Hemisphäre auf Grund eines geplatzten Aneurysmas im Bereich der mittleren cerebralen Arterie (Hanley, Pearson & Young, 1990).

Als weiteren materialspezifischen Gedächtnisdefekt listete De Renzi (1982b) Farbamnesien auf, die sich in ganz unterschiedlichen Situationen manifestieren können, beispielsweise bei Aphasikern unter nichtverbalen Testbedingungen (z.B. N.J. Cohen & Kelter, 1979; A.R. Damasio & Damasio, 1983; De Renzi, Faglioni, Scotti & Spinnler, 1972; Geschwind & Fusillo, 1966; Varney & Digre, 1983). Im Fall von Varney und Digre (1983) nahm man an, daß die Läsion links parietal lokalisiert sei und möglicherweise auch die superiore temporale Cortexregion in Mitleidenschaft gezogen habe. Ein anderer Patient mit einem sehr selektiven Farbgedächtnisdefizit wurde von J.B. Davidoff und Ostergaard (1984) vorgestellt. Er konnte auf Farben zeigen, die man ihm vorgab, aber hatte dennoch eine markante Farbanomie, jedoch keine allgemeine Objektanomie. Die Autoren interpretierten sein Verhalten als farbspezifisches Kurzzeitgedächtnisdefizit. Die Hirnschädigung war klar im linken occipito-temporalen Grenzgebiet lokalisiert und vermutlich durch einen Verschluß der linken posterioren Arterie bedingt. Er hatte einen Verbal-IQ von 108 und einen Performanz-IQ von 86. (Es wurde auch schon ein Patient gefunden, bei dem eine kombinierte Farbanomie und Prosopagnosie vorlag: E.D. Ross, 1980a; s.u.)

Als eine dritte Kategorie materialspezifischer Defekte diskutierte De Renzi (1982a) die „topographische Amnesie“ als Unfähigkeit, ein Objekt in der Umwelt zu lokalisieren und seine räumliche Zuordnung zu benachbarten Gegenständen anzugeben. Dieses Defizit verband er mit Schäden im posterioren Scheitellappenbezirk oder dem Verbindungsgebiet zwischen Temporal-, Parietal- und Occipitallappen (s. z.B. die Studien von De Renzi, Faglioni & Villa, 1977, und von Habib & Sirigu, 1987). Einen vom Lokalisationsort und von den Symptomen ähnlich gelagerten Fall hatten schon 1945 Paterson und Zangwill bei ihrem Patienten mit traumatischem rechtsseitigen Hirnschaden im posterioren Teil des rechten Temporallappens gefunden. Seine topographischen Defekte waren mit, wie die Autoren formulierten, Korsakoff-artiger Amnesie verbunden, mit Störungen des Körperschemas (Autotopagnosie) und mit einem Verlust an Spontaneität und Einsicht.

Unter topographischer Amnesie lassen sich im weiteren Sinne auch bestimmte Neglektsyndrome einordnen, wie sie bei dem von Meador, Loring, Bowers und Heilman (1987) beschriebenen Fall deutlich werden, bei dem angenommen wurde, daß seine linkshirning anzusiedelnde Engramme für visuell-räumliche Vorgänge nicht zerstört sind, sondern nur nicht aktiviert werden können.

Als eine Art Gegenstück der topographischen Amnesie kann man die von Sirigu, Grafman, Bressler und Sunderland (1991) ausführlich anhand des Falles einer Alzheimerpatientin dokumentierte „Autotopagnosie“ ansehen. Bei dieser liegt eine gestörte Orientierungsfähigkeit bezüglich des eigenen Körpers vor. Im Gegensatz zur klassischen Ansicht, die den Parietallappen als prinzipiell für diesen Defekt „zuständig“ ansieht (vgl. z.B. Denes, 1989; De Renzi, 1982a, 1982b; Pick, 1922; Semanza, 1988; Semenza & Goodglass, 1985), fanden Sirigu et al. multiple Repräsentationen, u.z. vor allem im sensomotorischen, visuell-räumlichen und semantischen Bereich.

Über einen besonderen Fall, der allerdings nach nur einer Woche verstarb und deswegen nicht längerfristig untersucht werden konnte, berichtete Tegnér (1991). Seinem 73jährigen Patienten wurde der linke Fuß amputiert, was offensichtlich zu einem am morgen nach der Operation manifesten Infarkt der posterioren rechten Hirnhälfte führte. Der Patient litt an massiver Anosognosie und an Aufmerksamkeitsstörungen. Er gab an, daß sein rechter Fuß amputiert werden sollte (ohne eine rechts-links Disorientierung zu haben). Nachdem man ihm sein intaktes rechtes Bein gezeigt hatte, verweigerte er jede weitere Untersuchung und Befragung. Am nächsten Tag verneinte er wiederum die Existenz neurologischer Ausfälle und auch die Amputation; stattdessen erfand er, er warte auf einen Spezialisten, der ihm seine ungleich langen Beine operieren solle. Tegnér vermutet, daß er auf Grund der linken Hemiplegie in einen Konflikt mit seinem „Inferenzsystem“ geraten war, den er zu lösen versuchte, indem er die sensorische Information, die er von seiner rechten Körperhälfte erhielt, negierte und den Ort der Amputation auf die rechte Seite verlegte. Für eine Diskussion der die Anosognosien begleitenden Erscheinungen und deren wahrscheinliche Neuropathologie siehe die neuen Übersichten von Bisiach und Geminiani (1991), Rubens und Garrett (1991), Kihlström und Tobias (1991), Weinstein (1991) und Heilman (1991).

Verbale Anomien könnten hier auch noch als manchmal äußerst selektive Defekte aufgeführt werden (z.B. Kay & Ellis, 1987). So beschrieben Caramazza und Hillis (1991) zwei Patienten, die im Prinzip nicht in der Lage waren, Verben oral, oder im zweiten Fall, geschriebene Verben zu identifizieren. Zwei weitere von Hillis und Caramazza (1991) dokumentierte, jeweils hauptsächlich links temporal geschädigte, Patienten zeigten eine Dissoziation zwischen Produktion und Verständnis von Tiernamen gegenüber anderen Kategorien, wobei bei einem Patienten die Kategorie der Tiere überdurchschnittlich gut repräsent war, beim anderen dagegen weit unterdurchschnittlich.

Selektive anterograde Amnesie für die visuellen und taktilen Modalitäten fand E.D. Ross (1980a, 1980b; vgl. auch E.D. Ross, 1984). Zwei der in E.D. Ross (1980a) beschriebenen Patienten hatten einen isolierte Unfähigkeit zur visuellen Neugedächtnisbildung, die sich bei Aufgaben zeigte, bei denen es darum ging, schwer verbalisierbare Objekte nach einem dreiminütigen Ablenk-Intervall zu reidentifizieren. Beide Patienten hatten bilaterale Infarkte im medialen Occipitallappenbereich. E.D. Ross nahm als Ursache des Defekts ein Diskonnektionssyndrom zwischen primärer Sehrinde und den medialen Temporallappenstrukturen an (s. auch E.D. Ross, 1984). Er hypothetisierte, daß die Läsionen verhinderten, daß visuelle Information Zugang zu den inferotemporalen Cortexbereichen erhielt, die über die entorhinalen Cortexregionen auf die medialen Schläfenlappenbereiche aufschalten, von denen man weiß, daß sie für die Neugedächtnisbildung notwendig sind (E.D. Ross, 1980a, S. 199). Mit diesen letzten Regionen meinte er die hippocampale Formation (vgl. Abb. 21). Unterstützung findet die Annahme von E.D. Ross durch jüngste Ergebnisse von E.K. Miller, Li und Desimone (1991), die anhand von Einzelzellableitungen bei Rhesusaffen nachwiesen, daß Neurone im inferioren Temporallappenbereich als adaptive Gedächtnisfilter zu arbeiten scheinen, die vor allem solche Informationen, die mit neuem Reizmaterial zusammenhängen, passieren lassen.

Weiterhin fand E.D. Ross (1980b) drei Fälle mit unilateralem taktilem Neugedächtnisverlust. Bei zwei Patienten war die rechte Hand betroffen, bei diesen Fällen lag auch eine verbale anterograde Amnesie vor. Beim dritten Fall war die linke Hand betroffen und andere Gedächtnisstörungen konnten nicht entdeckt werden. Als Läsionsort vermutete E.D. Ross (1980b) einen Bereich im medialen Temporallappen kontralateral zur Hand.

A.R. Damasio (1990a) und A.R. Damasio und Tranel (1991) gaben nach De Renzi (1982b) neuere und kürzer gefaßte Übersichten zu kategoriebezogenen

Wiedererkenndefekten (zu denen z.B. die Prosopagnosie zählt). Sie sind der Ansicht, daß unterschiedliche neurale Systeme mit der Verarbeitung bestimmter Ereignisse und Bereiche befaßt sind, daß diese Systeme aber nicht bestimmte Konzeptkategorien repräsentieren, d.h., A.R. Damasio und Tranel gehen davon aus, daß auf „niedrigerer" Ebene und netzwerkartig bestimmte Analysen vorgenommen werden, bevor dann die eigentlichen Kategorie-spezifischen Areae in Aktion treten (vgl. auch A.R. Damasio, 1990b).

Kurz anreißen möchte ich hier auch kurz die sogenannte reduplikative Paramnesie, die schon von Pick (1903a, 1903b) beschrieben worden war, und deren Primärsymptom darin besteht, daß der Patient Personen (einschließlich der eigenen) doppelt wahrnimmt, ebenso wie Plätze, Zeiten und Ereignisse (M.B. Patterson & Mack, 1985; Ruff & Volpe, 1981; Staton, Brumback & Wilson, 1982). Staton und Mitarbeiter (1982) nahmen als Ursache an, daß bei diesen Patienten eine gestörte Fähigkeit, neu aufgenommene Information mit älteren Gedächtnisinhalten zu vergleichen und zu verbinden, vorliege. Die Läsionsorte können bei diesem Syndrom recht unterschiedlich sein. In den vier Fällen von Ruff und Volpe (1981) lagen sie im rechten frontalen und/oder parietalen Bereich, während im Fall von Staton et al. (1982) Bereiche im rechten posterioren Hippocampus und im benachbarten Temporallappen sowie im temporo-parietalen Grenzbereich betroffen waren. Zusätzlich fand sich eine leichte Atrophie in der rechten parieto-occipitalen Übergangsregion und im Stirnhirnbereich. Hinsichtlich mnestischer Funktionen lagen im Falle von Staton und Mitarbeiter vor allem Defizite im visuellen Kurzzeitgedächtnisbereich und bei der Musterreproduktion vor.

Spezielle Defizite auf Kurzzeitgedächtnisebene nach neocorticalen Läsionen wurden auch von Warrington und Mitarbeitern gefunden (Shallice & Warrington, 1977; Warrington et al., 1971; Warrington & Shallice, 1969). Die dort beschriebenen Ergebnisse wurden als weitere Hinweise dafür betrachtet, daß eine Unterscheidung zwischen Kurzzeit- und Langzeitgedächtnis ein morphologisches Substrat hat, wobei zumindest für die gemessenen Kurzzeitgedächtnisfunktionen der betroffene Bereich in den supramarginalen und angulären Gyri der linken Hemisphäre lag (s. auch Saffran & Marin, 1975).

Der erste Fall, den Warrington und Mitarbeiter vorstellten, wurde mit K.F. abgekürzt. Er hatte auf Grund eines Motorradunfalls mit 17 Jahren eine Schädelfraktur parieto-occipital erhalten und war seit dem 19. Lebensjahr epileptisch. Mit 28 Jahren wurde er neuropsychologisch getestet wobei sein verbaler IQ bei nur 79 Punkten lag und sein Performanz-IQ bei 113 Punkten. Seine Gedächtnisleistung für alltägliche Ereignisse war gut, auch hatte er adäquate Kenntnisse über jüngst vergangene und weiter zurückliegende Geschehnisse. Auf der anderen Seite stach als Hauptsymptom seine fast vollkommene Unfähigkeit, verbale Reize zu wiederholen, hervor. Seine Gedächtnisspanne betrug nur zwei „Items" und diese verminderte sich noch, wenn man ihn zu Wiederholungen zwang. Tests auf Langzeitgedächtnisebene, wie Paarassoziationslernen oder das Erfassen der Darstellungen von fragmentarisch dargebotenen Bildern, zeigten dagegen fast durchschnittliche Leistungen. K.F.s Grundstörung lag folglich in seiner eingeschränkten Fähigkeit, „Items" zu wiederholen (insbesondere im auditiven Bereich).

Zwei weitere Fälle mit recht ähnlichen Symptombildern wurden zwei Jahre später von Warrington und Mitarbeitern (1971) vorgestellt. Einer dieser Patienten hatte ein Meningiom im temporo-parietalen Bereich links posterior, das entfernt worden war. Die Verhaltensauffälligkeiten des anderen ließen einen Hirnschaden als wahrscheinlich erscheinen, wenngleich lediglich eine gemäßigte Erweiterung des gesamten linken lateralen Ventrikels konstatiert werden konnte. 1977 diskutierten Shallice und Warrington theoretische Implikationen dieser Fälle und erklärten die Symptomatologie als auditiv-verbales Kurzzeitgedächtnisdefizit.

Des weiteren kann noch ergänzt werden, daß Warrington und Shallice 1984 vier Fälle mit ungewöhnlich selektiven Gedächtnisstörungen fanden, die zuvor an Herpes simplex-Encephalitis erkrankt waren. Alle vier konnten unbelebte Objekte identifizieren, aber waren nicht in der Lage, lebende Dinge und Nahrungsmittel zu benennen, obwohl sie erst Monate oder selbst Jahre nach Krankheitsausbruch getestet worden waren. Auch bei diesen Patienten fand sich auf CT-Bildern eine Dichteverminderung im Schläfenlappenbereich. Erwähnen will ich an dieser Stelle, daß sich in Übereinstimmung mit der Hypothese, daß bei Alzheimerkranken insbesondere der Schläfenlappenbereich pathologische Änderungen zeigt, auch bei dieser Patientengruppe inzwischen die Dissoziation bei Wiedererkennen oder Identifizieren belebter gegenüber unbelebten Dingen nachweisen ließ (Silveri, Danieli, Giustolisi & Gainotti, 1991). Daß selbst massive visuelle Agnosien (wie in dem folgenden Fall eine visuelle Formamnesie) noch Lernen auf impliziter Ebene erlauben, zeigte der Fall von A.D. Milner et al. (1991).

Farah, McMullen und Meyer (1990) untersuchten speziell, inwieweit sich das Erkennen belebter Dinge von dem unbelebter unterscheidet, konnten jedoch keine der von ihnen als Erklärungsmöglichkeiten herangezogenen Hypothesen als für das Phänomen selektiv verantwortlich belegen. Sie gehen deswegen davon aus, daß eine kombinierte Störung von solchen neuronalen Strukturen vorliege, die semantische und visuelle Information kodieren.

Die Bedeutung des rechten temporalen Neocortex für das Behalten der Tonhöhe im auditiven Kurzzeitgedächtnisbereich bestimmten Zatorre und Samson (1991) auf der Basis ihrer Untersuchungen an 71 Patienten.

Erwähnt werden sollte noch, daß verschiedene Formen von „A- und Dysfunktionen" auch nach callosalen Infarkten auftreten können (Degos et al., 1987). Häufig ist in diesem Bereich nicht entscheidbar, wieweit die Störungen eher im Bereich der Performanz oder eher im Bereich des gedächtnismäßigen Zugang-Findens liegen. Beispielsweise berichteten Regueiro, Segurado, Mata und Regueiro (1992) von einem Patienten, der selektiv keine Unterschrift in der vor dem Hirnschaden gemachten Form mehr leisten konnte, ansonsten aber normal schrieb.

Störungen im Umgang mit Zahlen – Acalculie

In frühen Arbeiten zu Korsakowamnestikern wurden häufig das Behalten von Zahlen und die Fähigkeit, Rechnungen durchzuführen, getestet (z.B. Boedeker, 1905; Liepmann, 1910; Pick, 1886; Ransohoff, 1897; Serbsky, 1907; Theissen, 1924; Wehrung, 1905; vgl. Markowitsch, 1992a). Auf der anderen Seite wurden schon früh Beispiele für exzeptionelle Leistungen auf dem Gebiet des Zahlengedächtnisses dokumentiert (vgl. z.B. Offner, 1924; Luria, 1968).

Viele dieser Fälle waren sog. „idiots savants" (s. die von Sacks, 1990, beschriebenden Fälle, beispielsweise die „autistischen Zwillinge"; für eine Definition und Übersicht s. Treffert, 1988), so auch der von Theissen (1924) wiedergegebene Fall eines 20jährigen, der exakt die Kalenderdaten für Ostern zwischen den Jahren 1583 und 2000 angeben konnte und dies noch innerhalb kürzester Zeit. Darüber hinaus benannte er schon mit 4, 5 Jahren alle Blumen des Klostergartens mit ihren lateinischen Bezeichnungen. Dorman (1991) beschrieb kürzlich ein ähnliches Zahlentalent, einen 18jährigen, dessen linke Hirnhälfte im Alter von acht Jahren entfernt worden war und der einen Gesamt-IQ-Wert von 84 hatte. Frühere, ähnlich gelagerte Fälle lassen sich bei A.L. Hill (1975) und bei Horwitz, Kestenbaum, Person und Jarvik (1965) nachlesen (vgl. Luria, 1968).

Die Besonderheit von Zahlen und Symbolen gegenüber Worten hat Menninger (1969) zusammengefaßt; eine frühe Übersicht zur Psychopathologie der Kalkulationsfähigkeit gab Peritz (1918). In seinem Artikel findet sich eine Menge Information zur Geschichte von Zahlen und Mathematik, zur Rechenfähigkeit von Kindern und Patienten mit underschiedlichster Pathologie und den verschiedenartigsten Rechenstörungen (viele davon allerdings reine Hemianopiker). Peritz schloß, daß das Kalkulationszentrum im linken Gyrus angularis säße. Auf unterschiedliche unterliegende Kalkulationsstörungen in Abhängigkeit von den geschädigten Hirnhälften wiesen Rosselli und Ardila (1989) hin.

Claros Salinas (1988) und Claros Salinas und von Cramon (1987) haben neuere Erkenntnisse zur Neuropathologie der Akalkulie und allgemein zur Zahlenverarbeitung zusammengefaßt und auch Tests zur Diagnostik von Rechenstörungen vorgeschlagen (s. hierzu auch Jackson & Warrington, 1986). Der Terminus Akalkulie wurde offensichtlich von Henschen (1919) geprägt, wie u.a. G. Herrmann (1928) feststellte und wird mit Schädigungen im occipitalen und occipito-parietalen Grenzgebiet in Zusammenhang gebracht. Berger führte die Unterscheidung zwischen primärer und sekundärer Akalkulie ein, wobei diese Störung „sekundär" durch gleichzeitige Störungen im Gedächtnis-, Aufmerksamkeits- oder Sprachbereich bedingt war.

Eine andere Unterscheidung nahmen Grafman, Passafiume, Faglioni und Boller (1982) vor, die zwischen (a) Agraphie oder Alexie für Zahlen, (b) räumlicher Dyskalkulie und (c) Anarithmetik differenzierten. Interessant sind auch die von Deloche und Seron (1982) und Seron und Deloche (1983, 1984) berichteten Fälle von Aphasikern, deren Fähigkeit, Zahlen vom digitalen zum alphabetischen Code zu übertragen, gestört war, sowie die Fallbeispiele von Patienten, die in ihrer

Kommunikationsfähigkeit extrem eingeschränkt sind, sowohl verbal wie nicht-verbal: Die von De Renzi, Colombo und Scarpa (1991) so genannten ‚aphasisch Isolierten'.

Reflexives Gedächtnis, Basalganglien und subcorticale Demenz

Seit langem gibt es das Konzept der subcorticalen Demenz (Mandell & Albert, 1990; von Stockert, 1932). Subcorticale Demenz stellt ein klinisches Syndrom dar, daß durch eine Verlangsamung geistiger Prozesse, Vergeßlichkeit, kognitive Dysfunktion, Apathie und Depression gekennzeichnet ist (Cooper, Sagar, Jordan, Harvey & Sullivan, 1991; Cummings, 1986; Cummings & Benson, 1984, 1990; S.J. Huber, Shuttleworth, Paulson, Bellchambers & Clapp, 1986). Insbesondere Apathie und eine verlangsamte Informationsverarbeitung werden als essentiell für die Diagnose subcorticale Demenz angesehen (Jennekens-Schinkel, Lanser & Van der Velde, 1991). Dieses Syndrom wird bei Krankheitsbildern wie progressiver supranucleärer Lähmung (Steele-Richardson-Olszewski Syndrom), Chorea Huntington, Parkinsonscher Krankheit, von Economo-Krankheit, Wilsonscher Krankheit, spinocerebellarer Degeneration, idiopathischer Kalzifizierung der Basalganglien, lacunären Zuständen, und dem Demenzsyndrom der Depression diagnostiziert (z.B. Albin, Young & Penney, 1989; Biller & Brazis, 1990; R.G. Brown & Marsden, 1988b; Elizan & Casals, 1991; Lees, 1990; Hitoshi, Iwata & Yoshikawa, 1991; Litvan & Agid, 1992; Medalia, 1991; Starosta-Rubinstein et al., 1987; Steingart et al., 1986, 1987a, 1987b). Weitere Demenzzustände nach subcorticaler Schädigung werden von Hier und Cummings (1990) aufgezählt. Auflisten kann man hier auch noch die gegenwärtig seltene Form der Encephalitis lethargica, die früher als Schlafkrankheit oder febris lethargica oder coma somnolenticum zum Teil epidemisch grassierte, die aber dennoch auch heutzutage angetroffen wird und bei den Überlebenden primär die Symptome der Parkinsonschen Krankheit zeigt (R.S. Howard & Lees, 1987; s.auch Elizan & Casals, 1991). An erster Stelle betroffen sind die Basalganglien, thalamische Regionen und mit diesen beiden Strukturkomplexen verbundene Hirnstammkerne. Der cerebrale Cortex ist dagegen (klassischerweise) meist ausgespart (vgl. Perlmutter, 1988). Abbildung 32 gibt eine Übersicht über die wichtigsten anatomischen Verbindungen der Basalganglien.

Dem Konzept der subcorticalen steht das der corticalen Demenz gegenüber (s.u.: *Demenzen* und Huber et al., 1986), bei der die Symptombilder von Amnesie, Aphasie, Agnosie und Apraxie im Vordergrund stehen. Eine gewisse Verbindung ergibt sich über das mesoneocorticale dopaminerge System, zu dem als mesostriatale Regionen der Nukleus caudatus, das Putamen, der Globus pallidus und der Nukleus accumbens gehören, als mesoallocorticale die Amygdala, das Tuberculum olfactorium, die Septalregion und der piriforme Cortex und als mesoneocorticale Strukturen alle neocorticalen Areae (Aquilonius, Langström & Tedroff,

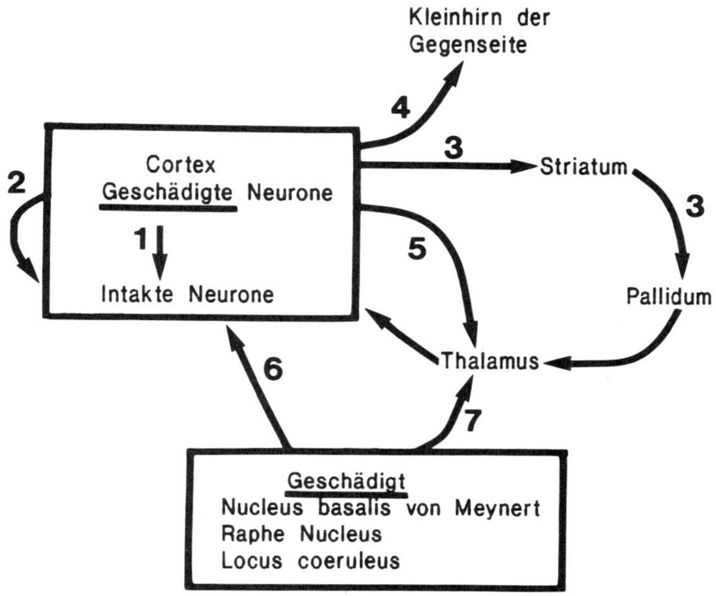

Abb. 32: Die wichtigsten anatomischen Verbindungen der Basalganglien (nach FIG. 18-1, Seite 347, von Biller & Brazis, 1990).

1989; H. Becker, Schneider, Hacker & Fischer, 1979; De Keyser, Herregodts & Ebinger, 1990; Domesick, 1990; German, Manaye, Smith, Woodward & Saper, 1989; Halliday et al., 1990; E.C. Hirsch, Graybiel, Duyckaerts & Javoy-Agid, 1987; S.J. Huber, Chakeres, Paulson & Khanna, 1990; Jayaraman, 1987; Leenders et al., 1990; Lees & Smith, 1983; W.R.W. Martin, Palmer, Patlak & Calne, 1989; W.C. Miller & DeLong, 1987; Moore, 1990; Niznik, Fogel, Fassos & Seeman, 1991; Prasher & Findley, 1991; Rinne et al., 1990; Sawle et al., 1990; Scherman et al., 1989; Schneider et al., 1979; Seeman & Niznik, 1990). Es gibt in letzter Zeit allerdings die Ansicht, daß die kognitiven Störungen der Parkinsonschen Krankheit im wesentlichen durch corticale Schäden (insbesondere im medialen temporalen Bereich) bedingt sein könnten (Braak & Braak, 1990a, 1991b, 1991d; Whitehouse, 1986; s.a. Daniel & Lees, 1991, die eine Vielzahl seniler Plaques und auch Neurofibrillenbündel bei zwei nicht-dementen Parkinsonpatienten feststellten). Auch neue kernspintomographische Untersuchungsergebnisse unterstützen diese Ansicht (S.J. Huber et al., 1989), wenngleich in dieser Untersuchung kein bestimmtes Schädigungsmuster im Gehirn mit der Präsenz von Demenz bei Parkinsonpatienten in Zusammenhang gebracht werden konnte. (Anmerken möchte ich noch, daß neben dem dopaminergen System auch andere Transmittersysteme in das Krankheitsbild der Parkinsonschen Krankheit involviert sind; vgl. z.B. Candy et al., 1986; Chan-Palay & Asan, 1989; Chan-Palay,

1988; Chan-Palay, Jentsch, Lang, Höchli & Asan, 1990; Cummings, 1988; Dubois, Pillon, Lhermitte & Agid, 1990; Gaspar, Duyckaerts, Alvarez, Javoy-Agid & Berger, 1991; Grafe, Forno & Eng, 1985; Jellinger, 1989, 1990; Klockgether & Turski, 1989; Langston, 1990; Mann & Yates, 1986; Masullo et al., 1988; Sawle & Brooks, 1990; G.R. Uhl et al., 1986; Whitehouse, 1989; Whitehouse, Hedreen, White & Price, 1983; Wolfe et al., 1990; Xuereb et al., 1990; Yoshimura, 1988. Buttlar-Brentano, 1955, diskutierte das Parkinson-Syndrom sogar speziell hinsichtlich degenerativer Schäden im [cholinergen] Nucleus basalis von Meynert und Xuereb et al., 1991, betonen thalamische Schäden.) Gaspar und Mitarbeiter (1991) postulierten, daß das menschliche Gehirn zwei getrennte dopaminerge Systeme enthält, von denen dasjenige, das die oberen corticalen Schichten erreicht, am ehesten einen Bezug zur Parkinsonschen Krankheit hat. Kürzlich fanden Gai und Mitarbeiter (Gai, Halliday, Blumbergs, Geffen & Blessing, 1991), daß die Substanz P enthaltenden Neurone des mesopontinen Tegmentums bei Parkinsonkranken schwer geschädigt sind. Di Monte (1991) wies kürzlich darauf hin, daß die Degeneration von Mitochondrien eng mit dem Morbus Parkinson assoziiert ist.

Weiterhin erwähnen möchte ich, daß über die amyotrophe Lateralsklerose und den Parkinson-Demenz Komplex von Guam Verbindungen hergestellt wurden, wobei man annimmt, daß möglicherweise äußerst langsam wirkende Gifte über die Nahrung aufgenommen werden (Calne, Eisen, McGeer & Spencer, 1986; Nunn, Seelig, Zagoren & Spencer, 1987; Rodgers-Johnson et al., 1986; S.M. Ross, Seelig & Spencer, 1987; S.M. Ross & Spencer, 1987; Rothstein et al., 1991; Rowland et al., 1991; Spencer, 1987; Spencer et al., 1987; Steck & Kuntzer, 1991).

R.G. Brown und Marsden (1988a) gaben eine Übersicht zu neuropsychologischen Änderungen bei verschiedenen subcorticalen Demenzen, wobei sie einen Schwerpunkt legten auf Alzheimer und Chorea Huntington und Parkinsonkranke und auf Patienten mit progressiver supranucleärer Lähmung. Sprache, Gedächtnis, visuell-räumliche Funktionen und Konzeptlernen und Verhaltenssteuerung wurden verglichen. R.G. Brown und Marsden betonten, daß alle oben genannten Krankheitsbilder viele Gemeinsamkeiten haben, daß insbesondere zwischen Chorea Huntington und Parkinsonscher Krankheit daß Symptombild recht ähnlich sei, daß die Unterschiede zwischen Alzheimer- und Parkinsonkranken eher quantitativer Natur sind und daß aber auch zwischen diesen beiden Krankheitsbildern keine größeren Differenzen existierten als zwischen denen der Chorea Huntington und der Parkinsonschen Krankheit (vgl. zu Gedächtnisstörungen bei diesen beiden Patientengruppen Scholz, Gnad & Sastry, 1988, bei Parkinson- und Alzheimerdemenz J.P. Mohr, Cox, Williams, Chase & Fedio, 1990, bei Alzheimer- und Chorea Huntingtonpatienten Beatty, Salmon, Butters, Heindel & Granholm, 1988, Butters, Salmon, Heindel & Granholm, 1988, und Hodges, Salmon & Butters, 1991, und zu anatomischen und neurochemischen Übereinstimmungen zwischen Alzheimerpatienten und dementen Parkinsonpatienten Daniel & Lees, 1991, Whitehouse, 1989, und Whitehouse et al., 1983). Wichtigste Konklusion ist, daß die Unterschiede zwischen der – „corticalen" – Alzheimerschen Krankheit und der – „subcorticalen" – Parkinsonschen Krankheit geringer sind, als gemeinhin erwartet. Hinweisen möchte ich hier auf die auch bildlich gut unterstützte Übersichtsarbeit von Albin et al. (1989) zur funktionellen Anatomie der Basalganglienstörungen sowie auf Cummings (1988) Arbeit, in der er verschiedene Formen der Parkinsonschen Krankheit diskutiert und mit denen der Alzheimerschen Krankheit vergleicht. Eine neue Übersicht zur kognitiven Verarbeitung bei Parkinsonsyndrom findet sich bei R.G. Brown und Marsden (1990), eine neue Arbeit zu Störungen der Sprachfunktion bei progressiver supranucleärer Lähmung bei Podoll, Schwarz und Noth (1991) und altersabhängige Verschlimmerungen der Parkinsonschen Krankheit finden sich bei J. Blin und Mitarbeitern (1991). Jüngst erschien auch ein Beitrag, in dem zur Existenz der immer wieder postulierten Parkinson-Persönlichkeit Stellung genommen wird (Paulson & Dadmehr, 1991).

Während die meisten Autoren die Ähnlichkeiten zwischen subcorticalen Krankheitsbildern herausstreichen, betont eine kürzlich erschienene Studie von Pillon, Dubois, Ploska und Agid (1991), daß es deutliche Unterschiede zwischen den verschiedenen Krankheitsbildern gibt. Hierzu gehören vor allem Altgedächtnis- und Sprachprobleme bei Alzheimerkranken, frontalhirnsensitive Störungen beim Steele-Richardson-Olszewski Syndrom (progressive supranucleäre Lähmung) (vgl. auch Karbe et al., 1992; Kertzmann, Robinson & Litvan, 1990), Störungen bei Konzentration und Akquisition bei Chorea Huntington Patienten. Demenz, definiert als eine um zwei Standardabweichungen unterhalb des Normalbereichs liegende globale intellektuelle Minderleistung, fand sich bei 93% der senil Dementen vom Alzheimer Typus, 66% der Chorea Huntington Patienten, 58% der Patienten mit progressiver supranucleärer Lähmung und bei 18% der Parkinsonpatienten.

Speziell auf sensorische Verarbeitungsprobleme bei der progressiven supranucleären Lähmung wiesen R. Johnson, Litvan und Grafman (1991) und R. Johnson (1992) hin, die ereigniskorrelierte evozierte Potentiale untersuchten und bei Patienten mit progressiver supranucleärer Lähmung (im Gegensatz zu Normalen) nachwiesen, daß diese signifikant reduzierte Amplituden und längere Latenzen sowohl für visuelle P2 und P3 Komponenten des evozierten Potentials hatten. Die Autoren schlossen, daß die Prozesse von Reizverarbeitung und Reizkategorisierung signifikant gestört sind. Auch bei Parkinsonkranken wurden elektrophysiologische Ableitungen herangezogen, um eine Abgrenzung von Parkinsonscher und Alzheimerscher Krankheit zu demonstrieren (Aminoff & Goodin, 1990), bzw. um festzustellen, inwieweit die Leistung von Parkinsonkranken auf visueller Ebene oder bei der Bewältigung assoziativer Lernaufgaben von der Normaler abweicht oder ob sich durch elektrophysiologische Datenanalysen frühe Hinweise auf einen sich entwickelnden Morbus Parkinson erkennen lassen (Bodis-Wollner, 1990; Bodis-Wollner & Yahr, 1978; Gil, Neau, Toullat, Rivasseau-Jonbeaux & Lefévre, 1989; Goodin & Aminoff, 1986, 1987; Linden et al., 1990; Pang et al., 1990; Watts et al., 1991; vgl. auch die Arbeiten von Crawford, Goodrich,

Henderson & Kennard, 1989a, und Crawford, Henderson & Kennard, 1989b, zu abnormalen, nichtvisuell ausgelösten Augenbewegungen bei Parkinsonkranken, die Arbeit von Sakashita, 1991, zu visuellen Aufmerksamkeitsstörungen, sowie die Arbeiten von Ghilardi, Bodis-Wollner, Onofrj, Glover & Marx, 1988a, Ghilardi, Bodis-Wollner, Onofrj, Marx & Glover, 1988b, und Glover, Ghilardi, Bodis-Wollner & Onofrj, 1988, zu Ergebnissen mit einem entsprechenden Parkinson-Tiermodell).

Auch bei Patienten mit progressiver supranucleärer Lähmung fanden sich signifikante Gedächtnisdefizite, die alle Phasen der Gedächtnisverarbeitung einschlossen (Litvan, Grafman, Gomez & Chase, 1989; Pillon, Dubois, Lhermitte & Agid, 1986) und die unter Umständen mit cholinergen Defiziten und anderen, der Alzheimerkrankheit ähnlichen pathologischen Veränderungen in Zusammenhang gebracht werden können (Bancher et al., 1987; Bhatt, Snow, Martin, Peppard & Calne, 1991; Brandel et al., 1991; Kish, Chang, Mirchandani, Shannak & Hornykiewicz, 1985; Nakano & Hirano, 1983). Tagliavini, Pilleri, Gemignani und Lechi (1983) und Tagliavini, Pilleri, Bouras und Constantinidis (1984) konnten beispielsweise zeigen, daß der Nukleus basalis von Meynert regelmäßig bei Patienten mit progressiver supranucleärer Lähmung geschädigt ist, wenngleich meist weniger schwerwiegend als bei der Alzheimerschen Krankheit. (Tagliavini und Pilleri, 1985, fanden darüber hinaus, daß der Nukleus basalis auch einen massiven Neuronenverlust (von über 60%) bei olivopontocerebellarer Atrophie aufweist.) Und auch Sasaki, Maruyama und Toyoda (1991) fanden in neocorticalen Bereichen, im entorhinalen Cortex und der Amygdala von Patienten mit progressiver supranucleärer Lähmung ähnliche Plaqueansammlungen wie sie von Alzheimerkranken bekannt sind. Im Unterschied zu Alzheimerpatienten zeigten sich jedoch weder senile Änderungen im Hippocampus noch Neurofibrillenbündel in der Amygdala.

Die Parkinsonsche und die Huntingtonsche Krankheit

Am häufigsten mit dem Terminus subcorticale Demenz in Zusammenhang gebracht werden die Parkinsonsche und die Huntingtonsche Krankheit (Albin et al., 1989; Albert, 1978; Brandt et al., 1984; Butters & Miliotis, 1985; J.M. Fisher, Kennedy, Caine & Shoulson, I., 1983; M. Freedman, 1990; Gibb, 1991; Guillard, Fénelon & Mahieux, 1991; Haase, 1978; Joynt & Shoulson, 1985; Lidsky, 1987; Ludin, 1988; Nagatsu, Narabayashi & Yoshida, 1991; Streifler, Korczyn, Melamed & Youdin, 1990; Strub & Black, 1982; Terry, 1976; Tomlinson, 1977). (Dies, obwohl nur eine Minderzahl der Parkinsonkranken, nämlich nur 10% bis 15% als dement zu bezeichnen sind: Mayeux et al., 1990). Auch andere Formen der Parkinsonschen Krankheit als die idiopathische und die der Parkinsonschen Demenz wurden beschrieben; z.B. Mozaz, Wyke & Indakoetxea, 1991; Murrow, Schweiger, Kepes & Koller, 1990; Pascual et al., 1991; Tinker, Anderson,

Anand, Kermode & Harding, 1990; Verity, Roitberg & Kepes, 1990; s.a. D.J. Brooks, 1991).

Die Chorea Huntington hat eine eindeutig genetische Basis und führt insbesondere im Nukleus caudatus zu Neuronenverlust (Bruyn, Bots & Dom, 1979; Folstein, Brandt & Folstein, 1990; Forno & Norville, 1979; Sagarra, 1943). In neueren Arbeiten, aber auch schon von Hallervorden (1957) wird auf weitere, insbesondere frontal corticale Schäden, aber auch auf Veränderungen in der Substantia nigra hingewiesen (allerdings nicht in der für die Parkinsonsche Krankheit „klassischen" pars compacta, sondern in der pars reticulata Zone) (Cudkowicz & Kowall, 1990; de la Monte, Vonsattel & Richardson, 1988; E.P. Richardson, 1990; Sotrel & Myers, 1990). Harris und Mitarbeiter (1992) betonen in einer ganz neuen Arbeit, daß im Frühzustand der Chorea Huntington volumetrische Messungen des Putamen ein sensitiverer Indikator für Hirnabnormalitäten sind als die Messung des Grads der Atrophie im Nucleus caudatus.

Neuere Aspekte zu Ätiologie, Diagnostik und Therapiemöglichkeiten wurden von Stober, Jacobi, Steffen, Zang und Reicke (1988) und von Jeste und Krull (1991) diskutiert. Dexter und Mitarbeiter wiesen auf erhöhte Eisen- und erniedrigte Ferritinwerte in der Substantia nigra von Parkinsonpatienten hin. Auch bei Tanner (1990) und Ellenberg (1991) finden sich Aussagen zur Rolle von Umweltgiften bei der Entstehung von Morbus Parkinson. Eine ausführliche neue Stellungnahme lieferten Amaducci und Lippi (1991), die zum einen zwischen früh und spät einsetzender Parkinsonscher Krankheit unterscheiden und zum anderen betonen, daß noch zu wenig Studien zur Epidemiologie vorliegen und die existenten untereinander noch häufig widersprüchlich sind. Argumente für genetische Prädispositionen lieferte W.G. Johnson (1991).

Die neuropsychologische Seite des früh sogenannten Veitstanz wurde von Brandt und Butters (1986) in einer Kurzübersicht dargestellt. Apathie, motorische Symptome und Stimmungsschwankungen zeigen sich früh, das Gedächtnis wird erst später angegriffen (vgl. hierzu die Arbeiten von Benecke, Rothwell, Dick, Day & Marsden, 1987, von Jacobi, Schneider & Fischer, 1976, und von R.H. Myers et al., 1991). Auch wenn Gedächtnisleistungen betroffen sind, lassen sich Unterschiede zwischen der Alzheimerschen und der Chorea Huntington Krankheit auf neuropsychologischer Ebene nachweisen (z.B. Jacobs, Salmon, Tröster & Butters, 1990; Hodges et al., 1991). Der Krankheitsverlauf ist langsam. Dennoch ähneln sich zum Schluß die Krankheitsbilder von Chorea Huntington und der Alzheimerschen Krankheit (s.u.: *Demenzen*), wenngleich die dort anzutreffenden Sprachstörungen in der Regel fehlen (Brandt, Folstein & Folstein, 1988; Brandt et al., 1984; Cummings, Darkins, Mendez, Hill & Benson, 1988; Cummings, Benson, Hill & Read, 1985; Joynt & Shoulson, 1985; Paulson, 1979; vgl. auch die im ersten Kapitel beschriebenen kombinierten PET- und neuropsychologischen Ergebnisse von Goldberg et al., 1990). Auch auf neuroanatomischer Seite verwischen sich mit zunehmender Krankheitsdauer die zuvor auf striatale Strukturen beschränkten Hirnschäden (Jernigan, Salmon, Butters & Hesselink, 1991b). Der Krankheitsbeginn liegt meist zwischen dem 45. und dem 55.

Lebensjahr (Strub & Black, 1982), frühe bis sich im Mittelstadium befindliche Chorea Huntingtonpatienten zeigen dagegen selbst unter positionsemissionstomographischer Analyse einen Schadensschwerpunkt in Nukleus caudatus und Putamen (Berent et al., 1988).

Was die Parkinsonsche Krankheit angeht, so machte kürzlich Sagar (1991) eine Reihe methodischer Anmerkungen, um zukünftige Forschung zu kognitiven Störungen bei der Parkinsonschen Krankheit sinnvoll interpretieren und abgrenzen zu können (s. auch Cooper et al., 1991). Die idiopathische Form der Parkinsonschen Krankheit wurde ursprünglich von Parkinson (1817) beschrieben (vgl. hierzu auch das Sonderheft des *Journal of Neurology, Neurosurgery, and Psychiatry [Special Supplement],* Juni 1989, und hier insbesondere die Beiträge von Calne, 1989, Jenner, 1989, Langston, 1989, Pearce, 1989, G. Stern, 1989). An der Parkinsonschen Krankheit erkrankt etwa jeder Tausendste. Krankheitsbeginn ist zwischen dem 40. und 70. Lebensjahr, wobei bei 60jährigen der Höhepunkt des Ausbruchs liegt. Die Krankheit ist zu Beginn gekennzeichnet durch langsam einsetzende Rigidität, Tremor, Bewegungsverlangsamung, Gleichgewichtsprobleme und Schwierigkeiten in der räumlichen Zuordnung (Bowen, Burns, Brady & Yahr, 1976; Bowen, Hoehn & Yahr, 1972; M. Freedman, 1990; Hoehn & Yahr, 1967; Hovestadt, de Jong & Meerwaldt, 1987; M. Huber, 1988; Krasilovsky & Gianutsos, 1991; Lieberman, 1974; P.H. Sharpe, Cermak & Sax, 1983; Strub & Black, 1982).

Demenzzustände sind eher milderen Charakters und korrelieren in ihrer Ausprägung mit der der restlichen Parkinsonsymptomatik (Mayeux, Stern, Rosen & Benson, 1983; Strub & Black, 1982). Ein Teil der kognitiven Defekte mag rückführbar sein auf reduzierte Aktivitäts- und Aktivations(Arousal-)niveaus (Bloxham, Dick & Moore, 1987; Hakim & Mathieson, 1978; Lieberman et al., 1979) und – vermutlich in beträchtlichem Ausmaße – auf die gegenüber nicht Hirngeschädigten eingeschränkte Fähigkeit von Parkinsonpatienten, zukünftigte Sachverhalte antizipatorisch zu verarbeiten (Lee & Brown, 1991). Auf anatomisch-morphologischer Ebene sind primär die pigmentierten Zellen der Substantia nigra betroffen (vgl. auch Doraiswamy et al., 1991; Gibb & Lees, 1991; Graybiel, Hirsch & Agid, 1990; S.J. Huber, Chakeres, Paulson & Khanna, 1990; Oyanagi, Nakashima, Ikuta & Homma, 1986; Pakkenberg, Moller, Gundersen, Mouritzen Dam & Pakkenberg, 1991; T.L. Perry & Yong, 1986; Schultz, 1982; Youdim, Ben-Shachar & Riederer, 1989; und Zweig, Jankel, Hedreen, Mayeux & Price, 1989). Rinne, Rummakainen, Paljärvi und Rinne (1989) behaupten sogar, daß die Demenz bei der Parkinsonschen Krankheit bezogen ist auf den Neuronenverlust in der medialen Substantia nigra. Eine dieser Tendenz entgegenlaufende Analyse wurde kürzlich von Fearnley und Lees (1991) publiziert. Auch Ergebnisse aus der Tierforschung widersprechen der Ansicht von Rinne et al. T. Ljungberg, Apicella und Schultz (1991) fanden jüngst, daß Neurone aus der pars compacta Region der Substantia nigra des Makakengehirns nicht auf Gedächtnis oder Antwortvorbereitung sensitiv reagieren (innerhalb eines räumlichen verzögerten Antwortparadigmas), sondern auf die Aufmerksamkeit und Motivation betreffende Reize, die das Antwortverhalten bestimmen.

Neben dem Bereich der schwarzen Substanz mögen frontale Cortexbereiche und Regionen in der ventralen tegmentalen Area degenerieren, also primär dopaminerge Ursprungs- oder Zielorte (Chozik, 1987; M. Freedman, 1990; Hornykiewicz & Kish, 1986; Javoy-Agid & Agid, 1980; Jenner, 1989; G.R. Uhl, Hedreen & Price, 1985). Nach einer Reihe von Tierversuchen, die an erster Stelle durch Anders Björklund in Lund initiiert worden waren wird neuerdings versucht, foetales dopaminerges Hirngewebe in das Striatum von Parkinsonpatienten zu transplantieren, um hierdurch dem krankheitsbedingten Abbau entgegenzusteuern (z.B. Azmitia & Björklund, 1987; Fazzini et al., 1991; Goetz et al., 1991; V.W. Henderson et al., 1991; Madrazo et al., 1990; Sladek & Gash, 1984). (Zur „präsymptomatischen“ Entdeckung des Morbus Parkinson siehe Langston & Koller, 1991.)

Zur Unterscheidbarkeit von der als cortical angesehenen Alzheimer-Demenz und der Parkinsonschen Krankheit haben u.a. Benson (1983, 1984), Cummings und Benson (1984), Guillard et al. (1991), Mayeux et al. (1983) und E. Mohr, Litvan, Williams, Fedio und Chase (1990) Stellung genommen. Diese letztgenannte Autorengruppe fand insbesondere Unterschiede zwischen beiden Patientengruppen bei visuospatialen Abstraktions- und Denk-/Folgerungsaufgaben („reasoning“), in denen die Parkinsonpatienten schlechter abschnitten als die Alzheimergruppe. Bei Aufgaben, die primär den kognitiven Gedächtnisbereich ansprachen, waren zwar beide Gruppen beeinträchtigt, die der Alzheimerpatienten jedoch wesentlich stärker. Massive visuospatiale Verhaltenseinbrüche bei Parkinsonpatienten wurden auch von B.E. Levin und Mitarbeitern (1991) beschrieben. Hierbei wirkten sich begleitende Demenz und die Krankheitsdauer verschlimmernd aus.

M. Freedman und Oscar-Berman (1986, 1987) wandten aus der experimentellen Tierforschung herstammende Lernaufgaben an, um die Leistungen von Alzheimer- und Parkinsonpatienten zu dissoziieren. In ihrer Arbeit von 1987 fanden sie, daß sich Parkinson- und Alzheimerkranken im taktilen Lernen unterschieden. Taktiles Originallernen sei in der Regel nach Parietalhirnschäden gestört, taktiles Umkehrlernen bei Perseverationstendenzen. Die Autoren fanden, daß Alzheimerpatienten Probleme mit dem taktilen Originallernen hatten (obwohl beide Gruppen hinsichtlich ihres Demenzgrades vergleichbar waren). Beim taktilen Umkehrlernen waren beide Patientengruppen schlecht, die Leistung der Alzheimerpatienten fiel jedoch durch die zusätzlich gemachten vielen Perseverationsfehler auf.

In ihrer 1986 publizierten Studie zeigten M. Freedman und Oscar-Berman unterschiedliche Defizite dieser beiden Patientengruppen beim Erwerb von verzögerten Antwort („delayed response“) und verzögerten Alternierungsaufgaben („delayed alternation“), beides Aufgaben, die eng mit dem Stirnhirnbereich gekoppelt sind, wobei jedoch unterschiedliche Aufgabenaspekte mit unterschiedlichen frontosubcorticalen Systemteilen zusammenzuhängen scheinen. Parkinsonpatienten waren nur bei verzögerten Antwortaufgaben schlecht, während Alzheimerpatienten beide Aufgaben nur sehr eingeschränkt bewältigen konnten. (Auch hier waren wieder beide Gruppen hinsichtlich ihres Demenzgrades angeglichen.) Die Autoren sind der Ansicht, daß bei Parkinsonpatienten vor allem das dorsolaterale frontale System beeinträchtigt ist, während bei Alzheimerpatienten vermutlich dieses System und zusätzlich das orbitofrontale in ihrer Arbeitsweise gestört sind.

Defizite im Bereich der Auffassungsgabe wurden in mehreren Untersuchungen sowohl auf verbaler Ebene als auch beim Bewältigen von Konzeptlernaufgaben gefunden (Cronin-Golomb, Rho, Corkin & Growdon, 1987a, 1987b; Natsopoulos et al., 1991) und sprechen ebenfalls für Parallelen in den Verarbeitungsmechanismen präfrontal corticaler und striataler Bereiche. Darüber hinaus finden sich – ähnlich wie bei präfrontal Hirngeschädigten – auch bei Parkinsonpatienten Störungen in der Zeitauffassung und -differenzierung (Natsopoulos et al., 1991).

Pirozzolo, Hansch, Mortimer, Webster und Kuskowski (1982) gaben 60 Parkinsonkranken und ebenso vielen Kontrollprobanden eine umfassende neuropsychologische Testbatterie, deren Ergebnisauswertung zeigte, daß Parkinsonkranke bei 21 der 24 erhobenen Messungen signifikant oder hochsignifikant schlechter abschnitten als die Kontrollprobanden. 93% der Parkinsonkranken zeigten (gegenüber den Kontrollen) kognitive Leistungseinbußen. Trotzdem muß betont werden, daß die individuelle Varianz groß ist und daß die Gabe von Antiparkinsonmedikamenten die Leistung massiv beeinflussen mag (Flowers, Pearce & Pearce, 1984). Auch auf neuroanatomischer Ebene ist die pathologische Verschiedenartigkeit groß, wobei extranigrale Läsionen zur Entwicklung von Parkinsonismus bei Alzheimerkranken beitragen mögen (J.C. Morris, Drazner, Fulling, Grant & Goldring, 1989a; Tyrrell et al., 1990).

Es wird diskutiert, ob die schwere Form der Parkinsonschen Demenz noch rein als eine Sonderform der Parkinsonschen Krankheit anzusehen ist oder ob sie eine Mischform von Parkinsonscher und Alzheimerkrankheit darstellt, oder gar eine solche zusammen mit zusätzlichen neurochemischen Mängelzuständen (Cummings & Benson, 1983). Entsprechend folgten eine Vielzahl von Untersuchungen, in denen Parkinson- (oder Chorea Huntington-) und Alzheimerkranke miteinander in Bezug auf kognitive Leistungsänderungen verglichen wurden, wobei in der Regel bedeutende Differenzen zwischen beiden Patientengruppen dokumentiert wurden (vgl. die Übersicht in M. Freedman, 1990; z.B. Granholm & Butters, 1988; Heindel, Salmon & Butters, 1990, 1991; Ruß & Fischer, 1990; Sagar, 1987; Sagar et al., 1985; Sagar, Sullivan, Gabrieli, Corkin & Growdon, 1988; Sahakian et al., 1988; Sullivan & Sagar, 1989; Sullivan et al., 1989).

Sagar und Mitarbeiter (1988) untersuchten, ob die Probleme, die Parkinsonkranke mit dem Angeben der Zeitpunkte, an denen vergangene Ereignisse stattfanden („dating“) zusammenhängen mit Schwierigkeiten im Bereich des zeitlich organisierten Kontextgedächtnisses überhaupt. Im Vergleich zu Alzheimerpatienten ergab sich tatsächlich, daß Parkinsonkranke insbesondere bei Neuigkeitsabschätzungen Probleme haben (weniger dagegen beim Wiedererkennen von Inhalten; s. hierzu auch Flowers et al., 1984, und Vriezen & Moscovitch, 1990). (Neuigkeitsabschätzungen verlaufen in der Regel so, daß man zuerst mehrere Reize dargeboten bekommt und dann später bei Zeigen aller (oder vieler) Reize zusammen angeben muß, welcher vor dem anderen schon einmal präsentiert wurde.) Alzheimerkranke waren in ihren Leistungen zu allen möglichen Testzeitpunkten defizitär, Parkinsonkranke dagegen nur bei den kurz zuvor dargebotenen. Sagar et al. schließen daraus, daß insbesondere Kurzzeitgedächtnisstörungen und Störungen im Bereich von Neuigkeitsabschätzungen zu den essentiellen kognitiven Störungen von Parkinsonkranken gehören. In einer darauffolgenden Studie (Sullivan & Sagar, 1989) weiteten sie diese Schlußfolgerung auch auf die Behaltensleistung von Parkinsonpatienten hinsichtlich nichtverbalen Materials aus: Auch hier ergab sich als Dissoziation zwischen den Gruppen, daß die Alzheimerpatienten mit zunehmender Abstand zwischen Darbietung und Abfrage schlechter wurden, während die Parkinsonpatienten gleich zu Anfang, nicht dagegen später, Leistungseinbußen zeigten. Sullivan und Sagar halten eine bilaterale Frontalhirndysfunktion als für die Genese dieses Defizittyps verantwortlich (s. hierzu auch Mayberg et al., 1990). In ihrer neuesten Arbeit von 1991 bekräftigen Sullivan und Sagar anhand der Analyse neuropsychologischer Testergebnisse an Parkinsonpatienten und solchen mit globaler Amnesie, daß das Kurzzeitgedächtnis an intakte corticostriatale Systeme gebunden sei, während das Langzeitgedächtnis an mediale Temporallappenstrukturen gekoppelt sei.

Visuell-räumliche Lern- und Gedächtnisvorgänge wurden von Sahakian et al. (1988) bei Parkinsonpatienten, Alzheimerpatienten und einer vergleichbar zugeordneten Kontrollgruppe getestet und verglichen. Hierbei wurde die Parkinsongruppe nochmals unterteilt in eine frisch diagnostizierte, noch nicht medikamentös behandelte Untergruppe und eine im späteren Krankheitsstadium, die Medikamente erhielt. Diese letzte Gruppe und die der Alzheimerpatienten waren sowohl bei visuellen wie bei räumlichen Musterwiedererkennaufgaben stark gestört. Hier allerdings – anders als bei der oben zitierten Studie von Sagar und Mitarbeitern (1988) – fand sich ein von der gewählten Verzögerungszeit (0-16 s) unabhängiges Defizit bei den medikamentös behandelten Parkinson-, nicht aber bei den Alzheimerkranken (die, wie zu erwarten, auf längere Verzögerungszeiten sensitiv reagierten). Bei anderen Aufgabenbereichen gab es stärkere Überlappungen zwischen den drei Patientengruppen. (Den Einfluß von Medikamenten auf die Leistung von Parkinsonkranken beleuchteten detailliert Flowers et al., 1984). V.A. Bradley, Welch und Dick (1989), die ebenfalls Funktionen des visuell-räumlichen Lernens bei Parkinsonpatienten untersuchten, sind der Ansicht, daß das visuell-räumliche Subsystem des Arbeitsgedächtnisses bei Parkinsonkranken gestört ist, das heißt, daß diese Patienten nicht in der Lage sind, in diesem Subsystem gespeicherte Information zu benutzen um komplexe visuell-räumliche Aufgaben durchzuführen (vgl. auch Krasilowsky & Gianutsos, 1991). In eine ähnliche Argumentationsrichtung gehen auch Ergebnisse und Ergebnisinterpretationen von R.G. Brown und Marsden (1991), die fanden, daß Parkinsonkranke im Vergleich zu Hirngesunden vereinfacht gesagt weniger kognitive Ressourcen zur

Verfügung haben, um komplexe Aufgaben zu bewältigen (vgl. auch den neueren Übersichtsartikel von Raskin, Borod & Tweedy, 1990). Parkinsonkranke scheinen dabei in der Regel auch selber eine recht zutreffende Einsicht von ihrem Krankheitsbild und den damit verbundenen Fähigkeitsreduktionen zu haben (R.G. Brown, MacCarthy, Jahanshahi & Marsden, 1989). Schon in einer früheren Arbeit hatten R.G. Brown und Marsden (1988) behauptet, daß bei Parkinsonpatienten die Ressourcen des sogenannten Supervisory Attentional System (vgl. Shallice, 1982), das im präfrontalen Cortex gelegen vermutet wird, reduziert sind. (Die gleiche Argumentationsrichtung, nämlich für die Existenz einer spezifischen Aufmerksamkeitsfehlfunktion bei Parkinsonkranken, vertraten auch Downes et al., 1989, Wright, Burns, Geffen & Geffen, 1990, Wallesch et al., 1990, und Yamada, Izyuuinn, Schulzer & Hirayama, 1990.)

Im Prinzip wurden die Ergebnisse von Sahakian et al. (1988) auch durch die nachfolgenden von M. Freedman und Oscar-Berman (1989) untermauert. Diese Autoren fanden, daß Alzheimerpatienten signifikant schlechter als demente Parkinsonpatienten beim Original- und Umkehrlernen in der visuellen Modalität waren; bei räumlichen Aufgaben waren beide Patientengruppen in ähnlich Maße im Umkehrlernen beeinträchtigt. M. Freedman und Oscar-Berman argumentierten, daß bei Alzheimerpatienten eine orbitofrontale Dysfunktion die Defizite (und Unterschiede zu den dementen Parkinsonpatienten) verursachte. Diese Hypothese wird durch neue PET-Ergebnisse von Mayberg und Mitarbeitern (1990) unterstützt. Im Gegensatz zu M. Freedman und Oscar-Berman fanden Wallesch et al. (1990) auch auf räumlicher Ebene (Labyrinthlernen) ein Defizit bei Parkinsonpatienten (vgl. auch Bondi & Kaszniak, 1991). Sie interpretierten dies als eine mangelnde Flexibilität, eine Beharrungstendenz und als Planungsdefizit und nahmen eine durch striatalen Dopaminmangel bedingte Enthemmung einer cortico-thalamo-corticalen Reflexbahn als Ursache an (vgl. hierzu auch Xuereb et al., 1991).

Überraschenderweise fanden Ruß und Fischer (1990) bei idiopathischen Parkinsonpatienten wesentlich geringere Defizite als die zuvor genannten amerikanischen Autorengruppen (Sagar et al., 1988; Sahakian et al., 1988; Sullivan & Sagar, 1989). Ruß und Fischer untersuchten 81 Parkinsonkranke und verglichen deren Leistungen mit denen von Gesunden und von drei weiteren klinischen Gruppen (TIA-Patienten, fokal hirngeschädigte Infarktpatienten, Alzheimer- und Multiinfarktpatienten). Die Parkinsonpatienten wurden unterteilt in solche mit sog. unkomplizierten idiopathischen Parkinsonsyndrom und solche mit Parkinson-plus Symptomatik (bei den Parkinson-plus Fällen gibt es neben der klassischen Triade von Rigor, Tremor und Akinese Anzeichen für systemüberschreitende degenerative Prozesse und/oder für cerebrale Polypathie ["cerebrale Zweiterkrankung"]; vgl. de la Monte, Wells, Hedley-Whyte & Growdon, 1989).

Die Autoren verwendeten eine neuropsychologische Testbatterie, mit der sie abstrakt-logisches Denken, das Tempo der Informationsverarbeitung, verbale und visuelle Gedächtnisleistungen, visuell-räumliche Funktionen und die Psychomotorik überprüfen konnten. In ihrer Zusammenfassung (S. 88) kommen sie zu der Schlußfolgerung, daß „[m]it Ausnahme der motorischen Schwächen .. Patienten mit einem unkomplizierten idiopathischen Parkinson-Syndrom im wesentlichen die Leistungen gleichaltriger Hirngesunder [erreichten]". Sie gehen davon aus, daß eher „Speed"- (also Tempo-) Komponenten die Leistung der Parkinsonpatienten negativ beeinflußen als Störungen im Gedächtnisbereich (vgl. hierzu auch Canavan et al., 1989b; Connor & Abbs, 1991; Della Sala, Di Lorenzo, Giordano & Spinnler, 1986; Hietanen & Terävainen, 1986; Krasilowsky & Gianutsos, 1991; Montgomery & Nuessen, 1990; P.H. Sharpe, Cermak & Sax, 1983; Sheridan & Flowers, 1990; Stelmach, Phillips & Chau, 1989; Stelmach, Worringham & Strand, 1986). Allerdings benutzten Ruß und Fischer nicht Tests in der von Sullivan und Sagar (1989), Sahakian et al. (1988) und Sagar et al. (1988) verwendeten Art; auch diskutieren sie deren Ergebnisse nicht.

Riklan, Reynolds und Stellar (1989) betonten, daß die Schwere der Verhaltensänderungen von einer Reihe von Variablen abhängt, darunter Alter, Geschlecht, Bildung, Familienstand, Krankheitsdauer, Alter zu Krankheitsbeginn, Dosierung und Dauer der Medikation, funktioneller Status und der Kernsymptomatik der Parkinsonschen Krankheit. Auch Canavan et al. (1989a), betonten in ihrer Untersuchung die Bedeutung des Alters als Prädiktor für eine Leistungsminderung Parkinsonkranker im Konzeptbildungsbereich. In der Untersuchung von Hanley, Dewick, Davies, Playfer und Turnbull (1990) verschwanden Defizite hinsichtlich Wortproduktion, wenn Alter, gegenwärtige verbale Fähigkeit und Schwere der Depression kontrolliert wurden. Dubois, Bonnet, Vidailhet, Brandabur und Agid (1991) meinten, daß die altersbedingten Änderungen primär durch das stärkere oder schwächere Ansprechen auf die Levodopa-Therapie bewirkt seien. De Keyser, Ebinger und Vauquelin (1990) wiesen altersabhängige Veränderungen im nigrostriatalen dopaminergen System nach. S.G. Diamond et al. (1989) behaupten auf Grund ihrer Untersuchungsergebnisse, daß Parkinsonpatienten, deren Krankheit vor dem 50. Lebensjahr einsetzte, eine günstigere Prognose haben als solche, bei denen das Manifestationsalter der Krankheit darüber liegt. Die gleiche Ansicht vertreten auch Dubois, Pillon, Sternic, Lhermitte und Agid (1990) und Jankovic et al. (1991). S.J. Huber, Freidenberg, Paulson, Shuttleworth und Christy (1990), Lees (1989), Starkstein, Berthier, Bolduc, Preziosi und Robinson (1989a), Starkstein et al. (1989b), Starkstein, Bolduc, Mayberg, Preziosi und Robinson (1990b) und Starkstein, Preziosi, Bolduc, und Robinson (1990c), wiederum bestätigten die Ansicht, daß die kognitiven Defekte von Parkinsonkranken eng mit dem Grad ihrer Depression zusammenhängen (eine recht differenzierte Untersuchung hierzu wurde von A.E. Taylor, Saint-Cyr, Lang & Kenny, 1986b, publiziert). Zur Bedeutung der Medikation bei Parkinsonkranken (z.B. hinsichtlich Reaktionsschnelligkeit und kognitiver Verarbeitungsfähigkeit) nahmen Rafal, Posner, Walker und Friedrich (1984) Stellung.

Ähnlich wie Ruß und Fischer (1990) gaben Levin, Llabre und Weiner (1989) Parkinsonkranken eine neuropsychologische Testbatterie. Die 41 erst jüngst erkrankten Parkinsonpatienten zeigten gegenüber 41 vergleichbaren Normalen keine Unterschiede in den Bereichen von Aufmerksamkeit, Sprache und visuellräumlichen Funktionen. Dagegen waren sie schlechter wenn es um das Erkennen versteckter Figuren ging, um Gesichter erkennen und bei Tests, die Sprichwörter und verbale und figurale Gedächtnisfunktionen maßen; auch machten sie mehr Perseverationsfehler in einer Flexibilitätsaufgabe. Insgesamt zeigten sich also selbst bei dieser Gruppe erst jüngst erkrankter Parkinsonpatienten recht vielfältige kognitive Defekte, die in den Augen der Autoren auch auf weitgehendere pathologische Prozesse hindeuten, als bislang angenommen (vgl. auch Y. Stern, 1987). (Auch bei spät einsetzender fanden sich ähnliche Defizite, insbesondere bei der Wahrnehmung von Gesichtern: Dewick, Hanley, Davies, Playfer & Turnbull, 1991).

Patienten mit Chorea Huntington und Alzheimerscher Demenz wurden von Heindel et al. (1990) hinsichtlich ihrer Leistung in einer Bild-Priming-Aufgabe und einer „Cued recall"-Aufgabe miteinander verglichen. Fragmentarisch dargebotene Bilder mußten entweder unter der Standard-Priming Bedingung („... was Ihnen einfällt“) oder unter cued recall („... was Sie vorher schon gesehen haben“) wiedererkannt werden. Die Chorea Huntington-Patienten zeigten unter Priming Bedingungen recht gute Leistungen, fielen aber gegenüber den Normalen unter Cued Recall stark ab; Alzheimerpatienten waren unter beiden Bedingungen gleich schlecht. Dieses Ergebnis zeigt, daß Priming bei Chorea Huntington Patienten durchaus wirksam ist, was die vereinfachte Dichotomisierung, daß bei subcorticaler Demenz vor allem der nichtdeklarative und bei corticaler vor allem der deklarative Gedächtnisbereich beeinträchtigt ist, in Frage stellt. Heindel und Mitarbeiter (1990) schließen auf Grund der Ergebnisse, daß die primäre Störung von Chorea Huntington Patienten darin zu sehen ist, daß diese unfähig sind, systematisch Abrufstrategien zu initiieren. Diese Ansicht vertraten auch R.S. Wilson et al. (1987), die davon ausgehen, daß der mnestische Input semantisch, aber weniger effizient als bei Kontrollpersonen, enkodiert werde.

Einen umfassenden Vergleich von Patienten mit Chorea Huntington und Parkinsonscher Krankheit unternahmen Massman und Mitarbeiter (1990). Obwohl sich eine Reihe ähnlicher Defizite bei beiden Krankheitsbildern aufzeigen ließ, gab es auch ein paar bedeutende Unterschiede. Gleichartig gestört waren die Kurzzeitgedächtnisspanne, die Abrufraten über mehrere Versuchsdurchgänge waren inkonsistent, es zeigten sich erhöhte Zahlen an Intrusionsfehlern, ungenügende Wiedererkennleistungen, normales Behalten der Information über verschiedene Verzögerungszeiten, normale Anfälligkeit gegen proaktive und retroaktive Interferenz und normale Intrusionsfehlerformen. Die Chorea Huntingtonpatienten zeigten dagegen gegenüber den Parkinsonpatienten schlechtere Werte beim freien Abruf, verbesserten sich weniger über die Versuchsdurchgänge, zeigten ungewöhnliche Werte bei den seriellen Positionskurven, hatten höhere Perseverationsraten und waren ungleich besser unter Wiedererkennens- als unter freien Abruftestungen. Zu berücksichtigen ist bei dieser Art von Vergleich allerdings, daß es immer schwer ist, die Schädigungsniveaus von zwei Patientengruppen ungleicher Ätiologie anzugleichen. Dies gilt auch für die von Hodges, Salmon und Butters (1990) herausgebrachte Arbeit, in der Alzheimerpatienten mit Chorea Huntingtonpatienten hinsichtlich ihrer Leistung in semantischen und episodischen Gedächtnisaufgaben verglichen wurden. Hier waren die Alzheimerpatienten auf der episodischen Gedächtnisebene besonders stark gestört, während die Chorea Huntingtonpatienten vor allem Abrufstörungen zeigten.

Andere, neuere Arbeiten zur Problematik deklarativer gegenüber nicht-deklarativer Gedächtnisleistungen bei Parkinsonpatienten und bei anderen Patienten mit Störungen im Bereich der Basalganglien oder des dopaminergen Systems stammen z.B. von Alberoni, Della Sala, Pasetti und Spinnler (1988), Heindel, Salmon, Shults, Walicke und Butters (1989), Saint-Cyr, Taylor und Lang (1988), von Mendez, Adams und Lewandowski (1989) und von Harrington, Haaland, Yeo und Marder (1990). Eine Übersicht über etwas ältere Ergebnisse zu diesem Problembereich findet sich bei Raskin et al. (1990). Die Ergebnisse von Saint-Cyr und Mitarbeitern (1988) sprechen dabei für die obengenannte doppelte Dissoziation (in der Amnestiker mit deklarativen Gedächtnisproblemen assoziiert werden und Basalgangliengeschädigte mit prozeduralen), während die von Mendez und Mitarbeitern (1989) eher dagegen sprechen; auch die Resultate von Harrington et al. (1990) sind nicht ganz eindeutig zu interpretieren.

Saint-Cyr et al. (1988) benutzten als kognitiv-prozedurale Aufgabe eine vereinfachte Version des Turms von Hanoi, den sogenannten Turm von Toronto. Sie fanden, daß Parkinsonpatienten im frühen Stadium der Erkrankung selektiv in dieser Aufgabe gestört waren, während sie umgekehrt in Gedächtnisaufgaben, bei denen die freie Wiedergabe oder das Wiedererkennen deklarativer Inhalte gefordert war, normale Leistungen zeigten. Patienten im frühen Stadium der Chorea Huntington zeigten teilweise Leistungen, die denen der Amnestiker ähnelten und teilweise solche, die denen der Parkinsonpatienten gleichkamen. Patienten im späten Stadium der Chorea Huntington waren sowohl auf prozeduraler als auch auf deklarativer Gedächtnisebene beeinträchtigt. Auch in dieser Arbeit wird der enge Zusammenhang zum präfrontalen Cortex betont, der als wichtig für das Entwerfen oder Bilden heuristischer Strategien gilt. Alberoni und Mitarbeiter (1988) fanden bei einer vereinfachten Form des Turm von London Tests keine Unterschiede zwischen medikamentös gut eingestellten idiopathischen Parkinsonkranken und Kontrollprobanden. Ähnlichkeiten zu den Ausfällen, die bei Parkinsonsonpatienten berichtet wurden, fanden sich bei Patienten mit Chorea Huntington (Brandt et al., 1984), u.z. insbesondere hinsichtlich präzisen Zeitabschätzungs- und Sequenzierungsaufgaben.

Heindel et al. (1989) gaben ihren Patientengruppen (Alzheimerkranke, Fälle mit Chorea Huntington oder mit Parkinsonscher Krankheit) vor allem eine motorische Lernaufgabe („pursuit-rotor task“) und einen lexikalischen „Priming"-Test. Die Chorea Huntington Patienten hatten Probleme mit der Bewältigung der motorischen, nicht aber der lexikalischen Aufgabe, während sich bei Alzheimerpatienten die umgekehrte Beziehung zeigte. Sowohl bei Chorea Huntington wie bei Parkinsonpatienten war die Leistung in der motorischen Aufgabe direkt mit der Schwere der Demenz korreliert. Motorische Lern- und Gedächtnisvorgänge und das Erlernen von Fertigkeiten war auch in der von Bondi und Kaszniak (1991) durchgeführten Untersuchung stärker noch als bei Alzheimerpatienten beeinträchtigt. In die gleiche Richtung weisen auch neueste Ergebnisse von Heindel, Salmon und Butters (1991). Diese Autoren verglichen bei normalen Kontrollprobanden, Patienten mit Chorea Huntington und Alzheimerpatienten die Fähigkeit, Gewichte in Abhängigkeit von einem zuvor gehaltenen leichten oder schweren Referenzgewicht einzuschätzen. Hier ähnelten sich die Leistungen der Normalen und der Alzheimerpatienten, während die Chorea Huntington-Patienten Verhaltensabweichungen zeigten. Heindel et al. (1989, 1991) schlossen, daß das Erlernen motorischer Fertigkeiten durch das corticostriatale System geleistet werde, während das verbale Priming von der Integrität solcher neocorticaler Strukturen abhänge, die an der Speicherung semantischer Kenntnisse beteiligt seien.

Mendez und Mitarbeiter (1989) testeten 12 Patienten mit Läsionen im Bereich der Nuclei caudati (11 unilateral, 1 bilateral Hirngeschädigter). Apathie, Enthemmung und affektive Störungen bestimmten die Symptomatik. Die Bewältigung von Aufgaben, die Planung oder Sequenzierung verlangten, war am meisten gestört. Die Aufmerksamkeitsspanne war kurz, die Leistung im freien Abruf von episodischem und semantischem Gedächtnisinhalt, nicht aber die Wiedererkennleistung, war beeinträchtigt. Auch hier betonen die Autoren wieder die unterbrochene Schleife zwischen Basalganglien und präfrontalem Cortex als Hauptursache der gefundenen Minderleistungen und behaupten, daß wahrscheinlich durch diese Schleife die konzeptuelle Integration von Gedächtnisinhalten bewältigt werde. Auch in einer Reihe weiterer Arbeiten wird auf die enge Beziehung zwischen Neostriatum und Frontallappenbereich Bezug genommen (z.B. Cummings & Benson, 1990; Downes et al., 1989; Dubois et al., 1990; Gotham, Brown & Marsden, 1988; Lieberman, Friedman & Feldman, 1990; Piccirilli, D'Alessandro, Finali, Piccinin & Agostini, 1989; Pozzilli et al., 1987; C. Robertson & Flowers, 1990; M.W. Rogers & Chan, 1988; A.E. Taylor, Saint-Cyr & Lang, 1986a, 1987; A.E. Taylor et al., 1986b; Vriezen & Moscovitch, 1990) und auf Defizite von Parkinsonkranken im Bereich der Konzeptbildung (z.B. Caltagirone, Carlesimo, Nocentini & Vicari, 1989; Lees & Smith, 1983) und Sequenzierung (Harrington & Haaland, 1991; Lees & Smith, 1983) hingewiesen.

In der Arbeit von Harrington et al. (1990) wurde wiederum speziell die angenommene Dichotomie zwischen prozeduralen und deklarativen Gedächtnissystemen hervorgehoben. Die Autoren konnten diese jedoch nur teilweise bestätigen, nämlich nur für eine motorische („pursuit rotor“), nicht aber für eine sensorische Aufgabe (Spiegelschrift lesen) (s. auch Ransmayr et al., 1990). (Als deklarative Aufgabe gaben sie ihren Parkinsonpatienten und Kontrollprobanden eine Paarassoziationslernaufgabe.) Sie nehmen deswegen an, daß die mit prozeduralem Lernen zusammenhängenden Hirnstrukturen aufgabenspezifisch sind, d.h., daß andere Regionen oder Kombinationen von Regionen für visuelles und für motorisches Lernen wichtig sind.

Nicht nur zwischen deklarativem und nicht-deklarativem Gedächtnis, sondern auch innerhalb des deklarativen Gedächtnisses wurde bei Parkinson- und Alzheimerpatienten nach Unterschieden zwischen episodischem und semantischem Gedächtnis gesucht (Helkala, Laulumaa, Soininen & Riekkinen, 1989). Die Autoren verwendeten als Aufgaben das Wiedergeben einer Geschichte, Listenlernen (nach der Buschke-Prozedur; vgl. Buschke, 1973; Buschke & Fuld, 1974; Christensen, Hadzi-Pavlovic & Jacomb, 1991) und einen Kategorien-Nenntest. Hauptergebnis war, daß die Parkinsonpatienten weniger massive Probleme hatten als die Gruppe der Alzheimerpatienten; Parkinsonpatienten waren insbesondere anfällig gegenüber proaktiver Interferenz, Alzheimerpatienten hatten die gleichen Probleme, konnten aber zusätzlich irrelevante Informationen nicht unterdrücken (s. auch Sagar, Sullivan, Cooper & Jordan, 1991). In einer weiteren Arbeit zur semantischen Verarbeitung bei Parkinsonpatienten (Lieberman et al., 1990) zeigte sich, daß die meisten der untersuchten Patienten auch schon im Frühstadium ihrer Krankheit leichtere syntaktische Auffassungs- und Verständnisdefekte haben. Von Interesse in diesem Zusammenhang ist weiterhin eine Arbeit von Litvan, Mohr, Williams, Gomez und Chase (1991), in der eine gewisse funktionelle Dissoziation zwischen Alzheimerpatienten und dementen Parkinsonpatienten in der Weise gefunden wurde, daß die Alzheimerpatienten stärker als die Parkinsonpatienten in semantischen und episodischen Gedächtnisaufgaben beeinträchtigt waren, umgekehrt aber die Parkinsonpatienten bei sog. exekutiven Aufgaben schlechtere Leistungen zeigten (z.B. dem Wisconsin Card Sorting Test). Guillard und Mitarbeiter (1991) diskutieren in ihrer Übersichtsarbeit mögliche Differenzierungsmöglichkeiten zwischen Parkinsonscher und Alzheimerscher Krankheit. Sie betonen, daß auf neuronaler Ebene insbesondere Schäden im Bereich des Nucleus basalis von Meynert mit der Ausprägung der kognitiven Defekte korrelieren.

Auch mit der Patientengruppe der Korsakowamnestiker wurden Chorea Huntington Patienten verglichen (Albert et al., 1981; Butters et al., 1983; Butters, Sax, Montgomery & Tarlow, 1978; Butters, Tarlow, Cermak & Sax, 1976; Martone et al., 1984; Meudell, Butters & Montgomery, 1978). Hierbei zeigte sich beispielsweise hinsichtlich des Altgedächtnisses, daß Chorea Huntingtonpatienten im Gegensatz zu Korsakowpatienten eine flache Gedächtniskurve hatten, d.h., hinsichtlicher aller Zeitperioden gleich schlecht waren (Albert et al., 1981). (Die Korsakowpatienten konnten weiter entfernte Ereignisse besser als jüngere rekapitulieren.) Martone et al. (1984) fanden, daß Korsakowpatienten normal schnell Spiegelschrift lesen lernen konnten, während Chorea Huntington Patienten hier defizitär waren.

Grob vereinfacht zeigen die Ergebnisse an Parkinsonpatienten und weiteren subcortical degenerativ Geschädigten, daß prinzipiell nichtdeklarative Gedächtnisleistungen gestört sind, daß aber zum einen innerhalb dieser Kategorie noch differenziert werden muß (z.B. hinsichtlich sensorischen gegenüber motorischen Leistungen), und daß zum anderen durchaus auch deklarativ-kognitive Funktionsbereiche beträchtlich in Mitleidenschaft gezogen sein können. S.J. Huber et al. (1986) betonen wie andere Autoren auch, daß die Unterscheidung zwischen corticaler und subcorticaler Demenz auf Grund der vielfältigen neuropsychologischen Differenzierungsmöglichkeiten weiterhin gerechtfertigt ist (vgl. z.B. Girotti et al., 1988).

Vaskuläre Basalganglienschäden

Abgesehen von Kalzifizierungen (z.B. Jorens, Appel, Hilte, Mahler & De Deyn, 1991) treten vor allem vaskuläre Schäden im Bereich der Basalganglien auf (z.B. Bogousslavsky & Regli, 1990; Caplan, 1985; Ghika, Bogousslavsky & Regli, 1991). Stuss und Cummings (1990) gaben eine Übersicht über vaskulär bedingte subcorticale Demenzen, in der allerdings Basalganglienschäden kaum Berücksichtigung finden.

Die Verhaltenskonsequenzen nach vaskulären Schäden im Bereich der Basalganglien sind vielfältig und natürlich an die individuellen Läsionsausmaße geknüpft. Insbesondere die Links-rechts-Dichotomie mit der Zuordnung verbaler Störungen zur Schädigung der linken Hemisphäre und nichtverbaler zur rechten lassen sich in der Regel nachweisen (z.B. Drake, Shuttleworth & Kellum, 1988; Wallesch et al., 1983). Darüber hinaus finden sich wie erwartet auch nach vaskulären Schädigungen im Basalganglienbereich prozedurale Gedächtniseinbußen (Trillet, Croisile, Tourniaire & Schott, 1990). Auch psychiatrische Symptome wie zwanghaftes Verhalten lassen sich mit einer Dysfunktion der Basalganglien in Zusammenhang bringen (z.B. J.L. Rapoport, 1990; Rush et al., 1991).

Gedächtnisstörungen nach Kleinhirnschäden

Das Kleinhirn wird klassischerweise nicht mit höheren kognitiven Funktionen in Zusammenhang gebracht (vgl. z.B. Eccles, Ito & Szentagothai, 1967; Amarenco et al., 1991; Hojer et al., 1991). Neuerdings finden sich jedoch zunehmend Arbeiten, in denen dem Kleinhirn als Ganzem oder einzelnen cerebellaren Bereichen eine Rolle bei der kognitiven Informationsverarbeitung zugesprochen werden. Meist aber nicht immer sind diese Vorgänge an motorisches Lernen gebunden (z.B. Gellman & Miles, 1985). Decety, Sjöholm, Ryding, Stenberg und Ingvar (1990) sind sogar der Ansicht, daß das Cerebellum an rein geistiger Aktivität beteiligt sei, u.z. partizipiere es an der zeitlichen Organisation neuronaler kognitiver Ereignisse. Wallesch und Horn (1990) fanden, daß Schäden im linken Neocerebellum, das zum rechten Vorderhirn projiziert, sich auf die Bewältigung von Aufgaben im dreidimensionalen Raum auswirkt (Würfelrotieraufgabe). Bracke-Tolkmitt et alii (1989) fanden, daß fünf Patienten mit Kleinhirnschäden mit der Bewältigung assoziativer Gedächtnistests Probleme hatten. Sie hatten einen geringeren IQ, waren schlechter auf der Ebene des verbalen Paarassoziationslernen und bei konditionalen Lernvorgängen.

Sanes, Dimitrov und Hallett (1990) untersuchten, ob Cerebellumschäden motorische Lernvorgänge beeinträchtigten. Getestet wurden Patienten mit ausschließlicher Kleinhirnatrophie oder mit Kleinhirnatrophie gekoppelt mit Atrophie auf der Ebene des Hirnstamms. Das Anwenden von Strategien bei der Ausführung von Bewegungen erwies sich als bei den Kleinhirngeschädigten beeinträchtigt. Kam die Stammhirnatrophie hinzu, so erwies sich auch das Umkehrsehen als geschädigt. Folglich attribuierten die Autoren dem Kleinhirn eine Funktion bei motorischem Lernen von Fertigkeiten. Speziell das Zusammenwirken von visueller und vestibulärer Information wurde von Bronstein, Hood, Gresty und Panagi (1990) bei Kleinhirnpatienten untersucht und mit den Leistungen von Parkinsonpatienten verglichen. Hierbei machten die Kleinhirngeschädigten mehr Schwank- und Neigungsbewegungen als die Parkinsonpatienten, waren aber ansonsten nicht allzu sehr beeinträchtigt.

Zusammengenommen zeigen erste Untersuchungen zu Zusammenhängen zwischen Cerebellumschäden und kognitiven Funktionen Indizien für Defizite, die allerdings – bislang zumindest – weitgehend auf einfachere sensorische und motorische Leistungen begrenzt zu sein scheinen.

Demenzen und andere durch großflächige Hirnschäden bedingte kognitive Abbauerscheinungen

Demenzen sind nicht ausschließlich, aber vor allem, alterskorrelierte Abbauerscheinungen auf der Ebene des Gehirns, die mit zunehmender Lebenserwartung (insbesondere in den Industrieländern) an Bedeutung gewinnen (Chui, 1989; Denzler, Markowitsch, Frölich, Kessler & Ihl, 1989; Estes et al., 1991; P. Fischer et al., 1991; Förstl, Burns, Luthert & Cairns, 1991; Frederiks, 1985; Häfner, 1985, 1986; J. Kessler, Denzler & Markowitsch, 1988, 1989; Lauter, 1980; Markowitsch, 1987; E. Martin & Junod, 1986; Pitt, 1987; Reisberg, 1986; Ulmar, 1991; Wetterling, 1988). Als Beispiel für eine schon im jungen Erwachsenenalter auftretende Demenzform verweise ich auf die Arbeit von Popovitch, Wisniewski, Kaufman, Grundke-Iqbal und Wen (1987). Als Beispiele für umweltbedingte Demenzzustände berichteten S. Mikkelsen, Jorgensen, Browne und Gyldensted (1988) über dementielle Fälle nach langjährigem oder intensivem Umgang mit Lösungsmitteln, Schröter et al. (1991) über Bleivergiftungen und Tröster, Ruff und Watson (1991) über solche nach Umgang mit polychlorierten Biphenylen.

Vorsichtig geschätzt leiden circa 3% bis 5% der über 65jährigen an dementiellen Erkrankungen, bei den über 80jährigen ist es bereits jeder fünfte und bei den über 90jährigen jeder dritte (Jorm, Korten & Henderson, 1987; Oesterreich, 1983; Rocca, Amaducci & Schoenberg, 1986; Schoenberg, Anderson & Haerer, 1985; vgl. auch Schoenberg, Kokmen & Okazaki, 1987). Eine umfassende neue Analyse zu Häufigkeit und Verteilung der Alzheimerschen Krankheit in Europa findet sich bei Rocca und Mitarbeitern (1991). In einer ebenfalls von Rocca und Mitarbeitern (1990) durchgeführten Studie werden höhere als die oben genannten Werte angegeben. Die Autoren schätzten die Prävalenzrate innerhalb einer sozialen und einer Gesundheitsüberprüfung in einer italienischen Kommune. Die Stichprobe enthielt 778 Fälle im Alter ab 59 Jahren. 48 (oder 6,2%) dieser Personen litten an Demenz, davon 2,6% an (wahrscheinlicher) Alzheimerkrankheit, 2,2% an Multi-Infarkt-Demenz (besser: vaskulärer Demenz), 0,8% an gemischten Demenzzuständen, 0,4% an sekundärer Demenz und 0,3% an unspezifischer Demenz. Rocca et al. meinen, daß die Alzheimersche Krankheit in ländlichen Gebieten häufiger als in urbanen auftrete. Auch Heyman und Mitarbeiter fanden eher höhere Werte, wobei in einer Stichprobe von 83 schwarzen und 81 weißen Einwohnern einer Region Nord-Carolinas 16% der über 65jährigen schwarzen und 8% der weißen als dement eingestuft wurden. In einer schwedischen Studie wurde für die Alzheimersche Krankheit (definiert als senile Demenz vom Alzheimer Typus, d.h., über 60jährige) von einem Lebzeitrisiko von 25,7% für Männer und von 26,2% für Frauen geschrieben. Eine Übersicht über verschiedene Formen der Demenz gibt Tabelle 5. Beard, Kokmen, Offord und Kurland (1991) diskutierten Variablen, die zu einer leicht unterschiedlichen Prävalenzrate verschiedener Studien führen konnten.

Tabelle 5: Klinische Klassifikation der Demenzprozesse (u.a. nach Lauter, 1980)

Untergruppe	Beispiele
Primär-degenerative Demenzen	Senile Demenz Alzheimersche Krankheit Picksche Krankheit Parkinsonsche Krankheit Chorea Huntington
Vaskuläre Demenzen	Multi-Infarkt-Demenz Hypoxische, anoxische Demenz Hirnschädigungen Zerebrovaskuläre Insuffizienz
Infektionskrankheiten	Progressive Paralyse Herpes-simplex Encephalitis Creutzfeldt-Jakobsche Krankheit
Entmarkungs-krankheiten	Multiple Sklerose
Chromosomen-erkrankungen	Down-Syndrom Fragiles X-Syndrom
Traumatische Hirnschädigungen	Hirnkontusionen Dementia pugilistica
Tumoren	Hirntumoren
Hydrocephalus	Verschlußhydrocephalus Kommunizierender Hydrocephalus
Stoffwechsel-erkrankungen	Niereninsuffizienz Schilddrüsenerkrankungen Nebennierenerkrankungen
Mangelkrankheiten	Pellagra Vitamin-B_{12}-Mangel Folsäuremangel
Intoxikationen	Medikamente Alkohol Kohlenmonoxid Schwermetalle Organische Lösungsmittel

Die alterskorrelierten Demenzen lassen sich in vier Hauptgruppen unterteilen, von denen die Alzheimersche Demenz mit wahrscheinlich mehr als der Hälfte der Fälle die häufigste ist (Terry & Katzman, 1983). Danach kommen Mischformen zwischen Alzheimerscher Demenz und sog. Multi-Infarkt-Demenz (oder vaskulärer Demenz) und dann die Multi-Infarkt-Demenz und andere Formen, vor allem die sog. Pseudodemenz, die bislang als einzige der genannten vier Formen therapierbar, ja sogar heilbar, ist (Gustafson, 1985; Heckler, 1985; Johanson, Gustafson & Risberg, 1985; Kral, 1982, 1983; La Rue, 1982; La Rue, D'Elia, Clark, Spar & Jarvik, 1986; Lauter, 1988; Lauter & Zimmer, 1984; Lazarus, Newton, Cohler, Lesser & Schweon, 1987; Oesterreich, 1983; Pearlson et al., 1989; Reisberg, 1986; Sachdev, Smith, Angus-Lepan & Rodriguez, 1990; J. Ulrich, Probst & Wüest, 1986). Rabins (1983) meint, daß sogar bei 10% bis 23% der als dement eingestuften Patienten potentiell von reversiblen Krankheitsursachen ausgegangen werden kann und Foerster und Regli (1980) nehmen 20%-25% als heilbare Fälle an. Die restlichen Demenzen gehen mit einem zunehmenden Neuronenverlust in weiten Hirnbereichen einher (z.B. Catalá, Ferrer, Galofré & Fábregues, 1988; Duyckaerts, Kawasaki, Delaère, Rainsard & Hauw, 1989; Hamos, DeGennaro & Drachman, 1989; Najlerahim & Bowen, 1988).

Nielsen und Mitarbeiter (1991) fanden, daß für die Alzheimersche Krankheit und vaskuläre Demenzzustände ein hoher Ischämiescore und ein niedriger Körpermaß-Index (Körpergewicht x 1000/Körperhöhe^2) prädiktiv für ein frühen Tod sind. Männer (aber nicht Frauen) starben zusätzlich dann früh, wenn sie in Tests zur verbalen Flüssigkeit schlecht waren und/oder wenn die Differenz zwischen systolischem und diastolischem Blutdruck groß war.

Grundzüge der Alzheimerschen Demenz

Der Formenkreis der Alzheimerschen Krankheit (benannt nach den ersten Fallbeschreibungen von Alzheimer, 1907, 1911) umfaßt Demenzen, die auf Verhaltensebene durch einen kontinuierlich progressiven Abbau intellektuell-kognitiver Leistungen gekennzeichnet sind (Wortfindungsstörungen, Gedächtnisstörungen, Sprachstörungen bis zu einem völligen Verlust der Sprache und einem Dahindämmern ohne reflektiertes Bewußtsein) (vgl. Bayles, 1991; Bayles, Tomoeda, Kaszniak & Trosset, 1991; Botwinick, Storandt & Berg, 1986; Chertkow & Bub, 1990; Chertkow, Bub & Seidenberg, 1989; Cutler et al., 1985a; Fromholt & Larsen, 1991; Grünthal, 1926, 1932; Kurz et al., 1991; J.C. Morris et al., 1989b; Ulmar, 1991; Wetterling, 1988). Eine (längerfristig) erfolgversprechende Therapie existiert bislang nicht. Die folgenden Beispiele stehen für erfolglose Versuche: Blass, Gleason, Brush, DiPonte und Thaler (1988), Forssell, Sjökvist und Winblad (1989), Gamzu, Thal & Davis, 1990, Goldberg et al. (1982), Growdon, Corkin, Huff und Rosen (1986), E. Mohr et al. (1989) und Nolan, Black, Sheu, Langberg und Blass (1991). Übersichten zu Therapieansätzen finden sich bei Engel und Satzger (1988), Gertz und Kanowski (1983), Kurz, Rüster, Romero und Zimmer (1986) und bei E. Mohr und Chase (1991); als Beispiele für Therapievorschläge will ich die folgenden nennen: Crook et al. (1991), Growdon und Corkin (1980), Herrmann und Kern (1987) und Y. Stern, Sano und Mayeux (1988) und zur Diskussion der Therapieproblematik bei Alzheimerdemenz: Corkin, Growdon, Sullivan und Shedlack (1982), Dysken (1987), Sarter, Schneider und Stephens (1988), Schreiter und Biedert (1988), Swaab und Fliers (1986) und K. Wilson, Bowen, Francis und Tyrrell (1991). Diese letzte Arbeit ist besonders hervorzuheben, da die einzelnen Autoren sich aus jeweils ihrer Perspektive kritisch mit Daten von Geaney, Soper, Shepstone und Cowen (1990) auseinandersetzen.

Harrell, Callaway, Morere und Falgout (1990) sind beispielsweise der Meinung, daß es Teilgruppen von Alzheimerpatienten gibt (sog. responders), die auf pharmazeutische Therapeutika (Physostigmin) reagieren (vgl. auch Whalley, 1989, und die oben zitierte Arbeit von K. Wilson et al., 1991, in der Philippa Tyrrell ebenfalls die Möglichkeit von responders und non-responders anspricht). McEntee und Mitarbeiter (1991) fanden, daß eine Substanz (Guanfacin), die ursprünglich zur Verbesserung von Lernen und Gedächtnis ausprobiert worden war, zwar nicht für diese Bereiche hilft, aber als „Stimmungsaufheller", d.h., auf emotionaler Ebene wirkt. Feiereis (1987) meint, daß Psychotherapie im Bereich der Geriatrie in nahezu jedem Fall nützlich sei (s. auch Stindl, Kühl, Pilger & Kanowski, 1981). Ähnliches gilt laut Folsom (1983) für das Realitätsorientierungstraining. Tsushima und Pang (1987) meinen, daß neuropsychologische Tests besser als andere neurodiagnostische Tests (einschließlich medizinischer Tests) den Verlauf der Alzheimerkrankheit (in ihrem Fall über 11 Jahre) vorhersagen können (vgl. auch P.B. Davis, White, Price, McKeel & Robins, 1991).

Auf hirnanatomischer Seite wird als kennzeichnend für die Alzheimersche Erkrankung das Auftreten sog. seniler Plaques oder Drusen (amyloidreiche Proteinstrukturen an Nervenzellen und Blutgefäßen) und sog. Fibrillenbündel („tangles") in Neuronen unterschiedlicher Hirnbereiche angesehen; diese kommen jedoch in der Regel weniger gehäuft auch bei nicht dementen Menschen und bei anderen Säugetieren in höherem Lebensalter vor (Arendt & Bigl, 1986; Ball, 1978; Bugiani, Giaccone, Frangione, Ghetti & Tagliavini, 1989; Crain & Burger, 1988; Drachman, 1986; Gajdusek et al., 1991; Giaccone et al., 1989; Gorevic et al., 1986; Harpin et al., 1990; Hauw et al., 1986; Kosik, 1991; Kosik, Kowall & McKee, 1989; Kosik, Rogers & Kowall, 1987; G. Perry et al., 1991; Price, 1986; J. Rogers & Morrison, 1985; Schlote, 1965; Shelanski, 1986; Struble, Price, Cork & Price, 1985; J. Ulrich, 1985; J. Ulrich, Probst, Anderton & Kahn, 1986; Wirak et al., 1991). Vogl, Pohl, Willeit und Aichner (1987) haben (zur Differenzierung) gleichwohl gefunden, daß inhomogene Plaques in den Hirnen von Alzheimerpatienten wesentlich häufiger vorkommen als homogene. Als möglich bis wahrscheinlich kann inzwischen angenommen werden, daß das Amyloid ß Peptid, ein kleines Fragment des viel größeren, weitverbreiteten Amyloidvorläufer Proteins (APP) für das Entstehen oder Ausbrechen der Alzheimerschen Krankheit verantwortlich ist (Esch et al., 1990; Gajdusek et al., 1991; Masters & Beyreuther, 1990;

Selkoe, 1991; Sisodia, Koo, Beyreuther, Unterbeck & Price, 1990; Tanzi et al., 1987a; Van Broeckhoven et al., 1990; Yanker et al., 1989). Aber auch hier gibt es noch Gegenargumente: So fanden Tanzi und Mitarbeiter (1987b), daß der genetische Defekt bei dem familiären Typus der Alzheimerkrankheit nicht eng an das Amyloid ß Protein-Gen gekoppelt ist (s. hierzu aber R.A. Armstrong, 1991; Goldgaber & Schmechel, 1990; Masters & Beyreuther, 1990, und Palmert et al., 1990). McKee, Kosik und Kowall (1991) betonen, daß eine weitgestreute cerebrale ß/A4-Proteinablagerung notwendig, aber nicht hinreichend ist, um die Ausbildung der Alzheimerschen Krankheit zu bewirken. G.W. Roberts, Gentleman, Lynch und Graham (1991) fanden kürzlich, daß schwere Kopfverletzungen binnen Tagen zu einer Amyloid ßA4-Ablagerung im Gehirn führen können.

Früher noch als Plaques und Neurofibrillenbündel zeigt sich das *„Alzheimer's disease-associated protein"* (ADAP), und zwar vor allem im frontalen und temporalen Assoziationscortex (Bissette et al., 1991).

Die Bedeutung der Plaques und Neurofibrillenbündel wurde in den letzten Jahren so stark betont, daß es gängig wurde, auf der Basis ihres Auszählens die Alzheimersche Krankheit zu diagnostizieren (H.M. Wisniewski, Rabe, Zigman & Silverman, 1990; s. hierzu auch Arnold, Hyman, Flory, Damasio & Van Hoesen, 1991 und Braak & Braak, 1991c, 1991d). (Gleichwohl will ich nicht unerwähnt lassen, daß nicht nur bei Gesunden Plaques und Neurofibrillenbündel auftreten, sondern daß Neurofibrillenbündel auch bei einer Reihe anderer Krankheitsbilder existieren: K.E. Wisniewski, Jervis, Moretz & Wisniewski, 1979, und daß umgekehrt die Alzheimersche Krankheit auch ohne Neurofibrillenbündel gefunden werden kann: Terry et al., 1987.) Wie grundsätzlich auf der Basis des Auszählens von Plaques die Diagnose Alzheimersche Krankheit gestellt wird, wird von Mirra und Mitarbeitern (1991), die alle dem Konsortium angehören, daß eine Registrierdatei der Alzheimerschen Krankheit aufbaut, beschrieben. Abbildung 33 zeigt, von welchen Arealen des lateralen Neocortex Autopsiematerial entnommen werden soll und Abbildung 34 verdeutlicht, wie die Verteilung der neuritischen Plaques aussieht, wenn die histologischen Ergebnisse für eine „ungewisse" Alzheimerkrankheit sprechen, wenn sie „nahelegen", daß es sich um die Alzheimersche Krankheit handelt und wenn sie dies „indizieren" (vgl. Tabelle 1 von Mirra et al., 1991). Allerneueste Ergebnisse betonen allerdings, daß es weniger Plaques und „Tangles" sind, über deren Auftreten sich die Diagnose der Alzheimerschen Krankheit absichern läßt, sondern vielmehr der Verlust an Synapsen als das stringendeste Charakteristikum der Alzheimerschen Krankheit angesehen werden sollte (s. auch Mann, 1991).

Die Ansichten über die am stärksten involvierten Gebiete haben sich im Laufe der letzten Jahre und auch im Vergleich zu Alzheimers (1907, 1911) Ansicht (der vor allem von der Existenz corticaler Degenerationen ausging; vgl. Bielschowsky, 1912) stark geändert. Noch vor wenigen Jahren betonte man neben frontalen und temporalen Cortexbereichen vor allem die cholinergen Zellpools der basalen Vorderhirnregionen (Nukleus basalis von Meynert, vertikale und horizontale Abschnitte des diagonalen Bands von Broca, mediale septale Region) (vgl. App-

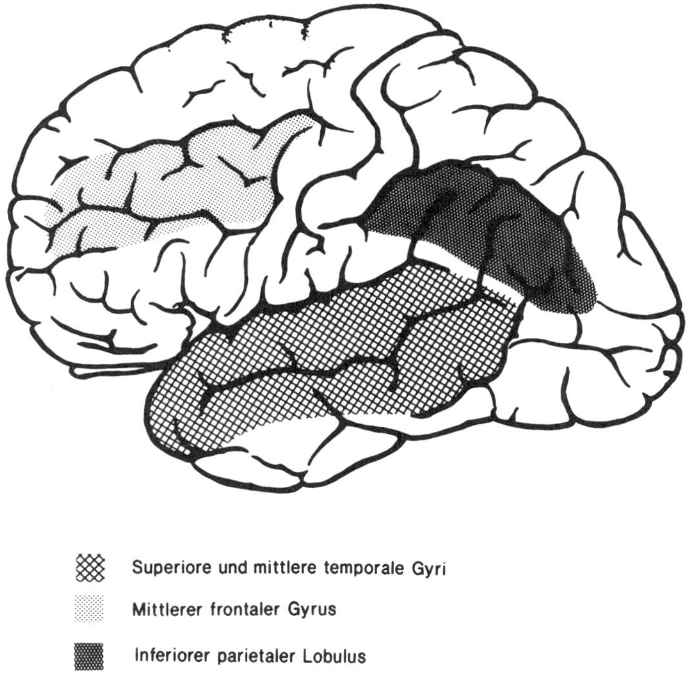

Abb. 33: Gebiete des lateralen Neocortex, von denen nach Mirra et al. (1991) Autopsiematerial für die Untersuchung von Plaques entnommen werden soll (vgl. Abb. 28).

leyard et al., 1987; Arendt, Bigl, Tennstedt & Arendt, 1984, 1985; Arendt, Taubert, Bigl & Arendt, 1988; Ball, 1978; Ball et al., 1985; Bigl, Arendt, Tennstedt & Arendt, 1984; Bird, Stranahan, Sumi & Raskind, 1983; Braak & Braak, 1986; Braak, Braak & Kalus, 1989; Buttlar-Brentano, 1952; Chan-Palay, 1988; Collerton, 1986; Crawley & Wenk, 1989; H. Henke & Lang, 1983; Iraizoz, de Lacalle & Gonzalo, 1991; Kalus, Braak, Braak & Bohl, 1989; Kopelman, 1986; Koshimura, Kato, Tohyama, Nakamura & Kameyama, 1986; Koshimura, Nakamura, Miwa, Fujiwara & Kameyama, 1988; Markowitsch & Pritzel, 1985; Mesulam & Geula, 1988; R.T. Richardson & DeLong, 1988; J.D. Rogers, Brogan & Mirra, 1985; Saper, German & White, 1985; Semple, Smith & Swash, 1982; J. Ulrich, Probst, Anderton & Kahn, 1986; Zubenko et al., 1988, 1989). Heutzutage werden neben diesen Regionen insbesondere die der medialen Temporallappenregion und damit die Umfeldgebiete der hippocampalen Formation (und auch die Amygdala; z.B. Esiri, Pearson, Steele, Bowen & Powell, 1990; Ince, Irving, Mac Arthur & Perry, 1991; Reyes et al., 1987; Tsuchiya & Kosaka, 1990; J. Ulrich, Meier-Ruge, Probst, Meier & Ipsen, 1990; Unger, Lapham, McNeill, Eskin &

Hamill, 1991; L.J. Vogt, Hyman, Van Hoesen & Damasio, 1990) als zentral betroffen herausgestellt (z.B. Braak & Braak, 1985, 1989, 1991b-1991d; Brashear, Godec & Carlsen, 1988; Brun & Englund, 1981; DeKosky, Scheff & Markesbery, 1985; Delaère, Duyckaerts, He, Piette & Hauw, 1991; Hooper & Vogel, 1976; Hyman, Van Hoesen & Damasio, 1987, 1990; Hyman et al., 1987; Hyman, Van Hoesen, Kromer & Damasio, 1986; Mizutani et al., 1990; Senut, Roudier, Davous, Fallet-Bianco & Lamour, 1991; Wenk, 1989), aber auch andere Regionen von prämotorischen (Haxby et al., 1988), parietalen (Berthier, Leiguarda,

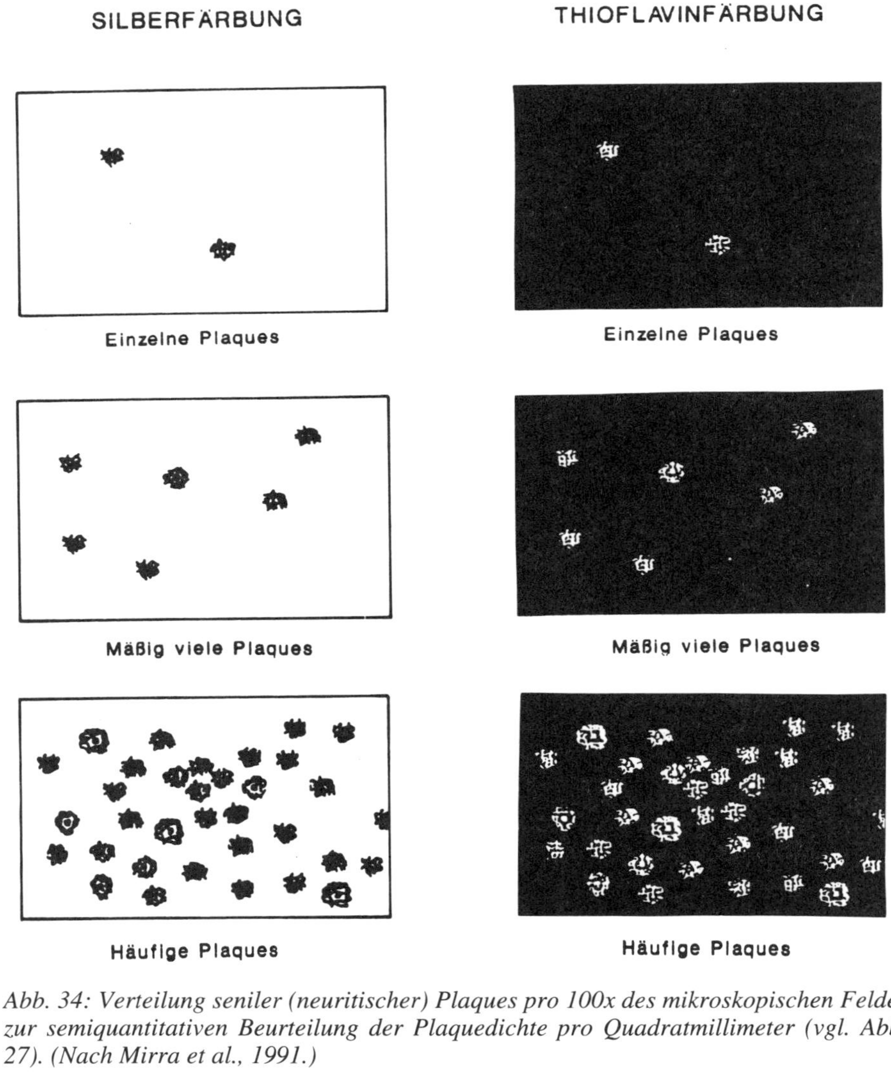

Abb. 34: Verteilung seniler (neuritischer) Plaques pro 100x des mikroskopischen Feldes zur semiquantitativen Beurteilung der Plaquedichte pro Quadratmillimeter (vgl. Abb. 27). (Nach Mirra et al., 1991.)

Starkstein, Sevlever & Taratuto, 1991a) und striatalen Gebieten (z.B. Bondareff, Baldy & Levy, 1981; Braak & Braak, 1990; Joachim, Morris & Selkoe, 1988; Rudelli, Ambler & Wisniewski, 1984) über limbische Kerne des Thalamus (Braak & Braak, 1991a; Xuereb et al., 1991) und Hypothalamus (Grossi, Lopez & Martinez, 1989; Mann, Yates & Marcyniuk, 1985a; Rudelli et al., 1984; Saper & German, 1987) bis hin zu Hirnstammregionen werden als betroffen diskutiert (Hunter, 1985; Iseki et al., 1989; Mann, 1983; Mann, Yates & Marcyniuk, 1984a, 1987a, 1987b; Mufson, Mash & Hersh, 1988; Yamamoto & Hirano, 1985). Insbesondere der Locus coeruleus findet wiederholt Erwähnung (z.B. Mann, 1983; Marcyniuk, Mann & Yates, 1986a, 1986b; Tomlinson, Irving & Blessed, 1981; Wilcock, Esiri, Bowen & Hughes, 1988). Daß die (lateralen) Ventrikel bei Alzheimerdemenz nahezu immer stark erweitert sind, wurde schon früh gefunden (z.B. Aharon-Peretz, Cummings & Hill, 1988; Arai et al., 1983; Bigler, Hubler, Cullum & Turkheimer, 1985; Luxenberg, Haxby, Creasey, Sundaram & Rapoport, 1987a). Hertz (1989) vertrat sogar die Hypothese, daß die Alzheimersche Krankheit eine anterograde Degeneration darstelle, die von Hirnstammbereichen ausgehe und metabolische und funktionelle Wechselwirkungen zwischen Neuronen und Gliazellen unterbreche.

Neben cholinergen Dysfunktionen (s. hierzu auch Mesulam, 1986a, 1986b; Mesulam & Geula, 1990; Mesulam, Geula & Morán, 1987; Mesulam & Morán, 1987; Mountjoy, Rossor, Iversen & Roth, 1984) gibt es aber (ähnlich wie bei der Parkinsonschen Krankheit, wo neben Dopamin auch andere Überträgerstoffe betroffen sind; s. z.B. Gai, Halliday, Blumbergs, Geffen & Blessing, 1991) auch für die Alzheimerdemenz eine Reihe von Hinweisen auf andere beeinträchtigte Transmittersystemfunktionen (z.B. Beal, MacGarvey & Swartz, 1990; Beal & Mazurek, 1987; Beal et al., 1985, 1986; O. Blin, Ferrandez, Pailhous & Serratrice, 1991; Bondareff & Mountjoy, 1986; Bondareff, Mountjoy & Roth, 1982; Bondareff et al., 1987; Burke et al., 1988; Candy et al., 1985; Cowburn, Hardy, Roberts & Briggs, 1988a, 1988b; Cross, Crow, Ferrier & Johnson, 1986; Cross, Crow, Ferrier, Johnson & Markakis, 1984; Cross, Crow & Peters, 1986; Crystal & Davies, 1982; Curcio & Kemper, 1984; Cutler et al., 1989; De Souza, Whitehouse, Kuhar, Price & Vale, 1986; Ferrier et al., 1983; Gottfries et al., 1983; Hardy et al., 1987; Harrison, 1986; Hoyer, 1987; Jossan, Gillberg, Gottfries, Karlsson & Oreland, 1991; Lenders et al., 1989; Mann & Yates, 1986; Maragos, Greenamyre, Penney & Young, 1987; J.B. Martin, Beal, Mazurek, Kowall & Growdon, 1988; May, Rapoport, Tomai, Chrousos & Gold, 1987; Mazurek, Growdon, Beal & Martin, 1986; Morrison, Rogers, Scherr, Benoit & Bloom, 1985; Mufson, Benoit & Mesulam, 1988; Mufson, Bothwell & Kordower, 1989; A.M. Palmer et al., 1987; A.M. Palmer, Stratmann, Procter & Bowen, 1988; Parnetti et al., 1987; Price, 1986; Rasool, Svendsen & Selkoe, 1986; Reinikainen et al., 1988; Reinikainen, Soininen & Riekkinen, 1990; Reubi & Palacios, 1986; Rossor et al., 1982; Sparks, 1989; Sparks, DeKosky & Markesbery, 1988; Walker et al., 1988; Yates, Simpson & Gordon, 1986; Zubenko et al., 1991). Leverenz und Sumi (1986) fanden beispielsweise recht massive Veränderungen im Bereich der Substantia nigra bei 13 von 40 Alzheimerpatienten.

Daneben muß man berücksichtigen, daß „Transmitterpoolsysteme" in Interaktion mit anderen Transmittern stehen oder stehen können (s. z.B. Dudchenko & Sarter, 1991; Sarter, 1991).

Inwieweit ein subcorticaler Neuronenverlust einen corticalen nach sich zieht oder umgekehrt, ein primärer corticaler Neuronenverlust nachfolgend zu (retrograder) Degeneration beispielsweise im basalen Vorderhirn führt, ist noch nicht endgültig geklärt. Die einfachste Hypothese wäre, daß beide Möglichkeiten existierten. Neary und Mitarbeiter fanden beispielsweise, daß die Alzheimerdemenz weitgehend mit dem Verlust großer corticaler Neurone korreliert, nicht dagegen mit dem primären Verlust subcorticaler Neurone (s. auch Pearson & Powell, 1987). Die umgekehrte Ansicht, daß Änderungen auf subcorticaler Ebene letztendlich für die corticale Atrophie verantwortlich sind, vertritt de la Monte (1989). Etienne und Mitarbeiter (1986) konnten trotz quantitativer Diagnoseversuche (einschließlich Cholinacetyltransferasemessungen) nicht nachweisen, zu welchem Zeitpunkt der Alzheimerkrankheit die Neurone im basalen Vorderhirngebiet degenerieren. Benes, Farol, Majocha, Marotta und Bird (1991) fanden einen Axonenverlust in plaquereichen corticalen Gebieten. Fibiger (1991) diskutierte kürzlich die cholinerge Alzheimerhypothese und schrieb, daß obwohl sicher ist, daß die cholinergen Neurone des basalen Vorderhirn bei Alzheimerkranken degenerieren, die spezifischen funktionellen Konsequenzen dieses Neuronenverlustes unbekannt sind und es keine direkten Beweise dafür gäbe, daß die Schädigung oder Zerstörung dieser Neurone für den kognitiven Abbau der Alzheimerkranken verantwortlich sei.

Was die Epidemiologie der Alzheimerschen Krankheit angeht, so existieren bislang höchstens sehr vorläufige und vereinzelte Hinweise auf Besonderheiten, die von bestimmten Autorengruppen hervorgehoben, von anderen aber wieder relativiert werden. Diese betreffen die Existenz von Demenz oder Down-Syndrom unter Verwandten, ein hohes Alter der Mutter oder ein niedriges des Vaters bei der Geburt des Betroffenen, Fehlernährungen, sowie Kopfverletzungen (Abalan, 1984; Amaducci et al., 1986; Amaducci & Lippi, 1988; Chandra, Phillipose, Bell, Lazaroff & Schoenberg, 1987; N.J. Cohen, 1984; Coquoz, 1984; Corkin, Growdon & Rasmussen, 1983; Farrer, Cupples, Connor, Wolf & Growdon, 1991; Fratiglioni et al., 1991; Gaillard, 1984; Heston, 1988; Heyman et al., 1991; Huff, Auerbach, Chakravarti & Boller, 1988; Katzman et al., 1989; Mas, Alperovitch & Derouesne, 1987; Mortimer, 1990; Mortimer & Hutton, 1985; Mortimer, French, Hutton & Schuman, 1985; Mohs, Breitner, Silverman & Davis, 1987; Pearlson et al., 1990; Rocca, 1987; Rocca et al., 1986; Shalat, Seltzer, Pidcock & Baker, 1987; Urakami, Adachi & Takahashi, 1989; D.B. Williams, Annegers, Kokmen, O'Brien & Kurland, 1991; Zhang et al., 1990). Kokmen und Mitarbeiter (1991) fanden auf der Basis von 415 frisch als an Alzheimer erkrankt diagnostizierten als Risikofaktoren episodische Depression, Persönlichkeitsstörungen und Bluthochdruck. Da Farrer et al. (1991) einen sehr deutlichen Zusammenhang zwischen dem Alter des Vaters und der Inzidenzrate für eine Alzheimererkrankung fanden, könnte dies eine unabhängig von genetischen Einflüssen existierende familiäre Häufung erklären. Bildung bietet, wie Filley, Brownell und Albert (1985) nachwiesen, keinen Schutz vor der Erkrankung an Alzheimer; eine zu therapeutischen Zwecken auferlegte Strahlenbelastung scheint kaum von Bedeutung zu sein (Kokmen, Beard, Bergstrahl, Anderson & Earle, 1990).

Die Unterscheidung zwischen präseniler und seniler Alzheimer-Demenz wurde in den achziger Jahren weitgehend aufgehoben, da sie im wesentlichen nur durch das Alter bei Erkrankungsbeginn definiert ist (das 60. oder 65. Lebensjahr galt als Scheidjahr), nicht aber durch einen grundsätzlich andersartigen Krankheitsverlauf (Amaducci, Rocca & Schoenberg, 1986; Reisberg, 1986; Filley, Kelly & Heaton, 1986; Sulkava, 1982). Es gibt gleichwohl eine Reihe von Arbeiten, in denen Abweichungen in Symptomatik und Verlauf berichtet werden (z.B. Albert, Naeser, Levine & Garvey, 1984; Boller et al., 1991; Chui, Henderson & Moy, 1985; Filley, Kelly & Heaton,1986; Loring & Largen, 1985; Neary et al., 1986b, 1986c; Prohovnik, Smith, Sackeim, Mayeux & Stern, 1989) und neuere, vor allem europäische, Arbeiten betonen wiederum, daß eine Differenzierung gerechtfertigt sei, da es hierfür genetische, morphologische, klinische und pathobiochemische Evidenzen gäbe (z.B. Chang Chui, 1991; Hoyer, Nitsch & Oesterreich, 1991; s.a. Alberts et al., 1991; Tzourio, Alperovitch, Maccario & Dartigues, 1991). In aller Regel wird in diesen Arbeiten betont, daß Patienten mit präseniler Form schneller und stärker abbauen als solche mit seniler Form der Alzheimerkrankheit. Bei spät einsetzender Alzheimererkrankung kommt es zu einer globalen Verschlechterung der intellektuellen Leistungen, bei früh einsetzender zu fokalen Symptomen wie Aphasie, Apraxie, Agnosie und Akalkulie (Boller & Saxton, 1990). Boller und Saxton (1990) betonen, daß die Europäer aus diesen eben genannten Gründen noch mehr als die Amerikaner an der Differenzierung senil/präsenil festhalten.

Reisberg (1983; Reisberg, Ferris, DeLeon & Crook, 1982) hat den Verlauf der Alzheimerschen Krankheit in sieben Stufen unterteilt, die in Tabelle 6 wiedergegeben sind. Direkte Todesursachen sind häufig Lungenentzündung, Ersticken an Speiseresten oder Infektionen infolge von Dekubitus (Chandra, Bharucha & Schoenberg, 1986; Mölsä, Marttila & Rinne, 1986). Wahnvorstellungen und Halluzinationen mögen bestimmte Formen der Alzheimerschen Erkrankung begleiten (Lopez et al., 1991).

Die Diagnose der Alzheimerschen Krankheit erfolgt praktisch per Ausschluß, ist mit Sicherheit aber erst post mortem durch eine Hirnautopsie möglich (vgl. K.E. Wisniewski et al., 1979). Die bislang existenten Tests vermögen mit gewissen Wahrscheinlichkeiten eine Vorhersage zu treffen (vgl. Denzler, Kessler & Markowitsch, 1986; J. Kessler et al., 1988), sollten aber durch weitere klinische und radiologische Verfahren abgesichert werden. (Sehr beliebt als kürzestmöglicher Eingangstest ist der Mini-Mental-Status-Test von Folstein, Folstein & McHugh, 1990; vgl. auch Giordani et al., 1990; O'Connor et al., 1989; Teng & Chui, 1987; Teng, Chui, Schneider & Metzger, 1987). Selbst dann wurde in Ein-

Tabelle 6: Stadien der Alzheimerschen Krankheit (nach Reisberg, 1986)

Stadien kognitiven Verfalls	Klinische Phase	Funktionelle Charakteristika
1. Kein kognitiver Verfall	Normal	Funktioneller Verfall weder subjektiv noch objektiv manifest
2. Sehr milder kognitiver	Vergeßlichkeit Verfall	Schwierigkeiten, Dinge wiederzufinden; subjektive Arbeitsschwierigkeiten
3. Milder kognitiver Verfall	Frühes Stadium der Konfusion	Leistungsabnahme im Beruf; Schwierigkeiten sich örtlich zu orientieren
4. Mäßiger kognitiver Verfall	Spätes Stadium der Konfusion	Abnehmende Fähigkeiten zur Ausführung komplexer Aufgaben; Schwierigkeiten im Umgang mit Geld
5. Mäßig schwerer kognitiver Verfall	Frühe Demenz	Hilfestellung beim Ankleiden und unter Umständen beim Baden nötig
6. Schwerer kognitiver Verfall	Mittelschwere Demenz	a) Schwierigkeiten beim korrekten Ankleiden b) Hilfe beim Baden nötig c) Unfähigkeit zu selbständigem Toilettengang d) Urininkontinenz e) Fäkale Inkontinenz
7. Schwerster kognitiver Verfall	Späte Demenz	a) Sprachfähigkeit auf 1-5 Worte beschränkt b) Keine sprachliche Verständigung mehr möglich c) Verlust motorischer Fähigkeiten d) Stupor e) Koma

zelfällen gezeigt, daß eine post mortem-Inspektion die Diagnose widerlegen kann (z.B. Rocca, Amaducci & Schoenberg, 1986). Auch widersprechen sich teilweise die Ergebnisse, die auf der Basis der verschiedenen Methoden zustandekamen (Neary et al., 1986a).

Mögliche Ursachen der Alzheimerschen Erkrankung werden inzwischen so kontrovers diskutiert, daß die Annahme, es könnten unterschiedliche Formen existieren, nicht mehr sehr fern liegt (vgl. z.B. T.P. Armstrong et al., 1991; Celsis et al., 1990; Chui, 1987; Chui, Teng, Henderson & Moy, 1985; Deary & Whalley, 1988; Farrer et al., 1990; Fitch, Becker & Heller, 1988; Freed, Corkin, Growdon & Nissen, 1988, 1989; Heston, 1990; Jorm, 1985; Katzman et al., 1988; Kay, 1987; A. Martin et al., 1986; Naugle, Cullum, Bigler & Massman, 1985; S.I. Rapoport, Pettigrew & Schapiro, 1991; Schreiter & Biedert, 1988; Wurtman, 1985). Fitch und Mitarbeiter (1988) sind beispielsweise der Ansicht, daß es eine genetische und eine sporadische Gruppe von Alzheimerkranken gibt, wobei die genetische autosomal dominant sei und der Gendefekt in einem Drittel der Familien nicht vor dem 70. Lebensjahr in Erscheinung träte. S.I. Rapoport et al. (1991) untersuchten das Auftreten der Alzheimerschen Erkrankung bei monozygoten Zwillingen, von denen entweder beide oder nur einer an Alzheimerscher Krankheit litt. Konkordant erkrankte monozygote Zwillinge hatten wesentlich häufiger Verwandte mit Alzheimerscher Krankheit als discordant erkrankte, woraus die Autoren schließen, daß es zumindest eine hereditäre Form der Alzheimer-Krankheit gibt.

Wie bei anderen Formen alterskorrelierter Demenzzustände werden „langsame Viren", die erst nach Jahrzehnten zu pathologischen Änderungen im Nervengewebe führen, als eine mögliche Ursache diskutiert (Ball, 1980, 1982, 1986; Gajdusek, 1977, 1984; Masters & Beyreuther, 1986; Pogo, Casals & Elizan, 1987; Roberts et al., 1986; aber s. die negativen Ergebnisse von Friedland, May & Dahlberg, 1990). Harrison und Roberts (1991) geben eine Übersicht zu der inzwischen häufig diskutierten Hypothese, daß ein Protein, das Protease-resistente Prion-Protein, die Ursache für den Ausbruch der Alzheimerschen Krankheit darstellt. Eine andere Ursache mögen Umweltgifte wie Aluminium oder Zink sein (Calabrese, Kim & Markowitsch, 1990; Candy et al., 1986; Constantinidis, 1990; Crapper, Krishnan & Quittkat, 1976; Crapper McLachlan, 1986; Crapper McLachlan & Van Berkum, 1986; Edwardson et al., 1990; Graves et al., 1990; Khachaturian, 1986; Kobayashi, Hirota, Saito & Utsuyama, 1987; Perl & Good, 1988; Masters, 1984; Roberts, 1986). Auch im Gespräch ist eine Mangeldurchblutung des Gehirns. Für diese Hypothese sprechen auch Ergebnisse von Sparks und Mitarbeitern (1991), die kürzlich ein ähnlich gehäuftes Auftreten von senilen Plaques in den Hirnen herzkranker Patienten wie in denen von Alzheimerpatienten fanden. Ähnlich berichteten Kato, Hirano, Katagiri, Sasaki und Yamada (1988) von der Bildung von Neurofibrillen nach einem massiven cerebralen Infarkt. Des weiteren im Gespräch ist die Genhypothese, die einmal durch gehäuftes familiäres Auftreten von Morbus Alzheimer Nahrung findet (Barclay, 1986; Bergener & Jungklaass, 1970; Bird, 1986; Bird et al., 1988, 1989; Breitner, Silverman, Mohs & Davis, 1988; Crapper McLachlan & Lewis, 1985; Cutler et al., 1985b; P. Davies, 1986; De Braekeleer, Froda, Gautrin, Tetreault & Gauvreau, 1988; Farlow, DeMyer, Dlouhy & Hodes, 1987; Farrer et al., 1990; Farrer, O'Sullivan, Cupples, Growdon & Myers, 1989; Feldman, Chandler, Levy & Glaser, 1963; Ferry, 1987; Foncin et al., 1985; Gajdusek et al., 1991; Goudsmit et al., 1981; Haan, Hardy & Roos, 1991; Levy et al., 1990; J.J. Martin et al., 1991; Matsuyama, Jarvik & Kumar, 1985; Nee et al., 1987; Patel, 1989; Powell & Folstein, 1984; Roses, 1986; van Duinen et al., 1987), zum anderen durch die bei Down-syndrom schon in frühen Lebensjahren (ab ca. dem 35. Jahr) auftretende Ausbildung neuropathologischer Änderungen, die denen von Alzheimerkranken gleichen oder zumindest ähneln (Foncin, Salmon & Bruni, 1986; Glenner & Wong, 1984; Hardy, 1988; Kay, 1989; Mann et al., 1984b, 1987a; Mann & Yates, 1987; Mann, Yates & Marcyniuk, 1985b; Mann, Yates, Marcyniuk & Ravindra, 1987b; R.L. Martin, Gerteis & Gabrieli, 1988; Mayeux, Sano, Chen, Tatemichi & Stern, 1991; Small & Greenberg, 1988; K.E. Wisniewski, Wisniewski & Wen, 1985). Man kann jedoch nicht aus dem gehäuften familiären Auftreten von Alzheimerkrankheit (und ähnlichen Krankheitsbildern) grundsätzlich auf eine genetische Disposition schließen. So zeigten beispielsweise Pro, Smith und Sumi (1980) in den Kleinhirnen von sieben von 24 Patienten amyloide Plaques, die Kuru-Plaques ähnlich waren. Bei fünf dieser sieben Patienten lag eine familiäre Häufung vor. Die Autoren betonen jedoch, daß sich ähnliche Plaques auch von einem Patienten mit familiärer Alzheimerkrankheit auf einen Affen übertragen ließen, der dann eine schwammartige Encephalopathie bekam.

Kumar sprach sich zusammen mit zehn Mitarbeitern (Kumar et al., 1991) in einer kürzlich erschienen Arbeit gegen die Genhypothese aus, da sie bei drei monozygotischen Zwillingspaaren über 8 bis 11 Jahre eine Diskordanz hinsichtlich Erkrankung an der Alzheimerschen Demenz fanden. Ihre Studie war methodisch äußerst vielfältig; Sie umfaßte klinische Examinationen (Krankengeschichte), PET-Untersuchungen, quantitative Computertomographie und neuropsychologische Tests. In all diesen Tests unterschieden sich die betroffenen von den nichtbetroffenen Hälften der drei Zwillingspaare. Umgekehrt ergaben DNA-Markierungen des proximalen langen Arms des Chromosoms 21 keine Unterschiede zwischen den kranken und den gesunden Mitgliedern.

Während die Genhypothese trotz der oben erwähnten neuen Studie von Kumar und Mitarbeitern bis jetzt durch andere Ergebnisse molekularbiologischer Untersuchungen breite Unterstützung findet (z.B Bahmanyar et al., 1987; Breakefield & Cambi, 1987; De Sauvage & Octave, 1989; Gajdusek et al., 1991; Goldgaber, Lerman, McBridge, Saffiotti & Gajdusek, 1987; Gusella, 1986; Hardy, 1988, 1989; Koch, 1985; Landon, Kidd & Allsop, 1987; Kidson & Chen, 1986; Landon, Kidd & Allsop, 1987; Lee, Balin, Otvos & Trojanowski, 1991; Manuelidis, de Figueiredo, Kim, Fritch & Manuelidis, 1988; Pericak-Vance et al., 1988; Selkoe, 1989; St. George-Hyslop et al., 1986, 1987a, 1987b, 1987c, 1988; Tanzi, Bird, Latt & Neve, 1987; Tanzi et al., 1987; Tanzi, St. George-Hyslop & Gusella, 1989; s. aber Kumar et al., 1991), sinkt offensichtlich die Bedeutung der cholinergen Hypothese, in der betont wurde, daß bei Alzheimerpatienten das für den Aufbau des Überträgerstoffes Acetylcholin wichtige Enzym Cholinacetyltransferase um bis zu 90% verringert ist (Bartus, Dean, Bear & Lippa, 1982; Bird, Stranahan, Sumi & Raskind, 1983; Coyle, Price & De Long, 1983; Wurtman, 1985). Entsprechend dieser Annahme wurden in Tiermodellen insbesondere cholinerge Hirnstrukturen zerstört und daraus resultierende Verhaltensänderungen, insbe-

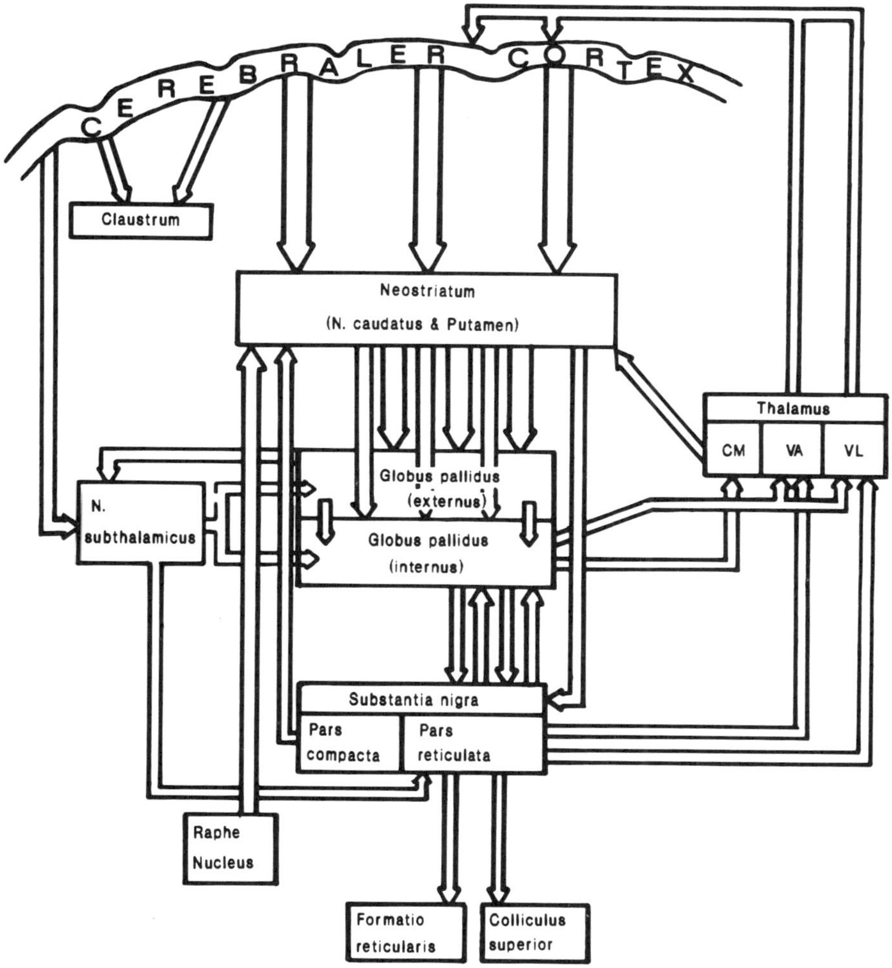

Abb. 35: Alzheimerdemenz als Diskonnektionssyndrom nach J.C. Baron (1990).

sondere auf der Ebene von Lernen und Gedächtnis, gemessen (z.B. Aigner et al., 1991; Irle & Markowitsch, 1987; J. Kessler, Markowitsch & Sigg, 1986). (Siehe aber die Arbeit von Chan-Palay, 1990). Weitere Hypothesen und Hypothesendiskussionen finden sich bei Gajdusek (1986a, 1986b), Lauter (1985), Crapper McLachlan & Lewis (1985), Price (1986) und H.M. Wisniewski, Merz und Carp (1984).

Eine summarische Beschreibung der Epidemiologie dementieller Erkrankungen findet sich bei A.S. Henderson (1990). Dieser Autor schlußfolgert: Sicher sei, da Alter ein wesentlicher Faktor ist, daß sich (1) im Laufe des Lebens toxische

Substanzen akkumulieren, (2) es eine zeitabhängige Wirkung toxischer Substanzen und infektiöser Partikel gäbe, und es (3) eine altersbedingte Abnahme der biologischen Prozesse gibt, die die normale neuronale Arbeit gewährleisten, wobei bestimmte Umwelten oder eine genetische Anfälligkeit akzelerierend wirken (s. auch Mortimer, 1990).

J.C. Baron (1990) entwickelte ein anatomisches Modell, mit dem er zu erklären versucht, wie die Alzheimersche Krankheit auf Hirnebene zu einem Diskonnektionssyndrom führt bei dem die corticalen Neurone deafferentiert werden (Abb. 35). Selektiv von corticocorticaler Diskonnektion beim Alzheimersyndrom sprechen Morrison et al. (1990).

Grundzüge der vaskulären Demenz

Früher verstand man unter vaskulärer oder Multi-Infarkt-Demenz fälschlicherweise (oder zumindest nur in Ausnahmefällen haltbar) die „Cerebralsklerose". Da bei diesem Demenztyp jedoch weniger die großen Arterien betroffen sind als die cerebrale Mikrozirkulation (Cummings, 1987; Hachinski, Lassen & Marshall, 1974; Kawamura, Meyer, Terayama & Weathers, 1991; Oesterreich, Hoyer & Wagner, 1983), sollte man stattdessen entweder von Multi-Infarkt-Demenz (MID) oder noch allgemeiner von vaskulärer Demenz sprechen (Loeb, 1988a, 1988b; Scheinberg, 1988). Patienten mit vaskulärer Demenz zeigen ein abruptes Einsetzen der dementiellen Symptomatik und ein fluktuierendes Krankheitsbild mit in der Regel weniger stark ausgeprägten kognitiven Verschlechterungen als Alzheimerpatienten. Der cerebrale Glukosemetabolismus zeigt entsprechend individuell starke Abweichungen bei Patienten mit Multi-Infarkt-Demenz (Meguro et al., 1991). Mischformen zwischen Alzheimer- und vaskulärer Demenz sind allerdings relativ häufig (Denzler et al., 1989). In Einzelfällen mag es auch eine Kombination von distinkten groß- und kleinvolumigen vaskulären Infarkten und wahrscheinlicher Alzheimerscher Krankheit geben (Parks et al., 1991b).

Vaskuläre Patienten sind meist emotional labil (reizbar, intolerant, aspontan, ängstlich), ihre Persönlichkeit bleibt aber bis zum späten Krankheitsstadium weitgehend erhalten (Cummings, Miller, Hill & Neshkes, 1987; del Ser et al., 1990; Oesterreich & Wagner, 1982; Oesterreich et al., 1983; aber siehe Albert, Cohen & Koff, 1991). Sie schlafen schlechter als Alzheimerpatienten (Aharon-Peretz et al., 1991). Erst nach mehreren Schlaganfällen bildet sich Demenz als bleibender Zustand aus, der dann mehr als bei der Alzheimerschen Krankheit von körperlichen Gebrechen geprägt ist. Langfristig verläuft der Abbau ähnlich wie bei Alzheimerkranken. Arteriosklerose, Bluthochdruck und epileptische Anfälle sind Risikofaktoren, wobei Männer bislang häufiger als Frauen erkranken (J.S. Meyer, McClintic, Rogers, Sims & Mortel, 1988; R.L. Rogers, Meyer, Mortel, Mahurin & Judd, 1986). Zu Anfang der Krankheit mag der geistige Abbau – läsionsabhängig – sehr selektiv sein, wie beispielsweise Lesser (1989) für den Fall eines Patienten mit selektiver funktioneller Dissoziation auf sprachlicher Ebene zeigte. Findet man Sprachstörungen, so können diese dennoch zwischen Patienten mit Alzheimerscher Kranheit und vaskulärer Demenz differieren: Powell, Cummings, Hill und Benson (1988) verglichen Mitglieder beider Patientengruppen und fanden, daß die Multi-Infarkt-Dementen eher bei Sprechakten, also auf der motorischen Seite, gestört waren, während Alzheimerpatienten häufiger Sprachhülsen produzierten, stärker anomisch waren und die motorische Sprachebene weitgehend intakt war.

Kofler, Harrer und Ladurner (1987) testeten Zusammenhänge zwischen Amplitudenreduktion ereigniskorrelierter Potentiale (CNV) und der Konzentrationsleistung bei vaskulärer Demenz. Sie fanden, daß demente Patienten signifikant geringere CNV-Amplituden zeigten als nichtdemente. Leuchter, Spar, Walter und Weiner (1987) gelang es sogar, anhand von Kohärenzmustern und Synchronisation des EEG (Frequenz) mit einer Trefferrate von, wie sie angaben, 92% , vaskulär Demente von Alzheimerdementen zu unterscheiden.

Loeb (1988b) differenziert zwischen ‚möglicher', ‚wahrscheinlicher' und ‚sicherer' (oder definitiver) vaskulärer Demenz. (Eine gleichartige Dreieruntergliederung [„probable, possible, definite"] wurde auch von der sogenannten NINCDS-ADRDA Work Group, die in den USA die Diagnose der Alzheimerkrankheit definierten sollte, vorgeschlagen: s. McKhann et al., 1984).) Bei der ‚möglichen' („possible") vaskulären Demenz soll die Demenz mittels Rating- und Screeningskalen erfaßt worden sein, der Krankheitsbeginn sollte zwischen dem 60. und 70. Lebensjahr liegen, und der Patient sollte schon ein oder mehrere Schlaganfälle gehabt haben; kognitive Störungen und neurologische Zeichen und Symptome sollten abrupt eingesetzt haben. Bei der ‚wahrscheinlichen' („probable") vaskulären Demenz sollten zusätzlich zu oben noch umfassendere neuropsychologische Testergebnisse vorliegen, einzelne oder multiple niedrigdichte Gebiete sollten in CT oder Kernspinbildern erkennbar sein (s. z.B. Lee et al., 1991), der Hachinskiscore sollte zwischen 5 und 10 liegen und Laboruntersuchungen sollten den Ausschluß endokriner oder stoffwechselbedingter Krankheiten ausschließen. Von ‚sicherer vaskulärer Demenz' spricht Loeb (1988b) dann, wenn zusätzlich zu beiden obigen Kriterien noch weitere Serumuntersuchungen, elektrophysiologische Ergebnisse und umfassende neuroradiologische Evidenzen vorliegen.

Weitere Formen von Altersdemenz

Wie oben erwähnt, gibt es Mischformen zwischen vaskulärer und Alzheimerdemenz sowie eine Reihe weiterer alterskorrelierter Demenzen verschiedener Ätiologie (s. die oben schon genannte dementielle Form des Parkinsonsyndroms und Tabelle 5) (vgl. darüber hinaus z.B. Alexander & Geschwind, 1984; Alzheimer, 1902; Benson & Blumer, 1982; Bergmann, Gullotta & Weitbrecht, 1991; Coker, 1991; Diesfeldt, 1991; Englund, Brun & Alling, 1988; L. Freedman et al., 1991; Haase, 1978; Hachinski, Potter & Merskey, 1987; J. Hart & Gordon, 1990;

Joynt & Shoulson, 1985; R.C. Kim et al., 1981; Knopman, Mastri, Frey, Sung & Rustan, 1990; Kral, 1986; Mendez & Zander, 1991; Neary, 1990; R.H. Perry, 1984a, 1984b, 1990; R.H. Perry, Irving, Blessed, Fairbairn & Perry, 1990; Román, 1987; Roos & Johnson, 1978; Steingart et al., 1987a, 1987b; Strub & Black, 1982; Tomlinson, 1977; Van Swieten et al., 1991; Whitty, Stores & Lishman, 1977). Betont werden sollte allerdings, daß sich zwischen den reinen Formen der Alzheimerschen Krankheit und den vaskulären Demenzen ausreichend Differenzierungskriterien sowohl auf Verhaltensebene (z.B. Currie, Ramsden, McArthur & Maruff, 1991; Erkinjuntti, Laaksonen, Sulkava, Syrjäläinen & Palo, 1986; Filley, Heaton, Nelson, Burks & Franklin, 1989; P. Fischer, Jellinger, Gatterer & Danielczyk, 1991; J. Kessler et al., 1988; J.C. Morris, McKeel, Fulling, Torack & Berg, 1988; Wade et al., 1987; neue Vorschläge hierfür für den amerikanischen Sprachraum publizierten Kukull et al., 1990) als auch auf neuropathologischer Ebene (z.B. Erkinjuntti, Haltia, Sulkava & Paetau, 1988; Kozachuk et al., 1990), mittels Positronenemissionstomographie (Benson et al., 1983; Deutsch & Tweedy, 1987; D.E. Kuhl, Metter, Riege & Hawkins, 1985; Luxenberg et al., 1987b; McGeer et al., 1986; Nybäck, Nyman, Blomqvist, Sjögren & Stone-Elander, 1991; Polinsky et al., 1987; s. auch die Übersicht von Frackowiak, 1986), Single Photonenemissionstomographie (z.B. Montaldi et al., 1990; Neary et al., 1987; Waldemar, Paulson & Lassen, 1990), Kernspintomographie (z.B. Erkinjuntti et al., 1987; Fazekas, Schmidt, Offenbacher, Chawluk & Alavi, 1991; Harrell, Callaway & Sekar, 1987; Harrell et al., 1991; Leys et al., 1991; McDonald, Doraiswamy & Krishnan, 1991), Computertomographie (Varga, Wortzman & Freedman, 1991) und mittels Elektroencephalographie (Harding, Wright & Orwin, 1985; Helkala et al., 1991a; Helkala, Laulumaa, Soininen, Partanen & Riekkinen, 1991b; Martin-Loeches et al., 1991; Penttilä, Partanen, Soininen & Riekkinen, 1985; Rae-Grant et al., 1987; Scarone et al., 1988; Sheridan et al., 1988; Soininen et al., 1988, 1989; deToledo-Morrell et al., 1991) finden lassen. Sehr sorgfältig kommentierten Tierney und Mitarbeiter (1988) und Thal, Grundman und Klauber (1988) Möglichkeiten und Schwierigkeiten der Demenzdiagnostik. Eine umfassende Übersicht zur Demenzdiagnostik lieferten Katzman, Lasker und Bernstein (1988), eine zur apparativen Diagnostik bei dementiellen Prozessen Ladurner (1983). Überraschend klar konnten beispielsweise R.L. Rogers und Mitarbeiter (1986) zeigen, daß bei vaskulären Demenzen der cerebrale Blutfluß circa zwei Jahre vor Symptombeginn abnahm, während er bei Alzheimerkranken normal bis zum Auftreten der Demenz blieb.

Auch für eine Differenzierung zwischen depressiver Pseudodemenz und Alzheimerdemenz gibt es eine Reihe von Möglichkeiten. Auf Verhaltensebene nenne ich hier den Demenz-Test (J. Kessler et al., 1988), auf psychophysiologischer die Messung evozierter Potentiale (Have, Kolbeinsson & Pétursson, 1991). Die „Buschke Selective Reminding Procedure“, die auch in dem eben genannten Demenz-Test in einer Version enthalten ist, scheint besonders geeignet zur Abgrenzung zwischen benignen Alternsvorgängen und Demenz zu sein, wie Christensen, Hadzi-Pavlovic und Jacomb (1991) zeigen konnten. Darüber hinaus existieren experimentelle Ansätze, bei denen Leistungen erbracht werden sollen, die ein unterschiedlich hohes Engagement verlangen (z.B. Danion et al., 1991; Grafman et al., 1990). Die konventionelle Computertomographie scheint höchstens geeignet zwischen Patientengruppen, nicht aber zwischen Individuen zu differenzieren (Leys, Pruvo, Petit, Gaudet & Clarisse, 1989). Sjögrens Syndrom als progressive Demenz kann vollkommen heilbar sein, wie Caselli und Mitarbeiter (1991) kürzlich zeigten.

Für die im folgenden beschriebene Picksche Krankheit konnten Sparks, van Woeltz und Markesbery (1991) anhand der Verteilungsmuster der Monoaminoxidaseaktivität im Gehirn und Sparks und Markesbery (1991) anhand der weiterer Transmitter eine Differenzierung zwischen Pickscher und Alzheimerscher Krankheit angeben. Mit anderen, mehr konservativen oder konventionellen Methoden treten bei der Differenzierung der Pickschen von der Alzheimerschen Krankheit „die Grenzen der klinisch-neuropsychologischen Differentialdiagnostik deutlicher als ihre Möglichkeiten zutage" (C. Lang, Thierauf & Schrell, 1991).

Picksche Krankheit. Die Picksche Krankheit kommt vom Symptombild und von neuropathologischer Seite der Alzheimerkrankheit wohl am nächsten (z.B. J. Ulrich et al., 1987). Sie ist gekennzeichnet durch einen im Vergleich zur Alzheimerschen Krankheit früheren Krankheitsbeginn (um das 40., 45. Lebensjahr), durch markante corticale Atrophie meist der (basalen) frontalen und temporalen Cortexbereiche und durch Demenz (Ball, 1979; Berlin, 1949; Braak & Braak, 1991b; Braak, Braak & Goebel, 1983; Braunmühl, 1930; Brun & Gustafson, 1978; Cummings & Duchen, 1981; Groen & Endtz, 1982; Heston, White & Mastri, 1987; Kamo et al., 1987; Kamp et al., 1986; M. Malamud & Boyd, 1940; Pick, 1892, 1901, 1906; Poppe, Läuter & Uchanbokowna-Tibilowna, 1985; Scheltens, Hazenberg, Lindeboom, Valk & Wolters, 1991; Sjögren, Sjögren & Lindgren, 1952; D.A. Smith & Lantos, 1983; Terry, 1976). In einer ganz neuen Studie konnten Kosaka, Ikeda, Kobayashi und Mehraein (1991) nachweisen, daß es in einer nicht unbeträchtlichen Anzahl von Fällen mit Pickscher Krankheit auch zu subcorticalen, nämlich zu einer striatopallidonigralen Degeneration kommt (in 17 von 41 Patienten ließ sich eine mäßige bis schwere Degeneration zeigen). Auch eine einseitig auftretende temporale Degeneration wurde als Picksche Krankheit definiert (Colon, Breukers, Janson & Jonkman, 1991). Sam, Gutmann, Schochet und Doshi (1991) beschrieben eine Patientin, die durch Autopsie bestätigt an Pickscher Krankheit gelitten hatte, deren klinisches Bild zu Lebzeiten jedoch dem der amyotrophen Lateralsklerose ähnelte. (Hinweisen kann man hier auch auf ein weiteres, die Differentialdiagnose zwischen amytropher Lateralsklerose und anderen Krankheitsbildern erschwerendes Syndrom: Kuroda & Sugihara, 1991, autopsierten einen Patienten mit HTVL-I-assoziierter Myelopathie, dessen klinisches Bild ununterscheidbar von dem bei amytropher Lateralsklerose war.)

Trotz vor allem neuropsychologischer Ähnlichkeiten wiesen Brion, Plas und Jeanneau (1991) in ihrer Arbeit darauf hin, daß es auf neuroanatomischer Ebene neben der Verteilung der Hauptschädigungsherde noch weitere Differenzierungsmöglichkeiten zwischen Pickscher und Alzheimerscher Krankheit gibt und daß auch im Gedächtnisbereich Unterschiede insofern existieren mögen, als die Erinnerung an jüngst zurückliegende Ereignisse bei Patienten mit Pickscher Krankheit eher als bei solchen mit Alzheimer-Krankheit erhalten bleibt.

Beide Krankheitsbilder, die Picksche wie die Alzheimersche Krankheit, zählen zu den bislang unheilbaren Demenzen, obwohl das Einsetzen der Symptome sich zwischen beiden unterscheidet: die Alzheimersche Krankheit ist primär durch kognitive Änderungen charakterisiert, die Picksche Krankheit durch Änderungen auf der Persönlichkeitsebene, im Sozial- und Emotionalverhalten (Brun & Gustafson, 1978; Joynt & Shoulson, 1985; Scheid, 1983; Strub & Black, 1982). Allerdings können sich bei Alzheimerkranken auch, wie Martin et al. (1991) zeigten, Störungen in der affektiven Wahrnehmung als Folge kognitiver Einbußen einstellen.

Typische Beschreibungen des progressiven Verlaufs und der Symptomatologie finden sich bei Groen und Endtz (1982), Malamud und Boyd (1940), Marin, Glenn und Rafal (1983), Schenk (1959b) und bei Wechsler, Verity, Rosenschein, Fried und Scheibel (1982). Eine Variante dieser Krankheit mit anteriorer Schläfenlappenatrophie, frühem Einsetzen der Klüver-Bucy-Symptomatologie und spät hinzukommender Amnesie wurde von Cummings und Duchen (1981) beschrieben, andere Varianten mit Befall des Neostriatums beschrieben McMenemey, Grant und Behrman (1965) und, mit Schäden im Bereich des Nukleus basalis Meynert, Mizukami und Kosaka (1989). Eine relativ ausführliche Studie, in der tomographische und neuropsychologische Ergebnisse gut dokumentiert sind, stammt von Knopman und Mitarbeitern (1989).

J.C. Morris, Cole, Banker und Wright (1984) beschrieben eine sogenannte hereditäre dysphasische Demenz, die sie zum Spektrum der Pick-Alzheimer Krankheiten zählen. Ihre vier mit diesem Krankheitsbild untersuchten Patienten zeigten die für die Picksche Krankheiten typischen Hirnschäden (asymmetrische fokale cerebrale Atrophie), die für die Alzheimersche Krankheit charakteristischen neuritischen Plaques und Zeichen der Schüttellähmung (neuronale Depigmentierung, Neuronenverlust, Lewy-Körper-Bildung in der Substantia nigra) zusammen mit einer markanten, aber unspezifischen schwammartigen Degeneration der oberen Cortexschichten. Gefunden wurde dieses Krankheitsbild an den Nachfahren von 1852 aus Bayern nach Ohio ausgewanderten Amerikanern.

Leuko-Araiosis. Eine Kurzbeschreibung der Leuko-Araiose und ihre Abgrenzung von der Binswangerschen Krankheit findet sich bei Hachinski, Potter und Merskey (1987) (vgl. auch Sapin, Frishberg & Sherman, 1990, zu kernspintomographischen und neuropsychologischen Korrelaten der Binswangerschen Krankheit). Gekennzeichnet ist die Leuko-Araiose durch diffuse „Ausdünnungen" der weißen Masse. Diese im Computertomogramm sichtbaren Flecken oder diffusen Gebiete innerhalb der weißen Masse führen zu keinerlei Änderungen in Höhe der benachbarten Ventrikel oder Sulci. Gleichwohl meinen Steingart et al. (1987a, 1987b) belegt zu haben, daß die Leuko-Araiose neben motorischen und einzelne

Reflexe beeinflußenden Störungen auch zu kognitiven Änderungen führt, was sie zu der Aussage veranlaßte, die Symptome der Leuko-Araiose repräsentierten eine Frühform von Demenz. Bei Leuko-Araiose Patienten kommen Schlaganfälle viermal so häufig vor wie bei anderen Patienten, dennoch sind Schlaganfälle alleine für Leuko-Araiose nicht indikativ (Inzitari et al., 1987). Boiten (1991) meint, daß eine Erkrankung kleiner Gefäße, die zu lacunären Infarkten führt, auch als Leuko-Araiose in Erscheinung treten könne (vgl. auch Boiten & Lodder, 1991).

Zur Abgrenzung von Alzheimerscher Krankheit und Binwangerscher Krankheit nahmen auch Brun, Gustafson und Englund (1990), Förstl, Howard und Levy (1991) und J.C. Morris, Gado, Torack und McKeel (1990) Stellung. Diaz und Mitarbeiter (1991) berichteten darüber, daß die Patienten mit Alzheimerscher Krankheit und gleichzeitiger Leukoaraiose stärkere kognitive Defizite aufweisen als solche mit nur wahrscheinlicher Alzheimerscher Krankheit. Eine in vielen neuropathologischen Charakterzügen der Binswangerschen Krankheit ähnliche – als sklerotisierende Vaskulopathie bezeichnete – Nervensystemschädigung beschrieben kürzlich Estes und Mitarbeiter (1991) (s. auch Gallassi et al., 1991, und Tohgi, Chiba & Kimura, 1991).

Encephalitis. Obwohl Encephalitis in vielfältigen Formen auftreten kann und obwohl ich schon weiter oben auf Beispiele mit Encephalitis eingegangen bin, will ich hier noch einmal kurz separat diese Krankheitsform anführen. Encephalitis kann durch eine Reihe von Infektionen ausgelöst werden (z.B. P.D. Cameron, Blackburn & Wallace, 1991; Durieu et al., 1991; Spatz, 1934; Will, 1991). Sie endet (oder endete früher) oft tödlich und ist begleitet von abrupt einsetzendem Fieber, Konfusion, Konvulsionen, Aphasie und Hirndruckanstieg (Benson & Blumer, 1982). Manche Viruserkrankungen führen lediglich zu transienten mnestischen Störungen, die Herpes simplex Encephalitis dagegen ist meist von schweren und anhaltenden geistigen Veränderungen gefolgt (Haase, 1978).

Obwohl man meist annimmt, daß Encephalitis primär den Cortex und hier die Temporallappen befällt (Foletti, Regli & Assal, 1980; Hierons et al., 1978; Koskiniemi et al., 1980) und obwohl amnestische Zustände in der Postinfektionsphase auf die neuronale Degeneration in diesen Regionen zurückführbar ist, existieren ältere Beschreibungen mit anatomischer post mortem Verifikation, in der auch andere Regionen betroffen sind (K. Conrad & Ule, 1951; Ule, 1951). 1953b publizierte K. Conrad die Ergebnisse einer detaillierten neuropsychologischen Untersuchung eines Encephalitispatienten. K. Conrad gab seinem Gedächtnis den Terminus „Minuten-Gedächtnis“, da alle von ihm aufgenommene Information innerhalb von 30-50 Sekunden wieder vergessen war. Der Patient war auch hinsichtlich Zeit und Ort desorientiert. Neben seinen massiven Neugedächtnisstörungen war er auch stark retrograd amnestisch. So konnte er selbst die Geschichte von Eva und Adam aus der Bibel nicht erzählen, oder Beginn und Ende des Zweiten Weltkriegs. Der Patient erholte sich innerhalb einiger Wochen.

Retroaktive Interferenz, die, wie K. Conrad (1953b) meinte, das Verhalten seines Patienten beeinträchtigte, schien auch eine Gedächtniskonsolidierung von

Cermaks (1976) Patienten zu verhindern, einem 44jährigen Arzt, dessen prämorbider IQ mit 145 angegeben wurde. Während der Zeit seiner Hospitalisierung lag sein Gedächtnisquotient (MQ) bei 50, stieg aber nach einigen Monaten auf 71, wobei sein Gesamt-IQ bei 112 lag und dann mit der Zeit sogar auf 133 anstieg, gleichzeitig mit einem MQ-Zuwachs auf 90 Punkte. Aber auch zu dieser Zeit konnte er sich immer noch nicht an Ereignisse von einem auf den nächsten Tag erinnern und hatte beträchtliche Altgedächtnisstörungen. Damals wurde als Hirnuntersuchung ein Pneumoencephalogramm gemacht, das eine Erweiterung der lateralen Ventrikel, massive Atrophie des linken und leichte des rechten Temporallappens zeigte und möglicherweise auch thalamische Atrophie.

Hinsichtlich der Schnelligkeit der Informationsverarbeitung war er Korsakowamnestikern überlegen, hinsichtlich anderer Aufgaben war er ihnen ähnlich. Eine mehrere Jahre später durchgeführte erneute Untersuchung (Cermak & O'Connor, 1983) bestätigte die früheren Daten indem sie zeigte, daß Alt- wie Neugedächtnisdefekte persistierten. Dennoch hatte der Patient inzwischen Strategien entwikkelt auf Fragen gezielter zu antworten, wobei er sich hierzu vor allem auf semantische Gedächtnisinhalte verließ und auf diese Weise „wahrscheinliche" Ereignisse rekonstruierte.

Andere Beispielsfälle zur mnestischen Informationsverarbeitung bei Encephalitispatienten betonten ebenfalls ihre andauernde Unfähigkeit, neue Information aufzunehmen oder abzurufen, wobei ihr retrogrades Gedächtnis durchaus erhalten geblieben sein konnte wie auch (natürlich) ihre nicht-deklarativen Gedächtnisleistungen (Barbizet, Duizabo & Poirier, 1978; Foletti et al., 1980; Gianutsos, 1981; Hall, 1963; Starr & Phillips, 1970; Weiskrantz & Warrington, 1979). Trotzdem können die Verhaltenskonsequenzen nach Encephalitis beträchtlich variieren, wobei in manchen Fällen eher die von Klüver und Bucy beschriebene Symptomatologie dominiert (Greenwood, Bhalla, Gordon & Roberts, 1983), bei anderen selbst ohne spezifische antivirale Therapien die Erholung nahezu komplett sein kann (Klapper, Cleator & Longson, 1984), oder nur sehr pointierte kognitive Defekte bestehen bleiben mögen (Warrington & Shallice, 1984).

A.R. Damasio und Geschwind (1985) vertraten die Ansicht, daß die limbischen Cortexregionen deswegen eine so hohe Affinität zum Herpes simplex Typ I Virus zeigen, weil dieser Virus retrograd von den Hautrezeptoren zum Trigeminusganglion transportiert werden kann und er dann anterograd zum Hirnstamm und den Trigeminuskernen wandern kann, von wo aus er dann Kerne mit Bezug zum Limbischen System, wie die Raphe Kerne und den Locus coeruleus erreichen und dann schlußendlich nahezu beliebige weitere Großhirnregionen. Der limbische Cortex wäre gleichwohl bevorzugt betroffen.

Andere Formen. Hinweisen will ich noch auf ein paar spezielle Formen massiven geistigen Abbaus. Wells' (1977) brachte hierzu eine Übersicht heraus, in der wesentliche weitere Formen von Demenzen diskutiert wurden. Darstellungen zu einzelnen Krankheitsbildern finden sich beispielsweise bei Ferrer, Bella, Serrano, Marti und Guionnet (1990), Milton, Atlas, Lavi und Mollman (1991), Gibb, Esiri und Lees (1985), Haupt, Kurz, Romero und Zimmer (1991), Hayashi et al.

(1991), Markowitsch & Pritzel (1985), Michel (1990), Mitchell, Gibson und Gatrell (1990), Mitsuyama, Kogoh und Ata (1985), J.C. Morris (1989), R.S. Williams, Ferrante und Caviness (1979), Pezeshkour, Stuart & Estridge (1985), Filley, Franklin, Heaton und Rosenberg (1989) und Bogdanoff und Natter (1989). Welche schwierig einzuordnenden und zu bewertenden Sonderformen mit Merkmalen verschiedener alterskorrelierter Krankheitsbilder auftreten können, machen die fünf von Masliah und Mitarbeitern (1991) dokumentierten Fälle deutlich, die in sich Züge mehrerer anderer früher beschriebener Krankheitsbilder vereinten.

Multiple Sklerose

Die multiple Sklerose gilt in der mittleren und nördlichen Hälfte Europas als die häufigste neurologische Erkrankung des frühen und mittleren Erwachsenenalters. Rudge, Ali und Cruickshank (1991) diskutieren und untersuchen an afrokaribischen Einwanderern nach Großbritannien die breitengradkorrelierte Auftretenshäufigkeit, die wiederum von Middleton und Dean (1991) in Frage gestellt wurde. Die multiple Sklerose ist gekennzeichnet durch einen – zum Teil reversiblen – Verfall des Myelins der Neurone von Gehirn und Rückenmark, der an vielen Stellen („multipel") auftritt und zu herdförmigen Entmarkungsnarben harten Bindegewebes („Sklerose") führt (Cook, 1990). Ein Beispiel für eine mittels Kernspintomographie nachgewiesene reversible Demyeliniserung im Bereich der Capsula interna wurde von Maimone, Reder, Finocciaro und Recupero (1991) gegeben. Barnes, Munro, Youl, Prineas und McDonald (1991) fanden eine große Varianz in lang andauernden multiple Sklerose-Patienten; sie schlußfolgerten aus ihren Analysen, daß es altersabhängig zu progressivem axonalem Verlust kommt (vgl. auch Lee et al., 1991; Matthews, 1991; Rumbach et al., 1991). Inzwischen wurden Richtlinien zur Kernspindiagnose von multipler Sklerose veröffentlicht, die u.a. auf der Basis von Angaben einer Kommission der Europäischen Gemeinschaft gemacht wurden (D.H. Miller et al., 1991). Darüber hinaus gibt es auch gegenwärtig noch eine Diskussion zur Brauchbarkeit oder zum Nutzen der Kernspintomographie im Vergleich zu kostengünstigeren Verfahren bei multiple Sklerose Patienten (Hopf, Röder & Dieringer, 1991; Künstler, Hartung, Warmuth-Metz, Seeldrayers & Toyka, 1991).

Unterteilt wird die multiple Sklerose in drei Verlaufstypen: den schubförmigen Typ, den Typus mit schubförmigem Beginn und Übergang in eine sekundär-chronische Form und in den Typ mit primär chronischem Verlauf (Frick, 1987). Für eine Zuordnung von Hirnschäden zu Verhaltensausfällen und insbesondere zu solchen im Bereich der Gedächtnisfunktionen, ist das neuronale Ausfallsbild von Kranken mit multipler Sklerose schwierig. Dies zum einen, weil die Schäden meist recht weit verzweigt sind, und zum anderen, weil sie prinzipiell Bereiche der weißen Masse umfassen und darüber hinaus auch noch teilweise reversibel sind. Newcombe und Mitarbeiter (1991) betonten kürzlich auf der Basis von kernspintomographischen post mortem Untersuchungen von Gehirnen multiple Sklerose Erkrankter, daß die multiple Sklerose einen noch diffuseren Prozess darstellt als man bislang angenommen hatte (vgl. hierzu auch die prospektive Zweijahresstudie von Lee und Mitarbeitern, 1991, und die methodische Arbeit von Poser et al., 1991). Barnes, Munro, Youl, Prineas und McDonald (1991) sind der Ansicht, daß progressiver axonaler Verlust bei der multiplen Sklerose mit dem Alter des Patienten korreliere.

Ursachen der multiplen Sklerosen mögen am ehesten in einer umweltbedingten, aber gleichzeitig genetisch modulierten Prädisposition liegen (Antel, Freedman, Brodovsky, Francis & Duquette, 1989; Bergström, Andersen & Vahlne, 1989; Berr et al., 1989; E.G. Fischer, Ahlers, Kornhuber & Henneberg, 1989; Fizet & Ferrer, 1989; Flodin, Söderfeldt, Noorlind-Brage, Fredrikksson & Axelson, 1988; Gallo et al., 1989; Goodkin & Hertsgaard, 1989; Goodkin et al., 1991; Haahr, Sommerlund & Mollerlarsen, 1991; Kesselring, 1989; Lauer & Firnhaber, 1990; Leibowitz & Alter, 1973; E.H. Reynolds, Linnell & Faludy, 1991; Sadovnik, Baird & Ward, 1988; Sibley, Bamford, Clark, Smith & Laguna, 1991). Eine neue, komprimierte Übersicht zu Schäden und Möglichkeiten der Schadenserholung bei multiple Sklerose-Kranken findet sich bei Compston (1991) (s. hierzu auch Cadoux-Hudson et al., 1991). Boyle, Clark, Klonoff, Paty und Oger (1991) differenzierten zwischen vier psychologischen Profilen von multiple Sklerose Patienten: ‚depressive', ‚verleugnende', ‚übersteigert somatische' und ‚Schweregrad-bezogene'. Berger et al. (1992) beschrieben den Fall eines AIDS-Patienten, der an schubförmiger Leukoencephalomyelopathie litt, die klinisch vom Erscheinungsbild der multiplen Sklerose nicht differenzierbar war.

Erste Fallbeschreibungen, in denen kognitive Beeinträchtigungen diagnostiziert wurden, finden sich bei Jolly (1872), Gang (1897), Petroff (1901), Danneberger (1901) und Hoffmann (1902). Eine der ersten umfassenden neuropsychologischen Untersuchungen stammt von Seiffer (1905), der Kurz- und Langzeitgedächtnisleistungen untersuchte, Konzeptbildungs- und Abstraktionsfähigkeit, Aufmerksamkeitsbelastung, Reaktionszeiten, Verarbeitungsgeschwindigkeit und Verarbeitungskapazität, aber auch Funktionen der Intelligenz. Seiffer fand, daß insbesondere der freie Abruf von verbalem und nichtverbalem Material, die Abstraktionsfähigkeit und die Informationsverarbeitungsgeschwindigkeit beeinträchtigt waren, während Aufmerksamkeit, Interferenzneigung und Kurzzeitgedächtnis weniger starke Einbußen erfahren hatten.

Seiffer ging 1905 bereits der Frage nach, inwieweit zwischen prämorbidem Intelligenzniveau, Krankheitsdauer, Behinderungsgrad und kognitiven Leistungen ein Zusammenhang besteht. Für Bildung und Krankheitsdauer schloß er einen Zusammenhang aus, war aber der Ansicht, daß ein Zusammenhang existiere „zwischen dem klinischen Bilde, d.h. insbesondere zwischen der Menge der cerebralen körperlichen Symptome und dem Intelligenzbefunde ... als vorwiegend spinale Formen der multiplen Sklerose wenig oder gar keine psychischen Störungen, solche von cerebraler, cerebrospinaler und bulbärer Form umsomehr davon aufweisen" (S. 301). Seiffer ging damit schon Fragen an, die erst wieder acht Dekaden später einer intensiveren Analyse unterzogen wurden (z.B. Beatty, Goodkin, Monson & Beatty, 1989; Jennekens-Schinkel, Lanser, van der Velde & Sanders, 1990; Rao, 1986, 1990a, 1990b).

Daß Intelligenzdefekte nach Ausbruch der multiplen Sklerose auftreten, zeigte Canter (1951) an Rekruten, bei denen vier Jahre nach Einstellung eine multiple Sklerose diagnostiziert wurde, andererseits blieben in einer Studie von Ivnik (1978) die IQ-Werte weitgehend konstant; wenn – wie in Ivniks und in anderen Untersuchungen (Heaton, Nelson, Thompson, Burks & Franklin, 1985; Marsh, 1980; C.G. Matthews, Cleeland & Hopper, 1970) – IQ-Abfälle diagnostiziert wurden, war in der Regel, wie erwartbar, der Handlungsteil stärker als der Verbalteil beeinträchtigt, ein Ergebnis, daß allerdings auch bei andersartig Hirngeschädigten die Regel ist. (Daß die Abfälle im Handlungs-IQ nicht auf motorische Leistungsstörungen per se zurückgeführt werden können, zeigten in einer entsprechend kontrollierten Arbeit Jennekens-Schinkel, Lanser, van der Velde & Sanders, 1990).

Gedächtnisstörungen fanden schon in den Anfängen der multiple Sklerose-Forschung Beachtung, wurden aber intensiver auch erst wieder im letzten Jahrzehnt analysiert (Beatty, Goodkin, Monson, Beatty & Hertsgaard, 1988; Rao, 1986, 1990a, 1990b; Rao, Hammeke, McQuillen, Khatri & Lloyd, 1984; Ron, 1986; Staples & Lincoln, 1979). Noch bis in die 70iger Jahre wurde behauptet, daß die meisten Patienten mit multipler Sklerose von kognitiven Störungen verschont blieben (z.B. Kahana, Leibowitz & Alter, 1971; Kurtzke et al., 1970). Gegenwärtig wird davon ausgegangen, daß 50-60% der Patienten, die stationär behandelt werden, Leistungseinbrüche im kognitiven Bereich zeigen (Peyer, Rao, LaRocca & Kaplan, 1990; Ron & Feinstein, 1992). Wie bei den meisten anderen Hirngeschädigten auch, sind die Gedächtnisleistungen im Kurzzeitbereich nicht beeinträchtigt (z.B. Anzola et al., 1990; Heaton, Nelson, Thompson, Burks & Franklin, 1985; Jambor, 1969; Rao et al., 1984). Zeitspannen, die darüber hinaus gehen, werden allerdings schlechter von multiple Sklerose-Patienten (gegenüber Kontrollprobanden) bewältigt (z.B. Beatty et al., 1987; van den Burg, van Zoemeren, Minderhoud, Prange & Meijer, 1987); diese Aussage gilt, wie bei vielen andersartig Hirngeschädigten auch, um so eher, je mehr Interferenzbedingungen eingeführt werden (z.B.. Beatty et al., 1988; Beatty & Monson, 1991; Grant, McDonald, Trimble, Smith & Reed, 1984). Caltagirone, Carlesimo, Fadda und Roncaci (1991) meinen auf Grund ihrer Daten, daß die im kognitiven Bereich gefundenen neuropsychologischen Defizite von multiple Sklerose Patienten eher dem Muster subcortical als dem cortical geschädigter Patienten entsprächen.

Das verbale Langzeitgedächtnis ist in der Regel beeinträchtigt (Beatty & Monson, 1991; Caine, Bamford & Schiffer, 1986; Minden et al., 1990; Rao, Leo, Haughton & Aubin-Faubert, 1989), obwohl die Selbsteinschätzung des Gedächtnisses bei dieser Patientengruppe keine reliable Informationsquelle darstellt (Beatty & Monson, 1991). Auch bei multiple Sklerose Patienten läßt sich, wie bei anderen Hirngeschädigten (vgl. z.B. Jetter et al., 1986), zeigen, daß die Wiedererkennleistungen besser sind als die unter freien Abrufbedingungen (Caine et al., 1986; van den Burg et al., 1987).

In den Untersuchungen, in denen auch nichtverbale Langzeitgedächtnisleistungen gemessen wurden, ergaben sich ebenfalls Defizite (Rao, 1986, 1990a, 1990b). So wurden geometrische Muster (Caine, 1986; J.S. Fischer, 1988) oder räumliche Anordnungen von Figuren (Rao et al., 1984; Vowels, 1979) von multiple Sklerose Patienten schlechter abgerufen als von Kontrollprobanden vergleichbaren Alters und vergleichbarer Bildung. Ron, Callanan und Warrington (1991) fanden sogar, daß nichtverbale gegenüber verbalen Gedächtnisleistungen stärker beeinträchtigt waren. In ihrer Untersuchung konnte eine Abhängigkeit zwischen dem Ausmaß des Hirnschadens (mittels kernspintomographischer Bilder analysiert) und der Krankheitsdauer auf der einen Seite und den Verhaltensleistungen auf der anderen Seite nachgewiesen werden. Beatty und Monson (1990) sind – in Übereinstimmung mit der Ansicht, daß nichtverbales gegenüber verbalem Material bei multiple Sklerose Patienten eher oder stärker gestört sein mag – der Ansicht, daß multiple Sklerose Patienten eher eine Abrufstörung haben als einen Zusammenbruch in der Struktur des lexikalen Gedächtnisses. Sie begründen diese Ansicht mit eigenen Experimenten mit semantischen Priming, in denen multiple Sklerose Patienten keine Defizite zeigten und den Ergebnissen anderer, die auch bei lexikalem Priming eine normale Leistung der multiple Sklerose Patienten konstatiert hatten.

Grafman, Rao, Bernardin und Leo (1991) postulierten, daß automatische und implizite Gedächtnisvorgänge hauptsächlich an intakte corticale Strukturen gebunden seien, während explizite mit subcorticalen Regionen verbunden wären. Da bei MS-Patienten Plaques vor allem subcortical gefunden würden, sei es logisch, daß bei dieser Gruppe von Kranken nicht-deklarative Gedächtnisleistungen eher als deklarative erhalten blieben.

Zum Bereich des Altgedächtnis wurde bislang wenig untersucht; in der Studie von Beatty et al. (1988) zeigte sich für den Test „Berühmte Gesichter“ im Vergleich zu Kontrollpersonen ein flacher, nivellierter Gradient (über mehrere Zeitepochen gemessen). Rao, Leo, Bernardin und Unverzagt (1991a) fanden bei einer Untersuchung von 100 nichthospitalisierten multiple Sklerose Patienten zwar eine Rate von 48% kognitiv gestörten („cut off“: in 4 oder mehr von 31 ausgewählten Tests Minderleistungen), aber kaum ein gestörtes Altgedächtnis.

In einer neuen Arbeit betonen Klonoff, Clark, Oger, Paty und Li (1991), daß sich bei genauer neuropsychologischer Evaluation schon bei Patienten mit leichtem Krankheitsverlauf und in der Remissionsphase Defizite im Bereich von Lernen und Gedächtnis nachweisen lassen. Ihre untersuchten 86 multiple Sklerose Patienten waren im Schnitt 37 Jahre alt, hatten im Schnitt mit 26 Jahre die ersten Symptome gezeigt und 0,77 Rückfälle pro Jahr. Obwohl 70% von ihnen einem Beruf nachgingen, waren nur 38% vollzeitangestellt. Klonoff und Mitarbeiter betonen, daß die Schwere früher kognitiver Defizite bei multiple Sklerose Patienten bislang wohl eher unterschätzt worden sei (vgl. hierzu auch die umfassenden Studien von Weinshenker et al., 1991a, 1991b). Rao et al. (1991a) betonten, daß bisherige Schätzungen der kognitiven Minderleistungen von multiple Sklerose Patienten zwischen 54 und 65% schwankten. Da es sich hierbei um hospitalisierte Patienten handelte, sehen sie in ihrer auf nicht-hospitalisierten Patienten beruhenden Schätzung von 43% den eher generalisierbaren Wert. Die kognitiven Leistungsminderungen zeigten sich vor allem in den Bereichen Merkfähigkeit, Aufrechterhalten der Aufmerksamkeit, Wortflüssigkeit, Konzeptbildung und visuell-räumlicher Wahrnehmung, weniger dagegen bei Sprache allgemein, Kurz- oder Altgedächtnis. Die kognitive Minderleistung war nicht gekoppelt an Krankheitsdauer, Depression, Krankheitsverlauf, Medikamentengebrauch, etwas dagegen an physische Behindertheit. In einer zweiten Arbeit stellten Rao und Mitarbeiter (1991b) fest, daß die kognitiven Minderleistungen die Lebensqualität der multiple Sklerose Patienten beträchtlich beeinträchtigte. Ron und Feinstein (1992) betonen auf der Basis dieser Ergebnisse, daß sich mutliple Sklerose Patienten von Alzheimerpatienten funktionell deutlich abgrenzen lassen: Bei multiple Sklerose Kranken seien vor allem Gedächtnis, Aufmerksamkeit und Abstrahierungsfähigkeit beeinträchtigt, nicht dagegen Sprachfunktionen.

Bei all diesen Untersuchungen zeigen die Patienten mit chronisch-progressivem Verlaufstyp natürlich die schlechtesten Leistungen (z.B. Heaton et al., 1985; Minden et al., 1990). Wieweit dabei eine Korrelation zwischen Art und Ausmaß der Hirnschäden und dem Umfang der Gedächtnisstörungen existiert, ist bislang noch wenig bekannt. S.J. Huber et al. (1987) untersuchten 32 Patienten mit multipler Sklerose neuropsychologisch und mittels Kernspintomographie und verglichen ihre Verhaltensleistungen mit denen von 12 Kontrollprobanden. Die Autoren fanden, daß 28% ihrer Patienten den nach Cummings und Benson (1983) definierten Kriterien einer Demenz genügten. Die Anzahl und Verteilung der gefundenen Läsionsherde sowie die corticale Atrophie trennte aber die dementen Patienten nicht von den übrigen 72% der nichtdementen multiple Sklerose Patienten. Lediglich die callosale Degeneration war bei den dementen gegenüber den nichtdementen signifikant weiter fortgeschritten. In einer ein Jahr später veröffentlichten Studie (Reischies, Baum, Bräu, Hedde & Schwindt, 1988) zeigte sich dagegen eine deutlichere Abhängigkeit zwischen Hirn- und Verhaltensvariablen: Periventrikuläre Läsionsmuster und frontale Herde korrelierten hier mit den erhobenen Maßen zu Irritabilität, Euphorie, Depression, Urteilsvermögen und Antriebsminderung (d.h., wie ich meine, mit im wesentlichen „frontalen" Störungen).

Auch mittels Positronenemissiontomographie wurden erste Untersuchungen an multiple Sklerose Patienten durchgeführt. D.N. Brooks und Mitarbeiter (1984) gaben multiple Sklerose Patienten den Wechsler-Intelligenztest, eine Sortieraufgabe nach Weigl und Tests zu Wortflüssigkeit und Wortverständnis. Sie fanden bei Patienten mit niedrigen Testwerten einen geringeren cerebralen Sauerstoffverbrauch und eine herabgesetzte Perfusionsrate in der weißen Substanz. Sheremata, Sevush, Knigh und Ziajka (1984) spezifizierten diese Ergebnise noch, indem sie insbesondere für frontale und in diskreterem Maße auch für temporale Cortexgebiete einen Hypometabolismus nachweisen konnten. Die Autoren erklärten hiermit die vorgefundenen Defizite bei Aufgaben zum abstrakten Denken und im Gedächtnisbereich.

Ebenfalls noch im Jahre 1984 veröffentlichten Herscovitch, Trotter, Lehmann und Raichle eine Einzelfallstudie, in der sie die Beziehung zwischen Myelinisierung nach cerebralem Blutfluß bei einem 24jährigen Patienten mit linksseitiger Hemiparese und hemisensorischen Defiziten in der akuten Schubphase dokumentierten. Die Autoren fanden, daß der mittels Computertomographie nachgewiesene rechtsseitige zentrale multiple Sklerose-Herd der weißen Substanz im PET-Bild sich als rechtsseitige hypometabolische Zone darstellte, die begleitet war von einer hypermetabolischen linkshemisphärischen Zone. Diese, wie andere mittels bildgebender Verfahren an multiple Sklerose Patienten gewonnenen Ergebnisse unterstreichen die Wichtigkeit der verbindenden Leitungssysteme, der myelinisierten Fasern, für eine effektive langfristige Informationsverarbeitung.

Eine neue Studie von Klonoff, Clark, Oger, Paty und Li (1991) weist allerdings nach, daß schon milde Formen von multipler Sklerose von kognitiven Defekten im Bereich von Lernen und Gedächtnis begleitet sein können. In die gleiche Richtung deuten die Ergebnisse einer Arbeit, in der selbst schon bei Hypertonikern, die zum Teil Schäden in der weißen Masse aufwiesen, kognitive Leistungsminderungen nachgewiesen werden konnten (R. Schmidt et al., 1991). Erwähnen will ich schlußendlich noch, daß bei multiple Sklerose Patienten, wie bei einer ganzen Reihe anderer neurologischer Krankheitsbilder auch, affektive und schizophrene Symptome auftreten können (z.B. Engler & Vetter, 1991).

Genetisch bedingte Hirnabbauerscheinungen (Downsyndrom, Fragiles X-Syndrom)

Bei vielen Krankheitsbildern, bei denen das Bild der Demenz im Endstadium steht, wird von einer genetischen Mitverursachung oder einer genetischen Komponente oder von direkter Genbedingtheit ausgegangen (z.B. Baraitser, 1987; M. Baron, Endicott & Ott, 1990; Bird et al., 1989; Gasser et al., 1991; De Angelis, Palmucci, Leone & Doriguzzi, 1991; Kurnit, 1986; Law & Van Keuren, 1986; Meitinger & Gasser, 1991; Przuntek & Hoffmann, 1987; Rosselli, Lorenzana, Rosselli & Vergara, 1987; Starosta-Rubinstein et al., 1987; Tedeschi et al., 1991; S.A.K. Wilson, 1912; Zigler & Hodapp, 1991); dies gilt inzwischen selbst für die klassischen Psychosen (z.B. Crow, 1991; P. Jones & Murray, 1991; Leboyer & McGuffin, 1991; Rees & Levy, 1991; Rush et al., 1991). Der Einfluß genetischer Abnormalitäten wird am häufigsten und am deutlichsten und direktesten beim Downsydnrom sichtbar.

Downsyndrom. Das Downsyndrom, früher Mongolismus genannt (Fraser & Mitchell, 1876; Jacob, 1956; A. Meyer, Bonn & Jones, 1939; Schmid, Düren & Ahmadi, 1969; Verhaart & Jelgersma, 1952; Wolstenholme & Porter, 1967;

Wunderlich, 1977), wird heutzutage benannt nach dem Erstbeschreiber J. Langdon H. Down, der 1866 seine „Observations on an ethnic classification of idiots" zu Papier brachte. Es ist bezüglich Pathogenese und Erbbiologie intensiv untersucht, weniger intensiv hinsichtlich Neuropathologie und Neuropsychologie (s. z.B. Coyle, Oster-Granite & Gearhart, 1986; Cunningham, 1986; de la Monte & Hedley-Whyte, 1990; Epstein, 1986; A. Meyer et al., 1939; M. Mikkelsen, 1981; Nadel, 1988; Pueschel, Tingey, Rynders, Crocker & Crutcher, 1987; Rett, 1975; Schapiro, Haxby, Grady & Rapoport, 1990; L.R. Schmidt, 1976; B.S. Scott, Becker & Petit, 1983; Smith & Berg, 1976; R.H. Wilkins & Brody, 1971; Zellweger, 1977). Man weiß, daß Downsyndrompatienten in der Regel hochgradig schwachsinnig sind und eine hohe Sterblichkeitsrate aufweisen. In neuerer Zeit wird zunehmend auf neuropathologische und neuropsychologische Parallelen zwischen Alzheimerpatienten und älteren (ab ca. 30 Jahre) Downsyndrompatienten hingewiesen (Übersicht in Sinex & Merril, 1982; z.B. Braak & Braak, 1985; Masters et al., 1985; Schapiro et al., 1987; Schapiro & Rapoport, 1988; Schapiro et al., 1990; Sylvester, 1983; Takashima, Ieshima, Nakamura & Becker, 1989). Zellweger (1977) spricht von Stagnation mit nachfolgender Regression, die ab einem gewissen, von Fall zu Fall unterschiedlichen Zeitpunkt bei jedem (länger lebenden) Downsyndrompatienten einsetze und von der Ausbildung neurologischer Anomalien begleitet sei. Die Kernsymptome ähneln dabei denen präsenil oder senil Dementer vom Typus Alzheimer (Jelgersma, 1958; Jervis, 1948, 1970; Pelz, Karlik, Fox & Vinuela, 1986).

Inwieweit dieses frühe Altern von intellektuellem Abbau geprägt wird, ist bei den schon a priori sehr niedrig intelligenten Downsyndrompatienten schwer zu ermitteln (Jervis, 1970; Owens, Dawson & Losian, 1971). Thase, Liss, Smeltzer und Maloon (1982) und Thase, Tigner, Smeltzer und Liss (1984) lieferten hierzu jedoch eindrucksvolle Ergebnisse: Sie bewerteten Orientierung, Aufmerksamkeitsspanne, Affekt und Praxie bei je zehn Downsyndromprobanden der Altersklassen 25-34, 35-44, 45-54 und 55-64 Jahre und 40 Kontrollprobanden. Zusätzlich wurden der Erwerb einer visuellen „Matching-to-sample"-Aufgabe (5 s und 30 s Verzögerung), Objektidentifizierung, Zahlengedächtnis, Farbenbenennen und Allgemeinwissen untersucht. Auffällig an den Ergebnissen war, überspitzt dargestellt, das Vorhandensein eines „Kreuz- oder Scherenschemas": junge Downsyndromprobanden waren den Kontrollprobanden etwas überlegen, alte stark unterlegen (Thase et al. 1982) (Abb. 36).

Anhand der Ergebnisse von Ropper und Williams (1980), die neocorticale Plaques und Fibrillenbündel in allen 20 untersuchten Downsyndrompatientenhirnen fanden (Durchschnittsalter 49 Jahre), gleichzeitig aber feststellten, daß nur drei von ihnen dement waren, läßt sich hypothetisieren, daß neuropathologische Veränderungen einem intellektuellen Abbau vorangehen (eine Hypothese, die auch dadurch Unterstützung findet, daß auch in den Gehirnen normaler Alter Plaques und Fibrillenbündel anzutreffen sind). Auch die zehn Jahre jüngere Arbeit von Mann, Royston und Ravindra (1990) bestätigt Roppers und Williams: Plaques und Fibrillenbündel existieren bei Downsyndrompersonen schon vor dem Auf-

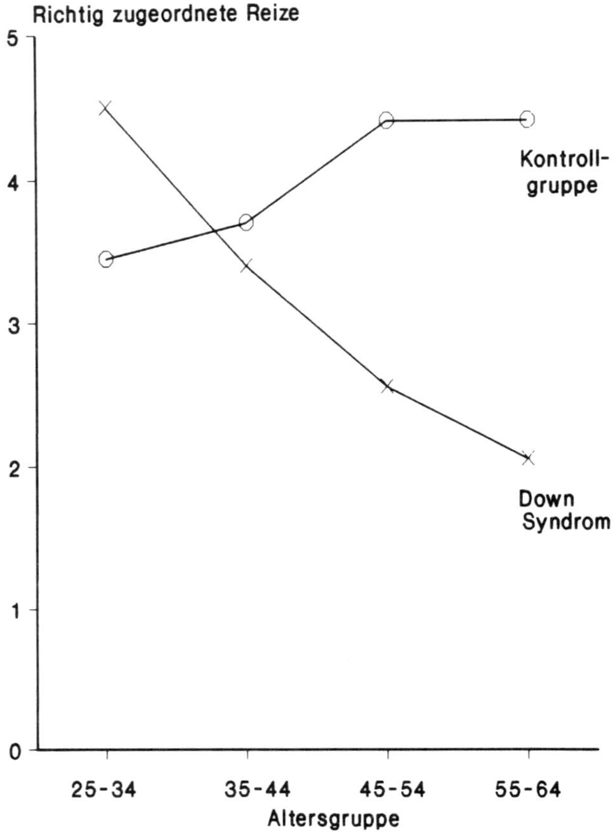

Abb. 36: Visuelle Gedächtnisleistungen von Downsyndromprobanden und einer Kontrollgruppe in einer „match-to-sample"-Aufgabe mit 5 Sekunden Verzögerungszeit (Maximalwert=10). (nach Figure 1 von Thase et al. 1982).

treten neurologischer Atrophie oder dem Verlust von Neuronen; darüber hinaus ist eine direkte Beziehung zwischen Demenz und neuropathologischen Änderungen nach Ansicht von Mann et al. (1990) nicht nachzuweisen. (L.E. Becker, Armstrong & Chan, 1986, zeigten allerdings schon bei Kindern mit Downsyndrom dendritische Atrophie; s. auch Gath, 1981, Jorgensen, Brooksbank & Balázs, 1990, Hirabayashi, Ikeda, Shimokawa & Orthner, 1979, Motte & Williams, 1989, Schapiro et al., 1987, 1990, Schochet, Lampert & McCormick, 1973, und Suetsugu & Mehraein, 1980.)

Ropper und Williams (1980) interpretieren ihre Ergebnisse allerdings andersartig. Sie meinen (im Gegensatz zu vielen anderen Forschern) daß die morphologischen Veränderungen (wie auch das häufige Fehlen von Demenz) bei Downsyndromprobanden unterschiedlich gegenüber denen von Alzheimerpatienten sind. Ropper und Williams bestätigen damit die an den Hirnen von zwei Downsyndrompatienten gefundenen Ergebnisse von Schochet, Lampert und McCormick (1973) (die sie allerdings nicht zitierten) und auch Ergebnisse von Allsop, Kidd, Landon und Tomlinson (1986). Die Unterschiede in der Neuropathologie von Downsyndrom- und Alzheimerpatienten sind nach Ropper und Williams vor allem im hippocampalen Bereich sichtbar: Bei Alzheimerpatienten sind insbesondere die CA 1-Region und das Subiculum betroffen (vgl. auch Hyman et al., 1987), bei Downsyndrompatienten dagegen hatte der Gyrus dentatus die deutlichste Ansammlung von Plaques und das CA 1-Gebiet die höchste Neurofibrillendichte (vgl. Abb. 19 zur Lage der Cornu ammonis Regionen und des Subiculum und die farbige Figur 8 von Arnold et al., 1991, zur Verteilung von Plaques und Neurofibrillenbündel im cerebralen Cortex von Alzheimerpatienten). Beachten sollte man auch, daß das Gehirn von Downsyndrompatienten von Geburt an andersartig aufgebaut und strukturiert ist, als das von Normalen (z.B. Colon, 1972); so ist es in der Längsachse kürzer und hat einen stark unterentwickelten superioren temporalen Gyrus (z.B. de la Monte & Hedley-Whyte, 1990; Jernigan & Bellugi, 1990; Petit, LeBoutillier, Alfano & Becker, 1984; Pogacar & Rubio, 1982; M.H. Ross, Galaburda & Kemper, 1984; Schapiro et al., 1989; B.S. Scott et al., 1983). Abnormalitäten im Bereich der hippocampalen Formation wurden für die reduzierte Informationsverarbeitungsgeschwindigkeit von Downsyndromkindern im Vergleich zu anderen mental retardierten Kindern verantwortlich gemacht (Lincoln, Courchesne, Kilman & Galambos, 1985).

Auf der anderen Seite werden seit 1969 Parallelen in Neuropathologie und Verhalten zwischen älteren Downsyndromindividuen und Alzheimerpatienten betont (Ball & Nutall, 1980; Ball, Schapiro & Rapoport, 1986; Blackwood, St Clair, Muir, Oliver & Dickens, 1988; Burger & Vogel, 1973; Casanova, Walker, Whitehouse & Price, 1985; Creasey, Luxenberg, Schapiro, Haxby & Rapoport, 1990; Dalton & Crapper, 1977; Dalton, Crapper & Schlotterer, 1974; Duijndam-van den Berge & Goekoop, 1986; Ellis, McCulloch & Corley, 1974; Evenhuis, 1990; Haberland, 1969; Hussey, Yates, Christie, Elton & Gordon, 1986; Karlinsky, 1986; Mann & Yates, 1987; Mann, Yates & Marcyniuk, 1984b, 1985b; Mann, Yates, Marcyniuk & Ravindra, 1987; Miniszek, 1983; Miyakawa & Kuramoto, 1989; Oliver & Holland, 1986; Olson & Shaw, 1969; Owens, Dawson & Losin, 1971; Pelz et al., 1986; S.I. Rapoport, 1990; Schapiro et al., 1990; Schweber, 1987; Sinet, 1987; Solitare & Lamarche, 1966; Thase et al., 1982; Verga et al., 1989; Weinreb, 1985; R.S. Williams & Matthysse, 1986; K.E. Wisniewski, Laure-Kamionowska, Connell & Wen, 1986; K.E. Wisniewski, Wisniewski & Wen, 1985; Yates, Ritchie, Simpson, Maloney & Gordon, 1981; Yates, Simpson, Maloney, Gordon & Reid, 1980; Yatham, McHale & Kinsella, 1988). Malamud (1964) fand in allen 20 untersuchten Hirnen von Downsyndrompatienten zwischen 37 und 66 Jahren neuropathologische Veränderungen, die für Alzheimerpatienten charakteristisch sind (S. 437). Hinzu kam bei einem Teil der

Downsyndrompatienten eine altersunabhängige Kalzinose der Basalganglien (Malamud, 1964; s.a. Merikangas, Marasco & Feczko, 1979; Takashima & Bekker, 1985; K.E. Wisniewski et al., 1982). de la Monte und Hedley-Whyte (1990) unternahmen eine morphometrische Analyse der Hirne von fünf mittelalten Downsyndromprobanden, von 16 Gehirnen von Patienten mit der Diagnose senile Demenz vom Typus Alzheimer und 14 neuropathologisch normalen Kontrollhirnen. Im Schnitt lagen die Hirngewichte der Downsyndromprobanden um 19% unter denen der anderen, was die Autorinnen auf Reduzierungen sowohl der grauen wie der weißen Substanz zurückführten. Die Unterschiede waren am größten in den anterior frontalen und den anterioren temporalen Regionen, wo offensichtlich die neuronale Entwicklung frühzeitig zum Stillstand kam. Zusätzlich war bei den Downsyndromgehirnen die Amygdala wesentlich kleiner als bei den Alzheimergehirnen. Cortical waren Plaques und Neurofibrillenbündel vorherrschend und die weiße Masse war stark atrophiert, bedingt vor allem durch axonale Degeneration. De la Monte und Hedley-Whyte schließen aus ihren Daten, daß beim Downsyndrom sowohl eine frühzeitige Arretierung der neuralen Entwicklung wie die Ausbildung der Alzheimerschen Krankheit für die neuropathologischen Veränderungen verantwortlich sind, wobei die posterioren Schäden wohl primär auf die Alzheimersche Krankheit zurückführbar sind, die anterioren und die subcorticalen dagegen auf eine eingefrorene Hirnentwicklung. Schapiro und Mitarbeiter (1990) fanden mittels PET-Analysen, wie sie schrieben, einen identischen abnormalen Glukosemetabolismus im parietalen und temporalen Neocortex von Alzheimer- und Downsyndrompatienten.

Aus diesen und einer Reihe ähnlicher Daten kann geschlossen werden, daß wahrscheinlich stoffwechselbedingte Änderungen in den Hirnen von Downsyndromprobanden gegenüber denen Normaler stark vermehrt und zeitlich früh auftreten. Miniszek (1983) ist der Meinung, daß alle Downsyndrompatienten früher oder später die Alzheimersche Krankheit entwickeln (S. 384); gleicher Meinung sind auch Sinex und Merril (1982). Eine neue Arbeit von Vieregge und Mitarbeitern (1991) unterstützt die These stoffwechselbedingter Veränderungen. Diese Autoren spekulierten, daß sich in der Substantia nigra von Downsyndrompatienten toxische Radikale bildeten, die deren Demenz fördern, bzw. verstärken. Beziehungen zwischen der Substantia nigra und Alzheimerscher Demenz und Downsyndrom wurden auch von Gibb, Mountjoy, Mann und Lees (1989) aufgestellt.

Zusammengefaßt sprechen eine Reihe biologisch-neurologischer Indizien für die Hypothese eines frühzeitigen Alterns mit den Merkmalen der Alzheimerkrankheit bei Downsyndrompatienten. Auch auf neuropsychologischer Ebene werden zunehmend Parallelen aufgedeckt: Ähnlich wie die oben zitierten Arbeiten von Thase et al. (1982, 1984) zeigten auch K.E. Wisniewski und Mitarbeiter (1978), daß bei Downsyndrompatienten im Alter von 35 Jahren zunehmend Kurz- und Langzeitgedächtnisverluste, Aphasie/Agnosie sowie Persönlichkeitsveränderungen auftreten. Auf analoge Parallelen weisen die Ergebnisse von Dalton et al. (1974) hin; diese Autoren schließen aus ihren Resultaten, daß mittels bestimmter Lerntests (wie z.B. visuellen Matching-from-sample-Aufgaben) alzheimerähnliche Defizite bei älteren Downsyndrompatienten schon vor dem Auftreten neurologischer festgestellt werden können.

Downsyndromprobanden zeigen zwar von Kindheit an massive kognitive Minderfunktionen im Vergleich zur Standardpopulation, diese nehmen jedoch altersabhängig zu. Wir fanden beispielsweise, daß Downsyndromjugendliche von 10-15 Jahren Lebensalter und von einem durchschnittlichen mentalen Alter von 62 Monaten zu kognitiven Leistungen fähig sind, die denen anderer geistig Retardierter mit gleichem Lebensalter oder gleichem mentalen Alter gleichkommen oder sogar überlegen sind (J. Kessler, Markowitsch, Denzler & Klonner-Klopp, 1988). Als Tests benutzten wir die Mattis Dementia Rating Skala, den HAWIK, eine gekürzte Version der Vineland Social Maturity Skala (Bondy, Cohen, Eggert & Lüer, 1969), zwei Brown-Peterson Aufgaben, die fragmentarischen Bilder nach Gollin, das Turm von Honoi Problem in seiner einfachsten Form (mit 3 Scheiben; vgl. Spitz, Minsky & Bessellieu, 1985), eine Bildwiedererkennaufgabe mit Verzögerungszeiten von 15 und 30 Sekunden und eine einfache Version des Buschke Erinnerungstests (Buschke, 1973, 1974; Buschke & Fuld, 1974; Fuld, 1976, 1980), kombiniert mit Wickens Paradigma zur „Befreiung von proaktiver Interferenz“. Unterstützung finden die Ergebnisse von J. Kessler und Mitarbeitern durch die von Zigman, Schupf, Lubin und Silverman (1987) sowie die von Wishart (1987), die darüber hinaus betonte, daß sich bei Downsyndromkindern bei mehrmaligem Testen die Leistung noch bedeutend verbessert, während dies bei nichtretardierten Kindern nicht der Fall ist.

Thase et al. (1984) berichteten auf der Basis einer recht großen Stichprobe (165 Downsyndrompatienten, 163 vergleichbare andersartige mental Retardierte), daß insgesamt die Downsyndrompatienten hinsichtlich Orientierung, Zahlenspanne, visuellem Gedächtnis, Objektbenennung und Allgemeinbildung niedrigere Werte als die Vergleichsgruppe aufwiesen, daß dieses Ergebnis aber insbesondere durch solche Downsyndrompatienten bedingt war, die das 50. Lebensjahr überschritten hatten. Zu ähnlichen Resultaten hinsichtlich kurzfristiger Informationsverarbeitung kamen Mackenzie und Hulme (1987) (vgl. auch Marcell & Weeks, 1988). Fenner, Hewitt und Torpy (1987), die ebenfalls altersabhängige intellektuelle Änderungen bei Downsyndrompatienten untersuchten, kamen zu dem Schluß, daß diese – in Übereinstimmung mit obigen Ergebnissen von Thase et al. (1984) – erst relativ spät, nämlich nach dem 35. Lebensjahr einsetzen (vgl. auch Kaplan, 1943). Eine Bestätigung dieser Ansicht findet sich auch in den Ergebnissen von Haxby (1989), der nichtdemente Alte mit zwei Gruppen von Downsyndromprobanden, einer unter 35 und einer über 35 Jahren Lebensalter, verglich.

Lynn (1987) entwickelte eine Theorie zur Intelligenz von Downsyndromindividuen, wobei er im wesentlichen behauptete und zu belegen trachtete, daß Downsyndromindividuen in Bezug auf allgemeine Intelligenz („Spearmans g“) und hinsichtlich visuell-räumlicher Funktionen keine größeren Einbrüche hätten, sehr wohl aber hinsichtlich sprachlicher Intelligenz (Sprachprobleme als herausragendes Merkmal älterer Downsyndrompatienten fand auch Evenhuis, 1990, und Ellis, Deacon & Wolldridge, 1985, sahen in Ihnen ein allgemeines Kennzeichen retardierter Individuen im Vergleich zu Nichtretardierten; vgl. auch Dittmann, 1982.)

Zusammengenommen zeigen diese Ergebnisse, daß Downsyndromprobanden vor allem durch kognitive Defekte im Bereich höherer, vor allem, verbaler Leistungen kennzeichenbar sind und daß es tatsächlich, und insbesondere wieder auf Verhaltensebene vielfältige Evidenzen für vergleichbare Minderleistungen von Downsyndrom- und Alzheimerpatienten gibt.

Fragiles X-Syndrom. Das Roche Lexikon Medizin ordnet in seiner zweiten Auflage (1987) das fragile-X-Syndrom als Martin-Bell Syndrom ein (J. Martin & Bell, 1943) und definiert es als „X-chromosomal vererbte Makrogenitopsomie mit Megaloorchie (= Makrotestes), auffallend großen Ohrmuscheln und geistiger Retardation (Intelligenzdefekte); Sterilität. Es besteht Brüchigkeit des X-Chromosoms in der Bande Xq27 (X fragile = Fragile-X-Chromosom), ..“ (S. 1105). Dies Syndrom ist deswegen insbesondere für Molekulargenetiker von hohem Interesse (Barnes, 1989; L.S. Freund, Reiss, Hagerman & Vinogradov, 1992; Warren, Zhang, Licameli & Peters, 1987; Yu et al., 1991) (Abb. 37).

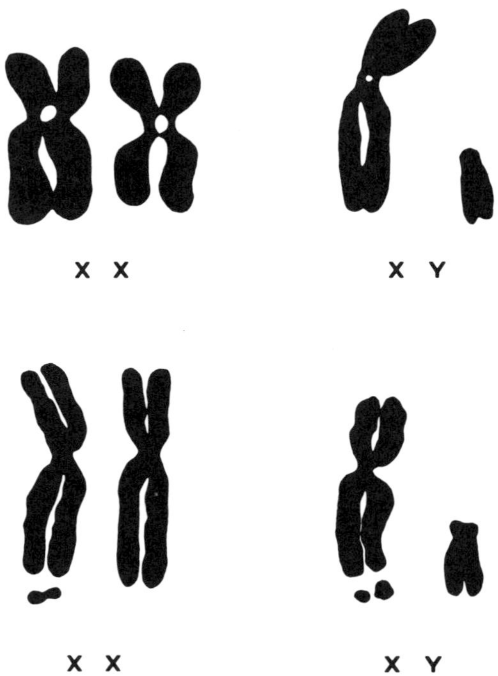

Abb. 37: Das Aussehen des fragilen-X Chromosoms im Vergleich zum normalen bei Frau (X, X) und Mann (X, Y) (nach Abb. 3 von Loesch & Hay, 1985).

Während das Downsyndrom im Schnitt bei jedem 900. Individuum auftritt, tritt das fragile-X-Syndrom bei ca. jedem 2500. auf. Neueste Zahlen gehen sogar von einer noch etwas höheren Auftretensrate aus. So schrieben Rousseau und Mitarbeiter, daß das fragile-X Syndrom bei jedem 1000. bis 1500. männlichen Individuum zu geistiger Retardierung führe und bei jedem 2000. bis 2500. weiblichen Individuum zu meist etwas weniger schwerwiegender geistiger Retardierung führe. Diese Autoren entwickelten auch eine Methode, das fragile-X Syndrom durch DNA Analyse direkt zu diagnostizieren. Mit ihrer Arbeit bestätigen sie im nachhinein die Aussagen von Loesch und Hay, die 1985 betonten, daß seine Auftretenswahrscheinlichkeit tatsächlich höher (als bei jedem 2500.) sein mag, es bislang nur nicht ausreichend identifiziert und individuell entdeckt wurde. Das fragile-X Syndrom stellt nach Loesch und Hay (1985) und nach Rousseau et al. (1991) die häufigste angeborene Ursache für geistige Retardierung dar. Untersuchungen zu kognitiven Konsequenzen liegen bislang wenig vor (was sicher mit der recht späten Entdeckung dieses Snydroms Ende der 60iger Jahre zusammenhängt; Barnes, 1989; Lubs, 1969), doch zeigen die existenten übereinstimmend ähnliche Retardierungen und Zeitverläufe wie beim Downsydrom. So sinkt der IQ junger Männer mit fragilem-X Syndrom über die Zeit (Lachiewicz, Guillion, Spiridigliozzi & Aylsworth, 1987; R.C. Rogers & Simensen, 1987). Auf verbalem Gebiet zeigen Personen mit fragilem-X Syndrom ähnlich wie Downsyndrompatienten Ausfälle (Vilkman, Niemi & Ikonen, 1988). Eine Übersicht über die wesentlichen, bislang auf psychologischer Ebene gefundenen Ergebnisse zum fragilen-X Syndrom lieferten Pembrey, Winter und Davies (1986) und – neuerdings – Zigler und Hodapp (1991).

Während Vieregge und Froster-Iskenius (1989) keine neuroanatomischen Abnormalitäten entdecken konnten, fanden Reiss, Aylward, Freund, Joshu und Bryan (1991) bei einer Gruppe von 14 Patienten mit fragilem-X Chromosom im Vergleich zu 17 Patienten mit anderen Entwicklungsstörungen und 18 Normalen ein reduziertes Ausmaß des posterioren Kleinhirnwurms und einen erweiterten vierten Ventrikel. Die Bedeutung dieser Ergebnisse ist angesichts des Wenigen, was über das fragile-X Syndrom bislang bekannt ist, noch nicht einzuschätzen.

Virusbedingte Hirnerkrankungen (vor allem AIDS)

Es ist bekannt, daß virusbedingte Infektionen sich außerordentlich schwerwiegend auf die Funktion des Zentralnervensystem auswirken können. Altbekannt ist dies für die Infektionskrankheit Syphilis (Köppen, 1896; Pick, 1893), für die Herpes simplex-Infektion (vgl. Damasio & Van Hoesen, 1985; Damasio et al., 1985; Itoyama, Sekizawa, Openshaw, Kogure & Goto, 1991), die Creutzfeldt-Jakob-Krankheit und andere Encephalitisformen (Arendt, Bigl & Arendt, 1984; Cartier, Verdugo, Vergara & Galvez, 1989; Cousens et al., 1990; Friedmann, 1890; Kitamoto et al., 1986; J.R. Miller & Harter, 1977; Milton, Atlas, Lavi & Mollman, 1991; Miyashita et al., 1991; Popoff, 1875; Rosenthal, 1881; Spatz, 1930;

1934; Stockert, 1932). Hier kann man die durch Zeckenbiß übertragbare Meningoradikulitis Garin-Bujadoux-Bannwarth (Bannwarth-Syndrom; „Lyme-Krankheit") oder chronische Borrelienerkrankung des ZNS nennen (z.B. Barnett, Sigmund, Roelcke & Mundt, 1991; Behringer & Wirbatz, 1987; Krüger, Heim, Schuknecht & Scholz, 1991; Krupp et al., 1991; Kuntzer et al., 1991). Auch Pilzinfektionen können zu zum Teil tödlich verlaufender Meningoencephalitis führen (z.B. Durieu etal., 1991). Eine neue Übersicht hierzu findet sich bei Harrison und Roberts (1991).

Neuerdings werden vor allem neuronale Schäden, die durch die erworbene Immunschwächekrankheit AIDS, also durch HIV-Positive nach Ausbruch der Krankheit entstehen, untersucht, wobei die AIDS-bedingten Infektionen neben dem Auftreten von Viren im ZNS auch zu bakteriellen, pilzartigen und durch Protozoen bedingten Krankheiten führen (Sharer & Kapila, 1985). Rosemberg, Lopes und Tsanaclis (1986) fanden, daß 13 ihrer 22 AIDS-Patienten neuropathologische Läsionen in Form von Toxoplasmose-Infektionen, Cryptococcus neoformans, viraler Encephalitis, primären Lymphomen, isolierten cerebralen Infarkten und reaktiver Gliose zeigten. Circa 90% der Patienten, die an AIDS starben, hatten laut Felgenhauer (1987) neuropathologische Änderungen, eine größere Streubreite nennt Enzensberger (1991) auf der Basis der Arbeiten von Berger, Moskowitz, Fischl und Kelley (1987), Enzensberger und Fischer (1987), McArthur und Johnson (1988) und Navia, Jordan und Price (1986). Vor allem tritt dabei eine weitgefächerte Demyelinisierung auf sowie eine Encephalitis. Beispiele für eine subcorticale und für eine corticale Form der HIV-bedingten Demenz diskutierten Poutiainen, Haltia, Elovaara, Lähdevirta und Iivanainen (1991). Konsequenzen sind Änderungen auf Persönlichkeitsebene, die als „Demenz-Aids-Komplex" zusammengefaßt werden (Felgenhauer, 1987). Erste Arbeiten zu dieser Symptomatik erschienen im letzten Jahrzehnt (z.B. Snider et al., 1983; Sharer & Kapila, 1985; Navia, Jordan & Price, 1986; Navia, Cho, Petito & Price, 1986; Petito, Cho, Lemann, Navia & Price, 1986; Rosemberg et al., 1986; Schwenk, Cruz-Sanchez, Gosztonyi & Cervos-Navarro, 1987; Stavrou et al., 1989; McArthur et al., 1989; s. auch Casabona, Sánchez, Graus, Abós & Segura, 1991).

Berger und Mitarbeiter beschrieben jüngst den Fall eines 33jährigen Homosexuellen, der an einer schubförmigen Leukoencephalomyelopathie litt, die klinisch vom Erscheinungsbild der multiplen Sklerose nicht differenzierbar war. Eine Biopsie erbrachte eine Demyelinisierung und Astrogliose mit fokaler Nekrose im parieto-okzipitalen Cortexbereich.

Navia (1990) gab eine instruktive Übersicht über den Stand der Neuropathologie und Neuropsychologie des Dementia-AIDS-Komplexes am Ende des letzten Jahrzehnts. Klinisch zählen hierzu an frühen kognitiven *Symptomen* Langsamkeit, gestörte Aufmerksamkeit und Konzentration, Vergeßlichkeit und Verwirrtheit, an motorischen Symptomen Grobschlächtigkeit, Ungeschicklichkeit, Schwerfälligkeit („clumsiness"), eine verschlechterte Feinmotorik, Tremor, Gleichgewichtsverlust, Schwachheit der Füße, auf Verhaltensebene eine reduzierte Spontaneität, Apathie und soziale Zurückgezogenheit. Frühe *Zeichen* auf mentaler Ebene sind psychomotorische Verlangsamung, Störungen auf verbaler Ebene und beim seriellen Subtrahieren, Affektabstumpfung und organische Psychose. Auf motorischer Ebene sind schnelle Bewegungen gestört, es kommt zu Hyperreflexie, Gliederparesen und Spannungstremor (Navia, 1990). Reinvang, Froland und Skripeland (1991) konnten kürzlich zeigen, daß insbesondere sogenannte Speed-Tests und komplexere nonverbale Tests signifikant zwischen symptomatischen und asymptomatischen HIV-Patienten differenzieren.

Schwenk, Gosztonyi, Thierauf, Iglesias und Langer (1990) konnten bei zwei nichtalkoholischen Homosexuellen zeigen, daß diese ein Wernicke-Korsakow-Syndrom entwickelt hatten, einmal mit umfassenderen Hirnschäden, einmal mit solchen, die nur auf die Mammillarkörper begrenzt waren.

Auf neuropsychologischer Ebene verglichen Wilkie, Eisdorfer, Morgan, Loewenstein und Szapocznik (1990) 46 HIV-positive homosexuelle Männer mit 13 HIV-negativen Männern hinsichtlich ihrer Leistungen in den Bereichen von Sprache, Gedächtnis, visuellräumlicher Informationsverarbeitung, Denkfähigkeit, Aufmerksamkeit und psychomotorischen Leistungen. Sie fanden, daß insbesondere die Informationsverarbeitungsgeschwindigkeit bei HIV-Positiven reduziert war und sie bei einigen verbalen Gedächtnistests signifikant schlechter als die HIV-Negativen waren. Andere Arbeiten zu dieser Thematik stammen von Franzblau et al. (1991), Lunn et al. (1991) und E. Miller, Satz und Visscher (1991). Franzblau et al. (1991) differenzierten zwischen symptomatischen und asymptomatischen HIV-Patienten und Kontrollprobanden (HIV-Negativen) und untersuchten die Probanden zweimal, beim zweiten Mal viereinhalb Monate später. Sie fanden jedesmal, daß nur die Patienten mit manifesten Infektionserscheinungen auch in ihren kognitiven Leistungen abgebaut hatten. Eine analoge Gruppenunterteilung wurde von Lunn und Mitarbeitern (1991) vorgenommen, wobei diese Autoren allerdings auch für die asymptomatischen Patienten signifikante Leistungsverschlechterungen auf verschiedenen kognitiven Ebenen nachweisen konnten.

Auf einer sehr großen Stichprobe beruhen die Ergebnisse von E. Miller und Mitarbeitern (1991): 507 HIV-1 seronegativen Männern, 439 asymptomatischen HIV-1 seropositiven und 47 symptomatischen HIV-1 seropositiven. Aufmerksamkeit, Reaktionszeit, Gedächtnis und psychomotorische Geschwindigkeit wurden getestet. Signifikante Unterschiede ergaben sich zwischen den seronegativen und den symptomatischen seropositiven Personen bei Wahlreaktionszeitaufgaben, Gedächtnistests und hinsichtlich ihrer motorischen Geschwindigkeit. Bei den asymptomatischen Seropositiven fanden sich nur in 13% der Fälle Leistungsminderungen (dies entsprach den 14%, die auch unter den Seronegativen schlecht abgeschnitten hatten).

Bornstein und Mitarbeiter (1991) fanden bei AIDS-Probanden in unterschiedlichen Krankheitsstadien (die meisten waren asymptomatisch), daß deren kognitive Leistung mit der Zahl der vorhandenen sog. CD4-Lymphozyten korrelierte, so daß ein Rückgang dieser Lymphozyten als Indiz dafür angenommen werden kann, daß sich das kognitive Leistungsniveau abschwächt.

Eine neue Übersicht zu Nervensystemmanifestationen des humanen Immundefizienz-Virus (HIV) lieferten Riedel et al. (1991) und Ollo, Johnson und Grafman (1991) leiteten ereigniskorrelierte Hirnpotentiale von zwei Gruppen HIV-positiver Männer ab. Neuropsychologisch konnten sie keine Änderungen nachweisen, die P 300-Komponente des evozierten Potentials war jedoch bei Patienten mit AIDS-bezogener Komplexsymptomatik und bei AIDS-Patienten hinsichtlich Amplitude und Latenz reduziert. Ollo et al. schlossen aus ihren Ergebnissen, daß sich schon vor der Manifestation kognitiver Defizite Hinweise für deren baldiges Auftreten auf Grund der Analyse der P 300-Komponente des evozierten Potentials finden lassen. (Vgl. auch ähnliche Ergebnisse bei Alzheimerpatienten: Blackwood, St Clair, Blackburn & Tyrer, 1987; deToledo-Morrell et al., 1991; Onofrj et al., 1991). Überrachenderweise kamen Royal und Mitarbeiter (1991) zu dem Schluß, daß neuropathologische Vorgänge bei HIV-Infizierten nicht vorwiegend durch diese Infektion bedingt sein müssen.

Die Ergebnisse zur HIV-Symptomatik zeigen, daß die meisten HIV-Positiven, die den Ausbruch ihrer Infektion längerfristig überleben, kognitive Störungen zeigen werden, die in Demenzzuständen enden. Eine prospektive neue Studie, die dies deutlich belegt, wurde in Dänemark von Pedersen und Mitarbeitern 1991 veröffentlicht.

Gedächtnisabbau bei Dementen

Seit die Wissenschaft auf die kaum absehbaren sozialpolitischen Implikationen der alterskorrelierten Demenzen, insbesondere der Alzheimerschen Krankheit, auf die Zukunft der (industrialisierten) Bevölkerung aufmerksam gemacht ist, kam es zu einem exponentiellen Anstieg an Arbeiten zu neuropsychologischen Ausfällen bei alterskorrelierten Demenzen. Diese hier auch nur äußerst komprimiert darzustellen, würde den Rahmen dieses Projektes bei weitem sprengen (vgl. hierzu einige, als Beispiele angeführte, Bücher: R.E. Becker & Giacobini, 1990; Briley, Kato & Weber, 1986; Corkin, Davis, Growdon, Usdin & Wurtman, 1982; Craik & Trehub, 1982; Denzler et al., 1989; Glen & Whalley, 1979; Gottfries, 1985; Hutton & Kenny, 1985; Kanowsky & Ladurner, 1988; Katzman, 1983; Katzman, Terry & Bick, 1978; Nagatsu & Hayashi, 1990; Pitt, 1987; Reisberg, 1983; Sinex & Merril, 1982; Traber & Gispen, 1985; Wertheimer & Marois, 1984).

Hinweisen will ich gleichwohl auf einige markante Ergebnisse in diesem Bereich. Obwohl gängigerweise intellektuelle Störungen zuerst mit der Alzheimerschen Krankheit in Zusammenhang gebracht werden, muß betont werden, daß es anfänglich eher Änderungen in der Persönlichkeit und im Gefühlsleben sind, die Angehörigen von Alzheimerpatienten auffallen (vgl. hierzu auch Allender & Kaszniak, 1989). Hierzu gehören auch motorische Symptome und Aktivitätsänderungen (Franssen, Reisberg, Kluger, Sinaiko & Boja, 1991). Vorhandene Persönlichkeitszüge verschärfen sich oder verkehren sich in ihr Gegenteil. Rastlosigkeit und Unruhe treten auf. Die Einsicht in die Befähigung, einen unabhängigen Lebensstil führen zu können, ist stark beeinträchtigt, stärker noch als bei vaskulären Demenzzuständen, wie DeBettignies, Mahurin und Pirozzolo (1990) nachwiesen. Auch ansonsten mangelt es Alzheimerpatienten an Einsicht in ihren Zustand. So fanden McGlynn und Kaszniak (1991), daß Alzheimerpatienten ihre kognitive Leistungsfähigkeit im Altagsleben umso weniger realistisch einschätzen, je stärker sie objektiv schon gestört sind (während sie auf der anderen Seite in der Lage sind, die Leistungsfähigkeit von Verwandten akkurat einzuschätzen (Abb. 38 und 39). Auch ihre Leistung in kognitiven Testaufgaben schätzen sie, wie McGlynn und Kaszniak (1991) fanden, viel zu hoch ein.

Haxby (1990) meint trotz der zuvor gemachten Aussagen, daß in der Regel Gedächtnisstörungen das erste Symptom der Alzheimerschen Krankheit sind, gefolgt von einer gestörten Fähigkeit, die Aufmerksamkeit aufrecht zu erhalten gegenüber komplexen oder sich wandelnden Vorgängen. Seine Ansicht findet

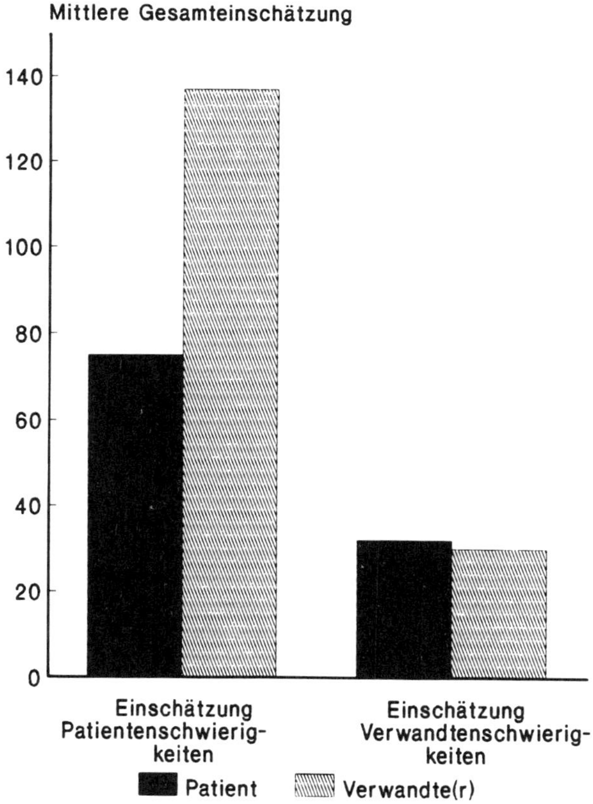

Abb. 38: Einschätzung der Alltagsschwierigkeiten durch Patienten mit Alzheimerscher Krankheit und Verwandte. Nach Fig. 1 von McGlynn und Kaszniak (1991).

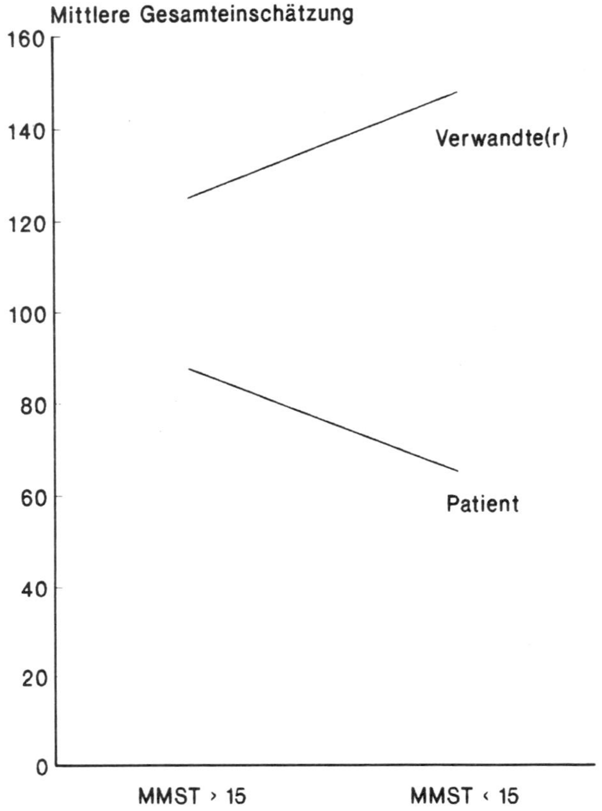

Abb. 39: Wechselwirkung zwischen der Leistung von Alzheimerpatienten im Mini-Mental-Status Test (MMST) und der Einschätzung der Alltagsschwierigkeiten durch den Alzheimerpatient und Verwandte. Nach Fig. 2 von McGlynn und Kaszniak (1991).

Unterstützung durch Ergebnisse der jüngst publizierten Studie von J.C. Morris et al. (1991), in der bei sehr leicht gestörten Alzheimerpatienten schon Gedächtnisstörungen und Sprachstörungen gefunden wurden, sowie Defizite bei unter Zeitdruck ablaufenden psychomotorischen Vorgängen. In die gleiche Richtung gehen auch die Ergebnisse von Deary, Hunter, Langan und Goodwin (1991) und die von Nestor, Parasuraman, Haxby und Grady (1991). Diese letztgenannten Autoren fanden bei leichten Fällen von Alzheimerkrankheit Aufmerksamkeitsstörungen, die diese Autoren mit einer Stoffwechseldysfunktion der rechten Frontal- und Parietalregion verknüpften. Eine verminderte Sprachfunktion ist insbesondere bei Alzheimerpatienten anzutreffen, deren Krankheit im späteren Lebensalter einsetzt (Bayles, 1991).

Eine gestörte Orientierungsfähigkeit hinsichtlich Zeit und Raum gehört ebenso zur Anfangssymptomatik. Der Zeitbegriff zerfließt zunehmend und die räumliche Orientierung wird zunehmend eingegrenzter (vgl. hierzu auch Muramoto, Sugishita & Ando, 1984). Die Aufmerksamkeit ist, wie oben schon angedeutet, gestört (Nebes & Brady, 1989; Ober, Dronkers, Koss, Delis & Friedland, 1986; O'Conner, 1980a, 1980b).

Lange Zeit wurde davon ausgegangen, daß das „Langzeitgedächtnis" von der Krankheit weniger stark betroffen sei als das „Kurzzeitgedächtnis". Inzwischen gibt es ausreichend Belege, die ein massives Defizit auf beiden Zeitebenen dokumentieren (s. z.B. Baddeley, Bressi, Della Sala, Logie & Spinnler, 1991a, und R.G. Morris, 1986, für Untersuchungen des Kurzzeitgedächtnisses von Alzheimerpatienten). Hierbei finden sich schon recht früh relativ umfassende Gedächtnisstörungen, wie beispielsweise Vitaliano, Russo, Breen, Vitiello und Prinz (1986) und Salmon, Granholm, McCulloch, Butters und Grant (1989) für leicht und mäßig demente Alzheimerpatienten zeigten. Die Patienten von Salmon et al. (1989) waren in drei Wiedererkennaufgaben im Vergleich zu Normalprobanden schlechter (räumlich, verbal, Gesichter), wobei sie insbesondere im verbalen nach Verzögerung sehr schlecht abschnitten. Sowohl die von Salmon et al. (1989) wie auch die von Ober et al. (1986) gewählten Aufgaben erlaubten dabei (trotz der in jedem Fall vorhandenen Defizite) noch eine Differenzierung zwischen stärker und schwächer dementen Patienten. (Dies ist etwas überraschend, da als bester neuropsychologischer Prädiktor, um einen abnormen Gedächtnisabfall in frühen Fällen von Alzheimerscher Krankheit zu finden, Tests zum verzögerten Abruf gelten: Welsh, Butters, Hughes, Mohs & Heyman, 1991.) Beide oben genannten Autorengruppen (Ober et al., 1986; Salmon et al., 1989) wie auch Duchek, Cheney, Ferraro und Storandt (1991), V.W. Henderson, Mack, Freed, Kempler und Andersen (1990), Huff, Corkin und Growden (1986), Kertesz, Appell und Fisman (1986), Martin und Fedio (1983) und Shuttleworth und Huber (1988) sowie Salmon, Shimamura, Butters und Smith (1988) und Smith, Murdoch und Chenery (1989) betonen, daß auch in schon relativ frühem Stadium die semantische Verarbeitung gestört ist.

Nebes (1989), der zuvor mehrere Studien zur semantischen Verarbeitung bei Alzheimerpatienten gemacht hatte (z.B. Nebes & Boller, 1987; Nebes, Boller & Holland, 1986; Nebes & Brady, 1988; Nebes, Brady & Huff, 1989; Nebes, Brady & Jackson, 1989; Nebes, Martin & Horn, 1984), meint in seinem Übersichtsartikel, daß es semantische Aufgaben gäbe, deren Bewältigung Alzheimerpatienten nur unvollkommen gelänge, daß aber in gewissen anderen keine Defizite im Vergleich zu Nichthirngeschädigten nachweisbar seien. Er führt diese Diskrepanz auf die gegenwärtige Unsicherheit bei der Bewertung von Gedächtnismodellen und bei den Hypothesen, wie denn Gedächtnis im menschlichen Gehirn überhaupt organisiert ist, zurück (vgl. hierzu auch: Albert & Milberg, 1989; Bandera, Della Sala, Laiacona, Luzzatti & Spinnler, 1991; Bayles, Tomoeda & Trosset, 1990; Cushman, Como, Booth & Caine, 1988; P. Fischer, Gatterer, Marterer & Danielczyk, 1988; Flicker, Ferris, Crook & Bartus, 1987; Green, Morris, Sandson, McKeel & Miller, 1990; S. Hart, 1988; Hartman, 1991; Huff et al., 1987; Huff, Corkin & Growdon, 1986; Huff, Mack, Mahlmann & Greenberg, 1988; Knotek, Bayles & Kaszniak, 1990; Kontiola, Laaksonen, Sulkava & Erkinjuntti, 1990; A. Martin, 1987; A. Martin, Brouwers, Cox & Fedio, 1985; E.M. Martin et al., 1987; Moscovitch, 1982; Moscovitch et al., 1986; Murdoch, Chenery, Wilks & Boyle, 1987; Ober, Koss, Friedland & Delis, 1985; Ober & Shenaut, 1988; Ripich, Vertes, Whitehouse, Fulton & Ekelman, 1991). Hinweisen will ich in diesem Zusammenhang auch auf die Studie von F.C. Goldstein, Levin, Boake und Lohrey (1990), in der sich zeigte, daß die verbale Gedächtnisleistung von Patienten mit gedeckten Hirnschäden sich durch semantische (kategorielle) im Vergleich zu physikalischer (Buchstaben) oder akustischer (Reime) Verarbeitung steigern ließ, wenngleich hierzu – was bei Alzheimerpatienten sicher als Einschränkung zu berücksichtigen wäre – eine größere kognitive Leistung notwendig war. (Alzheimerpatienten haben bei derartigen Paradigmen allein deswegen schon massivere Verarbeitungsprobleme, weil die corticale Steuerung ihrer Aufmerksamkeit stark reduziert ist, wie kürzlich E. Mohr, Cox, Williams, Chase & Fedio, 1990, zeigten.)

Interessant sind die Ergebnisse einer neuen Studie von Nebes und Brady (1991), in der die Autoren untersuchten, inwieweit bei Alzheimerpatienten semantische Urteile durch Kontextrestriktionen beeinflußt werden. Alzheimerpatienten und junge und alte Individuen hörten Sätze, deren letztes Wort fehlte. Danach erschien visuell ein Wort und die Personen mußten entscheiden, ob dieses Wort ein sinnvolles Satzende ergeben würde. Hierbei waren Alzheimerpatienten zwar grundsätzlich langsamer als Normale, aber die Entscheidungszeit variierte entsprechend den semantischen Restriktionen analog wie bei Normalen. Die Autoren betonen, daß ihre Ergebnisse nahelegen, daß Alzheimerpatienten in der Lage sind, semantische Informationen in einer Aufgabe einzusetzen, die aufmerksamkeitsabhängige Verarbeitungsmechanismen erfordert. Nebes, Martin und Horn (1984) wie auch Grober, Buschke, Kawas und Fuld (1985) betonten, daß nur der Zugang zum semantischen Gedächtnis bei Alzheimerpatienten gestört sei. In diesem Zusammenhang sei an die schon weiter oben erwähnten Ergebnisse von Silveri und Mitarbeitern (1991) erinnert, die bei Alzheimerpatienten ein Defizit in der Kenntnis belebter gegenüber nicht belebten Dingen demonstrierten (s. den Abschnitt *Andere neocorticale Schäden und selektive Gedächtnisausfälle*). Erwähnung finden soll aber auch die Arbeit von Grosse, Gilley und Wilson (1991), die zeigten, daß insbesondere Alzheimerpatienten mit spätem Erkrankungsbeginn auf der Ebene des semantischen Gedächtnis schwere Einbrüche zeigen.

Von einer etwas anderen Warte gingen Grafman und Mitarbeiter (1991) an die Frage der semantischen Verarbeitungs- und Gedächtnismöglichkeiten von Alzheimerpatienten heran. Die Autoren untersuchten bei Alzheimerpatienten die Fähigkeit zur sogenannten Script generation, d.h., zur Bildung von Beschreibungssequenzen (etwa der Art „ins Kino gehen“, „Arztbesuch“, „im Gasthaus essen“; Light & Anderson, 1983; Roman, Brownell, Potter & Seibold, 1987). Hauptergebnis war, daß Alzheimerpatienten zwar in der Lage sind, einige wenige derartige Ereignisse zu beschreiben, aber daß die Anzahl und die Ausgefeiltheit der produzierten Elemente gegenüber denen von Vergleichsgruppen signifikant niedriger sind. Grafman und Mitarbeiter nehmen an, daß die Bildung solcher Scripts durch Bereiche des präfrontalen Cortexes generiert werde (als „Managerial Knowledge Units; vgl. Grafman, 1989), dessen Neurone bei dieser Patientengruppe ja zumindest teilweise degeneriert oder andersartig funktionsuntüchtig sind. Interessant sind in diesem Zusammenhang auch die Ergebnisse von Cronin-Golomb und Mitarbeitern (1987a), die bei Alzheimerpatienten ein Defizit im Bereich der Konzeptbildung und Abstraktion fanden. Umgekehrt ließ sich bei Alzheimerpatienten zeigen, daß Wörter dann, wenn sie zuvor einem semantischen Urteil unterzogen werden müßten, leichter abgerufen werden, was die Autoren – Huff, Spanier und Protech (1990) – auf cholinerge Wirkmechanismen zurückführen.

Obwohl Moscovitch et al. (1986) die verschiedenen Modelle zur Differenzierung des Gedächtnisses kritisieren, gibt es dennoch, wie auch diese Autoren zeigten, Unterschiede in den Behaltensleistungen von Alzheimerpatienten in Abhängigkeit von der Art des abverlangten Inhalts. Eslinger und Damasio (1986) beispielsweise betonten das erhaltene motorische Lernen bei Alzheimerkranken; ebenso fanden Grosse und Wilson (1991) sogar generalisiertes Verhalten von Alzheimerpatienten beim Lernen eines Labyrinths. Und Grafman et al. (1990) untersuchten verschiedene Formen impliziter Lernvorgänge, u.z. ein Worterkennungsparadigma und den fragmentierte Reize Test (vgl. Gollin, 1960). Darüber hinaus gaben sie eine Landkarte der USA als Puzzle. Verglichen wurde die Leistung der Alzheimerpatienten mit der stationärer depressiver Patienten, mit Patienten, die an progressiver supranucleärer Lähmung litten, sowie mit gesunden Kontrollprobanden. Die Alzheimerpatienten zeigten eine zwar geringe, aber doch signifikante implizite Lernleistung, wobei sie auf der motorischen Seite besser als auf der wahrnehmungsmäßigen waren, was darauf hindeutet, daß die motorischen eher als die wahrnehmungsmäßigen Leistungen subcortical verarbeitet werden. Auch eine neue Studie von Bondi und Kaszniak (1991) bestätigte, daß Alzheimerpatienten zu motorischen Folgebewegungen („pursuit rotor tracking") und zum Lernen von Fertigkeiten („skills") in der Lage waren, daß sie aber auf der anderen Seite sehr schlechte Leistungen bei verbalen Priming-Aufgaben (Wortstammvervollständigung) zeigten. (Danion et al., 1991, schlagen beispielsweise vor, Priming-Aufgaben zur Differenzierung von Demenz und Depression zu verwenden, da depressive Patienten schlechte explizite Gedächtnisleistungen zeigen, nicht jedoch Defizite in Priming-Tests.)

Auf der anderen Seite gibt es beispielsweise bedeutende Defizite beim spontanen Zeichnen von Alzheimerpatienten (Kirk & Kertesz, 1991) (und natürlich auch beim kurzfristigen Behalten von Zeichnungen: R.P. Hart, Kwentus, Harkins & Taylor, 1988), sowie bei der Abschätzung der Orientierung von Linien (Ska, Poissant & Joanette, 1990). Knopman (1991) und Knopman und Nissen (1987) berichteten ebenfalls über implizites Lernen, fanden hier jedoch eine große interindividuelle Varianz. Und Crystal, Grober und Masur (1989) fanden, daß ein

82jähriger Alzheimerpatient in der Lage war, früher gelernte Klavierstücke weiterhin vorzuspielen, obwohl er weder die Komponisten noch die Stücke beim Namen nennen konnte. Daß prinzipiell auch auf der Wahrnehmungsseite leichte Evidenzen für Lernen bei Alzheimerpatienten ausmachbar sind, zeigten Abbenhuis, Raaijmakers, Raaijmakers und van Woerden (1990) anhand einer Identifizierungsaufgabe. Auch Partridge, Knight und Feehan (1990) bestätigten in einer Wörter-Priming-Aufgabe, daß Alzheimerpatienten zu bestimmten verbalen Formen von Priming-Lernen in der Lage sind (Form und Vorgehensweise ihrer Priming-Aufgabe entsprach der in Graf, Squire & Mandler, 1984, beschriebenen). Knopman (1991) schlußfolgert aus seinen Tests zum impliziten Lernen, daß Alzheimerpatienten hierfür Hirnregionen benutzen, die nicht vom Krankheitsprozess betroffen sind.

Ähnlich wie oben bei der Beschreibung der Parkinsonschen Krankheit erwähnt (s. M. Freedman & Oscar-Berman, 1986, 1987) wurden auch für den Bereich der Alzheimerkrankheit Lern- und Gedächtnisaufgaben aus der Tierfor-

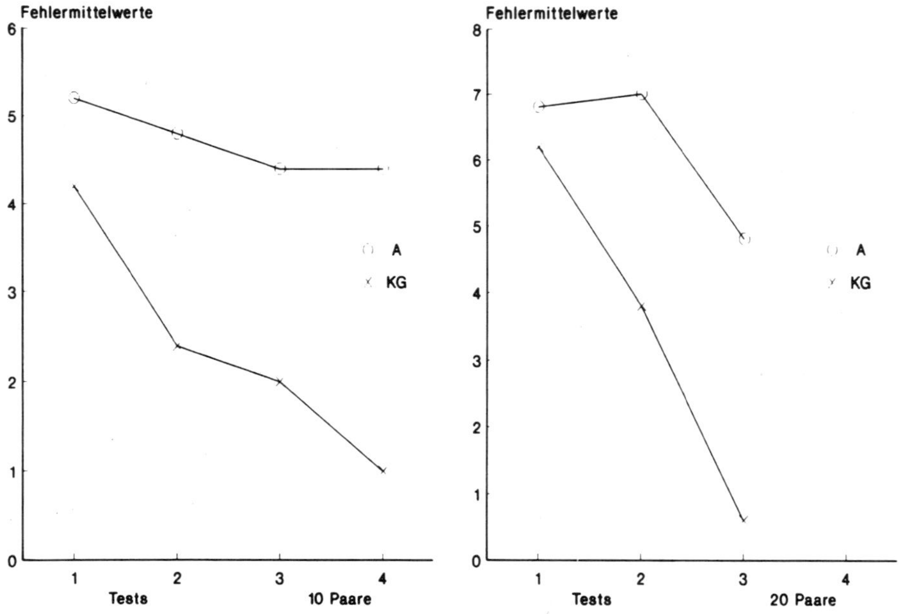

Abb. 40: Mittlere Fehlerzahl für alle Objektpaare in der sog. Concurrent object discrimination Aufgabe, die mit 10 (4 Sitzungen) und mit 20 Objektpaaren (3 Sitzungen) dargeboten wurde (ohne die erste Präsentation). Mittelwerte wurden berechnet, indem man die Fehler jedes Patienten für alle Objektpaare getrennt für jeden Test errechnete (Daten von Irle et al., 1987).

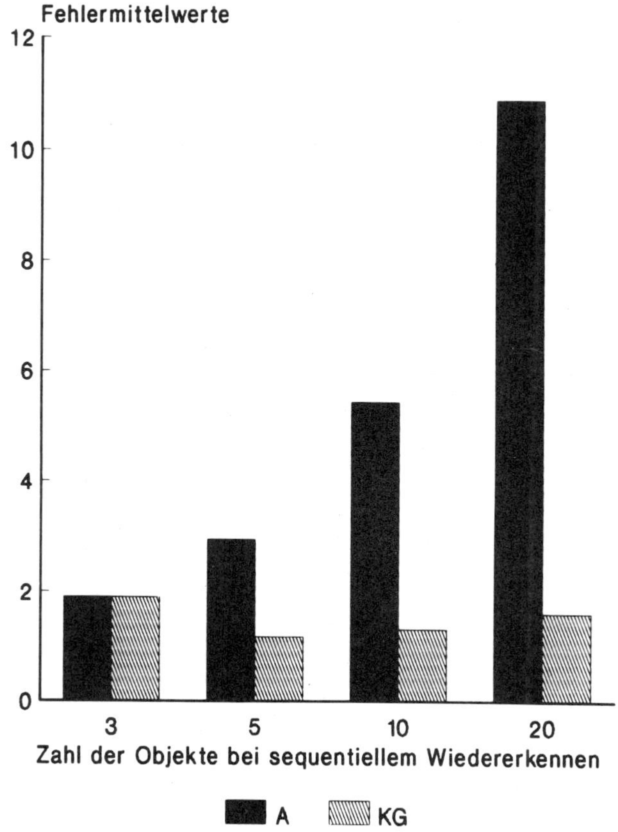

Abb. 41: Mittlere Fehlerzahl der Alzheimerpatienten (schwarze Säulen) und der Kontrollprobanden (gestreifte Säulen) im sequentiellen Wiedererkenntest der verzögerten Non-match-to-sample Aufgabe (Listen mit 3, 5, 10 und 20 „Items"). Jede Itemliste wurde einmal getestet; der maximale Fehlerwert einer Liste ist identisch mit der Itemzahl (Daten von Irle et al., 1987).

schung entlehnt und in modifizierter Form zur Anwendung gebracht (Irle, Kessler, Markowitsch & Hoffmann, 1987; R.G. Morris, 1987). R.G. Morris (1987) benutzte hierzu Aufgaben, die eine Vergleichseinschätzung hinsichtlich Gleichheit („identity matching") und die Differenzierung zwischen gleichartigen und unterschiedlichen Reizen verlangten („oddity learning"). Wie zu erwarten, waren die Alzheimerpatienten im Vergleich zu Kontrollprobanden bei beiden Aufgabentypen schlechter in ihren Leistungen.

Irle und Mitarbeiter gaben acht Patienten mit der Diagnose einer wahrscheinlichen Alzheimerkrankheit eine Objektdiskriminationsaufgabe, bei der kontinu-

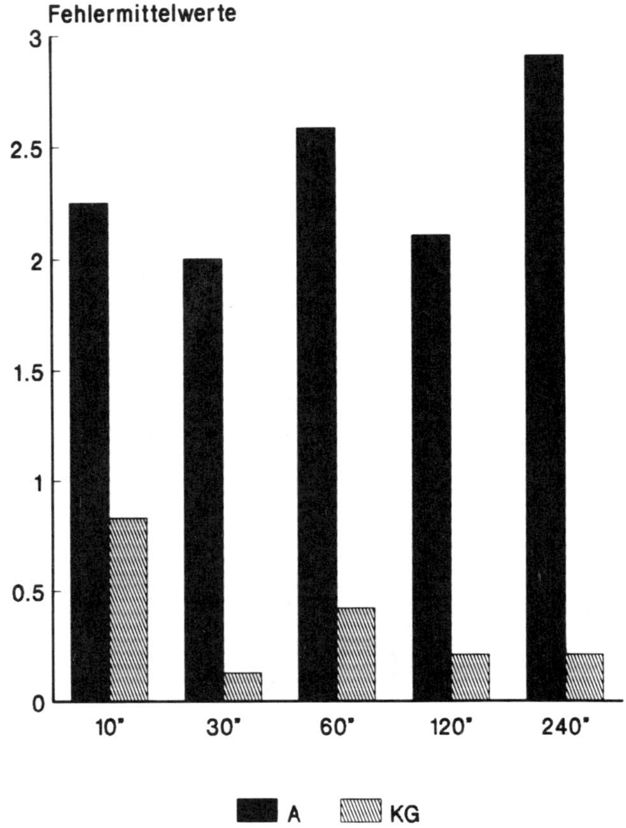

Abb. 42: Leistung der Alzheimerpatienten (schwarze Säulen) und der Kontrollprobanden (gestreifte Säulen) bei unterschiedlichen Verzögerungszeiten in der sog. verzögerten Non-match-to-sample Aufgabe. Für jede Verzögerungszeitbedingung (10-240 s) gab es 4 Versuche (Daten von Irle et al., 1987).

ierlich eine größere Zahl von Objekten unterschieden werden mußte (und die Patienten behalten mußten, welche Objekte sie zuvor schon sahen; sog. concurrent object discrimination task) und eine sog. Non-match-to-sample Aufgabe mit Verzögerung, bei der pro Versuchsdurchgang zwei Objekte dargeboten werden, von denen eines neu (also nicht zuvor gesehen) ist, und das andere alt. Die Versuchsperson muß jeweils das unbekannte Objekt wählen, wenn sie nach einer Pause die Wahl zwischen zweien hat. Hinzu kamen eine Reihe weiterer Tests aus den Bereichen Wahrnehmung, Kognition, Gedächtnis und Sprache. Im Vergleich zu Kontrollprobanden waren die Alzheimerpatienten durchweg wesentlich schlechter (vgl. Abb. 40, 41 und 42).

Wichtig scheint mir zu sein, daß gerade die Ergebnisse an Alzheimerpatienten die Heterogeneität impliziter Lern- und Gedächtnisaufgaben deutlich machen (vgl. hierzu auch Baddeley, Della Sala & Spinnler, 1991a und Baddeley et al., 1991b). Es ist überholt anzunehmen, wie noch 1986 von R.G. Morris und Kopelman getan, daß die Bewältigung impliziter Gedächtnisaufgaben durch Alzheimerpatienten allgemein nicht gestört ist. Die unterschiedlich gute Bewältigung verschiedener impliziter Gedächtnisaufgaben durch Alzheimer- (und durch Parkinson-)patienten wurde besonders deutlich in der Arbeit von Bondi und Kaszniak (1991) demonstriert. Diese Autoren gaben Alzheimer- und Parkinsonkranken sowie einer hirngesunden Kontrollgruppe eine Reihe expliziter Gedächtnistests sowie als implizite Tests Wortstammvervollständigung (vgl. hierzu Greene, 1986), die „Pursuit-rotor"-Aufgabe und die fragmentarischen Bilder. Die Alzheimerpatienten waren nur im Erwerb der verbalen Aufgabe gestört, die Parkinsonpatienten dagegen umgekehrt bei der der fragmentarisch dargebotenen Bilder. Eine Spiegelschrift-Lernaufgabe, die nur die Parkinson- und die Kontrollgruppe durchführten, zeigte für beide Gruppen ähnliche Leistungen.

Alzheimer-, Korsakow- und Chorea Huntington Patienten sowie Alkoholiker und ältere und jüngere Kontrollprobanden wurden von Shimamura, Salmon, Squire und Butters (1987) hinsichtlich ihrer Leistungen im Rey Auditory Verbal Learning Test und in ihrer Wortstammvervollständigungsaufgabe (word stem priming) verglichen. Alle drei Patientengruppen waren signifikant in ihren Leistungen gestört, wobei die Alzheimer- und die Korsakowpatienten etwa gleich schlecht in den Abruf- und Wiedererkennleistungen der Rey Auditory Verbal Learning Aufgabe waren. Aber nur die Alzheimerpatienten waren auch in der Wort-Priming-Aufgabe schlecht. Shimamura et al. betonten, daß mit ihrer Arbeit zum ersten Mal gezeigt wurde, daß eine Patientengruppe eine gestörte Priming-Lernfähigkeit zeigte. Sie schlußfolgern aus diesen Ergebnissen, daß schon in frühem Stadium der Alzheimerkrankheit weitere Hirnregionen, als die bei Amnestikern geschädigten, in ihrer Funktion beeinträchtigt sein müssen. (Ihre Alzheimerpatienten wurden von ihnen als leicht bis mäßig dement eingestuft; siehe aber das oben genannte konträre Ergebnisse von Partridge et al., 1990, und die neuen Ergebnisse zu impliziten Lernvorgängen von Byesma, Rebok & Brandt, 1991, und von Lister et al., 1991.)

Die Heterogeneität in der Leistung von Alzheimerpatienten zeigt sich aber nicht nur hinsichtlich unterschiedlicher Aufgaben und Aufgabentypen, sondern es spricht auch einiges dafür, daß innerhalb der Gruppe der Alzheimerpatienten eine beträchtliche Variabilität in der kognitiven Leistung und Leistungsfähigkeit existiert, die nicht durch Faktoren wie das prämorbide Intelligenz- und Bildungsniveau erklärbar sind (z.B. Baddeley et al., 1991; A. Martin, Cox, Brouwers & Fedio, 1985; A. Martin et al., 1986; s. auch den Absatz zu möglichen unterschiedlichen Formen der Alzheimerkrankheit unter *Grundzüge der Alzheimerdemenz*). Baddeley und Mitarbeiter (1991) fanden kürzlich Fälle von Alzheimerpatienten, bei denen das Kurzzeitgedächtnis primär gestört war, andere Fälle, mit defektem visuellem, aber nicht verbalem Gedächtnis und Fälle, bei denen das Defizitmuster genau umgekehrt war.

Daß sich auch auf anatomischer Seite Hinweise für den kognitiven Abbau bei Alzheimerdementen nachweisen lassen, wurde inzwischen in mehreren Studien gezeigt. J. Kessler, Herholz, Grond & Heiss (1991) demonstrierten mittels Positronenemissionstomographie eine eingeschränkte Stoffwechselfunktion bei Alzheimerpatienten, wobei sie auf Verhaltensebene kontinuierliches visuelles Wiedererkennen verlangten. 21 Patienten mit der Diagnose einer wahrscheinlichen Alzheimererkrankung wurden mit neun altersmäßig vergleichbaren Kontrollprobanden verglichen. Unter Nichtreizung (also im „Ruhezustand") zeigte sich, daß die für die Alzheimerkrankheit typischen Hirnareale (temporal, temporoparietal und frontal) geringer aktiv waren als bei Kontrollprobanden. Während der Verhaltensaktivierung nahmen die Unterschiede zwischen Kontrollprobanden und Alzheimerpatienten noch zu, wobei hier insbesondere die für die Alzheimersche Krankheit typische temporo-parietale Desaktivierung zu Tage trat. Diese Desaktivierung wurde auch in einer PET-Studie von Nybäck und Mitarbeitern (1991) betont, die ^{11}C-Deoxyglukose als Träger verwendet hatten. Bei ihren 13 Alzheimerpatienten zeigte sich diese Desaktivierung insbesondere im posterioren Parietallappenbereich und im superioren temporalen Cortex, nicht dagegen im Hippocampus. Die Höhe des Glukosestoffwechsels korrelierte positiv mit der neuropsychologischen Leistung, wobei bei den Patienten, nicht aber bei Kontrollprobanden die verbalen und die Gedächtnisleistungen mit der der Aktivität der linken Hirnhälfte verknüpft waren (s. auch Spampinato et al., 1991).

Eine ausführliche Analyse positronenemissionstomographischer Ergebnisse bei Alzheimerscher Krankheit wurde von S.I. Rapoport (1991) vorgenommen. Er faßte seine Ergebnisse folgendermaßen zusammen: (A) Reduktionen im „Ruhezustand" des regionalen Hirnstoffwechsels sind ungefähr proportional zur Demenzschwere. (B) Diese Reduktionen sind in Assoziationsgebieten größer als in primären sensorischen und motorischen Arealen und korrelieren mit der Verteilung, die post mortem neuropathologisch und anhand des Zellverlustes gefunden werden. (C) Bei Dementen wie Downsyndrompatienten sind die pathologischen Änderungen grundsätzlich ähnlich. (D) Die Verteilungsmuster sind zwischen Individuen recht unterschiedlich, sodaß man die Fälle in insgesamt mindestens vier Verteilungsgruppen aufsplitten kann. (E) Anormale Verteilungen zwischen den beiden Hemisphären lassen sich gleichgerichtet über mindestens zwei Jahre nachweisen. (F) Was die präfrontalen Gebiete angeht, so gehen die Defizite Hand in Hand mit arithmetischen Problemen, verbalem Verständnis, Konstruktionsfähigkeit und visuospatialem Kurzzeitgedächtnis. (G) Obwohl gegenüber den Assoziationsgebieten die primären sensorischen Gebiete, die Basalganglien, der Thalamus und die cerebellären Hemisphären weniger metabolische Abnahmen zeigen, sind sie dennoch betroffen, was Rapoport auf ihre Verbindungen mit den Assoziationsgebieten zurückführt.

Die Auswirkungen der alzheimerbedingten Neuropathologie im Bereich des visuellen Assoziationscortex wurde auch von Mendez und Mitarbeitern (1990) herausgestrichen, die 30 nichthospitalisierte Alzheimerpatienten untersucht hatten, von denen 13 (43%) komplexe visuelle Dysfunktionen aufwiesen. Trotz erhaltengebliebener Blickschärfe und Farbwahrnehmung hatten die Alzheimerpatienten im Vergleich zu einer Kontrollgruppe beträchtliche Schwierigkeiten, allgemein bekannte Objekte oder Gesichter berühmter Persönlichkeiten zu identifizieren, örtliche Zuordnungen zu treffen oder komplexe Figuren zu identifizieren. Interessant ist in diesem Zusammenhang eine spezielle Untersuchung pathologischer visueller Informationsverarbeitung bei Alzheimerkranken, die von Fujii und Mitarbeitern (1990) mittels eines sogenannten Sehanalyseapparates durchgeführt wurde und in der sie eine abnorme Blickfeldanlayse konstatierten.

Daß diese Defizite nicht nur für die visuelle sondern auch für andere Modalitäten gelten, zeigten beispielsweise Moberg und Mitarbeiter (1987) für die olfaktorische Modalität (s. hierzu auch die neue Arbeit von Doty und Mitarbeitern, 1991).

Modellvorstellungen

Die Gedächtnisforschung beschäftigt heute weiterhin vor allem zwei große Komplexe, einmal, wie Information gelernt und damit gespeichert wird, und zum anderen, wie und wo gespeicherte Information auf Gehirnebene abgelegt wird.

Vorstellungen zur Informationsenkodierung

Vieles, was wir heutzutage über die Eingangsschritte der Informationsaufnahme wissen, stammt aus Tierversuchen und hier wiederum vor allem von Invertebraten (Hawkins & Kandel, 1984; Kandel & Schwartz, 1982; Kandel, Schwartz & Jessell, 1991; Rahmann & Rahmann, 1988; Squire, 1987a, 1987b; Woody, 1982). Untersucht wurden dabei neben Mechanismen auf zellulärer Ebene, die lernabhängige Änderungen in den Entladungsraten demonstrierten (s. z.B. R.F. Thompson, 1991), Mechanismen auf Rezeptorebene (z.B. in Bezug auf den NMDA-Rezeptor: s. z.B. Black et al., 1987; R.G.M. Morris, Davis & Butcher, 1990; R.G.M. Morris, Halliwell & Bowery, 1989; R.G.M. Morris, Kandel & Squire, 1988; Teyler, 1991).

Grundsätzlich wird dabei von einer „neuronalen Plastizität" oder „Adaptivität" ausgegangen, die es dem Organismus jederzeit (d.h., unabhängig von seinem Alter) ermöglicht, sich umweltbedingt anzupassen oder zu ändern (z.B. Greenough, 1984; Greenough & Bailey, 1988; Ng & Gibbs, 1988; Markowitsch, 1985a; Pritzel & Markowitsch, 1985; Rahmann & Rahmann, 1988, 1990; R. Schmidt, 1983; R. Schmidt & Shashoua, 1981, 1983). Hierbei spricht man inzwischen von „Kandel-Synapsen", bei denen eine aktivitäts-abhängige Modulierung der präsynaptischen Fazilitierung stattfindet, und von „Hebb-Synapsen", bei denen NMDA-Rezeptor-gesteuert die Übertragung exzitatorischer Überträgerstoffe geändert wird (R.G.M. Morris et al., 1989). Weitgehend unumstritten ist dabei, daß sich neben Änderungen in der Entladungsrate und in der Bildung, bzw. Vermehrung von Transmittern (bzw. deren vermehrtem Ausstoß) auch, und insbesondere dann, wenn es um langfristigere Informationsspeicherung geht, morphologische Änderungen auf Neuronebene ausbilden müssen (Abraham, Bilkey & Kairiss, 1991; Andersen, 1991; T.V.P. Bliss & Lomo, 1973; Buzsáki & Gage, 1991; Greenough, 1984; Kandel, 1976; Kandel & Schwartz, 1982; Lynch, 1986; Lynch & Baudry, 1984; Lynch, Granger & Staubli, 1991; Matthies, 1989; Squire, 1987a, 1987b). Hierbei kommt auch den erst neuerdings intensiv untersuchten Neuromodulatoren eine entscheidende Bedeutung zu (z.B. Harris-Warrick & Marder, 1991; Kuriyama, 1987).

Wie weit diese Plastizität und Adaptivität gehen kann, zeigen die Versuche von Kaas und Merzenich an Affen, denen Gliedmaßen oder Teile von Gliedmaßen amputiert worden waren und deren corticale somatotope Organisation sich daraufhin änderte (Kaas, 1991; Merzenich & Kaas, 1982; Merzenich et al., 1983; Pons et al., 1991), aber auch jüngste Experimente anderer oder derselben Autoren zu anderen Gebieten (z.B. Aizawa, Inase, Mushiake, Shima & Tanji, 1991; Kaas et al., 1990; Roe, Pallas, Hahm & Sur, 1990). Gleichwohl zeigen diese Ergebnisse prinzipiell nur lokale Änderungen und sind nicht in der Lage, die Organisation des langfristigen Gedächtnisses im Säugetiergehirn zu erklären. Am nächsten einer integrativen Sichtweise kommt vielleicht noch das Lernmodell zum vestibulo-okulären Reflex, das von Lisberger 1988 vorgestellt wurde und von dem er annimmt, daß es auch als Modell für andere Formen motorischer Lernvorgänge Gültigkeit haben könnte.

Die Organisation des menschlichen Gedächtnisses – Hypothesen

Neben den in der Blütezeit der Lokalisationsforschung vorherrschenden Annahmen einer eng umgrenzten Engrammablagerung (vgl. Markowitsch, 1992a), wurden im Laufe der Zeit zunehmend mehr holistische Annahmen vertreten (z.B. Bartlett & John, 1973; John, 1972, 1990; John et al., 1977, 1986, 1987; John, Prichep, Fridman & Easton, 1988; Pribram, 1971, 1984, 1986a, 1986b; Pribram et al., 1974; Thatcher & John, 1977; vgl. Markowitsch, 1985a), oder es wurden Kompromisse zwischen beiden Ansichten gesucht (z.B. Deacon, 1989; Markowitsch, 1985c, 1988a, 1988b). Verfolgt und analysiert man die Basis, auf Grund derer die eine oder andere Hypothese vertreten wird, so wird deutlich, daß eine hohe Korrelation zwischen den verwendeten Methoden und Techniken und den daraus abgeleiteten Schlußfolgerungen existiert. Auf distinkten Läsionen und Hirnschäden basierende Ansätze tendieren zu einer engen, mosaikartigen Ansicht, auf elektrophysiologischen und integrativen bildgebenden Verfahren (PET, SPECT, cerebrale Blutflußmethode nach Ingvar) aufbauende Thesen favorisieren ein netzwerkartiges Zusammenwirken weiter Hirnbereiche. Von Einfluß ist auch der gewählte Lerntypus: So ist R.F. Thompson (1991) der Ansicht, daß „prozedurale" Gedächtnisspuren relativ eng lokalisiert sind, „deklarative" dagegen eher weit verteilt.

Elektrophysiologie. John und Mitarbeiter sind auf Grund ihrer vor allem durch an Katzen durchgeführten Ergebnisse mittels der Methode der Registrierung evozierter Potentiale zu der Ansicht gelangt, daß die Information weitgestreut in corticalen wie in subcorticalen Regionen repräsentiert sei. Hierbei existiere allerdings insoweit eine Regionalisierung, als dort, wo viel sogenannte exogene Reizkomponenten ankommen, auch viel an sogenannter endogener Verarbeitung stattfinde. Dies verallgemeinert und vergröbert bedeutet, daß beispielsweise im Bereich des visuellen Cortexes und Assoziationscortexes eher und mehr Information gespeichert wird als in den corticalen Bereichen, die primär mit anderen Modalitäten befaßt sind. (Gleiches gilt auch für subcorticale Regionen; vgl. auch Gabriel, Kubota & Shenker, 1988, und Gabriel, Vogt, Kubota, Poremba & Kang, 1991.)

Pribram (und Mitarbeiter) borgten ihre Hypothese zur Engrammablagerung aus der Physik, basierten sie aber auch auf Ergebnissen, die sie mit elektrophysiologischen Methoden gewonnen hatten (z.B. Pribram, Spinelli & Kamback, 1967; Spinelli & Pribram, 1967). Pribram meint, daß Information hologrammartig im (Zentral-)Nervensystem gespeichert sei, daß heißt, daß die Information prinzipiell an jeder Stelle des Gehirns präsent sei. Pribrams Ansicht mag grundsätzlich Gültigkeit haben, sie ist aber in ihrer Extremversion nicht haltbar (dies wird deutlich, wenn man sich vorstellt, daß Gedächtnis für einen bestimmten Geruch auch in den Ganglienzellen der Retina präsent sein müßte, wenn man Pribrams Hypothese konsequent auslegt).

Hinweisen will ich auch auf eigene Ergebnisse, die wir mittels Ableitungen der Aktivitäten einzelner Cortexneurone bei der Katze erhielten. Hier zeigte sich, daß die Mehrzahl der Nervenzellen, die aus anterioren (präfrontalen) und posterioren (parietalen) Assoziationsgebieten stammten, gleichartig auf verschiedene Aspekte zweier komplexer Lernaufgaben – einer räumlichen Umkehraufgabe und einer verzögerten Alternierungsaufgabe – reagierten (Markowitsch & Pritzel, 1978a). Auch in späteren Arbeiten, bei denen eine verzögerte Go-No go Aufgabe verwendet wurde, ließ sich diese Aussage bestätigen (Markowitsch & Pritzel, 1983, 1987) (Abb. 43).

Unsere Daten entsprechen im Prinzip denen von John (s.o.) und Abeles (1988). Abeles betonte auf Grund seiner Ergebnisse an Affen, die sogenannte Habit-reversal Aufgaben zu lösen hatten, während er über dem auditiven Cortex ableitete, daß Neurone zu verschiedenen Zeitpunkten an der Steuerung oder Kodierung unterschiedlicher Phänomene beteiligt sein können. (Abeles, 1988, S. 229: „Thus, in the same trial a single unit may exhibit pure sensory activity when a stimulus is turned on and shortly afterwards [within approximately two hundred ms] the same single unit may exhibit associative activity.“) Umgekehrt kann ein Netzwerk von Zellen die gleiche Information kodieren oder repräsentieren, auch wenn die einzelnen Mitglieder des Netzwerks zu unterschiedlichen Zeitpunkten unterschiedlich feuern (aktiv sind). Diesen Vorgang verdeutlicht – stark vereinfacht – Abbildung 44 (vgl. auch McClurkin, Optican, Richmond & Gawne, 1991).

Bildgebende Verfahren. Wie schon weiter oben erwähnt, sprechen gerade die Ergebnisse der positronenemissionstomographischen Analyse des Zentralnervensystems für eine weitverzweigte, wenn auch durch eine mit regionalen Schwerpunkten durchsetzte Speicherung von Gedächtnisinhalten. Herausheben will ich die Arbeit von Posner und Mitarbeitern (1988), in der die Autoren zeigen konnten, daß selbst relativ einfache Operationen, wie Wörter lesen (oder sich Worte vorstellen), eine weitgespannte Aktivierung auf Gehirnebene auslösen. Posner et al. schlußfolgern, daß die visuelle Vorstellung, das Lesen von Worten und selbst Aufmerksamkeitswechsel nicht von einem Hirngebiet geleistet werden, sondern jeweils eine große Anzahl von Regionen involvieren, die orchester-

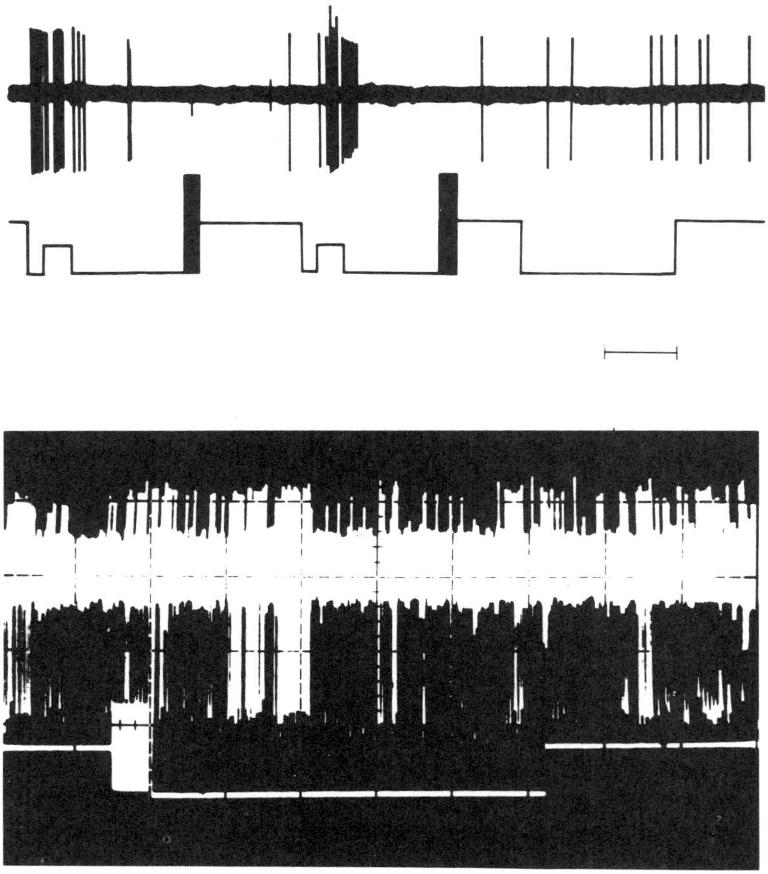

Abb. 43: Einzelableitungsergebnisse (nach Daten von Markowitsch & Pritzel, 1978a, 1987).

artig zusammenwirken. (S. 1630: „Visual imagery, word reading, and even shifting visual attention from one location to another are not performed by any single brain area. Each of them involves a large number of component computations that must be orchestrated to perform the cognitive task."; vgl. hierzu auch die Arbeiten von Leng & Parkin, 1988b, Vogel, Markowitsch, Hempel & Hakkenberg, 1987, und die jüngst erschienene Arbeit von McClurkin et al., 1991.)

In einer Übersichtsarbeit mit dem Titel *„Exploring the mind with dynamic imaging"* hebt auch Raichle (1990) hervor, daß mentale Aktivität von weitverzweigter, modulärer Natur sei. Dies tun in einem Übersichtsartikel mit ähnlicher Zielsetzung auch Volkow und Tancredi (1991); diese Autoren betonen, daß die

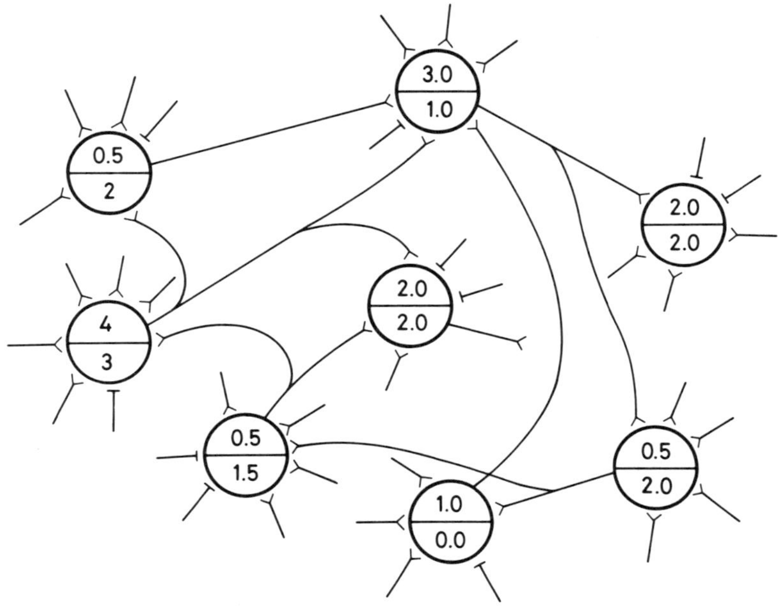

Abb. 44: Netzwerk nach Markowitsch und Pritzel (1987).

Zeit der Eins-zu-Eins-Beziehungen zwischen Struktur und Funktion seit der Existenz der Positronenemissionstomographie zu Ende sei. Und auch auf die Invertebraten einbeziehende Übersichtsarbeit von Leise (1990) kann hier hingewiesen werden.

Schließlich unterstreicht noch eine neue Fallgeschichte einer einseitig medial thalamisch geschädigten Infarktpatientin die netzwerkartige Verwobenheit unterschiedlicher Hirnsysteme für die Informationsverarbeitung (Sandson et al., 1991).

Folgerungen. Gedächtnis kann nicht neutral und unabhängig von anderen Funktionen des menschlichen Gehirns betrachtet werden: Angefangen von der Notwendigkeit eines bestimmten Aktivationsniveaus („retikuläre Formation"), von der Notwendigkeit sensorischer Reizung, motivationaler und emotionaler Einbettung und weiterer konkomitanter Vorgänge, ist die langfristige Informationsablagerung und Informationswiedererlangung an eine Vielzahl synchron aktivierter oder aktivierbarer Mechanismen gebunden (s. hierzu auch Stryker, 1991). Hinzu kommen die als „Hard wiring" bekannten Voraussetzungen auf neuronaler Ebene – die modulare Organisation des Cortex beispielsweise (z.B. Goldman-Rakic, 1984, 1987; Swindale, 1990), andere mögliche Organisationsprinzipien (z.B. Kaas, 1987; Merzenich & Kaas, 1980), das Zusammenwirken bestimmter Überträgerstoffe, das Vorhandensein definierter axonaler Faserzüge und weiteres.

Nicht zu verleugnen ist auch die Existenz besonders präferierter Hirnregionen, die mit Vorgängen der Informationsverarbeitung fast immer zu tun haben (z.B. Amaral, 1987; vgl. auch Isaacson, 1988, und Yeterian & Pandya, 1988). Sir Francis Walshe schrieb 1964, daß es – bezogen auf den cerebralen Cortex – einerseits die wohlbegrenzten sensorischen und motorischen Areale gäbe, andererseits aber für die anderen (cortexgebundenen) Funktionen diffus weite Bereiche des corticalen Neuropils von Bedeutung wären. In diesem Zusammenhang stellt sich wieder die Frage, wo Engramme am ehesten zu suchen sind, wenn man akzeptiert, daß sie nicht homogen im Nervensystem verteilt sind.

Eine Zugangsmöglichkeit ist die, zu fragen, welche Schädigungsformen zu welchen Gedächtnisstörungen führen. Hier verweise ich auf Tabelle 1 in Shimamura (1989). Eine andere Möglichkeit ist, gezielt nach Störungen des Altgedächtnisses zu suchen (vgl. das Kapitel *Retrograde Amnesie*). Keine dieser Vorgehensweise führt jedoch zu befriedigenden Antworten, was primär daran liegt, daß Hirnregionen nie für sich alleine existieren und arbeiten, sondern, daß der Netzwerkcharakter mit einem Mehrfachen an synaptischen Verbindungen gegenüber der Zahl vorhandener Neurone bedeutet, daß man immer beachten muß, welche direkten (und nachfolgend welche indirekten) Aufschaltungen und Efferenzen ihren Beitrag zur Funktionsweise einer Hirnregion liefern. Daneben ist festzuhalten, daß Regionen ontogenetisch, krankheitsbedingt, durch Umwelteinflüße ausgelöst, etc. ihre primäre Funktion oder Funktionszuständigkeit einbüßen oder ändern können.

Ein Beispiel hierfür stellen die Versuchsergebnisse von Markowitsch und Mitarbeitern (1985) dar. In ihrer an Ratten durchgeführten Arbeit untersuchten die Autoren, inwieweit sich Übertraining auf die Behaltensleistung nach Hirnschäden auswirkt. Hierzu wurden bei insgesamt sieben Tiergruppen Läsionen in den Bereichen des Gehirns vorgenommen, die am ehesten mit dem Erwerb und Abruf einer verzögerten Alternierungsaufgabe (delayed alternation task) zu tun haben. Dies sind (a) der mediale präfrontale und der cinguläre Cortex, (b) der anteriore und mediodorsale Thalamus und (c) der dorsale und ventrale Hippocampus. Zusätzlich wurde die Leistung in einer aktiven Vermeidungsaufgabe getestet. Neun der zehn Tiere, die zuerst Läsionen aller drei Strukturkomplexe (a-c) erhielten, waren unfähig innerhalb des Testlimits von 1000 Versuchsdurchgängen die verzögerte Alternierungsaufgabe zu erlernen, erlernten aber alle die Vermeidungsaufgabe. Tiere, die den Gruppen 2, 3 und 4 zugeordnet waren, erhielten jeweils Läsionen von zwei der drei Strukturkomplexe, bevor sie die Aufgaben zu erlernen hatten. Diese Ratten konnten beide Aufgaben in den 1000 Versuchsdurchgängen erlernen. Am interessantesten für die gegenwärtige Argumentation sind die Gruppen 5, 6 und 7, die zuerst die Aufgaben erlernten und dann lädiert wurden. Die Gruppe 5 lernte erst beide Aufgaben, bekam dann die corticale Läsion (a) wurde wieder zum Kriterium (85% richtige Reaktionen an 2 aufeinanderfolgenden Tagen) trainiert, erhielt dann die thalamische Läsion (b), wurde wieder gleichartig wie zuvor trainiert, und erhielt dann schließlich die hippocampale Ablation mit abschließendem gleichartigen Test. Bei den Tieren der Gruppen 6 und 7 war die Vorgehensweise prinzipiell identisch mit der der Gruppe 5, jedoch erhielten die Tiere der Gruppe 6 240 Durchgänge an Übertraining in der verzögerten Alternierungsaufgabe und die Tiere der Gruppe 7 1280 Durchgänge. Nach dem Übertraining erhielten die Tiere dieser beiden Gruppen sukzessiv die drei Läsionen (a-c), ohne irgendwelches Zwischentraining. Von den zehn Tieren der Gruppe 5 fielen schon 4 nach der zweiten Läsion aus und eine weitere nach der dritten Läsion. Von den Ratten der Gruppe 6 erlernten acht von zehn die verzögerte Alternierungsaufgabe wieder und von den Tieren der Gruppe 7 alle in minimalem Zeitaufwand. Abbildung 45 verdeutlicht dies und die anderen Ergebnisse in der verzögerten Alternierungsaufgabe.

Diese Studie zeigt, daß Hirnschäden, die von beträchtlichem Ausmaß waren, dennoch nicht zwangsläufig zu einer Unfähigkeit bei der Bewältigung kognitiver Aufgaben führen müssen. (Isaacson, 1988, schrieb, daß die Läsionen so umfassend waren, daß viele Leute erstaunt sein würden, daß diese Tiere überhaupt die Aufgabe als solche bewältigen konnten [S. 91: „..., and the fact that these animals showed the ability to perform the delayed alternation task at all probably would come as a surprise to many people"].)

Durch obige Ergebnisse wird weiterhin nahegelegt, daß Information durch häufigen „Gebrauch" zu weitverzweigteren Engrammablagerungen oder Engrammnetzen führen mag und/oder, daß durch zunehmenden Gebrauch weniger intakte (kritische) Hirnmasse für einen erfolgreichen Abruf ausreicht. Es ist auch möglich, daß häufige „Wissensbenutzung" zu einer verstärkten parallelen Verarbeitung führen kann, so daß zu späteren Zeitpunkten Information über mehr Kanäle abrufbar („anzapfbar") ist als zu Anfang. Schlußendlich mag die Informationsverarbeitung und in diesem Fall speziell der Abruf sich qualitativ ändern, also beispielsweise weg von einer rein auf dem episodischen Gedächtnis basierenden Abrufmöglichkeit gehen und hin zu mehr „automatisiert" ablaufenden Routinen oder gar Subroutinen. Hinweisen will ich in diesem Zusammenhang auch auf die zunehmenden Hinweise auf parallele oder parallel arbeitende Systeme der Informationsübertragung, wie sie vor allem von Mishkin (Mishkin, 1982; Mishkin & Appenzeller, 1987), Goldberg (1984), Markowitsch (1985c, 1988a, 1988b, 1991c) und neuerdings auch von Parks et al. (1991a) propagiert wurden.

Ähnliche überraschende Ergebnisse, die der verbreiteten Meinung entgegenlaufen, daß bestimmte Hirnbereiche für bestimmte Funktionen „essentiell" sind, lassen sich auch im Humanbereich finden (s. Markowitsch, 1984, 1988a, 1988b, 1991c). Dies gilt zum Beispiel für die gezielten stereotaktischen Operationen im Mediodorsaliskern, die in der Regel nur kurzfristige Störungen in der Zeitwahrnehmung nach sich zogen (E.A. Spiegel, 1982; E.A. Spiegel & Wycis, 1949, 1953; E.A. Spiegel et al., 1953, 1956; Wycis, 1972), während ansonsten der mediale Thalamusbereich als eines der zentralen oder Flaschenhalsgebiete für die

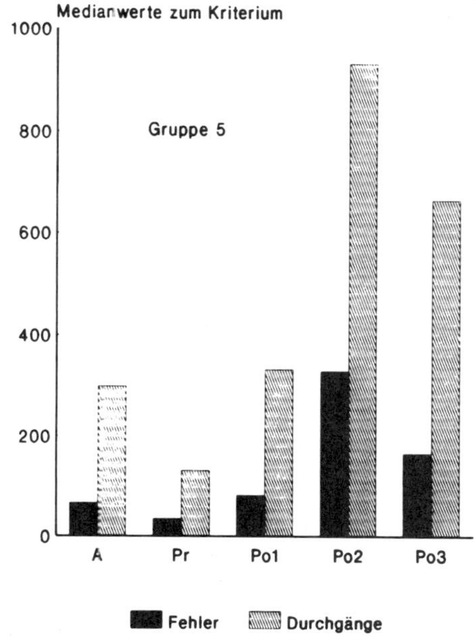

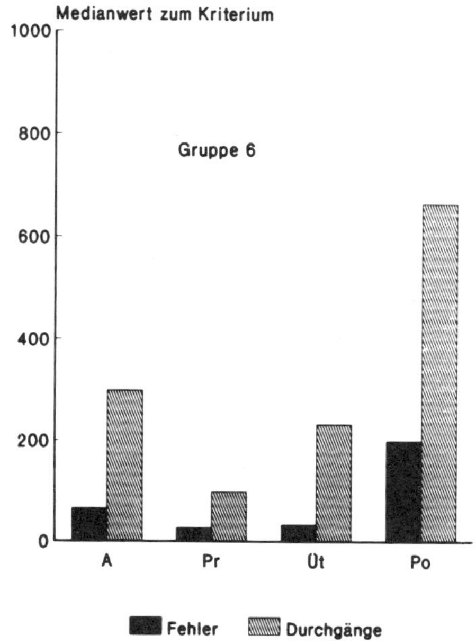

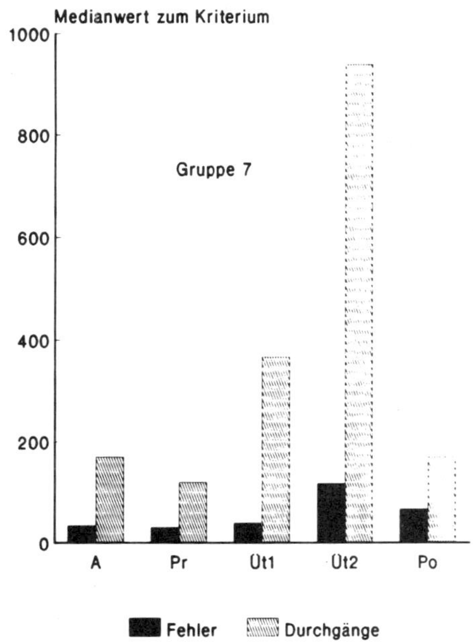

Abb. 45: Mediane von Fehlern und Versuchsduchgängen bis zum Kriterium in der verzögerten Alternierungsaufgabe bei den Tieren der drei Gruppen (Gruppen 5, 6 und 7), die übertrainiert worden waren. Abkürzungen: A =Akquisition, Pr=präoperatives Wiedererlernen, Po=postoperatives Wiedererlernen, Ü=Übertraining.

Informationsübertragung zur langfristigen Speicherung gilt (z.B. Victor et al., 1989).

Aus diesen Daten muß geschlußfolgert werden, daß eine eindeutige „lokalisationistische" Sichtweise verkürzt ist; auf der anderen Seite zeigen die meisten der bislang referierten Ergebnisse, daß unser Gehirn dennoch eine funktionelle Aufteilung vornimmt, in der Weise, daß insbesondere die Regionen der medialen und der basolateralen limbischen Schleifen (von Cramon & Hebel, 1989) für Prozesse der Konsolidierung und Speicherung von Information zentral mitwirken. Beide Gesichtspunkte – den einer weitverzweigten, integrativen und netzwerkartigen Arbeit des Gehirn bei der Gedächtnisspeicherung und den der Existenz von Flaschenhalsstrukturen – zusammenzubringen, ist meiner Meinung nach in neueren Modellbildungen gelungen (s. auch Polster et al., 1991).

Modelle der Informationsspeicherung

Kornhubers Ansatz. Von Kornhuber (1973, 1988) stammt ein Modellansatz, der relativ gerade heraus Vorstellungen zur Informationsverarbeitung wiedergibt (Abb. 46). Kornhuber geht, wenn ich sein Schaubild richtig interpretiere, davon aus, daß über die Sinnessysteme Information in die corticalen Assoziationsgebiete gelangt, dort im Kurzzeitgedächtnis verweilt, dann von dort in die Limbische Selektionseinheit kommt, die gleichzeitig motivationale (und wie ich vermute auch emotionale; vgl. Aggleton & Mishkin, 1986; Sarter & Markowitsch, 1985a, 1985b) Information erhält. Diese Limbische Selektionseinheit besteht aus dem klassischen Papezschen Zirkel (Papez, 1937). Information, die von dieser Einheit als bedeutend „erkannt" wurde, wird dann über den mediodorsalen Thalamuskern in den präfrontalen Cortex (Kornhuber spricht von frontalem convexem Cortex) und anschließend auch in die parietalen und temporalen Assoziationsgebiete zur langfristigen Abspeicherung gesandt.

Dies Modell ist von bestechender Klarheit, wird aber gleichwohl der Realität höchstens näherungsweise gerecht. Zum einen ist unsicher, inwieweit die Zerstörung einer Struktur der Limbischen Selektionseinheit sich auf die Fähigkeit des Gehirns zur Gedächtnisbildung auswirkt (beispielsweise ist die Rolle des Gyrus cinguli wohl eher als gering einzustufen [z.B. Jenike et al., 1991] und die Mammillarkörper werden von manchen [z.B. von Victor et al., 1989, und von Zola-Morgan, Squire & Amaral, 1989], wenn auch nicht von mir, als unwichtig für die Gedächtnisverarbeitung angesehen). Kritischer noch ist die Rolle des Nukleus mediodorsalis zu beurteilen, da in Kornhubers Modell keine Alternative zu dieser Struktur vorhanden ist, die in der Lage ist, für die Übertragung der selegierten Information ins Langzeitgedächtnis zu sorgen (s. hierzu z.B. die von Markowitsch, 1985c, 1988a, 1988b, 1991c, vorgestellten Modelle). Als diskussionswürdiger Ansatz, der, wie ich meine, richtigerweise die Bedeutung der corticalen Assoziationsstrukturen für die Engrammablagerung heraushebt und der herausstreicht,

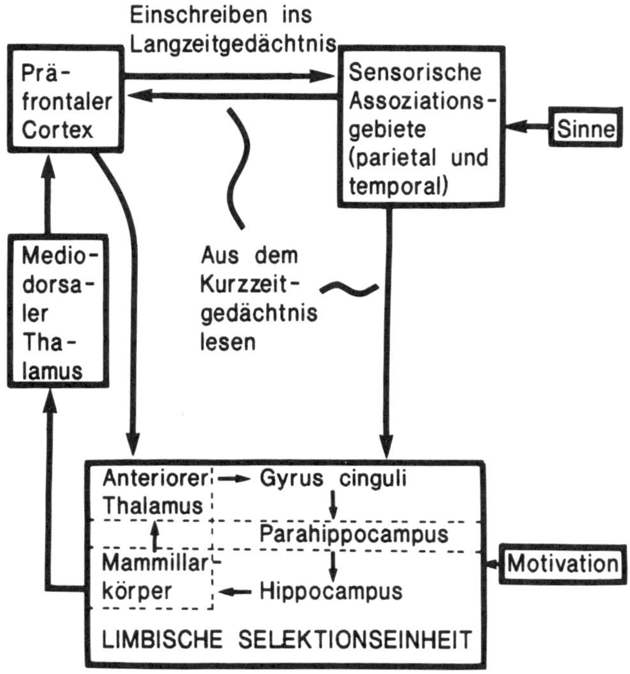

Abb. 46: Kornhubers Schema des Zusammenwirkens corticaler und subcorticaler Mechanismen bei der Selektion und Abspeicherung von Information. (Nach Figure 4 aus Kornhuber, 1988).

daß auch unser „Innenmilieu" (Motivation) immer an der Speicherung beteiligt ist, gebührt diesem Modell dennoch ein Platz an dieser Stelle.

Die Modellvorstellung von Markowitsch. In der Arbeit von Markowitsch (1985a) wird von fünf Annahmen ausgegangen:

(1) Keine einzelne Hirnstruktur kann als essentiell für die Übertragung mnestischer Information angesehen werden.

(2) Individuen werden auf der Grundlage ihrer eigenen, persönlichen Erfahrung individuelle „Hauptrouten" für die Informationsübertragung haben.

(3) Notwendig für ein effektives Verarbeiten mnestischer Information ist die Intaktheit, bzw. normale Aktivität der Hauptmasse des cerebralen Cortexes.

(4) Bruchstücke erfolgreicher Informationsverarbeitung (und damit -ablagerung) bleiben für Ereignisse mit hohem Emotionalgehalt selbst bei schweren Amnestikern möglich.

(5) Eine hierarchisch gliederbare Anzahl an Selektionseinheiten für Speicherung und/oder Abruf von Information existiert, wobei jedes Mitglied der höheren

Einheit in der Lage ist, die Aktion (oder Aktivität) des untergeordneten zu blokkieren (s. zum Prinzip der hierarchischen Organisation auch Felleman & Van Essen, 1991).

Wichtig ist, daß durch die Postulierung der Thesen (1) und (5) Ergebnisse, wie sie in Markowitsch (1984) als Übersicht dargestellt wurden, erklärbar werden, also beispielsweise das oben schon angeführte Phänomen, daß Schäden im Bereich des mediodorsalen thalamischen Kerns mal und mal nicht zu persistierender Amnesie führen. Wichtig ist weiterhin, daß dem cerebralen Cortex eine Hauptrolle, aber nicht die alleinige Rolle, bei der Informationsspeicherung zugesprochen wird und daß innerhalb des cerebralen Cortex nicht speziell zwischen „niedrigen“ und „höheren“ Regionen unterschieden werden muß (vgl. hierzu auch Sanides, 1969, 1972, und Mitchison & Miall, 1990). Trotzdem ist ein „Aufgabensharing“ zwischen corticalen Regionen sicher wesentlich, so daß in Übereinstimmung mit Ergebnissen von John (1975), Johnston und Chesney (1974) und vielen anderen angenommen wird, daß die eher physikalisch relevanten Reizdimensionen stärker in den primären Feldern und deren Nachbarregionen repräsentiert, die psychologischen oder die Bedeutung festlegenden Reizdimensionen aber in den eigentlichen Assoziationsfeldern bearbeitet werden.

Der von DeYeo und Van Essen (1988) beschriebene, integratierte Ansatz zur visuellen Informationsverarbeitung kommt, was die Verabreitung über die visuelle Modalität angeht, dieser Hypothese am ehesten nahe: Über den Gesichtssinn aufgenommene Information wird über gleichzeitig aktive Verarbeitungskanäle („concurrent processing streams“) analysiert, wobei es trotzdem einen wechselweisen Informationsaustausch zwischen den Hauptströmen gibt.

Das von Markowitsch vorgestellte Modell sieht vor, daß Information prinzipiell zuerst über limbische Hirnstrukturen vorverarbeitet wird, wobei diese insbesondere schädigungsabhängig wechseln können, und dann zur Ablagerung vor allem in corticale Regionen gelangt, daneben aber auch in subcorticale (Abb. 47).

Aus heutiger Sicht ist dies Modell zu ergänzen, bzw. zu korrigieren: Es berücksichtigt nicht oder zuwenig die heutzutage üblichen Gedächtnisunterteilungen (vgl. *Inhaltsabhängiges Gedächtnis* und Abb. 4 und 5) und es enthält nicht zumindest Hinweise auf meiner Meinung nach wichtige weitere limbische, paralimbische und striatale Regionen (z.B. Irle & Markowitsch, 1982c, 1984b, 1984c, 1986; Irle, Sarter, Guldin & Markowitsch, 1986; Nauta, 1973, 1979; Nauta et al., 1978).

Mesulams Ansatz. Mesulams (1990) Ansatz nimmt als Grundlage sowohl neue Erkenntnisse aus neurowissenschaftlichen Forschungen wie die oben zitierte PET-Arbeit von Posner et al. (1988) und Goldman-Rakics anatomische Ergebnisse zur intracorticalen Verschaltung (Goldman-Rakic, 1988; vgl. auch Cavada & Goldman-Rakic, 1989a, 1989b; Goldman-Rakic, 1987), als auch Ansichten aus der experimentellen Psychologie (McClelland & Rumelhart, 1986) und der Neurophilosophie (Churchland & Sejnowski, 1988). Gemeinsam ist all diesen Ansätzen die Annahme einer Netzwerkstruktur der Informationsverarbeitung. Mesulam unterscheidet dabei zwischen lokalen Netzwerken, die beispielsweise

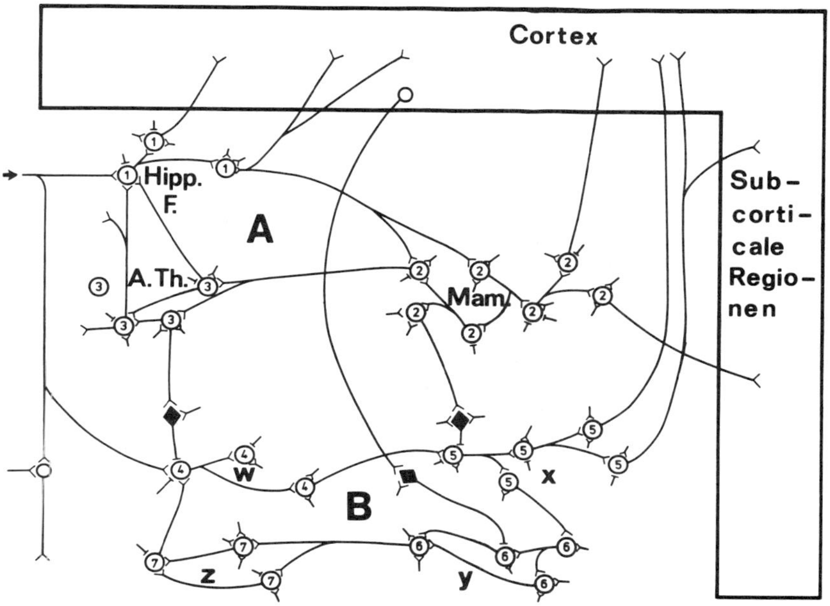

Abb. 47: Schematische Darstellung zweier möglicher Schaltkreissysteme (A, B), von denen angenommen wird, daß sie mit der Übertragung von Information vom Kurzzeit- ins Langzeitgedächtnis zu tun haben (nach Figure 3 von Markowitsch, 1985a). Nervenzellen eines angenommenen exzitatorischen Schaltkreises sind durch Kreise symbolisiert, solche mit hemmender Wirkung durch Trapeze. Die zu speichernde Information gelangt hauptsächlich (oder hier der Einfachheit halber) durch das Axon oben links in die „Selektionseinheiten" A und B (Pfeil). Die Selektionseinheit A ist durch die drei anatomisch direkt miteinander verbundenen drei Regionen ‚subiculärer Cortex' (Sub.), ‚Mammillarkörper' (Mam.) und ‚anteriorer Thalamus' (a.Th.) repräsentiert (vgl. Irle & Markowitsch, 1982a). Schaltkreis B ist durch die 4 arbiträren Strukturen ‚w, x, y, z' symbolisiert. Neurone, die zum selben Strukturkomplex gehören, tragen die gleiche Nummer. Efferenzen, die vor allem cortical, aber auch subcortical enden, sind gezeichnet. Für Schaltkreis B ist ist eine vom Cortex ausgehende hemmende Verbindung eingezeichnet. Betont werden muß, daß dieses Bild lediglich Symbolcharakter hat; es ist stark vereinfacht, was die Zahl möglicher involvierter Regionen, möglicher involvierter Neurone und was die Unterteilung corticaler und subcorticaler Strukturen angeht. Auch sind mögliche Mechanismen neuronaler Erregungs- und Hemmvorgänge und die Anzahl synaptischer Verbindungen vereinfacht dargestellt.

für die Analyse von Form, räumlicher Lage oder Objektidentifikation zuständig sind, und sogenannten Large-scale-Netzwerken, die aus weit auseinanderliegenden und untereinander verbundenen lokalen Netzwerken bestehen. Beispiel für ein Large-scale-Netzwerk ist das von Mesulam (1981) für die Verarbeitung gerichteter Aufmerksamkeit vorgeschlagene. Ein derartiges Netzwerk (vgl. Fig. 1 in Mesulam, 1990, und auch Mesulam, 1985) besteht aus drei lokalen Netzwerken und insgesamt circa 16 Hirnregionen.

Sein für Gedächtnis und Lernen aufgestelltes Netzwerk ist in Abbildungen 48 und 49 dargestellt. Er geht davon aus, daß für das Zustandekommen eines amnestischen Syndroms in der Regel eine beidhemisphärische, wenngleich nicht unbedingt symmetrische, Schädigung vorliegen muß, daß Gedächtnis und Lernen in mehrere Verhaltenskomponenten aufgeteilt werden kann (Registrierung, Einspeicherung, Behalten und Abruf) und daß Gedächtnis entsprechend Material (verbal, nichtverbal) und Modalität (visuell, auditiv) klassifiziert werden kann. Darüber hinaus kann der Abruf deklarativ, prozedural oder autonom (viszerale Antworten, die mit einer Erfahrung assoziert werden) erfolgen. Sein Netzwerk gilt logischerweise nur für deklaratives Gedächtnis.

Mesulam geht ebenfalls davon aus (vgl. oben), daß Gedächtnis hauptsächlich cortical gespeichert wird und daß die Regionen des Limbischen Systems Fla-

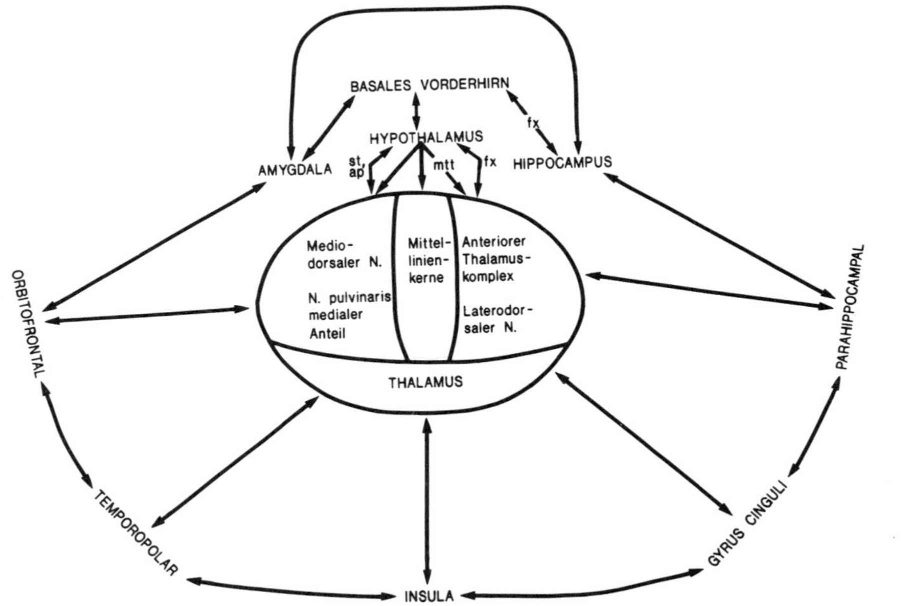

Abb. 48: Mesulams (1990) Large-scale Netzwerk für Gedächtnis und Lernen (nach Teil A seiner Fig. 6, Seite 606). Mit basalem Vorderhirn sind auch die Septumkerne und der Nucleus basalis von Meynert gemeint. Die orbitofrontalen, temporopolaren, insulären, cingulären und parahippocampalen Regionen sind auch als paralimbische Areae bekannt. Amygdala, basales Vorderhirn und Hippocampus bilden das Kernstück des Limbischen Systems. Abkürzungen: ap = ansa peduncularis, fx = fornix, mtt = tractus mammillothalamicus.

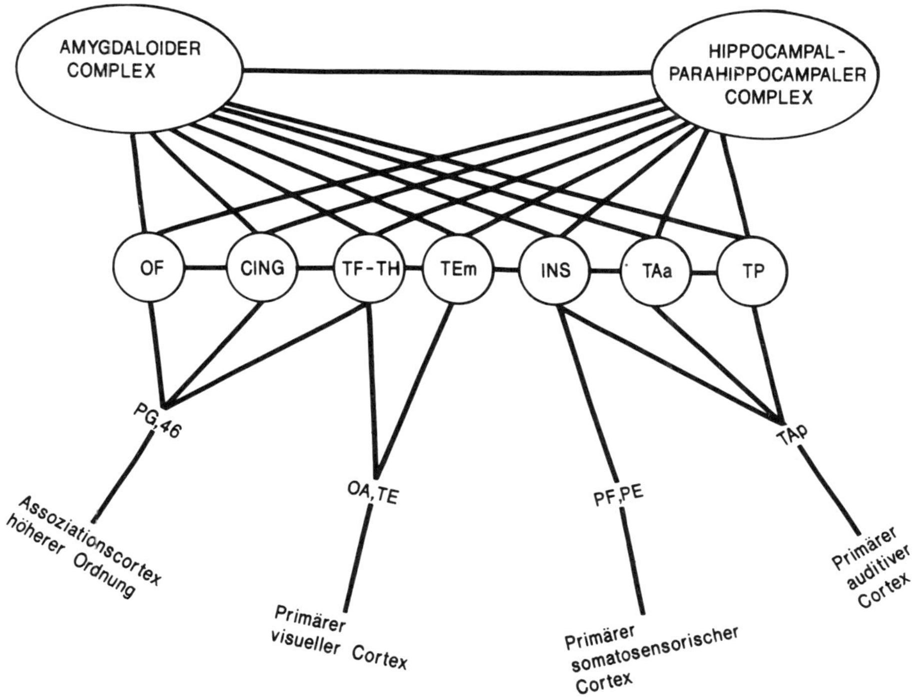

Abb. 49: Mesulams (1990) Large-scale Netzwerk für Gedächtnis und Lernen (nach Teil B seiner Fig. 6, Seite 606). Die neuronalen Verbindungen des Gedächtnisnetzwerks als dyadisches Nabe-und- Speichen-Netzwerk. Der hippocampal-parahippocampale Komplex schließt den Hippocampus, das Subiculum, Präsubiculum, den entorhinalen Cortex und die prorhinalen und perirhinalen Gebiete ein. Geraden zeigen reziproke monosynaptische Verbindungen an. Abkürzungen: CING = Gyrus cinguli, INS = Insula, OA = visueller Assoziationscortex, OF = orbitofrontaler Cortex, PE, PF = somatosensorischer Assoziationscortex, PG = multimodaler Assozationscortex des Lobus parietalis inferioris, TAa und TAp = anteriorer (abwärts gerichteter) und posteriorer (aufwärts gerichteter) auditiver Assoziationscortex, TE = aufwärts gerichteter visueller Assoziationscortex des Temporallappens, TEm = abwärts gerichteter visueller Assoziationscortex des Temporallappens, TF-TH = inferotemporaler Assoziationscortex, TP = temporaler Pol. Area 46 = multimodaler präfrontaler Assoziationscortex.

schenhalsstrukturen für die Übertragung darstellen. Daneben attribuiert er den limbischen Strukturen Schlüsselrollen beim assoziativen Abruf oder dem perzeptuellen Wiedererkennen zu, insbesondere dann, wenn Teilinformationen verteilte „Templates“, die sich auf Erinnerungen aus der Vergangenheit beziehen, zu aktivieren haben. Der Informationsfluß vollzieht sich in seinem Modell als eine Mischung serieller und paralleler Abläufe, wobei die Hierarchie nicht immer die gleiche sein muß, sondern sich informationsabhängig anpaßt. In seinem Modell kann der Informationsabruf von jedem der angegebenen Orte aus erfolgen, er gelingt aber am sichersten von paralimbischen und limbischen Regionen aus (als Beweis hierfür nimmt er die Reizungsexperimente von Gloor et al., 1982; vgl. auch Gloor, 1990). Mesulam schließt seine Betrachtungen mit der Aussage, daß Verhalten nicht in Neuronen oder anatomischen Orten repräsentiert ist, sondern in Konnektivitätsgitternetzen, die sowohl lokal wie verteilt sind.

A.R. Damasios Abrufmodell. A.R. Damasio (1990b) betont, daß er nicht, wie traditionell gesehen, annimmt, daß ein integrierter Gedächtnisinhalt in einer multimodalen corticalen Assoziationsregion abgelegt sei und von dort abgerufen werde, sondern, daß seiner Meinung nach die Komponenten eines „Perzepts" in getrennten (unterschiedlichen) corticalen Regionen aufgenommen wurden, aber synchron reaktiviert werden können, so daß sie dann wieder den einheitlichen Wahrnehmungsinhalt repräsentieren (vgl. auch A.R. Damasio, 1989 und A.R. Damasio & Tranel, 1991).

A.R. Damasio meint, daß traditionell der anteriore temporale und der präfrontale Cortex als die Gedächtnisspeicher angesehen werden, daß diese Regionen aber allein auf Grund ihrer (gegenüber den posterioren Gebieten) geringen Neuronenzahl hierfür wenig geeignete Kandidaten seien. Ein weiteres Argument ist für ihn, daß nach Zerstörung dieser Gebiete nicht nur die entsprechenden Gedächtnisinhalte, sondern auch die wahrnehmungsmäßigen Komponenten vernichtet sein sollten, was aber, wie sein mehrfach untersuchter Patient Boswell beweise, nicht der Fall ist (vgl. oben und A.R. Damasio et al., 1985a, 1989; A.R. Damasio & Tranel, 1990, 1991). Allerdings habe Boswell Schwierigkeiten, Objekte oder Gegenstände, einschließlich lebender Individuen, zu erkennen und zu benennen, was mit seiner Schädigung im Bereich der anterioren Temporallappenregion zusammenhänge (vgl. zu dieser, von Brodmann als Area 38 bezeichneten Region, auch Markowitsch et al, 1985a). Hieraus, und aus der gleichfalls intakten Wahrnehmungsseite bei Schädigungen im Bereich der ventromedialen oder orbitofrontalen präfrontalen Region schließt A.R. Damasio, daß diese Gebiete erst später in der Verarbeitungshierarchie in Aktion treten, d.h., daß die (Bild-)Analysefunktionen durch anteriore temporale oder frontale Schädigungen nicht beeinträchtigt seien.

A.R. Damasios Modell ähnelt somit dem von John vorgeschlagenen (vgl. hierzu auch Abb. 44), schreibt aber zusätzlich bestimmten limbischen Regionen wie der hippocampalen Formation, eine definitivere Rolle bei der Informationsverarbeitung (einschließlich dem Informationsabruf) zu.

Deacons Modell. Deacon (1989) geht gegenüber den zuvor beschriebenen Modellen noch einen Schritt weiter und versucht noch stärker, die Ideen der klassischen Lokalisationisten und die der Holisten miteinander zu verbinden. Deacon betont, daß im Großhirn in vielfältiger Weise zentrifugale und zentripetale Informationsflüsse interagieren, die in jeweils präzise bestimmbaren corticalen Säulen terminieren. Als zentripetal bezeichnet Deacon vor allem die langen sensorisch-frontalen Projektionen, als zentrifugal die von frontal die Körpermotorik kontrollierenden Bahnen (vgl. hierzu auch Markowitsch, Irle & Emmans, 1987). In seiner Synthese attribuiert er den sensorischen Gebieten motorisch-bezogene Funktionen und umgekehrt den motorischen sensorische. Seine Vorstellung, die er als Gegenstromanalogie bezeichnet, geht von einer Art gegenläufiger Diffusion zwischen diesen Systemen aus, so daß die Konzentrationsabnahme in einem System einen Zuwachs in dem anderen bedingt. Wichtig für sein Modell ist, daß Prozesse wie „Erkennen" und „Entscheiden" nicht den „höchsten" kognitiven Zentren (was immer diese sind) vorbehalten sind, sondern auf allen Ebenen des Gehirns stattfinden. Die Regionen des Limbischen Systems haben dabei nur deswegen eine besondere Rolle für die Gedächtnisverarbeitung, weil sie einen stabilen zentrifugalen Rahmen liefern, der den anderen (corticalen) Systemen ermöglicht, das Redundanzniveau zu erreichen, das notwendig ist, um Informationen zu konsolidieren.

Gemeinsamkeiten. Allen neueren Modellannahmen ist eigen, daß sie die Verwobenheit zwischen Hirnregionen betonen und das „Level"-Denken aufgeben (vgl. auch McClurkin, Optican, Richmond & Gawne, 1991). Information wird nicht mehr als von bestimmten Einzelorten abrufbar betrachtet, sondern als durch das Zusammenwirken von eng verquickten Systemen repräsentiert betrachtet. Diese Ansicht ist in jeweils etwas modifizierter Form in den Modellen von A.R. Damasio (1990b), Deacon (1989), John (1972; John et al., 1977), Markowitsch (1985a, 1988a, 1988b) und Mesulam (1990) repräsentiert. Sie findet sich auch in den Arbeiten von Klimesch (1988, 1993) und wird durch neueste experimentelle Daten bestätigt (z.B. Douglas & Martin, 1991; Mignard & Malpeli, 1991; vgl. auch den Kommentar von A. Mayes, 1991).

Ausblick

Weit mehr als früher sind Gedächtnisstörungen heute zu einer komplexen Angelegenheit geworden, die weder, wie früher, die schlichte Unterteilung in Amnesie und Demenz erlaubt, noch ist es weiterhin gerechtfertigt, schlicht von einem global amnestischen Syndrom zu sprechen (ähnlich wie der in der alten Psychiatrie und Neurologie gebräuchliche Terminus vom „hirnorganischen Psychosyndrom" recht leer ist). Gedächtnisstörungen sind so gut wie nie vollständig (seinen/ihren Namen weiß jede[r]), sie sind zum Teil auch behandelbar, wie selbst bei Korsakowamnesie gezeigt werden kann (z.B. Victor et al., 1989) und sie sind, insbesondere nach traumatischen Hirnschäden, dynamischen Änderungen unterworfen (z.B. schrumpfende retrograde Amnesie und konkomitant sich wieder mehr dem Normalbereich annähernde P 300-Latenzen: z.B. Onofrj et al., 1991).

Obwohl die Mechanismen der langfristigen Informationsverarbeitung bislang weitgehend unbekannt sind, lassen sich doch zentrale „Flaschenhalsstrukturen" angeben. Es ist wahrscheinlich, daß diese in einem komplexen Wirkgefüge zusammenspielen, wobei aber auch hier sich zukünftig herausstellen mag, daß die heutzutage gesetzten Schwerpunkte weniger wichtig sind als andere, beispielsweise biochemische, Transmittersystem betreffende (vgl. Goldman-Rakic, Lidow & Gallager, 1990; Nieuwenhuys, 1985; Phelps & Mazziotta, 1985).

Wie die oben beschriebenen Modellvorstellungen deutlich machen, kann nur eine integrative, daß Gesamtgehirn einbeziehende, Betrachtungsweise den Vorgängen der langfristigen Informationsverarbeitung gerecht werden. Unterstützt werden muß diese integrative Sichtweise von einer methodischen Feinanalyse, die sowohl von der Neuroradiologie wie von experimenteller, klinischer und kognitiver Psychologie kommen muß. Wie die zunehmenden Ergebnisse zu höchstens teilweise bewußter Informationsverarbeitung (u.a. „Priming-"Experimente) deutlich machen, sind gerade auf psychologischer Ebene neue vielversprechende Möglichkeiten der Analyse des Gedächtnisses aufgetaucht (z.B. Durso & Shore, 1991; K. Henke & Markowitsch, 1993; Libet et al., 1991; Schacter, 1990, 1991; Schacter & Prigatano, 1991; Schacter et al., 1991). Auf weitergehende Analysen zur Arbeitsweise des Gehirns hinsichtlich Bewußtsein („Leib-Seele-Problem") will ich nur hinweisen, eine Entscheidung hierzu ist wohl auch in näherer Zukunft unmöglich (s. z.B. Beckermann, 1990; Eccles, 1990, und die ganz neue Diskussion des Bewußtseinsbegriffs von Spittler, 1992). Hier werden wir uns weiter an Spekulationen halten müssen, selbst wenn diese Odins Gedanke und Gedächtnis, die Raben *Hugin* und *Munin*, einschlössen.

Literaturverzeichnis

Aarabi, B. (1990). Surgical outcome in 435 patients who sustained missile head wounds during the Iran-Iraq war. *Neurosurgery, 27*, 692-695.

Abalan, F. (1984). Alzheimer's disease and malnutrition: A new etiological hypothesis. *Medical Hypotheses, 15*, 385-393.

Abbenhuis, M.A., Raaijmakers, W.G.M., Raaijmakers, J.G.W. & van Woerden, G.J.M. (1990). Episodic memory in dementia of the Alzheimer type and in normal ageing: similar impairment in automatic processing. *Quarterly Journal of Experimental Psychology, 42A*, 569-583.

Abeles, M. (1988). Neural codes for higher brain functions. In H.J. Markowitsch (Ed.), *Information processing by the brain* (pp. 225-240). Toronto: Huber.

Abeles, M. & Schilder, P. (1935). Psychogenic loss of personal identity: amnesia. *A.M.A. Archives of Neurology and Psychiatry, 34*, 587-604.

Abraham, W.C., Bilkey, D.K. & Kairiss, E.W. (1991). Long-term potentiation and local circuits in the hippocampus. In W.C.Abraham, M. Corballis, K.G. White (Eds.), *Memory mechanisms. A tribute to G.V. Goddard* (pp. 59-78). Hillsdale, N.J.: LEA.

Adams, A. (1959). Psychopathologie des Gedächtnisses. *Fortschritte der Neurologie, Psychiatrie und ihrer Grenzgebiete, 27*, 243-262.

Adams, H. & Miller, D. (1973). Herpes simplex encephalitis: A clinical and pathological analysis of twenty-two cases. *Postgraduate Medical Journal, 49*, 393-397.

Adams, J.A. (1967). *Human memory*. McGraw-Hill, New York.

Adams, J.H. (1990). Brain damage in fatal non-missile head injury in man. In R.Braakman (Ed.), *Handbook of clinical neurology*. (Vol. 13, Head injury). (pp. 43-63). Amsterdam: Elsevier Science Publishers.

Adams, J.H., Graham, D.I., Gennarelli, T.A. & Maxwell, W.L. (1991). Diffuse axonal injury in non-missile head injury. *Journal of Neurology, Neurosurgery, and Psychiatry, 54*, 481-483.

Adams, J.H., Graham, D.I., Murray, L.S., & Scott, G. (1982). Diffuse axonal injury due to non-missile head injury in humans. *Annals of Neurology, 12*, 557-563.

Adams, R.D. (1969). The anatomy of memory mechanisms in the human brain. In G.A. Talland and N.C. Waugh (Eds.), *The pathology of memory* (pp. 91-106). New York: Academic Press.

Adams, R.D., Collins, G.H. & Victor, M. (1962). Troubles de la mèmoire et de l'apprentissage chez l'homme. Leurs relations avec des lésions des lobes temporaux et du diencéphale. (observations anatomo-clinicques). In P. Paussouant (Ed.), Colloque sur la Montpellier, *Physiologie de l'Hippocampe* (pp. 273-295). Paris: Centre National de la Recherche Scientifique.

Adams, R.D. & Vander Eecken, H.M. (1953). Vascular diseases of the brain. *Annual Review of Medicine, 4*, 213-252.

Adams, R.D., Victor, M. & Mancall, E.L. (1959). Central pontine myelinolysis. *A.M.A. Archives of Neurology and Psychiatry, 81*, 154-172.

Aggleton, J.P. & Mishkin, M. (1983a). Visual recognition impairment following medial thalamic lesions in monkeys. *Neuropsychologia, 21*, 189-197.

Aggleton, J.P. & Mishkin, M. (1983b). Memory impairments following restricted medial thalamic lesions in monkeys. *Experimental Brain Research, 52*, 199-209.

Aggleton, J.P. & Mishkin, M. (1986). The amygdala: Sensory gateway to the emotions. In R. Plutchik & H. Kellerman (Eds.), *Emotion. Theory, research, and experience.* (pp. 281-299). Orlando, F.L.: Academic Press.

Aggleton, J.P., Nicol, R.M., Huston, A.E. & Fairbairn, A.F. (1988). The performance of amnesic subjects on tests of experimental amnesia in animals: delayed matching-to-sample and concurrent learning. *Neuropsychologia, 26*, 265-272.

Agniel, A., Celsis, P., Viallard, G., Montastruc, J.L., Rascol, O., Demonet, J.P., Marc-Vergnes, J.P. & Rascol, A. (1991). Cognition and cerebral blood flow in lateralised Parkinsonism: lack of functional lateral asymmetries. *Journal of Neurology, Neurosurgery, and Psychiatry, 54*, 783-786.

Aharon-Peretz, J., Cummings, J.L. & Hill, M.A. (1988). Vascular dementia and dementia of the Alzheimer type. Cognition, ventricular size, and leuko-araiosis. *Archives of Neurology, 45*, 719-721.

Aharon-Peretz, J., Masiah, A., Pillar, T., Epstein, R., Tzischinsky, O. & Lavie, P. (1991). Sleep-wake cycles in multiinfarct dementia and dementia of the Alzheimer type. *Neurology, 41*, 1616-1619.

Ahern, G.L., Schomer, D.L., Kleefield, J., Blume, H., Cosgrove, G.R., Weintraub, S. & Mesulam, M.M. (1991). Right hemisphere advantage for evaluating emotional facial expressions. *Cortex, 27*, 193-202.

Aichner, F. (1984). Die Phänomenologie des nach Klüver und Bucy benannten Syndroms beim Menschen. *Fortschritte der Neurologie, Psychiatrie und ihrer Grenzgebiete, 52*, 375-397.

Aigner, T.G., Mitchell, S.J., Aggleton, M.R., DeLong, M.R., Struble, R.G., Price, D.L., Wenk, G.L., Pettigrew, K.D. & Mishkin, M. (1991). Transient impairment of recognition memory following ibotenic-acid lesions of the basal forebrain in macaques. *Experimental Brain Research, 86*, 18-26.

Aikawa, H., Suzuki, K., Iwasaki, Y. & Iizuka, R. (1985). A typical Alzheimer's disease with spastic paresis and ataxia. *Annals of Neurology, 17*, 297-300.

Aiazawa, H., Inase, M., Mushiake, H., Shima, K. & Tanji, J. (1991). Reorganization of activity in the supplementary motor area associated with motor learning and functional recovery. *Experimental Brain Research, 84*, 668-671.

Akert, K. (1985). Das limbische System. In A. Benninghoff (Hrsg.), *Makroskopische und mikroskopische Anatomie des Menschen. Band 3: Nervensystem, Haut und Sinnesorgane* (13./14. Aufl.) (S. 395-416). München: Urban & Schwarzenberg.

Akhtar, S. & Brenner, I. (1979). Differential diagnosis of fugue-like states. *Journal of Clinical Psychiatry, 40*, 381-385.

Akiguchi, I., Ino, T., Nabatame, H., Udaka, F., Matsubayashi, K., Fukuyama, H. & Kameyama, M. (1987). Acute-onset amnestic syndrome with localized infarct on the dominant side – Comparison between anteromedial thalamic lesion and posterior cerebral artery territory lesion -. *Japanese Journal of Medicine, 26*, 15-20.

Alberoni, M., Della Sala, S., Pasetti, C. & Spinnler, H. (1988). Problem solving ability of Parkinsonians. *Italian Journal of Neurological Science 9*, 35-40.

Albert, M. & Milberg, W. (1989). Semantic processing in patients with Alzheimer's disease. *Brain and Language, 37*, 163-171.

Albert, M., Naeser, M.A., Levine, H.L. & Garvey, A.J. (1984). Ventricular size in patients with presenile dementia of the Alzheimer's type. *Archives of Neurology, 41*, 1258-1263.

Albert, M.L. (1978). Subcortical dementia. In R. Katzman, R.D.Terry & K.L. Bock (Eds.), *Alzheimer's disease: Senile dementia and related disorders*. (pp. 173-184). New York: Raven Press.

Albert, M.L. (Ed.). (1984a). *Clinical neurology of aging*. New York: Oxford University Press.

Albert, M.S. (1984). Implications of different patterns of remote memory loss for the concept of consolidation. In H. Weingartner & E.S. Parker (Eds.), *Memory consolidation. Psychobiology of cognition* (pp. 211-230). Hillsdale, N.J.: LEA.

Albert, M.S., Butters, N. & Brandt, J. (1980). Memory for remote events in alcoholics. *Journal of Studies on Alcohol, 41*, 1071-1081.

Albert, M.S., Butters, N. & Brandt, J. (1981). Patterns of remote memory in amnesic and demented patients. *Archives of Neurology, 38*, 495-500.

Albert, M.S., Butters, N. & Levin, J. (1979). Temporal gradients in the retrograde amnesia of patients with alcoholic Korsakoff's disease. *Archives of Neurology, 36*, 211-216.

Albert, M.S., Cohen, C. & Koff, E. (1991). Perception of affect in patients with dementia of the Alzheimer type. *Archives of Neurology, 48*, 791-795.

Albert, M.S. & Moss, M. (1984). The assessment of memory disorders in patients with Alzheimer disease. In L.R. Squire & N. Butters (Eds.), *Neuropsychology of memory*. (pp. 236-265). New York: Guilford Press.

Alberts, M.J., Pericak-Vance, M.A., Royal, V., Bebout, J., Gaskell, P., Thomas, J., Hung, W.Y., Clark, C., Earl, N. & Roses, A.D. (1991). Genetic linkage analysis of nerve growth factor (beta) in familial Alzheimer's disease. *Annals of Neurology, 30*, 216-219.

Albin, R.L., Young, A.B. & Penney, J.B. (1989). The functional anatomy of basal ganglia disorders. *Trends in Neurosciences, 12*, 366-375.

Alesch, F., Ostertag, C.B., Dietrich, B. & Piepgras, U. (1991). Korrelation computertomographischer Befunde mit histologischen Diagnosen. *Aktuelle Neurologie 18*, 95-99.

Alexander, M.P. (1982). Traumatic brain injury. In D.F. Benson & D. Blumer (Eds.), *Psychiatric aspects of neurological disease*. (Vol. II). (pp. 219-249). New York: Grune & Stratton.

Alexander, M.P. & Freedman, M. (1984). Amnesia after anterior communicating artery aneurysm rupture. *Neurology, 34*, 752-757.

Alexander, M.P. & Geschwind, N. (1984). Dementia in the elderly. In M.L. Albert (Ed.), *Clinical neurology of aging*. (pp. 254-276). New York: Oxford University Press.

Alheid, G.F. & Heimer, L. (1988). New perspectives in basal forebrain organization of special relevance for neuropsychiatric disorders: The striatopallidal, amygdaloid, and corticopetal components of substantia innominata. *Neuroscience, 27*, 1-39.

Alivissatos, B. & Milner, B. (1990). Effects of frontal or temporal lobectomy on the use of advance information in a choice reaction time task. *Neuropsychologia, 27*, 495-503.

Allen, L.S. & Gorski, R.A. (1990). Sex difference in the bed nucleus of the stria terminalis of the human brain. *Journal of Comparative Neurology, 302*, 697-706.

Allen, L.S., Richey, M.F., Chai, Y.M. & Gorski, R.A. (1991). Sex differences in the corpus callosum of the living human being. *Journal of Neuroscience, 11*, 933-942.

Allender, J. & Kaszniak, A.W. (1989). Processing of emotional cues in patients with dementia of the Alzheimer's type. *International Journal of Neuroscience, 46*, 147-155.

Alling, C. & Boström, K. (1980). Demyelination of the mamillary bodies in alcoholism. *Acta Neuropathologica, 50*, 77-80.

Allison, R.B. (1974). A new treatment approach for multiple personalities. *American Journal of Clinical Hypnosis, 17*, 15-32.

Allman, P. (1991). Emotionalism following brain damage. *Behavioral Neurology, 4*, 57-62.

Allsop, D., Kidd, M., Landon, M. & Tomlinson, A. (1986). Isolated senile plaque cores in Alzheimer's disease and Down's syndrome show differences in morphology. *Journal of Neurology, Neurosurgery, and Psychiatry, 49*, 886-892.

Almli, C.R. & Finger, S. (Eds.). (1984). *Early brain damage* (Vol. 1: Research orientations and clinical observations). Orlando, F.L.: Academic Press.

Altschul, R. (1935). Der Uncus als Index der Entwicklungshöhe des Gehirnes. *Zeitschrift für die gesamte Neurologie und Psychiatrie, 152*, 451-479.

Altshuler, L.L., Conrad, A., Hauser, P., Li, X., Guze, B.H., Denikoff, K., Tourtellotte, W. & Post, R. (1991). Reduction of temporal lobe volume in bipolar disorder: A preliminary report of magnetic resonance imaging. *Archives of General Psychiatry, 48*, 482-483.

Altshuler, L.L., Devinsky, O., Post, R.M. & Theodore, W. (1990). Depression, anxiety, and temporal lobe epilepsy. *Archives of Neurology, 47*, 284-288.

Alzheimer, A. (1902). Die Seelenstörungen auf arteriosclerotischer Grundlage. *Zeitschrift für Psychiatrie, Psychologie und psychisch-gerichtliche Medicin, 59*, 695-711.

Alzheimer, A. (1907). Über eine eigenartige Erkrankung der Hirnrinde. *Allgemeine Zeitschrift für Psychiatrie, 64*, 146-148.

Alzheimer, A. (1911). Über eigenartige Krankheitsfälle des späteren Alters. *Zeitschrift für die gesamte Neurologie und Psychiatrie, 4*, 356-385.

Amaducci, L.A., Fratiglioni, L., Rocca, W.A., Fieschi, C., Livrea, P., Pedone, D., Bracco, L., Lippi, A., Gandolfo, C., Bino, G., Prencipe, M., Bonatti, M.L., Girotti, F., Carella, F., Tavolato, B., Ferla, S., Lenzi, G.L., Carolei, A., Gambi, A., Grigoletto, F. & Schoenberg, B.S. (1986). Risk factors for clinically diagnosed Alzheimer's disease: A case-control study of an Italian population. *Neurology, 36*, 922-931.

Amaducci, L. & Lippi, A. (1988). Risk factors for Alzheimer's disease: an update. In A. Agnoli, J. Cahn, N. Lassen & R. Mayeux (Eds.), *Senile dementias. II International Symposium* (pp. 3-9). Paris: John Libbey Eurotext.

Amaducci, L. & Lippi, A. (1991). The epidemiology of dementia, Alzheimer's disease and Parkinson's disease. In F. Boller & J. Grafman (Eds.), *Handbook of neuropsychology, Vol. 5*. (pp. 3-13). Amsterdam: Elsevier.

Amaducci, L.A., Rocca, W.A. & Schoenberg, B.S. (1986). Origin of the distinction between Alzheimer's disease and senile dementia: How history can clarify nosology. *Neurology, 36*, 1497-1499.

Amaral, D.G. (1987). Memory: anatomical organization of candidate brain regions. In V.B. Mountcastle & F. Plum (Eds.), *Handbook of Physiology. Section 1: The nervous system* (Vol. 5: Higher functions of the brain, Part 1) (pp. 211-293). Bethesda, M.D.: American Physiological Society.

Amaral, D.G., Insausti, R., Zola-Morgan, S., Squire, L.R. & Suzuki, W.A. (1990). The perirhinal and parahippocampal cortices and medial temporal lobe memory function. In E. Iwai & M. Mishkin (Eds.), *Vision, memory and the temporal lobe.* (pp. 149-162). New York: Elsevier Science Publishing.

Amaral, D.G., Ishizuka, N. & Claiborne, B. (1990). Neurons, numbers and the hippocampal network. In J. Storm-Mathisen, J. Zimmer & O.P. Ottersen (Eds.), *Progress in Brain Research (Vol. 83)*, (pp. 1-11). Amsterdam: Elsevier Science Publ.

Amarenco, P., Roullet, E., Goujon, C., Chéron, F., Hauw, J.-J. & Bousser, M.-G. (1991). Infarction in the anterior rostral cerebellum (the territory of the lateral branch of the superior cerebellar artery). *Neurology, 41*, 253-258.

Aminoff, M.J. & Goodin, D.S. (1990). Electrophysiological features of the dementia of Parkinson's disease. *Advances in Neurology, 53*, 361-363.

Andersen, P. (1991). Parameters controlling the induction of long-term potentiation. In W.C. Abraham, M. Corballis & K.G.White (Eds.), *Memory mechanisms. A tribute to G.V. Goddard.* (pp. 47-58). Hillsdale, N.J.: LEA.

Andersen, R. (1978). Cognitive changes after amygdalectomy. *Neuropsychologia, 16*, 439-451.

Anderson, E.W. & Mallinson, W.P. (1941). Psychogenic episodes in the course of major psychoses. *Journal of Mental Science, 87*, 383-396.

Anderson, J.R. (1983). *The architecture of cognition.* Cambridge, M.A.: Harvard University Press.

Anderson, S.W., Damasio, A.R. & Damasio, H. (1990). Troubled letters but not numbers. Domain specific cognitive impairments following focal damage in frontal cortex. *Brain, 113*, 749-766.

Anderson, S.W., Damasio, H., Jones, R.D. & Tranel, D. (1991). Wisconsin Card Sorting Test performance as a measure of frontal lobe damage. *Journal of Clinical and Experimental Neuropsychology, 13*, 909-922.

Anderson, S.W., Damasio, H. & Tranel, D. (1990). Neuropsychological impairments associated with lesions caused by tumor or stroke. *Archives of Neurology, 47*, 397-405.

Andreasen, N.C., Ehrhardt, J.C., Swayze, V.W., Alliger, R.J., Yuh, W.T., Cohen, G. & Ziebell, S. (1990). Magnetic resonance imaging of the brain in schizophrenia. *Archives of General Psychiatry, 47*, 35-44.

Andrews, E., Poser, C.M. & Kessler, M (1982). Retrograde amnesia for forty years. *Cortex, 18*, 441-458.

Andrews, R.J. (1991). Transhemispheric diaschisis. A review and comment. *Stroke, 22*, 943-949.

Andy, O.J. (1980). Parafascicular-center median nuclei stimulation for intractable pain and dyskinesia (painful-dyskinesia). *Applied Neurophysiology, 43*, 133-144.

Annan, S. (1840). Idiocy from alcoholism. *Maryland Medical and Surgical Journal, 1*, 333-334.

Antel, J.P., Freedman, M.S., Brodovsky, S., Francis, G.S. & Duquette, P. (1989).Activated suppressor cell function in severely disabled patients with multiple sclerosis. *Annals of Neurology, 25*, 204-207.

Anton, G. (1886). Zur Anatomie des Balkenmangels im Grosshirne. *Zeitschrift für Heilkunde (Wien), 7*, 53-61.

Anton, G. (1906). Symptome der Stirnhirnerkrankung. *Münchener medizinische Wochenschrift, 53*, 1289-1291.

Anton, G. & Zingerle, H. (1902). *Bau, Leistung und Erkrankung des menschlichen Stirnhirnes*. Graz, Austria: Leuschner und Lubensky.

Anzola, G.P., Bevilacqua, L., Cappa, S.F., Capra, R., Faglia, L., Farina, E., Frisoni, G., Mariani, C., Pasolini, M.P. & Vignolo, L.A. (1990). Neuropsychological assessment in patients with relapsing-remitting multiple sclerosis and mild functional impairment: correlation with magnetic resonance imaging. *Journal of Neurology, Neurosurgery, and Psychiatry, 53*, 142-145.

Appel, S.H. (1977). Introduction to metabolic diseases of the nervous system. In E.S. Goldensohn & S.H. Appel (Eds.), *Scientific approaches to clinical neurology*. (Vol. I). (pp. 2-25). Philadelphia, PA: Lea and Febiger.

Appleyard, M.E., Smith, A.D., Berman, P., Wilcock, G.K., Esiri, M.M. & Bowen, D.M. (1987). Cholinesterase activities in cerebrospinal fluid of patients with senile dementia of Alzheimer type. *Brain, 110*, 1309-1322.

Apuzzo, M.L.J., Chikovani, O.K., Gott, P.S., Teng, E.L., Zee, C.-S., Gianotta, S.L. & Weiss, M.W. (1982). Transcallosal, interfornicial approaches for lesions affecting the third ventricle: surgical considerations and consequences. *Neurosurgery, 10*, 547-554.

Aquilonius, S.-M., Langström, B. & Tedroff, J. (1989). Brain dopaminergic mechanisms in Parkinson's disease evaluated by positron emission tomography. *Acta Neurologica Scandinavica, 126*, 55-59.

Arai, H., Kobayashi, K., Ikeda, K., Nagao, Y., Ogihara, R. & Kosaka, K. (1983). A computed tomography study of Alzheimer's disease. *Journal of Neurology, 229*, 69-77.

Arató, M., Frecska, E., Tekes, K. & MacCrimmon, D.J. (1991). Serotonergic interhemispheric asymmetry: gender difference in the orbital cortex. *Acta Psychiatrica Scandinavica, 84*, 110-111.

Arbuckle, T.Y., Gold, D. & Andres, D. (1986). Cognitive functioning of older people in relation to social and personality variables. *Journal of Psychology and Aging, 1*, 55-62.

Ardila, A. (1984). Right prefrontal syndrome. In A. Ardila & F. Ostrosky-Solis (Eds.), *The neurology and neuropsychology of the right hemisphere*. (pp. 171-193). New York: Gordon.

Ardila, A. & Moreno, C. (1991). Scopolamine intoxication as a model of transient global amnesia. *Brain and Cognition, 15*, 236-245.

Arendt, Th. (1991). Das Syndrom der partiellen cholinergen Deafferentierung des kortikalen Mantels – ein Konzept zur Beschreibung des brain-behaviour-relationships bei dementiellen Erkrankungen. *Fortschritte der Neurologie, Psychiatrie und Ihrer Grenzgebiete, 59*, 81-91.

Arendt, T. & Bigl, V. (1986). Alzheimer plaques and cortical cholinergic innervation. *Neuroscience, 17*, 277-279.

Arendt, T., Bigl, V. & Arendt, A. (1984). Neurone loss in the nucleus basalis of Meynert in Creutzfeldt-Jakob disease. *Acta Neuropathologica, 65*, 85-88.

Arendt, T., Bigl, V., Arendt, A. & Tennstedt, A. (1983). Loss of neurons in the nucleus basalis of Meynert in Alzheimer's disease, paralysis agitans and Korsakoff's disease. *Acta Neuropathologica, 61*, 101-108.

Arendt, T., Bigl, V., Tennstedt, A. & Arendt, A. (1984). Correlations between cortical plaque count and neuronal loss in the nucleus basalis in Alzheimer's disease. *Neuroscience Letters, 48*, 81-85.

Arendt, T., Bigl, V., Tennstedt, A. & Arendt, A. (1985). Neuronal loss in different parts of the nucleus basalis is related to neuritic plaque formation in cortical target areas in Alzheimer's disease. *Neuroscience, 14*, 1-14.

Arendt, T., Taubert, G., Bigl, V. & Arendt, A. (1988). Amyloid deposition in the nucleus basalis of Meynert complex: a topographic marker for degeneration cell clusters in Alzheimer's disease. *Acta Neuropathologica, 75*, 226-232.

Armstrong, E. (1986). Enlarged limbic structures in the human brain: the anterior thalamus and medial mamillary body. *Brain Research, 362*, 394-397.

Armstrong, R.A. (1991). The relationship between senile plaques, neurofibrillary and amyloid (A4) deposits in Alzheimer's disease: A principal components analysis. *Neuroscience Research Communications, 9*, 91-107.

Armstrong, T.P., Hansen, L.A., Salmon, D.P., Masliah, E., Pay, M., Kunin, J.M. & Katzman, R. (1991). Rapidly progressive dementia in a patient with the Lewy body variant of Alzheimer's disease. *Neurology, 41*, 1178-1180.

Arndt, M. & Sklarek, F. (1903). Ueber Balkenmangel im menschlichen Gehirn. *Archiv für Psychiatrie und Nervenkrankheiten, 37*, 756-799.

Arnett, L.D. (1904). The soul – a study of past and present beliefs. *American Journal of Psychology, 15*, 347-382.

Arnold, M.B. (1984). *Memory and the brain*. Hillsdale, N.J.: LEA.

Arnold, S.E., Hyman, B.T., Flory, J., Damasio, A.R. & Van Hoesen, G.H. (1991). The topographical and neuroanatomical distribution of neurofibrillary tangles and neuritic plaques in the cerebral cortex of patients with Alzheimer's disease. *Cerebral Cortex, 1*, 103-116.

Arnold, S.E., Hyman, B.T. & Van Hoesen, G.W. (1989). Cytoarchitectonic abnormalities of the entorhinal cortex in schizophrenia. *Society for Neuroscience Abstracts, 15*, 1223 (Abstr. No. 449.7).

Arnold, S.E., Hyman, B.T., Van Hoesen, G.W. & Damasio, A.R. (1991). Some cytoarchitectural abnormalities of the entorhinal cortex in schizophrenia. *Archives of General Psychiatry, 48*, 625-632.

Artom, G. (1923). Die Tumoren des Schläfenlappens. *Archiv für Psychiatrie und Nervenkrankheiten, 69*, 47-242.

Ascenzi, O. (1908). Una cisti emorragica del corpo calloso. *Rivista di Patologia nervosa e mentale, 13*, 1-15.

Assal, G., Probst, A., Zander, E. & Rabinowicz, T. (1976). Syndrome amnésique par infiltration tumorale. *Archives Suisses de Neurologie, Neurochirurgie et Psychiatrie, 119*, 317-324.

Atkinson, R.C. & Shiffrin, R.M. (1968). Human memory: A proposed system and its control processes. In K.W. Spence & J.T. Spence (Eds.), *The psychology of learning and motivation*. (Vol. 2). (pp. 89-195). New York: Academic Press.

Attig, E., Botez, M.I., Hublet, Cl., Vervonck, C., Jacquy, J. & Capon, A. (1991). Diaschisis cerebral croise par lesion cerebelleuse: role du cervelet dans les fonctions mentales. *Revue Neurologique, 147*, 200-207.

Auer, R.N., Jensen, M.L. & Whishaw, I.Q. (1989). Neurobehavioral deficit due to ischemic brain damage limited to half of the CA1 sector of the hippocampus. *Journal of Neuroscience, 9*, 1641-1647.

Auerbach, S.H. (1986). Neuroanatomical correlates of attention and memory disorders in traumatic brain injury: an application of neurobehavioral subtypes. *Journal of Head Trauma and Rehabilitation, 1*, 1-12.

Azmitia, E.C. & Björklund, A. (Eds.). (1987). *Cell and tissue transplantation into the adult brain (Annals of the New York Academy of Sciences, Vol. 495)*. New York: New York Academy of Sciences.

Bachevalier, J., Parkinson, J.K. & Mishkin, M. (1985a). Visual recognition in monkeys: Effects of separate vs. combined transection of fornix and amygdalofugal pathways. *Experimental Brain Research, 57*, 554-561.

Bachevalier, J., Saunders, R.C. & Mishkin, M. (1985b). Visual recognition in monkeys: Effects of transection of fornix. *Experimental Brain Research, 57*, 547-553.

Baddeley, A.D. (1978). The trouble with levels: a reexamination of Craik and Lockhart's framework for memory research. *Psychological Review, 85*, 139-152.

Baddeley, A.D. (1982a). Amnesia: A minimal model and an interpretation. In L.S. Cermak (Ed.), *Human memory and amnesia*. (pp. 305-336). Hillsdale, N.J.: LEA.

Baddeley, A. (1982b). Domains of recollection. *Psychological Review, 89*, 708-729.

Baddeley, A. (1990). *Human memory. Theory and practice*. Hillsdale, N.J.: LEA.

Baddeley, A.D. (1992). Working memory. *Science, 255*, 556-559.

Baddeley, A., Bressi, S., Della Sala, S., Logie, R. & Spinnler, H. (1991a). The decline of working memory in Alzheimer's disease. *Brain, 114*, 2521-2542.

Baddeley, A., Della Sala, S. & Spinnler, H. (1991b). The two-component hypothesis of memory deficit in Alzheimer's disease. *Journal of Clinical and Experimental Neuropsychology, 13*, 372-380.

Baddeley, A.D. & Warrington, E.K. (1970). Amnesia and the distinction between long- and short-term memory. *Journal of Verbal Learning and Verbal Behavior, 9*, 176-189.

Baddeley, A. & Wilson, B. (1988). Frontal amnesia and the dysexecutive syndrome. *Brain and Cognition, 7*, 212-230.

Bahmanyar, S., Higgins, G.A., Goldgaber, D., Lewis, D.A., Morrison, J.H., Wilson, M.C., Shankar, S.K. & Gajdusek, D.C. (1987). Localization of Amyloid ß protein messenger RNA in brains from patients with Alzheimer's disease. *Science, 237*, 77-80.

Bailey, P., & Auvrey, H.A. (1928). A case of pinealoma with symptoms suggestive of compulsion neurosis. *A.M.A. Archives of Neurology and Psychiatry, 19*, 932-945.

Bain, A. (1881). *Geist und Körper. Die Theorien über ihre gegenseitigen Beziehungen*. (2. Aufl.). Leipzig: Brockhaus.

Baird, A.D., Adams, K.M., Shatz, M.W., Brown, G.G., Diaz, F. & Ausman, J.I. (1984). Can neuropsychological tests detect the sites of cerebrovascular stenoses and occlusions? *Neurosurgery, 14*, 416-423.

Bak, H.J., Markham, C.H., Cook, M.L. & Stevens, J.G. (1977). Intraaxonal transport of *Herpes simplex* virus in the rat. *Brain Research, 136*, 415-429.

Bakchine, S., Lacomblez, L., Benoit, N., Parisot, D., Chain, F. and Lhermitte, F. (1989) Manic-like state after bilateral orbitofrontal and right temporoparietal injury: Efficacy of clonidine. *Neurology, 39*, 777-781.

Balestrieri, A., Zimmermann-Tansella, C., Tansella, M. & Siciliani, O. (1974). Hysterische Amnesien. In D. Fontanari, J. Kugler & H. Leuschner (Eds.), *Das Gedächtnis und seine klinisch bedeutsamen Störungen*. (pp. 43-44). München-Gräfelfing: Dr. E. Banaschewski Verlag.

Ball, M.J. (1978). Topographic distribution of neurofibrillary tangles and granulovacuolar degeneration in hippocampal cortex of aging and demented patients. A quantitative study. *Acta Neuropathologia, 42*, 73-80.

Ball, M.J. (1979). Topography of Pick inclusion bodies in hippocampi of demented patients. A quantitative study. *Journal of Neuropathology and experimental Neurology, 38*, 614-619.

Ball, M.J. (1980). Features of Creutzfeldt-Jakob disease in brains of patients with familial dementia of Alzheimer type. *Canadian Journal of the Neurological Sciences, 7*, 51-57.

Ball, M.J. (1982). „Limbic predilection in Alzheimer dementia: Is reactivated herpesvirus involved?" *Canadian Journal of the Neurological Sciences, 9*, 303-306.

Ball, M.J. (1986). Herpesvirus in the hippocampus as a cause of Alzheimer's disease. *Archives of Neurology, 43*, 313.

Ball, M.J., V. Hachinski, Fox, A., Korshen, A.J., Fisman, M., Blume, W., Kral, V.A., Fox, H. & Merskey, H. (1985). A new definition of Alzheimer's disease: A hippocampal dementia. *The Lancet, i*, 14-16.

Ball, M.J. & Nuttall, K. (1980). Neurofibrillary tangles, granulovacuolar degeneration, and neuron loss in Down syndrome: Quantitative comparison with Alzheimer dementia. *Annals of Neurology, 7*, 462-465.

Ball, M.J., Schapiro, M.B. & Rapoport, S.I. (1986). Neuropathological relationships between Down syndrome and senile dementia Alzheimer type. In C.J. Epstein (Ed.), *The neurobiology of Down syndrome* (pp. 45-58). New York: Raven Press.

Bancher, C., Lassmann, H., Budka, H., Grundke-Iqbal, I., Iqbal, K., Wiche, G., Seitelberger, F. & Wisniewski, H.M. (1987). Neurofibrillary tangles in Alzheimer's disease and progressive supranuclear palsy: antigenic similarities and differences. *Acta Neuropathologica, 74*, 39-46.

Bandera, L., Della Sala, S., Laiacona, M., Luzzatti, C. & Spinnler, H. (1991). Generative associative naming in dementia of Alzheimer's type. *Neuropsychologia, 29*, 291-304.

Baraitser, M. (1987). *The genetics of neurological disorders*. Oxford: Oxford University Press.

Barbas, H., Henion, T.H.H. & Dermon, C.R. (1991). Diverse thalamic projections to the prefrontal cortex in the rhesus monkey. *Journal of Comparative Neurology, 313*, 65-94.

Barbizet, J., Duizabo, P. & Poirier, J. (1978). Eude anatomo-clinique d'un cas d'encéphalite amnésiante d'origine herpétique. *Revue Neurologique, 134*, 241-253.

Barclay, L. (1986). Genetics in Alzheimer's disease: Methodological problems, research strategies, and practical applications. *Neurobiology of Aging, 7*, 479-480.

Barnes, D. (1989). „Fragile X" syndrome and its puzzling genetics. *Science, 243*, 171-172.

Barnes, D., Munro, P.M.G., Youl, B.D., Pirneas, J.W. & McDonald, W.I. (1991). The longstanding MS lesion. A quantitative MRI and electron microscopic study. *Brain, 114*, 1271-1280.

Barnett, W., Sigmund, D., Roelcke, U. & Mundt, C. (1991). Endomorphes paranoid-halluzinatorisches Syndrom durch Borrelienenzephalitis. *Nervenarzt, 62*, 445-447.

Baron, J.C. (1990). Cortical functional impairment in dementia of the Alzheimer type: Studies with positron emission tomography. In S.R. Rapoport, H. Petit, D. Leys & Y. Christen (Eds.), *Imaging, cerebral topography and Alzheimer's disease*. (pp. 129-137). Berlin: Springer Verlag.

Baron, J.C., D'Antona, R., Pantano, P., Serdaru, M., Samson, Y. & Bousser, M.G. (1986a). Effects of thalamic stroke on energy metabolism of the cerebral cortex: A positron tomography study in man. *Brain, 109*, 1243-1259.

Baron, J.C., D'Antona, R., Serdaru, M., Pantano, P., Bousser, M.G. & Samson, Y. (1986b). Hypométabolisme cortical après lésion thalamique chez l'homme: Étude par la tomographie a positons. *Revue Neurologique*, *142*, 465-474.

Baron, M., Endicott, J. & Ott, J. (1990). Genetic linkage in mental illness; limitations and prospects. *British Journal of Psychiatry, 157*, 645-655.

Baron, R., Heuser, K. & Marioth, G. (1989). Marchiafava-Bignami disease with recovery diagnosed by CT and MRI: demyelination affects several CNS structures. *Journal of Neurology, 236*, 364-366.

Barr, W.B., Goldberg, E., Wasserstein, J. & Novelly, R.A. (1990). Retrograde amnesia following unilateral temporal lobectomy. *Neuropsychologia, 28*, 243-255.

Barris, R.W. & Schuman, H.R. (1953). Bilateral anterior cingulate gyrus lesions. Syndrome of the anterior cingulate gyri. *Neurology, 3*, 44-52.

Bartlett, F. & John, E.R. (1973). Equipotentiality quantified: The anatomical distribution of the engram. *Science, 181*, 764-767.

Bartlett, F.C. (1932). *Remembering*. Cambridge University Press, Cambridge, England.

Bartus, R.T. (1982). Effects of cholingergic agents on learning and memory in animal models of aging. In S. Corkin, K.L. Davis, J.H. Growden, E. Usdin, & J. Wurtman (Eds.), *Alzheimer's disease: A report of progress* (pp. 271-279). New York: Raven Press.

Bartus, R., Dean, R., Bear, B. & Lippa, A. (1982). The cholinergic hypothesis of geriatric memory dysfunction. *Science, 217*, 408-417.

Basso, A., Spinnler, H., Vallar, G. & Zanobio, E. (1982). Left hemisphere damage and selective impairment of auditory verbal short-term memory: A case study. *Neuropsychologia, 20*, 263-274.

Bassoe, P. (1916). Tumors of the third and fourth ventricles. *Journal of the American Medical Association, 67*, 1423-1430.

Bassoe, P. (1920). A case of third ventricle tumor mistaken for lethargic encephalitis. *A.M.A. Archives of Neurology and Psychiatry, 4*, 118-119.

Bayles, K.A. (1991). Age of onset of Alzheimer's disease; relation to language dysfunction. *Archives of Neurology, 48*, 155-159.

Bayles, K.A., Tomoeda, C.K. & Trosset, M.W. (1990). Naming and categorical knowledge in Alzheimer's disease: the process of semantic memory deterioration. *Brain and Language, 39*, 498-510.

Bayles, K.A., Tomoeda, C.K., Kaszniak, A.W. & Trosset, M.W. (1991). Alzheimer's disease effects on semantic memory: Loss of structure or impaired processing? *Journal of Cognitive Neuroscience, 3*, 166-182.

Baynes, K., Holtzman, J.D. & Volpe, B.T. (1986). Components of visual attentions: Alternations in response pattern to visual stimuli following parietal lobe infarction. *Brain, 109*, 99-114.

Beal, M.F., Kleinman, G.M., Ojemann, R.G. & Hochberg, F.H. (1981). Gangliocytoma of third ventricle: Hyperphagia, somnolence, and dementia. *Neurology, 31*, 1224-1228.

Beal, M.F., MacGarvey, U. & Swartz, K.J. (1990). Galanin immunoreactivity is increased in the nucleus basalis of Meynert in Alzheimer's disease. *Annals of Neurology, 28*, 157-161.

Beal, M.F. & Mazurek, M.F. (1987). Substance P-like immunoreactivity is reduced in Alzheimer's disease cerebral cortex. *Neurology, 37*, 1205-1209.

Beal, M.F., Mazurek, M.F., Chattha, G., Bird, E.D. & Martin, J.B. (1985). Reduced numbers of somatostatin receptors in the cerebral cortex in Alzheimer's disease. *Science, 229*, 289-291.

Beal, M.F., Mazurek, M.F., Svendsen, C.N., Bird, E.D. & Martin, J.B. (1986). Widespread reduction of somatostatin-like immunoreactivity in the cerebral cortex in Alzheimer's disease. *Annals of Neurology, 20*, 489-495.

Bear, D.M. (1979). Temporal lobe epilepsy – A syndrome of sensory-limbic hyperconnection. *Cortex, 15*, 357-384.

Beard, C.M., Kokmen, E., Offord, K. & Kurland, L.T. (1991). Is the prevalence of dementia changing? *Neurology, 41*, 1911-1914.

Beatty, W.W., Goodkin,D.E., Monson, N. & Beatty, P.A. (1989). Cognitive disturbances in patients with relapsing remitting multiple sclerosis. *Archives of Neurology, 46*, 1113-1119.

Beatty, W.W., Goodkin, D.E., Monson, N., Beatty, P.A. & Hertsgaard, D. (1988). Anterograde and retrograde amnesia in patients with chronic progressive multiple sclerosis. *Archives of Neurology, 45*, 611-619.

Beatty, W.W., MacInnes, W.D., Porphyris, H.S., Tröster, A.I. & Cermak, L.S. (1988). Preserved topographical memory following right temporal lobectomy. *Brain and Cognition, 8*, 67-76.

Beatty, W.W. & Monson, N. (1990). Semantic priming in multiple sclerosis. *Bulletin of the Psychonomic Society, 28*, 397-400.

Beatty, W.W. & Monson, N. (1991). Metamemory in multiple sclerosis. *Journal of Clinical and Experimental Neuropsychology, 13*, 309-327.

Beatty, W.W., Salmon, D.P., Bernstein, N., Martone, M., Lyon, L. & Butters, N. (1987). Procedural learning in a patient with amnesia due to hypoxia. *Brain and Cognition, 6*, 386-402.

Beatty, W.W., Salmon, D.P., Butters, N., Heindel, W.C. & Granholm, E.L. (1988). Retrograde amnesia in patients with Alzheimer's disease or Huntington's disease. *Neuropsychology of Aging, 9*, 181-186.

Bechinger, D., Kornhuber, H.H., Jung, H. & Sauer, E. (1986). Higher density of mental capacities in the left hemisphere of man: A quantitative investigation in children with localized cerebral lesions. *Archives Italiennes de Biologie, 124*, 83-93.

Bechterew, W. von (1900). Demonstration eines Gehirnes mit Zerstörung der vorderen und inneren Theile der Hirnrinde beider Schläfenlappen. *Neurologisches Zentralblatt, 19*, 990-991.

Becker, A.M., & Sternbach, I. (1953). Über Zeitsinnstörung bei Thalamusherden. *Wiener Zeitschrift für Nervenheilkunde, 7*, 62-67.

Becker, H., Schneider, E., Hacker, H. & Fischer, P.-A. (1979). Cerebral atrophy in Parkinson's disease – represented in CT. *Archiv für Psychiatrie und Nervenkrankheiten, 227*, 81-88.

Becker, J.T., Furman, J.M., Panisset, M., & Smith, C. (1990). Characteristics of memory loss of a patient with Wernicke-Korsakoff's syndrome without alcoholism. *Neuropsychologia, 28*, 171-179.

Becker, L.E., Armstrong, D.L. & Chan, F. (1986). Dendritic atrophy in children with Down's syndrome. *Annals of Neurology, 20*, 520-526.

Becker, R.E. & Giacobini, E. (Eds.). (1990). *Alzheimer's disease*. New York: Taylor & Francis.

Beckermann, A. (1990). Monismus – Herausforderung an die Philosophie. Ist eine materialistische Analyse des Geistes möglich? *Schering: Aus Forschung und Medizin, 5*, 25-32.

Behringer, A. & Wirbatz, A. (1987). Chronische Borrelien-Erkrankung des Zentralen Nervensystems. *Nervenarzt, 58*, 564-567.

Benbow, C.P. (1988). Sex differences in mathematical reasoning ability in the intellectually talented preadolescents: Their nature, effects, and possible causes. *Behavioral and Brain Sciences, 11*, 169-232.

Bench, C.J., Dolan, R.J., Friston, K.J., & Frackowiak, R.S.J. (1990). Positron emission tomography in the study of brain metabolism in psychiatric and neuropsychiatric disorders. *British Journal of Psychiatry, 157 (Suppl. 9)*, 82-95.

Bender, M.B. (1956). Syndrome of isolated episode of confusion with amnesia. *Journal of the Hillside Hospital, 5*, 212-215.

Benecke, R., Rothwell, J.C., Dick, J.P.R., Day, B.L. & Marsden, C.D. (1987). Disturbance of sequential movements in patients with Parkinson's disease. *Brain, 110*, 361-379.

Benedek, L. & Juba, A. (1940). Korsakowsyndrome, Störungen der zentral-vegetativen Regulation und Hypothalamus. *Archs Psychiat, 114*, 341-372.

Benedek, L. & Juba, A. (1941). Korsakowsyndrom bei den Geschwülsten des Zwischenhirns. *Archiv für Psychiatrie, 114*, 366-376.

Benes, F.M., Farol, P.A., Majocha, R.E., Marotta, C.A. & Bird, E.D. (1991). Evidence for axonal loss in regions occupied by senile plaques in Alzheimer cortex. *Neuroscience, 42*, 651-660.

Benes, F.M., McSparren, J., Sangiovanni, J.P., & Vincent, S.L. (1989). Deficits in small interneurons in schizophrenic cortex. *Society for Neuroscience Abstracts, 15*, 1122 (Abstr. No. 449.6).

Benes, F.M., McSparren, J., Bird, E.D., SanGiovanni, J.P. & Vincent, S.L. (1991). Deficits in small interneurons in prefrontal and cingulate cortices of schizophrenic and schizoaffective patients. *Archives of General Psychiatry, 48*, 996-1001.

Benke, T. (1989). Visual agnosia and amnesia from a left unilateral lesion. *European Neurology, 28*, 236-239.

Benner, D.G. & Joscelyne, B. (1984). Multiple personality as a borderline disorder. *Journal of Nervous and Mental Disease, 172*, 98-104.

Bennett, A.H. (1878). Case of cerebral tumour-symptoms simulating hysteria. *Brain, 1*, 114-120.

Bennett, E.L. (1976). Cerebral effects of differential experience and training. In M.R. Rosenzweig & E.L. Bennett (Eds.), *Neural mechanisms of learning and memory*. (pp. 279-287). Cambridge, M.A.: MIT Press.

Benson, D.F. (1978). Amnesia. *Southern Medical Journal, 71*, 1221-1228.

Benson, D.F. (1982). The treatable dementias. In D.F. Benson & D. Blumer (Eds.), *Psychiatric aspects of neurological disease*. (Vol. II). (pp. 123-148). New York: Grune & Stratton.

Benson, D.F. (1983). Subcortical dementia: A clinical approach. In R. Mayeux & W.G. Rosen (Eds.), *Advances in neurology*. (Vol. 38: The dementias). (pp. 185-194). New York: Raven Press.

Benson, D.F. (1984). Clinical differences among types of dementia. *Annals of Neurology, 15*, 403-404.

Benson, D.F. & Blumer, D. (1982). Amnesia: A clinical approach to memory. In D.F. Benson & D. Blumer (Eds.), *Psychiatric aspects of neurological disease*. (Vol. II). (pp. 251-278). New York: Grune & Stratton.

Benson, D.F. & Geschwind, N. (1967). Shrinking retrograde amnesia. *Journal of Neurology, Neurosurgery and Psychiatry, 30*, 539-544.

Benson, D.F., Kuhl, D.E., Hawkins, R.A., Phelps, M.E., Cummings, J.L. & Tsai, S.Y. (1983). The Fluorodeoxyglucose^{18} F scan in Alzheimer's disease and multi-infarct dementia. *Archives of Neurology, 40*, 711-714.

Benson, D.F. & Zaidel, J. (Eds.). (1985). *The dual brain. Hemispheric specialization in humans*. New York: Guilford Press.

Bente, D. & Kluge, E. (1953). Sexuelle Reizzustände im Rahmen des Uncinatus-Syndroms. *Archiv für Psychiatrie und Nervenkrankheiten, 190*, 357-376.

Benton, A. (1988). Neuropsychology: past, present and future. In F. Boller & J. Grafman (Eds.), *Handbook of neuropsychology*. (Vol. 1). (pp. 3-27). Amsterdam: Elsevier.

Berent, S., Giordani, B., Lehtinen, S., Markel, D., Penney, J.B., Buchtel, H.A., Starosta-Rubinstein, S., Hichwa, R. & Young, A.B. (1988). Positron emission tomographic scan investigations of Huntington's disease: cerebral metabolic correlates of cognitive function. *Annals of Neurology, 23*, 541-546.

Bergener, M. & Jungklaass, F.K. (1970). Genetische Befunde bei Morbus Alzheimer und seniler Demenz. *Clinical Gerontology, 12*, 71-75.

Berger, J.R., Moskowitz, L., Fischl, M. & Kelley, R.E. (1987). Neurologic disease as the presenting manifestation of acquired immunodeficiency syndrome. *Southern Medical Journal, 80*, 683-686.

Berger, J.R., Tornatore, C., Major, E.O., Bruce, J., Shapshak, P., Yoshioka, M., Houff, S., Sheremata, W., Horton, G.F. & Landy, H. (1992). Relapsing and remitting human immunodeficiency virus-associated leukoencephalomyelopathy. *Annals of Neurology, 33*, 34-38.

Bergmann, M., Gullotta, F. & Weitbrecht, W.U. (1991). Progressive subkortikale Gliose. *Fortschritte der Neurologie, Psychiatrie und Ihrer Grenzgebiete, 59*, 328-334.

Bergson, H. (1911). *Matter and memory*. New York: Macmillan.

Bergström, T., Andersen, O. & Vahlne, A. (1989). Isolation of herpes simplex virus 1 during first attack of multiple sclerosis. *Annals of Neurology, 26*, 283-285.

Beringer, K. (1927). *Der Meskalinrausch. (Monographien aus dem Gesamtgebiete der Neurologie und Psychiatrie, No. 49)*. Berlin: Springer.

Berkovic, S.F., Andermann, F., Olivier, A., Ethier, R., Melanson, D., Robitaille, Y. von, Kuzniecky, R., Peters, T. & Feindel, W. (1991). Hippocampal sclerosis in temporal lobe epilepsy demonstrated by magnetic resonance imaging. *Annals of Neurology, 29*, 175-182.

Berlin, L. (1949). Presenile sclerosis (Alzheimer's disease) with features resembling Pick's disease. *A.M.A. Archives of Neurology and Psychiatry, 61*, 369-384.

Berlit, P., Endemann, B. & Vetter, P. (1991). Zerebrale Ischämien bei jungen Erwachsenen. *Fortschritte der Neurologie, Psychiatrie und ihrer Grenzgebiete, 59*, 322-327.

Berman, K.F. & Weinberger, D.R. (1990). The prefrontal cortex in schizophrenia and other neuropsychiatric diseases: in vivo physiological correlates of cognitive deficits. In H.B.M. Uylings, C.G. van Eden, J.P.C. de Bruin, M.A. Corner & M.G.P. Feenstra (Eds.), *The prefrontal cortex. Its structure, function and pathology. (Progress in Brain Research, Vol. 85)*. (pp. 521-538). Amsterdam: Elsevier.

Berndt, R.S., Mitchum, C.C. & Price, T.R. (1991). Short-term memory and sentence comprehension. An investigation of a patient with crossed aphasia. *Brain, 114*, 263-280.

Bernstein, C. & Bernstein, H. (1991). *Aging, sex, and DNA repair*. San Diego: Academic Press.

Berr, C., Puel, J., Clanet, M., Ruidavets, J.B., Mas, J.L. & Alperovitch, A. (1989). Risk factors in multiple sclerosis: a population based case-control study in Hautes-Pyrenees, France. *Acta Neurological Scandinavica, 80*, 46-50.

Berrington, W.P., Liddell, D.W. & Foulds, G.A. (1956). A reevaluation of the fugue. *Journal of Mental Science, 102*, 281-286.

Berrios, G.E. (1985). „Depressive pseudodementia" or „melancholic dementia": a 19th century view. *Journal of Neurology, Neurosurgery, and Psychiatry, 48*, 393-400.

Berthier, M.L., Leiguarda, R., Starkstein, S.E., Sevlever, G. & Taratuto, A.L. (1991a). Alzheimer's disease in a patient with posterior cortical atrophy. *Journal of Neurology, Neurosurgery and Psychiatry, 54*, 1110-1111.

Berthier, M., Starkstein, S. & Leiguarda, R. (1987). Behavioral effects of damage to the right insula and surrounding regions. *Cortex, 23*, 673-678.

Berthier, M.L., Starkstein, S.E., Leiguarda, R., Ruiz, A., Mayberg, H.S., Wagner, H., Price, T.R. & Robinson, R.G. (1991b). Transcortical aphasia. Importance of the nonspeech dominant hemisphere in language repetition. *Brain, 114*, 1409-1427.

Berti, A., Arienta, C. & Papagno, C. (1990). A case of amnesia after excision of the septum pellucidum. *Journal of Neurology, Neurosurgery, and Psychiatry, 53*, 922-924.

Bewermeyer, H., Dreesbach, H.A., Racki, A., Neveling, M. & Heiss, W.D. (1985). Presentation of a bilateral thalamic infarct on CT, MRI and PET. *Neuroradiology, 27*, 414-419.

Beyerman, T. (1912). Zur Casuistik der Thalamusherde. *Folia Neurobiologica, 6*, 209-218.

Bhatnager, S.C., Andy, O.J., Korabic, E.W., Tikofsky, R.S., Saxena, V.K., Hellman, R.S., Collier, B.D. & Krohn, L.D. (1989). The effect of thalamic stimulation in processing of verbal stimuli in dichotic listening tasks: A case study. *Brain and Language, 36*, 236-251.

Bhatt, M.H., Snow, B.J., Martin, W., Peppard, R. & Calne, D.B. (1991). Positron emission tomography in progressive supranuclear palsy. *Archives of Neurology, 48*, 389-391.

Bielschowsky, M. (1912). Zur Kenntnis der Alzheimerschen Krankheit (präsenilen Demenz und Herdsymptomen). *Journal für Psychologie und Neurologie, 18*, 273-292.

Bigelow, L.B., Nasrallah, H.A. & Rausher, F.P. (1983). Corpus callosum thickness in chronic schizophrenia. *British Journal of Psychiatry, 142*, 284-287.

Bigl, V. & Arendt, T. (1991). Cholinergic neurons of the central nervous system: morphofunctional aspects. *Acta Psychiatrica Scandinavica*, Suppl. *366*, 7-13.

Bigl, V., Arendt, T., Tennstedt, A. & Arendt, A. (1984). Different degeneration pattern in subdivisions of the nucleus basalis in SDAT correlates with predominance in neuritic plaque formation in cortical target areas. In E.S. Vizi & K. Magyar (Eds.), *Regulation of transmitter function*. (pp. 271-274). Budapest: Academia Kiadò.

Bigler, E.D., Hubler, D.W., Cullum, C.M. & Turkheimer, E. (1985). Intellectual and memory impairment in dementia. Computerized axial tomography volume correlations. *Journal of Nervous and Mental Disease, 173*, 347-352.

Bigler, E.D. & Naugle, R.I. (1985). Case studies in cerebral plasticity. *International Journal of Clinical Neuropsychology, 7*, 12-23.

Bigner, D.D. (1977). Current status and future directions in brain-tumor research. In E.S. Goldensohn & S.H. Appel (Eds.), *Scientific approaches to clinical neurology* (Vol.1) (pp. 830-839). Philadelphia, PA: Lea & Febiger.

Biller, J. (1990). Vascular syndromes of the cerebrum. In P.W. Brazis, J.C. Masdeu & J. Biller (Eds.), *Localization in clinical neurology*. (pp. 429-455). Boston: Little, Brown & Comp.

Biller, J. & Brazis, P.W. (1990). The localization of lesions affecting the basal ganglia. In P.W. Brazis, J.C. Masdeu & J. Biller (Eds.), *Localization in clinical neurology*. (pp. 345-359). Boston: Little, Brown & Comp.

Bird, T.D. (1986). Problems and limitations in studying a genetic component of Alzheimer's disease. *Neurobiology of Aging, 7*, 477-478.

Bird, T.D., Lampe, T.H., Nemens, E.J., Miner, G.W., Sumi, S.M. & Schellenberg, G.D. (1988). Familial Alzheimer's disease in American descendants of the Volga Germans: Probable genetic founder effect. *Annals of Neurology, 23*, 25-31.

Bird, T.D., Stranahan, S., Sumi, S.M. & Raskind, M. (1983). Alzheimer's disease: Choline acetyltransferase activity in brain tissue from clinical and pathological subgroups. *Annals of Neurology, 14*, 284-293.

Bird, T.D., Sumi, S.M., Nemens, E.J., Nochlin, D., Schellenberg, G., Lampe, T.H., Sadovnick, A., Chui, H., Miner, G.W. & Tinklenberg, J. (1989). Phenotypic heterogeneity in familial Alzheimer's disease: a study of 24 kindreds. *Annals of Neurology, 25*, 12-25.

Biro, M. (1910). Die Hirntumoren: Herddiagnostik, Differentialdiagnostik mit besonderer Berücksichtigung der Meningitis serosa, Behandlung. *Deutsche Zeitschrift für Nervenheilkunde, 39*, 377-402.

Birri, R., Perret, E. & Wieser, H.G. (1982). Der Einfluß verschiedener Temporallappenoperationen auf das Gedächtnis bei Epileptikern. *Nervenarzt, 53*, 144-149.

Bischoff, C., Forster, J. & Holdorff, B. (1988). Kolloidzysten des 3. Ventrikels: Probleme der frühzeitigen intravitalen Diagnose. *Fortschritte der Neurologie, Psychiatrie und Ihrer Grenzgebiete, 56*, 22-31.

Bisiach, E. & Geminiani, G. (1991). Anosognosia related to hemiplegia and hemianopia. In G.P. Prigatano & D.L. Schacter (Eds.), *Awareness of deficit after brain injury. Clinical and theoretical issues*. (pp. 17-39). New York: Oxford University Press.

Bissette, G., Smith, W.H., Dole, K.C., Crain, B., Ghanbari, H., Miller, B. & Nemeroff, C.B. (1991). Alterations in Alzheimer's disease-associated protein in Alzheimer's disease frontal and temporal cortex. *Archives of General Psychiatry, 48*, 1009-1012.

Black, I.B., Adler, J.E., Deyfus, C.F., Friedman, W.F., Lagamma, E.F. & Roach, A.M. (1987). Biochemistry of information storage in the nervous system. *Science, 236*, 1263-1268.

Blackwood, D.H.R., St. Clair, D.M., Blackburn, I.M. & Tyrer, G.M.B. (1987). Cognitive brain potentials and psychological deficits in Alzheimer's dementia and Korsakoff's amnesic syndrome. *Psychological Medicine, 17*, 349-358.

Blackwood, D.H.R., St. Clair, D.M., Muir, W.J. & Duffy, J.C. (1991). Auditory P300 and eye tracking dysfunction in schizophrenic pedigrees. *Archives of General Psychiatry, 48*, 899-909.

Blackwood, D.H.R., St. Clair, D.M., Muir, W.J., Oliver, C.J. & Dickens, P. (1988). The development of Alzheimer's disease in Down's syndrome assesed by auditory event-related potentials. *Journal of Mental Deficiency Research, 32*, 439-453.

Blakemore, C.B. & Falconer, M.A. (1967). Long-term effects of anterior temporal lobectomy on certain cognitive functions. *Journal of Neurology, Neurosurgery and Psychiatry, 30*, 364-367.

Blakemore, C. & Greenfield, S. (1987). *Mindwaves. Thoughts on intelligence, identity and consciousness*. Oxford: Basil Blackwell.

Blass, J.P., Gleason, P., Brush, D., DiPonte, P. & Thaler, H. (1988). Thiamine and Alzheimer's disease. A pilot study. *Archives of Neurology, 45*, 833-835.

Blaxton, T.A. (1989). Investigating dissociations among memory measures: Support for a transfer-appropriate processing framework. *Journal of Experimental Psychology: Learning, Memory, and Cognition, 15*, 657-668.

Blin, J., Dubois, B., Bonnet, A.M., Vidaihet, M., Brandabur, M. & Agid, Y. (1991). Does ageing aggravate Parkinsonian disability? *Journal of Neurology, Neurosurgery, and Psychiatry, 54*, 780-782.

Blin, O., Fernandez, A.M., Pailhous, J. & Serratrice, G. (1991). Dopa-sensitive and dopa-resistant gait parameters in Parkinson's disease. *Journal of the Neurological Sciences, 103*, 51-54.

Bliss, E.L. (1986). *Multiple personality, allied disorders and hypnosis*. New York: Oxford University Press.

Bliss, E.L. (1988). Commentary: Professional skepticism about multiple personality. *Journal of Nervous and Mental Disease, 176*, 533-534.

Bliss, T.V.P. & Lomo, T. (1973). Long-lasting potentiation of synaptic transmission in the dentate area of the anaesthetised rabbit following stimulation of the perforant path. *Journal of Physiology, 232*, 331-356.

Blonder, L.X., Bowers, D. & Heilman, K.M. (1991). The role of the right hemisphere in emotional communication. *Brain, 114*, 1115-1127.

Blonstein, J.L. & Clarke, E. (1957). Further observations on the medical aspects of amateur boxing. *Lancet, i*, 362-364.

Bloom, R.L., Borod, J.C., Obler, L.K. & Koff, E. (1990). A priliminary charakterization of lexical emotional expression in right and left brain-damaged patients. *International Journal of Neuroscience, 55*, 71-80.

Bloxham, C.A., Dick, D.J. & Moore, M. (1987). Reaction times and attention in Parkinson's disease. *Journal of Neurology, Neurosurgery, and Psychiatry, 50*, 1178-1183.

Blumbergs, P.C., Jones, N.R. & North, J.B. (1989). Diffuse axonal injury in head trauma. *Journal of Neurology, Neurosurgery, and Psychiatry, 52*, 838-841.

Bodamer, J. (1947). Die Prosopagnosie. *Archiv für Psychiatrie und Nervenkrankheiten, 179*, 6-54.

Bodis-Wollner, I. (1990). The visual system in Parkinson's disease. In B. Cohen & I. Bodis-Wollner (Eds.), *Vision and the brain*. (pp. 297-316). New York: Raven Press.

Bodis-Wollner, I. & Yahr, M.D. (1978). Measurements of visual evoked potentials in Parkinson's disease. *Brain, 101*, 661-671.

Boedecker, J. (1905). Ueber einen acuten („Polioencephalitis superior haemorrhagica") und einen chronischen Fall von Korsakow'scher Psychose. *Archiv für Psychiatrie und Nervenkrankheiten, 40*, 304-328.

Bogaert, L. van, & Helsmoortel, J., jun. (1928). Toxineurite alcoolique vestibulaire avec syndrome de Korsakow. *Journal de Neurologie et de Psychiatrie, 28*, 213-215.

Bogerts, B. (1984). Zur Neuropathologie der Schizophrenen. *Fortschritte der Neurologie, Psychiatrie und ihrer Grenzgebiete, 52*, 428-437.

Bogerts, B., Falkaj, P. & Greve, B. (1991). Evidence of reduced temporolimbic structure volumes in schizophrenia. *Archives of Psychiatry, 48*, 956-957.

Bogdanoff, B. & Natter, H.M. (1989). Incidence of cavum septum pellucidum in adults: a sign of boxer's encephalopathy. *Neurology, 39*, 991-992.

Bogen, J.E. & Bogen, G,M. (1976). Wernicke's region – where is it? *Annals of the New York Academy of Science, 280*, 834-843.

Bogousslavsky, J., Miklossy, J., Deruaz, J.P., Regli, F. & Assal, G. (1986). Unilateral left paramedian infarction of thalamus and midbrain: a clinico-pathological study. *Journal of Neurology, Neurosurgery, and Psychiatry, 49*, 686-694.

Bogousslavsky, J. & Regli, F. (1990). Capsular genu syndrome. *Neurology, 40*, 1499-1502.

Bogousslavsky, J., Regli, F. & Assal, G. (1986). The syndrome of unilateral tuberothalamic artery territory infarction. *Stroke, 17*, 434-441.

Bogousslavsky, J., Regli, F., Delaloye, B., Delaloye-Bishof, A., Assal, G. & Uske, A. (1991). Loss of psychic self-activation with bithalamic infarction. Neurobehavioural, CT, MRI, and SPECT correlates. *Acta Neurologica Scandinavica, 83*, 309-316.

Bogousslavsky, J., Regli, F. & Uske, A. (1988). Thalamic infarcts: Clinical syndromes, etiology, and prognosis. *Neurology, 38*, 837-848.

Boiten, J. (1991). *Lacunar stroke. A prospective clinical and radiological study*. Maastricht: Lenting en Terlingen.

Boiten, J. & Lodder, J. (1991). Lacunar infarcts. Pathogenesis and validity of the clinical syndromes. *Stroke, 22*, 1374-1378.

Boles, D.W. (1991). Factor analysis and the cerebral hemispheres: Pilot study and parietal functions. *Neuropsychologia, 29*, 59-91.

Bolla, K.I., Lindgren, K.N., Bonaccorsy, C. & Bleecker, M.L. (1991). Memory complaints in older adults. Fact of fiction? *Archives of Neurology, 48*, 61-64.

Boller, F., Becker, J.T., Holland, A.L., Forbes, M.M., Hood, P.C. & McGonigle-Gibson, K.L. (1991). Predictors of decline in Alzheimer's disease. *Cortex, 27*, 9-17.

Boller, F. & Saxton, J. (1990). Comparison of criteria for diagnosing Alzheimer's disease in the United States and Europe. In R.J. Wurtman, S. Corkin, J.H. Growdon & E. Ritter-Walker (Eds.), *Advances in neurology*. (Vol. 51). (pp. 1-6). New York: Raven Press.

Bolton, J.S. (1903a). The functions of the frontal lobes. *Brain, 26*, 215-241.

Bolton, J.S. (1903b). The histological basis of amentia and dementia. *Archives of Neurology (London), 2*, 424-620.

Bond, N.W. & Homewood, J. (1991). Wernicke's encephalopathy and Korsakoff's psychosis: To fortify or not to fortify? *Neurotoxicology and Teratology, 13*, 353-355.

Bondareff, W., Baldy, R. & Levy, R. (1981). Quantitative computed tomography in senile dementia. *Archives of General Psychiatry, 38*, 1365-1368.

Bondareff, W. & Mountjoy, C.Q. (1986). Number of neurons in nucleus locus ceruleus in demented and non-demented patients: rapid estimation and correlated parameters. *Neurobiology of Aging, 7*, 297-300.

Bondareff, W., Mountjoy, C.Q. & Roth, M. (1982). Loss of neurons of origin of the adrenergic projection to cerebral cortex (nucleus locus coeruleus) in senile dementia. *Neurology, 32*, 164-168.

Bondareff, W., Mountjoy, C.Q., Roth, M., Rossor, M.N., Iversen, L.L. & Reynolds, G.P. (1987). Age and histopathologic heterogeneity in Alzheimer's disease. *Archives of General Psychiatry, 44*, 412-417.

Bondi, M.W. & Kaszniak, A.W. (1991). Implicit and explicit memory in Alzheimer's disease and Parkinson's disease. *Journal of Clinical and Experimental Neuropsychology, 13*, 339-358.

Bondy, C., Cohen, R., Eggert, D. & Lüer, G. (1969). *Testbatterie für geistig behinderte Kinder.* Weinheim: Beltz.

Bonhoeffer, K. (1901). *Die akuten Geisteskrankheiten der Gewohnheitstrinker.* Jena: Fischer.

Boor, M. (1982). The multiple personality epidemic: Additional cases and inferences regarding diagnosis, etiology, dynamics, and treatment. *Journal of Nervous and Mental Disease, 170*, 302-304.

Bornstein,, R.A., Nasrallah, H.A., Para, M.F., Fass, R.J., Whiteacre, C.C. & Rice, R.R. (1991). Rate of CD4 decline and neuropsychological performance in HIV infection. *Archives of Neurology, 48*, 704-707.

Borrini, G., Dall'Ora, P., Della Sala, S., Marinelli, L., & Spinnler, H. (1989). Autobiographical memory. Sensitivity to age and education of a standardized enquiry. *Psychological Medicine, 19*, 215-224.

Botwinick, J., Storandt, M. & Berg, L. (1986). A longitudinal, behavioral study of senile dementia of the Alzheimer type. *Archives of Neurology, 43*, 1124-1127.

Bouchard, G. (1971). Long term results of stereotaxic fornicotomy and fornicoamygdalotomy in patients with temporal lobe epilepsy showing behavioral disturbances. In W. Umbach (Ed.). *Special topics in stereotaxis.* Stuttgart: Hippocrates.

Bouman, L. & Gruenbaum, A.A. (1929). Eine Störung der Chronognosie und ihre Bedeutung im betreffenden Symptomenbild. *Monatsschrift für Psychiatrie und Neurologie, 73*, 1-39.

Bowden, S.C. (1990). Seperating cognitive impairment in neurologically asymptomatic alcoholism from Wernicke-Korsakoff syndrome: Is the neuropsychological distinction justified?

Bowen, F.P., Burns, M.M., Brady, E.M. & Yahr, M.D. (1976). A note on alterations of personal orientation in Parkinsonism. *Neuropsychologia, 14*, 425-429.

Bowen, F.P., Hoehn, M.M. & Yahr, M.D. (1972). Parkinsonism: Alterations in spatial orientation as determined by a route-walking test. *Neuropsychologia, 10*, 355-361.

Bower, G.H. (1983) Affect and cognition. *Philosophical Transactions of the Royal Society of London, Biological Sciences, 302*, 387-402.

Bowers, D., Verfaellie, M., Valenstein, E. & Heilman, K.M. (1988). Impaired acquisition of temporal information in retrosplenial amnesia. *Brain and Cognition, 8*, 47-66.

Bowers, J.S. & Schacter, D.L. (1990). Implicit memory and test awareness. *Journal of Experimental Psychology: Learning, Memory, and Cognition, 16*, 404-416.

Bowman, K.M., Goodhart, R. & Jollife, N. (1939). Observations on the role of vitamin B_1 in the etiology and treatment of Korsakoff psychosis. *Journal of Nervous and Mental Disease, 90*, 569-575.

Boyd, J.L., Cruickshank, C.A., Kenn, C.W., Madeley, P., Mindham, R.H.S., Oswald, A.G., Smith, R.J. & Spokes, E.G. (1991). Cognitive impairment and dementia in Parkinson's disease: a controlled study. *Psychological Medicine, 21*, 911-921.

Boyle, E.A., Clark, C.M., Klonoff, H., Paty, D.W. & Oger, J. (1991). Empirical support for psychological profiles observed in multiple sclerosis. *Archives of Neurology, 48*, 1150-1154.

Braak, H. & Braak, E. (1985). On areas of transition between entorhinal allocortex and temporal isocortex in the human brain. Normal morphology and lamina-specific pathology in Alzheimer's disease. *Acta Neuropathologica, 68*, 325-332.

Braak, H. & Braak, E. (1986). Ratio of pyramidal cells versus non-pyramidal cells in the human frontal isocortex and changes in ratio with ageing and Alzheimer's disease. In D.F. Swaab, E. Fliers, M. Mirmiran, W.A. Van Gool & F. Van Haaren (Eds.), *Progress in brain research*. (Vol. 70). (pp. 185-212). Amsterdam: Elsevier.

Braak, H. & Braak, E. (1989). Cortical and subcortical argyrophilic grains characterize a disease associated with adult onset dementia. *Neuropathology and Applied Neurobiology, 15*, 13-26.

Braak, H. & Braak, E. (1990a). Alzheimer's disease: striatal amyloid deposits and neurofibrillary changes. *Journal of Neuropathology and Experimental Neurology, 49*, 215-224.

Braak, H. & Braak, E. (1990b). Cognitive impairment in Parkinson's disease: amyloid plaques, neurofibrillary tangles, and neuropil threads in the cerebral cortex. *Journal of Neural Transmission, 2*, 45-57.

Braak, H. & Braak, E. (1991a). Alzheimer's disease affects limbic nuclei of the thalamus. *Acta Neuropathologica, 81*, 261-268.

Braak, H. & Braak, E. (1991b). Entorhinal lesions in dementia. In K. Iqbal, D.R.C. McLachlan, B. Winblad & H.M. Wisniewski (Eds.), *Alzheimer's disease: Basic mechanisms, diagnosis and therapeutic strategies*. (pp. 91-97). New York: John Wiley & Sons.

Braak, H. & Braak, E. (1991c). Neuropathological stageing of Alzheimer-related changes. *Acta Neuropathologica, 82*, 239-259.

Braak, H. & Braak, E. (1991d). Morphologische Veränderungen der menschlichen Endhirnrinde bei Demenz. *Journal für Hirnforschung, 32*, 277-282.

Braak, H., Braak, E. & Goebel, H.H. (1983). Isocortical pathology in type C Niemann-Pick disease. *Journal of Neuropathology and Experimental Neurology, 42*, 671-687.

Braak, H. Braak, E. & Kalus, P. (1989). Alzheimer's disease: areal and laminar pathology in the occipital isocortex. *Acta Neuropathologica, 77*, 494-506.

Bracke-Tolkmitt, R., Linden, A., Canavan, A.G.M., Rockstroh, B., Scholz, E., Wessel, K. & Diener, H.-C. (1989). The cerebellum contributes to mental skills. *Behavioral Neuroscience, 103*, 442-446.

Bradford, J. & Smith, S.M. (1979). Amnesia and homicide: the Padola case and a study of thirty cases. *Bulletin of the American Academy of Psychiatry and the Law, 7*, 219-231.

Bradley, B.P. & Baddeley, A.D. (1990). Emotional factors in forgetting. *Psychological Medicine, 20*, 351-355.

Bradley, V.A., Welch, J.L. & Dick, D.J. (1989). Visuospatial working memory in Parkinson's disease. *Journal of Neurology, Neurosurgery, and Psychiatry, 52*, 1228-1235.

Bradley, W.G. (1984). Treatable peripheral neuropathies. *Wiener klinische Wochenschrift, 96*, 14-21.

Brandel, J.-P., Hirsch, E.C., Malessa, S., Duyckaerts, C., Cervera, P. & Agid, Y. (1991). Differential vulnerability of cholinergic projections to the mediodorsal nucleus of the thalamus in senile dementia of Alzheimer type and progressive supranuclear palsy. *Neuroscience, 41*, 25-31.

Brandsma, J.M. & Ludwig, A.M. (1974). A case of multiple personality: diagnosis and therapy. *International Journal of Clinical and Experimental Hypnosis, 22*, 216-233.

Brandt, J. & Butters, N. (1986). The neuropsychology of Huntington's disease. *Trends in Neurosciences, 9*, 118-120.

Brandt, J., Butters, N., Ryan, C. & Bayog, R. (1983). Cognitive loss in long-term alcohol abusers. *Archives of General Psychiatry, 40*; 435-442.

Brandt, J., Folstein, S.E. & Folstein, M.F. (1988). Differential cognitive impairment in Alzheimer's disease and Huntington's disease. *Annals of Neurology, 23*, 555-561.

Brandt, J., Strauss, M.E., Larus, J., Jensen, B., Folstein, S.E. & Folstein, M.F. (1984). Clinical correlates of dementia and disability in Huntington's disease. *Journal of Clinical Neuropsychology, 6*, 401-412.

Brashear, H.R., Godec, M.S. & Carlsen, J. (1988). The distribution of neurotic plaques and acetylcholinesterase staining in the amygdala in Alzheimer's disease. *Neurology, 38*, 1694-1699.

Bratz, (n.n.g.) (1898). Ammonshornbefunde bei Epileptischen. *Archiv für Psychiatrie und Nervenkrankheiten, 31*, 820-836.

Braunmühl, A. von (1930). Picksche Krankheit. In O. Bumke (Ed.), *Handbuch der Geisteskrankheiten*. (Bd. 11). (pp. 673-715). Berlin: Springer.

Braunmühl, A. von (1957). Alterserkrankungen des Zentralnervensystems: Senile Involution, senile Demenz, Alzheimersche Krankheit. In W. Scholz (Ed.), *Handbuch der speziellen pathologischen Anatomie und Histologie* (Bd. 13: Nervensystem). (pp. 337-539). Berlin: Springer.

Brazier, M.A.B. (1975). Cerebral localization: The search for functional representation in the cortex. *Acta Neurobiologiae Experimentalis, 20*, 529-535.

Breakefield, X.O. & Cambi, F. (1987). Molecular genetic insights into neurological diseases. *Annual Review of Neuroscience, 10*, 535-594.

Bregman, L.E. (1899). Ueber den „Automatisme ambulatoire" („Fugues", „Dromomania"). *Neurologisches Centralblatt, 18*, 776-781.

Breitner, J.C.S., Silverman, J.M., Mohs, R.C. & Davis, K.L. (1988). Familial aggregation in Alzheimer's disease: comparison of risk among relatives of early- and late-onset cases, and among male and female relatives in successive generations. *Neurology, 38*, 207-212.

Breuer, J., & Freud, S. (1895). *Studien über Hysterie*. Wien: Deuticke.

Briley, M., Kato, A.C. & Weber, M. (1986). *New concepts in Alzheimer's disease*. New York: Macmillan.

Brillman, J. (1990). Transient global amnesia in cases with space-occupying lesions. In H.J. Markowitsch (Ed.), *Transient global amnesia and related disorders*. (pp. 48-57). Toronto: Huber.

Brindle, P.M., Brown, M.W., Brown, J., Griffith, H.B. & Turner, G. (1991). Objective and subjective memory impairment in pregnancy. *Psychological Medicine, 21*, 647-653.

Brion, S., Mikol, J. & Plas, J. (1985). Neuropathologie des syndromes amnesiques chez l'homme. *Revue Neurologique, 141*, 627-643.

Brion, S., Plas, J. & Jeanneau, A. (1991). Maladie de Pick point de vue anatomo-clinique. *Revue Neurologique, 147*, 693-704.

Brion, S., Pragier, G., Guerin, R. & Teitgen, M. (1969). Syndrome de Korsakoff par ramollisement bilatéral du fornix. *Revue Neurologique, 120*, 255-262.

Brna, T.G. & Wilson, C.C. (1990). Psychogenic amnesia. *American Family Physician, 41*, 229-234.

Broadbent, D.E. (1983). The functional approach to memory. *Philosophical Transactions of the Royal Society of London, B 302*, 234-249.

Broca, P. (1878). Anatomie comparée des circonvolutions cérébrales. Le grand lobe limbique et la scissure limbique dans le série des mammifères. *Revue Anthropologique, 2*, 385-498.

Brodal, A. (1969). *Neurological anatomy in relation to clinical medicine*. New York: Oxford University Press.

Brodal, A. (1973). Self-observations and neuro-anatomical considerations after a stroke. *Brain, 96*, 675-694.

Brodal, P. (1982). *Neurological anatomy in relation to clinical medicine (2nd ed)*. Oxford: Oxford University Press.

Brodmann, K. (1909a). Antwort an Herrn Dr. Th. Kaes. *Neurologisches Centralblatt, 28*, 635-639.

Brodmann, K. (1909b). *Vergleichende Lokalisationslehre der Grosshirnrinde in ihren Prinzipien dargestellt auf Grund des Zellenbaues*. Leipzig: Barth.

Brodmann, K. (1912). Ergebnisse über die vergleichende histologische Lokalisation der Grosshirnrinde mit besonderer Berücksichtigung des Stirnhirns. *Anatomischer Anzeiger (Suppl.), 41*, 157-216.

Bronstein, A.M., Hood, J.D., Gresty, M.A. & Panagi, C. (1990). Visual control of balance in cerebellar and parkinsonian syndromes. *Brain, 113*, 767-779.

Brooks, D.J. (1991). Detection of preclinical Parkinson's disease with PET. *Neurology, 41 (Suppl. 2)*, 24-27.

Brooks, D.J., Leenders, K.I., Head, G., Marshall, J., Legg, N.J. & Jones, T. (1984). Studies on regional cerebral oxygen utilisation and cognitive function in multiple sclerosis. *Journal of Neurology, Neurosurgery, and Psychiatry, 47*, 1182-1191.

Brooks, D.N. & Baddeley, A.D. (1976). What can amnesic patients learn? *Neuropsychologia, 14*, 111-122.

Brosin, H.W. (1967). Brain disorders. III. Associated with trauma, poisons, drugs, infection, and neoplasm. In A.M. Freedman & H.I. Kaplan (Eds.), *Comprehensive Textbook of Psychiatry* (pp. 748-794). Baltimore, M.D.: Williams and Wilkins.

Brothers, L., Ring, B. & Kling, A. (1990). Response of neurons in the macaque amygdala to complex social stimuli. *Behavioural Brain Research, 41*, 199-213.

Brown, G.G., Kieran, S. & Patel, S. (1989). Memory functioning following a left medial thalamic hematoma. *Journal of Clinical and Experimental Neuropsychology, 11*, 206-218.

Brown, G.G., Rosenbaum, G., Lewis, R. & Rourke, D. (1980). The effects of rehearsal rate on serial recall in Korsakoff amnesia. *Neuropsychologia, 18*, 185-191.

Brown, J. & Monk, A. (1978). Individual differences in the relation of recognition to recall. In M.M. Gruneberg, P.E. Morris & R.N. Sykes (Eds.), *Practical aspects of memory* (pp. 346-353). London: Academic Press.

Brown, J.W. (1985). Frontal lobe syndromes. In P.J. Vinken, G.W. Bruyn, H.L. Klawans & J.A.M. Frederiks (Eds.), *Handbook of clinical neurology*. (Vol. 1 (45): Clinical Neuropsychology). (pp. 23- 41). Amsterdam:Elsevier Science Publishers.

Brown, J.W. (1990). Psychology of time awareness. *Brain and Cognition, 14*, 144-164.

Brown, N.R. (1990). Organization of public events in long-term memory. *Journal of Experimental Psychology: General, 119*, 297-314.

Brown, R. & Kulik, J. (1977). Flashbulb memories. *Cognition 5*, 73-99.

Brown, R.G., MacCarthy, B., Jahanshahi, M. & Marsden, C.D. (1989). Accuracy of self-reported disability in patients with Parkinsonism. *Archives of Neurology, 46*, 955-858.

Brown, R.G. & Marsden, C.D. (1988a). „Subcortical dementia": The neuropsychological evidence. *Neuroscience, 25*, 363-387.

Brown, R.G. & Marsden, C.D. (1988b). Internal versus external cues and the control of attention in Parkinson's disease. *Brain, 111*, 323-345.

Brown, R.G. & Marsden, C.D. (1990). Cognitive function in Parkinson's disease: from description to theory. *Trends in Neurosciences, 13*, 21-29.

Brown, R.G. & Marsden, C.D. (1991). Dual task performance and processing resources in normal subjects and patients with Parkinson's disease. *Brain, 114*, 215-231.

Brown, S. & Schäfer, E.A. (1888). An investigation into the functions of the occipital and temporal lobes of the monkey's brain. *Philosophical Transactions of the Royal Society of London, B 179*, 303-327.

Brown, S.C., Conover, J.N., Flores, L.M. & Goodman, K.M. (1991). Clustering and recall: Do high clusterers recall more than low clusterers because of clustering? *Journal of Experimental Psychology: Learning, Memory, and Cognition, 17*, 710-721.

Bruce, D. (1985). The how and why of ecological memory. *Journal of Experimental Psychology: General, 114*, 78-90.

Bruce, D. (1986). Functional explanation of memory. In J.E. LeDoux & W. Hirst (Eds.), *Mind and brain* (pp. 44-58). Cambridge: Cambridge University Press.

Bruce, D. (1991). Mechanistic and functional explanations of memory. *American Psychologist, 46*, 46-48.

Brun, A. & Englund, E. (1981). Regional pattern of degeneration in Alzheimer's disease: neuronal loss and histopathological grading. *Histopathology, 5*, 549-564.

Brun, A. & Gustafson, L. (1978). Limbic lobe involvement in presenile dementia. *Archiv für Psychiatrie und Nervenkrankheiten, 226*, 79-93.

Brun, A., Gustafson, L. & Englund, E. (1990). Subcortical pathology of Alzheimer's disease. In R.J. Wurtman, S. Corkin, J.H. Growdon & E. Ritter-Walker (Eds.), *Advances in neurology*. (Vol. 51). (pp. 73-78). New York: Raven Press.

Bruner, J.S. (1969). Modalities of memory. In G.A. Talland & N.C. Waugh (Eds.), *The pathology of memory*. (pp. 253-259). New York: Academic Press.

Bruns, L. (1897). *Die Geschwülste des Nervensystems*. Berlin: Karger.

Bruyn, G.W., Bots, G.T.A.M. & Dom, R. (1979). Huntington's chorea: Current neuropathological status. In T.N. Chase, N.S. Wexler & A. Barbeau (Eds.), *Huntington's disease*. (pp. 83-93). New York: Raven Press.

Buchsbaum, M.S. (1990). The frontal lobes, basal ganglia, and temporal lobes as sites for schizophrenia. *Schizophrenia Bulletin, 16*, 377-387.

Bucy, P.C., & Klüver, H. (1940). Anatomic changes secondary to temporal lobectomy. *A.M.A. Archives of Neurology and Psychiatry, 44*, 1142-1146.

Bugiani, O., Giaccone, G., Fragione, B., Ghetti, B. & Tagliavini, F. (1989). Alzheimer patients: preamyloid desposits are more widely distributed than senile plaques throughout the central nervous system. *Neuroscience Letters, 103*, 263-268.

Burger, P.C. & Vogel, F.S. (1973). The development of the pathologic changes of Alzheimer's disease and senile dementia in patients with Down's syndrome. *American Journal of Pathology, 73*, 457-468.

Burgl, G. (1900). Eine Reise in die Schweiz im epileptischen Dämmerzustande und die transitorischen Bewusstseinsstörungen der Epileptiker vor dem Strafrichter. *Münchener medizinische Wochenschrift, No. 37*, 1270-1273.

Burke, W.J., Chung, H.D., Huang, J.S., Huang, S.S., Haring, J.H., Strong, R., Marshall, G.L. & Joh, T.H. (1988). Evidence for retrograde degeneration of epinephrine neurons in Alzheimer's disease. *Annals of Neurology, 24*, 532-536.

Burkle, F.M. & Lipowski, Z.J. (1978). Colloid cyst of the third ventricle presenting as a psychiatric disorder. *American Journal of Psychiatry, 135*, 373-374.

Burnham, W.H. (1889a). Memory, historically and experimentally considered. I. An historical sketch of the older conceptions of memory. *American Journal of Psychology, 2*, 39-90.

Burnham, W.H. (1889b). Memory, historically and experimentally considered. II. Modern conceptions of memory. *American Journal of Psychology, 2*, 225-270.

Burnham, W.H. (1889c). Memory, historically and experimentally considered. III. Paramnesia. *American Journal of Psychology, 2*, 431-464.

Burnham, W.H. (1889d). Memory, historically and experimentally considered. IV. Recent theories, experimental studies, conclusion. *American Journal of Psychology, 2*, 568-622.

Buschke, H. (1973). Selective reminding for analysis of memory and learning. *Journal of Verbal Learning and Verbal Behavior, 12*, 543-550.

Buschke, H. (1974). Spontaneous remembering after recall failure. *Science, 184*, 579-581.

Buschke, H. & Fuld, P.A. (1974). Evaluation, storage, retention and retrieval in disordered memory and learning. *Neurology, 24*, 1019-1025.

Buser, P.A. & Rougeul-Buser, A. (Eds.). (1978). *Cerebral correlates of conscious experience.* Amsterdam: North Holland Publishing Company.

Bushnell, M.C., & Duncan, G.H. (1989). Sensory and affective aspects of pain perception: is medial thalamus restricted to emotional issues? *Experimental Brain Research, 78*, 415-418.

Buss, D.M. (1984). Evolutionary biology and personality psychology. Toward a conception of human nature and individual differences. *American Psychologist, 39*, 1135-1147.

Busse, E.W. (1967). Brain disorders. II. Associated with disturbances in circulation, nutrition, and metabolism and with unknown causes. In A.M. Freedman & H.J. Kaplan (Eds.), *Comprehensive Textbook of Psychiatry* (pp. 717-747). Baltimore, M.D.: Williams and Wilkins.

Butters, N. (1984). Alcoholic Korsakoff's syndrome: An update. *Seminars in Neurology, 4*, 226-244.

Butters, N. (1985). Alcoholic Korsakoff's syndrome: Some unresolved issues concerning etiology, neuropathology, and cognitive deficits. *Journal of Clinical and Experimental Neuropsychology, 7*, 181-210.

Butters, N. & Albert, M.S. (1982). Processes underlying failures to recall remote events. In L.S. Cermak (Ed.), *Human memory and amnesia.* (pp. 257-274). Hillsdale, N.J.: LEA.

Butters, N., Albert, M.S., Sax, D.S., Miliotis, P., Nagode, J. & Sterste, A. (1983). The effect of verbal mediators on the pictorial memory of brain-damaged patients. *Neuropsychologia, 21*, 307-323.

Butters, N. & Brandt, J. (1985). The continuity hypothesis: The relationship of long-term alcoholism to the Wernicke-Korsakoff syndrome. In M. Galanter (Ed.), *Recent developments in alcoholism.* (Vol. 3). (pp. 207-229). New York: Plenum Press.

Butters, N. & Cermak, L.S. (1980). *Alcoholic Korsakoff's syndrome.* New York: Academic Press.

Butters, N. & Grady, M. (1977). Effect of predistractor delays on short-term memory performance of patients with Korsakoff's and Huntington's disease. *Neuropsychologia, 15*, 701-705.

Butters, N. & Miliotis, P. (1985). Amnesic disorders. In K.M. Heilman & E. Valenstein (Eds.), *Clinical neuropsychology.* (2nd ed.). (pp. 403-451). New York: Oxford University Press.

Butters, N., Salmon, D.P., Heindel, W. & Granholm, E. (1988). Episodic, semantic, and procedural memory: some comparisons of Alzheimer and Huntington disease patients. In R.D. Terry (Ed.), *Aging and the brain.* (pp. 63-87). New York: Raven Press.

Butters, N., Sax, D., Montgomery, K. & Tarlow, S. (1978). Comparison of neuropsychological deficits associated with early and advanced Huntington's disease. *Archives of Neurology, 35*, 585-589.

Butters, N., Tarlow, S., Cermak, L.S. & Sax, D. (1976). A comparison of the information processing deficits of patients with Huntington's chorea and Korsakoff's syndrome. *Cortex, 12*, 134-144.

Butters, N., Wolfe, J., Martone, M., Granholm, E. & Cermak, L.S. (1985). Memory disorders associated with Huntington's disease: verbal recall, verbal recognition and procedural memory. *Neuropsychologia, 23*, 729-743.

Buttlar-Brentano, K. von (1952). Pathohistologische Feststellungen am Basalkern Schizophrener. *Journal of Nervous and Mental Disease, 116*, 646-653.

Buttlar-Brentano, K. von (1955). Das Parkinsonsyndrom im Lichte der lebensgeschichtlichen Veränderungen des Nucleus basalis. *Journal für Hirnforschung, 2*, 55-76.

Buzsáki, G. (1991). The thalamic clock: emergent network properties. *Neuroscience, 41*, 351-364.

Buzsáki, G. & Gage, F.H. (1991). Long-term potentiation: Does it happen in the normal brain? When and how? In W.C. Abraham, M. Corballis & K.G. White (Eds.), *Memory mechanisms. A tribute to G.V. Goddard.* (pp. 79-104). Hillsdale, N.J.: LEA.

Bürger-Prinz, H. & Kaila, M. (1930). Über die Struktur des amnestischen Symptomenkomplexes. *Zeitschrift für die gesamte Neurologie und Psychiatrie, 124*, 553-595.

Byesma, F.W., Rebok, G.W. & Brandt, J. (1991). Long-term retention of implicit learning in Huntington's disease. *Neuropsychologia, 29*, 1213-1221.

Byrne, J.M. & Gates, R.D. (1987). Single-case study of left cerebral hemispherectomy: development in the first five years of life. *Journal of Clinical and Experimental Psychology, 9*, 423-434.

Cadoux-Hudson, T.A.D., Kermode, A., Rajagopalan, B., Taylor, D., Thompson, A.J., Ormerod, I.E.C., McDonald, W.I. & Radda, G.K. (1991). Biochemical changes within a multiple sclerosis plaque in vivo. *Journal of Neurology, Neurosurgery, and Psychiatry, 54*, 1004-1006.

Caffara, P., Moretti, G., Mazzucchi, A. & Parma, M. (1981). Neuropsychological testing during a transient global amnesia episode and its follow-up. *Acta Neurologica Scandinavica, 63*, 44-50.

Cai, Z. (1990). The neural mechanisms of declarative memory consolidation and retrieval: A hypothesis. *Neuroscience and Behavioral Reviews, 14*, 295-304.

Caine, E., Bamford, K., Schiffer, R. (1986). A controlled neuropsychological comparison of Huntington's disease and multiple sclerosis. *Archives of Neurology, 43*, 249-254.

Caine, E.D., Ebert, M.H. & Weingärtner, H. (1977). An outline for the analysis of dementia: The memory disorder of Huntington's disease. *Neurology, 27*, 1087-1092.

Cairns, H. & Mosberg, W.H. (1951). Colloid cyst of the third ventricle. *Surgery, Gynecology and Obstetrics, 92*, 546-570.

Cajal, S.R. y. (1909-1911). *Histologie du systeme nerveux de l'homme et de vertébrès*. Paris: Maloine.

Cala, L.A., Jones, B., Mastaglia, F.L. & Wiley, B. (1978). Brain atrophy and intellectual impairment in heavy drinkers – A clinical, psychometric and computerized tomography study. *Australian and New Zealand Journal of Medicine, 8*, 147-153.

Calabrese, P., Haupts, M., Markowitsch, H.J. & Gehlen, W. (1993). The cognitive-mnestic performance profile of a patient with bilateral asymmetric thalamic infarction. In submission.

Calabrese, P., Kim, J.-I. & Markowitsch, H.J. (1990). Aluminum induced distant lesions in rats – a descriptive anatomical study. *Korean Journal of Biological and Physiological Psychology, 2*, 94-99.

Calabrese, P., Markowitsch, H.J. & Przuntek, H. (1993). Recovery of mnestic functions after hypoxic brain damage. Submitted.

Calne, D.B. (1989). Is „Parkinson's disease" one disease? *Journal of Neurology, Neurosurgery, and Psychiatry, Special Supplement*, 18-21.

Calne, D.B., Eisen, A., McGeer, E. & Spencer, P. (1986). Alzheimer's disease, Parkinson's disease, and motoneurone disease: aminotropic interaction between ageing and environment? *Lancet, ii*, 1067-1070.

Calne, D.B., Eisen, A. & Meneilly, G. (1991). Normal aging of the nervous system. *Annals of Neurology, 30*, 206-207.

Caltagirone, C., Carlesimo, G.A., Fadda, L. & Roncaci, S. (1991). Cognitive function in multiple sclerosis: a subcortical pattern of neuropsychological impairment? *Behavioural Neurology, 4*, 129-142.

Caltagirone, C., Carlesimo, G.A., Nocentini, U. & Vicari, S. (1989). Defective concept formation in Parkinsonians is independent from mental deterioration. *Journal of Neurology, Neurosurgery, and Psychiatry, 52*, 234-337.

Cambier, J. (1954). L'encephalopathie de Gayet-Wernicke et les encephalopathies carentielles des alcooliques. *Presse Medicale, 62*, 859-861.

Cambier, J. & Graveleau, P. (1985). Thalamic syndromes. In J.A.M. Frederiks (Ed.) *Handbook of clinical neurology*. (Vol. 1(45): Clinical neuropsychology). (pp. 87-98). Amsterdam: Elsevier Publishers.

Cambier, J., Masson, M., Graveleau, P. & Elghozi, D. (1982). Sémiologie de négligence lorsdes lésions ischémiques dans le territoire de l'artére cérébrale postérieure droite. Role de la lésion thalamique. *Revue Neurologique, 138*, 631-648.

Cameron, A.S. & Archibald, Y.M. (1981). Verbal memory deficit after left fornix removal: A case report. *International Journal of Neuroscience, 12*, 201.

Cameron, P.D., Blackburn, P. & Wallace, S.J. (1991). Herpes simplex encephalitis following a skull fracture. *Journal of Neurology, Neurosurgery and Psychiatry, 54*, 834-835.

Campbell, A.C.P., & Biggart, J.H. (1939). Wernicke's encephalopathy (Polioencephalitis haemorrhagica superior): its alcoholic and non-alcoholic incidence. *Journal of Pathology and Bacteriology, 48*, 245-262.

Canavan, A.G.M., Passingham, R.E., Marsden, C.D., Quinn, N., Wyke, M. & Polkey, C.E. (1989a). The performance on learning tasks of patients in the early stages of Parkinson's disease. *Neuropsychologia, 27*, 141-156.

Canavan, A.G.M., Passingham, R.E., Marsden, C.D., Quinn, N., Wyke, M. & Polkey, C.E. (1989b). Sequencing ability in Parkinsonians, patients with frontal lobe lesions and patients who have undergone unilateral temporal lobectomies. *Neuropsychologia, 27*, 787-798.

Cancelliere, A.E.B. & Kertesz, A. (1990). Lesion localization in acquired deficits of emotional expression and comprehension. *Brain and Cognition, 13*, 133-147.

Candy, J.M., Gascoigne, A.D., Biggins, J.A., Smith, A.I., Perry, R.H., Perry, E.K., McDermott, J.R. & Edwardson, J.A. (1985). Somatostatin immunoreactivity in cortical and some subcortical regions in Alzheimer's disease. *Journal of the Neurological Sciences, 71*, 315-323.

Candy, J.M., Klinowski, J., Perry, R.H., Perry, E.K., Fairbairn, A., Oakley, A.E., Carpenter, T.A., Atack, J.R., Blessed, G. & Edwardson, J.A. (1986). Aluminosilicates and senile plaque formation in Alzheimer's disease. *The Lancet, 15*, 354-357.

Candy, J.M., Perry, E.K., Perry, R.H., Court, J.A., Oakley, A.E. & Edwardson, J.A. (1986). The current status of the cortical cholinergic system in Alzheimer's disease and Parkinson's disease. In D.F. Swaab, E. Fliers, M. Mirmiran, W.A. Van Gool & F. Van Haaren (Eds.), *Progress in Brain Research*, Vol. 70 (pp. 105-131). Amsterdam: Elsevier.

Canter, A.H. (1951). Direct and indirect measures of psychological deficit in multiple sclerosis. *Journal of General Psychology*, *44*, 3-50.

Canton, (n.n.g.) (1860). Chronic alcoholism with impending delirium tremens treated by suspension of the stimulus. *Lancet, ii*, 237-238.

Caplan, L.R. (1985). Transient global amnesia. In P.J. Vinken, G.W. Bruyn & H. Klawans (Eds.), *Handbook of clinical neurology*. (Vol. 1 (45) Clinical Neuropsychology). (pp. 205-218). Amsterdam: Elsevier Science Publ.

Caplan, L.R. (1990). Transient global amnesia: Characteristic features and overview. In H.J. Markowitsch (Ed.), *Transient global amnesia and related disorders*. (pp. 15-27). Toronto: Hogrefe.

Caplan, L.R., DeWitt L.D., Pessin, M.S., Gorelick, P.B. & Adelman, L.S. (1988). Lateral thalamic infarcts. *Archives of Neurology, 45*, 959-964.

Caplan, L.R. & Hedley-Whyte, T. (1974). Cuing and memory dysfunction in alexia without agraphia. *Brain, 97*, 251-262.

Caramazza, A. & Hillis, A.E. (1991). Lexical organization of nouns and verbs in the brain. *Nature, 349*, 788-790.

Carlson, R.A., Sullivan, M.A. & Schneider, W. (1989). Practice and working memory effects in building procedural skill. *Journal of Experimental Psychology: Learning, Memory, and Cognition*, *15*, 517-526.

Carmel, P.W. (1985). Tumours of the third ventricle. *Acta Neurochirurgica, 75*, 136-146.

Carmichael, E.A. & Stern, R.O. (1931). Korsakoff's syndrome: its histopathology. *Brain, 54*, 189-213.

Carney, A.L. & Anderson, E.M. (Eds.) (1981). *Diagnosis and treatment of brain ischemia.* (Advances in Neurology Series, Vol. 30). New York: Raven Press.

Carney, M.W.P. (1990). Vitamin deficiency and mental symptoms. *British Journal of Psychiatry, 156*, 878-882.

Carney, M.W.P., Charty, T.K.N., Robotis, P., & Childs, A. (1987). Ganser syndromes and its management. *British Journal of Psychiatry, 151*, 697-700.

Carr, A.C. (1982). Memory deficit after fornix transection. *Neuropsychologia, 20*, 95-98.

Carr, I. (1982). The Ophelia syndrome: memory loss in Hodgkin's disease. *Lancet, i*, 844-845.

Cartier, L., Verdugo, R., Vergara, C. & Galvez, S. (1989). The nucleus basalis of Meynert in 20 definite cases of Creutzfeldt-Jakob disease. *Journal of Neurology, Neurosurgery and Psychiatry, 52*, 304-309.

Casabona, J., Sánchez, E., Graus, F., Abós, J. & Segura, A. (1991). Trends and survival for AIDS patients presenting with indicative neurologic diseases. *Acta Neurologica Scandinavica, 84*, 51-55.

Casanova, M.F., Walker, L.C., Whitehouse, P.J., Price, D.L. (1985). Abnormalities of the nucleus basalis in Down's syndrome. *Annals of Neurology, 18*, 310-313.

Cascino, G.D., Jack, C.R. Jr., Parisi, j.E., Sharbrough, F.W., Hirschorn, K.A., Meyer, F.B., Marsh, W.R. & O'Brien, P.C. (1991). Magnetic resonance imaging-based volume studies in temporal lobe epilepsy: Pathological correlations. *Annals of Neurology, 30*, 31-36.

Caselli, R.J., Scheithauer, B.W., Bowles, C.A., Trenerry, M.R., Meyer, F.B., Smigielski, J.S. & Rodriguez, M. (1991). The treatable dementia of Sjörgen's syndrome. *Annals of Neurology, 30*, 98-101.

Castaigne, P., Buge, A., Cambier, J., Excourolle, R., Brunet, P., & Degos, J.D. (1966). Demence thalamique d'origine vasculaire par ramollissement bilateral, limite au territoire du pedicule retro-mamillaire. A propos de deux observations anatomocliniques. *Revue Neurologique, 114*, 89-107.

Castaigne, P., Lhermitte, F., Buge, A., Escourolle, R., Hauw, J.J. & Lyon-Caen, O. (1981). Paramedian thalamic and midbrain infarcts: Clinical and neuropathological study. *Annals of Neurology, 10*, 127-148.

Catala, I., Ferrer, I., Galofre, E. & Fabregues, I. (1988). Decreased numbers of dendritic spines on cortical pyramidal neurons in dementia. A quantitative Golgi study on biopsy samples. *Human Neurobiology, 6*, 255-259.

Cavada, C. & Goldman-Rakic, P.S. (1989a). Posterior parietal cortex in rhesus monkey: I. parcellation of areas based on distinctive limbic and sensory corticocortical connections. *Journal of Comparative Neurology, 287*, 393-421.

Cavada, C. & Goldman-Rakic, P.S. (1989b). Posterior parietal cortex in rhesus monkey: II. evidence for segregated corticocortical networks linking sensory and limbic areas with the frontal lobe. *Journal of Comparative Neurology, 287*, 422-445.

Cavada, C. & Goldman-Rakic, P.S. (1991). Topographic segregation of corticostriatal projections from posterior parietal subdivisions in the macaque monkey. *Neuroscience, 42*, 683-696.

Cavanagh, J.B. (1958). On certain small tumours encountered in the temporal lobe. *Brain, 81*, 389-405.

Ceci, S.J. & Bronfenbrenner, U. (1991). On the demise of everyday memory: „The rumors of my death are much exaggerated" (Mark Twain). *American Psychologist, 46*, 27-31.

Ceci, S.J., Ross, D.F. & Toglia, M.P. (1987). Suggestibility of children's memory: psycholegal implications. *Journal of Experimental Psychology: General, 116*, 38-49.

Celesia, G.G., Bushnell, D., Toleikis, S.C. & Brigell, M.G. (1991). Cortical blindness and residual vision: Is the „second" visual system in humans capable of more than rudimentary visual perception? *Neurology, 41*, 862-869.

Celsis, P., Agniel, A., Puel, M., Démonet, J.F., Rascol, A. & Marc-Vergnes, J.P. (1990). Hemodynamic subtypes of dementia of the Alzheimer type: Clinical and neuropsychological characteristics. In S.R. Rapoport, H. Petit & Y. Christen (Eds.), *Imaging, cerebral topography and Alzheimer's disease* (pp. 145-157). Berlin: Springer-Verlag.

Cerella, J. (1991). Age effects may be global, not local: Comment on Fisk and Rogers (1991). *Journal of Experimental Psychology: General, 120*, 215-223.

Cermak, L.S. (1976). The encoding of a patient with amnesia due to encephalitis. *Neuropsychologia, 14*, 311-326.

Cermak, L.S. (1989). Encoding and retrieval deficits of amnesic patients. In E. Perecman (Ed.), *Integrating theory and practice in clinical neuropsychology*. (pp. 139-154). Hillsdale, N.J.: LEA.

Cermak, L.S. (1989). Encoding and retrieval deficits of amnesic patients. In E. Perecman (Ed.), *Integrating theory and practice in clinical neuropsychology*. (pp. 139-154). Hillsdale, N.J.: LEA.

Cermak, L.S. (Ed.) (1982). *Human memory and amnesia*. Hillsdale, N.J.: LEA.

Cermak, L.S. & Butters, N. (1973). Information processing deficits of alcoholic Korsakoff patients. *Quarterly Journal of Studies on Alcohol, 34*, 1110-1132.

Cermak, L.S., Butters, N. & Goodglass, H. (1971). The extent of memory loss in Korsakoff patients. *Neuropsychologia, 9*, 307-315.

Cermak, L.S. & O'Connor, M.C. (1983). The anterograde and retrograde retrieval ability of a patient with amnesia due to encephalitis. *Neuropsychologia, 21*, 213-234.

Cermak, L.S. & Reale, L. (1978). Depth of processing and retention of words by alcoholic Korsakoff patients. *Journal of Experimental Psychology: Human Learning and Memory, 4*, 165-174.

Cermak, L.S., Verfaellie, M., Milberg, W., Letourneau, L. & Blackford, S. (1991). *A further analysis of perceptual identification priming in alcoholic Korsakoff patients. Neuropsychologia, 29*, 725-736.

Cesaro, P., Mann, M.W., Moretti, J.L., Defer, G., Roualdès, B., Nguyen, J.P. & Degos, J.D. (1991). Central pain and thalamic hyperactivity: a single photon emission computerized tomographic study. *Pain, 47*, 329-336.

Chang Chui, H. (1991). Subgroups of dementia: methodological issues and applications to Alzheimer's disease. In F. Boller And J. Grafman (Eds.), *Handbook of neuropsychology*. (Vol. 5.). (pp. 15-28). Amsterdam: Elsevier Science Publishers.

Chan-Palay, V. (1988). Galanin hyperinnervates surviving neurons of the human basal nucleus of Meynert in dementias of Alzheimer's and Parkinson's disease: A hypothesis for the role of galanin in accentuating cholinergic dysfunction in dementia. *Journal of Comparative Neurology, 273*, 543-557.

Chan-Palay, V. (1990). Hyperinnervation of surviving neurons of the human basal nucleus of Meynert by galanin in dementias of Alzheimer's and Parkinson's disease. In R.J. Wurtman, S. Corkin, J.H. Growdon & E. Ritter-Walker (Eds.), *Advances in neurology* (Vol. 51) (pp. 253-256). New York: Raven Press.

Chan-Palay, V. & Asan, E. (1989). Alterations in catecholamine neurons of the Locus coeruleus in senile dementia of the Alzheimer type and in Parkinson's disease with and without dementia and depression. *Journal of Comparative Neurology, 287*, 373-392.

Chan-Palay, V., Jentsch, B., Lang, W., Höchli, M. & Asan, E. (1990). Distribution of neuropeptide Y, C-terminal flanking peptide of NPY and Galanin and coexistence with catecholamine in the Locus coeruleus of normal human, Alzheimer's dementia and Parkinson's disease brains. *Dementia, 1*, 18-31.

Chandra, V., Bharucha, N.E. & Schoenberg, B.S. (1986). Conditions associated with Alzheimer's disease at death: Case-control study. *Neurology, 36*, 209-211.

Chandra, V., Philipose, V., Lazaroff, A. & Schoenberg, B.S. (1987). Case-control study of late onset „probable Alzheimer's disease". *Neurology, 37*, 1295-1300.

Channon, S., Daum, I. & Polkey, C.E. (1989). The effect of categorization on verbal memory after temporal lobectomy. *Neuropsychologia, 27*, 777-785.

Chapman, L.F., Walter, R.D., Markham, C.H., Rand, R.W. and Crandall, P.H. (1967). Memory changes induced by stimulation of hippocampus or amygdala in epilepsy patients with implanted electrodes. *Transaction of the American Neurological Association, 92*, 50-56.

Chapman, L.F. & Wolff, H.G. (1959). The cerebral hemispheres and the highest integrative functions of man. *Archives of Neurology 1*, 357-424.

Charcot, J.M. (1878-1881). *Ueber die Localisationen der Gehirn-Krankheiten*. Stuttgart: Adolf Bonz.

Charles, N., Vighetto, A., Pialat, J., Confavreux, C. & Aimard, G. (1990). Formes psychiatriques et démentielles de la maladie de kufs. *Revue Neurologique, 146*, 752-756.

Charness, M.E., & DeLaPaz, R.L. (1987). Mamillary body atrophy in Wernicke's encephalopathy: antemortem identification using magnetic resonance imaging. *Annals of Neurology, 22*, 595-600.

Cheek, W.R., & Taveras, J.M. (1966). Thalamic tumors. *Journal of Neurosurgery, 24*, 505-513.

Chertkow, H. & Bub, D. (1990). Semantic memory loss in dementia of Alzheimer's type. *Brain, 113*, 397-417.

Chertkow, H., Bub, D. & Seidenberg, M. (1989). Priming and semantic memory loss in Alzheimer's disease. *Brain and Language, 36*, 420-446.

Chiarello, C. (1980). A house divided? Cognitive functioning with callosal agenesis. *Brain and Language, 11*, 128-158.

Chiarello, C. & Hoyer, W.J. (1988). Adult age differences in implicit and explicit memory: Time course and encoding effects. *Psychology and Aging, 3*, 358-366.

Chodoff, P. (1954). A re-examination of some aspects of conversion hysteria. *Psychiatry, 17*, 75-81.

Choi, D., Sudarsky, L., Schachter, S., Biber, M. & Burke, P. (1983). Medial thalamic hemorrhage with amnesia. *Archives of Neurology, 40*, 611-613.

Chollet, F., DiPiero, V., Wise, R.J.S., Brooks, D.J., Dolan, R.J. & Frackowiak, R.S.J. (1990). The functional anatomy of motor recovery after stroke in humans: A study with positron emission tomography. *Annals of Neurology, 29*, 63-71.

Choroschko, W.K. (1923). Die Stirnlappen des Gehirns in funktioneller Beziehung. *Zeitschrift für die gesamte Neurologie und Psychiatrie, 83*, 291-302.

Chow, K.L. (1954). Lack of behavioral effects following destruction of some thalamic association nuclei in monkey. *Archives of Neurology and Psychiatry, 71*, 762-771.

Chow, K.L. (1967). Effects of ablation. In G.C. Quarton, T. Melnechuk & F. O. Schmitt (Eds.), *The neurosciences. A study program* (pp. 705-713). New York: Rockefeller University Press.

Chozick, B. (1987). The nucleus basalis of Meynert in neurological dementing disease: a review. *International Journal of Neuroscience, 37*, 31-48.

Chotzen, F. (1902). Zur Kenntnis der polyneuritischen Psychose. *Allgemeine Zeitschrift für Psychiatrie und ihre Grenzgebiete, 59*, 498-534.

Christensen, H., Hadzi-Pavlovic, D. & Jacomb, P. (1991). The psychometric differentiation of dementia from normal aging: A meta-analysis. *Psychological Assessment, 3*, 147-155.

Christianson, S.-A. and Loftus, E.F. (1990) Some characteristics of people's traumatic memories. *Bulletin of the Psychonomic Society, 28*, 195-198.

Christianson, S.-A., Loftus, E.F., Hoffman, H. & Loftus, G.R. (1991). Eye fixations and memory for emotional events. *Journal of Experimental Psychology: Learning, Memory, and Cognition, 17*, 693-701.

Chui, C.H. (1987). The significance of clinically defined subgroups of Alzheimer's disease. *Journal of Neural Transmission, (Suppl.) 24*, 57-68.

Chui, C.H. (1989). Dementia. A review emphasizing clinicopathologic correlation and brain-behavior relationships. *Archives of Neurology, 46*, 806-814.

Chui, H., Teng, L.E., Henderson, V. & Moy, A. (1985). Clinical subtypes of dementia of the Alzheimer type. *Neurology, 35*, 1544-1550.

Churchland, P.S. (1986). *Neurophilosophy. Toward a unified science of the mind/brain.* Cambridge, M.A.: MIT Press.

Churchland, P.S. & Sejnowski, T.J. (1988). Perspectives on cognitive neuroscience. *Science, 242*, 741-745.

Cimino, C.R., Verfaellie, M., Bowers, D. & Heilman, K.M. (1991). Autobiographical memory: influence of right hemisphere damage on emotionality and specificity. *Brain and Cognition, 15*, 106-118.

Cipolotti, L., Butterworth, B. & Denes, G. (1991). A specific deficit for numbers in a case of dense acalculia. *Brain, 114*, 2619-2637.

Claparede, E. (1911). Récognition et moiité. *Archives Psychologie, 11*, 79-90.

Clark, C.R. & Geffen, G.M. (1989). Corpus callosum surgery and recent memory: a review. *Brain, 112*, 165-175.

Clarkson-Smith, L. & Hartley, A.A. (1990). The game of bridge as an exercise in working memory and reasoning. *Journal of Gerontology, Psychological Sciences, 45*, 233-238.

Claros Salinas, D. (1988). Zahlenverarbeitung und Arithmetik. In D. von Cramon & J. Zihl (Eds.), *Neuropsychologische Rehabilitation. Grundlagen – Diagnostik – Behandlungsverfahren.* (pp. 306-318). Berlin: Springer-Verlag.

Claros Salinas, D. & Cramon von, D. (1987). Diagnostik von Störungen im Umgang mit Zahlen (Akalkulie). *Fortschritte der Neurologie und Psychiatrie, 55*, 239-248.

Clifton, G.L. (1983). Traumatic lesions. In R.N. Rosenzweig (Ed.), *The clinical neurosciences.* (Vol. I). (pp. 1269-1311). New York: Churchill Livingstone.

Cloud, M.D., Meyer, D.R. & Meyer, P.M. (1982). Inductions of recoveries from injuries to the cortex: Dissociation of equipotential and regionally specific mechanisms. *Physiological Psychology, 10*, 66-73.

Cochrane, W.A., Collins-Williams, C., & Donohue, W.L. (1961). Superior hemorrhagic polioencephalitis (Wernicke's disease) occurring in an infant – probably due to thiamine deficiency from use of a soya bean product. *Pediatrics, 28*, 771-777.

Cocores, J.A., Santa, W.G., & Patel, M.D. (1984). The Ganser syndrome: Evidence suggesting its classification as a dissociative disorder. *International Journal of Psychiatry in Medicine, 14*, 47-56.

Coe, W.C. & Sluis, A.S.E. (1989). Increasing contextual pressures to breach posthypnotic amnesia. *Journal of Personality and Social Psychology, 57*, 885-894.

Cohen, D., Cuffin, B.N., Yunokuchi, K., Maniewski, R., Purcell, C., Cosgrove, G.R., Ives, J., Kennedy, J.G. & Schomer, D.L. (1990). MEG versus EEG localization test using implanted sources in the human brain. *Annals of Neurology, 28*, 811-817.

Cohen, G. (1989). *Memory in the real world*. Hillsdale, N.J.: LEA.

Cohen, M.R. (1991). Pitfalls in animal models. *Archives of General Psychiatry, 48*, 379.

Cohen, N.J. (1984). Preserved learning capacity in amnesia: Evidence for multiple memory systems. In L.S. Squire & N. Butters (Eds.), *Neuropsychology of memory* (pp. 83-103). New York: Guilford Press.

Cohen, N.J. & Corkin, S. (1981). The amnesic patient H.M.: Learning and retention of a cognitive skill. *Social Neuroscience Abstracts, 7*, 235.

Cohen, N.J. & Squire, L.R. (1980). Preserved learning and retention of pattern-analyzing skill in amnesia: Dissociation of knowing how and knowing that. *Science, 210*, 207-210.

Cohen, N.J. & Squire, L.R. (1981). Retrograde amnesia and remote memory impairment. *Neuropsychologia, 19*, 337-356.

Cohen, R. & Kelter, S. (1979). Cognitive impairment of aphasics in a colour-to-picture matching task. *Cortex, 15*, 235-245.

Cohen, R.M., Semple, W.E., Gross, M., Nordahl, T.E., King, A.C., Pickar, D. & Post, R.M. (1989). Evidence for common alterations in cerebral glucose metabolism in major affective disorders and schizophrenia. *Neuropsychopharmacology, 2*, 241-254.

Coker, S.B. (1991). The diagnosis of childhood neurodegenerative disorders presenting as dementia in adults. *Neurology, 41*, 794-798.

Colella, R. (1894). La psicosi polyneuritica. *Annales de Neurologie, 12*, 1-66, 151-152, 449-521.

Colmant, H.J. (1965). *Enzephalopathien bei chronischem Alkoholismus, insbesondere Thalamusbefunde bei Wernickescher Enzephalopathie*. Stuttgart: F. Enke.

Colombo, A. & Scarpa, M. (1990). Neuropsychological follow-up of ischemic transient global amnesia. In H.J. Markowitsch (Ed.), *Transient global amnesia and related disorders* (pp. 168-171). Toronto: Hogrefe.

Collerton, D. (1986). Cholinergic function and intellectual decline in Alzheimer's disease. *Neuroscience, 19*, 1-28.

Colon, E.J. (1972). The structure of the cerebral cortex in Down's syndrome: a quantitative analysis. *Neuropädiatrie, 3*, 362-376.

Colon, E.J., Breukers, S., Janson, S. & Jonkman, J.G.J. (1991). Asymmetrical „temporal" Pick's disease? *Journal of Neurology, Neurosurgery, and Psychiatry, 54*, 757-758.

Coltheart, M. (1983). Iconic memory. *Philosophical Transactions of the Royal Society of London, B 302*, 283-294.

Compston, A. (1991). Limiting and repairing the damage in multiple sclerosis. *Journal of Neurology, Neurosurgery, and Psychiatry, 54*, 945-948.

Connor, N.P. & Abbs, J.A. (1991). Task-dependent variations in Parkinsonian motor impairments. *Brain, 114*, 321-332.

Conrad, A.J., Abebe, T., Austin, R., Forsythe, S. & Scheibel, A.B. (1991). Hippocampal pyramidal cell disarray in schizophrenia as a bilateral phenomenon. *Archives of General Psychiatry, 48*, 413-417.

Conrad, K. (1953a). Zur Psychopathologie des amnestischen Symptomenkomplexes. Gestaltanalyse einer Korsakowschen Psychose. *Deutsche Zeitschrift für Nervenheilkunde, 170*, 35-60.

Conrad, K. (1953b). Über einen Fall von „Minuten-Gedächtnis". Beitrag zum Problem des amnestischen Symptomenkomplexes. *Archiv für Psychiatrie vereinigt mit Zeitschrift für die Neurologie, 100*, 471-502.

Conrad, K. & Ule, G. (1951). Ein Fall von Korsakow-Psychose mit anatomischem Befund und klinischen Betrachtungen. *Deutsche Zeitschrift für Nervenheilkunde, 165*, 430-445.

Constantinidis, J. (1990). Démence d'Alzheimer et zinc. *Archives Suisses de Neurologie et Psychiatrie, 141*, 523-556.

Conway, M.A. (1987). Verifying autobiographical facts. *Cognition 26*, 39-58.

Conway, M.A. (1990a). *Autobiographical memory: An introduction*. Buckingham, England: Open University Press.

Conway, M.A. (1990b). Associations between autobiographical memories and concepts. *Journal of Experimental Psychology: Learning, Memory, and Cognition, 16*, 799-812.

Conway, M.A. (1991). In defense of everyday memory. *American Psychologist, 46*, 19-26.

Conway, M. A. & Bekerian, D.A. (1987). Organization in autobiographical memory. *Memory and Cognition, 15*, 119-132.

Conway, M.A., Cohen, G. & Stanhope, N. (1992). On the very long-term retention of knowledge acquired through formal education: Twelve years of cognitive psychology. *Journal of Experimental Psychology: General, 120*, 395-409.

Cook, D. (Ed.) (1990). *Handbook of multiple sclerosis*. (Neurological disease and therapy series, 8). New York: Marcel Dekker.

Cook, J.E. (1991). Correlated activity in the CNS: a role on every timescale? *Trends in Neurosciences, 14*, 397-401.

Cook, M.L. & Stevens, J.G. (1973). Pathogenesis of herpetic neurotis and ganglionitis in mice: Evidence for intra-axonal transport of infection. *Infection and Immunity, 7*, 272-288.

Cook, R.J., Ward, B.E. & Austin, J.A. (1979). Studies in aging of the brain: IV. Familial Alzheimer disease: Relation to transmissible dementia, aneuploidy, and microtubular defects. *Neurology, 29*, 1402-1412.

Coons, P.M. (1980). Multiple personality: diagnostic considerations. *Journal of Clinical Psychiatry, 41*, 330-336.

Coons, P.M. (1984). The differential diagnosis of multiple personality. A comprehensive review. *Psychiatric Clinics of North America, 7*, 51-67.

Coons, P.M., Bowman, E.S. & Milstein, V. (1988). Multiple personality disorder. A clinical investigation of 50 cases. *Journal of Nervous and Mental Disease, 176*, 519-527.

Cooper, J.A., Sagar, H.J., Jordan, N., Harvey, N.S. & Sullivan, E.V. (1991). Cognitive impairment in early, untreated Parkinson's disease and its relationship to motor disability. *Brain, 114*, 2095-2122.

Coquoz, D. (1984). Epidemiology of senile dementia. In J. Wertheimer & M. Marois (Eds.), *Senile dementia: Outlook for the future*. (pp. 427-441). New York: A.R. Liss.

Corballis, M.C. (1989). Laterality and human evolution. *Psychological Review, 96*, 492-505.

Corbetta, M., Miezin, F.M., Dobmeyer, S., Shulman, G.L. & Petersen, S.E. (1991). Selective and divided attention during visual discriminations of shape, color, and speed: Functional anatomy by positron emission tomography. *Journal of Neuroscience, 11*, 2383-2402.

Coriat, I.H. (1906). The experimental synthesis of the dissociated memories in alcoholic dementia. *Journal of Abnormal Psychology, 1*, 109-122.

Coriat, I.H. (1907). The Lowell case of amnesia. *Journal of Abnormal Psychology, 2*, 93-111.

Corkin, S. (1965). Tactually-guided maze learning in man: Effects of unilateral cortical excisions and bilateral hippocampal lesions. *Neuropsychologia, 3*, 339-351.

Corkin, S. (1968). Acquisition of motor skill after bilateral medial temporal-lobe excision. *Neuropsychologia, 6,* 255-265.

Corkin, S. (1980). A prospective study of cingulotomy. In E. Valenstein (Ed.), *The psychosurgery debate* (pp. 164-204). San Francisco: Freeman.

Corkin, S. (1982). Some relations between global amnesias and the memory impairments in Alzheimer's disease. In S. Corkin, K.L. Davis, J.H. Growden, E. Usdin & R.J. Wurtman (Eds.), *Alzheimer's disease: A report of progress in research*. (Aging, Vol. 19). (pp. 149-164). New York: Raven Press.

Corkin, S. (1984). Lasting consequences of bilateral medial temporal lobectomy: Clinical course and experimental findings in H.M. *Seminars in Neurology, 4*, 249-259.

Corkin, S., Cohen, N.J. & Sagar, H.J. (1983). Memory for remote personal and public events after bilateral medial temporal lobectomy. *Society for Neuroscience Abstracts, 9*, 28.

Corkin, S., Davis, K.L., Growden, J.H., Usdin, E. & Wurtman, R.J. (Eds.) (1982). *Alzheimer's disease: A report of progress* (Aging, Vol. 19). New York: Raven Press.

Corkin, S., Growdon, J.H. & Rasmussen, S.L. (1983). Parental age as a risk factor in Alzheimer's disease. *Annals of Neurology, 13*, 674-676.

Corkin, S., Growdon, J.H., Sullivan, E.V. & Shedlack, K. (1982). Lecithin and cognitive function in aging and dementia. In A.D. Kidman, J.K. Tomkins & R.A. Westerman (Eds.), *New approaches to nerve and muscle disorders. Basic and applied contributions*. (pp. 229-249). Amsterdam: Excerpta Medica.

Corkin, S., Rosen, J., Sullivan, E.V. & Clegg, R.A. (1989). Penetrating head injury in young adulthood exacerbates cognitive decline in later years. *Journal of Neuroscience, 9 (11)*, 3876-3883.

Corkin, S., Sullivan, E.V., Twitchell, T.E. & Grove, E. (1981). The amnesic patient H.M.: Clinical observations and test performance 28 years after operation. *Social Neuroscience Abstract, 7*, 235.

Cornelius, S.W. & Caspi, A. (1987). Everyday problem solving in adulthood and old age. *Psychology and Aging, 2*, 144-153.

Cornelius, J.R., Day, N.L., Fabrega, H., Mezzich, J., Cornelius, M.D. & Ulrich, R.F. (1991). Characterizing organic delusional syndrome. *Archives of General Psychiatry, 48*, 749-753.

Corsellis, J.A.N. (1970). The pathological anatomy of the temporal lobe with special reference to the limbic areas. In J.H. Price (Ed.) *Modern trends in psychological medicine* (pp. 296-325). London: Butterworths.
Costermans, J., Lories, G. & Ansay, C. (1992). Confidence level and feeling of knowing in question answering: The weight of inferential processes. *Journal of Experimental Psychology: General, 120*, 142-150.
Cotman, C.W. & Nieto-Sampedro, M. (1982). Brain function, synapse renewal, and plasticity. *Annual Review of Psychology, 33*, 371-401.
Cousens, S.N., Harries-Jones, R., Knight, R., Will, R.G., Smith, P.G. & Matthews, W.B. (1990). Geographical distribution of cases of Creutzfeldt-Jakob disease in England and Wales 1970-84. *Journal of Neurology, Neurosurgery, and Psychiatry, 53*, 459-465.
Cowburn, R., Hardy, J., Roberts, P. & Briggs, R. (1988a). Regional distribution of pre- and postsynaptic gluatmatergic function in Alzheimer's disease. *Brain Research, 452*, 403-407.
Cowburn, R., Hardy, J., Roberts, P. & Briggs, R. (1988b). Presynaptic and postsynaptic glutamatergic function in Alzheimer's disease. *Neuroscience Letters, 86*, 109-113.
Cowles, E. (1900). Epilepsy with retrograde amnesia. *American Journal of Insanity, 56*, 593-614.
Coyle, J.T., Oster-Granite, M.L. & Gerhart, J.D. (1986). The neurobiologic consequences of Down syndrome. *Brain Research Bulletin, 16*, 773-787.
Coyle, J.T., Price, D.L. & Delong, M.R. (1983). Alzheimer's disease: A disorder of cortical cholinergic innervation. *Science, 219*, 1184-1190.
Craft, A.W. (1975). Head injury in children. In P.J. Vinken & G.W. Bruyn (Eds.), *Handbook of clinical neurology. Injuries of the brain and skull.* Part 1 (Vol. 23). (pp. 445-458). Amsterdam: North Holland Publishing.
Craik, F.I.M. (1979). Human memory. *Annual Review of Psychology, 30*, 63-102.
Craik, F.I.M. (1983). On the transfer information from temporary to permanent memory. *Philosophical Transactions of the Royal Society of London, B302*, 341-359.
Craik, F.I.M. (1990). Changes in memory with normal aging: A functional view. In R.J. Wurtman, S. Corkin, J.H. Growdon & E. Ritter-Walker (Eds.), *Advances in neurology* (Vol. 51) (pp. 201-206). New York: Raven Press.
Craik, F.I.M., Byrd, M. & Swanson, J.M. (1987). Patterns of memory loss in three elderly samples. *Psychology and Aging, 2*, 79-86.
Craik, F.I.M. & Lockhart, R.S. (1972). Levels of processing: a framework for memory research. *Journal of Verbal Learning and Verbal Learning Behavior, 11*, 671-684.
Craik, F.I.M. & McDowd, J.M. (1987). Age differences in recall and recognition. *Journal of Experimental Psychology: Learning, Memory, and Cognition, 13*, 474-479.
Craik, F.I.M., Morris, L.W., Morris, R.G. & Loewen, E.R. (1990). Relations between source amnesia and frontal lobe functioning in older adults. *Psychology and Aging, 5*, 148-151.
Craik, F.I.M. & Trehub, S. (Eds.). (1982). *Aging and cognitive processes, Advances in the study of communication and affect.* (Vol. 8). New York: Plenum Press.
Craik, F.I.M. & Tulving, E. (1975). Depth of processing and the retention of words in episodic memory. *Journal of Experimental Psychology: General, 104*, 268-294.
Crain, B.J. & Burger, P.C. (1988). The laminar distribution of neuritic plaques in the fascia dentata of patients with Alzheimer's disease. *Acta Neuropathologica, 76*, 87-93.

Cramon, D. von (1980). Die bilateralen vaskulären Thalamussyndrome. *Münchener medizinische Wochenschrift, 122*, 1385-1386.
Cramon, D. von (1988). Prognostische Faktoren. In D. von Cramon and J. Zihl (Eds.), *Neuropsychologische Rehabilitation*. (S. 21-39). Berlin: Springer.
Cramon, D.Y. von (1990). Die klinische Neuropsychologie aus der Sicht des Neurologen. In C.E. Elger and R. Dengler (Eds.), *Jahrbuch der Neurologie 1989/90*. (S. 21-37). Münster: Biermann.
Cramon, D.Y. von (1992). Focal cerebral lesions damaging (subcortical) fiber projections related to memory and learning functions in man. In G. Vallar (Ed.) *Neuropsychological disorders associated with subcortical lesions*. (pp. 132-141). Oxford: Oxford University Press.
Cramon, D. von & Eilert, P. (1979). Ein Beitrag zum amnestischen Syndrom des Menschen. *Nervenarzt, 50*, 643-648.
Cramon, D. von & Hebel, N. (1989). Lern- und Gedächtnisstörungen bei fokalen zerebralen Gewebsläsionen. *Fortschritte der Neurologie, Psychiatrie und ihrer Grenzgebiete, 57*, 544-550.
Cramon, D.Y. von, Hebel, N., & Ebeling, U. (1990). Anatomical considerations on memory and learning deficits due to focal cerebral lesions in man. In L.R. Squire & E. Lindenlaub (Eds.), *The biology of memory* (pp. 527-540). Stuttgart: F.K. Schattauer.
Cramon, D.Y. von, Hebel, N., & Schuri, U. (1985). A contribution to the anatomical basis of thalamic amnesia. *Brain, 108*, 993-1008.
Cramon, D.Y. von, Hebel, N., & Schuri, U. (1986). Is vascular thalamic amnesia a disconnection syndrome? In K. Poeck, H.J. Freund & H. Gänshirt (Eds.), *Neurology*. (pp. 195-203). Berlin: Springer.
Cramon, D. v., Hebel, N. & Schuri, U. (1988). Verbal memory and learning in unilateral posterior cerebral infarction. A report on 30 cases. *Brain, 111*, 1061-1077.
Cramon, D. von, Kühnlein, J. & Wolfram, A. (1981). Die thalamische Demenz. *Fortschritte der Neurologie, Psychiatrie und ihrer Grenzgebiete, 49*, 129-135.
Cramon, D.Y. von, & Markowitsch, H.J. (1992). The problem of „localizing" memory in focal cerebro-vascular lesions. In L.R. Squire & N. Butters (Eds.), *Neuropsychology of memory*. (2nd ed.). (in press). New York: Guilford Press.
Cramon, D.Y. von & Schuri, U. (1992). The septo-hippocampal pathways and their relevance to human memory: A case report. *Cortex*, in press.
Cramon, D.Y. von & Zihl, J. (1979). Roving eye movements with bilateral symmetrical lesions of the thalamus. *Journal of Neurology, 221*, 105-112.
Crapper, D.R. & Dalton, A. (1973a). Alterations in short-term retention, conditional avoidance response acquisition and motivation following aluminium induced neurofibrillary degeneration. *Physiology and Behavior, 10*, 925-933.
Crapper, D.R. & Dalton, A.J. (1973b). Aluminium induced neurofibrillary degeneration, brain electrical activity and alterations in acquisition and retention. *Physiology and Behavior, 10*, 935-945.
Crapper, D.R., Krishnan, S.S. & Dalton, A.J. (1973). Brain aluminium distribution in Alzheimer's disease and experimental neurofibrillary degeneration. *Science, 180*, 511-513.
Crapper, D.R., Krishnan, S.S. & Quittkat (1976). Aluminium, neurofibrillary degeneration and Alzheimer's disease. *Brain, 99*, 67-80.
Crapper McLachlan, D.R. (1986). Aluminum and Alzheimer's disease. *Neurobiology of Aging, 7*, 525-531.

Crapper McLachlan, D.R. & Lewis, P.N. (1985). Alzheimer's disease: Errors in gene expression. *Le Journal Canadien des Sciences Neurologiques, 12*, 1-5.
Crapper McLachlan, D.R. & Van Berkum, M.F.A. (1986). Aluminum: a role in degenerative brain disease associated with neurofibrillary degeneration. In D.F. Swaab, E. Fliers, M. Mirmiran, W.A. Van Gool & F. Van Haaren (Eds.), *Progress in brain research.* (Vol. 20). (pp. 399-410). Amsterdam: Elsevier.
Cravioto, H., Korein, J. & Silberman, J. (1961). Wernicke's encephalopathy. *Archives of Neurology, 4*, 510-519.
Crawford, J.P. (1964). The anatomy of memory. *Lancet, i*, 118.
Crawford, T., Goodrich, S., Henderson, L. & Kennard, C. (1989a). Predictive responses in Parkinson's disease: manual keypresses and saccadic eye movements to regular stimulus events. *Journal of Neurology, Neurosurgery, and Psychiatry, 52*, 1033-1042.
Crawford, T., Henderson, L. & Kennard, C. (1989b). Abnormalities of nonvisually-guided eye movements in Parkinson's disease. *Brain, 112*, 1573-1586.
Crawley, J.N. & Wenk, G.L. (1989). Go-existence of galanin and acetylcholine: Is galanin involved in memory processes and dementia? *Trends in Neuroscience, 12*, 278-281.
Creasey, H., Luxenberg, J., Schapiro, M., Haxby, J.V. & Rapoport, S.I. (19). Computer tomography and study of the anatomical changes in Alzheimer's disease. In S.R. Rapoport, H. Petit, D. Leys & Y. Christen (Eds.), *Imaging, cerebral topography and Alzheimer's disease* (pp. 69-83). Berlin: Springer-Verlag.
Creutzfeldt, O.D. (1990). Neuronal responses in human and monkey temporal lobe during memory tasks: Compartmentalization of memory functions. In E. Iwai & M. Mishkin (Eds.), *Vision, memory and the temporal lobe.* (pp. 187-204). New York: Elsevier Science Publishing.
Creutzfeldt, O. & Ojemann, G. (1989a). Neuronal activity in the human lateral temporal lobe. II. Responses to the subjects own voice. *Experimental Brain Research, 77*, 476-489.
Creutzfeldt, O. & Ojemann, G. (1989b). Neuronal activity in the human lateral temporal lobe. III. Activity changes during music. *Experimental Brain Research, 77*, 490-498.
Creutzfeldt, O., Ojemann, G. & Lettich, E. (1989). Neuronal activity in the human lateral temporal lobe. I. Responses to speech. *Experimental Brain Research, 77*, 451-475.
Christensen, H., Hadzi-Pavlovic, D. & Jacomb, P. (1991). The psychometric differentiation of dementia from normal aging: A meta-analysis. *Psychological Assessment, 3*, 147-155.
Critchley, E.M.R. (1975). Speech and the right hemisphere. *Behavioural Neurology, 4*, 143-152.
Critchley, M. (1975). Medical aspects of boxing, particularly from a neurological standpoint. *British Medical Journal, No. 5015 (Feb. 16)*, 357-362.
Croft, P.B., Heathfield, K.W.G. & Swash, M. (1973). Differential diagnosis of transient amnesia. *British Medical Journal, 4*, 593-596.
Croisile, B., Trillet, M. & Laurent, B. (1990). Cerebral blood flow and pharmacological tests during transient global amnesia. In H.J. Markowitsch (Ed.), *Transient global amnesia and related disorders.* (pp. 121-130). Toronto: Hogrefe.
Cronin-Golomb, A., Rho, W.A., Corkin, S. & Growdon, J.H. (1987a). Abstract reasoning in age-related neurological disease. *Journal of Neural Transmission, 24*, 79-83.

Cronin-Golomb, A., Rho, W.A., Corkin, S. & Growdon, J.H. (1987b). Relational abilities in Alzheimer's disease and Parkinson's disease. *Clinical Neuropsychologist, 1*, 298.

Crook, T.H. III & Larrabee, G.J. (1990). A self-rating scale for evaluating memory in everyday life. *Psychology and Aging, 5*, 48-57.

Crook, T.H. III, Tinklenberg, J., Yesavage, J., Petrie, W., Nunzi, M.G. & Massari, D.D. (1991). Effects of phosphatidylserine in age-associated memory impairment. *Neurology, 41*, 644-649.

Cross, A.J., Crow, T.J., Ferrier, I.N. & Johnson, J.A. (1986). The selectivity of the reduction of serotonin S2 receptors in Alzheimer-type dementia. *Neurobiology of Aging, 7*, 3-7.

Cross, A.J., Crow, T.J., Ferrier, I.N., Johnson, J.A. & Markakis, D. (1984). Striatal dopamine receptors in Alzheimer-type dementia. *Neuroscience Letters, 52*, 1-6.

Cross, A.J., Crow, T.J. & Peters, T.J. (1986). Cortical neurochemistry in Alzheimer-type dementia. In D.F. Swaab, E. Fliers, M. Mirmiran, W.A. Van Gool & F. Van Haaren (Eds.), *Progress in brain research.* (Vol. 70). (pp. 153-169). Amsterdam: Elsevier Science Publ.

Crosson, B. (1986). On localization versus systemic effects in alcoholic Korsakoff's syndrome: A comment on Butter (1985). *Journal of Clinical and Experimental Neuropsychology, 8*, 744-748.

Crovitz, H.F., Horn, R.W. & Daniel, W.F. (1983). Inter-relationships among retrograde amnesia, post-traumatic amnesia, and time since head injury: A retrospective study. *Cortex, 19*, 407-412.

Crovitz, H.F. & Schiffman, H. (1974). Frequency of episodic memories as a function of their age. *Bulletin Psychonomic Society, 4*, 517-518.

Crow, T.J. (1991). The search for the psychosis gene. *British Journal of Psychiatry, 158*, 611-614.

Crowder, R.G. & Greene, R.L. (1987). On the remembrance of times past: The irregular list technique. *Journal of Experimental Psychology; General; 116*, 265-278.

Cruickshank, E.K. (1950). Wernicke's encephalopathy. *Quarterly Journal of Medicine, 19*, 327-338.

Crystal, H.A. & Davies, P. (1982). Cortical substance P-like immunoreactivity in cases of Alzheimer's disease and senile dementia of the Alzheimer type. *Journal of Neurochemistry, 38*, 1781-1784.

Crystal, H.A., Grober, E. & Masur, D. (1989). Preservation of musical memory in Alzheimer's disease. *Journal of Neurology, Neurosurgery, and Psychiatry, 52*, 1415-1416.

Crystal, H.A., Schaumburg, H.H., Grober, E., Fuld, P.A. & Lipton, R.B. (1988). Cognitive impairment and sensory loss associated with chronic low-level ethylene oxide exposure. *Neurology, 38*, 567-569.

Cudkowicz, M. & Kowall, N.W. (1990). Degeneration of pyramidal projection neurons in Huntington's disease cortex. *Annals of Neurology, 27*, 200-204.

Cullum, C.M. & Bigler, E.D. (1985). Late effects of hematoma on brain morphology and memory in closed head injury. *International Journal of Neuroscience, 28*, 279-283.

Cullum, C.M. & Bigler, E.D. (1986). Ventricle size, cortical atrophy and the relationship with neuropsychological status in closed head injury: a quantitative analysis. *Journal of Clinical and Experimental Neuropsychology, 8*, 437-452.

Cullum, C.M. & Bigler, E.D. (1991). Short- and long-term psychological status following stroke short form MMPI results. *Journal of Nervous and Mental Disease, 179*, 274-278.

Cullum, C.M., Butters, N., Tröster, A.I. & Salmon, D.P. (1991). Normal aging and forgetting rates on the Wechsler Memory-Scale-Revised. *Archives of Clinical Neuropsychology, 5*, 23-30.

Cummings, J.L. (1986). Subcortical dementia. Neuropsychology, Neuropsychiatry, and Pathophysiology. *British Journal of Psychiatry, 149*, 682-697.

Cummings, J.L. (1987). Multi-infarct dementia: Diagnosis and management. *Psychosomatics, 28*, 117-126.

Cummings, J.L. (1988). The dementias of Parkinson's disease: prevalence, characteristics, neurobiology, and comparison with dementia of the Alzheimer type. *European Neurology, 28 Suppl. 1*, 15-23.

Cummings, J.L. & Benson, D.F. (1983). *Dementia: a clinical approach.* Stoneham (Mass.): Butterworth Publishers.

Cummings, J.L. & Benson, D.F. (1984). Subcortical dementia. Review of an emerging concept. *Archives of Neurology, 41*, 874-879.

Cummings, J.L. & Benson, D.F. (1990). Subcortical mechanisms and human thought. In J.L. Cummings (Ed.), *Subcortical dementia.* (pp. 251-259). New York: Oxford University Press.

Cummings, J.L., Benson, D.F., Hill, M.A. & Read, S. (1985). Aphasia in dementia of the Alzheimer type. *Neurology, 35*, 394-397.

Cummings, J.L., Darkins, A., Mendez, M., Hill, M.A. & Benson, D.F. (1988). Alzheimer's disease and Parkinson's disease: Comparison of speech and language alterations. *Neurology, 38*, 680-684.

Cummings, J.L. & Duchen, L.W. (1981). Klüver-Bucy syndrome in Pick disease: Clinical and pathological correlations. *Neurology, 31*, 1415-1422.

Cummings, J.L., Miller, B., Hill, M.A. & Neshkes, R. (1987). Neuropsychiatric aspects of multi-infarct dementia and dementia of the Alzheimer type. *Archives of Neurology, 44*, 389-393.

Cummings, J.L., Tomiyasu, K., Read, S. & Benson, F. (1981). Amnesia with hippocampal lesions after cardiopulmonary arrest. *Neurology, 34*, 679-681.

Cunningham, C. (1986). *Down's syndrome: An introduction for parents.* Cambridge, M.A.: Brookline Books.

Curcio, C.A. & Kemper, T. (1984). Nucleus raphe dorsalis in dementia of the Alzheimer type: Neurofibrillary changes and neuronal packing density. *Journal of Neuropathology and Experimental Neurology, 43*, 359-368.

Currie, J., Ramsden, B., McArthur, C. & Maruff, P. (1991). Validation of a clinical antisaccadic eye movement test in the assessment of dementia. *Archives of Neurology, 48*, 644-648.

Cushing, H. (1922). Distortions of the visual fields in cases of brain tumour: The field defects produced by temporal lobe lesions. *Brain, 44*, 341-396.

Cushman, L.A., Como, P.G., Booth, H. & Caine, E.D. (1988). Cued recall and release from proactive interference in Alzheimer's disease. *Journal of Clinical and Experimental Neuropsychology, 10*, 685-692.

Cutler, N.R., Berrettini, W.H., DeLuna, D.M., Rubinow, D.R., Tourtellotte, W.W. & Sramek, J.J. (1989). Postmortem ventricular fluid in the analysis of neuropeptides in Alzheimer's disease. *Brain Dysfunction, 2*, 323-329.

Cutler, N.R., Haxby, J.V., Duara, R., Grady, C.L., Kay, A.D., Kessler, R.M., Sundaram, M. & Rapoport, S.I. (1985a). Clinical history, brain metabolism, and neuropsychological function in Alzheimer's disease. *Annals of Neurology, 18*, 298-309.

Cutler, N.R., Haxby, J.V., Duara, R., Grady, C.L., Kay, A.D., Kessler, R.M., Sundaram, M. & Rapoport, S.I. (1985b). Brain metabolism as measured with positron emission tomography: Serial assessment in a patient with familial Alzheimer's disease. *Neurology, 35*, 1556-1561.

Cutting, J. (1978). The relationship between Korsakov's syndrome and alcoholic dementia'. *British Journal of Psychiatry, 132*, 240-251.

Cutting, J. (1985). Korsakoff's syndrome. In J.A.M. Frederiks (Ed.) *Handbook of clinical neurology* (Vol. 1(45)) (pp. 193-204). Amsterdam: Elsevier Science Publisher.

Czechmanek, K. (1954). Ein Korsakowsyndrom bei traumatischer Schädigung des Hypothalamus durch Granatsplitter. *Nervenarzt, 25*, 158-160.

Da Fano, C. (1909). Studien über die Veränderungen im Thalamus opticus bei Defektpsychosen. *Monatsschrift für Psychiatrie und Neurologie, 26*, 4-36.

Dahlmann, W. & Schaefer, K.-P. (1979). Klüver-Bucy Syndrom und Greifreflexe (oral, cheiral, podal) nach schwerer Hirnkontusion. *Archiv für Psychiatrie und Nervenkrankheiten, 226*, 229-239.

Dahlström, A. & Fuxe, K. (1964). Evidence for the existence of monoamine-containing neurons in the central nervous system. I. Demonstration of monoamines in the cell bodies of brain stem neurons. *Acta Physiologica Scandinavica, 62 (Suppl. 232)*, 1-55 (und 44 Abbildungen).

Dahlström, A. & Fuxe, K. (1965). Evidence for the existence of monoamine-containing neurons in the central nervous system. II. Experimentally induced changes in the intraneuronal amine levels of bulbospinal neuron systems. *Acta Physiologica Scandinavica, 64 (Suppl. 247)*, 1-36.

Dalla Barba, G., Cipolotti, L. & Denes, G. (1990). Autobiographical memory loss and confabulation in Korsakoff's syndrome: A case report. *Cortex, 26*, 525-534.

Dall'Ora, P., Della Sala, S. & Spinnler, H. (1989). Autobiographical memory. Its impairment in amnesic syndromes. *Cortex, 25*, 197-217.

Dalton, A.J. & Crapper, D.R. (1977). Down's syndrome and aging of the brain. In P. Mittler (Ed.), *Research to practice in mental retardation. Biomedial aspects* (Vol. III) (pp. 391-400). Baltimore: University Park Press.

Dalton, A.J., Crapper, D.R. & Schlotterer, G.R. (1974). Alzheimer's disease in Down's syndrome: visual retention deficits. *Cortex, 10*, 366-377.

Dam, A.M. (1982). Hippocampal neuron loss in epilepsy and after experimental seizures. *Acta Neurologica Scandinavica, 66*, 601-642.

Damasceno, B.P. (1991). Decerebrate rigidity with preserved cognition and gait: A possible role of anoxic-ischemic brain damage. *International Journal of Neuroscience, 58*, 283-287.

Damasio, A.R. (1985a). Prosopagnosia. *Trends in Neurosciences, 8*, 132-135.

Damasio, A.R. (1985b). The frontal lobes. In K.M. Heilman & E. Valenstein (Eds.), *Clinical Neuropsychology* (2nd ed.) (pp. 339-375). New York: Oxford University Press.

Damasio, A.R. (1989). *Neural substrates of memory at systems level.* Paper presented at the First Annual Meeting of the Memory Disorders Research Society, Boston, MA, October 26-27.

Damasio, A.R. (1989). Time-locked multiregional retroactivation: A systems level proposal for the neural substrates of recall and recognition. *Cognition, 33*, 25-62.
Damasio, A.R. (1990a). Category-related recognition defects as a clue to the neural substrates of knowledge. *Trends in Neuropsychology, 13*, 95-98.
Damasio, A.R. (1990b). Synchronous activation in multiple cortical regions: a mechanism for recall. *Seminars in the Neurosciences, 2*, 287-296.
Damasio, A.R. & Damasio, H. (1983). The anatomical basis of pure alexia. *Neurology, 33*, 1573-1583.
Damasio, A.R., Damasio, H. & Chui, H.C. (1980). Neglect following damage to frontal lobe or basal ganglia. *Neuropsychologica, 18*, 123-132.
Damasio, A.R., Damasio, H. & Van Hoesen, G.W. (1982). Prosoagnosia. Anatomical and neurobehavioral mechanism. *Neurology, 32*, 331-341.
Damasio, A.R., Eslinger, P.J., Damasio, H., Van Hoesen, G.W. & Cornell, S. (1985). Multimodal amnesic syndrome following bilateral temporal and basal forebrain damage. *Archives of Neurology, 42*, 263-271.
Damasio, A.R. & Geschwind, N. (1985). Anatomical localization in clinical neuropsychology. In J.A.M. Frederiks (Ed.) *Handbook of clinical neurology*. (Vol. 1(45) Clinical neuropsychology). (pp. 7-22). Amsterdam: Elsevier Science Publisher.
Damasio, A.R., Graff-Radford, N.R. & Damasio, H. (1983). Transient partial amnesia. *Archives of Neurology, 40*, 656-657.
Damasio, A.R., Graff-Radford, N.R., Eslinger, P.J., Damasio, H. & Kassell, N. (1985b). Amnesia following basal forebrain lesions. *Archives of Neurology, 42*, 263-271.
Damasio, A.R. & Tranel, D. (1990). Knowing that ‚Colorado' goes with ‚Denver' does not imply knowledge the ‚Denver' *is* in ‚Colorado'. *Behavioural Brain Research, 40*, 193-200.
Damasio, A.R. & Tranel, D. (1991). Disorders of higher brain function. In R.N. Rosenberg (Ed.), *Comprehensive Neurology* (pp. 639-657). New York: Raven Press.
Damasio, A.R., Tranel, D. & Damasio, H. (1989). Disorders of visual recognition. In F. Boller & J. Grafman (Eds.), *Handbook of neuropsychology* (Vol. 2). (pp. 317-332). Amsterdam: Elsevier.
Damasio, A.R., Tranel, D. & Damasio, H. (1990). Face agnosia and the neural substrates of memory. *Annual Review of Neuroscience, 13*, 89-109.
Damasio, A.R., Tranel, D. & Damasio, H.C. (1991). Somatic markers and the guidance of behavior: Theory and preliminary testing. In H.S. Levin, H.M. Eisenberg & A.L. Benton (Eds.), *Frontal lobe function and dysfunction*. (pp. 217-229). New York: Oxford University Press.
Damasio, A.R. & Van Hoesen, G.W. (1983). Emotional disturbances associated with focal lesions of the limbic frontal lobe. In K.M. Heilman & P. Satz (Eds.), *Neuropsychology of human emotion* (pp. 85-109). New York: Guilford Press.
Damasio, A.R. & Van Hoesen, G.W. (1985). The limbic system and the localization of herpes simplex encephalitis. *Journal of Neurology, Neurosurgery and Psychiatry, 48*, 297-301.
Damasio, H. & Damasio, A.R. (1989). *Lesion analysis in neuropsychology*. New York: Oxford University Press.
Damasio, H. & Damasio, A.R. (1990). The neural basis of memory, language and behavioral guidance: advances with the lesion method in humans. *Seminars in the Neurosciences, 2*, 277-286.
Dana, C.L. (1874). The study of a case of amnesia or ‚double consciousness'. *Psychological Review, 1*, 570-580.

Dandy, W.E. (1922). Treatment of non-encapsulated brain tumors by extensive resection of contiguous brain tissue. *Johns Hopkins Hospital Bulletin, 375*, 188-190.

Dandy, W.E. (1933). *Tumours of the third ventricle*. London: Baillière, Tindal, and Cox.

Daniel, S.E. & Lees, A.J. (1991). Neuropathological features of Alzheimer's disease in non-demented parkinsonian patients. *Journal of Neurology, Neurosurgery, and Psychiatry, 54*, 972-975.

Danion, J.-M., Willard-Schroeder, D., Zimmermann, M.-A., Grangé, D. Schlienger, J.-L. & Singer, L. (1991). Explicit memory and repetition priming in depression. *Archives of General Psychiatry, 48*, 707-711.

Danneberger, G. (1901). *Zur Lehre von Geistesstörungen bei multipler Sklerose*. Inaugural-Dissertation, Universität Göttingen.

D'Antona, R., Baron, J.C., Samson, Y., Serdaru, M., Viader, F., Agid, Y. & Cambier, J. (1985). Subcortical dementia. Frontal cortex hypometabolism detected by positron tomography in patients with progressive supranuclear palsy. *Brain, 108*, 785-799.

Daruna, J.H. & Karrer, R. (1984). Event-related potential correlates of intelligence and personality. *Annals of the New York Academy of Sciences, 425*, 565-569.

Daum, I., Channon, S., Polkey, C.E. & Gray, J.A. (1991). Classical conditioning after temporal lobe lesions in man: Impairment in conditional discrimination. *Behavioral Neuroscience, 105*, 396-408.

Daum, I., Schugens, M.M., Channon, S., Polkey, C.E. & Gray, J.A. (1991). T-Maze discrimination and reversal learning after unilateral temporal or frontal lobe lesions in man. *Cortex, 27*, 613-622.

Davidoff, G., Roth, E., Thomas, P., Doljanac, R., Dijkers, M., Berent, S., Morris, J. & Yarkony, G. (1991). Depression and neuropsychological test performance in acute spinal cord injury patients: Lack of correlation. *Archives of Clinical Neuropsychology, 5*, 77-88.

Davidoff, J.B. & Ostergaard, A.L. (1984). Colour anomia resulting from weakened short-term colour memory. A case study. *Brain, 107*, 415-431.

Davies, A.D.M. & Binks, M.G. (1983). Supporting the residual memory of a Korsakoff patient. *Behavioural Psychotherapy, 11*, 62-74.

Davies, P. (1986). The genetics of Alzheimer's disease: A review and a discussion of the implication. *Neurobiology of Aging, 7*, 459-465.

Davis, H.P., Cohen, A., Gandy, M., Colombo, P, VanDusseldorp, G., Simolke, N. & Romano, J. (1990). Lexical priming deficits as a function of age. *Behavioral Neuroscience, 104*, 288-297.

Davis, P.B., White, H., Price, J.L., McKeel, D. & Robins, L.N. (1991). Retrospective postmortem dementia assessment. Validation of a new clinical interview to assist neuropathologic study. *Archives of Neurology, 48*, 613-617.

Deacon, T.W. (1989). Holism and associationism in neuropsychology: An anatomical synthesis. In E. Perecman (Ed.), *Integrating theory and practice in clinical neuropsychology*. (pp. 1-47). Hillsdale, N.J.: LEA.

De Angelis, M.S., Palmucci, L., Leone, M. & Doriguzzi, C. (1991). Centronuclear myopathy: clinical, morphological and genetic characters. A review of 288 cases. *Journal of the Neurological Sciences, 103*, 2-9.

Deary, I.J., Hunter, R., Langan, S.J. & Goodwin, G.M. (1991). Inspection time. psychometric intelligence and clinical estimates of cognitive ability in pre-senile Alzheimer's disease and Korsakoff's psychosis. *Brain, 114*, 2543-2554.

Deary, I.J. & Whalley, L.J. (1988). Recent research on the causes of Alzheimer's disease. What causes neuronal death, and why the specific patterns? *British Medical Journal, 297*, 807-810.
De Bettignies, B.H., Mahurin, R.K. & Pirozzolo, F.J. (1990). Insight for impairment in independent living skills in Alzheimer's disease and multi-infarct dementia. *Journal of Clinical and Experimental Neuropsychology, 12*, 355-363.
De Breakeler, M., Froda, S., Gautrin, D., Tetreault, H. & Gauvreau, D. (1988). Parental age and birth order in Alzheimer's disease: a case-control study in the Saguenay-Lac-St-Jean area (Quebec, Canada). *Canadian Journal of Neurological Sciences, 15*, 139-141.
Decety, J., Sjöholm, H., Ryding, E., Stenberg, G. & Ingvar, D.H. (1990). The cerebellum participates in mental activity: tomographic measurements of regional cerebral blood flow. *Brain Research, 535*, 313-317.
Deecke, L., Kornhuber, H.H., Lang, W., Lang, M. & Schreiber, H. (1985). Timing function of the frontal cortex in sequential motor and learning tasks. *Human Neurobiology, 4*, 143-154.
Dekker, J.A., Connor, D.J. & Thal, L.J. (1991). The role of cholinergic projections from the nucleus basalis in memory. *Neuroscience & Behavioral Reviews, 15*, 299-317.
Defer, G., Moretti, J., Cesaro, P., Sergent, A., Raynaud, C. & Degos, J. (1987). Early and delayed SPECT using *N-isopropyl P*-iodoamphetamine iodine 123 in cerebral ischemia. *Archives of Neurology, 39*, 58-61.
Degirolami, U., Crowell, R.M. & Marcoux, F.W. (1984). Selective necrosis and total necrosis in focal cerebral ischemia. Neuropathological observations on experimental middle cerebral artery occlusion in the macaque monkey. *Journal of Neuropathology and Experimental Neurology, 43*, 57-71.
Degirolami, U., Haas, M.L. & Richardson, E.P. Jr. (1974). Subacute diencephalic angioencephalography. A clinicopathological case study. *Journal of the Neurological Sciences, 22*, 197-210.
Degos, J.D., Gray, F., Louran, F., Ansquer, J.C., Poirier, J. & Barbizet, J. (1987). Posterior callosal infarction. Clinicopathological correlations. *Brain, 110*, 1155-1171.
De Haan, E.H.F., Young, A.W. & Newcombe, F. (1991). Covert and overt recognition in prosopagnosia. *Brain, 114* 2575-2591.
Dehaene, S. & Changeux, J.-P. (1991). The Wisconsin Card Sorting Test: Theoretical analysis and modeling in a neuronal network. *Cerebral Cortex, 1*, 62-79.
Deicken, R.F., Reus, V.I., Manfredi, L. & Wolkowitz, O.M. (1991). MRI deep white matter hyperintensity in a psychiatric population. *Biological Psychiatry, 29*, 918-922.
Deisinger, K. & Markowitsch, H.J. (1991). Die Wirksamkeit von Gedächtnistrainings in der Behandlung von Gedächtnisstörungen bei Hirngeschädigten. *Psychologische Rundschau, 42*, 55-65.
Dejerine, J., & Roussy, G. (1906). Le syndrome thalamique. *Revue Neurologique, 14*, 521-532.
DeJong, R.N. (1973). The hippocampus and its role in memory. Clinical manifestations and theoretical considerations. *Journal of the Neurological Sciences, 19*, 73-83.
DeJong, R.N., Itabashi, H.H. & Olson, J.R. (1969). Memory loss due to hippocampal lesion. *Archives of Neurology, 20*, 339-348.
De Keyser, J., Ebinger, G. & Vauquelin, G. (1990). Age-related changes in the human nigrostriatal dopaminergic system. *Annals of Neurology, 27*, 157-161.
De Keyser, J., Herregodts, P. & Ebinger, G. (1990). The mesoneocortical dopamine neuron system. *Neurology, 40*, 1660-1662.

De Klippel, N., De Keyser, J., De Greve, J. & Van Belle, S. (1991). A Wernicke's encephalopathy-like neurotoxicity induced by erbulozole. *Neurology, 41*, 762-763.
De Kosky, S.T., Scheff, S.W. & Markesbery, W.R. (1985). Laminar organization of cholinergic circuits in human frontal cortex in Alzheimer's disease. *Neurology, 35*, 1425-1431.
Delaère, P., Duyckaerts, C., He, Y., Piette, F. & Hauw, J.J. (1991). Subtypes and differential laminar distributions of ßA4 deposits in Alzheimer's disease: relationship with the intellectual status of 26 cases. *Acta Neuropathologica, 81*, 328-335.
De la Monte, S.M. (1989). Quantitation of cerebral atrophy in preclinical and end-stage Alzheimer's disease. *Annals of Neurology, 25*, 450-459.
De la Monte, S.M. & Hedley-Whyte, E.T. (1990). Small cerebral hemispheres in adults with Down's syndrome: contributions of developmental arrest and lesions of Alzheimer's disease. *Journal of Neuropathology and Experimental Neurology, 49*, 509-520.
De la Monte, S.M., Vonsattel, J.P. & Richardson, E.P. Jr. (1988). Morphometric demonstration of atrophic changes in the cerebral cortex, white matter, and neostriatum in Huntington's disease. *Journal of Neuropathology and Experimental Neurology, 47*, 516-525.
De la Monte, S.M., Wells, S.E., Hedley-Whyte, E.T. & Growdon, J.H. (1989). Neuropathological distinction between Parkinson's dementia and Parkinson's plus Alzheimer's disease. *Annals of Neurology, 26*, 309-320.
Delaney, P. (1977). Neurological manifestations in sarcoidosis. Review of the literature: With a report of 23 cases. *Annals of Internal Medicine, 87*, 336-345.
Delay, J. & Brion, S. (1969). *Le syndrome de Korsakoff*. Paris: Masson & Cie.
Delay, J., Brion, S. & Derouesne, C. (1964). Syndrome de Korsakoff et étiologie tumorale. Etude anatomo-clinique et trois observations. *Revue Neurologique, 111*, 97-133.
Delay, J., Brion, S. & Elissalde, B. (1958a). Corps mamillaire et syndrome de Korsakoff. Etude anatomique de huit cas de syndrome des Korsakoff d'origine alcoolique sans altération significative du cortex cérébral. I. Etude anatomo-clinique. *Presse medicale, 66*, 1849-1852.
Delay, J., Brion, S. & Elissalde, B. (1958b). Corps mamillaire et syndrome de Korsakoff. Etude anatomique de huit cas de syndrome des Korsakoff d'origine alcoolique sans altération significative du cortex cérébral. II. Tubercules mamillaires et mécanisme de la mémoire. *Presse medicale, 66*, 1965-1968.
Delbecq-Derouesné, J., Beauvois, M.F. & Shallice, T. (1990). Preserved recall versus impaired recognition. A case study. *Brain, 113*, 1045-1074.
Delecluse, F., Deleval, J., Gérard, J.-M., Michotte, A. & Zegers de Beyl, D. (1991). Frontal impairment and hypoperfusion in neuroacanthocytosis. *Archives of Neurology, 48*, 232-234.
Delgado-Escueta, A.V., Wasterlain, C.G., Treiman, D.M. & Porter, R.J. (Eds.) (1983). *Status epilepticus: Mechanisms of brain damage and treatment. (Advances in neurology series)*. (Vol. 34). New York: Raven Press.
De Lisi, L.E., Hoff, A.L., Schwartz, J.E., Shields, G.W., Halthore, S.N., Gupta, S.M., Henn, F.A. & Anand, A.K. (1991). Brain morphology in first-episode schizophrenic like psychotic patients: A quantitative magnetic resonance imaging study. *Biological Psychiatry, 29*, 159-175.
Dell, P.F. (1988). Professional skepticism about multiple personality. *Journal of Nervous and Mental Disease, 176*, 528-531.

Della Sala, S., Di Lorenzo, G., Giordano, A. & Spinnler, H. (1986). Is there a specific visuo-spatial impairment in Parkinsonians? *Journal of Neurology, Neurosurgery, and Psychiatry, 49*, 1258-1265.

Della Sala, S., Logie, R.H., Marchetti, C. & Wynn, V. (1991). Case studies in working memory: A case for single cases? *Cortex, 27*, 169-191.

Dello Russo, G. & Rutigliano, G. (1968). Considerazioni sulle sindromi ganseriane. *Rivista di Psichiatria, 3*, 1-11.

Deloche, G. & Seron, X. (1982). From three to 3: a differential analysis of skills in transcoding quantities between patients with Broca's and Wernicke' aphasia. *Brain, 105*, 719-733.

Del Ser, T., Bermejo, F., Portera, a., Arredondo, J.M., Bouras, C. & Constantinidis, J. (1990). Vascular dementia. A clinicopathological study. *Journal of the Neurological Sciences, 96*, 1-17.

DeLuca, J. & Cicerone, K.D. (1991). Confabulation following aneurysm of the anterior communicating artery. *Cortex, 27*, 417-423.

Demeurisse, G., Verhas, M. & Capon, A. (1991). Remote cortical dysfunction in aphasic stroke patients. *Stroke, 22*, 1015-1020.

Denenberg, V.H., Garbanati, J., Sherman, G., Yutzey, D.A. & Kaplan, R. (1978). Infantile stimulation induces brain lateralization in rats. *Science, 201*, 1150-1152.

Denes, G. (1989). Disorders of body awareness and body knowledge. In F. Boller & J. Grafman (Eds.), *Handbook of neuropsychology*. (Vol. 2). (pp. 207-228). Amsterdam: Elsevier.

Dennis, M., Spiegler, B.J., Fitz, C.R., Hoffman, H.J., Hendrick, E.B., Humphreys, R.P. & Chuang, S. (1991a). Brain tumors in children and adolescents. – II. The neuroanatomy of deficits in working, associative and serial-order memory. *Neuropsychologia, 29*, 828-847.

Dennis, M., Spiegler, B.J., Hoffman, H.J., Hendrick, E.B., Humphreys, R.P. & Becker, L.E. (1991b). Brain tumors in children and adolescents. – I. Effects of working, associative and serial-order memory of IQ, age at tumor onset and age of tumor. *Neuropsychologia, 29*, 813-827.

Denzler, P., Kessler, J. & Markowitsch, H.J. (1986). Möglichkeiten und Mängel der psychometrischen Demenz-Diagnostik. *Fortschritte der Neurologie, Psychiatrie, 54*, 382-392.

Denzler, P., Markowitsch, H.J., Frölich, R., Kessler, J. & Ihl, L. (1989). *Demenz im Alter*. Weinheim: Beltz-Verlag.

Dercum, F.X. (1925). The thalamus in the physiology and pathology of the mind. *A.M.A. Archives of Neurology and Psychiatry, 14*, 289-302.

De Renzi, E. (1982a). *Disorders of space exploration and cognition*. Chichester: Wiley.

De Renzi, E. (1982b). Memory disorders following focal neocortical damage. *Philosophical Transactions of the Royal Society of London, B 298*, 73-83.

De Renzi, E., Colombo, A. & Scarpa, M. (1991). The aphasic isolate. *Brain, 114*, 1719-1730.

De Renzi, E., Faglioni, P., Grossi, D. & Nichelli, P. (1991). Apperceptive and associative forms of prosopagnosia. *Cortex, 27*, 213-221.

De Renzi, E., Faglioni, P., Scotti, G. & Spinnler, H. (1972). Impairment in associating colour to form concomitant with aphasia. *Brain, 95*, 293-304.

De Renzi, E., Faglioni, P. & Villa, P. (1977). Topographical amnesia. *Journal of Neurology, Neurosurgery, and Psychiatry, 40*, 498-505.

De Reuck, J.L., Sieben, G.J., Sieben-Praet, M.R., Ngendahayo, P., De Coster, W.J.P. & Van der Eecken, H.M. (1980). Wernicke's encephalopathy in patients with tumors of the lymphoid-hemopoietic systems. *Archives of Neurology, 37*, 338-341.

Desai, B.T., Porter, R.J. & Penry, J.K. (1982). Psychogenic seizures: a study of six patients, with intensive monitoring. *Archives of Neurology, 39*, 202-209.

De Sauvage, F. & Octave, J.-N. (1989). A novel mRNA of the A4 amyloid precursor gene coding for a possibly secreted protein. *Science, 245*, 651-653.

De Smet, Y. (1986). Le syndrome thalamique de Dejerine-Roussy. *Revue Neurologique, 142*, 259-266.

De Souza, E.B., Whitehouse, P.J., Kuhar, M.J., Price, D.L. & Vale, W.W. (1986). Reciprocal changes in corticotropin-releasing factor (CRF)-like immunoreactivity and CRF receptors in cerebral cortex of Alzheimer's disease. *Nature, 319*, 593-595.

De Toledo-Morrell, L., Evers, S., Hoeppner, T.J., Morrell, F., Garron, D.C. & Fox, J.H. (1991). A „stress" test for memory dysfunction. Electrophysiologic manifestations of early Alzheimer's disease. *Archives of Neurology, 48*, 605-609.

Deutsch, G. & Tweedy, J.R. (1987). Cerebral blood flow in severity-matched Alzheimer and multi-infarct patients. *Neurology, 37*, 431-438.

De Volder, A.G., Goffinet, A.M., Bol, A., Michel, C., de Barsy, T. & Laterre, C. (1990). Brain glucose metabolism in postanoxic syndrome. Positron emission tomographic study. *Archives of Neurology, 47*, 197-204.

De Vries, G.J., De Bruin, J.P.C., Uylings, H.B.M. & Corner, M.A. (Eds.), (1984). *Sex differences in the brain. Progress in brain research* (Vol. 61). Amsterdam: Elsevier.

DeWardener, H.E., & Lennox, B. (1947). Cerebral beriberi (Wernicke's encephalopathy). *Lancet,i*, 11-17.

De Weerd, A.W., Veldhuizen, R.J., Veering, M.M., Poortvliet, D.C. & Jonkman, E.J. (1988). Recovery from cerebral ischemia. EEG, cerebral blood flow and clinical symptomatolgy in the first three years. *Electroencephalography and Clinical Neurophysiology, 70* , 197-204.

Dewick, H.C., Hanley, J.R., Davies, A.D.M., Playfer, J. & Turnbull, C. (1991). Perception and memory for faces in Parkinson's disease. *Neuropsychologia, 29*, 785-802.

Dexter, D.T., Carayon, A., Javoy-Agid, F., Agid, Y., Wells, F.R., Daniel, S.E., Lees, A.J., Jenner, P. & Marsden, C.D. (1991). Alterations in the levels of iron, ferritin and other trace metals in Parkinson's disease and other neurodegenerative diseases affecting the basal ganglia. *Brain, 114*, 1953-1975.

DeYeo, E.A. & Van Essen, D.C. (1988). Concurrent processing streams in monkey visual cortex. *Trends in Neurosciences, 11*, 219-226.

Deymeer, F., Smith, T.W., DeGirolami, U. & Drachman, D.A. (1989). Thalamic dementia and motor neuron disease. *Neurology, 39*, 58-61.

Diamond, M.C., Lindner, B., Johnson, R., Bennett, E.L. & Rosenzweig, M.R. (1975). Differences in occipital cortical synapses from environmentally enriched, impoverished, and standard colony rats. *Journal of Neuroscience Research, 1*, 109-119.

Diamond, M.C., Scheibel, A.B., Murphy, G.M., & Harvey, T. (1985). On the brain of a scientist: Albert Einstein. *Experimental Neurology, 88*, 198-204.

Diamond, S.G., Markham, C,H., Hoehn, M.M., McDowell, F.H. & Muenter, M.D. (1989). Effect of age at onset on progression and mortality in Parkinson's disease. *Neurology, 39*, 1187-1190.

Diaz, J.F., Mersky, H., Hachinski, V.C., Lee, D.H., Boniferro, M., Wong, C.J., Mirsen, T.R. & Fox, H. (1991). Improved recognition of leukoaraiosis and cognitive impairment in Alzheimer's disease. *Archives of Neurology, 48*, 1022-1025.

Diehl, A. (1902). *Zum Studium der Merkfähigkeit*. Berlin: Karger.

Diesfeldt, H.F.A. (1991). Impaired phonological reading in primary degenerative dementia. *Brain 114*, 1631-1646.

Diewald, T. (1983). *Die Transient global amnesia (TGA). Zur Problematik eines Nachfolgesyndroms bei TGA-Patienten, dargestellt anhand einer psychopathometrischen Nachuntersuchung*. Basel: Lizentiatsarbeit, Phil. I der Universität.

Diewald, T., Müller, H.R. & Rauchfleisch, U. (1991). Zur Problematik eines Nachfolgesyndroms der Transient Global Amnesia (TGA). *Schweizer Archiv für Neurologie und Psychiatrie, 142*, 355-365.

Dikmen, S., Temkin, N., McLean, A., Wyler, A. & Machamer, J. (1987). Memory and head injury severity. *Journal of Neurology, Neurosurgery & Psychiatry, 50*, 1613-1618.

Dilsaver, S.C. (1986). Cholinergic mechanisms in depression. *Brain Research Reviews, 11*, 285-316.

DiMonte, D.A. (1991). Mitochondrial DNA and Parkinson's disease. *Neurology, 41 (Suppl. 2)*, 38-43.

Dimsdale, H., Logue, V. & Piercy, M. (1964). A case of persisting impairment of recent memory following right temporal lobectomy. *Neuropsychologia, 1*, 287-298.

Di Pellegrino, G. & Wise, S.P. (1991). A neurophysiological comparison of three distinct regions of the primate frontal lobe. *Brain, 114*, 951-987.

Dirr, L.Y., Elster, A.D., Donofrio, P.D. & Smith, M. (1990). Evolution of brain MRI abnormalities in limbic encephalitis. *Neurology, 40*, 1304-1306.

Dittmann, W. (1982). *Intelligenz beim Down-Syndrom. Forschungsstand zur Problematik der Intelligenz-Leistungen beim Down-Syndrom.* Heidelberg: Schindele Verlag.

Dobkin, J.A., Levine, R.L., Lagreze, H.L., Dulli, D.A., Nickles, R.J. & Rowe, B.R. (1989). Evidence for transhemispheric disachisis in unilateral stroke. *Archives of Neurology, 46*, 1333-1336.

Dodwell, D. (1988). The heterogeneity of social outcome following head injury. *Journal of Neurology, Neurosurgery & Psychiatry, 50*, 1613-1618.

Domb, Y. & Beaman, K. (1991). Mr X-A case of amnesia. *British Journal of Psychiatry, 158*, 423-425.

Domesick, V.B. (1990). Subcortical anatomy: the circuitry of the striatum. In J.L. Cummings (Ed.), *Subcortical dementia*. (pp. 31-43). New York: Oxford University Press.

Donath, J. (1899). Der epileptische Wandertrieb (Poriomanie). *Archiv für Psychiatrie und Nervenkrankheiten, 32*, 335-355.

Donath, J. (1907). Weitere Beiträge zur Poriomanie. *Archiv für Psychiatrie und Nervenkrankheiten, 42*, 752-760.

Donath, J. (1908). Ueber hysterische Amnesie. *Archiv für Psychiatrie und Nervenkrankheiten, 44*, 559-575.

Donath, J. (1912). Gliom des linken Stirnlappens. Operation; Besserung. Gleichzeitig ein Beitrag zur Bedeutung des Stirnhirns. *Zeitschrift für die gesamte Neurologie und Psychiatrie, 13*, 205-216.

Donath, J. (1923). Die Bedeutung des Stirnhirns für die höheren seelischen Leistungen. *Deutsche Zeitschrift für Nervenheilkunde, 23*, 282-306.

Dorman, C. (1991). Exceptional calculation ability after early left hemispherectomy. *Brain and Cognition, 15*, 26-36.

Dopkins, S., Kovner, R. & Goldmeier, E. (1990). Acquisition of a new color name in amnesics and normal controls. *Cortex, 26*, 189-200.

Doraiswamy, P.M., Shah, S.A., Husain, M.M., Escalona, P.R., McDonald, W.M., Figiel, G.S. & Krishnan, K.R.K. (1991). Magnetic resonance evaluation of the midbraiun in Parkinson's disease. *Archives of Neurology, 48*, 360.

Doty, R.L. (1990). Time and memory. In J.L. McGaugh, N.M. Weinberger & G. Lynch (Eds.), *Brain organization and memory: Cells, systems, and circuits.* (pp. 145-158). New York: Oxford University Press.

Doty, R.L. & Davis, R.G. (1991). *Retrograde transport from olfactory bulb to brainstem raphe: The etiology of schizophrenia?*. Paper presented at the Third IBRO World Congress of Neuroscience, Montréal, Québec, Canada, 4-9 August.

Doty, R.L., Perl, D.P., Steele, J.C., Chen, K.M., Pierce, J.D., Reyes, P. & Kurland, L.T. (1991). Odor identification deficit of the parkinsonism-dementia and idiopathic Parkinson's disease. *Neurology, 41 (Suppl. 2)*, 77-80.

Douglas, R.J. & Martin, K.A.C. (1991). Opening the grey box. *Trends in Neurosciences, 14*, 286-293.

Down, J.L.H. (1866). Observations on an ethnic classification of idiots. *London Hospital, Clinical Letters and Reports, 3*, 259-262.

Downes, J.J., Roberts, A.C., Schakian, B.J., Evenden, J.L., Morris, R.G. & Robbins, T.W. (1989). Impaired extra dimensional shift performance in medicated and unmedicated Parkinson disease: Evidence for a specific attentional dysfunction. *Neuropsychologia, 27*, 1329-1343.

Doyon, J. & Milner, B. (1991a). Right temporal-lobe contribution to global visual processing. *Neuropsychologia, 29*, 343-360.

Doyon, J. & Milner, B. (1991b). Role of the right temporal lobe in visual-cue learning during repeated pattern discriminations. *Neuropsychologia, 29*, 861-876.

Drachman, D.A. (1986). Plaques and tangles in Alzheimer's disease: Cause, consequence or epiphenomenon? *Neurobiology of Aging, 7*, 450.

Drachman, D.A. & Arbit, J. (1966). Memory and the hippocampal complex. II. Is memory a multiple process? *Archives of Neurology, 15*, 52-61.

Drachman, D.A. & Ommaya, A.K. (1964). Memory and the hippocampal complex. *Archives of Neurology, 10*, 411-425.

Drake, M.E., Shuttleworth, E.C. & Kellum, J.B. (1988). Nonverbal memory disorder with right caudate hemorrhage. *Neuropsychiatry, Neuropsychology, and Behavioral Neurology, 1*, 141-146.

Drennan, A.M. (1929). Impacted cyst in third ventricle of brain. *British Medical Journal, 2*, 47.

Dreyfus, P.M. (1974). Diseases of the nervous system in chronic alcoholics. In B. Kissin & H. Begleiter (Eds.), *The biology of alcoholism* (Vol. 3: Clinical Pathology) (pp. 265-290). New York: Plenum Press.

Druh, D., Walker, J.P. & Walker, J.B. (1975). Self-produced locomotion restores visual capacity after striate lesions. *Science, 187*, 265-267.

Drühe, C.-M. & Hartje, W. (1989). Hypoxische Amnesie nach Herzstillstand. Neuropsychologische Fallstudie. *Nervenarzt, 60*, 280-283.

DSM-III: Diagnostisches und Statistisches Manual Psychischer Störungen. (1984). Weinheim: Beltz.

Duara, R., Kushch, A., Gross-Glenn, K. Barker, W., Jallad, B., Pascal, S., Loewenstein, D.A., Sheldon, J., Rabin, M., Levin, B. & Lubs, H. (1991). Neuroanatomic differences between dyslexic and normal readers on magnetic resonance imaging scans. *Archives of Neurology, 48*, 410-416.

Dubois, P.J. (1984). Brain tumors. In R.N. Rosenzweig (Ed.), *The clinical neurosciences*. (Vol. IV: Neuroradiology). (pp. 361-455). New York: Churchill Livingstone.

Dubois, B., Pillon, B., Lhermitte, F. & Agid, Y. (1990). Cholinergic deficiency and frontal dysfunction in Parkinson's disease. *Annals of Neurology, 28*, 117-121.

Dubois, B., Pillon, B., Sternic, N., Lhermitte, F. & Agid, Y. (1990). Age-induced cognitive disturbances in Parkinson's disease. *Neurology, 40*, 38-41.

Duchek, J.M., Cheney, M., Ferraro, F.R. & Storamit, M. (1991). Paired associate learning in senile dementia of the Alzheimer type. *Archives of Neurology*, *48*, 1038-1040.

Dudchenko, P. & Sarter, M. (1991). GABAergic control of basal forebrain cholinergic neurons and memory. *Behavioural Brain Research, 42*, 33-41.

Duijndam-van den Berge, M. & Goekoop, J.G. (1986). Lymphocyte concanavalin A capping: a similarity between Down's syndrome and early onset primary degenerative dementia. *Neurology, Neurosurgery, and Psychiatry, 49*, 595-598.

Duncan, J. (1986). Disorganization of behavior after frontal lobe damage. *Cognitive Neuropsychology, 3*, 271-290.

Durieu, I., Parent, M., Ajana, F., Gosset, P., Smadja, D., Leclerc, X., Fournier, Y. & Leys, D. (1991). Monosporium apiospermum meningoencephalitis: a clinico-pathological case. *Journal of Neurology, Neurosurgery, and Psychiatry, 54*, 731-733.

Durso, F.T. & Shore, W.J. (1991). Partial knowledge of word meaning. *Journal of Experimental Psychology: General, 120*, 190-202.

Dusoir, H., Kapur, N., Byrnes, D.P., McKinstry, S., & Hoare, R.D. (1990). The role of diencephalic pathology in human memory disorder. *Brain, 113*, 1695-1706.

Duvernoy, H.M., Delon, S. & Vannison, J.L. (1981). Cortical blood vessels of the human brain. *Brain Research Bulletin, 7*, 519-579.

Duyckaerts, C., Derouesne, C., Signoret, J.L., Gray, F., Escourolle, R., Castaigne, P. (1985). Bilateral and limited amygdalohippocampal lesions causing a pure amnesic syndrome. *Annals of Neurology, 18*, 314-319.

Duyckaerts, C., Kawasaki, H., Delaere, P., Rainsard, C. & Hauw, J.-J. (1989). Fibre disorganization in the neocortex of patients with senile dementia of the Alzheimer type. *Neuropathology and Applied Neurobiology, 15*, 233-247.

Dysken, M. (1987). A review of recent clinical trials in the treatment of Alzheimer's dementia. *Psychiatric Annals, 17*, 178-191.

Eagly, A.H., Ashmore, R.D., Makhijani, M.G. & Longo, L.C. (1991). What is beautiful is good, but...: A meta-analytic review of research on the physical attractiveness stereotype. *Psychological Bulletin, 120*, 109-128.

Eastwood, M.R., Rifat, S.L., Nobbs, H. & Ruderman, J. (1989). Mood disorder following cerebrovascular accident. *British Journal of Psychiatry, 154*, 195-200.

Ebbinghaus, H. (1885). *Über das Gedächtnis*. Leipzig: Duncker & Humblot.

Eccles, J.C. (1973). *The understanding of the brain*. New York: McGraw-Hill Book Company.

Eccles, J. (1990). Gehirn und Seele. Argumente für den Dualismus vom Standpunkt eines Neurophysiologen. *Schering: Aus Forschung und Medizin, 5*, 9-24.

Eccles, J.C., Ito, M. & Szentagothai, J. (1967). *The cerebellum as a neuronal machine*. Berlin: Springer.

Eccles, J.C., & Robinson, D.N. (1984). *The wonder of being human. Our brain and our mind.* New York: Free Press.

Ecker, A.D., & Woltman, H.W. (1939). Is nutritional deficiency the basis of Wernicke's disease? Report of case. *Journal of the American Medical Association, 112*, 1794-1796.

Edinger, L. (1902). Geschichte eines Patienten, dem operativ der ganze Schläfenlappen entfernt war, ein Beitrag zur Kenntniss der Verbindungen des Schläfenlappens mit dem übrigen Gehirne. *Deutsches Archiv für klinische Medizin, 73*, 304-323.

Edwardson, J.A., Oakley, A.E., Taylor, G.A., McArthur, F.K., Ward, M.K., Bishop, H.P. & Candy, J.M. (1990). Role for aluminum and silicon in the pathogenesis of senile plaques: Studies in chronic renal dialysis. In R.J. Wurtman, S. Corkin, J.H. Growdon & E. Ritter-Walker (Eds.), *Advances in neurology.* (Vol. 51). (pp. 223-226). New York: Raven Press.

Eich, E. & Metcalfe, J. (1989). Mood dependent memory of internal versus external events. *Journal of Experimental Psychology: Learning, Memory and Cognition, 15*, 443-455.

Eichenbaum, H., Morton, T.H., Potter, H. & Corkin, S. (1983). Selective olfactory deficits in case H.M. *Brain, 106*, 459-472.

Eichler, G. (1878). Ein Fall von Balkenmangel im menschlichen Gehirn. *Archiv für Psychiatrie und Nervenkrankheiten, 8*, 355-366.

Einstein, G.O. & McDaniel, M.A. (1990). Normal aging and prospective memory. *Journal of Experimental Psychology: Learning, Memory, and Cognition, 16*, 717-726.

Elizan, T.S. & Casals, J. (1991). Astrogliosis in von Economo's and postencephalitic Parkinson's diseases supports probable viral etiology. *Journal of the Neurological Sciences, 105*, 131-134.

Ellenberg, J.H. (1991). Preclinical detection in studies of the etiology, natural history, and treatment of Parkinson's disease. *Neurology, 41 (Suppl.)*, 14-20.

Ellis, A.W., Young, A.W. & Critchley, M.R. (1989). Loss of memory for people following temporal lobe damage. *Brain, 112*, 1469-1483.

Ellis, A.W., Hillam, J.C., Cardno, A. & Kay, J. (1991). Processing of words and faces by patients with left and right temporal lobe epilepsy. *Behavioural Neurology, 4*, 121-128.

Ellis, H.C., Thomas, R.L., McFarland, A.D. & Lane, J.W. (1985). Emotional mood states and retrieval in episodic memory. *Journal of Experimental Psychology: Learning, Memory and Cognition, 11*, 263-370.

Ellis, N.R., Deacan, J.R. & Woolbridge, P.W. (1985). Structural memory deficts of mental retarded persons. *American Journal of Mental Deficiency, 89*, 393-402.

Ellis, R.J. & Oscar-Berman, M. (1989). Alcolism, aging, and functional cerebral asymmetries. *Psychological Bulletin, 106*, 128-147.

Ellis, W.G., McCulloch, J.R. & Corley, C.L. (1974). Presenile dementia in Down's syndrome. Ultrastructural identity with Alzheimer's disease. *Neurology, 24*, 101-106.

Ely, F.A. (1922). Memory defect of Korsakoff type, observed in multiple neuritis following toxaemia of pregnancy. *Journal of Nervous and Mental Disease, 56*, 115-125.

Elzholz, A. (1900). Ueber Beziehungen der Korsakoff'schen Psychose zur Polioencephalitis acuta haemorrhagica superior. *Wiener klinische Wochenschrift, 13*, 337-344.

Emson, P.C. & Lindvall, O. (1979). Distribution of putative neurotransmitters in the neocortex. *Progress in Neurobiology, 4*, 1-30.

Engel, R.R. & Satzger, W. (1988). Cognitive deficits in aging and therapeutic evaluation of encephalotropic substances. *Pharmacopsychiatrie, Neuro-Psychopharmakologie 21*, 8-10.

Engler, F. & Vetter, P. (1991). Affektive und schizophrene Syndrome bei Multipler Sklerose. Literaturübersicht und Kasuistiken. *Schweizer Archiv für Neurologie und Psychiatrie, 142*, 367-378.

Englert, D., Gunreben, G., Reichmann, H. & Hoffmann, E. (1987). Bilateral symmetrische reversible Thalamusläsion im Rahmen einer Encephalitis. *Nervenarzt, 58*, 308-310.

Englund, E., Brun, A. & Alling, C. (1988). White matter changes in dementia of Alzheimer's type. *Brain, 111*, 1425-1439.

Enoch, M.D. & Irving, G. (1962). The Ganser syndrome. *Acta Psychiatrica Scandinavica, 38*, 213-222.

Enzensberger, W. (1991). Neuro-AIDS – Aktuelle Entwicklungen. *Aktuelle Neurologie, 18*, 42-48.

Enzensberger, W. & Fischer, P. A. (1987). Primäre HIV-Komplikationen des Nervensystems. *AIFO, 2*, 603-614.

Enzensberger, W. & Fischer, P.-A. (1987). Primäre HIV-Komplikationen des Nervensystems. *AIFO, 2*, 603-614.

Epstein, C.J. (Ed.). (1986). *The neurobiology of Down syndrome*. New York: Raven Press.

Erickson, J.R. & Jemison, C.R. (1991). Relations among measures of autobiographical memory. *Bulletin of the Psychonomic Society, 29*, 233-236.

Erkinjuntti, T., Haltia, M., Palo, J., Sulkava, R. & Paetau, A. (1988). Accuracy of the clinical diagnosis of vascular dementia: a prospective clinical and post-mortem neuropathological study. *Journal of Neurology, Neurosurgery, and Psychiatry, 51*, 1037-1044.

Erkinjuntti, T., Ketonen, L., Sulkava, R., Sipponen, J., Vuorialho, M. & Iivanainen, M. (1987). Do white matter changes on MRI and CT differentiate vascular dementia from Alzheimer's disease? *Journal of Neurology, Neurosurgery, and Psychiatry, 50*, 37-42.

Erkinjuntti, T., Laaksonen, R., Sulkava, R., Syrjäläinen, R. & J. Palo (1986). Neuropsychological differentiation between normal aging, Alzheimer's disease and vascular dementia. *Acta Neurologica Scandinavica, 74*, 393-403.

Esch, F.S., Keim, P.S., Beattie, E.C., Blacher, R.W., Culwell, A.R., Oltersdorf, T., McClure, D. & Ward, P.J. (1990). Cleavage of amyloid ß peptide during constitutive processing of its precursor. *Science, 248*, 1122-1124.

Escobar, A., Aruffo, C. & Rodriguez-Carbajal, J. (1983). Wernike's encephalopathy. A case report with neurophysiologic and CT-scan studies. *Acta Vitaminologia et Enzymologia, 5*, 125- 131.

Escudier, E., Cordonnier, C. & Poirier, J. (1986). Les infections du système nerveux central au cours des hémopathies malignes. *Revue Neurologique, 142*, 116-125.

Esiri, M.M., Pearson, R.C.A., Steele, J.E., Bowen, D.M. & Powell, T.P.S. (1990). A quantitative study of the neurofibrillary tangles and the choline acyetyltransferase activity in the cerebral cortex and the amygdala in Alzheimer's disease. *Journal of Neurology, Neurosurgery, and Psychiatry, 53*, 161-165.

Eskenazi, B., Cain, W.S., Novelly, R.A. & Friend, K.B. (1983). Olfactory functioning in temporal lobectomy patients. *Neuropsychologia, 21*, 365-374.

Eskenazi, B., Cain, W.S., Novelly, R.A. & Mattson, R. (1986). Odor perception in temporal lobe epilepsy patients with and without temporal lobectomy. *Neuropsychologia, 24*, 553-562.

Eslinger, P. & Damasio, A.R. (1984). Behavioral disturbances associated with rupture of anterior communicating artery aneurysms. *Seminars in Neurology, 4*, 385-389.

Eslinger, P.J. & Damasio, A.R. (1985). Severe disturbance of higher cognition after bilateral frontal lobe ablation: patient E.V.R. *Neurology, 35*, 1731-1741.

Eslinger, P. & Damasio, A.R. (1986). Preserved motor learning in Alzheimer's disease: Implications for anatomy and behavior. *Journal of Neuroscience, 6*, 3006-3009.

Eslinger, P.J., Warner, G.C., Grattan, L.M. & Easton, J.D. (1991). „Frontal lobe" utilization behavior associated with paramedian thalamic infarction. *Neurology, 41*, 450-452.

Essellier, A.F., Koszewski, B.J., Lüthy, F. & Zollinger, H.U. (1951). Längsschnittbetrachtungen eines klinisch diagnostizierten Falles von chronischer Meningoencephalits Besnier-Boeck-Schaumann. *Schweizerische Medizinische Wochenschrift, 81*, 99-104.

Estes, M.L., Chimowitz, M.I., Awad, I.A., McMahon, J.T., Furlan, A.J. & Ratliff, N.B. (1991). Sclerosing vasculopathy of the central nervous system in nonelderly demented patients. *Archives of Neurology, 48*, 631-636.

Estes, W.K. (1991). Cognitive architectures from the standpoint of an experimental psychologist. *Annual Reviews of Psychology, 42*, 1-28.

Etienne, P., Robitaille, Y., Wood, P., Gauthier, S., Nair, N.P.V. & Quiron, R. (1986). Nucleus basalis neuronal loss, neuritic plaques and choline acetyltransferase activity in advanced Alzheimer's disease. *Neuroscience, 19*, 1279-1291.

Evenhuis, H.M. (1990). The natural history of dementia in Down's syndrome. *Archives of Neurology, 47*, 263-267.

Ewald, G. (1940). Zur Frage der Lokalisation des amnestischen Symptomenkomplexes. *Allgemeine Zeitschrift für Psychiatrie und ihre Grenzgebiete, 115*, 220-237.

Ewert, J., Levin, H.S., Watson, M.G. & Kalisky, Z. (1989). Procedural memory during posttraumatic amnesia in survivors of severe closed head injury. Implications for rehabilitation. *Archives of Neurology, 46*, 911-916.

Fahn, S., Davis, J.N. & Rowland, L.P. (Eds.) (1979). *Cerebral Hypoxia and its Consequences (Advances in Neurology Series* (Vol. 26). New York: Raven Press.

Farah, M.J., Hammond, K.M., Mehta, Z. & Ratcliff, G. (1989). Category specifity and modality space in semantic memory. *Neuroposychologia, 27*, 193-200.

Farah, M.J., McMullen, P.A. & Meyer, M. (1990). Can recognition of living things be selectively impaired? *Neuropsychologia, 29*, 185-193.

Faris, A.A. & Terrence, C.F. (1989). Limbic system smptomatology associated with colloid cyst of third ventrricle. *Journal of Neurology, 236*, 60-61.

Farlow, M.R., De Myer, W., Dlouhy, S.R. & Hodes, M.E. (1987). X-linked recessive inheritance of ataxia and adult-onset dementia: Clinical features and preliminary linkage analysis. *Neurology, 37*, 603-607.

Farrer, L.A., Cupples, L.A., Connor, L., Wolf, P.A. & Growdon, J.H. (1991). Association of decreased paternal age and late-onset Alzheimer's disease. An example of genetic imprinting? *Archives of Neurology, 48*, 599-604.

Farrer, L.A., Myers, R.H., Cupples, L.A., George-Hyslop, P.H. St., Bird, T.D., Rossor, M.N., Mullan, M.J., Polinsky, R., Nee, L., Heston, L., Van Broeckhoven, C., Martin, J.-J., Crapper-McLachlan, D. & Growdon, J.H. (1990). Transmission and ageat-onset patterns in familial Alzheimer's disease: Evidence for heterogeneity. *Neurology, 40*, 395-403.

Farrer, L.A., O'Sullican, D.M., Cupples, A., Growdon, J.H. & Myers, R.H. (1989). Assessment of genetic risk for Alzheimer's disease among first-degree relatives. *Annals of Neurology, 25*, 485-493.

Fast, I. (1974). Multiple identities in borderline personality organization. *British Journal of Medical Psychology, 47*, 291-300.

Fazekas, F., Schmidt, R., Offenbacher, H., Chawluk, J.B. & Alavi, A. (1991). Magnetic resonance imaging hyperintensities in Alzheimer's disease. *Archives of Neurology, 48*, 468-469.

Fazio, C., Sacco, G. & Bugiani, D. (1967). The thalamic hemorrhage. *European Neurology, 9*, 30-43.

Fazzini, E., Dwork, A.J., Blum, C., Burke, R., Cote, L., Goodman, R.R., Jacobs, T.P., Naini, A.B., Pezzoli, G. Pullman, S., Solomon, R.A., Truong, D., Weber, C.J. & Fahn, S. 1991). Stereotaxic implantation of autologous adrenal medulla into caudate nucleus in four patients with Parkinsonism. *Archives of Neurology, 48*, 813-820.

Fearnley, J.M. & Lees, A.J. (1991). Ageing and Parkinson's disease: Substantia nigra regional selectivity. *Brain, 114*, 2283-2301.

Fedio, P. & van Buren, J.M. (1974). Memory deficits during electrical stimulation of the speech cortex in conscious man. *Brain and Language, 1*, 29-42.

Fedio, P. & van Buren, J. (1975). Memory and perceptual deficits during electrical stimulation in the left and right thalamus and parietal subcortex. *Brain and Language, 2*, 78-100.

Feeney, D.M. & Baron, J.C. (1986). Diaschisis. Stroke, 17, 817-830.

Feiereis, H. (1987). Psychotherapie in der Geriatrie. *Zeitschrift für Gerontologie, 20*, 44-48.

Feindel, W. (1961). Response patterns elicited from the amygdala and deep temporoinsular cortex. In D.E. Sheer (Ed.) *Electrical stimulation of the brain.* (pp. 519-532). Austin: University of Texas Press.

Feindel, W. (1982). The contributions of Wilder Penfield to the functional anatomy of the human brain. *Human Neurobiology, 4*, 231-234.

Feindel, W. (1991). Temporal lobectomy with amygdalectomy and minimal hippocampal resection: review of 100 cases. *Le journal Canadien des sciences neurologiques, 18*, 603-605.

Feinstein, A., & Hattersley, A. (1988). Ganser symptoms, dissociation, and dysprosody. *Journal of Nervous and Mental Disease, 176*, 692-693.

Feinstein, A., Ron, M. & Wessely, S. (1990). Disappearing brain lesions, psychosis and epilepsy: A report of two cases. *Journal of Neurology, Neurosurgery, and Psychiatry, 53*, 244-246.

Feldman, R.G., Chandler, K.A., Levy, L.L. & Glaser, G.H. (1963). Familial Alzheimer's disease. *Neurology, 13*, 811-824.

Felgenhauer, K. (1987). Another venereal disease with frequent nervous system involvement: neuro-AIDS. *Journal of Neurology, 234*, 65-66.

Felleman, D.J. & Van Essen, D.C. (1991). Distributed hierarchical processing in the primate cerebral cortex. *Cerebral Cortex, 1*, 1-47.

Fenner, M.E., Hewitt, K.E. & Torpy, D.M. (1987). Down's syndrome: intellectual and behavioural functioning during adulthood. *Journal of Mental Deficiency Research, 31*, 241-249.

Fensore, C., Lazzarino, L.G., Nappo, A. & Nicolai, A. (1988). Language and memory disturbances from mesencephalothalamic infarcts: A clinical and computed tomography study. *European Neurology, 28*, 51-56.

Ferrer, I., Bella, R., Serrano, M.T., Martí & Guionnet, N. (1990). Arterolosclerotic leucoencephalopathy in the elderly and its relation to white matter lesions in Binswanger's disease, multi-infarct encephalopathy and Alzheimer's disease. *Journal of the Neurological Sciences, 98*, 37-50.

Ferrier, D. (1875). Experiments on the brain of monkeys (2nd series). *Philosophical Transactions of the Royal Society of London, 165*, 433-488.

Ferrier, D. (1886). *Functions of the Brain*. London: Smith, Elder & Co.

Ferrier, D., Cross, A.J., Johnson, J.A., Roberts, G.W., Crow, T.J., Corsellis, J.A.N., Lee, Y.C., O'Shaughnessy, D., Adrian, T.E., McGregro, G.P., Baracese-Hamilton, A.J. & Bloom, S.R. (1983). Neuropeptides in Alzheimer type dementia. *Journal of the Neurological Sciences, 62*, 159-170.

Ferrier, D. & Yeo, G.F. (1884). A record of experiments on the effects of lesion of different regions of the cerebral hemispheres. *Philosophical Transactions of the Royal Society of London, 175*, 479-565.

Ferris, G.S., & Dorsen, M.M. (1975). Agenesis of the corpus callosum 1. Neuropsychological studies. *Cortex, 11*, 95-122.

Ferry, G. (1987). The genetic roots of dementia. *New Scientist (12 March)*, 20-21.

Feuchtwanger, E. (1923). *Die Funktionen des Stirnhirns*. Berlin: Springer.

Fibiger, H.C. (1991). Cholinergic mechanisms in learning, memory and dementia: a review of recent evidence. *Trends in Neurosciences, 14*, 220-223.

Figiel, G.S., Rama Krishnan, K.R., Doraiswamy, P.M., Rao, V.P., Nemeroff, C.B. & Boyko, O.B. (1991). Subcortical hyperintensities on brain magnetic resonance imaging: A comparison between late age onset and early elderly depressed subjects. *Neurobiology of Aging, 26*, 245-247.

Filley, C.M., Brownell, H.H. & Albert, M.L. (1985). Education provides no protetion against Alzheimer's disease. *Neurology, 35*, 1781-1784.

Filley, C.M., Franklin, G.M., Heaton, R.K. & Rosenberg, N.L. (1989). White matter dementia; clinical disorders and implications. *Neuropsychiatry, Neuropsychology and Behavioral Neurology, 1*, 239-254.

Filley, C.M., Heaton, R.K., Nelson, L.M., Burks, J.S. & Franklin, G.M. (1989). A comparison of dementia in Alzheimer's disease and multiple sclerosis. *Archives of Neurology, 46*, 157-161.

Filley, C.M., Kelly, J. & Heaton, R.K. (1986). Neuropsychologic features of early- and late-onset Alzheimer's disease. *Archives of Neurology, 43*, 574-576.

Filley, C.M. & Kelly, J.P. (1990). Neurobehavioral effects of focal subcortical lesions. In J.L. Cummings (Ed.), *Subcortical dementia*. (pp. 59-70). New York: Oxford University Press.

Filteau, M.-J., Pourcher, E., Bouchard, R.H., Baruch, P., Mathieu, J., Bédard, F., Simard, N. & Vincent, P. (1991). Corpus callosum agenesis and psychosis in Andermann syndrome. *Archives of Neurology, 48*, 1275-1280.

Findaly, J.M., Macdonald, R.L. & Weir, B.K.A. (1991). Current concepts of pathophysiology and management of cerebral vasospasm following aneurysmal subarachnoid hemorrhage. *Cerebrovascular and Brain Metabolism Reviews, 3*, 336-361.

Finger, S. (Ed.). (1978). *Recovery from brain damage: Research and theory*. New York: Plenum Press.

Finger, S. & Almli, C.R. (Eds.), (1984). *Early brain damage*. (Vol. 2: Neurobiology and behavior). Orlando, F.L.: Academic Press.
Finger, S. & Stein, D.G. (1982). *Brain damage and recovery. Research and clinical perspectives*. New York: Academic Press.
Finger, S., Walbran, B. & Stein, D.G. (1973). Brain damage and behavioral recovery: serial lesion phenomena. *Brain Research, 63*, 1-18.
Finger, S. & Wolf, C. (1988). The ‚Kennard effect' before Kennard. The early history of age and brain lesions. *Archives of Neurology, 45*, 1136-1142.
Finklestein, S. & Caronna, J.J. (1978). Amnesic syndrome following cardiac arrest. *Neurology, 28*, 389.
Fiorelli, M., Blin, J., Bakchine, S., Laplane, D. & Baron, J.C. (1991). PET studies of cortical diaschisis in patients with motor hemi-neglect. *Journal of the Neurological Sciences, 104*, 135-142.
Fischer, C. (1945). Amnesic states in war neuroses: the psychological fugues. *Psychoanalytic Quarterly, 14*, 437-468.
Fischer, E. (1921). Über die Variation der Hirnfurchen des Schimpansen. *Anatomischer Anzeiger, 30, Suppl.*, 48-54.
Fischer, G. (1882). Ueber eine eigenthümliche Spinalerkrankung bei Trinkern. *Archiv für Psychiatrie und Nervenkrankheiten, 13*, 1-49.
Fischer, J.S. (1988). Using the Wechsler Memory Scale-Revised to detect and characterize memory deficits in multiple sclerosis. *Clinical Neuropsychology, 2*, 149-172.
Fischer, K.W. & Silvern, L. (1985). Stages and individual differences in cognitive development. *Annual Review of Psychology, 36*, 613-648.
Fischer, P., Gatterer, G., Marterer, A. & Danielczyk, W. (1988). Nonspecificity of semantic impairment in dementia of Alzheimer's type. *Archives of Neurology, 45*, 1341-1343.
Fischer, P., Jellinger, K., Gatterer, G. & Danielczyk, W. (1991). Prospective neuropathological validation of Hachinski's Ischaemic Score in dementias. *Journal of Neurology, Neurosurgery, and Psychiatry, 54*, 580-583.
Fischer, P., Danielczyk, W., Jellinger, K., Lassman, H., Simanyi, M., Gatterer, G., Marterer, A. & Seitelberger, F. (1991). Die Differentialdiagnose der Demenzerkrankungen. Eine prospektive klinische Untersuchung mit neuropathologischer Diagnosestellung. *Nervenarzt, 62*, 408-414.
Fischer, R. (1946). Selbstbeobachtungen im Mezkalin-Rausch. *Schweizer Zeitschrift für Psychologie, 5*, 308-313.
Fischer, E.G., Ahlers, F., Kornhuber, H.H. & Henneberg, A. (1989). Are there antilymphocyte autoantibodies in multiple sclerosis patients? *Journal of the Neurological Sciences, 93, 319-322.*
Fisher, C. (1945). Amnesic states in war neuroses: the psychological fugues. *Psychoanalytic Quarterly, 14*, 437-468.
Fisher, C.M. (1959). The pathologic and clinical aspects of thalamic hemorrhage. *Transactions of the American Neurological Association, 84*, 56-59.
Fisher, C.M. (1966). Concussion amnesia. *Neurology, 16*, 826-830.
Fisher, C. (1978). Thalamiç pure sensory stroke: A pathologic study. *Neurology, 28*, 1141-1144.
Fisher, C.M. & Adams, R.D. (1958). Transient global amnesia. *Transactions of the American Neurological Association, 83*, 143-146.
Fisher, C.M. & Adams, R.D. (1964). Transient global amnesia. Acta *Neurologica Scandinavica, 40 (Suppl. 9)*, 7-83.

Fisher, J.M., Kennedy, J.L., Caine, E.D. & Shoulson, I. (1983). Dementia in Huntington's disease: A cross-selection analysis of intellectual decline. In R. Mayeux & W.G. Rosen (Eds.), *The dementias*. (Advances in Neurology, Vol. 38). (pp. 229-248). New York: Raven Press.

Fisk, A.D. & Rogers, W.A. (1991). Toward an understanding of age-related memory and visual search effects. *Journal of Experimental Psychology: General, 120*, 131-149.

Fitch, N., Becker, R. & Heller, A. (1988). The inheritance of Alzheimer's disease: A new interpretation. *Annals of Neurology, 23*, 14-19.

Fizet, D. & Ferrer, X. (1989). An inhibitor of cellular cytotoxity is present in multiple sclerosis. *European Neurology, 29*, 208-210.

Flechsig, P. (1896a). *Die Lokalisation der geistigen Vorgänge, insbesondere der Sinnesempfindungen des Menschen*. Leipzig: Veit & Co.

Flechsig, P. (1896b). *Gehirn und Seele*. Leipzig: Veit & Comp.

Fleischmann, U.M. (1989). *Gedächtnis und Alter. Multivariate Analysen zum Gedächtnis alter Menschen*. Bern, Stuttgart, Toronto: Hans Huber.

Flexner, J.B. & Flexner, L.B. (1969). Studies on memory: Evidence for a widespread memory trace in the neocortex after the suppression of recent memory by puromycin. *Proceedings of the National Academy of Sciences, 62*, 729-732.

Flicker, C., Ferris, S.H., Crook, T. & Bartus, R. (1987). Implications of memory and language dysfunction in the naming deficit of senile dementia. *Brain and Language, 31*, 187-200.

Flicker, C., Ferris, S.H. & Reisberg, B. (1991). Mild cognitive impairment in the elderly: Predictors of dementia. *Neurology, 41*, 1006-1009.

Flodin, U., Söderfeldt, B., Noorlind-Brage, H., Fredriksson, M. & Axelson, O. (1988). Multiple sclerosis, solvents and pets. A case reference study. *Archives of Neurology, 45*, 620-623.

Flowers, K.A., Pearce, I. & Pearce, J.M.S. (1984). Recognition memory in Parkinson's disease. *Journal of Neurology, Neurosurgery, and Psychiatry, 47*, 1174-1181.

Flowers, D.L., Wood, F.B. & Naylor, C.E. (1991). Regional cerebral blood flow correlates of language processes in reading disability. *Archives of Neurology, 48*, 637-643.

Flügel, O. (1902). *Die Seelenfragen mit Rücksicht auf die neueren Wandlungen gewisser naturwissenschaftlicher Begriffe*. (3. Aufl.). Köthen: Schulze.

Flynn, F.G., Cummings, J.L. & Tomiyasu, U. (1988). Altered behavior associated with damage to the ventromedial hypothalamus: A distinctive syndrome. *Behavioural Neurology, 1*, 49-58.

Foerster, K. & Regli, F. (1980). Zur Ätiologie dementieller Prozesse. *Fortschritte der Neurologie und Psychiatrie, 48*, 207-219.

Foerster, O. & Gagel, O. (1934). Ein Fall von Ependymcyste des III. Ventrikels. Ein Beitrag zur Frage der Beziehungen psychischer Störungen zum Hirnstamm. *Zeitschrift für die gesamte Neurologie und Psychiatrie, 149*, 312-344.

Foletti, G., Regli, F. & Assal, G. (1980). Syndrome amnésique d'origine encéphalitique. *Revue Médicale de la (Suisse) Romande, 100*, 179-185.

Folsom, J.C. (1983). Reality orientation. In B. Reisberg (Ed.), *Alzheimer's disease* (pp. 449-454). New York: The Free Press.

Folstein, M.S., Folstein, S.E. & McHugh, P.R. (1990). *MMST: Mini Mental Status-Test*. Deutschsprachige Fassung: J. Kessler, H.J. Markowitsch & P. Denzler. Weinheim: Beltz Test.

Folstein, S.E., Brandt, J. & Folstein, M.F. (1990). Huntington's disease. In J.L. Cummings (Ed.), *Subcortical dementia.* (pp. 87-107). New York: Oxford University Press.

Foncin, J.-F., Salmon, D. & Bruni, A.C. (1986). Genetics of Alzheimer's disease: a large kindred with apparent Mendelian transmission: possible implications for a linkage study. In M. Briley, A. Kato & M. Weber (Eds.), *New concepts in Alzheimer's disease.* (pp. 242-256). Houndmills: Macmillan Press.

Foncin, J.-F., Salmon, D., Supino-Viterbo, V., Feldman, R.G., Macchi, G., Mariotti, P., Scoppetta, C., Caruso, G. & Bruni, A.C. (1985). Démence présénile d'Alzheimer transmise dans une famille étendue. *Revue Neurologique, 141*, 194-202.

Fontaine, R., Breton, G., Dery, R., Fontaine, S. & Elie, R. (1990). Temporal lobe abnormalities in panic disorder: A MRI study. *Biological Psychiatry, 27*, 304-310.

Foos, P.W. (1989). Adult age differences in working memory. *Psychology and Aging, 4*, 269-275.

Forno, L.S. & Norville, R.L. (1979). Ultrastructure of the neostriatum in Huntington's and Parkinson's disease. In T.N. Chase, N.S. Wexler & A. Barbeau (Eds.), *Advances in Neurology* (Vol. 23: Huntington's Disease) (pp. 123-135). New York: Raven Press.

Forssell, L.G., Sjökvist, B. & Winblad, B. (1989). Early stages of late onset Alzheimer's disease. III. Double blind treatment with choline chloride and lecithin with and without L-dopa and L-tryptophan, alternatively placebo. *Acta Neurologica Scandinavica, 79, Suppl. 121*, 43-66.

Forsting, M. (1987). Enkodierung und Abruf bei globaler Amnesie. In W. Hartje, W. Huber, K. Poeck, L. Springer T K. Willmes (Eds.), *Aachener Studien zur Neurolinguistik und Neuropsychologie, Band 2* (pp. 5-136). Aachen: Rader Publikationen.

Forsting, M., Krieger, D., Seier, U., & Hacke, W. (1989). Reversible bilateral thalamic lesions caused by primary internal cerebral vein thrombosis: a case report. *Journal of Neurology, 236*, 484-486.

Förstl, H., Burns, A., Luthert, P. & Cairns, N. (1991). Demenz und internistische Erkrankungen: Die Häufigkeit innerer Krankheiten bei Alzheimer-Demenz, vaskulärer Demenz und anderen dementiellen Erkrankungen. *Zeitschrift für Gerontologie, 24*, 91-93.

Förstl, H., Howard, R. & Levy, R. (1991). Binswanger's clinical and neuropathological criteria for „Binswanger's disease". *Journal of Neurology, Neurosurgery and Psychiatry, 54*, 1122-1123.

Foster, N.L., Chase, T.N., Fedio, P., Patronas, N.J., Brooks, R.A. & Di Chiro, G. (1983). Alzheimer's disease: Focal cortical changes shown by positron emission tomography. *Neurology, 33*, 961-965.

Foster, N.L., Chase, T.N., Manzi, L., Brooks, R., Fedio, P., Patronas, N.J. & Di Chiro, G. (1984). Cortical abnormalities in Alzheimer's disease. *Annals of Neurology, 16*, 649-654.

Fox, T.F. (1957). The anatomy of memory. *Lancet, i*, 918-919.

Frackowiak, R.S.J. (1986). The significance of regional cerebral blood flow and metabolism for process of aging and dementia. In H. Häfner, G. Moschel & N. Sartorius (Eds.), *Mental Health in the Elderly* (pp. 146-153). Berlin: Springer-Verlag.

Frank, G. (1981). *Amnestische Episoden.* Berlin: Springer.

Franssen, E.H., Reisberg, B., Kluger, A., Sinaiko, E. & Boja, C. (1991). Cognition-independent neurologic symptoms in normal agiang and probable Alzheimer's disease. *Archives of Neurology, 48*, 148-154.

Franzblau, A., Letz, R., Hershman, D., Mason, P., Wallace, J.I. & Bekesi, J.G. (1991). Quantitative neurologic and neurobehavioral testing of persons infected with human immunodeficiency virus type 1. *Archives of Neurology, 48*, 263-268.

Franzen, E.A. & Myers, R.E. (1973). Neural control of social behavior: Prefrontal and anterior temporal cortex. *Neuropsychologia 11*, 141-157.

Franzen, M.D., Iverson, G.L. & McCracken, L.M. (1990). The detection of malingering in neuropsychological assessment. *Neuropsychology Review, 1*, 247-279.

Fraser, M.B. & Mitchell, A. (1876). Kalmuc idiocy: report of a case with autopsy. *The Journal of Mental Science, 22*, 169-179.

Fratiglioni, L., Grut, M., Forsell, Y., Viitanen, M., Grafström, M., Holmén, K., Ericsson, K., Bäckman, L, Ahlbom, A. & Winblad, B. (1991). Prevalence of Alzheimer's disease and other dementias in an elderly urban population: Relationship with age, sex, and education. *Neurology, 41*, 1886-1892.

Fratiglioni, L., Inzitari, D., Arfaioli, C., Nencini, P., Ginanneschi, A., Pracucci, G., Zuppiroli, A., Italiani, G. & Amaducci, L. (1991). Risk factors for transient ischemic attacks in middle-age. A population-based case-control study. *Acta Neurologica Scandinavica, 83*, 214-220.

Frederiks, J.A.M. (1985). The neurology of aging and dementia. In J.A.M. Frederiks (Ed.), *Handbook of clinical neurology*. (Vol. 2 (46): Neurobehavioural Disorders). (pp. 199-219). Amsterdam: Elsevier Science Publ.

Frederiks, J.A.M. (1990). Transient global amnesia: An amnesic TIA. In H.J. Markowitsch (Ed.), *Transient global amnesia and related disorders*. (pp. 28-47). Toronto: Huber.

Freed, D.M. & Corkin, S. (1988). Rate of forgetting in H.M.: 6-month recognition. *Behavioral Neuroscience, 102*, 823-827.

Freed, D.M., Corkin, S. & Cohen, N.J. (1984). Rate of forgetting in H.M.: A reanalysis. *Social Neuroscience Abstracts, 10*, 383.

Freed, D.M., Corkin, S. & Cohen, N.J. (1987). Forgetting in H.M.: A second look. *Neuropsychologia, 25*, 461-471.

Freed, D.M., Corkin, S., Growdon, J.H. & Nissen, M.Y. (1988). Selective attention in Alzheimer's disease: CSF correlates of behavioral impairments. *Neuropsychologia, 26*, 895-902.

Freed, D.M., Corkin, S., Growdon, J.H. & Nissen, M.Y. (1989). Selective attention in Alzheimer's disease: Characterizing cognitive subgroups of patients. *Neuropsychologia, 27*, 325-339.

Freed, W.J., De Medinaceli, L. & Wyatt, R.J. (1985). Promoting functional plasticity in the damaged nervous system. *Science, 227*, 1544-1552.

Freedman, L., Selchen, D.H., Black, S.E., Kaplan, R., Garnett, E.S. & Nahmias, C. (1991). Posterior cortical dementia with alexia: neurobehavioural, MRI, and PET findings. *Journal of Neurology, Neurosurgery, and Psychiatry, 54*, 443-448.

Freedman, M. (1989). Spatial and visual learning deficits in Alzheimer's and Parkinson's disease. *Brain and Cognition, 11*, 114-126.

Freedman, M. (1990). Parkinson's disease. In J.L. Cummings (Ed.), *Subcortical dementia*. (pp. 108-122). New York: Oxford University Press.

Freedman, M. & Cermak, L.S. (1986). Semantic encoding deficits in frontal lobe disease and amnesia. *Brain and Cognition, 5*, 108-114.

Freedman, M. & Oscar-Berman, M. (1986). Selective delayed response deficits in Parkinson's and Alzheimer's disease. *Archives of Neurology, 43*, 886-890.

Freedman, M. & Oscar-Berman, M. (1987). Tactile discrimination learning deficits in Alzheimer's and Parkinson's diseases. *Archives of Neurology, 44*, 394-398.

Freedman, M. & Oscar-Berman, M. (1989). Spatial and visual learning deficits in Alzheimer's and Parkinson's disease. *Brain and Cognition, 11*, 114-126.

Freud, S. (1898). Zum psychischen Mechanismus der Vergesslichkeit. *Monatsschrift für Psychiatrie und Neurologie, 1*, 436-443.

Freud, S. (1899). Ueber Deckerinnerungen. *Monatsschrift für Psychiatrie und Neurologie, 2*, 215-230.

Freud, S. (1900). *Die Traumdeutung*. Leipzig and Wien: Franz Deuticke.

Freud, S. (1901a). Zum psychischen Mechanismus der Vergesslichkeit. *Monatsschrift für Psychiatrie und Neurologie, 4/5*, 436-443.

Freud, S. (1901b). Zur Psychopathologie des Alltagslebens (Vergessen, Versprechen, Vergreifen) nebst Bemerkungen über eine Wurzel des Aberglaubens. *Monatsschrift für Psychiatrie und Neurologie, 10*, 1-32 and 95-143.

Freud, S. (1910). *Über Psychoanalyse. Fünf Vorlesungen gehalten zur 20jährigen Gründungsfeier der Clark University in Worcester Mass. September 1909*. Leipzig und Wien: F. Deuticke.

Freud, S. (1921). Über fausse reconnaissance („déjá raconté") während der psychoanalytischen Arbeit. *Sammlung kleiner Schriften zur Neurosenlehre, 4*, 149-156.

Freund, C.S. (1889). Klinische Beiträge zur Kenntniss der generellen Gedächtnisschwäche. *Archiv für Psychiatrie und Nervenkrankheiten, 20*, 441-457.

Freund, L.S., Reiss, A.L., Hagerman, R. & Vinogradov, S. (1992). Chromosome fragility and psychopathology in obligate female carriers of the fragile S-chromosome. *Archives of General Psychiatry, 49*, 54-62.

Frick, R.W. (1987). A dissociation of conscious visual imagery and visual short-term memory. *Neuropsychologia, 25*, 707-712.

Fried, I., Mateer, C., Ojemann, G., Wohns, R. & Fedio, P. (1982). Organization of visuospatial functions in human cortex. Evidence from electrical stimulation. *Brain, 105*, 349-371.

Friederici, A.D. (1988). Geist und Gehirn. In H. Mandl & H. Spada (Eds.), *Wissenspsychologie* (pp. 469-487). München-Weinheim: Psychologie Verlags Union.

Friedland, R.P., May, C. & Dahlberg, J. (1990). The viral hypothesis of Alzheimer's disease. Absence of antibodies to lentiviruses. *Archives of Neurology, 47*, 177-178.

Friedman, E., Lerer, B. & Kuster, J. (1983). Loss of cholinergic neurons in the rat neocortex produces deficits in passive avoidance learning. *Pharmacology, Biochemistry and Behavior, 19*, 309-312.

Friedman, H.F. (1985). Syndrome of diffuse encephalopathy due to nondominant thalamic infarction. *Neurology, 35*, 1524-1526.

Friedmann, M. (1890). Studien zur pathologische Anatomie der acuten Encephalitis. *Archiv für Psychiatrie und Nervenkrankheiten, 21*, 836-862.

Friedrich, P. (1990). Protein structure: The primary substrate for memory. *Neuroscience, 35*, 1-7.

Frisk, V. & Milner, B. (1990). The role of the left hippocampal region in the acquisition and retention of story content. *Neuropsychologia, 28*, 349-359.

Frisk, V. & Milner, B. (1991). Does left temporal lobectomy adversely affect the rate at which verbal material can be processed? *Neuropsychologia, 29*, 113-123.

Frith, C.D., Friston, K.J., Liddle, P.F. & Frackowiak, R.S.J. (1991). A PET study of word finding. *Neuropsychologia 29*, 1137-1148.

Fromholt, P. & Larsen, S.F. (1991). Autobiographical memory in normal aging and primary degenerative dementia (Dementia of Alzheimer type). *Journal of Gerontology: Psychological Sciences, 46*, 85-91.
Fujii, M., Fukatsu, R., Aizawa, Y., Takahata, N., Yamada, M., Fukuda, T. & Murakami, S. (1990). Cognitive disturbances in visual information processing in Alzheimer's disease: Analysis by means and vision analyzer. In E. Iwai & M. Mishkin (Eds.), *Vision, memory and the temporal lobe*. (pp. 179-186). New York: Elsevier Science Publishing.
Fujii, K., Sadoshima, S. & Fujishima, M. (1990). Positron emission tomography study in patients with transient global amnesia. In H.J. Markowitsch (Ed.), *Transient global amnesia and related disorders*. (pp. 131-139). Toronto: Huber.
Fuld, P.A. (1976). Storage, retention, and retrieval in Korsakoff's syndrome. *Neuropsychologia, 14*, 225-236.
Fuld, P.A. (1980). Guaranteed stimulus-processing in the evaluation of memory and learning. *Cortex, 16*, 255-271.
Fünfgeld, E. (1937). Bemerkungen zur Histopathologie der Schizophrenie. *Zeitschrift für die gesamte Neurologie und Psychiatrie, 158*, 232-244.
Fusco, L. & Vigevano, F. (1991). Reversible operculum syndrome caused by progressive epilepsia partialis continua in a child with left hemimegalencephaly. *Journal of Neurology, Neurosurgery, and Psychiatry, 54*, 556-558.
Fuster, J.Q. (1989). *The prefrontal cortex. Anatomy, physiology and neuropsychology.* (2nd ed.). New York: Raven Press.
Fuster, J.M. (1990). Prefrontal cortex and the bridging of temporal gaps in the perception-action cycle. *Annals of the New York Academy of Sciences, 608*, 318-336.
Fuster, J.M. & Alexander, G.E. (1971). Neuronal activity related to short-term memory. *Science, 173*, 652-654.

Gabriel, M., Kubota, Y. & Shenker, J. (1988). Limbic circuit interactions during learning. In H.J. Markowitsch (Ed.), *Information processing by the brain*. (pp. 39-64). Toronto: Huber.
Gabriel, M., Vogt, B.A., Kubota, Y., Poremba, A. & Kang, E. (1991). Training-stage related neuronal plasticity in limbic thalamus and cingulate cortex during learning: a possible key to mnemonic retrieval. *Behavioural Brain Research, 46*, 175-185.
Gabrieli, J.D.E., Cohen, N.J. & Corkin, S. (1983). Acquisition of semantic and lexical knowledge in amnesia. *Social Neuroscience Abstracts, 9*, 28.
Gabrieli, J.D.E., Cohen, N.J. & Corkin, S. (1988). The impaired learning of semantic knowledge following bilateral medial temporal-lobe resection. *Brain and Cognition, 7*, 157-177.
Gabrieli, J.D.E., Cohen, N.J., Huff, F.J., Hodgson, J. & Corkin, S. (1984). Consequences of recent experience with forgotten words in amnesia. *Social Neuroscience Abstracts, 10*, 383.
Gade, A. (1982). Amnesia after operations on aneurysms of the anterior communicating artery. *Surgical Neurology, 18*, 46-49.
Gade, A. & Mortensen, E.L. (1990). Temporal gradient in the remote memory impairment of amnesic patients with lesions in the basal forebrain. *Neuropsychologia, 28*, 985-1001.
Gaffan, D. (1974). Recognition impaired and association intact in the memory of monkeys after transection of the fornix. *Journal of Comparative and Physiological Psychology, 86*, 1100-1109.

Gaffan, D. (1977). Recognition memory after short retention intervals in fornix-transected monkeys. *Quarterly Journal of Experimental Psychology, 29*, 577-588.

Gaffan, D. (1983). Animal amnesia: Some disconnection syndromes? In W. Seifert (Ed.), *Neurobiology of the hippocampus* (pp. 513-528). London: Academic Press.

Gaffan, D. (1991). Spatial organization of episodic memory. *Hippocampus, 1*, 262-264.

Gaffan, D. & Gaffan, E.A. (1991). Amnesia in man following transection of the fornix: a review. *Brain, 114*, 2611-2618.

Gaffan, D., Gaffan, E.A. & Harrison, S. (1984a). Effects of fornix transection on spontaneous and trained non-matching by monkeys. *Quarterly Journal of Experimental Psychology, 36B*, 285-303.

Gaffan, D. & Harrison, S. (1984). Reversal learning by fornix-transected monkeys. *Quarterly Journal of Experimental Psychology, 36B*, 223-234.

Gaffan, D. & Harrison, S. (1991). Auditory-visual associations, hemispheric specialization and the temporal-frontal interaction in the rhesus monkey. *Brain, 114*, 2133-2144.

Gaffan, D. & Lim, C. (1991). Hippocampus and the blood supply to TE: parahippocampal pial section impairs visual discrimination learning in monkeys. *Experimental Brain Research, 87*, 227-231.

Gaffan, D., Saunders, R.C., Gaffan, E.A., Harrison, S., Shields, C. & Owen, M.J. (1984b). Effects of fornix transection upon associative memory in monkeys: Role of the hippocampus in learned action. *Quarterly Journal of Experimental Psychology, 36B*, 173-221.

Gaffan, D., Shields, C. & Harrison, S. (1984c). Delayed matching by fornix-transected monkeys: The sample, the push and the bait. *Quarterly Journal of Experimental Psychology, 36B*, 305-317.

Gaffan, D. & Watkins, S. (1991). Mediodorsal thalamic lesions impair long-term visual associative memory in macaques. *European Journal of Neuroscience, 3*, 615-620.

Gaffan, D. & Weiskrantz, L. (1980). Recency effects and lesion effects in delayed non-matching to randomly baited samples by monkeys. *Brain Research, 196*, 373-386.

Gaffan, E.A., Aggleton, J.P., Gaffan, D. & Shaw, C. (1990). Concurrent and sequential pattern discrimination learning by patients with Korsakoff amnesia. *Cortex, 26*, 381-397.

Gaffan, E.A., Gaffan, D. & Hodges, J.R. (1991). Amnesia following damage to the left fornix and to other sites. A comparative study. *Brain, 114*, 1297-1313.

Gai, W.P., Halliday, G.M., Blumbergs, P.C., Geffen, L.B. & Blessing, W.W. (1991). Substance p-containing neurons in the mesopontine tegmentum are severely affected in Parkinsons's disease. *Brain, 114*, 2253-2267.

Gaillard, M. (1984). Epidemiological elements in presenile Alzheimer's disease. In J. Wertheimer & M. Marois (Eds.), *Senile dementia. Outlook for the future*. (pp. 411-425). New York: A.R. Liss.

Gainotti, G. (1972) Emotional behavior and hemispheric side of lesion. *Cortex, 8*, 41-55.

Gajdusek, D.C. (1977). Unconventional viruses and the origin and disappearance of Kuru. *Science, 197*, 943-960.

Gajdusek, D.C. (1984). Unconventional virus infections. In B.N. Fields, J.L. Melnick, R. Chanock, R.F. Shope & B. Roizman (Eds.), *Virology* (pp. 1519-1557). New York: Raven Press.

Gajdusek, D.C. (1986a). On the uniform source of amyloid plaques, tangles and vascular deposits. *Neurobiology of Aging, 7*, 453-454.

Gajdusek, D.C. (1986b). Calcium aluminium silicon deposits in neurons lead to paired helical filaments identical to these of AD and Down's patients. *Neurobiology of Aging, 7*, 555-556.

Gajdusek, D.C., Beyreuther, K., Brown, P., Cork, L.C., Cunningham, D.D., Frangione, B., Gibbs, C.J. Jr., Goldfarb, L.G., Goldgaber, D., Hsiao, K.K., Koo, E.H., Martin, L.J., Masters, C.L., Odenwald, W.F., Price, D.L., Prusiner, S.B., Ruddle, F.H., Safar, J., Scangos, G., Schmechel, D.E., Shashikant, C.S., Shlichta, P.J., Sisodia, S.S., Trapp, B.D., Unterbeck, A., Van Nostrand, W.E., Violette, S.M., Walker, L.C. & Wirak, D. (1991). Regulation and genetic control of brain amyloid. *Brain Research Reviews, 16*, 83-114.

Galaburda, A.M., Rosen, G.D. & Sherman, G.F. (1990). Individual variability in cortical organization: its relationship to brain laterality and implications to function. *Neuropsychologia, 28*, 529-546.

Gale, A. & Edwards, J.A. (Eds.) (1983). *Physiological correlates of human behaviour.* (Vol.: Individual Differences and Psychopathology). New York: Academic Press.

Gallassi, R. & Morreale, A. (1990). Transient global amnesia and epilepsy. In H.J. Markowitsch (Ed.), *Transient global amnesia and related disorders.* (pp. 58-65). Toronto: Huber.

Gallassi, R., Morreale, A., Montagna, P., Sacquegna, T., Di Sarro, R. & Lugaresi, E. (1991). Binswanger's disease and normal-pressure hydrocephalus. Clinical and neuropsychological comparsion. *Archives of Neurology, 48*, 1156-1159.

Gallassi, R., Stracciari, A., Morreale, A., Lorusso, S. & Ciucci, G. (1988). Transient global amnesia follow-up: a neuropsychological investigation. *Italian Journal of Neurological Sciences, Suppl. 9*, 33-34.

Gallo, P., Piccino, M.G., Pagni, S., Argentiero, V., Giometto, B., Bozza, F. & Tavolato, B. (1989). Immune activation in multiple sclerosis: study of IL-2; SIL-2 and γ-IFN levels in serum and cerebrospinal fluid. *Journal of the Neurological Sciences, 92*, 9-15.

Galton, F. (1879). Psychometric experiments. *Brain, 2*, 149-162.

Galton, F. (1911). *Inquiries into human faculty and its development.* (2nd ed.). New York: E.P. Dutton.

Gamper, E. (1928). Zur Frage der Polioencephalitis haemorrhagica der chronischen Alkoholiker. Anatomische Befunde beim chronischen Korsakow und ihre Beziehungen zum klinischen Bild. *Deutsche Zeitschrift für Nervenheilkunde, 102*, 122-129.

Gamper, E. (1929). Schlaf – Delirium tremens – Korsakowsches Syndrom. *Zentralblatt für Neurologie, 51*, 236-239.

Gamper, E. (1931). Die Stellung des Zwischenhirns im psychozerebralen Apparat. *Medizinische Klinik, 27*, 41-45.

Gamzu, E.R., Thal, L.J. & Davis, K.L. (1990). Therapeutic trials using tacrine and other cholinesterase inhibitors. In R.J. Wurtman, S. Corkin, J.H. Growdon & E. Ritter-Walker (Eds.), *Advances in neurology* (Vol. 51) (pp. 241-246). New York: Raven Press.

Gang, A., (1897). *Zur Lehre von der multiplen cerebrospinalen Sklerose*. Inaugural-Dissertation, Universität Jena.

Ganser, S.J. (1898). Ueber einen eigenartigen hysterischen Dämmerzustand. *Archiv für Psychiatrie und Nervenkrankheiten, 30*, 633-640

Ganser, S.J. (1904). Zur Lehre vom hysterischen Dämmerzustande. *Archiv für Psychiatrie und Nervenkrankheiten, 38*, 34-46.

Garber, J. & Hollon, S.D. 1991). What can specificity designs say about causality in psychopathology research? *Psychological Bulletin, 110*, 129-136.
Garcia, J.H., Mitchem, H.L., Briggs, L., Morawetz, R., Hidetz, A.G., Hazelrig, J.B., Halsey, J.H. Jr. & Conger, K.A. (1983). Transient focal ischemia in subhuman primates. Neuronal injury as a function of local cerebral blood flow. *Journal of Neuropathology and Experimental Neurology, 36*, 44-60.
Garcia-Bengochea, F. & Friedman, W.A. (1987). Persistent memory loss following section of the anterior fornix in humans. A historical review. *Surgical Neurology, 27*, 361-364.
Gascon, G.G. & Gilles, F. (1973). Limbic dementia. *Journal of Neurology, Neurosurgery and Psychiatry, 36*, 421-430.
Gaspar, P., Duyckaerts, C., Alvarez, C., Javoy-Agid, F. & Berger, B. (1991). Alterations of dopaminergic and noradrenergicinnervations in motor cortex in Parkinson's disease. *Annals of Neurology, 30*, 365-374.
Gasser, T., Trenkwalder, C., Meitinger, T., Witt, T.N., Murken, J. & Oertel, H.W. (1991). Neurogenetik – Herausforderung an die Neurologie. *Der Nervenarzt, 62*, 590-608.
Gath, A. (1981). Cerebral degeneration in Down's syndrome. *Developmental Medecine and Child Neurology, 23*, 814-817.
Gaykema, R.P.A., van der Kuil, J., Hersh, L.B. & Lutten, P.G.M. (1991). Patterns of direct projections from the hippocampus to the medial septum-diagonal band complex: Anterograde tracing with *Phaseolus vulgaris* leucoagglutinin combined with immunohistochemistry of choline actyltransferase. *Neuroscience, 43*, 349-360.
Gazzaniga, M.S. (1970). *The bisected brain*. New York: Appleton-Century-Crofts.
Gazzaniga, M.S. (1989). Organization of the human brain. *Science, Reprint Series, 245*, 947-952.
Gazzaniga, M.S., Kutas, M., Van Petten, C. & Fendrich, R. (1989). Human callosum function: MRI-verified neuropsychological functions. *Neurology, 39*, 942-946.
Geaney, D.P., Soper, N. Shepstone, B.J. & Cowen, P.J. (1990). Effect of central cholinergic stimulation on regional cerebral blood flow in Alzheimer disease. *Lancet, 335*, 1484-1787.
Geffen, G., Walsh, A., Simpson, D. & Jeeves, M. (1980). Comparison of the effects of transcortical and transcallosal removal of intraventricular tumours. *Brain, 103*, 773-788.
Gellmann, R.S. & Miles, F.A. (1985). A new role for the cerebellum in conditioning? *Trends in Neurosciences, 8*, 181-182.
Geny, C., Yulis, J., Azoulay, A., Brugieres, P. Saint-Val, C. & Degos, J.D. (1991). Thalamic infarction following lingual herpes zoster. *Neurology, 41*, 1846.
Gentilini, M., De Renzi, E., & Crisi, G. (1987). Bilateral paramedian thalamic artery infarcts: Report of eight cases. *Journal of Neurology, Neurosurgery, and Psychiatry, 50*, 900-909.
George, A.E., Raybaud, C., Salamon, G., & Kircheff, I.I. (1975). Anatomy of the thalamoperforating arteries with special emphasis on arteriography of the third ventricle: Part I. *American Journal of Roentgenology, 124*, 220-230.
George-Hyslop, P. St, Haines, J., Farrer, L., Tanzi, R., Hobbs, W., Polinsky, R.J., Nee, L., Sorbi, S., Piacentini, S., Amaducci, L., Heston, L., Orr, H., Fish, S., Crapper-McLachlan, D., Percy, M., Frommelt, P., Foncin, J.-F., Bruni, A., Wexler, N., Mayeux, R., Hardy, J., Goate, A., Rossor, M.N., Haynes, A., James, L., Owen, M., Williamson, R., Myers, R., Feldman, R., O'Sullivan, D., Pollen, D., O'Donnell,

B., Drachman, D., Stowe, R., Anvret, M., Albo, J., Sadovnick, D., Growdon, J., Conneally, P.M. & Gusella, J.F. (1988). Molecular genetics of autosomal dominant familial Alzheimer's disease. In C.E. Finch & P. Davies (Eds.), *Current communication in molecular biology*. (pp. 159-168). Cold Spring Harbour, N.Y.: Cold Spring Harbour Laboratory.

George-Hyslop, P. St, Polinsky, R., Haines, J., Nee, L., Tanzi, R., Conneally, P., Growdon, J., Myers, R., Pollen, D., Drachman, D., Feldman, R., Amaducci, L., Foncin, J.-F., Bruni, A., Frommelt, P. & Gusella, J. (1987a). Search for the familial Alzheimer's disease gene. *Journal of Neural Transmission, 24*, 13-21.

George-Hyslop, P.H. St, Tanzi, R.E., Polinsky, R.J., Neve, R.L., Pollen, D., Drachman, D., Growdon, J., Cupples, L.A., Nee, L., Myers, R.H., O'Sullivan, D., Watkins, P.C., Amos, J.A., Deutsch, C.K., Bodfish, J.W., Kinsbourne, M., Feldman, R.G., Bruni, A., Amaducci, L., Foncin, J.-F. & Gusella, J.F. (1987c). Absence of duplication of chromosome 21 genes in familial and sporadic Alzheimer's disease. *Science, 238*, 664-666.

George-Hyslop, P.H. St., Tanzi, R., Hobbs, W., Gibbons, K., Gusella, J.F., Nee, L., Polinski, R., Haines, J. & Conneally, P.M. (1986). DNA markers in familial Alzheimer's disease. In M. Briley, A. Kato & M. Weber (Eds.), *New concepts in Alzheimer's disease*. (Vol. 1). (pp. 257-264). Houndmills: Macmillan Press.

George-Hyslop, P.H. St., Tanzi, R.E., Polinsky, R.J., Haines, J.L., Nee, L., Watkins, P.C., Myers, R.H., Feldman, R.G., Pollen, D., Drachman, D., Growdon, J., Bruni, A., Foncin, J.-F., Salmon, D., Frommelt, P., Amaducci, L., Sorbi, S., Piacentini, S., Stewart, G.D., Hobbs, J., Conneally, P.M. & Gusella, J.F. (1987b). The genetic defect causing familial Alzheimer's disease maps on chromosome. *Science, 235*, 885-890.

German, D.C., Manaye, K., Smith, W.K., Woodward, D.J. & Saper, C.B. (1989). Midbrain dopaminergic cell loss in Parkinson's disease: computer visualization. *Annals of Neurology, 26*, 507-514.

Gertz, H.-J. & Kanowski, S. (1983). Die Therapie der senilen Demenz vom Alzheimer-Typ und der Multi-Infarkt-Demenz. *Nervenarzt, 54*, 444-454.

Geschwind, N. & Fusillo, M. (1966). Color-naming defects in association with alexia. *Archives of Neurology, 15*, 137-146.

Geschwind, N. & Galaburda, A.M. (1987). *Cerebral lateralization. Biological mechanisms, associations, and pathology*. Cambridge, MA: MIT Press.

Geschwind, N. & Levitsky, W. (1968). Left/right asymmetries in temporal speech region. *Science, 161*, 186-187.

Ghadirian, A.M., Lehmann, H.E., Dongier, M. & Kolivakis, T. (1985). Multiple personality in a case of functional psychosis. *Comprehensive Psychiatry, 26*, 22-28.

Ghika, J. & Bogousslavsky, J. (1990). Transient global amnesia and stroke. In H.J. Markowitsch (Ed.), *Transient global amnesia and related disorders* (pp. 66-78). Toronto: Hogrefe.

Ghika, J., Bogousslavsky, J. & Regli, F. (1991). Infarcts in the territory of lenticulostriate branches from the middle cerebral artery. Etiological factors and clinical features in 65 cases. *Archives Suisses de Neurologie et de Psychiatrie, 142*, 5-18.

Ghilardi, M.F., Bodis-Wollner, I., Onofrj, M.C., Glover, A.A. & Marx, M.S. (1988a). MPTP-treated monkeys: A model for Parkinson's disease? Electrophysiological results of pharmacological manipulations. In G. Nappi et al. (Eds.), *Neurodegenerative disorders: The role played by endotoxins and xenobiotics*. (pp. 93-110). New York: Raven Press.

Ghilardi, M.F., Bodis-Wollner, I., Onofrj, M.C., Marx, M.S. & Glover, A.A. (1988b). Spatial frequency-dependent abnormalities of the pattern electroretinogram and visual evoked potentials in a Parkinsonian monkey model. *Brain, 111*, 131-149.

Giaccone, G., Tagliavini, F., Linoli, G., Bouras, C., Frigerio, L., Frangione, B. & Bugiani, O. (1989). Down patients: extracellular preamyloid deposits precede neuritic degeneration and senile plaques. *Neuroscience Letters, 97*, 232-238.

Giang, D.W. & Kido, D.K. (1989). Transient global amnesia associated with cerebral angiography performed with use of iopamidol. *Radiology, 172*, 195-196.

Gianelli, A. (1897). Gli effetti diretti ed indiretti dei neoplasmi encefalici sulle funzioni mentali. *Il Policlinico, 4*, 301-371.

Giannuli, F. (1905). Glioma del lobo temporale sinistro in un mancino. *Rivista di Patologia nervosa e mentale, 22*, 343-364.

Giannuli, F. (1915). Sui tumori del lobo temporale. (Gomma del primo giro temporale sinistro). *Rivista di Patologia nervosa e mentale, 20*, 657-681.

Gianutsos, R. (1981). Training the short- and long-term verbal recall of a postencephalitic amnesic. *Journal of Clinical Neuropsychology, 3*, 143-153.

Gibb, W.R.G. (1991). Neuropathology of the substantia nigra. *European Neurology, 31 (Suppl. 1)*, 48-59.

Gibb, W.R.G., Esiri, M.M. & Lees, A.J. (1985). Clinical and pathological features of diffuse cortical lewy body disease (lewy body dementia). *Brain, 110*, 1131-1153.

Gibb, W.R.G. & Lees, A.J. (1991). Anatomy, pigmentation, ventral and dorsal subpopulations of the substantia nigra, and differential cell death in Parkinson's disease. *Journal of Neurology, Neurosurgery and Psychiatry, 54*, 388-396.

Gibb, W.R.G., Mountjoy, C.Q., Mann, D.M.A. & Lees, A.J. (1989). The substantia nigra and ventral tegmental area in Alzheimer's disease and Down's syndrome. *Journal of Neurology, Neurosurgery, and Psychiatry, 52*, 193-200.

Gibbs, M.E. & Ng, K.T. (1977). Psychobiology of memory: Towards a model of memory formation. *Biobehavioral Reviews, 1*, 113-136.

Gibbs, M.E., Ng, K.T. & Crowe, S. (1991). Hormones and the timing of phase of memory formation. In R.J. Andrew (Ed.), *Neural and behavioural plasticity*. (pp. 439-455). Oxford: Oxford University Press.

Giese, G. (1911). Zur Kenntnis der psychischen Störungen nach Kohlenoxydvergiftungen. *Allgemeine Zeitschrift für Psychiatrie und psychisch-gerichtliche Medizin, 68*, 804-851.

Giguere, M. & Goldman-Rakic, P.S. (1988). Mediodorsal nucleus: areal, laminar, and tangential distribution of afferents and efferents in the frontal lobe of Rhesus monkeys. *Journal of Comparative Neurology, 277*, 195-213.,

Gil Neciga, E., Gil Peralta, A., Polaina, M., Sureda, B. & Bautista, J. (1989). Cyst of the septum pellucidum and Korsakoff's psychosis. *European Neurology, 29*, 99-101.

Gil, R., Neau, J. P., Toullat, G., Rivasseau-Jonveaux, T. & Lefèvre, J.P. (1989). Maladie de Parkinson et potentiels évoqués cognitifs. *Revue Neurologique, 145*, 201-207.

Gillespie, R.D. (1937). Amnesia. *A.M.A. Archives of Neurology and Psychiatry, 37*, 748-764.

Giordani, B., Boivin, M.J., Hall, A.L., Foster, N.L., Lehtinen, S.J., Bluemlein, L.A. & Berent, S. (1990). The utility and generality of Mini-Mental State Examination scores in Alzheimer's disease. *Neurology, 40*, 1894-1896.

Girotti, F., Soliveri, P., Carella, F., Piccolo, I., Caffarra, P., Musicco, M. & Caraceni, T. (1988). Dementia and cognitive impairment in Parkinson's disease. *Journal of Neurology, Neurosurgery, and Psychiatry, 51*, 1498-1502.

Glantz, M.J., Hoffman, J.M., Coleman, R.E., Friedman, A.H., Hanson, M.W., Burger, P.C., Herndon II, J.E., Meisler, W.J. & Schold, S.C. Jr. (1991). Identification of early recurrence of primary central nervous system tumors by [^{18}F]fluorodeoxy-glucose positron emission tomography. *Annals of Neurology, 29*, 347-355.

Glaser, G.H. (1980). Treatment of intractable temporal lobe-limbic epilepsy (complex partial seizures) by temporal lobectomy. *Annals of Neurology, 8*, 455-459.

Glees, P. & Griffith, H.B. (1952). Bilateral destruction of the hippocampus (Cornu ammonis) in a case of dementia. *Monatsschrift für Psychiatrie und Neurologie, 123*, 193-204.

Glen, A.I.M. & Whalley, L.J. (Eds.). (1979). *Alzheimer's disease: Early recognition of potentially reversible deficits*. Edinburgh: Churchill Livingstone.

Glenner, G.G. & Wong, C.W. (1984). Alzheimer's disease and Down's syndrome: sharing of a unique cerebrovascular amyloid fibril protein. *Biochemical and Biophysical Research Communications, 122*, 1131-1135.

Gloning, I., Gloning, K. & Hoff, H. (1955). Die Störung von Zeit und Raum in der Hirnpathologie. *Wiener Zeitschrift für Nervenheilkunde, 10*, 346-377.

Gloor, P. (1990). Experimential phenomena of temporal lobe epilepsy. Facts and hypotheses. *Brain, 113*, 1673-1694.

Gloor, P. (1991). Preoperative electroencephalographic investigation in temporal lobe epilepsy: Extracranial and intracranial recordings. *Canadian Journal of Neurological Sciences, 18*, 554-558.

Gloor, P., Olivier, A., Quesney, L.F., Andermann, F. & Horowitz, S. (1982). The role of the limbic system in experimental phenomena of temporal lobe epilepsy. *Annals of Neurology, 12*, 129-144.

Glosser, G., Butters, N. & Kaplan, E. (1977). Visuoperceptual processes in brain damaged patients on the digit symbol substitution test. *International Journal of Neuroscience, 7*, 59-66.

Glosser, G., Butters, N. & Samuels, I (1976). Failures in information processing in patients with Korsakoff's syndrome. *Neuropsychologia, 14*, 327-334.

Glover, A., Ghilardi, M.F., Bodis-Wollner, I. & Onofrj, M. (1988). Alterations in event-related potentials (ERPs) of MPTP-treated monkeys. *Electroencephalography and Clinical Neurophysiology, 71*, 461-468.

Glynn, I.M. (1990). Consciousness and time. *Nature, 348*, 477-479.

Godfrey, H.P.D. & Knight, R.G. (1987). Interventions for amnesics: A review. *British Journal of Clinical Psychiatry, 26*, 83-91.

Goecke-Hoyer, G., Reuther, R. & Schmitt, H.P. (1990). Primäre Degeneration des Thalamus mit Demenz: Zwei Beobachtungen mit familiärem Hintergrund. *Fortschritte der Neurologie, Psychiatrie, 58*, 262-260.

Goetz, C.G., Stebbins, G.T., Klawans, H.L., Koller, W.C., Grossman, R.G., Bakay, R.A.E., Penn, R.D., & the United Parkinson Foundation Neural Transplantation Registry. (1991). United Parkinson Foundation Neurotransplantation Registry on adrenal medullary transplants: Presurgical, and 1- and 2-year-follow-up. *Neurology, 41*, 1719-1722.

Gol, A. & Faibish, G. (1967). Effects of human hippocampal ablation. *Journal of Neurosurgery, 26*, 390-398.

Gold, E. & Neisser, U. (1980). Recollections of Kindergarten. *Quarterly Newsletter of the Laboratory of Comparative Human Cognition, 2*, 77-80.

Gold, P.E., Edwards, R.M. & McGaugh, J.L. (1975). Amnesia produced by unilateral subseizure, electrical stimulation of the amygdala in rats. *Behavioral Biology, 15*, 95-105.

Gold, P.E., McDonald, R. & McGaugh, J.L. (1974a). Direct cortical stimulation: A further study of treatment intensity effects on retrograde amnesia gradients. *Behavioral Biology, 10*, 485-490.

Gold, P.E., McDonald, R. & McGaugh, J.L. (1974b). Electrical stimulation of the brain: Effects on memory storage. *Advances in Psychobiology, 2*, 193-224.

Gold, P.E. & Sternberg, D.B. (1978). Retrograde amnesia produced by several treatments: Evidence for a common neurobiological mechanism. *Science, 201*, 367-369.

Gold, P.E. & Zornetzer, S.F. (1983). The mnemon and its juices: neuromodulation of memory processes. *Behavioral and Neural Biology, 38*, 151-189.

Goldberg, E. (1984). Papez circuit revisited: Two systems instead of one? In L.R. Squire & N. Butters (Eds.), *Neuropsychology of memory*. (pp. 183-193). New York: Guilford Press.

Goldberg, E., Antin, S.P., Bilder, R.M. Jr., Gerstman, L.J., Hughes, J.E.O. & Mattis, S.C. (1981). Retrograde amnesia: possible role of mesencephalic reticular activation on long-term memory. *Science, 213*, 1392-1394.

Goldberg, E., Gerstman, L.J., Mattis, S., Hughes J.E.O., Sirio, C.A. & Bilder, R.M. (1982). Selective effects of cholinergic treatment on verbal memory in posttraumatic amnesia. *Journal of Clinical Neuropsychology, 4*, 219-234.

Goldberg, E., Hughes, J.E.O., Mattis, S. & Antin, S.P. (1982). Isolated retrograde amnesia: Different etiologies, same mechanisms? *Cortex, 18*, 459-462.

Goldberg, T.E., Berman, K.F., Mohr, E. & Weinberger, D.R. (1990). Regional cerebral blood flow and cognitive function in Huntington's disease and schizophrenia. A comparison of patients matched for performance on a prefrontal-type task. *Archives of Neurology, 47*, 418-422.

Goldberg, T.E., Weinberger, D.R., Pliskin, N.H., Berman, K.F. & Podd, M.H. (1989). Recall memory deficit in schizophrenia. A possible manifestation of prefrontal dysfunction. *Schizophrenia Research, 2*, 251-257.

Goldenberg, G. (1989). The ability of patients with brain damage to generate mental visual images. *Brain, 112*, 305-325.

Goldenberg, G. & Artner, C. (1991). Visual imagery and knowledge about the visual appearance of objects in patients with posterior cerebral artery lesions. *Brain and Cognition, 15*, 160-186.

Goldenberg, G., Podreka, I., Steiner, M., Franzen, P. & Deecke, L. (1991). Contributions of occipital and temporal brain regions to visual and acoustic imagery. – A SPECT study. *Neuropsychologia, 29*, 695-702.

Goldenberg, G., Podreka, I., Uhl, F., Steiner, M., Willmes, K. & Deecke, L. (1989). Cerebral correlates of imagining colours, faces and a map – I. SPECT of regional cerebral blood flow. *Neuropsychologia, 27*, 1315-1328.

Goldenberg, G., Podreka, I., Steiner, M., Willmes, K., Suess, E. & Deecke, L. (1989). Regional cerebral blood flow patterns in visual imagery. *Neuropsychologia 27*, 641-664.

Goldenberg, G., Podreka, I., Steiner, M. & Willmes, K. (1987). Patterns of regional cerebral blood flow related to memorizing of high and low imagery words – An emission computer tomography study. *Neuropsychologia, 25*, 473-485.

Goldenberg, G., Wimmer, A. & Maly, J. (1983). Amnesic syndrome with a unilateral thalamic lesion: A case report. *Journal of Neurology, 229*, 79-86.

Goldensohn, E.S. (1977). The epilepsies. In E.S. Goldensohn & S.H. Appel (Eds.), *Scientific approaches to clinical neurology*. (Vol. I). (pp. 654-692). Philadelphia, P.A.: Lea & Febiger.

Goldgaber, D., Lerman, M.I., McBride, O.W., Saffiotti, U. & Gajdusek, D.C. (1987). Characterization and chromosomal localization of a cDNA encoding brain amyloid of Alzheimer's disease. *Science, 235*, 877-880.

Goldgaber, D. & Schmechel, D.E. (1990). Expression of the amyloid ß-Protein precursor gene. In R.J. Wurtman, S. Corkin, J.H. Growdon & E. Ritter-Walker (Eds.), *Advances in neurology*. (Vol. 51). (pp. 163-170). New York: Raven Press.

Goldin, S. & MacDonald, J.E. (1955). The Ganser state. *Journal of Mental Science, 101*, 267-280.

Goldman, M.S., Brown, S.A., Christiansen, B.A. & Smith, G.T. (1991). Alcoholism and memory: Broadening the scope of alcohol-expectancy research. *Psychological Bulletin, 110*, 137-146.

Goldman-Rakic, P.S. (1984). Modular organization of prefrontal cortex. *Trends in Neurosciences, 7*, 419-424.

Goldman-Rakic, P.S. (1987). Circuitry of primate prefrontal cortex and regulation of behavior by representational memory. In V.B. Mountcastle & F. Plum (Eds.), *Handbook of physiology. Section 1: The nervous system*. (Vol. 5: Higher functions of the brain, Part 1). (pp. 373-417). Bethesda, M.D.: American Physiological Society.

Goldman-Rakic, P.S. (1988a). Topography of cognition: Parallel distributed networks in primate association cortex. *Annual Review of Neuroscience 11*, 137-156.

Goldman-Rakic, P.S. (1988b). Changing concepts of cortical connectivity: Parallel distributed cortical networks. In P. Rakic & W. Singer (Eds.), *Neurobiology of neocortex*. (pp. 177-202). New York: John Wiley.

Goldman-Rakic, P.S. & Friedman, H.R. (1991). The circuitry of working memory revealed by anatomy and metabolic imaging. In H.S. Levin, H.M. Eisenberg & A.L. Benton (Eds.), *Frontal lobe function and dysfunction*. (pp. 72-91). New York: Oxford University Press.

Goldman-Rakic, P.S., Lidow, M.S. & Gallager, D.W. (1990). Overlap of dopaminergic, adrenergic, and serotoninergic receptors and complementarity of their subtypes in primate prefrontal cortex. *Journal of Neuroscience, 10*, 2125-2138.

Goldman-Rakic, P.S. & Porrino, L.J. (1985). The primate mediodorsal (MD) nucleus and its projection to the frontal lobe. *The Journal of Comparative Neurology, 242*, 535-560.

Goldstein, F.C., Levin, H.S., Boake, C. & Lohrey, J.H. (1990). Facilitation of memory performance through induced semantic processing in survivors of severe closed-head injury. *Journal of Clinical and Experimental Neuropsychology, 12*, 286-300.

Goldstein, K. (1911). Die amnestische und die zentrale Aphasie (Leitungsaphasie). *Archiv für Psychiatrie und Nervenkrankheiten, 48*, 314-343.

Goldstein, K. (1930). Die Restitution bei Schädigungen der Hirnrinde. *Deutsche Zeitschrift für Nervenheilkunde, 116*, 2-26.

Goldstein, K. (1939). *The organism: A holistic approach to biology, derived from pathological data in man*. New York: American Book.

Goldstein, L.H., Canavan, A.G.M. & Polkey, C.E. (1989). Cognitive mapping after unilateral temporal lobectomy. *Neuropsychologia, 27*, 167-177.

Gollin, E.S. (1960). Developmental studies of visual recognition of incomplete objects. *Perceptual and Motor Skills, 11*, 289-298.

Gonser, A. (1983). *Gedächtnisfunktionen bei hirngeschädigten Patienten unter besonderer Berücksichtigung des Hippokampus*. Doctoral Dissertation, unpublished. Zürich: Zentralstelle der Studentenschaft.

Gonser, A., Perret, E. & Wieser, H.G. (1986). Ist der Hippokampus für Lern- und Gedächtnisprozesse notwendig? *Nervenarzt, 57*, 269-275.

Goodhart, R., & Jolliffe, N. (1938). Effects of vitamin B (B_1) therapy on the polyneuritis of alcohol addicts. *Journal of the American Medical Association, 110*, 414-419.

Goodin, D.S. & Aminoff, M.J. (1986). Electrophysiological differences between subtypes of dementia. *Brain, 109*, 1103-1113.

Goodin, D.S. & Aminoff, M.J. (1987). Electrophysiological differences between demented and nondemented patients with Parkinson's disease. *Annals of Neurology, 21*, 90-94.

Goodkin, D.E., Doolittle, T.H., Hauser, S.S., Ransohoff, R.M., Roses, A.D. & Rudick, R.A. (1991). Diagnostic criteria for multiple sclerosis research involving multiple affected families. *Archives of Neurology, 48*, 805-807.

Goodkin, D.E. & Hertsgaard, D. (1989). Seasonal variation of multiple sclerosis exacerbations in North Dakota. *Archives of Neurology, 46*, 1015-1018.

Gordon, A. (1903). On „double ego". *American Journal of the Medical Sciences, 131*, 480-486.

Gordon, B. (1988). Preserved learning of novel information in amnesia: Evidence for multiple memory systems. *Brain and Cognition, 7*, 257-282.

Gordon, H.W. & Kravetz, S. (1991). The influence of gender, handedness, and performance level on specialized cognitive functioning. *Brain and Cognition, 15*, 37-61.

Gorelick, P.B., Amico, L.L., Ganellen, R. & Beneventu, L.A. (1988). Transient global amnesia and thalamic infarction. *Neurology, 38*, 496-499.

Gorevik, P.D., Goni, F., Pons-Estel, B., Alvarez, F., Peress, N.S. & Frangione, B. (1986). Isolation and partial characterization of neurofibrillary tangles and amyloid plaque core in Alzheimer's disease: immunohistological studies. *Journal of Neuropathology and Experimental Neurology, 45*, 647-664.

Gotham, A.M., Brown, R.G. & Marsden, C.D. (1988). „Frontal" cognitive function in patients with Parkinson's disease „on" and „off" levodopa. *Brain, 111*, 299-321.

Gott, P.S., & Saul, R.E. (1978). Agenesis of the corpus callosum: Limits of functional compensation. *Neurology, 28*, 1272-1279.

Gottfries, C.G. (1985). *Normal ageing, Alzheimer's disease and senile dementia. Aspects of etiology, pathogenesis, diagnosis and treatment*. Brüssel. Editions de l'Université de Bruxelles.

Gottfries, C.G., Adolfsson, R., Aquilonius, S.-M., Carlsson, A., Eckernäs, S.-A., Nordberg, A., Oreland, L., Svennerholm, L., Wiberg, A. & Winblad, B. (1983). Biochemical changes in dementia disorders of Alzheimer type (AD/SDAT). *Neurobiology of Aging, 4*, 261-271.

Goudsmit, J., White, B.J., Weitkamp, L.R., Keats, B.J.B., Morrow, C.H. & Gajdusek, D.C. (1981). Familial Alzheimer's disease in two kindreds of the same geographic and ethnic origin. *Journal of Neurological Sciences, 49*, 79-89.

Graf, P. & Ryan, L. (1990). Transfer-appropriate processing for implicit and explicit memory. *Journal of Experimental Psychology: Learning, Memory, and Cognition, 16*, 978-992.

Graf, P. & Schacter, D.L. (1985). Implicit and explicit memory for new associations in normal and amnesic subjects. *Journal of Experimental Psychology: Learning, Memory, and Cognition, 11*, 501-518.

Graf, P., Shimamura, A.P. & Squire, L.R. (1985). Priming across modalities and priming across category levels: Extending the domain of preserved function in amnesia. *Journal of Experimental Psychology: Learning, Memory, and Cognition, 11*, 386-396.

Graf, P., Squire, L.R. & Mandler, G. (1984). The information that amnesic patients do not forget. *Journal of Experimental Psychology: Learning, Memory and Cognition, 10*, 164-178.

Grafe, M.R., Forno, L.S. & Eng, L.F. (1985). Immunocytochemical studies of substance P and Met-Enkephalin in the basal ganglia and substantia nigra in Huntington's , Parkinson's and Alzheimer's diseases. *Journal of Neuropathology and Experimental Neurology, 44*, 47-59.

Graff-Radford, N.R., Damasio, A.R., Hyman, B.T., Hart, M.N., Tranel, D., Damasio, H., van Hoesen, G.W. & Rezai, K. (1990). Progressive aphasia in a patient with Pick's disease: A neuropsychological, radiologic, and anatomic study. *Neurology, 40*, 620-626.

Graff-Radford, N.R., Damasio, H., Yamada, T., Eslinger, P.J. & Damasio, A.R. (1985a). Nonhaemorrhagic thalamic infarction. Clinical, neurophysiological and electrophysiological findings in four anatomical groups defined by computerized tomography. *Brain, 108*, 485-516.

Graff-Radford, N.R., Eslinger, P.J., Damasio, A.R. & Yamada, T. (1984). Nonhemorrhagic infarction of the thalamus: Behavioral, anatomic, and physiological correlates. *Neurology, 34*, 14-23.

Graff-Radford, N.R., Schelper, R.L., Ilinsky, I.A. & Damasio, H. (1985b). Computed tomographic and postmortem study of a nonhemorrhagic thalamic infarction. *Archives of Neurology, 42*, 761-763.

Graff-Radford, N.R., Tranel, D., Van Hoesen, G., & Brandt, J.P. (1990). Diencephalic amnesia. *Brain, 113*, 1-25.

Grafman, J. (1989). Plans, actions, and mental sets: Managerial knowledge units in the frontal lobes. In E. Perecman (Ed.), *Integrating theory and practice in clinical neuropsychology*. (pp. 93-138). Hillsdale, N.J.: Erlbaum.

Grafman, J., Jonas, B.S., Martin, A., Salazar, A.M., Weingartner, H., Ludlow, C., Smutok, M.A. & Vance, S.C. (1988). Intellectual function following penetrating head injury in Vietnam veterans. *Brain, 111*, 169-184.

Grafman, J., Kampen, D., Rosenberg, J., Salazar, A.M. & Boller, F. (1989). The progressive breakdown of number processing and calculation ability: A case study. *Cortex, 25*, 121-133.

Grafman, J., Passafiume, D., Faglioni, P. & Boller, F. (1982). Calculation disturbances in adults with focal hemispheric damage. *Cortex, 18*, 37-50.

Grafman, J., Rao, S., Bernardin, L. & Leo, G.J. (1991). Automatic memory processes in patients with multiple sclerosis. *Archives of Neurology, 48*, 1072-1075.

Grafman, J., Salazar, A., Weingartner, H., Vance, S. & Amin, D. (1986). The relationship of brain-tissue loss volume and lesion location to cognitive deficit. *Journal of Neuroscience, 6*, 301-307.

Grafman, J., Salazar, A., Weingartner, H., Vance, S. & Ludlow, C. (1985). Isolated impairment of memory following a penetrating lesion of the fornix cerebri. *Archives of Neurology, 42*, 1162-1168.

Grafman, J., Thompson, K., Weingartner, H., Martinez, R., Lawlor, B.A. & Sunderland, T. (1991). Script generation as an indicator of knowledge representation in patients with Alzheimer's disease. *Brain and Language, 40*, 344-358.

Grafman, J., Weingartner, H., Lawlor, B., Mellow, A.M., Thompsen-Putnam, K. & Sunderland, T. (1990). Automatic memory processes in patients with dementia-Alzheimer's type (DAT). *Cortex, 26*, 361-371.

Grafman, J., Weingartner, H., Newhouse, P.A., Thompson, K., Lalonde, F., Litvan, I., Molchan, S. & Sunderland, T. (1990). Implicit learning in patients with Alzheimer's disease. *Pharmacopsychiatry, 23*, 94-101.

Grahmann, H. & Ule, G. (1957). Beitrag zur Kenntnis der chronischen cerebralen Krankheitsbilder bei Boxern. *Psychiatria et Neurologia, 134*, 261-283.

Granholm, E. & Butters, N. (1988). Associative encoding and retrieval in Alzheimer's and Huntington's disease. *Brain and Cognition, 7*, 335-347.

Grant, J., McDonald, W.I., Trimble, M.R., Smith, E. & Reed, R. (1984). Deficient learning and memory in early and middle phases of multiple sclerosis. *Journal of Neurology, Neurosurgery and Psychiatry, 47*, 250-255.

Grattan, L.M. & Eslinger, P.J. (1989). Higher cognition and social behavior: Changes in cognitive flexibility and empathy after cerebral lesions. *Neuropsychology, 3*, 175-185.

Graves, A.B., White, E., Koepsell, T.D., Reifler, B.V., Van Belle, G. & Larson, E.B. (1990). The association between aluminium-containing products and Alzheimer's disease. *Journal of Clinical Epidemiology, 43*, 35-44.

Gray, J.A., Feldon, J., Rawlins, J.N.P., Hemsley, D.R. & Smith, A.D. (1991). The neuropsychology of schizophrenia. *Behavioral and Brain Sciences, 14*, 1-84.

Graybiel, A.M., Hirsch, E.C. & Agid, Y. (1990). The nigrostriatal system in Parkinson's disease. In A.D. Korczyn, E. Melamed & M.B.H. Youdim (Eds.), *Advances in neurology, 53: Parkinson's disease: Anatomy, pathology, and therapy* (pp. 17-29). New York: Raven Press.

Greaves, G.B. (1980). Multiple personality 165 years after Mary Reynolds. *Journal of Nervous and Mental Disease, 168*, 577-596.

Green, J., Morris, J.C., Sandson, J., McKeel, D.W. & Miller, J.W. (1990). Progressive aphasia: a precursor of global dementia? *Neurology, 40*, 423-429.

Green, R.C., Blume, H.W., Kupferschmid, S.B. & Mesulam, M.-M. (1989). Alterations of hippocampal acetylcholinesterase in human temporal lobe epilepsy. *Annals of Neurology, 26*, 347-351.

Greene, R.L. (1986). Word stems as cues in recall and completion tasks. *Quarterly Journal of Experimental Psychology, 38A*, 663-673.

Greene, R.L. (1989). Spacing effects in memory: evidence for a two-process account. *Journal of Experimental Psychology: Learning, Memory, and Cognition, 15*, 371-377.

Greenough, W.T. (1976). Enduring brain effects of differential experience and training. In M.R. Rosenzweig & E.L. Bennett (Eds.), *Neural mechanisms of learning and memory* (pp. 255-278). Cambridge, M.A.: MIT Press.

Greenough, W.T. (1984). Structural correlates of information storage in the mammalian brain: a review and hypothesis. *Trends in Neuropsychology, 7*, 229-233.

Greenough, W.T. & Bailey, C.H. (1988). The anatomy of memory: convergence of results across a diversity of tests. *Trends in Neurosciences, 11*, 142-146.

Greenwood, R., Bhalla, A., Gordon, A. & Roberts, J. (1983). Behaviour disturbances during recovery from herpes simplex encephalitis. *Journal of Neurology, Neurosurgery, and Psychiatry, 46*, 809-817.

Grimm, E. (1868). Zur Casuistik der Tumoren in den vorderen Hirnlappen. *Wiener medizinische Wochenschrift, 18*, 653-655, 677-679, und 696-699.

Grober, E., Buschke, H., Kawas, C. & Fuld, P. (1985). Impaired ranking of semantic attributes in dementia. *Brain and Language, 26*, 276-286.

Groen, J.J. & Endtz, L.J. (1982). Hereditary Pick's disease. Second re-examination of a large family and discussion of other hereditary cases, with particular reference to electroencephalography and computerized tomography. *Brain, 105*, 443-459.

Gronwall, D. & Wrightson, P. (1974). Delayed recovery of intellectual function after minor head injury. *Lancet*, 605-607.

Gronwall, D. & Wrightson, P. (1980). Duration of post-traumatic amnesia after mild head injury. *Journal of Clinical Neuropsychology, 2*, 51-60.

Gross, C.G. (1973). Visual functions of inferotemporal cortex. In R. Jung (Ed.) *Handbook of sensory physiology*. (Vol. VII/3B: Visual centers in the brain). (pp. 451-482). Berlin: Springer.

Grosse, D.A., Gilley, D.W. & Wilson, R.S. (1991). Episodic and semantic memory in early versus late onset Alzheimer's disease. *Brain and Language, 41*, 531-537.

Grosse, D.A. & Wilson, R.S. (1991). Maze learning in Alzheimer's disease. *Brain and Cognition, 15*, 1-9.

Grossi, D., Lopez, L. & Martinez, A.J. (1989). Mamillary bodies in Alzheimer's disease. *Acta Neurologica Scandinavica, 80*, 41-45.

Grossman, M. & Butters, N. (1986). The appreciation of affect in alcoholic Korsakoff patients. *International Journal of Neuroscience, 30*, 1-9.

Grossman, M. & Wilson, M. (1987). Stimulus categorization by brain-damaged patients. *Brain and Cognition, 6*, 55-71.

Grossman, S. P. (1977). *Essentials of physiological psychology*. New York: Wiley.

Groswasser, Z., Groswasser-Reider, I. & Korn, C. (1991). Biopercular lesions and acquired mutism in a young patient. *Brain Injury, 5*, 331-334.

Growdon, J.H. & Corkin, S. (1980). Neurochemical approaches to the treatment of senile dementia. In J.O. Cole & J.E. Barrett (Eds.), *Psychopathology in the aged*. (pp.281-293). New York: Raven Press.

Growdon, J.H., Corkin, S., Huff, F.J. & Rosen, T.J. (1986). Piracetam combined with lecithin in the treatment of Alzheimer's disease. *Neurobiology of Aging, 7*, 269-276.

Gruneberg, M., Morris, P. & Sykes, R. (Eds.) (1988). *Practical aspects of memory*. (Vols. 1 & 2). New York: Wiley.

Gruenewald, D. (1977). Multiple personality and splitting phenomena: A reconceptualization. *Journal of Nervous and Mental Disease, 164*, 385-393.

Grunnet, M.L. (1969). Changing incidence, distribution, and histopathology of Wernike's polioencephalopathy. *Neurology, 19*, 1135-1139.

Grünthal, E. (1923). Zur Kenntnis der Psychopathologie des Korsakowschen Symptomenkomplexes. *Monatsschrift für Psychiatrie und Neurologie, 53*, 85-122.

Grünthal, E. (1926). Über die Alzheimersche Krankheit. Eine histopathologisch-klinische Studie. *Zeitschrift für die Gesamte Neurologie und Psychiatrie, 101*, 128-157.

Grünthal, E. (1929). Die erworbenen Verblödungen (Klinik und Anatomie). *Fortschritte der Neurologie und Psychiatrie, 1*, 235-244.

Grünthal, E. (1930). Die pathologische Anatomie der senilen Demenz und der alzheimerschen Krankheit. (Mit besonderer Berücksichtigung der Beziehungen zur Klinik). In O. Bumke (Ed.), *Handbuch der Geisteskrankheiten.* (Vol. VII: Die Anatomie der Psychosen). (pp. 638.671). Berlin: Springer.

Grünthal, E. (1932). Die erworbenen Verblödungen (II: Klinik und Anatomie). *Fortschritte der Neurologie und Psychiatrie, 4*, 306-320.

Grünthal, E. (1934). Der Zellbau im Thalamus der Säuger und des Menschen. *Journal für Psychologie und Neurologie, 46*, 41-112.

Grünthal, E. (1939). Ueber das Corpus mamillare und den Korsakowschen Symptomenkomplex. *Confinia Neurologica, 2*, 64-95.

Grünthal, E. (1942). Über thalamische Demenz. *Monatsschrift für Psychiatrie und Neurologie, 106*, 114-128.

Grünthal, E. (1947). Über das klinische Bild nach umschriebenem beiderseitigem Ausfall der Ammonshornrinde. Ein Beitrag zur Kenntnis der Funktion des Ammonshorns. *Monatsschrift für Psychiatrie und Neurologie, 113*, 1-16.

Guard, O., Bellis, F., Mabille, J.P., Dumas, R., Boisson, D., & Devic, M. (1986). Démence thalamique après lésion hémorrhagique unilatérale du pulvinar droit. *Revue Neurologique, 142*, 759-765.

Guberman, A. & Stuss, D. (1983). The syndrome of bilateral paramedian thalamic infarction. *Neurology, 33*, 540-546.

Gudden, H. (1896). Klinische und anatomische Beiträge zur Kenntnis der multiplen Alkohlneuritis nebst Bemerkungen über die Regenerationsvorgänge im peripheren Nervensystem. *Archiv für Psychiatrie, 28*, 643-741.

Guich, S.M., Buchsbaum, M.S., Burgwald, L., Wu, J., Haier, R., Asarnow, R., Nuechterlein, K. & Potkin, S. (1989). Effect of attention on frontal distribution of delta activity and cerebral metabolic rate in schizophrenia. *Schizophrenia Research, 2*, 439-448.

Guillard, A., Fénelon, G. & Mahieux, F. (1991). Les altérations cognitives au cours de la maladie de parkinson. *Revue Neurologique, 147*, 337-355.

Günther, W., Petsch, R., Steinberg, R., Moser, E., Streck, P., Heller, H., Kurtz, G. & Hippius, H. (1991). Brain dysfunction during motor activation and corpus callosum alterations in schizophrenia measured by cerebral blood flow and magnetic resonance imaging. *Biological Psychiatry, 29*, 535-555.

Gur, R.C., Gur, R.E., Obrist, W.D.,Skolnick, B.E. & Reivich, M.R. (1987). Age and regional cerebral blood flow at rest and during cognitive activity. *Archives of General Psychiatry, 44*, 617-621.

Gur, R.C., Packer, Hungerbuhler, J.P., Reivich, M., Obrist, W.D., Armanek, W.S. & Sackeim, H.A. (1980). Differences in the distribution of gray and white matter in human cerebral hemisphere. *Science, 207*, 1226-1228.

Gur, R.E., Mozley, P.D., Resnick, S.M., Shtasel, D., Kohn, M., Zimmerman, R., Herman, G., Atlas, S., Grossman, R., Erwin, R. & Gur, R.C. (1991). Magnetic resonance imaging in schizophrenia. I. Volumetric analysis of brain and cerebrospinal fluid. *Archives of General Psychiatry, 48*, 407-412.

Gusella, J.F. (1986). The molecular genetic approach to familial Alzheimer's disease. *Neurobiology of Aging, 7*, 472.

Gustafson, L. (1985). Differential diagnosis with special reference to treatable dementias and pseudodementia conditions. *Danish Medical Bulletin, 32, Suppl. 10*, 55-60.

Gustafson, L., Brun, A. & Risberg, J. (1990). Frontal lobe dementia of non-Alzheimer type. In R.J. Wurtman, S. Corkin, J.H. Growdon & E. Ritter-Walker (Eds.), *Advances in neurology*. (Vol. 51). (pp. 65-72). New York: Raven Press.

Guttmacher, M.S. (1955). *Psychiatry and the law*. New York: Grune and Stratton.

Guyotat, J. & Courjon, J. (1956). Les ictus amnèsiques. *Journal de Médecine de Lyon, 37*, 697-701.

Haahr, S., Sommerlund, M. & Mollerlarsen, A. (1991). Multiple sclerosis as a retroviral disease – Epidemiological considerations in relation to HTLV-I epidemiology. *Neuroepidemiology, 10*, 232-235.

Haan, J., Hardy, J.A. & Roos, A.C. (1991). Hereditary cerebral hemorrhage with amyloidosis – Dutch type: its importance for Alzheimer research. *Trends in Neurosciences, 14*, 231-234.

Haas, D.C. (1990). Transient global amnesia triggered by mild head trauma: a form of traumatic migraine. In H.J. Markowitsch (Ed.), *Transient global amnesia and related disorders*. (pp. 79-88). Toronto: Huber.

Haase, G.R. (1978). Diseases presenting as dementia. In C.E.Wells (Ed.), *Dementia*. (pp.27-67). Philadelphia, PA: F.A. Davis.

Haber, R.N. (1983). The impending demise of the icon: A critique of the concept of iconic storage in visual information processing. *Behavioural Brain Sciences, 6*, 1-54.

Haberland, C. (1969). Travaux originaux. Alzheimer's disease in Down syndrome. Clinical-neuropathological observations. *Acta Neurologica Belgica, 69*, 369-380.

Habib, M. (1986). Visual hypoemotionality and prosopagnosia associated with right temporal lobe isolation. *Neuropsychologia, 24*, 577-582.

Habib, M. & Sirigu, A. (1987). Pure topographical disorientation: a definiction and antomical basis. *Cortex, 23*, 73-85.

Hachinski, V.C., Lassen, N.A. & Marshall, J. (1974). Multi-infarct dementia. A cause of mental deterioration in the elderly. *The Lancet, 11*, 207-209.

Hachinski, V.C., Potter, P. & Merskey, H. (1987). Leuko-araiosis. *Archives of Neurology, 44*, 21-23.

Häfner, H. (1953). Psychopathologie der cerebralorganisch bedingten Zeitsinnesstörungen. *Archiv für Psychiatrie und Nervenkrankheiten, 190*, 530-545.

Häfner, H. (1954). Über Zeitdehnungs- und Zeitbeschleunigungsphänomen im Rahmen von Zwischenhirnstörungen. *Monatsschrift für Psychiatrie und Neurologie, 127*, 336-348.

Häfner, H. (1955). Störung des Plan- und Entwurfvermögens bei Stirnläsionen. *Archiv für Psychiatrie und Zeitschrift Neurologie, 193*, 569-582.

Häfner, H. (1985). Übersichten. Sind psychische Krankheiten häufiger geworden? *Nervenarzt, 56*, 120-133.

Häfner, H. (1986). *Psychische Gesundheit im Alter*. Stuttgart: Fischer.

Hagnell, O., Franck, A., Gräsbeck, A., Öhman, R., Öjesjö, L., Otterbeck, L & Rorsman, B. (1991). Senile dementia of the Alzheimer type in the Lundby study. I. A prospective, epidemiological study of incidence and rsik during the 15 years 1957-1972. *European Archives of Psychiatry and Clinical Neuroscience, 241*, 159-164.

Hahn, W.K. (1987). Cerebral lateralization of function: from infancy through childhood. *Psychological Bulletin, 101*, 376-392.

Haist, F., Musen, G. & Squire, L.R. (1991). Intact perceptual priming of novel information after a single trial study. *Society for Neuroscience Abstracts, 17*, 3.

Hakim, A.M. & Mathieson, G. (1978). Basis of dementia in Parkinson's disease. *Lancet, ii*, 729.

Halgren, E. (1981). The amygdala's contribution to emotion and memory: Current studies in humans. In Y. Ben-Ari (Ed.), *The amygdaloid complex (INSERM Symp. No. 20)*. (pp. 395-408). Amsterdam: Elsevier/North Holland Biomedical Press.

Halgren, E. (1982). Mental phenomena induced by stimulation in the limbic system. *Human Neurobiology, 1*, 251-260.

Halgren, E. (1984). Human hippocampal and amygdala recording and stimulation: Evidence for a neural model of recent memory. In L.R. Squire & N. Butters (Eds.), *Neuropsychology of memory*. (pp. 165-193). New York: Guilford Press.

Halgren, E., Babb, T.L. & Crandall, P.H. (1978a). Activity of human hippocampal formation and amygdala neurons during memory testing. *Electroencephalography and Clinical Neurophysiology, 45*, 585-601.

Halgren, E., Engel, J. Jr., Wilson, C.L., Walter, R.D., Squires, N.K. & Crandall, P.H. (1983). Dynamics of the hippocampal contribution to memory: Stimulation and recording studies in humans. In J. Deutsch (Ed.), *The physiological basis of memory* (2nd ed.) (pp. 529-572). New York: Academic Press.

Halgren, E., Walter, R.D., Cherlow, D.G. & Crandall, P.H. (1978b). Mental phenomena evoked by electrical stimulation of the human hippocampal formation and amygdala. *Brain, 101*, 83-117.

Halgren, E. & Wilson, C.L. (1985). Recall deficits produced by afterdischarges in the human hippocampal formation and amygdala. *Electroencephalography and Clinical Neurophysiology, 61*, 375-380.

Halgren, E., Wilson, C.L. & Stapleton, J.M. (1985). Human medial temporal-lobe stimulation discrubts both formation and retrieval of recent memories. *Brain and Cognition, 4*, 287-295.

Hall, A.J., Hall, M.A. & Cantab, M.D. (1913). Two cases of colloid tumour of the third ventricle, causing death. *The Lancet, 11*, 89-91.

Hall, P. (1963). Korsakov's syndrome following herpes-zoster encephalities. *Lancet, i*, 752.

Hallervorden, J. (1957). Huntingtonsche chorea (Chorea chronica progressiva hereditaria). In O. Lubarsch, F. Henke & R. Rössle (Eds.), *Handbuch der speziellen pathologischen Anatomie und Histologie*. (Vol. 13, Part 1A). (pp. 808-811). Berlin: Springer Verlag.

Halliday, G.M., Li, Y.W., Blumbergs, P.C., Joh, T.H., Cotton, R.G.H., Howe, P.R.C., Blessing, W.W. & Geffen, L.B. (1990). Neuropathology of immunohistochemically identified brainstem neurons in Parkinson's disease. *Annals of Neurology, 27*, 373-385.

Hamill, O.P., Huguenard, J.R. & Prince, D.A. (1991). Patch-clamp studies of voltage-gated currents in identified neurons of the rat cerebral cortex. *Cerebral Cortex, 1*, 48-61.

Hamos, J.E., DeGennaro, L.J. & Drachman, D.A. (1989). Synaptic loss in Alzheimer's disease and other dementias. *Neurology, 39*, 355-361.

Hankey, G.J., Slattery, J.M. & Warlow, C.P. (1991). The prognosis of hospital-referred transient ischaemic attacks. *Journal of Neurology, Neurosurgery, and Psychiatry, 54*, 793-802.

Hanley, J.R., Dewick, H.C., Davies, A.D.M., Playfer, J. & Turnbull, C. (1990). Verbal fluency in Parkinson's disease. *Neuropsychologia, 28*, 737-741.

Hanley, R., Pearson , N. & Young, A.W. (1990). Impaired memory for new visual forms. *Brain, 113*, 1131-1148.

Hansen, L.A., Natelson, B.H., Lemere, C., Niemann, W., DeTeresa, R., Regan, T.J., Masliah, E. & Terry, R.D. (1991). Alcohol-induced brain changes in dogs. *Archives of Neurology, 48*, 939-942.

Harding, G.F.A., Wright, C.E. & Orwin, A. (1985). Primary presenile dementia: the use of the visual evoked potential as a diagnostic indicator. *British Journal of Psychiatry, 147*, 532-539.

Hardy, J. (1988). Molecular biology and Alzheimer's disease: more questions than answers. *Trends in Neurosciences, 11*, 293-294.

Hardy, J. (1989). „Slow virus" dementias: prion gene holds the key. *Trends in Neurosciences, 12*, 168-169.

Hardy, J., Cowburn, R., Barton, A., Reynolds, G., Lofdahl, E., O'Carroll, A.-M., Wester, P. & Winblad, B. (1987). Region-specific loss of glutamate innervation in Alzheimer's disease. *Neuroscience Letters, 73*, 77-80.

Harnad, S., Doty, R.W., Goldstein, L., Jaynes, J. & Krauthamer, G. (Eds.). (1977). *Lateralization in the nervous system*. New York: Academic Press.

Harper, C. (1979). Wernicke's encephalopathy: A more common disease than realised. *Journal of Neurology, Neurosurgery, and Psychiatry, 42*, 226-231.

Harper, C. & Corbett, D. (1990). Changes in the basal dendrites of cortical pyramidal cells from alcoholic patients – a quantitative Golgi study. *Journal of Neurology, Neurosurgery, and Psychiatry, 53*, 856-861.

Harper, C., Giles, M. & Finlay-Jones,R. (1986). Clinical signs in the Wernicke-Korsakoff complex: a retrospective analysis of 131 cases diagnosed at necropsy. *Journal of Neurology, Neurosurgery, and Psychiatry, 49*, 341-345.

Harper, C. & Kril, J. (1985). Brain atrophy in chronic alcoholic patients: A quantitative pathological study. *Journal of Neurology, Neurosurgery, and Psychiatry, 48*, 211-217.

Harper C. & Kril, J. (1989). Patterns of neuronal loss in the cerebral cortex of alcoholic patients. *Journal of the Neurological Science, 92*, 81-89.

Harpin, M.L., Delaère, P., Javoy-Agid, F., Bock, E., Jacque, C., Delpech, B., Villarroya, H., Duyckaerts, C., Hauw, J.J. & Baumann, N. (1990). Glial fibrillary acidic protein and ßA4 protein deposits in temporal lobe of aging brain and senile dementia of the Alzheimer type: Relation with the cognitive state and with quantitative studies of senile plaques and neurofibrillary tangles. *Journal of Neuroscience Research, 27*, 587-594.

Harrell, L.E., Callaway, R., Morere, D. & Falgout, J. (1990). The effect of long-term physostigmine administration in Alzheimer's disease. *Neurology, 40*, 1350-1354.

Harrell, L.E., Callaway, R. & Sekar, B.C. (1987). Magnetic resonance imaging and the diagnosis of dementia. *Neurology, 37*, 540-543.

Harrell, L.E., Duvall, E., Folks, D.G., Duke, L., Bartolucci, A., Conboy, T., Callaway, R. & Kerns, D. (1991). The relationship of high-intensity signals on magnetic resonance images to cognitive and psychiatric state in Alzheimer's disease. *Archives of Neurology, 48*, 1136-1140.

Harrington, D.L. & Haaland, K.Y. (1991). Sequencing in Parkinson's disease. Abnormalities in programming and controlling movement. *Brain, 114*, 99-115.

Harrington, D.L., Haaland, K.Y., Yeo, R.A. & Marder, E. (1990). Procedural memory in Parkinson's disease: impaired motor but not visuoperceptual learning. *Journal of Clinical and Experimental Neuropsychology, 12*, 323-339.

Harris, G.J., Pearlson, G.D., Peyser, C.E., Aylward, E.H., Roberts, J., Barta, P.E., Chase, G.A. & Folstein, S.E. (1992). Putamen volume reduction on magnetic resonance imaging exceeds caudate changes in mild Huntington's disease. *Annals of Neurology , 31*, 69-75.

Harrison, P.J. (1986). Pathogenesis of Alzheimer's disease – beyond the cholinergic hypothesis: discussion paper. *Journal of the Royal Society of Medicine, 79*, 347-352.

Harrison, M.J.G. & Marshall, J. (1988). The variable clinical and CT findings after carotid occlusion: the role of collateral blood supply. *Journal of Neurology, Neurosurgery, and Psychiatry, 51*, 269-272.

Harrison, P.J. & Roberts, G.W. (1991). „Life, Jim, but not as we know it"? Transmissible dementias and the prion protein. *British Journal of Psychiatry, 158*, 457-470.

Harris-Warrick, R.M. & Marder, E. (1991). Modulation of neural networks for behavior. *Annual Review of Neuroscience, 14*, 39-57.

Hart, J. Jr. & Gordon, B. (1990). Early-onset dementia and extrapyramidal disease: clinicopathological variant of Gerstmann-Sträussler-Scheinker or Alzheimer's disease?. *Journal of Neurology, Neurosurgery, and Psychiatry, 53*, 932-934.

Hart, S. (1988). Language and dementia: a review. *Psychological Medicine, 18*, 99-112.

Hart, R.P., Kwentus, J.A., Harkins, S.W. & Derouen, D.M. (1985). Amnestic disturbances in thalamic tumor: A case report. *International Journal of Clinical Neuropsychology, 7*, 213-218.

Hart, R.P., Kwentus, J.A., Harkins, S.W. & Taylor, J.R. (1988). Rate of forgetting in mild Alzheimer's type dementia. *Brain and Cognition, 7*, 31-38.

Hartlage, L.C. & Telzrow, C.T. (1985). *The neuropsychology of individual differences: A developmental perspective.* New York and London: Plenum Press.;

Hartman, M. (1991). The use of semantic knowledge in Alzheimer's disease: evidence for impairments of attention. *Neuropsychologia, 29*, 213-228.

Hartmann, H. (1930). Gedächtnis und Lustprinzip. Untersuchungen an Korsakoffkranken. *Zeitschrift für die gesamte Neurologie und Psychiatrie, 126*, 496-519.

Harvey, G. (1846). Instance of fracture of the cranium, with depression, and subsequent hernia cerebri. *Lancet, ii*, 503-506.

Hasher, L., Rose, K.C., Zacks, R.T., Sanft, H. und Doren, B. (1985) Mood, recall, and selectivity effects in normal college students. *Journal of Experimental Psychology: General, 114*, 104-118.

Hasher, L. & Zacks, R.T. (1979). Automatic and effortful processes in memory. *Journal of Experimental Psychology: General, 108*, 356-388.

Hassler, R. (1967). Funktionelle Neuroanatomie und Psychiatrie. In H.W. Gruhle, R. Jung, W. Mayer-Gross & M. Müller (Eds.), *Psychiatrie der Gegenwart, Forschung und Praxis: Grundlagenforschung der Psychiatrie*. (Vol. I/1A). (pp. 152-285). Berlin: Springer.

Hassler, R. & Dieckmann, G. (1967). Stereotaxic treatment of compulsive and obsessive symptoms. *Confinia Neurologica, 29*, 153-158.

Hassler, R. & Dieckmann, G. (1973). Relief of obsessive-compulsive disorders, phobias and tics by stereotaxic coagulation of the rostral intralaminar and medial-thalamic nuclei. In L.V. Laitinen T K. Livingston (Eds.), *Surgical approaches to psychiatry* (pp. 206-212). Lancaster, UK: Medical Technical Press.

Hassler, R. & Dieckmann, G. (1976). Psychochirurgie. *Deutsches Ärzteblatt, 73*, 1217-1223.

Hassler, R & Riechert, T. (1954). Indikationen und Lokalisationsmethode der gezielten Hirnoperationen. *Nervenarzt, 25*, 441-447.

Hassler, R. & Riechert, T. (1957). Über einen Fall von doppelseitiger Fornicotomie bei sogenannter temporaler Epilepsie. *Acta Neurochirurgica, 5*, 330-340.
Hassler, R. & Riechert, T. (1959). Klinische und anatomische Befunde bei stereotaktischen Schmerzoperationen im Thalamus. *Archiv für Psychiatrie und Nervenkrankheiten, 200*, 93-122.
Hassler, R. & Riechert, T. (1961). Wirkungen der Reizungen und Koagulationen in den Stammganglien bei sterotaktische Hirnoperationen. *Nervenarzt, 32*, 97-109.
Hauge, T. (1954). Catheter vertebral angiography. *Acta Radiologica, Suppl. 107*, 1-219.
Haupt, M., Kurz, A., Romero, B. & Zimmer, R. (1991). Demenz bei Hypothyreose. Ein Fallbericht. *Nervenarzt, 62*, 187-189.
Hauw, J.J., Vignolo, P., Huyckaerts, C., Beck, H., Forette.F., Henry, J.F., Laurent, M., Piette, F., Sachet, A.& Berthaux, P. (1986). Études neuropathologique de 12 centenaires: La fréquence de la démence sénile de type Altzheimer n'est pas particulièrement élevée dans ce groupe de personnes très agées. *Revue Neurologique, 142*, 107-115.
Have, G., Kolbeinsson, H. & Pétursson, H. (1991). Dementia and depression in old age: psychophysiological aspects. *Acta Psychiatrica Neurologica, 83*, 329-333.
Hawkins, R.D. & Kandel, E.R. (1984). Is there a cell-biological alphabet for simple forms of learning? *Psychological Review, 91*, 375-391.
Haxby, J.V. (1989). Neuropsychological evaluation of adults with Down's syndrome: patterns of selective impairment in non-demented old adults. *Journal of Mental Deficiency Research, 33*, 193-210.
Haxby, J.V. (1990). Cognitive deficits and local metabolic changes in dementia of Alzheimer type. In S.R. Rapoport, H. Petit, D. Leys & Y. Christen (Eds.), *Imaging, cerebral topography and Alzheimer's disease*. (pp. 109-119). Berlin: Springer-Verlag.
Haxby, J., Grady, C.L., Duara, R., Robertson-Tchabo, E.A., Koziarz, B., Cutler, N.R. & Rapoport, S.I. (1986). Relations among age, visual memory, and resting cerebral metabolism in 40 healthy men. *Brain and Cognition, 5*, 412-427.
Haxby, J.V., Grady, C.L., Koss, E., Horwitz, B., Schapiro, M., Friedland, R.P. & Rapoport, S.I. (1988). Heterogeneous anterior-posterior metabolic patterns in dementia of the Alzheimer type. *Neurology, 38*, 1853-1863.
Haxby, J.V., Grady, C.L., Ungerleider, L.G. & Horwitz, B. (1991). Mapping the functional neuroanatomy of the intact human brain with brain work imaging. *Neuropsychologia, 29*, 539-555.
Hayashi, M., Satoh, J., Sakamoto, K. & Morimatsu, Y. (1991). Clinical and neuropathological findings in severe athetoid cerebral palsy: A comparative study of globo-Lysian and thalamo-putaminal groups. *Brain and Development, 13*, 47-51.
Haymaker, W., Smith, M.G., van Bogaert, L. . & de Chenar, C. (1958). Pathology of viral disease in man characterized by nuclear inclusions. With emphasis on herpes simplex and subacute inclusion encephalitis. In W.S. Field & R.L. Blattner (Eds.), *Viral encephalitis*. (pp. 95-119). Springfield, IL: C.C. Thomas.
Heath, R.G. (1986). The neural substrate of emotion. In R. Plutchik & H. Kellerman (Eds.), *Emotion. Theory, research, and experience*. (pp. 3-35). Orlando, F.L.: Academic Press.
Heaton, R.K., Nelson, L.M., Thompson, D.S., Burks, J.S. & Franklin, G.M. (1985). Neuropsychological findings in relapsing-remitting and chronic-progressive multiple sclerosis. *Journal of Consulting and Clinical Psychology, 53*, 103-110.
Hebb, D.O. (1949). *The organization of behavior*. New York: Wiley.

Hebben, N., Corkin, S., Eichenbaum, H. & Shedlack, K. (1985). Diminished ability to interpret and report internal states after bilateral medial temporal resection: Case H.M. *Behavioral Neuroscience, 99*, 1031-1039.

Hebben, N., Shedlack, K.J., Eichenbaum, H.E. & Corkin, S. (1981). The amnesic patient H.M.: Diminished ability to interpret and report internal states. *Social Neuroscience Abstracts, 7*, 235.

Hécaen, H. (1964). Mental symptoms associated with tumors fo the frontal lobe. In J.M. Warren & K. Akert (Eds.), *The frontal granular cortex and behavior*. (pp. 335-352). New York: McGraw-Hill.

Hecaen, A. & Albert, M.L. (1978). *Human neuropsychology*. New York: Wiley.

Heckers, S., Heinsen, H. & Beckmann, H. (1991). Evidence of reduced temporolimbic structure volumes in schizophrenia. *Archives of General Psychiatry, 48*, 957-958.

Heckers, S., Heinsen, H., Geiger, B. & Beckmann, H. (1991). Hippocampal neuron number in schizophrenia. *Archives of General Psychiatry, 48*, 1002-1008.

Heckler, M.M. (1985). The fight against Alzheimer's disease. *American Psychologist, 40*, 1240-1244.

Hedreen, J.C., Strube, R.G., Whitehouse, P.J. & Price, D.L. (1984). Topography of the magnocellular basal forebrain system in human brain. *Journal of Neuropathology and Experimental Neurology, 43*, 1-21.

Heepe, P., Nemeth, L., Brune, F., Grant, J.W. & Kleihues, P. (1988). Marchiafava-Bignami disease. A correlative computed tomography and morphological study. *European Archives of Psychiatry and Neurological Sciences, 237*, 74-79.

Hegglin, K. (1953). Über einen Fall von isolierter, linksseitiger Ammonshornerweichung bei präseniler Demenz. *Monatsschrift für Psychiatrie und Neurologie, 125*, 170-186.

Heidenhain, L. (1901). Ueber Exstirpation von Hirngeschwülsten. *Archiv für klinische Chirurgie, 64*, 849-890 (und 2 Tafeln).

Heilbronner, K. (1901). Ueber die transcorticale motorische Aphasie und die als „Amnesie" bezeichnete Sprachstörung. *Archiv für Psychiatrie und Nervenkrankheiten, 34*, 341-443.

Heilbronner, K. (1903). Ueber Fugues und fugue-ähnliche Zustände. *Jahrbücher für Psychiatrie und Neurologie, 23*, 107-206.

Heilbronner, K. (1905a). Ueber Haftenbleiben und Stereotypie. *Allgemeine Zeitschrift für Psychiatrie und psychisch-gerichtliche Medizin, 62*, 612-616.

Heilbronner, K. (1905b). Ueber Haftenbleiben und Stereotypie. *Monatsschrift für Psychiatrie und Neurologie, 18 (Suppl.)*, 293-371.

Heilbronner, K. (1905c). Studien über eine eklamptische Psychose. *Monatschrift für Psychologie, 17*, 277-287 and 367-460.

Heilbronner, K. (1908). Zur Symptomatologie der Aphasie mit besonderer Berücksichtigung der Beziehungen zwischen Sprachverständniss, Nachsprechen und Wortfindung. *Archiv für Psychiatrie und Nervenkrankheiten, 43*, 698-759.

Heilbronner, K. (1910). Zur Rückbildung der sensorischen Aphasie. *Archiv für Psychiatrie und Nervenkrankheiten, 46*, 766-804.

Heilman, K.M. (1991). Anosognosia: Possible neuropsychological mechanisms. In G.P. Prigatano & D.L. Schacter (Eds.), *Awareness of deficit after brain injury. Clinical and theoretical issues*. (pp. 53-62). New York: Oxford University Press.

Heilman, K.M., Bowers, D. & Watson, R.T. (1983). Performance on hemispatial pointing task by patients with neglect syndrome. *Neurology, 33*, 661-664.

Heilman, K.M., Bowers, D., Watson, R.T., Day, A., Valenstein, E., Hammond, E. & Duara, R. (1990). Frontal hypermetabolism and thalamic hypometabolism in a patient with abnormal orienting and retrosplenial amnesia. *Neuropsychologia, 28*, 161-169.

Heilman, K.M. & Sypert, G.W. (1977). Korsakoff's syndrome resulting from bilateral fornix lesions. *Neurology, 27*, 490-493.

Heilman, K.M. & Valenstein, E. (1972). Frontal lobe neglect in man. *Neurology, 22*, 660-664.

Heilman, K.M. and Watson, R.T. (1989). Arousal and emotions. In L. Squire & G. Gainotti (Eds.), *Handbook of neuropsychology*. (Vol. 3). (pp. 403-418). Elsevier, Amsterdam.

Heilman, K.M., Watson, R.T. & Valenstein, E. (1985). Neglect and related disorders. In K.M. Heilman & E. Valenstein (Eds.), *Clinical neuropsychology*. (2nd ed.). (pp. 243-293). New York: Oxford University Press.

Heilman, K.M., Watson, R.T., Valenstein, E. & Damasio, A.R. (1983). Localization of lesions in neglect. In A. Kertesz (Ed.), *Localization in neuropsychology*. (pp. 471-492). New York: Academic Press.

Heimans, J.J., De Visser, M., Polman, C.H., Nauta, J., Kamphorst, W. & Troost, D. (1990). Accuracy and interobserver variation in the interpretation of computed tomography in solitary brain lesions. *Archives of Neurology, 47*, 520-523.

Heindel, W.C., Salmon, D.P. & Butters, N. (1990). Pictorial priming and cued recall in Alzheimer's and Huntington's disease. *Brain and Cognition, 13*, 282-295.

Heindel, W.C., Salmon, D.P. & Butters, N. (1991). The biasing of weight judgments in Alzheimer's and Huntington's disease: A priming or programming phenomenon? *Journal of Clinical and Experimental Neuropsychology, 13*, 189-203.

Heindel, W.C., Salmon, D.P., Shults, C.W., Walicke, P.A. & Butters, N. (1989). Neuropsychological evidence for multiple implicit memory systems: a comparison of Alzheimer's, Huntington's, and Parkinson's disease patients. *Journal of Neuroscience, 9*, 582-587.

Heiss , W.D., Herholz, K., Böcher-Schwarz, H.G., Pawlik, G., Wienhard, K., Steinbrich, W. & Friedmann, G. (1986). PET, CT and MR imaging in cerebrovascular disease. *Journal of Computer Assisted Tomography, 10*, 903-911.

Heit, G., Smith, M.E. & Halgren, E. (1988). Neural encoding of individual words and faces by the human hippocampus and amygdala. *Nature, 333*, 773-775.

Heit, G., Smith, M.E. & Halgren, E. (1990). Neuronal activity in the human medial temporal lobe during recognition memory. *Brain, 113*, 1093-1112.

Helkala, E.-L., Laulumaa, V., Soininen, H., Partanen, J. & Riekkinen, P.J. (1991). Different patterns of cognitive decline related to normal or deteriorating EEG in a 3-year follow-up study of patients with Alzheimer's disease. *Neurology, 41*, 528-532.

Helkala, E.-L., Laulumaa, V., Soinikkeli, R. & Riekkinen, P.J. (1989a). Slow-wave activity in the spectral analysis of the electroencephalogram is associated with cortical dysfunctions in patients with Alzheimer's disease. *Behavioral Neuroscience, 105*, 409-415.

Helkala, E.-L., Laulumaa, V., Soininen, H. & Riekkinen, P.J. (1989b). Different error pattern of episodic and semantic memory in Alzheimer's disease and Parkinson's disease with dementia. *Neuropsychologia, 27*, 1241-1248.

Helmstaedeter, C., Pohl, C., Hufnagel, A. & Elger, C.E. (1991). Visual learning deficits in nonresected patients with right temporal lobe epilepsy. *Cortex, 27*, 547-555.

Hempel, U., Deisinger, K., Markowitsch, H.J., Kessler, J. & Hofmann, E. (1992). *Der Alltagsgedächtnistest.* Weinheim: Beltz-Test-Verlag.

Henderson, A.S. (1990). Epidemiology of dementia disorders. In R.J. Wurtman, S. Corkin, J.H. Growdon & E. Ritter-Walker (Eds.), *Advances in neurology*, (Vol. 51). (pp. 15-26). New York: Raven Press.

Henderson, B.T.H., Clough, C.G., Hughes, R.C., Hitchcock, E.R. & Kenny, B.G. (1991). Implantation of human fetal ventral mesencephalon to the right caudate nucleus in advanced Parkinson's disease. *Archives of Neurology, 48*, 822-827.

Henderson, J. & Moore, M. (1944). The psycho-neuroses of war. *New England Journal of Medicine, 230*, 273-278.

Henderson, V.W., Mack, W., Freed, D.M., Kempler, D. & Andersen, E.S. (1990). Naming consistency in Alzheimer's disease. *Brain and Language, 39*, 530-538.

Henke, H. & Lang, W. (1983). Cholinergic enzymes in neocortex, hippocampus and basal forebrain system in human brain. *Journal of Neuropathology and Experimental Neurology, 43*, 1-21.

Henke, K. & Markowitsch, H.J. (in subm.) Lateralized perception of subawareness words, faces, and pictures.

Henning, A. (1926). Über Stirnhirnsyndrome. *Monatsschrift für Psychiatrie und Neurologie, 59*, 215-224.

Henschen, S.E. (1919). Über Sprach-, Musik- und Rechenmechanismen und ihre Lokalisationen im Grosshirn. *Zeitschrift für die gesamte Neurologie und Psychiatrie, 52*, 273-298.

Herholz, K. (1993). Bildgebende Verfahren: Eine Übersicht. In H.J. Markowitsch (Hrsg.), *Enzyklopädie der Psychologie, Themenbereich C, Serie I: Biologische Psychologie, Band 2: Grundlagen der Neuropsychologie.* (in Druck). Göttingen: Hogrefe.

Hering, E. (1921). *Ueber das Gedächtnis als eine allgemeine Funktion der organisierten Materie. Vortrag gehalten in der feierlichen Sitzung der Kaiserlichen Akademie der Wissenschaften in Wien am XXX. Mai MDCCCLXX.* (3. Aufl.). Leipzig: Akademische Verlagsgesellschaft.

Hermann, B.P. & Wyler, A.R. (1988a). Effects of anterior temporal lobectomy on language function: A controlled study. *Annals of Neurology, 23*, 585-588.

Hermann, B.P. & Wyler, A.R. (1988b). Neuropsychological outcome of anterior temporal lobectomy. *Journal of Epilepsy, 1*, 35-45.

Hermann, B.P., Wyler, A.R. & Somes, G. (1991). Language function following anterior temporal lobectomy. *Journal of Neurosurgery, 74*, 560-566.

Heron, E.A., Kritchevsky, M. & Delis, D.C. (1991). Neuropsychological presentation of Ganser symptoms. *Journal of Clinical and Experimental Neuropsychology, 13*, 652-666.

Herrmann, G. (1928). Beiträge zur Lehre von den Störungen des Rechnens bei Herderkrankungen des Okzipitallappens (Alkulie Henschen). *Monatsschrift für Psychiatrie und Neurologie, 70*, 193-278.

Herrmann, W.M. & Kern, U. (1987). Nootropika: Wirkungen und Wirksamkeit. Eine Überlegung am Beispiel einer Phase III-Prüfung mit Piracetam. *Nervenarzt, 58*, 358-364.

Herscovitch, P., Trotter, J.L., Lemann, W. & Raichle, M.E. (1984). Positron emission tomography (PET) in active MS: Demonstration of demyelination and diaschisis. *Neurology, 34*, 78.

Hertz, L. (1989). Is Alzheimer's disease an anterograde degeneration, originating in the brainstem, and disrupting metabolic and functional interactions between neurons and glial cells? *Brain Research Reviews, 14*, 335-353.

Herzog, A.G. & Kemper, T.L. (1980). Amygdaloid changes in aging and dementia. *Archives of Neurology, 37*, 625-629.

Hess, R.W. (1944). Das Schlafsyndrom als Folge dienzephaler Reizung. *Helvetica Psychologica Acta, 2*, 305-344.

Heston, L.L. (1988). Morbid risk in first-degree relatives of persons with Alzheimer's disease. *Archives of General Psychiatry, 45*, 97-98.

Heston, L.L. (1990). Alzheimer's disease: the end of the beginning? *Psychological Medicine, 20*, 7-10.

Heston, L.L., White, J.A. & Mastri, A.R. (1987). Pick's disease. Clinical genetics and natural history. *Archives of General Psychiatry, 44*, 409-411.

Heveroch, A. (1914). Woher stammt unser Bewusstsein? Wie werden wir uns des Seins bewusst? *Archiv für Psychiatrie und Nervenheilkunde, 53*, 593-648.

Hey, J. (1904). *Das Gansersche Symptom und seine klinische und forense Bedeutung*. Berlin: Hirschwald.

Heyck, H. (1954). Kritischer Beitrag zur Frage anatomischer Veränderungen im Thalamus bei Schizophrenie. *Monatsschrift für Psychiatrie und Neurologie, 128*, 106-128.

Heyman, A., Fillenbaum, G. Prosnitz, B., Raiford, K., Burchett, B. & Clark, C. (1991). Estimated prevalence of dementia among elderly black and white community residents. *Archives of Neurology, 48*, 594-598.

Hier, D.B. & Cummings, J.L. (1990). Rare acquired and degenerative subcortical dementias. In J.L. Cummings (Ed.), *Subcortical dementia* (pp. 199-217). New York: Oxford University Press.

Hier, D.B., Thomas, C. & Shindler, A.G. (1983). A case of subcortical dementia due to sarcoidosis of the hypothalamus and fornices. *Brain and Cognition, 2*, 189-198.

Hierons, R., Janota, I. & Corsellis, J.A.N. (1978). The late effects of necrotizing encephalitis of the temporal lobes and limbic areas: A clinico-pathological study of 10 cases. *Psychological Medicine, 8*, 21-42.

Hietanen, M. & Terävainen, H. (1986). Cogntive performance in early Parkinson's disease. *Acta Neurologica Scandinavica, 73*, 151-159.

Hilgard, E.R. (1988). Commentary: professional skepticism and multiple personality. *Journal of Nervous and Mental Disease, 176*, 532.

Hill, A.L. (1975). An investigation of calendar calculating by an idiot savant. *American Journal of Psychiatry, 132*, 557-560.

Hill, R.D., Storandt, M. & Simeone, C. (1990). The effects of memory skills training and incentives on free recall in older learners. *Journal of Gerontology, Psychological Sciences, 45*, P227-P232.

Hillis, A.E. & Caramazza, A. (1991). Category-specific naming and comprehension impairment: A double dissociation. *Brain, 114*, 2081-2094.

Hinge, H.-H.F. & Jensen, T.S. (1990). The prognosis of transient global amnesia. In H.J. Markowitsch (Ed.), *Transient global amnesia and related disorders*. (pp.172-180). Toronto: Huber.

Hirabayashi, K., Ikeda, K., Shimokawa, K. & Orthner, H. (1979). Vorzeitiges Gehirnaltern bei Down-Syndrom. *Folia Psychiatrica et Neurologica Japonica, 33*, 81-96.

Hirsch, E.C., Graybiel, A.M., Duyckaerts, C. & Javoy-Agid, F. (1987). Neuronal loss in the pedunculopontine tegmental nucleus in Parkinson's disease and in progressive

supranuclear palsy. *Proceedings of the National Academy of Sciences of the United States of America, 84*, 5976-5980.
Hirsch, L.J., Spencer, S.S., Spencer, D.D., Williamson, P.D. & Mattson, R.H. (1991). Temporal lobectomy in patients with bitemporal epilepsy defined by depth electroencephalography. *Annals of Neurology, 30*, 347-356.
Hirsch, L.J., Spencer, S.S., Williamson, P.D., Spencer, D.D. & Mattson, R.H. (1991). Comparison of bitemporal and unitemporal epilepsy defined by depth electroencephalography. *Annals of Neurology, 30*. 341-346.
Hirshman, E. & Mulligar, N. (1991). Perceptual interference improves explicit memory but does not enhance data-driven processing. *Journal of Experimental Psychology: Learning, Memory, and Cognition, 17*, 507-513.
Hirst, W. (1982). The amnesic syndrome: Descriptions and explanations. *Psychological Bulletin, 91*, 435-460.
Hirst, W., Johnson, M.K., Kim, J.K., Phelps, E.A., Risse, G. & Volpe, B.T. (1986). Recognition and recall in amnesics. *Journal of Experimental Psychology: Learning, Memory, and Cognition, 12*, 445-451.
Hirst, W. & Volpe, B.T. (1984a). Automatic and effortful encoding in amnesia. In M.S. Gazzaniga (Ed.) *Handbook of cognitive neuroscience*. (pp. 369-386). New York: Plenum Press.
Hirst, W. & Volpe, B.T. (1984b). Encoding of spatial relations with amnesia. *Neuropsychologia 22*, 631-634.
Hitoshi, S., Iwata, M & Yoshikawa, K. (1991). Mid-brain pathology of Wilson's disease: MRI analysis of three cases. *Journal of Neurology, Neurosurgery, and Psychiatry, 54*, 624-626.
Hobson, J.A. (1990). Sleep and dreeming. *Journal of Neuroscience, 10*, 371-382.
Hodges, J.R. & Carpenter, K. (1991). Anterograde amnesia with fornix damage following removal of IIIrd ventricle colloid cyst. *Journal of Neurology, Neurosurgery, and Psychiatry, 54*, 633-638.
Hodges, J.R., Salmon, D.P. & Butters, N. (1990). Differential impairment of semantic and episodic memory in Alzheimer's and Huntington's diseases: a controlled prospective study. *Journal of Neurology, Neurosurgery and Psychiatry, 53*, 1089-1095.
Hodges, J.R., Salmon, D.P. & Butters, N. (1991). The nature of naming deficit in Alzheimer's and Huntington's disease. *Brain, 114*, 1547-1558.
Hodges, J.R. & Ward, C.D. (1989). Observations during transient global amnesia. A behavioural and neuropsychological study of five cases. *Brain, 112*, 595-620.
Hodges, J.R. & Warlow, C.P. (1988). The aetiology of transient global amnesia (TGA): A case-control study of 114 cases. *Journal of Neurology, Neurosurgery, and Psychiatry, 51*, 1359.
Hodges, J.R. & Warlow, C.P. (1990a). The aetiology of transient global amnesia. A case-control study of 114 cases with prospective follow-up. *Brain, 113*, 639-657.
Hodges, J.R. & Warlow, C.P. (1990b). Syndromes of transient global amnesia: towards a classification. A study of 153 cases. *Journal of Neurology, Neurosurgery, and Psychiatry, 53*, 834-843.
Hoehn, M.M. & Yahr, M.D. (1967). Parkinsonism: Onset, progression and mortality. *Neurology, 17*, 427-442.
Hoff, H., Pateisky, K. & Wanko, Th. (1953). Thalamus und Schmerz. *Acta Neurovegetativa, 7*, 277-300.
Hoff, H., & Pötzl, O. (1938). Anatomischer Befund eines Falles mit Zeitrafferphänomen. *Deutsche Zeitschrift für Nervenheilkunde, 145*, 150-178.

Hoffmann, J. (1902). Über die multiple Sklerose des Centralnervensystems. *Deutsche Zeitschrift für Nervenheilkunde, 21*, 107-120.

Högner, P. (1927). Die klinischen Erscheinungen bei Erkrankungen des 3. Gehirnventrikels und seiner Wandungen. *Deutsche Zeitschrift für Nervenheilkunde, 97*, 238-266.

Hojer, Ch., Bewermeyer, H., Huber, M., Neveling, M., Engel-Riedel, W. & Haupt, W.F. (1991). Kleinhirninfarkte und Kleinhirnblutungen. Eine vergleichende, retrospektive Studie an 78 Patienten. *Aktuelle Neurologie 18*, 88-94.

Holländer, B. (1900). *Die Localisation der psychischen Thätigkeiten im Gehirn. Ergebnisse der Experimental-Physiologie, von Sectionsbefunden, von anatomischen und klinischen Beobachtungen, verwerthet für die Localisationslehre und Psychiatrie*. Berlin: August Hirschwald.

Honig, W.K. (1978). Studies of working memory in the pigeon. In S.H. Hulse, W.K. Honig & H. Fowler (Eds.), *Cognitive aspects of animal behavior*. (pp. 211-248). Hillsdale, N.J.: LEA.

Hooper, M.W. & Vogel, F.S. (1976). The limbic system in Alzheimer's disease. A neuropathologic investigation. *American Journal of Pathology, 85*, 1-14.

Hopf, H.C., Röder, R. & Dieringer, H. (1991). Argumente für einen restriktiven Einsatz der Magnetresonanztomographie bei der multiplen Sklerose. *Aktuelle Neurologie 18*, 109-111.

Hopwood, J.S. & Snell, H.K. (1933). Amnesia in relation to crime. *Journal of Mental Science, 79*, 27-41.

Horel, J.A. (1978). The neuroanatomy of amnesia. A critique of the hippocampal memory hypothesis. *Brain, 101*, 403-445.

Horel, J.A. & Pytko, D.E. (1982). Behavioral effect of local cooling in temporal lobe of monkeys. *Journal of Neurophysiology, 47*, 11-22.

Horel, J.A., Pytko, M.L. & Salsbury, K.G. (1984). Visual learning suppressed by cooling the temporal pole. *Behavioral Neuroscience, 98*, 310-324.

Hori, A., Ikeda, K., Kosaka, K., Shinohara, S. & Iizuka, R. (1981). System degeneration of the thalamus. A clinico-neuropathological study. *Archiv für Psychiatrie und Nervenkrankheiten, 231*, 71-80.

Horn, G. & Hinde, R.A. (Eds.). (1970). *Short-term changes in neural activity and behaviour*. Cambridge, England: Cambridge University Press.

Horner, M.D. (1990). Psychobiological evidence for the distinction between episodic and semantic memory. *Neuropsychology Review, 1*, 281-321.

Hornykiewicz, O. & Kish, S.J. (1986). Biochemical pathophysiology of Parkinson's disease. In M.D. Yahr & K.J. Bergmann (Eds.), *Advances in neurology* (pp. 19-34). New York: Raven Press.

Horowitz, F.D. (1969). Learning, developmental research, and individual differences. In L.P. Lipsitt & H.W. Reese (Eds.), *Advances in child development and behavior*. (Vol. 4). (pp. 83-126). New York: Academic Press.

Horvath, B.T. (1975). Clinical spectrum and epidemiological features of alcoholic dementia. In J.G. Rankin (Ed.), *Alcohol, drugs and brain damage*. (pp. 1-16). Toronto: Alcoholism and Drug Addiction Research Foundation of Ontario.

Horrax, G. (1923). Visual hallucinations as a cerebral localizing phenomenon. *A.M.A. Archives of Neurology and Psychiatry, 10*, 532-547.

Horrax, G., & Bailey, P. (1928). Pineal pathology. Further studies. *A.M.A. Archives of Neurology and Psychiatry, 19*, 394-414.

Horwitz, W.A., Kestenbaum, C., Person, E., & Jarvik, L. (1965). Identical twins „idiot savants“ calendar calculators. *American Journal of Psychiatry, 132*, 1075-1079.

House, A., Dennis, M., Mogridge, L., Warlow, C., Hawton, K. & Jones, L. (1991). Mood disorder in the year after first stroke. *British Journal of Psychiatry, 158*, 83-92.

House, A., Dennis, M., Warlow, C., Hawton, K. & Molyneux, A. (1990). Mood disorder after stroke and their relation to lesion location. A CT scan study. *Brain, 113*, 1113-1129.

Hovestadt, A., de Jong, G.J. & Meerwaldt, J.D. (1987). Spatial disorientation as an early symptom of Parkinson's disease. *Neurology, 37*, 485-487.

Howard, D.V., Fry, A.F. & Brune, C.M. (1991). Aging and memory for new associations: Direct versus indirect measures. *Journal of Experimental Pychology: Learning, Memory, and Cognition, 17*, 779-792.

Howard, G., Evans, G.W., Thomas, J.L., Ryu, J.E., Kahl, F.R. & Crouse, J.R. (1991). Reevaluation of transient ischemic attacks as a risk factor for early mortality. *Stroke, 22*, 582-585.

Howard, R.S. & Lees, A.J. (1987). Encephalitis lethargica. A report of four recent cases. *Brain, 110*, 19-33.

Hoyer, S. (1987). Somatostatin and Alzheimer's disease. *Journal of Neurology, 234*, 266-267.

Hoyer, S., Nitsch, R. & Oesterreich, K. (1991). Predominant abnormality in cerebral glucose utilization in late-onset dementia of the Alzheimer type: a cross-sectional comparison against advanced late-onset and incipient early-onset cases. *Journal of Neural Transmission, 3*, 1-14.

Hreib, K.K., Rosene, D.L. & Moss, M.B. (1988). Basal forebrain efferents to the medial dorsal thalamic nucleus in the rhesus monkey. *Journal of Comparative Neurology, 277*, 365-390.

Hsu, M., Yeung-Courchesne, R., Courchesne, E. & Press, G.A. (1991). Absence of magnetic resonance imaging evidence of pontine abnormity in infantile autism. *Archives of Neurology, 48*, 1160-1163.

Hubbard, B.M. & Anderson, J.M. (1981). A quantitative study of cerebral atrophy in old age and senile dementia. *Journal of the Neurological Sciences, 50*, 135-145.

Huber, S.J., Chakeres, D.W., Paulson, G.W. & Khanna, R. (1990). Magnetic resonance imaging in Parkinson's disease. *Archives of Neurology, 47*, 735-737.

Huber, S.J., Freidenberg, D.L., Paulson, G.W., Shuttleworth, E.C. & Christy, J.A. (1990). The pattern of depressive symptoms varies with progression of Parkinson's disease. *Journal of Neurology, Neurosurgery, and Psychiatry, 53*, 275-278.

Huber, S.J., Paulson, G.W., Shuttleworth, E.C., Chakeres, D., Clapp, L.E., Pakalnis, A., Weiss, K. & Rammohan, K. (1987). Magnetic reasonance imaging correlates of dementia in multiple scleorosis. *Archives of Neurology, 44*, 732-736.

Huber, S.J., Shuttleworth, E.C., Christy, J.A., Chakeres, D.W., Curtin, A. & Paulson, G.W. (1989). Magnetic resonance imaging in dementia of Parkinson's disease. *Journal of Neurology, Neurosurgery, and Psychiatry, 52*, 1221-1227.

Huber, S.J., Shuttleworth, E.C., Paulson, G.W., Bellchambers, M.J.G. & Clapp, L.E. (1986). Cortical vs subcortical dementia. Neuropsychological differences. *Archives of Neurology, 43*, 392-394.

Huber, M. (1988). Morbus Parkinson. *Deutsche medizinische Wochenschrift, 113*, 992-998.

Huff, F.J., Auerbach, J., Chakravarti, A. & Boller, F. (1988). Risk of dementia in relatives of patients with Alzheimer's disease. *Neurology, 38*, 786-790.

Huff, F.J., Becker, J.T., Belle, S.H., Nebes, R.D., Holland, A.L. & Boller, F. (1987). Cognitive deficits and clinical diagnosis of Alzheimer's disease. *Neurology, 37*, 1119-1124.
Huff, F.G., Corkin, S. & Growdon, J.H. (1986). Semantic impairment and anomia in Alzheimer's disease. *Brain and Language, 28*, 235-249.
Huff, F.J., Mack, L., Mahlmann, J. & Greenberg, S. (1988). A comparison of lexical-semantic impairments in left hemisphere stroke and Alzheimer's disease. *Brain and Language, 34*, 262-278.
Huff, F.J., Spanier, C. & Protetch, J. (1990). Facilitation of word retrieval in Alzheimer's disease. In R.J. Wurtman, S. Corkin, J.H. Growdon & E. Ritter-Walker (Eds.), *Advances in neurology* (Vol. 51) (pp. 61-64). New York: Raven Press.
Hugdahl, K., Wester, K. & Asbjornsen, A. (1991). Auditory neglect after right frontal lobe and right pulvinar thalamic lesions. *Brain and Language, 41*, 465-473.
Humphreys, M.S., Bain, J.D. & Pike, R. (1989). Different ways to cue a coherent memory system: A theory for episodic, semantic, and procedural tasks. *Psychological Review, 96*, 208-233.
Humphreys, G.W. & Riddoch, M.J. (1987). On telling your fruit from your vegetables: a consideration of category-specific deficits after brain damage. *Trends in Neurosciences, 10*, 145-148.
Hungerbühler, J.P., Assal, G., & Regli, F. (1984). Thalamic hematomas: neuropsychological aspects. *Archives Suisses de Neurologie, Neurochirurgie et Psychiatrie, 135*, 199-215.
Hunt, J.W. (1879). Case of cerebral tumour. *Brain, 1*, 574-576.
Hunter, S. (1985). The rostral mesencephalon in Parkinson's disease and Alzheimer's disease. *Acta Neuropathologica, 68*, 53-58.
Huppert, F.A. (1991). Age-related changes in memory: learning and remembering new information. In F. Boller and J. Grafman (Eds.), *Handbook of neuropsychology.* Vol. 5. (pp. 123-147). Amsterdam: Elsevier Science Publishers.
Huppert, F.A. & Piercy, M. (1977). Recognition memory in amnesic patients: A defect of acquisition? *Neuropsychologia, 15*, 643-652.
Huppert, F.A. & Piercy, M. (1978). Dissociation between learning and remembering in organic amnesia. *Nature, 275*, 317-318.
Huppert, F.A. & Piercy, M. (1979). Normal and abnormal forgetting in organic amnesia: Effect of locus of lesion. *Cortex, 15*, 385-390.
Huppert, F.A. & Piercy, M. (1982). In search of the functional locus of amnesic syndromes. In L.S. Cermak (Ed.), *Human memory and amnesia* (pp. 123-137). Hillsdale, N.J.: LEA.
Hurd, A.W. (1905). Korsakoff psychosis – report of cases. *American Journal of Insanity. 62*, 63-76.
Hurtig, H.I. & Reivich, M. (1977). Clinical aspects of cerebrovascular disease. In E.S. Goldensohn & S.H. Appel (Eds.), *Scientific approaches to clinical neurology* (Vol. I) (pp. 769-811). Philadelphia, PA: Lea & Febiger.
Huschke, E. (1854). *Schaedel, Hirn und Seele des Menschen und der Thiere nach Alter, Geschlecht und Race*. Jena: F. Mauke.
Huss, M. (1852). *Alcoholismus chronicus*. Stockholm and Leipzig: Fritze.
Hussey, S., Yates, C.M., Christie, J.E., Elton, R.A. & Gordon, A. (1986). Alzheimer-type dementia and Down's syndrome: solubility of neurofibrillary tangles is related to duration of dementia. *Journal of Neurology, Neurosurgery, and Psychiatry, 49*, 823-824.

Hutton, J.T. & Kenny, A.D. (Eds.). (1985). *Senile dementia of the Alzheimer type* (Neurology and Neurobiology, Vol. 18). New York: A.R. Liss.

Hyman, B.T., Van Hoesen, G.W. & Damasio, A.R. (1987). Alzheimer's disease: glutamate depletion in the hippocampal perforant pathway zone. *Annals of Neurology, 22*, 37-40.

Hyman, B.T., Van Hoesen, G.W. & Damasio, A.R. (1990). Memory-related neural systems in Alzheimer's disease: An anatomic study. *Neurology, 40*, 1721-1730.

Hyman, B.T., Van Hoesen, G.W., Damasio, A.R. & Barnes, C.L. (1984). Alzheimer's disease: Cell-specific pathology isolates the hippocampal formation. *Science, 225*, 1168-1170.

Hyman, B.T., Van Hoesen, G.W., Kromer, L.J. & Damasio, A.R. (1986). Perforant pathway changes and the memory impairment of Alzheimer's disease. *Annals of Neurology, 20*, 472-481.

Hymas, N., Lees, A., Bolton, D., Epps, K. & Head, D. (1991). The neurology of obsessional slowness. *Brain, 114*, 2203-2233.

Ikeda, K., Hori,m A. T Bode, G. (1960). Progressive dementia with „diffuse Lewy-type inclusions" in cerebral cortex. *Archiv für Psychiatrie und Nervenkrankheiten, 228*, 243-248.

Ince, P., Irving, D., MacArthur, F. & Perry, R.H. (1991). Quantitative neuropathological study of Alzheimer-type pathology in the hippocampus – Comparison of senile dementia of Alzheimer type, senile dementia of Lewy body type, Parkinson's disease and non-demented elderly control patients. *Journal of the Neurological Sciences, 106*, 142-152.

Incisa della Rocchetta, A. (1986). Classification and recall of pictures after unilateral frontal or temporal lobectomy. *Cortex, 22*, 189-211.

Inglis, J. (1970). Memory disorder. In C.G. Costello (Ed.) *Symptoms of psychopathology* (pp. 95-133). New York: Wiley.

Inhoff, A.W. & Tousman, S. (1990). Lexical priming from partial-word previews. *Journal of Experimental Psychology; 16 (5)*, 825-836.

Innocenti, G.M. & Clarke, S. (1984). Bilateral transitory projection to visual areas from auditory cortex in kittens. *Brain Research, 14*, 143-148.

Inzitari, D., Diaz, F., Fox, A., Hachinski, V.C., Steingart, A., Lau, C., Donald, A., Wade, J., Mulic, H. & Merskey, H. (1987). Vascular risk factors and leuko-araiosis. *Archives of Neurology, 44*, 42-47.

Iraizoz, I., De Lacalle, S. & Gonzalo, L.M. (1991). Cell loss and nuclear hypertrophy in topographical subdivisons of the nucleus basalis of Meynert in Alzheimer's disease. *Neuroscience, 41*, 33-40.

Irle, E. (1987). Lesions size and recovery of function: some new perspectives. *Brain Research Reviews, 12*, 307-320.

Irle, E. (1990). An analysis of the correlation of lesions size, localization and behavioral effects in 283 published studies of cortical and subcortical lesions in old-world monkeys. *Brain Research Reviews, 15*, 181-213.

Irle, E., Kessler, J., Markowitsch, H.J. & Hofmann, W. (1987). Primate learning tasks reveal strong impairments in patients with presenile or senile dementia of the Alzheimer type. *Brain and Cognition, 6*, 429-449.

Irle, E. & Markowitsch, H.J. (1982a) Connections of the hippocampal formation, mamillary bodies, anterior thalamus and cingulate cortex. A retrograde study using horseradish peroxidase in the cat. *Experimental Brain Research, 47*, 79-94.

Irle, E. & Markowitsch, H.J. (1982b) Thiamine deficiency in the cat leads to severe learning deficits and to widespread neuroanatomical damage. *Experimental Brain Research, 48*, 199-208.
Irle, E. & Markowitsch, H.J. (1982c). Widespread cortical projections of the hippocampal formation in the cat. *Neuroscience, 7*, 2637-2647.
Irle, E. & Markowitsch, H.J. (1982d). Single and combined lesions of the cat's thalamic mediodorsal nucleus and mamillary bodies lead to severe deficits in the acquistion of an alternation task. *Behavioral Brain Research, 6*, 147-165.
Irle, E. & Markowitsch, H.J. (1983a). Differential effects of double and triple lesions of the cat's limbic system on subsequent learning behavior. *Behavioral Neuroscience, 97*, 908-910.
Irle, E. & Markowitsch, H.J. (1983b). Widespread neuroanatomical damage and learning deficits following chronic alcohol consumption or vitamin-B_1 (thiamine) deficiency in rats. *Behavioral Brain Research, 9*, 277-294.
Irle, E. & Markowitsch, H.J. (1984a). Differential effects of prefrontal lesions and combined prefrontal and limbic lesions on subsequent learning performance in the cat. *Behavioral Neuroscience, 98*, 884-897.
Irle, E. & Markowitsch, H.J. (1984b). The prefrontal cortex of a prosimian (*Galago senegalensis*) is reached by efferent neurons originating in the nucleus basalis of Meynert. *Brain Research Bulletin, 12*, 283-293.
Irle, E. & Markowitsch, H.J. (1984c). Basal forebrain efferents reach the whole cerebral cortex of the cat. *Brain Research Bulletin, 12*, 493-512.
Irle, E. & Markowitsch, H.J. (1986). Afferent connections of the substantia innominata/ basal nucleus of Meynert in carnivores and primates. *Journal für Hirnforschung, 27*, 343-367.
Irle, E. & Markowitsch, H.J. (1987). Basal-forebrain lesioned monkeys are severely impaired in tasks of associative and recognition memory. *Annals of Neurology, 22*, 735-743.
Irle, E. & Markowitsch, H.J. (1990). Functional recovery after limbic lesions in monkeys. *Brain Research Bulletin, 25*, 79-92.
Irle, E., Sarter, M., Guldin, W.O. & Markowitsch, H.J. (1984). Afferents to the ventral tegmental nucleus of Gudden in mouse, rat and cat. *Journal of Comparative Neurology, 228*, 509-541.
Irle, E., Wowra, B., Kunert, H.J., Hampl, J. & Kunze, S. (1992). Memory disturbances following anterior communicating artery rupture. *Annals of Neurology*, in press.
Isaacson, R.L. (1975). The myth of recovery from early brain damage. In N.R. Ellis (Ed.), *Aberrant development in infancy* (pp. 1-25). Hillsdale, N.J.: LEA.
Isaacson, R.L. (1982). *The limbic system* (2nd ed.). New York: Plenum Press.
Isaacson, R.L. (1988). Brain lesion studies related to memory: A critique of strategies and interpretations. In H.J. Markowitsch (Ed.), *Information processing by the brain* (pp. 87-106). Toronto: Huber.
Iseki, E., Matsushita, M., Kosaka, K., Kondo, H., Ishii, T. & Amano, N. (1989). Distribution and morphology of brain stem plaques in Alzheimer's disease. *Acta Neuropathologica, 78*, 131-136.
Isserhoff, A., Rosvold, H.E., Galkin, T.W. & Goldman-Rakic, P.S. (1982). Spatial memory impairments following damage to the mediodorsal nucleus of the thalamus in rhesus monkeys. *Brain Research, 232*, 97-113.
Ito, M. (1990). A new physiological concept on cerebellum. *Revue Neurologique, 146*, 564-569.

Itoyama, Y., Sekizawa, T., Openshaw, H., Kogure, K. & Goto, I. (1991). Early loss of astrocytes in herpes simplex virus – induced central nervous system demyelination. *Annals of Neurology, 29*, 285-292.

Iversen, S.D. (1973). Brain lesions and memory in animals. In J.A. Deutsch (Ed.), *The physiological basis of memory* (1st ed.) (pp. 305-364). New York: Academic Press.

Iversen, S.D. (1976). Do hippocampal lesions produce amnesia in animals? *International Review of Neurobiology, 19*, 1-49.

Iversen, S.D. (1983). Brain lesions and memory in animals. In J.A. Deutsch (Ed.), *The physiological basis of memory* (2nd ed.) (pp. 139-198). New York: Academic Press.

Ivnik, R.J. (1978). Neuropsychological stability in multiple sclerosis. *Journal of Consulting and Clinical Psychology, 5*, 913-923.

Ivnik, R.J., Sharbrough, F.W. & Laws, E.R. (1988). Effects of anterior temporal lobectomy on cognitive function. *Journal of Clinical Psychology, 43*, 128-137.

Jackson, M. & Warrington, E.K. (1986). Arithmetic skills in patients with unilateral cerebral lesions. *Cortex, 22*, 611-620.

Jacob, H. (1956). Mongolismus. In W. Scholz (Ed.), *Handbuch der speziellen pathologischen Anatomie und Histologie, dreizehnter Band: Nervensystem.* (pp.82-98). Berlin: Springer-Verlag.

Jacobi, P., Schneider, E., Fischer, P.-A. (1976). Störungen der Merkfähigkeit bei Parkinson-Kranken. *Fortschritte der Neurologie, Psychiatrie und ihrer Grenzgebiete, 44*, 63-72.

Jacobs, D., Salmon, D.P., Tröster, A.I. & Butters, N. (1990). Intrusion errors in the figural memory of patients with Alzheimer's and Huntington's disease. *Archives of Clinical Neuropsychology, 5*, 49-57.

Jacobs, M.S., McFarland, W.L. & Morgane, P.J. (1979). The anatomy of the brain of the bottlenose dolphin (Tursiops truncatus). Rhinic lobe (Rhinencephalon): The archicortex. *Brain Research Bulletin, 4, Suppl. 1*, 1-108.

Jacobsen, C.F. (1935). Functions of the frontal association area in primates. *A.M.A. Archives of Neurology and Psychiatry, 33*, 558-569.

Jacobsen, C.F. (1936). Studies of cerebral function in primates: I. The functions of the frontal association area in monkeys. *Comparative Psychology Monographs, 13*, 3-60.

Jacobsen, C.F., & Nissen, H.W. (1937). Studies of cerebral function in primates: IV. The effects of frontal lobe lesions on the delayed alternation habit in monkeys. *Journal of Comparative and Physiological Psychology, 23*, 101-112.

Jacobsen, C.F., Wolfe, J.B., & Jackson, T.A. (1935). An experimental analysis of the functions of the frontal association areas in primates. *Journal of Nervous and Mental Disease, 82*, 1-14.

Jacobson, R.R. (1989). Alcoholism, Korsakoff's syndrome and the frontal lobes.*Behavioural Neurology, 2*, 25-38.

Jacobson, R.R., Acker, C.F. & Lishman, W.A. (1990). Patterns of neuropsychological deficit in alcoholic Korsakoff's syndrome. *Psychological Medicine, 20*, 321-334.

Jacobson, R.R. & Lishman, W.A. (1990). Cortical and diencephalic lesions in Korsakoff's syndrome: A clinical and CT scan study. *Psychological Medicine, 20*, 63-75.

Jacoby, L.L., Levy, B.A. & Steinbach, K. (1992). Episodic transfer and automaticity: Integration of data-driven and conceptually-driven processing in rereading. *Journal of Experimental Psychology: Learning, Memory, and Cognition, 18*, 15-24.

Jaeger, G. (1880). *Die Entdeckung der Seele*. (2.Aufl.). Leipzig: E. Günther.

Jambor, K. (1969). Cognitive functioning in multiple slerosis. *British Journal of Psychiatry, 115*, 765-775.

Janet, P. (1894). *Der Geisteszustand der Hysteriker (Die psychischen Stigmata)*. Leipzig und Wien: Deuticke.

Janet, P. (1907). *The major symptoms of hysteria*. New York: Macmillan.

Jankovic, J., McDermott, M., Carter, J., Gauthier, S., Goetz, C., Golbe, L., Huber, S., Koller, W., Olanow, C., Shoulson, I., Stern, M., Tanner, C., Weiner, W. & the Parkinson Study Group. (1991). Variable expression of Parkinson's disease: A baseline analysis of the DATATOP cohort. *Neurology, 40*, 1529-1534.

Janowsky, J., Shimamura, A.P. & Squire, L.R. (1989). Source memory impairment in patients with frontal lobe lesions. *Neuropsychologia, 7*, 1043-1056.

Jarho, L. (1973). Korsakoff-like amnesic syndrome in penetrating brain injury. A study of English war veterans. *Acta Neurologica Scandinavica, 49, Suppl. 54*, 1-156.

Jarrard, L.E. (1991). On the neural bases of the spatial mapping system: hippocampus vs. hippocampal formation. *Hippocampus, 1*, 236-239.

Javoy-Agid, F. & Agid, Y. (1980). Is the mesocortical dopaminergic system involved in Parkinson's disease? *Neurology, 30*, 1326-1330.

Jayaraman, A. (1987). The basal ganglia and cognition: an interpretation of anatomical connectivity patterns. In J.S. Schneider & T.I. Lidsky (Eds.), *Basal ganglia and behavior: Sensory aspects of motor functioning* (pp. 149-160). Toronto: Hans Huber Publishers.

Jeeves, M.A. (1990). Agenesis of the corpus callosum. In F. Boller & J. Grafman (Eds.), *Handbook of neuropsychology (Vol. 4)*. (pp. 99-114). Amsterdam: Elsevier Science Publ.

Jeeves, M.A., Simpson, D.A. & Geffen, G. (1979). Functional consequences of the transcallosal removal of intraventricular tumours. *Journal of Neurology, Neurosurgery, and Psychiatry, 42*, 134-142.

Jelgersma, H.C. (1958). Die frühzeitige Dementia senilis bei Mongoloiden. Eine klinische Studie. *Folia Psychiatrica Neurologica et Neurochirurgica, 61*, 367-374.

Jelliffe, S.E. (1908). The alcoholic psychoses. Chronic alcoholic delirium (Korsakoff's psychosis). *New York Medical Journal 88*, 769-777.

Jellinger, K. (1989). Pathology of Parkinson's syndrome. In D.B. Calne (Ed.), *Handbook of experimental pharmacology* (Vol. 88). (pp. 47-111). Berlin: Springer.

Jellinger, K. (1990). Neuropathological substrate of dementia in Parkinson's disease. *Annals of Neurology, 28*, 723-724.

Jenike, M.A., Baer, L., Ballantine, H.T., Martuza, R.L., Tynes, S., Giriunas, I., Buttolph, M.L. & Cassem, N.H. (1991). Cingulotomy for refractory obsessive-compulsive disorder. *Archives of General Psychiatry, 48*, 548-555.

Jennekens-Schinkel, A., Lanser, J.B.K., Van der Velde, E.A. & Sanders, E.A.C.M. (1990). Performances of multiple sclerosis patients in tasks requiring language and visuoconstruction. *Journal of the Neurological Sciences, 95*, 89-103.

Jenner, P. (1989). Clues to mechanism underlying dopamine cell death in Parkinson's disease. *Journal of Neurology, Neurosurgery, and Psychiatry, 52, Special Supplement*, 22-28.

Jensen, I. & Larsen, J.K. (1979). Mental aspects of temporal lobe epilepsy. Following-up of 74 patients after resection of a temporal lobe. *Journal of Neurology, Neurosurgery, and Psychiatry, 42*, 256-265.

Jensen, T.S. & Olivarius, B. de Fine (1980). The syndrome of transient global amnesia in migraine: A follow-up study. *Uppsala Journal of Medical Sciences, Suppl. 31*, 34-36.

Jernigan, T.L., Archibald, S.L., Berhow, M.T., Sowell, E.R., Foster, D.S. & Hesselink, J.R. (1991a). Cerebral structure on MRI, Part I: Localization of age-related changes. *Biological Psychiatry, 29*, 55-67.

Jernigan, T.L. & Bellugi, U. (1990). Anomalous brain morphology on magnetic resonance images in Williams syndrome and Down syndrome. *Archives of Neurology, 47*, 529-533.

Jernigan, T.L., Hesselink, J.R., Sowell, E. & Tallal, P.A. (1991c). Cerebral structure on magnetic resonance imaging in language- and learning-impaired children. *Archives of Neurology, 48*, 539-545.

Jernigan, T.L., Salmon, D.P., Butters, N. & Hesselink, J.R. (1991b). Cerebral structure on MRI, part II: specific changes in Alzheimer's and Huntington's diseases. *Biological Psychiatry, 29*, 68-81.

Jernigan, T.L., Trauner, D.A., Hesselink, J.R. & Tallal, P.A. (1991d). Maturation of human cerebrum observed *in vivo* during adolescence. *Brain, 114*, 2037-2049.

Jernigan, T.L., Zisook, S., Heaton, R.K., Moranville, J.T., Hesselink, J.R. & Braff, D.L. (1991). Magnetic resonance imaging abnormalities in lenticular nuclei and cerebral cortex in schizophrenia. *Archives of General Psychiatry, 48*, 881-891.

Jervis, G.A. (1948). Early senile dementia in mongoloid idiocy. *American Journal of Psychiatry, 105*, 162-166.

Jervis, G.A. (1970). Premature senility in Down's syndrome. *Annals of the New York Academy of Sciences, 171*, 559-561.

Jeste, D.V. & Krull, A.J. (1991). Behavioral problems associated with dementia: Diagnosis and treatment. *Geriatrics, 46*, 28-34.

Jetter, W., Poser, U., Freeman, R.B. Jr. & Markowitsch, H.J. (1986). A verbal long term memory deficit in frontal lobe damaged patients. *Cortex, 22*, 229-242.

Joachim, C.L., Morris, J.H. & Selkoe, D.J. (1988). Clinically diagnosed Alzheimer's disease: Autopsy results in 150 cases. *Annals of Neurology, 24*, 50-56.

Johansen, F.F. & Diemer, N.H. (1991). Enhancement of GABA neurotransmission after cerebral ischemia in the rat reduces loss of hippocampal CA1 pyramidal cells. *Acta Neurologica Scandinavica, 84*, 1-6.

Johanson, A.M., Gustafson, L., Risberg, J. (1985). Psychological evaluation in dementia and depression. *Danish Medical Bulletin, 32, Suppl. 10*, 60-62.

John, E.R. (1972). Switchboard versus statistical theories of learning and memory. *Science, 177*, 850-864.

John, E.R. (1975). Konorski's concept of gnostic areas and units: Some electrophysiological considerations. *Acta Neurobiol. Exp., 35*, 417-429.

John, E.R. (Ed.). (1990). *Machinery of the mind. Data, theory, and speculations about higher brain function*. Boston: Birkhäuser.

John, E.R., Karmel, B.Z., Corning, W.C., Easton, P., Brown, D., Ann, H., John, M., Harmony, T., Prickep, L., Toro, A., Gerson, I., Bartlett, F., Thatcher, R., KAye, H., Valdes, P. & Schwartz, E. (1977). Neurometrics. *Science, 196*, 1393-1410.

John, E.R., Prichep, L.S., Fridman, J. & Easton, P. (1988). Neurometrics: Computer-assisted differential diagnosis of brain dysfunctions. *Science, 239*, 162-169.

John, E.R., Tang, Y., Brilli, A.B., Young, R. & Ono, K. (1986). Double-labeled metabolic maps of memory. *Science, 233*, 1167-1175.

John, E.R., Tang, Y., Brill, A.B., Young, R. & Ono, K. (1987). Do 15 million cat neurons mediate the memory of a circle and a star? Response. *Science, 238*, 1587-1588.

Johnson, M.H. (1987). Effects of mood and severity on memory processes in depression and mania. *Psychological Bulletin, 101*, 28-40.

Johnson, M.K. (1983). A multiple-entry, modular memory system. In G.H. Bower (Ed.) *The psychology of learning and motivation* (Vol. 17) (pp. 81-123). New York: Academic Press.

Johnson, M.K. (1985). The origin of memories. In P.C. Kendall (Ed.) *Advances in cognitive-behavioral research and therapy*. (Vol. 4). (pp. 2-27). New York: Academic Press.

Johnson, M.K. (1987). Human learning and memory. *Annual Review of Psychology, 38*, 631-668.

Johnson, M.K. & Hasher, L. (1987). Human learning and memory. *Annual Reviews of Psychology, 38*, 631-668.

Johnson, M.K., Kim, J.K. & Risse, G. (1985). Do alcoholic Korsakoff's syndrome patients acquire affective reactions? *Journal of Experimental Psychology: Learning, Memory and Cognition, 11*, 793-820.

Johnson, M.K. & Magaro, M.H. (1987). Effects of mood and severity on memory processes in depression and mania. *Psychological Bulletin, 101*, 28-40.

Johnson, R. Jr. (1988). Scalp-recorded P300 acitivity in patients following unilateral temporal lobectomy. *Brain, 111*, 1517-1529.

Johnson, R. Jr. (1992). Event-related potential insights into progressive supranuclear palsy. In I. Litvan & Y. Agid (Eds.), *Progressive supranuclear palsy: Clinical and research approaches*. (in Druck). New York: Oxford University Press.

Johnson, R. Jr., Litvan, I. & Grafman, J. (1991). Progressive Supranuclear palsy: Altered sensory processing leads to degraded cognition. *Neurology, 41*, 1257-1262.

Johnson, W.G. (1991). Genetic susceptibility to Parkinson's disease. *Neurology, 41 (Suppl. 2)*, 82-87.

Johnston, V.S. & Chesney, G.L. (1974). Electrophysiological correlates of meaning. *Science, 186*, 944-946.

Jolliffe, N., Wortis, H., & Fein, H.D. (1941). The Wernicke syndrome. *A.M.A. Archives of Neurology and Psychiatry, 46*, 569-597.

Jolly, P. (1872). Ueber multiple Hirnsklerose. *Archiv für Psychiatrie und Nervenkrankheiten, 3*, 711-730.

Jolly, P. (1897). Die psychischen Störungen bei Polyneuritis. *Neurologisches Centralblatt, 16*, 916-917.

Jones, A.K.P., Brown, W.D., Friston, K.J., Qi, L.Y. & Frackowiak, R.S.J. (1991). Cortical and subcortical localization of response to pain in man using positron emission tomography. *Proceedings of the Royal Society of London, B: Biological Sciences, 244*, 49-44.

Jones, P. & Murray, R.M. (1991). The genetics of schizophrenia is the genetics of neurodevelopment. *British Journal of Psychiatry, 158*, 615-623.

Jones-Gotman, M. (1986). Right hippocampal excision impairs learning and recall of a list of abstract designs. *Neuropsychologia, 24*, 659-670.

Jorens, P.G., Appel, B.J., Hilte, F.A., Mahler, C. & De Deyn, P.P. (1991). Basal ganglia calcifications in postoperative hypoparathyroidism: a case with unusual characteristics. *Acta Neurologica Scandinavica, 83*, 137-140.

Jorgensen, O.S., Brooksbank, B.W.L. & Balazs, R. (1990). Neuronal plasticity and astrocytic reaction in Down syndrome and Alzheimer disease. *Journal of the Neurological Sciences, 98*, 63-79.

Jorm, A.F. (1985). Subtypes of Alzheimer's dementia: a conceptual analysis and critical review. *Psychological Medicine, 15*, 543-553.

Jorm, A.F. & Henderson, A.S. (1985). Possible improvements to the diagnostic criteria for dementia in DSM-III. *British Journal of Psychiatry, 147*, 394-399.

Jorm, A.F., Korten, A.E. & Henderson, A.S. (1987). The prevalence if dementia: A quantitative integration of the literature. *Acta psychiatrica Scandinavica, 76*, 465-479.

Jossan, S.S., Gillberg, P.G., Gottfries, C.G., Karlsson, I. & Oreland, L. (1991). Monoamine oxidase B in brains from patients with Alzheimer's disease: A biochemical and autoradiographical study. *Neuroscience, 45*, 1-12.

Joyce, E.M. & Robbins, T.W. (1991). Frontal lobe function in Korsakoff and non-Korsakoff alccoholics: Planning and spatial working memory. *Neuropsychologia, 29*, 709-723.

Joynt, R.J. & Shoulson, I. (1985). Dementia. In K.M. Heilman & E. Valenstein (Eds.), *Clinical neuropsychology*. (2nd ed.). (pp. 453-479). New York: Oxford University Press.

Julian, J., Vital, C., Deleplanque, B., Lagueny, A. & Ferrer, X. (1990). Atrophie thalamique subaigue familiale. Troubles mnésiques et insomnie totale. *Revue Neurologique, 146*, 173-178.

Jung, C.G. (1902). Ein Fall von hysterischem Stupor bei einer Untersuchungsgefangenen. *Journal für Psychologie und Neurologie, 1*, 110-122.

Jung, C.G. (1905a). Experimentelle Beobachtungen über das Erinnerungsvermögen. *Centralblatt für Nervenheilkunde und Psychiatrie, 28*, 653-666.

Jung, C.G. (1905b). *Ueber das Verhalten der Reaktionszeit beim Assoziationsexperiment.* Leipzig: Barth.

Jung, C.G. (1905c). Diagnostische Assoziationsstudien. III. Beitrag: Analyse der Assoziationen eines Epileptikers. *Journal für Psychologie und Neurologie, 5*, 73-90.

Jung, C.G. (1905d). Diagnostische Assoziationsstudien. IV. Beitrag: Über das Verhalten der Reaktionszeit beim Assoziationsexperimente. *Journal für Psychologie und Neurologie, 6*, 1-36.

Jung, C.G. (1905e). Kryptomnesie. *Die Zukunft, 13*, 103-115.

Kaas, J.H. (1987). The organization of neocortex in mammals: Implications for theories of brain function. *Annual Review of Psychology, 10,* 129-151.

Kaas, J.H. (1991). Plasticity of sensory and motor maps in adult mammals. *Annual Review of Neuroscience, 14,* 137-167.

Kaas, J.H., Krubitzer, L.A., Chino, Y.M., Langston, A.L., Polley, E.H. & Blair, N. (1990). Reorganization of retinotopic cortical maps in adult mammals after lesions of the retina. *Science, 248*, 229-231.

Kahana, E., Leibowitz, U. & Alter, M. (1971). Cerebral multiple sclerosis. *Neurology, 21*, 1179-1185.

Kahn, E.A. & Crosby, E.C. (1972). Korsakoff's syndrome associated with surgical lesions involving the mammillary bodies. *Neurology, 22*, 117-125.

Kaiya, H., Mehraein, P. & Yoshimura, T. (1974). Pallidonigrale und thalamische Degeneration. *Archiv für Psychiatrie und Nervenkrankheiten, 219*, 323-330.

Kalberlah, F. (1904). Ueber die acute Commotionspsychose, zugleich ein Beitrag zur Aetiologie des Korsakow'schen Symptomencomplexes. *Archiv für Psychiatrie und Nervenkrankheiten, 38*, 402-438.

Kalus, P., Braak, H., Braak, E. & Bohl, J. (1989). The presubicular region in Alzheimer's disease: topography of amyloid deposits and neurofibrillary changes. *Brain Research, 494*, 198-203.

Kamo, H., Kim, S.U., McGeer, P.L. & Shin, D.H. (1986). Functional recovery in a rat model of Parkinson's disease following transplantation of cultured human sympathetic neuron. *Brain Research, 397-376*, 372-376.

Kamo, H., McGeer, P.L., Harrop, R., McGeer, E.G., Calne, D.B., Martin, W.R.W. & Pate, B.D. (1987). Positron emission tomography and histopathology in Pick's disease. *Neurology, 37*, 439-445.

Kamp, P.E., Den Harto Jager, W.A., Maathuis, J., De Groot, P.A., De Jong, J.M.B.V. & Bolhuis, P.A. (1986). Brain gangliosides in the presenile dementia of Pick. *Journal of Neurology, Neurosurgery, and Psychiatry, 49*, 881-885.

Kandel, E.R. (1976). *Cellular basis of behavior*. San Francisco: Freeman.

Kandel, E.R. & Schwartz, J.H. (1982). Molecular biology of learning: Modification of transmitter release. *Science, 218*, 433-442.

Kandel, E.R., Schwartz, J.H. & Jessell, T.M. (1991). *Principles of neural science*. (3rd ed.). Amsterdam: Elsevier.

Kanowsky, S. & Ladurner, G. (Hrsg.) (1988). *Dementielle Erkrankungen im Alter. Pathogenetische Modelle und therapeutische Wirklichkeit*. Stuttgart: Thieme.

Kant, F. (1932). Die Pseudoencephalitis Wernicke der Alkoholiker. (Polioencephalitis haemorrhagica superior acuta). *Archiv für Psychiatrie und Nervenkrankheiten, 98*, 702-768.

Kanzer, M. (1937). Amnesia: a statistical study. *American Journal of Psychiatry, 96*, 711-716.

Kaplan, E. (1988). A process approach to neuropsychological assessment. In M. Dennis, E. Kaplan, M.I. Posner, D.G. Stein & R.F. Thompson (Master lecturers) T. Boll & B.K. Bryant (Eds.), *Clinical neuropsychology and brain function: Research, measurement and practice*. (pp. 125-168). Washington, D.C.: American Psychological Association.

Kaplan, O. (1943). Mental decline in older morons. *American Journal of Mental Deficiency, 47*, 277-283.

Kapur, N. (1988a). *Memory disorders in clinical practice*. London: Butterworths.

Kapur, N. (1988b). Selective sparing of memory functioning in a patient with amnesia following herpes encephalitis. *Brain and Cognition, 8*, 77-90.

Kapur, N. (1990). Transient epileptic amnesia: A clinically distinct form of neurological memory disorder. In H.J. Markowitsch (Ed.), *Transient global amnesia and related disorders*. (pp. 140-151). Toronto: Hogrefe & Huber Publs.

Kapur, N., Young, A., Bateman, D. & Kennedy, P. (1989). Focal retrograde amnesia: a long term clinical and neuropsychological follow-up. *Cortex, 25*, 387- 402.

Karabelas, G., Kalfakis, N., Kasvikis, I. & Vassilopoulos, D. (1984). Unusual features in a case of bilateral paramedian thalamic infarction. *Journal of Neurology, Neurosurgery and Psychiatry, 47*, 186.

Karbe, H., Grond, M., Huber, M., Kessler, J. & Heiss, W.D. (1992). Subcortical damage and cortical dysfunction in progressive supranuclear palsy demonstrated by positron emission tomography. *Journal of Neurology, 239*, 98-102.

Karlinsky, H. (1986). Alzheimer's disease in Down's syndrome. A review. *Journal of the American Geriatrics Society, 34*, 728-734.

Karnath, H.-O. (1991). Zur Funktion des präfrontalen Cortex bei mentalen Planungsprozessen. *Zeitschrift für Neuropsychologie, 2*, 14-28.

Karnath, H.-O., Wallesch, C.W. & Zimmermann, P. (1991). Mental planning and anticipatory processes with acute and chronic frontal lobe lesions: A comparison of maze performance in routine and non-routine situations. *Neuropsychologia, 29*, 271-290.

Karvounis, P.C., Chiu, J.C., Parsa, K. & Gilbert, S. (1970). Agenesis of temporal lobe and arachnoid cyst. *New York State Journal of Medicine, 70*, 2349-2353.

Kase, C.S., Fisher, M., Babikian, V.L. & Mohr, J.P. (1991). Cerebrovascular disease. In R.N. Rosenberg (Ed.), *Comprehensive neurology*. (pp. 97-156). New York: Raven Press.

Kato, T., Hirano, A., Katagiri, T., Sasaki, H. & Yamada, S. (1988). Neurofibrillary tangle formation in the nucleus basalis of Meynert ipsilateral to a massive cerebral infarct. *Annals of Neurology, 23*, 620-623.

Katz, D.A., Naseem, H., Horoupian, D.S., Rothner, A.D. & Davies, P. (1984). Familial multisystem atrophy with possible thalamic dementia. *Neurology, 34*, 1213-1217.

Katz, D.I., Alexander, M.P. & Mandell, A.M. (1987). Dementia following strokes in the mesencephalon and diencephalon. *Archives of Neurology, 44*, 1127-1133.

Katzman, R. (Ed.) (1983). *Biological aspects of Alzheimer's disease*. Cold Spring Harbor: Cold Spring Harbor Laboratories.

Katzman, R., Aronson, M., Fuld, P., Kawas, C., Brown, T., Morgenstern, H., Frishman, W., Gidez, L., Eder, H. & Ooi, W.L. (1989). Development of dementing illnesses in an 80-year-old volunteer cohort. *Annals of Neurology, 25*, 317-324.

Katzman, R., Lasker, B. & Bernstein, N. (1988). Advances in the diagnosis of dementia: accuracy of diagnosis and consequences of misdiagnosis of disorder causing dementia. In R.D. Terry (Ed.), *Aging and the brain*. (pp. 17-62). New York: Raven Press.

Katzman, R., Terry, R.D. & Bick, K.L. (Eds.) (1978). *Alzheimer's disease: Senile dementia and related disorders*. New York: Raven Press.

Katzman, R., Terry, R., De Teresa, R., Brown, T., Davies, P., fuld, P., Renbing, X. & Peck, A. (1988). Clinical, pathological, and neurochemical changes in dementia: a subgroup with preserved mental status and numerous neocortical plaques. *Annals of neurology, 23*, 138-144.

Kaushall, P.I., Zetin, M. & Squire, L.R. (1981). A psychological study of chronic, circumscribed amnesia. *Journal of Nervous and Mental Disease, 169*, 383-389.

Kawahara, N., Sato, K., Muraki, M., Tanaka, K., Kaneko, M. & Uemura, K. (1986). CT classification of small thalamic hemorrhages and their clinical implications. *Neurology, 36*, 165-172.

Kawamura, J., Meyer, J.S., Terayama, Y. & Weathers, S. (1991). Cerebral hypoperfusion correlates with mild and parenchymal loss with severe multi-infarct dementia. *Journal of the Neurological Sciences, 102*, 32-38.

Kay, D.W.K. (1987). Heterogeneity in Alzheimer's disease: epidemiological and family studies. *Trends in Neurosiences, 10*, 194-195.

Kay, D.W.K. (1989). Genetics, Alzheimer's disease and senile dementia. *British Journal of Psychiatry, 154*, 311-320.

Kay, J. & Ellis, A. (1987). A cognitive neuropsychological case study of anomia. *Brain, 110*, 613-629.

Kaye, J.A., Grady, C.L., Haxby, J.V., Moore, A. & Friedland, R.P. (1990). Plasticity in the aging brain. *Archives of Neurology, 47*, 1336-1341.

Kazee, A,M., Lapham, L.W., Torres, C.F. & Wang, D.D. (1991). Generalized cortical dysplasia. *Archives of Neurology*, *48*, 850-853.

Keane, M.M., Gabrieli, J.D.E., Growdon, J.H. & Corkin, S. (1991). Patients with Alzheimer's disease show normal priming in perceptual identification of pseudowords. *Society for Neuroscience Abstracts, 17*, 3.

Keele, S.W. & Ivry, R. (1990). Does the cerebellum provide a common computation for diverse tasks? A timing hypothesis. *Annals of the New York Academy of Sciences, 608*, 179-211.

Kehrer, F.A. (1913). Beiträge zur Aphasielehre mit besonderer Berücksichtigung der amnestischen Aphasie. *Archiv für Psychiatrie und Nervenkrankheiten, 52*, 103-299.

Keller, R. & Shaywitz, B.A. (1986). Amnesia or fugue state: a diagnostic dilemma. *Developmental and Behavioral Pediatrics, 7*, 131-132.

Kellner, (n.n.g.). (1898). Ueber transitorische postepileptische Geistesstörungen. *Allgemeine Zeitschrift für Psychiatrie und ihre Grenzgebiete, 58*; 863-870.

Kelly, J.P. (1985). Cranial nerve nuclei, the reticular formation, and biogenic amine-containing neurons. In E.R. Kandel and J.H. Schwartz (Eds.), *Principles of neural science*. (2nd ed.). (pp. 539-561). New York: Elsevier.

Kemper, T. (1984). Neuroanatomical and neuropathological changes in normal aging and in dementia. In M.L. Albert (Ed.), *Clinical neurology of aging*. (pp. 9-52). New York: Oxford University Press.

Kennard, M.A. (1938). Reorganization of motor function in the cerebral cortex of monkeys deprived of motor and premotor areas in infancy. *Journal of Neurophysiology, 1*, 477-496.

Kennard, M.A. (1940). Relation of age to motor impairment in man and sub-human primates. *A.M.A. Archives of Neurology and Psychiatry, 44*, 377-397.

Kennard, M.A. (1942). Cortical reorganization of motor function: Studies on a series of monkeys of various ages from infancy to maturity. *A.M.A. Archives of Neurology and Psychiatry, 48*, 227-240.

Kennedy, A. & Neville, J. (1957). Sudden loss of memory. *British Medical Journal, 2*, 428-433.

Kenny, F.T. (1980). A comment on Squire and Slater's conclusion regarding memory impairment in chronic amnesia. *Neuropsychologia, 18*, 367-372.

Kerr, F.W.L. (1975). Structural and functional evidence of plasticity in the central nervous system. *Experimental Neurology, 48*, 16-31.

Kertesz, A. (Ed.) (1983). *Localization in neuropsychology*. New York: Academic Press.

Kertesz, A., Appell, J. & Fisman, M. (1986). The dissolution of language in Alzheimer's disease. *Canadian Journal of Neurological Sciences, 13*, 415-418.

Kertesz, A., Polk, M., Black, S.E. & Howell, J. (1990). Sex, handedness, and the morphometry of cerebral asymmetries on magnetic resonance imaging. *Brain Research, 530*, 40-48.

Kertzman, C., Robinson, D.L., Sherins, R.J., Schwankhaus & McClurkin, J.W. (1990). Abnormalities in visual spatial attention in men with mirror movements associated with isolated hypogonadotropic hypogonadism. *Neurology, 40*, 1057-1063.

Kertzman, C., Robinson, D.L. & Litvan, I. (1990). Effects of physostigmine on spatial attention in patients with progressive supranuclear palsy. *Archives of Neurology, 47*, 1346-1350.

Kesner, R. (1991). The role of the hippocampus within an attribute model of memory. *Hippocampus, 1*, 279-282.

Kesner, R.P. & Novak, J.M. (1982). Serial position curve in rats: Role of the dorsal hippocampus. *Science, 218*, 173-175.

Kesselring M.D. (1989). *Multiple Sklerose*. Stuttgart: Kohlhammer.

Kessler, C., Kummer, R. von & Herold, S. (1982). Zur Ätiologie der doppelseitigen, symmetrischen Thalamusläsion. *Nervenarzt, 53*, 406-410.

Kessler, J., Denzler, P. & Markowitsch, H.J. (1988). *Demenz-Test*. Weinheim: Beltz.

Kessler, J., Denzler, P. & Markowitsch, H.J. (1989). Dementielle Syndrome. *Der informierte Arzt/Gazette Médicale, 16*, 1593-1596.

Kessler, J., Herzholz, K., Grond, M. & Heiss, W.-D. (1991). Impaired metabolic activation in Alzheimer's disease: a PET study during continuous visual recognition. *Neuropsychologia, 29*, 229-243.

Kessler, J., Huber, M., Pawlik, G., Heiss, W.-D. & Markowitsch, H.J. (1991). Complex sensory cross integration deficits in a case of corpus callosum agenesis with bilateral language representation: positron-emission-tomography and neuropsychological findings. *International Journal of Neuroscience, 58*, 275-282.

Kessler, J., Markowitsch, H.J. & Otto, B. (1982). Subtle but distinct impairments of rats with chemical lesions in the thalamic mediodorsal nucleus, tested in a radial arm maze. *Journal of Comparative and Physiological Psychology, 96*, 712-720.

Kessler, J., Markowitsch, H.J., Denzler, P. & Klonner-Klopp, M. (1988). Cognitive functioning of juveniles with Down syndrome and other forms of mental retardation. *International Journal of Neuroscience, 38*, 1-9.

Kessler, J., Markowitsch, H.J. & Sigg, G. (1986). Memory related role of the posterior cholinergic system. *International Journal of Neuroscience, 30*, 101-119.

Keyes, D. (1981). *The minds of Billy Milligan*. New York: Random House.

Khachaturian, Z.S. (1986). Aluminum toxicity among other views on the ethology of Alzheimer disease. *Neurobiology of Aging, 7*, 537-538.

Kidson, C. & Chen, P. (1986). DNA damage, DNA repair and the genetic basis of Alzheimer's disease. In D.F. Swaab, E. Fliers, M. Mirmiran, W.A. Van Gool and F. Van Haaren (Eds.), *Progress in brain research*. (Vol. 70). (pp. 291-301). Amsterdam: Elsevier Science Publ.

Kieburtz, K.D., Ketonen, L., Zettelmaier, E., Kido, D., Caine, E.D. & Simon, J.H. (1990). Magnetic resonance imaging findings in HIV cognitive impairment. *Archives of Neurology, 47*, 643-645.

Kievit, J. & Kuypers, H.G.J.M. (1977). Organization of the thalamo-cortical connexions to the frontal lobe in the rhesus monkey. *Experimental Brain Research, 29*, 299-322.

Kihlstrom, J.F. & Tobias, B.A. (1991). Anosognosia, consciousness, and the self. In G.P. Prigatano & D.L. Schacter (Eds.), *Awareness of deficit after brain injury. Clinical and theoretical issues*. (pp. 198-222). New York: Oxford University Press.

Kim, H., Levine, S.C. & Kertesz, S. (1990). Are variations among subjects in lateral asymmetry real individual differences or random error in measurement?: Putting variability in its place. *Brain and Cognition, 14*, 220-242.

Kim, R.C., Collins, G.H., Parisi, J.E., Wright, A.W. & Chu, Y.B. (1981). Familial dementia of adult onset with pathological findings of a ‚non-specific' nature. *Brain, 104*, 61-78.

Kimura, D. (1987). Are men's and women's brains really different? *Canadian Psychology/Psychologie Canadienne, 28*, 133-147.

King, S. (1990). *Four past midnight*. New York: Penguin Books.

Kinsbourne, M. (1986). Brain mechanisms and memory. *Journal of Neurolingustics, 2*, 327-347.

Kinsbourne, M. & Wood, F. (1975). Short-term memory processes and the amnesic syndrome. In D. Deutsch & J.A. Deutsch (Eds.), *Short-term memory*. (pp. 257-291). New York: Academic Press.

Kirino, T. (1982). Delayed neuronal death in the gerbil hippocampus following ischemia. *Brain Research, 239*, 57-69.

Kirk, A. & Kertesz, A. (1991). On drawing impairment in Alzheimer's disease. *Archiv of Neurology, 48*, 73-77.

Kirshner, L.A. (1973). Dissociative reactions: an historical review and clinical study. *Acta Psychiatrica Scandinavica, 49*, 698-711.

Kirshner, H.S. & Kistler, K.H. (1982). Aphasia after right thalamic hemorrhage. *Archives of Neurology, 39*, 667-669.

Kish, S.J., Chang, L.J., Mirchandani, L., Shannak, K. & Hornykiewicz, O. (1985). Progressive supranuclear palsy: relationship between extrapyramidal disturbances, dementia, and brain neurotransmitter markers. *Annals of Neurology, 18*, 530-536.

Kitamoto, T., Tateishi, J., Tashima, T., Takeshita, I, Barry, R.A., De Armond, S.J. & Prusiner, S.B. (1986). Amyloid plaques in Creutzfeldt-Jakob disease stain with prion protein antibodies. *Annals of Neurology, 20*, 204-208.

Klapper, P.E., Cleator, G.M. & Longson, M. (1984). Mild forms of herpes encephalitis. *Journal of Neurology, Neurosurgery, and Psychiatry, 47*, 1247-1250.

Klatzky, R.L. (1991). Let's be friends. *American Psychologist, 46*, 43-45.

Klebanoff, S.G. (1945). Psychological changes in organic brain lesions and ablations. *Psychological Bulletin, 42*, 585-623.

Klein, R. & Armitage, R. (1979). Rhythms in human preformance: 1 1/2-hour oscillations in cognitive style. *Science, 204*, 1326-1328.

Kleist, K. (1934). *Gehirnpathologie*. Leipzig: Barth.

Kleist, K. & Gonzalo, J. (1938). Über Thalamus- und Subthalamussyndrome und die Störungen einzelner Thalamuskerne. *Monatsschrift für Psychiatrie, 99*, 87-130.

Klimesch, W. (1988). *Struktur und Aktivierung des Gedächtnisses. Das Vernetzungsmodell: Grundlagen und Elemente einer übergreifenden Theorie*. Bern: Huber.

Klimesch, W. (1993). Netzwerkmodelle des Gedächtnisses. In H.J. Markowitsch (Hrsg.), *Enzyklopädie der Psychologie, Themenbereich C, Serie I: Biologische Psychologie, Band 2: Grundlagen der Neuropsychologie*. (in Druck). Göttingen: Hogrefe.

Klockgether, T. & Turski, L. (1989). Excitatory amino acids and the basal ganglia: implications for the therapy of Parkinson's disease. *Trends in Neurosciences, 12*, 285-286.

Klonoff, H., Clark, C., Oger, J., Paty, D. & Li, D. (1991). Neuropsychological performance in patients with mild multiple sclerosis. *Journal of Nervous and Mental Disease, 179*, 127-131.

Kluger, A. & Goldberg, E. (1990). IQ patterns in affective disorder lateralized and diffuse brain damage. *Journal of Clinical and Experimental Neuropsychology, 12*, 182-194.

Klüver, H. (1958). „The temporal lobe syndrome" produced by bilateral ablations. In G.E.W. Wolstenholme & C.M. O'Connor (Eds.), *Ciba foundation symposium on the neurological basis of behaviour*. (pp. 175-186). Boston: Little, Brown and Co.

Klüver, H. & Bucy, P.C. (1937). „Psychic blindness" and other symptoms following bilateral lobectomy in rhesus monkeys. *American Journal of Physiology, 119*, 352-353.

Klüver, H. & Bucy, P.C. (1939). Preliminary analysis of functions of the temporal lobes. *A.M.A. Archives of Neurology and Psychiatry, 42*, 979-1000.

Knapp, A. (1905). *Die Geschwülste des rechten und linken Schläfelappens. Eine klinische Studie*. Wiesbaden: J.F. Bergmann.

Knapp, A. (1906). *Die polyneuritischen Psychosen*. Wiesbaden: J.F. Bergmann.

Knapp, A. (1918). Epilepsie und Korsakowscher Symptomenkomplex. *Monatsschrift für Psychiatrie und Neurologie, 44*, 74-79.

Knapp, P.C. (1906). The mental symptoms of cerebral tumour. *Brain, 29*, 35-56.

Knauer, A. (1909). Zur Pathologie des linken Schläfenlappens. *Klinik für psychische und nervöse Krankheiten, 4*, 115-194.

Knight, R.G. & Wooles, I.M. (1980). Experimental investigation of chronic organic amnesia: A review. *Psychological Bulletin, 88*, 753-771.

Knopf, M., Kolodziej, P. & Preussler, W. (1990). Der ältere Mensch als Experte – Literaturübersicht über die Rolle von Expertenwissen für die kognitive Leistungsfähigkeit im höheren Alter. *Zeitschrift für Gerontopsychologie und -psychiatrie, 4*, 233-248.

Knopman, D.S. (1991). Long-term retention of implicitly acquired learning in patients with Alzheimer's disease. *Journal of Clinical and Experimental Neuropsychology, 13*, 880-894.

Knopman, D.S., Christensen, K.J., Schut, L.J., Harbaugh, R.E., Reeder, T., Ngo, T. & Frey, W. (1989). The spectrum of imaging and neuropsychological findings in Pick's disease. *Neurology, 39*, 362-368.

Knopman, D.S., Mastri, A.R., Frey, W.H., Sung, J.H. & Rustan, T. (1990). Dementia lacking distinctive histologic features: a common non-Alzheimer degenerative dementia. *Neurology, 40*, 251-256.

Knopman, D.S. & Nissen, M.J. (1987). Implicit learning in patients with probable Alzheimer's disease. *Neurology, 37*, 784-788.

Knopman, D.S. & Rubens, A.B. (1986). The validity of computed tomographic scan findings for localization of cerebral functions. *Archives of Neurology, 43*, 328-332.

Knotek, P.C., Bayles, K.A. & Kaszniak, A.W. (1990). Response consistency on a semantic memory task in persons with dementia of the Alzheimer type. *Brain and Language, 38*, 465-475.

Kobayashi, S., Hirota, N., Saito, K. & Utsuyama, M. (1987). Aluminium accumulation in tangle-bearing neurons of Alzheimer's disease with Balint's syndrome in a long-term aluminium refiner. *Acta Neuropathologica, 74*, 47-52.

Koch, G. (1985). *Alzheimer'sche Krankheit. Ein präseniles Chromosomen-Aneuploidie-Syndrom?* Erlangen: Palm und Enke.

Kofler, B., Harrer, G. & Ladurner, G. (1987). Zusammenhänge zwischen Amplitudenreduktion ereigniskorrelierter Potentiale (CNV) und Konzentrationsleistung bei der vaskulären Demenz. *Nervenarzt, 58*, 700-704.

Köhler, W. (1923). Zur Theorie des Sukzessivvergleichs und der Zeitfehler. *Psychologische Forschung, 4*, 115-175.

Kohlers, P.A. (1983). Perception and representation. *Annual Review of Psychology, 34*, 129-166.

Kohnstamm, O. (1917). Über das Krankheitsbild der retro-anterograden Amnesie und die Unterscheidung des spontanen und lernenden Merkens. *Monatsschrift für Psychiatrie und Neurologie, 41*, 373-382.

Kokmen, E., Beard, C.M., Bergstralh, E., Anderson, J.A. & Earle, J.D. (1990). Alzheimer's disease and prior therapeutic radiation exposure: A case-control study. *Neurology, 40*, 1376-1379.

Kokmen, E., Beard, C.M., Chandra, V., Offord, K.P., Schoenberg, B.S. & Ballard, D.J. (1991). Clinical risk factors for Alzheimer's disease: A population-based case-control study. *Neurology, 41*, 1393-1397.

Kolb, B. (1989). Brain development, plasticity, and behavior. *American Psychologist, 44*, 1203-1212.

Kolb, B. (1990). Recovery from occipital stroke: A self-report and an inquiry into visual processes. *Canadian Journal of Psychology, 44*, 130-147.

Kolb, B. & Taylor, L. (1981). Affective behavior in patients with localized cortical excisions: Role of lesion site and side. *Science, 214*, 89-91.

Kolb, B. & Whishaw, I.Q. (1990). *Fundamentals of human neuropsychology*. (3rd ed.). New York: W.H. Freeman.

Kolodny, A. (1929). Symptomatology of tumor of the frontal lobe. *Archives of Neurology and Psychiatry, 21*, 1107-1127.

Kolota, G. (1985). Down syndrome – Alzheimer's linked. *Science, 230*, 1152-1153.

Kontiola, P., Laaksonen, R., Sulkava, R. & Erkinjuntti, T. (1990). Pattern of language impairment is different in Alzheimer's disease and multi-infarct dementia. *Brain and Language, 38*, 364-383.

Kooistra, C.A. & Heilman, K. (1988). Memory loss from a subcortical white matter infarct. *Journal of Neurology, Neurosurgery and Psychiatry, 51*, 866-869.

Kopelman, M.D. (1986). The cholinergic neurotransmitter system in human memory and dementia: a review. *Quarterly Journal of Experimental Psychiatry, 38A*, 535-574.

Kopelman, M.D. (1987). Amnesia: organic and psychogenic. *Journal of Psychiatry, 150*, 428-442.

Kopelman, M.D. (1989). Remote and autobiographical memory, temporal context memory and frontal atrophy in Korsakoff and Alzheimer patients. *Neuropsychologia, 27*, 437-460.

Kopelman, M.D. (1991). Non-verbal, short-term forgetting in the alcoholic Korsakoff syndrome and Alzheimer-type dementia. *Neuropsychologia, 29*, 737-747.

Kopelman, M.D. & Corn, T.H. (1988). Choloinergic ‚blockade' as a model for cholinergic depletion. *Brain, 111*, 1079-1110.

Kopelman, M.D., Wilson, B.A. & Baddeley, A.D. (1989). The autobiographical memory interview: A new assessment of autobiographical and personal semantic memory in amnesic patients. *Journal of Clinical and Experimental Neuropsychology, 11*, 724-744.

Kopelman, M.D., Wilson, B.A. & Baddeley, A.D. (1990). *The autobiographical memory interview*. Bury St. Edmunds: Thames Valley Test Company.

Köppen, M. (1896). Beiträge zum Studium der Hirnrindenerkrankungen. *Archiv für Psychiatrie und Nervenkrankheiten, 28*, 931-963 (und 3 Tafeln).

Kornhuber, H.H. (1973). Neural control of input into long-term memory: Limbic system and amnestic syndrome in man. In H.P. Zippel (Ed.), *Memory and transfer of information*. (pp. 1-22). New York: Plenum Press.

Kornhuber, H.H. (1988). The human brain: From dream and cognition to fantasy, will, conscience, and freedom. In H.J. Markowitsch (Ed.), *Information processing by the brain*. (pp. 241-258). Toronto: Huber.

Kornhuber, H.H., Bechinger, D., Jung, H. & Sauer, E. (1985). A quantitative relationship between the extent of localized cerebral lesions and the intellectual and behavioural deficiency in children. *European Archives of Psychiatry and the Neurological Sciences, 235*, 129-133.

Korsakoff, S.S. (1889). Etude médico-psychologique sur une forme des maladies de la memoire. *Revue Philosophique, 5*, 501-530.

Korsakoff, S.S. (1890). Eine psychische Störung combinirt mit multipler Neuritis (psychosis polineuritica seu Cerebropathia psychia toxaemica). *Allgemeine Zeitschrift für Psychiatrie, 46*, 475-485.

Korsakow, S.S. & Serbski, W. (1892). Ein Fall von polyneuritischer Psychose mit Autopsie. *Archiv für Psychiatrie und Nervenkrankheiten, 23*, 112-134.

Korsakow, S.S. (1890). Über eine besondere Form psychischer Störung, combinirt mit multipler Neuritis. *Archiv für Psychiatrie und Nervenkrankheiten, 21*, 669-704.

Korsakow, S.S. (1891). Erinnerungstäuschungen (Pseudoreminiscenzen) bei polyneuritischer Psychose. *Allgemeine Zeitschrift für Psychiatrie, 47*, 390-410.

Kosaka, K., Ikeda, K., Kobayashi, K. & Mehraein, P. (1991). Striatopallidonigral degeneration in Pick's disease: a clinicopathological study of 41 cases. *Journal of Neurology, 238*, 151-160.

Kosaka, K. & Mehraein, P. (1978). Myatropische Lateralsklerose kombiniert mit Degeneration im Thalamus und der Substantia nigra. *Acta Neuropathologica, 44*, 241-244.

Kosaka, K., Oyanayi, S., Matsushita, M., Hori, A. & Iwase, S. (1977). Mutiple system degeneration involving thalamus, reticular formation, pallido-nigral, pallido-Luysian and dentato-rubral systems. *Acta Neuropathologica, 39*, 89-95.

Koshimura, K., Kato, T., Tohyama, I., Nakamura, S. & Kameyama, M. (1986). Qualitative abnormalities of choline acetyltransferase in Alzheimer type dementia. *Journal of the Neurological Sciences, 76*, 143-150.

Koshimura, K., Nakamura, S., Miwa, S., Fujiwara, M. & Kameyama, M. (1988). Regional difference in the kinetics of choline acetyltransferase in brains of neurologically normal elderly people and those with Alzheimer-type dementia. *Journal of Neurological Sciences, 84*, 141-146.

Kosik, K.S. (1991). Alzheimer plaques and tangles: advances on both fronts. *Trends in Neurosciences, 14*, 218-219.

Kosik, K.S., Kowall, N.W. & McKee, A. (1989). Along the way to a neurofibrillary tange: a look at the structure of Tau. *Annals of Medicine, 21*, 109-112.

Kosik, K.S., Rogers, J. & Kowall, N.W. (1987). Senile plaques are located between apical dendritic clusters. *Journal of Neuropathology and Experimental Neurology, 46*, 1-11.

Koski, K.J. & Marttila, R.J. (1990). Transient global amnesia: incidence in an urban population. *Acta Neurologica Scandinavica, 81*, 358-360.

Koskiniemi, M., Vaheri, A., Manninen, V., Valtanen, S., Ketonen, L., Taskinen, E., Sainio, K., Karli, P. & Haltia, M. (1980). Herpes simplex virus encephalitis. New diagnostic and clinical features and results of therapy. *Archives of Neurology, 37*, 763-767.

Kovner, R., Mattis, S., Goldmeier, E. & Davis, L. (1981). Korsakoff amnesic syndrome: the result of simultaneous deficits in several independent processes? *Brain and Language, 12*, 23-32.

Kozachuk, W.E., DeCarli, C., Schapiro, M.B., Wagner, E.E., Rpoport, S.I. & Horwitz, B. (1990). White matter hyperintensities in dementia of Alzheimer's type and in healthy subjects without cerebrovascular risk factors. A magnetic resonance imaging study. *Archives of Neurology, 47*, 1306-1310.

Kömpf, D., Oppermann, J., König, F., Talmon-Gros, S. & Babaian, E. (1984). Vertikale Blickparese und thalamische Demenz. Syndrom der posterioren thalamo-subthalamischen paramedianen Arterie. *Nervenarzt, 55*, 625-636.

Környey, S. (1931). Über den Hirnbefund in zwei Fällen von akutem katatonen Erregungszustand bei Bleischädigung. *Deutsche Zeitschrift für Nervenheilkunde, 122*, 18-35.

Kraepelin, E. (1887a). Ueber Erinnerungsfälschungen. *Archiv für Psychiatrie und Nervenkrankheiten, 18*, 199-239.

Kraepelin, E. (1887b). Ueber Erinnerungsfälschungen. *Archiv für Psychiatrie und Nervenkrankheiten, 18*, 395-436.

Kraepelin, E. (1896). *Psychiatrie*. (5. Aufl.). Leipzig: Barth.

Kral, V.A. (1982). Depressive Pseudodemenz und Senile Demenz vom Alzheimer-Typ. *Nervenarzt, 53*, 284-286.

Kral, V.A. (1983). The relationship between senile dementia (Alzheimer type) and depression. *Canadian Journal of Psychiatry, 28*, 304-306.

Kral, V.A. (1986). Differential diagnosis of the dementias of unknown origin: A clinician's view. *Canadian Journal of Neurological Sciences, 13*, 381-382.

Krasilowsky, G. & Gianutsos, J. (1991). Effect of video feedback on the performance of a weight shifting controlled tracking task in subjects with Parkinsonism and neurologically intact individuals. *Experimental Neurology, 113*, 192-201.

Krauss, R. (1904). Ueber Auffassungs- und Merkversuche bei einem Falle von polyneuritischer Psychose. *Psychologische Arbeiten, 4*, 523-537.

Krauss, S. (1930). Untersuchungen über Aufbau und Störungen der menschlichen Handlung. I. Teil: Die Korsakowsche Störung. *Archiv für die gesamte Psychologie, 77*, 649-692.

Krayenbühl, H., Siegfried, J., Kohenof, M. & Yasargil, M.G. (1965). Is there a dominant thalamus? *Confinia Neurologica, 26*, 246-249.

Kritchevsky, M. (1989). Transient global amnesia. In F. Boller & J. Grafman (Eds.), *Handbook of neuropsychology*. (Vol. 3). (pp. 167-182). Amsterdam: Elsevier Science Publishers B.V.

Kritchevsky, M., Graff-Radford, N.F. & Damasio, A.R. (1987). Normal memory after damage to medial thalamus. *Archives of Neurology, 44*, 959-962.

Kritchevsky, M. & Squire, L.R. (1989). Transient global amnesia: Evidence for extensive, temporally graded retrograde amnesia. *Neurology, 39*, 213-218.

Kritchevksy, M., Squire, L.R. & Zouzounis, J.A. (1988). Transient global amnesia: Characterization of anterograde and retrograde amnesia. *Neurology, 38*, 213-219.

Kroll, J.F. (1990). Recognizing words and pictures in sentences contexts: A test of lexical modularity. *Journal of Experimental Psychology, 16 (5)*, 747-759.

Kronthal, P. (1916). Ueber den Seelensitz. *Archiv für Psychiatrie und Nervenkrankheiten, 56*, 219-227.

Krüger, H., Schuknecht, B. & Scholz, S. (1991). Acute and chronic neuroborreliosis with and without CNS involvement: a clinical, MRI, and HLA study of 27 cases. *Journal of Neurology, 238*, 271-280.

Krupp, L.B., Masur, D., Schwartz, J., Coyle, P.K., Langenbach, L.J., Fernquist, S.K., Jandorf, L. & Halperin, J.J. (1991). Cognitive functioning in late lyme borreliosis. *Archives of Neurology, 48*, 1125-1129.

Kuhl, D.E., Metter, E.J., Riege, W.H. & Hawkins, R.A. (1985). Patterns of cerebral glucose utilization in dementia. In T. Greitz et al. (Eds.), *The metabolism of the human brain. Studies with positron emission tomography*. (pp. 419-431). New York: Raven Press.

Kuhl, P.K., Williams, K.A., Lacerda, F., Stevens, K.N. & Lindblom, B. (1992). Linguistic experience alters phonetic perception in infants by 6 months of age. *Science, 255*, 606-608.

Kuhlenbeck, H. (1954). The human diencephalon. A summary of development, structure, function and pathology. *Confinia neurologica, Suppl. 14*, 1-230.

Kühlmann, A. (1908). Beitrag zur Frage der Ammonshornveränderungen bei Epilepsie. *Archiv für Psychiatrie und Nervenkrankheiten, 44*, 945-958.

Kukull, W.A., Larson, E.B., Reifler, B.V., Lampe, T.H., Yerby, M.S. & Hughes, J.P. (1990). The validity of 3 clinical diagnostic criteria for Alzheimer's disease. *Neurology, 40*, 1364-1369.

Külpe, O. (1893). *Grundriss der Psychologie*. Leipzig: W. Engelmann.

Kumar, A., Schapiro, M.B., Grady, C.L., Matocha, M.F., Haxby, J.V., Moore, A.M., Luxenbergm J.S., George-Hyslop, St. P.H., Robinette, C.D., Ball, M.J. & Rapoport, S.I. (1991). Anatomic, metabolic, neuropsychological, and molecular genetic studies of three pairs of identical twins discordant for dementia of the Alzheimer's type. *Archives of Neurology, 48*, 160-168.

Künstler, E., Hartung, H.-P., Warmuth-Metz, M., Seeldrayers, P. & Toyka, K.V. (1991). Die magnetresonanztomographische Diagnostik bei MS ist sinnvoll. *Aktuelle Neurologie, 18*, 105-108.

Kunst-Wilson, W.R. & Zajonc, R.B. (1980). Affective discrimination of stimuli that cannot be recognized. *Science, 207*, 557-558.

Kuntzer, T., Bogousslavsky, J., Miklossy, J., Steck, A.J., Janzer, R. & Regli, F. (1991). Borrelia rhombencephalomyelopathy. *Archives of Neurology, 48*, 832-836.

Kuriyama, K. (Ed.). (1987). *Neurotransmitters and neuroreceptors. New approaches in transmitter function*. Amsterdam: Excerpta Medica.

Kurnit, D.M. (1986). Molecular dysmorphology: An approach to Down's syndrome. *Annals of the New York Academy of Sciences, 477*, 179-182.

Kuroda, Y. & Sugihara, H. (1991). Autopsy report of HTLV-I-associated myelopathy presenting with ALS-like manifestations. *Journal of the Neurological Sciences, 106*, 199-205.

Kurtzke, J.F., Beebe, G.W., Nagler, B., Nefzgerb, M.D., Auth, T.L. & Kurland, L.T. (1970). Studies on the natural history of multiple sclerosis. V. Longitudinal survival in young men. *Archives of Neurology, 22*, 215-225.

Kurz, A., Haupt, M., Hofmeister, E.-M., Pollmann, S., Romero, B., Ulm, K. & Zimmer, R. (1991). Das Erscheinungsbild der Alzheimer-Krankheit im täglichen Leben. *Der Nervenarzt, 62*, 277-282.

Kurz, A., Rüster, P., Romero, B. & Zimmer, R. (1986). Cholinerge Behandlungsstrategien bei der Alzheimerschen Krankheit. *Nervenarzt, 57*, 558-569.

Kushner, M.J. & Gzesh, D.J. (1990). Migraneous influences and transient global amnesia. In H.J. Markowitsch (Ed.), *Transient global amnesia and related disorders*. (pp. 89-95). Toronto: Hogrefe & Huber Publs.

Kutner, R. (1906). Ueber corticale Herderscheinungen in der amnestischen Phase polyneuritischer Psychosen. *Archiv für Psychiatrie und Nervenkrankheiten, 41*, 144-157.

Kuzniecky, R., Garcia, J.H., Faught, E. & Morawetz, R.B. (1991). Cortical dysplasia in temporal lobe epilepsy: Magnetic resonance imaging correlations. *Annals of Neurology, 29*, 293-298.

LaBerge, D. & Buchsbaum, M.S. (1990). Positron emisson tomographic measurements of pulvinar activity during an attention task. *The Journal of Neuroscience, 10*, 613-619.

Labauge, R., Pages, M., Marty-Double, C., Blard, J.M., Boukobza, M. & Salvaing, P. (1981). Occlusion du tronc basilaire. *Revue Neurologique, 137*, 545-571.

Lachiewicz, A.M., Gullion, C.M., Spiridigliozzi, G.A. & Aylsworth, A.S. (1987). Declining IQs of young males with the fragile X syndrome. *American Journal of Mental Retardation, 92*, 272-278.

Ladurner, G. (1983). Zur Bedeutung der apparativen Diagnostik bei der ätiologischen Zuordnung dementieller Prozesse. *Nervenarzt, 54*, 171-180.

Lai, F., Williams, R.S. (1989). A prospective study of Alzheimer disease in Down syndrome. *Archives of Neurology, 46*, 849-853.

Laiacona, M., De Santis, A., Barbarotto, R., Basso, A., Spagnoli, D. & Capitani, E. (1989). Neuropsychological follow-up of patients operated for aneurysms of anterior communicating artery. *Cortex, 25*, 261-273.

LaLonde, R. & Botez, M.I. (1990). The cerebellum and learning processes in animals. *Brain Research Reviews, 15*, 325-332.

Landi, G., Giusti, M.C. & Guidotti, M. (1982). Transient global amnesia due to left temporal haemorrhage. *Journal of Neurology, Neurosurgery, and Psychiatry, 45*, 1062-1063.

Landis, T., Cummings, J.L., Christen, L., Bogen, J.E. & Imhof, H.-G. (1986). Are unilateral right posterior cerebral lesions sufficient to cause prosopagnosia? Clinical and radiological findings in six additional patients. *Cortex, 22*, 243-252.

Landon, M., Kidd, M. & Allsop, D. (1987). Amyloidosis, with particular reference to cerebral amyloid in Alzheimer's disease and the transmissible subacute encephalopathies. *Reviews in the Neurosciences, 1*, 101-126.

Lang, C., Thierauf, P. & Schrell, W. (1991). Psychometrische Sprachuntersuchung bei einem autoptisch verifizierten Fall von Morbus Pick. *Aktuelle Neurologie, 18*, 210-215.

Lang, S.F., Nelson, C.A. & Collins, P.F. (1990). Event-related potentials to emotional and neutral stimuli. *Journal of Clinical and Experimental Neuropsychology, 12*, 946-958.

Langfitt, T. (1977a). Gliomas. In E.S. Goldensohn & S.H. Appel (Eds.), *Scientific approaches to clinical neurology*. (Vol. I). (pp. 872-904). Philadelphia, P.A.: Lea & Febiger.

Langfitt, T. (1977b). Cerebral edema. In E.S. Goldensohn & S.H. Appel (Eds.), *Scientific approaches to clinical neurology*. (Vol. I). (pp. 840-871). Philadelphia, P.A.: Lea & Febiger.

Langlais, P.J., Mandel, R.J. & Mair, R.G. (1992). Diencephalic lesions, learning impairments, and intact retrograde memory following acute thiamine deficiency in the rat. *Behavioural Brain Research*, in press.

Langston, J.W. (1989). Current theories on the cause of Parkinson's disease. *Journal of Neurology, Neurosurgery, and Psychiatry, Special Supplement*, 13-17.

Langston, J.W. (1990). Predicting Parkinson's disease. *Neurology, 40 (Suppl. 3)*, 70-74.

Langston, J.W. & Koller, W.C. (1991). The next frontier in Parkinson's disease: Presymptomatic detection. *Neurology*, *41*, 5-7.

Langworthy, O.R. & Fox, H.M. (1937). Thalamic syndrome. Syndrome of the posterior cerebral artery; a review. *Archives of Internal Medicine, 60*, 203-227.

Laplane, D. (1990). La perte d'auto-activation psychique. *Revue Neurologique, 146*, 397-404.

Laplane, D., Degos, J.D., Baulac, M. & Gray, F. (1981). Bilateral infarction of the anterior cingulate gyri and of the fornices. *Journal of the Neurological Sciences, 51*, 289-300.

Larmore, L., Ludwig, A.M. & Cain, R.L. (1977). Multiple personality: An objective case study. *British Journal of Psychiatry, 131*, 35-40.

Larsson, C., Rönnberg, J., Forssell, A., Nilsson, L.-G., Lindberg, M. & Änquist, K.-A. (1989). Verbal memory function after subarachnoid haemorrhage determined by the localisation of the ruptured aneurysm. *British Journal of Neurosurgery, 3*, 549-560.

La Rue, A. (1982). Memory loss and aging. Distinguishing dementia from benign senescent forgetfulness and depressive pseudodementia. *Psychiatric Clinics of North America, 5*, 89-103.

La Rue, A., D'Elia, L.F., Clark, E.O., Spar, J.E. & Jarvik, L.F. (1986). Clinical tests of memory in dementia, depression, and healthy aging. *Journal of Psychology and Aging, 1*, 69-77.

Lashley, K.S. (1929). *Brain mechanisms and intelligence*. Chicago: Chicago University Press.

Lashley, K.S. (1950). In search of the engram. *Society for Experimental Biology, Symposium No. 4*, 454-482.

Lashley, K.S., & Clark, G. (1946). The cytoarchitecture of the cerebral cortex of Ateles: A critical examination of architectonic studies. *Journal of Comparative Neurology, 85*, 233-305.

Lassonde, M., Sauerwein, H., Chicoine, A.-J. & Geoffroy, G. (1991). Absence of disconnexion syndrome in callosal agenesis and early callosotomy: Brain reorganization or lack of structural specificity during ontogeny? *Neuropsychologia*, *29*, 481-495.

Latcham, R., White, A. & Sims, A. (1978). Ganser syndrome: The aetiological argument. *Journal of Neurology, Neurosurgery, and Psychiatry, 41*, 851-854.

Laterre, E.C., de Volder, A.G. & Goffinet, A.M. (1988). Brain glucose metabolism in thalamic syndrome. *Journal of Neurology, Neurosurgery, and Psychiatry, 51*, 427-428.

Lauer, K. & Firnhaber, W. (1990). Das mögliche Risiko von Impfungen für die Erstmanifestation der multiplen Sklerose. *Aktuelle Neurologie*, *17*, 42-46.

Laughlin, H.P. (1956). *The neuroses in clinical practice*. Philadelphia: Saunders.

Laurent, B., Trillet, M. & Croisile, B. (1990). Atypical semiology in transient global amnesia. In H.J. Markowitsch (Ed.), *Transient global amnesia and related disorders*. (pp. 112-120). Toronto: Huber.

Laurian, S., Bader, M., Lanares, J. & Oros, L. (1991). Topography of event-related potentials elicted by visual emotional stimuli. *International Journal of Psychophysiology, 10*, 231-238.

Lauter, H. (1980). Demenzen. In W. Peters (Hrsg.), *Die Psychologie des 20. Jahrhunderts, Bd. X: Ergebnisse für die Medizin (2)*. (S. 647-663). Zürich: Kindler.

Lauter, H. (1985). What do we know about Alzheimer's disease today? *Danish Medical Bulletin, 32 (Suppl. 1)*, 1-21.

Lauter, H. (1988). Die organischen Psychosyndrome. In K.P. Kisker, H. Lauter, J.-E. Meyer, C. Müller & E. Strömgren (Hrsg.), *Psychiatrie der Gegenwart, Bd. 6: Organische Psychosen* (3. Aufl.). (S. 3-56). Berlin: Springer.

Lauter, H. & Zimmer, R. (1984). Erkennung endogener Depressionen im Alter. *Münchner Medizinische Wochenschrift, 126*, 73-75.

Lavyne, M.H. & Patterson, R.H. (1983). Subchoroidal trans-velum interpositum approach to mid-third ventricular tumors. *Neurosurgery, 12*, 86-94.

Law, M.L. & Van Keuren, M. (1986). Application of molecular and somatic cell genetics to the study of chromosome 21. *Annals of the New York Academy of Sciences, 477*, 151-160.

Lawson, R. (1878). On the symptomatology of alcoholic brain disorders. *Brain, 1*, 182-194.

Lazarus, M. (1876). *Das Leben der Seele in Monographieen über seine Erscheinungen. (Bd. 1)*. Berlin: F. Dümmler.

Lazarus, M. (1878). *Das Leben der Seele in Monographien über seine Erscheinungen. (Bd. 2)*. (2. Aufl.). Berlin: F. Dümmler.

Lazarus, M. (1882). *Das Leben der Seele in Monographien über seine Erscheinungen. (Bd. 3)*. (2. Aufl.). Berlin: F. Dümmler.

Lazarus, R.S., Kanner, A.D., & Folkman, S. (1980). Emotions: A cognitive-phenomenological analysis. In R. Plutchik & H. Kellerman (Eds.), *Emotion. Theory, research, and experience. Volume 1: Theories of emotion*. (pp. 189-217). Orlando, FL: Academic Press.

Lazarus, L.W., Newton, N., Cohler, B., Lesser, J. & Schweon, C. (1987). Frequency and presentation of depressive symptoms in patients with primary degenerative dementia. *American Journal of Psychiatry, 144*, 41-45.

Leblanc, R., Tampieri, D., Robitaille, Y., Olivier, A., Andermann, F. & Sherwin, A. (1991). Developmental anterobasal temporal encephalocele and temporal lobe epilepsy. *Journal of Neurosurgery, 74*, 933-939.

Leboyer, M. & McGuffin, P. (1991). Collaborative strategies in the molecular genetics of the major psychoses. *British Journal of Psychiatry, 158*, 605-610.

Lechevalier, B., Andersson, J.C. & Morin, P. (1977). Hemispheric disconnection syndrome with a „crossed avoiding" reaction in a case of Marchiafava-Bignami disease. *Journal of Neurology, Neurosurgery, and Psychiatry, 40*, 483-497.

Lechi, A., Pilleri, G. & Carreras, M. (1975). Akinetic mutism due to glioma of the midline. *Archiv für Psychiatrie und Nervenkrankheiten, 220*, 1-7.

Lechner, H. (1958). Über das Auftreten von postoperativen Störungen des Gedächtnisses nach einseitiger Temporallappenresektion unter Einschluß von Teilen des Hippocampus wegen psychomotorischer Epilepsie. *Wiener Zeitschrift für Nervenheilkunde, 15*, 183-194.

LeDoux, J.E. (1987). Emotion. In F. Plum (Ed.), *Handbook of physiology. Section 1. The nervous system. Vol. V, Higher functions of the brain*. (pp. 419-460). Bethesda: American Physiological Society.

LeDoux, J.E. (1989). Cognitive – Emotional interactions in the brain. *Cognition and Emotion, 3*, 267-289.
Lee, C. & Brown, R. (1991). Use of advance information in Parkinson's disease. In C.W. Wallesch (Ed.), *Neuropsychological disorders associated with subcortical lesions*. (in press). Oxford: Oxford University Press.
Lee, G.P., Loring, D.W., Flanigin, H.F., & Smith, J.R. (1988). Electrical stimulation of the human hippocampus produces verbal intrusions during memory testing. *Neuropsychologia, 26*, 623-677.
Lee, G.P., Loring, D.W., Smith, J.R. & Flanigin, H.F. (1990). Material specific learning during electrical stimulation of the human hippocampus. *Cortex, 26*, 433-442.
Lee, K.H., Hashimoto, S.A., Hooge, J.P., Kastrukoff, L.F., Oger, J.J.F., Li, D.K.B. & Paty, D.W. (1991). Magnetic resonance imaging of the head in the diagnosis of multiple sclerosis: A prospective 2-year follow-up with comparison of clinical evaluation, evoked potentials, oligoclonal banding, and CT. *Neurology, 41*, 657-660.
Lee, V M.-Y., Balin, B.J., Otvos, L. Jr. & Trojanowski, J.Q. (1991). A68: A major subunit of paired helical filaments and derivatized forms of normal tau. *Science, 251*, 675-678.
Leenders, K.L., Salmon, E., Tyrrell, P., Perani, D., Brooks, D.J., Sager, H., Jones, T., Marsden, C.D. & Frackowiak, S.J. (1990). The nigrostriatal dopaminergic system assessed in vivo by positron emission tomography in healthy volunteer subjects and patients with Parkinson's disease. *Archives of Neurology, 47*, 1290-1298.
Lees, A.J. (1989). Neuropsychologische Störungen beim Morbus Parkinson. Beziehungen zur psychomotorischen Hemmung und Zwangskrankheit. *Nervenarzt, 60*, 71-79.
Lees, A.J. (1990). Progressive supranuclear palsy (Steele-Richardson-Olszewski syndrome). In J.L. Cummings (Ed.), *Subcortical dementia* (pp. 123-131). New York: Oxford University Press.
Lees, A.J. & Smith, E. (1983). Cognitive defictis in the early stages of Parkinson's disease. *Brain, 106*, 257-270.
Leibowitz, U. & Alter, M. (1973). *Multiple sclerosis. Clues to its cause*. Amsterdam: Elsevier.
Leichtenstern, (n.n.g.) (1892). Ueber primäre acute haemorrhagische Encephalitis (mit Demonstration). *Deutsche medizinische Wochenschrift, 18*, 39-40.
Leiguarda, R., Starkstein, S. & Berthier, M. (1989). Anterior callosal haemorrhage. A partial interhemispheric disconnection syndrome. *Brain, 112*, 1019-1037.
Leimkuhler, M.E. & Mesulam, M.-M. (1985). Reversible go-no go deficits in a case of frontal lobe tumor. *Annals of Neurology, 18*, 617-619.
Leise, E.M. (1990). Modular construction of nervous systems: a basic principle of design for invertebrates and vertebrates. *Brain Research Reviews, 15*, 1-23.
Leitch, A. (1948). Notes on amnesia in crime for the general practitioner. *Medical Press, 219*, 459-463.
LeMay, M. (1976). Morphological cerebral asymmetries of modern man, fossil man, and nonhuman primate. *Annals of the New York Academy of Sciences, 280*, 349-366.
Lempert, T., Dieterich, M., Huppert, D. & Brandt, T. (1990). Psychogenic disorders in neurology: frequency and clinical spectrum. *Acta Neurologica Scandinavica, 82*, 335-340.
Lenders, M.-B., Peers, M.-C., Tramu, G., Delacourte, A., Defossez, A., Petit, H. & Mazzuca, M. (1989). Dystrophic peptidergic neurites in senile plaques of Alzheimer's

disease hippocampus precede formation of paired helical filaments. *Brain Research, 481*, 344-349.

Leng, N.R.C. & Parkin, A.J. (1988a). Double dissociation of frontal dysfunction in organic amnesia. *British Journal of Clinical Psychology, 27*, 359-362.

Leng, N.R.C. & Parkin, A.J. (1988b). Amnesic patients can benifit from instructions to use imagery: Evidence against the cognitive mediation hypothesis. *Cortex, 24*, 33-39.

Leng, N.R.C. & Parkin, A.J. (1989). Aetiological variation in the amnesic syndrome: Comparison using the Brown-Peterson task. *Cortex, 25*, 251-259.

Leonard, G. & Milner, B. (1991). Contribution of the right frontal lobe to the encoding and recall of kinesthetic distance information. *Neuropsychologia, 29*, 47-58.

Lesser, R. (1989). Selective preservation of oral spelling without semantics in a case of multi-infarct dementia. *Cortex, 25*, 239-250.

Leuchter, A.F., Spar, J.E., Walter, D.O. & Weiner, H. (1987). Electroencephalographic spectra and coherence in the diagnosis of Alzheimer's-type and multi-infarct dementia. A pilot study. *Archives of General Psychiatry, 44*, 993-998.

LeVay, S. (1991). A difference in hypothalamic structure between heterosexual and homosexual men. *Science, 253*, 1031-1033.

LeVere, T.E. (1975). Neural stability, sparing and behavioral recovery following brain damage. *Psychological Review, 82*, 344-358.

Leverenz, J. & Sumi, S.M. (1986). Parkinson's disease in patients with Alzheimer's disease. *Archives of Neurology, 43*, 662-664.

Levin, B.E., Llabre, M.M., Reisman, S., Weiner, W.J., Sanchez-Ramos, J., Singer, C. & Brown, M.C. (1989). Visuospatial impairment in Parkinson's disease. *Neurology, 41*, 365-369.

Levin, B.E., Llabre, M.M. & Weiner, W.J. (1989). Cognitive impairments associated with early Parkinson's disease. *Neurology, 39*, 557-561.

Levin, H.S., Benton, A.L. & Grossman, R.G. (1982). *Neurobehavioral consequences of closed head injury*. New York: Oxford University Press.

Levin, H.S., Eisenberg, H.M. & Benton, A.L. (1991). (Eds.). *Frontal lobe function and dysfunction*. New York: Oxford University Press.

Levin, H.S., High, W.M., Meyers, C.A., Lauven, A.v., Hayden, M.E. & Eisenberg, H.M. (1985). Impairment of remote memory after closed head injury. *Journal of Neurology, Neurosurgery, and Psychiatry, 48*, 556-563.

Levin, H.S., Peters, B.H. & Hulkonen, D.A. (1983). Early concepts of anterograde and retrograde amnesia. *Cortex, 19*, 427-440.

Levinger, G., & Clark, J. (1961). Emotional factors in the forgetting of word associations. *Journal of Abnormal and Social Psychology, 62*, 99-105.

Levy, E., Carman, M.D., Fernandez-Madrid, I.J., Power, M.D., Lieberburg, I., Van Duinen, S.G., Bots, G.Th. A.M., Luyendijk, W. & Frangione, B. (1990). Mutation of the Alzheimer's disease amyloid gene in hereditary cerebral hemorrhage, Dutch type. *Science, 248*, 1124-1126.

Lewinsohn, P.M., Zieler, R.E., Libet, J., Eyeberg, S. & Neilson, G. (1972). Short-term memory: A comparison between frontal and nonfrontal right- and left-hemisphere brain-damaged patients. *Journal of Comparative and Physiological Psychology, 81*, 248-255.

Lewis, A. (1961). Amnesic syndromes. *Proceedings of the Royal Society of Medicine, 54*, 955-961.

Lewis, D.J. (1979). Psychobiology of active and inactive memory. *Psychological Bulletin, 86*, 1054-1083.
Lewis, D.J., Miller, R.R. & Misanin, J.R. (1968). Control of retrograde amnesia. *Journal of Comparative and Physiological Psychology, 66*, 48-52.
Lewis, D.J., Miller, R.R. & Misanin, J.R. (1969). Selective amnesia in rats produced by electroconvulsive shock. *Journal of Comparative and Physiological Psychology, 69*, 136-140.
Lewy, F.H. (1908). Ein ungewöhnlicher Fall von Sprachstörung als Beitrag zur Lehre von der sogenannten amnestischen und Leitungsaphasie. *Neurologisches Zentralblatt, 27*, 802-814 und 850-862.
Leys, D., Pruvo, J.P., Petit, H., Gaudet, Y. & Clarisse, J. (1989). Maladie D'Alzheimer. Analyse statistique des résultats du scanner X. *Revue Neurologique, 145*, 134-139.
Leys, D., Steinling, M., Pruvo, J.-P., Pett, H., Scheltens, P. & Barkhof, F. (1991). Magnetic resonance imaging hyperintensities in Alzheimer's disease. *Archives of Neurology, 48*, 469-470.
Lhermitte, J. (1922). Syndrome de la calotte du péduncole cérébral. Les troubles psychosensoriels dans les lésions du mésocéphale. *Revue neurologique, 29*, 1359-1365.
Lhermitte, J., Doussinet (n.n.g.), & de Ajuriaguerra (n.n.g.). (1937). Une observation de la forme korsakowienne des tumeurs du 3e ventricule. *Revue neurologique, 68*, 709-727.
Lhermitte, F. & Signoret, J.-L. (1972). Analyse neuropsychologique et differentiation des syndromes amnéseiques. *Revue Neurologique, 126*, 161-178.
Lhermitte, F. & Signoret, J.-L. (1976). The amnesic syndromes and the hippocampal-mammillary system. In M.R. Rosenzweig & E.L. Bennett (Eds.), *Neural mechanisms of learning and memory*. (pp. 49-57). Cambridge, M.A.: MIT Press.
Libet, B., Pearl, D.K., Morledge, D.E., Gleason, C.A., Hosobuchi, Y. & Barbaro, N.M. (1991). Control of the transition from sensory detection to sensory awarenesss in man by the duration of a thalamic stimulus. *Brain, 114*, 1731-1757.
Liddle, P.F. & Morris, D.L. (1991). Shizophrenic syndroms and frontal lobe performance. *British Journal of Psychiatry, 158*, 340-345.
Lidsky, T.I. (1987). Functional analyses of the basal ganglia. In J.S. Schneider & T.I. Lidsky (Eds.), *Basal ganglia and behavior: Sensory aspects of motor functioning*. (pp. 197-200). Toronto: Hans Huber Publishers.
Liebaldt, G.P. & Scheller, H. (1971). Amnestisches Syndrom und Korsakow-Syndrom – Zwei auch anatomisch-lokalisatorisch unterscheidbare Syndrome? *Nervenarzt, 42*, 402-413.
Lieberman, A. (1974). Parkinson's disease: A clinical review. *American Journal of the Medical Sciences, 267*, 66-80.
Lieberman, A., Dziatolowski, M., Neophytides, A., Kupersmith, M, Aleksic, S., Serby, M., Korein, J. & Goldstein, M. (1979). Dementias of Huntington's and Parkinson's disease. In T.N. Chase, N.S. Wexler & A. Barbeau (Ed.), *Advances in neurology*. (Vol. 23: Huntington's Disease). (pp. 273-280). New York: Raven Press.
Lieberman, P., Friedman, J. & Feldman, L.S. (1990). Syntax comprehension deficits in Parkinson's disease. *Journal of Nervous and Mental Disease, 178*, 360-365.
Liepmann, H. (1907). Ueber die Rolle des Balkens beim Handeln und das Verhältnis der aphasischen und apraktischen Störungen zu Intelligenz. *Berliner Klinische Wochenschrift, No. 28*, 901.
Liepmann, H. (1910). Beitrag zur Kenntnis des amnestischen Symptomenkomplexes. *Neurologisches Zentralblatt, 29*, 1147-1161.

Liepmann, H. & Maas, O. (1907). Fall von linksseitiger Agraphie und Apraxie bei rechtsseitiger Lähmung. *Journal für Psychologie und Neurologie, 10*, 214-227 (und 2 Tafeln).

Light, L. (1991). Memory and aging: Four hypotheses in search of data. *Annual Review of Psychology, 42*, 333-376.

Light, L. & Anderson, P.A. (1983). Memory for scripts in young and older adults. *Memory and Cognition, 11*, 435-444.

Lilly, R., Cummings, J.L., Benson, D.F. & Frankel, M. (1983). The human Klüver-Bucy syndrome. *Neurology, 33*, 1141-1145.

Lincoln, A.J., Courchesne, E., Kilman, B.A. & Galambos, R. (1985). Neuropsychological correlates of information-processing by children with Down syndrome. *American Journal of Mental Deficiency, 89*, 403-414.

Lindboe, C.F. & Loberg, E.M. (1989). Wernicke's encephalopathy in non-alcoholics: An autopsy study. *Journal of the Neurological Science, 90*, 125-129.

Linden, A., Bracke-Tolkmitt, R., Lutzenberger, W., Canavan, A.G.M., Scholz, E., Diener, H.-C. & Birbaumer, N. (1990). Slow cortical potentials in Parkinsonian patients during the course of an associative learning task. *Journal of Psychophysiology, 4*, 145-162.

Lindquist, G. & Norlen, G. (1966). Korsakoff's syndrome after operation of ruptured aneurysm of the anterior communicating artery. *Acta Psychologica Scandinavica, 42*, 24-34.

Linton, M. (1968). Ways of searching and contents of memory. In D. C. Rubin (Ed.), *Autobiographical memory*. (pp. 50-67). Cambridge, England: Cambridge University Press.

Lisberger, S.G. (1988). The neural basis for learning of simple motor skills. *Science, 242*, 728-735.

Lishman, W.A. (1971). Amnesic syndromes and their neuropathology. In D.W.K. Kay & A. Walk (Eds.), *Recent developments in psychogeriatrics*. (pp. 25-38). (*British Journal of Psychiatry Special publication No. 6*). Ashford, Kent, U.K.: Headley Brothers.

Lissauer, H. (1890). Ein Fall von Seelenblindheit nebst einem Beitrage zur Theorie derselben. *Archiv für Psychiatrie und Nervenkrankheiten, 21*, 222-270.

Lister, R.G., Gorenstein, C., Risher-Flowers, D., Weingartner, H.J. & Eckardt, M.J. (1991). Dissociation of the acute effects of alcohol on implicit and explicit memory processes. *Neuropsychologia, 29*, 1205-1212.

Litvan, I. & Agid, Y. (Eds.) (1992). *Progressive supranuclear palsy: Clinical and research approaches*. New York: Oxford University Press.

Litvan, I., Grafman, J., Gomez, C. & Chase, T.N. (1989). Memory impairment in patients with progressive supranuclear palsy. *Archives of Neurology, 46*, 765-767.

Litvan, I., Mohr, E., Williams, J., Gomez, C. & Chase, T.N. (1991). Differential memory and executive functions in demented patients with Parkinson's and Alzheimer's disease. *Journal of Neurology, Neurosurgery, and Psychiatry, 54*, 25-29.

Livingston, K.E. & Escobar, A. (1971). The anatomical bias of the limbic system concepts: a proposed reorientation. *Archives of Neurology, 24*, 90.

Ljungberg, L. (1957). Hysteria: A clinical, prognostic and genetic study. *Acta Psychiatrica et Neurologica Scandinavica, 32 (Suppl. 112)*, 13-162.

Ljungberg, T., Apicella, P. & Schultz, W. (1991). Responses of monkey midbrain dopamine neurons during delayed alternation performance. *Brain Research, 567*, 337-341.

Ljunggren, B., Sonesson, B., Säveland, H. & Brandt, L. (1985). Cognitive impairment and adjustment in patients without neurological deficits after aneurysmal SAH and early operation. *Journal of Neurosurgery, 62*, 673-679.

Lobosky, J.M., Van Gilder, J.C. & Damasio, A.R. (1984). Behavioural manifestations of third ventricular colloid cysts. *Journal of Neurology, Neurosurgery, and Psychiatry, 47*, 1075-1080.

Loeb, C. (1988a). Clinical criteria for the diagnosis of vascular dementia. *European Neurology, 28*, 87-92.

Loeb, C. (1988b). Clinical criteria for diagnosis and classification of vascular and multi-infarct dementia. In J.S. Meyer, H. Lechner, J. Marshall & J.F. Toole (Eds.), *Vascular and multi-infarct dementia.* (pp. 13-21). Mount Kisco, N.Y: Futura Publishing Co.

Loesch, D.Z. & Hay, D.A. (1985). *What is fragile X?*. Unveröffentlichtes Manuskript, La Trobe University, Bundoora, Australien.

Loftus, E.F. (1991). The glitter of everyday memory ... and the gold. *American Psychologist, 46*, 16-18.

Loftus, E.F. & Davis, G.M. (1984). Distortions in the memory of children. *Journal of Social Issues, 40*, 51-67.

Loftus, E.F. & Hoffman, H.G. (1989). Misinformation and memory: The creation of new memories. *Journal of experimental Psychologie, 118*, 100-104.

Loftus, E.F. & Loftus, G. (1980). On the permanence of stored information in the human brain. *American Psychologist, 35*, 409-420.

Lopes, O.L., Becker, J.T., Brenner, R.P., Rosen, J., Bajulaiye, O.I. & Reynolds, C.F. (1991). Alzheimer's disease with delusions and hallucinations: Neuropsychological and electroencephalographic correlates. *Neurology, 41*, 906-912.

Lopes da Silva, F.H., Witter, M.P., Boeijinga, P.H. & Lohman, A.H.M. (1990). Anatomic organization and physiology of the limbic cortex. *Physiological Review, 70*, 453-511.

Lorente de Nó, R. (1933). Studies on the structure of the cerebral cortex. I. The area entorhinalis. *Journal für Psychologie und Neurologie, 45*, 381-437.

Lorente de Nó, R. (1934). Studies on the structure of the cerebral cortex. II. Continuation of the study of the ammonic system. *Journal für Psychologie und Neurologie, 46*, 113-177.

Loring, D.W. & Largen, J.W. (1985). Neuropsychological patterns of presenile and senile dementia of the Alzheimer type. *Neuropsychologia, 23*, 351-357.

Loring, D.W., Martin, R.C., Meador, K.J. & Lee, G.P. (1990). Psychometric construction of the Rey-Osterrieth Complex Figure: Methodological considerations and interrater reliability. *Archives of Clinical Neuropsychology, 5*, 1-14.

Lorsbach, T.C. & Simpson, G.B. (1984). Age differences in the rate of processing in short-term memory. *Journal of Gerontology, 39*, 315-321.

Lothman, E.W., Bertram, E.H. & Stringer, J.L. (1991). Functional anatomy of hippocampal seizures. *Progress in Neurobiology, 37*, 1-82.

Lu, S.T., Hämäläinen, M.S., Hari, R., Ilmoniemi, R.J., Lounasmaa, O.V., Sams, M. & Vilkman, V. (1991). Seeing faces activates three separate areas outside the occipital visual cortex in man. *Neuroscience, 43*, 287-290.

Lubs, H.A. (1969). A marker X chromosome. *American Journal of Human Genetics 21*, 231-244.

Luchins, D.J. (1990). A possible role of hippocampal dysfunction in schizophrenic symptomatology. *Biological Psychiatry, 28*, 87-91.

Lücke, (n.n.g.) (1903). Ueber das Ganser'sche Symptom mit Berücksichtigung seiner forensischen Bedeutung. *Allgemeine Zeitschrift für Psychiatrie, 60*, 1-35.

Ludin, H.-P. (1988). *Das Parkinsonsyndrom*. Stuttgart: Kohlhammer.

Ludwig, A.M., Brandsma, J.M., Wilbur, C.B., Bendfeldt, F. & Jameson, D.H. (1972). The objective study of a multiple personality. *Archives of General Psychiatry, 26*, 298-310.

Lugaresi, E., Medori, R., Montagna, P., Baruzzi, A., Cortelli, P., Lugaresi, A., Tinuper, P., Zucconi, M. & Gambetti, P. (1986). Fatal familial insomnia and dysautonomia with selective degeneration of thalamic nuclei. *New England Journal of Medicine, 315*, 997-1003.

Lugaresi, A., Baruzzi, A., Cacciari, E., Cortelli, P., Medori, R., Montagna, P., Tinuper, P., Zucconi, M., Roiter, I. & Lugaresi, E. (1987). Lack of vegetative and endocrine circadian rhythms in fatal familial thalamic degeneration. *Clinical Endocrinology, 26*, 573-580.

Lugaresi, E. & Montagna, P. (1990). Fatal familial insomnia. In M.J. Thorpy (Ed.), *Handbook of sleep disorders*. (pp. 479-489). New York: Marcel Dekker Inc.

Lugaresi, E., Montagna, P., Cortelli, P. & Gambetti, P.L. (1990). Fatal familial insomnia: Role of the thalamus in endocrine and autonomic regulation. In M. Mancia & G. Marini (Eds.), *The diencephalon and sleep*. (pp. 293-299). New York: Raven Press.

Lunn, S., Skydsbjerg, M., Schulsinger, H., Parnas, J., Pedersen, C. & Mathiesen, L. (1991). A preliminary report on the neuropsychologic sequelae of human immunodeficiency virus. *Archives of General Psychiatry, 48*, 139-142.

Luria, A.R. (1968). *The mind of a mnemonist: A little book about a vast memory*. New York: Basic Books.

Luria, A.R. (1973). The frontal lobes and the regulation of behavior. In K.H. Pribram & A.R. Luria (Eds.), *Psychophysiology of the frontal lobes*. (pp. 3-26). New York: Academic Press.

Luria, A.R. (1980). *Higher cortical functions in man* (2. Aufl.). New York: Basic Books.

Luria, A.R. & Majovski, L.V. (1979). A frontal lobe syndrome due to a cerebrovascular accident affecting the corpus callosum. *Clinical Neuropsychology, 1*, 17-19.

Luxenberg, J.S., Haxby, J.V., Creasey, H., Sundaram, M. & Rapoport, S.I. (1987a). Rate of ventricular enlargement in dementia of the Alzheimer type correlates with rate of neuropsychological deterioration. *Neurology, 37*, 1135-1140.

Luxenberg, J.S., May, C., Haxby, J.V., Grady, C., Moore, A., Berg, G., White, B.J., Robinette, D. & Rapoport, S.I. (1987b). Cerebral metabolism, anatomy, and cognition in monozygotic twins discordant for dementia of the Alzheimer type. *Journal of Neurology, Neurosurgery, and Psychiatry, 50*, 333-340.

Lüers, T. & Spatz, H. (1957). Picksche Krankheit (progressive umschriebene Großhirnatrophie). In W. Scholz (Ed), *Handbuch der speziellen pathologischen Anatomie und Histologie*. (Vol. 13: Nervensystem). (pp. 614-715). Berlin: Springer.

Lynch, G. (1976). Some difficulties associated with the use of lesion techniques in the study of memory. In M.R. Rosenzweig & E.L. Benett (Eds.), *Neural mechanism of learning and memory*. (pp. 544-546). Cambridge, Mass.: MIT Press.

Lynch, G. (1986). *Synapses, circuits, and the beginnings of memory*. Cambridge: MIT Press.

Lynch, G. & Baudry, M. (1984). The biochemistry of memory: A new and specific hypothesis. *Science, 224*, 1057-1063.

Lynch, G., Granger, R. & Staubli, U. (1991). Long-term potentiation and the structure of memory. In W.C. Abraham, M. Corballis & K.G. White (Eds.), *Memory mechanisms. A tribute to G.V. Goddard.* (pp. 3-26). Hillsdale, N.J.: LEA.

Lynn, R. (1987). The intelligence of the mongoloids: A psychometric, evolutionary and neurological theory. *Person and Individividual Differences, 8*, 813-844.

Lyon, L.S. (1985). Facilitating telephone number recall in a case of psychogenic amnesia. *Journal of Behavior, Therapy and Experimental Psychiatry, 16*, 147-149.

MacAvoy, M.G., Gottlieb, J.P. & Bruce, C.J. (1991). Smooth-pursuit eye movement representation in the primate frontal eye field. *Cerebral Cortex, 1*, 95-102.

MacCallum, F.O., Adams, H. & Miller, D. (1973). Laboratory diagnosis of herpes simplex infection. Herpes simplex encephalitis: a clinical and pathological analysis of twenty-two cases. *Postgraduate Medical Journal, 49*, 393-397.

Macchi, G. (1989). Anatomical substrate of emotional reactions. In L. Squire and G.Gainotti (Eds.), *Handbook of neuropsychology, Vol. 3.* (pp. 283-304). Amsterdam: Elsevier.

Mace, C.J. & Trimble, M.R. (1991). Psychosis following temporal lobe surgery: a report of six cases. *Journal of Neurology, Neurosurgery, and Psychiatry, 54*, 639-644.

MacHovec, F.J. (1981). Hypnosis to facilitate recall in psychogenic amnesia and fugue states: treatment variables. *American Journal of Clinical Hypnosis, 24*, 7-13.

MacKenzie, S. & Hulme, C. (1987). Memory span development in Down's syndrome, severely subnormal and normal subjects. *Cognitive Neuropsychology, 4*, 303-319.

MacKinnon, D.F., & Squire, L.R. (1989). Autobiographical memory and amnesia. *Psychobiology, 17*, 247-256.

MacLean, P.D. (1949). Psychosomatic disease and the „visceral brain". *Psychosomatic Medicine, 11*, 338-353.

MacLean, P.D. (1954). The limbic system and its hippocampal formation: Studies in animals and their possible application to man. *Journal of Neurosurgery, 11*, 29-44.

MacLean, P.D. (1970). The triune brain, emotion, and the scientic bias. In F.O. Schmitt (Ed.), *The neurosciences: Second study program.* (pp. 336-349). New York: Rockefeller University Press.

MacLean, P.D. (1972). Cerebral evolution and emotional processes. *Annals of the New York Academy of Sciences, 193*, 137-149.

Madden, D.J. & Allen, P.A. (1991). Adult age differences in the rate of information extraction during visual search. *Journal of Gerontology: Psychological Sciences, 46*, 124-126.

Madrazo, I., Franco-Bourland, R., Ostrosky-Solis, F., Aguilera, M., Cuevas, C., Zamorano, C., Morelos, A., Magallon, E. & Guizar-Sahagun, G. (1990). Fetal homotransplants (ventral mesencephalon and adrenal tisuue) to the striatum of Parkinsonian subjects. *Archives of Neurology, 47*, 1281-1285.

Mahut, H. (1971). Spatial and object reversal learning in monkeys with partial temporal lobe ablations. *Neuropsychologia, 9*, 409-424.

Mahut, H., Moss, M. & Zola-Morgan, S. (1981a). Retention deficits after combined amygdalo-hippocampal and selective hippocampal resection in the monkey. *Journal of Neuroscience, 1*, 201-225.

Mahut, H., Moss, M. & Zola-Morgan, S. (1981b). Retention deficits after combined amygdalo-hippocampal and selective hippocampal resections in the monkey. *Neuropsychologia, 19*, 201-225.

Mahut, H., Zola-Morgan, S. & Moss, M. (1982). Hippocampal resections impair associative learning and recognition memory in the monkey. *Journal of Neuroscience, 2*, 1214-1229.

Maimone, D., Reder, A.T., Finocciaro, F. & Recupero, E. (1991). Internal caspule plaque and tonic spasms in multiple sclerosis. *Archives of Neurology, 48*, 427-429.

Mair, R.G., Capra, C., McEntee, W.J. & Engen, T. (1980). Odor discrimination and memory in Korsakoff's psychosis. *Journal of Experimental Psychology: Human Perception and Performance, 6*,445-458.

Mair, R.G., Doty, R., Kelly, K.M., Wilson, C.S., Langlais, P.J., McEntee, W.J. & Vollmecke, T.A. (1986). Multimodal sensory discrimination deficits in Korsakoff's Psychosis. *Neuropsychologia, 24*, 831-839.

Mair, W.G.P., Warrington, E.K. & Weiskrantz, L. (1979). Memory disorder in Korsakoff psychosis. A neuropathological and neuropsychological investigation of two cases. *Brain, 102*, 749-783.

Majocha, R.E., Schmidt, R. & Shashoua, V.E. (1982). Cultures of zona ependyma cells of goldfish brain: An immunological study of the synthesis and release of ependymins. *Journal of Neuroscience Research, 8*, 331-342.

Malamut, N. (1964). Neuropathology. In H.A. Stevens & R. Heber (Eds.), *Mental retardation*. (pp. 429-452). Chicago: University of Chicago Press.

Malamud, N. & Boyd, D.A., Jr. (1940). Pick's disease with atrophy of the temporal lobes. A clinicopathological study. *Archives of Neurology and Psychiatry, 43*, 210-222.

Malamud, N. & Skillicorn, S.A. (1956). Relationship between the Wernicke and the Korsakoff syndrome. *Archives of Neurology and Psychiatry, 76*, 586-596.

Malamut, B.L., Saunders, R.C. & Mishkin, M. (1984). Monkeys with combined amygdala-hippocampal lesions succeed in object discrimination learning despite 24-hour intertrial interval. *Behavioral Neuroscience, 98*, 759-769.

Maly, J. & Quatember, R. (1980). Die neuropsychologie frontobasaler und frontokonvexer Hirnläsionen. *Zeitschrift für Klinische Psychologie und Psychotherapie, 28*, 267-276.

Mamoli, B. & Brunner, G. (1984). Elektrophysiologische Untersuchungen bei Neuropathien. *Wiener klinische Wochenschrift, 96*, 9-14.

Mancia, M & Marini, G. (1990). *The diencephalon and sleep*. New York: Raven Press.

Mandal, M.K., Tandon, S.C. & Asthana, H.S. (1991). Right brain damage impairs recognition of negative emotions. *Cortex, 27*, 247-253.

Mandell, A.M. & Albert, M.A. (1990). History of subcortical dementia. In J.L. Cummings (Ed.), *Subcortical dementia*. (pp. 17-30). New York: Oxford University Press.

Mandell, A.M., Alexander, M.P. & Katz, D.I. (1985). Dementia syndromes of the mesencephalic-diencephalic junction. *Neurology, 35 Suppl. 1*, 263-264.

Manetto, V., Medori, R., Cortelli, P., Montagna, P., Tinuper, P., Baruzzi, A. Rancurel, G., Hauw, J.-J., Vanderhaeghen, J.-J., Mailleux, P., Bugiani, O., Tagliavini, F., Bouras, C., Rizzuto, N., Lugaresi, E. & Gambetti, P. (1992). Fatal familial insomnia clinical and pathological study of five new cases. *Neurology*, in press.

Mann, D.M.A. (1983). The locus coeruleus and its possible role in ageing and degenerative disease of the human central nervous system. *Mechanisms of Ageing and Development, 23*, 73-94.

Mann, D.M.A. (1991). The topographical distribution of brain atrophy in Alzheimer's disease. *Acta Neuropathologica, 83*, 81-86.

Mann, D.M.A., Royston, M.C. & Ravindra, C.R. (1990). Some morphometric observations on the brains of patients with Down's syndrome: their relationship to age and dementia. *Journal of the Neurological Sciences, 99*, 153-164.

Mann, D.M.A. & Yates, P.O. (1986). Neurotransmitter deficits in Alzheimer's disease and in other dementing disorders. *Human Neurobiology, 5*, 47-158.

Mann, D.M.A. & Yates, P.O. (1987). The perforant pathway in Down's syndrome. *Annals of Neurology, 21*, 613.

Mann, D.M.A., Yates, P.O. & Marcyniuk, B. (1984a). A comparison of changes in the nucleus basalis and locus caeruleus in Alzheimer's disease. *Journal of Neurology, Neurosurgery, and Psychiatry, 47*, 201-203.

Mann, D.M.A., Yates, P.O. & Marcyniuk, B. (1984b). Alzheimer's presenile dementia, senile dementia of Alzheimer type and Down's syndrome in middle age form an age related continuum of pathological changes. *Neuropathology and Applied Neurobiology, 10*, 185-207.

Mann, D.M.A., Yates, P.O. & Marcyniuk, B. (1985a). Changes in Alzheimer's disease in the magnocellular neurones of the supraoptic and paraventricular nuclei of the hypothalamus and their relationship to the noradrenergic deficit. *Clinical Neuropathology, 4*, 127-134.

Mann, D.M.A., Yates, P.O. & Marcyniuk, B. (1985b). Some morphometric observations on the cerebral cortex and hippocampus in presenile Alzheimer's disease, senile dementia of Alzheimer type and Down's syndrome in middle age. *Journal of the Neurological Sciences, 69*, 139-159.

Mann, D.M.A., Yates, P.O. & Marcyniuk, B. (1987a). Dopaminergic neurotransmitter systems in Alzheimer's disease and in Down's syndrome at middle age. *Journal of Neurology, Neurosurgery, and Psychiatry, 50*, 341-344.

Mann, D.M.A., Yates, P.O., Marcyniuk, B. & Ravindra, C.R. (1987b). Loss of neurones from cortical and subcortical areas in Down's syndrome patients at middle age. Quantitative comparisons with younger Down's patients and patients with Alzheimer's disease. *Journal of the Neurological Sciences, 80*, 79-89.

Mann, K., Schroth, G., Stetter, F., Schied, H.W., Bartels, M., Batra, A. & Heimann, H. (1991). Thiaminmangel und Hirnatrophie bei Alkoholabhängigen. *Nervenarzt, 62*, 177-181.

Manuelidis, E.E. (1985). Creutzfeldt-Jacob disease. *Journal of Neuropathology and Experimental Neurology, 44*, 1-17.

Manuelidis, E.E., De Figueiredo, J.M., Kim, J.H., Fritch, W.W. & Manuelidis (1988). Transmission studies from blood of Alzheimer disease patients and healthy relatives. *Proceedings of the National Academy of Sciences of the United States of America, 85*, 4898-4901.

Maragos, W.F., Greenamyre, T., Penney, J.B. Jr. & Young, A.B. (1987). Glutamate dysfunction in Alzheimer's disease: an hypothesis. *Trends in Neurosciences, 10*, 65-68.

Marcell, M.M. & Weeks, S.L. (1988). Short-term memory difficulties and Down's syndrome. *Journal of Mental Deficiency Research, 32*, 153-162.

Marchan, L. & Courtois, A. (1934). Le psychose aigue de Korsakoff des alcooliques. *Revue neurologique, 41*, 425-453.

Marchiafava, E. & Bignami, A. (1903). Sopra un'alterazione del corpo calloso osservata in soggetti alcoolisti. *Rivista di Patologia Nervosa e Mentali, 8*, 544-549.

Marcovitz, E. & Alpers, B.J. (1935). The central nervous system in mushroom poisoning. Report of two cases with toxic encephalitis. *Archives of Neurology and Psychiatry, 33*, 53-71.

Marcyniuk, B., Mann, D.M.A. & Yates, P.O. (1986a). Loss of nerve cells from locus coeruleus in Alzheimer's disease is topographically arranged. *Neuroscience Letters, 64*, 247-252.

Marcyniuk, B., Mann, D.M.A. & Yates, P.O. (1986b). The topography of cell loss from locus caeruleus in Alzheimer's disease. *Journal of the Neurological Sciences, 76*, 335-345.

Margolin, D.I. (1991). Cognitive neuropsychology. Resolving enigmas about Wernicke's aphasia and other higher cortical disorders. *Archives of Neurology, 48*, 751-765.

Maricle, R.A., Sennhauser, S. & Burry, M. (1991). Panic disorder associated with right parahippocampal infarction. *Journal of Nervous and Mental Disease, 179*, 374-375.

Marin, O.S.M., Glenn, C.G. & Rafal, R.D. (1983). Visual problem solving in the absence of lexical semantics: Evidence from dementia. *Brain and Cognition, 2*, 285-311.

Mark, V.H., Barry, H., McLardy, T. & Ervin, F.R. (1970). The destruction of both anterior thalamic nuclei in a patient with intractable agitated depression. *Journal of Nervous and Mental Disease, 150*, 266-272.

Mark, V.H., Ervin, F.R. & Hackett, T.P. (1960). Clinical aspects of sterotactic thalamotomy in human. *Archives of Neurology, 3*, 351-367.

Markowitsch, H.J. (1982a). Thalamic mediodorsal nucleus and memory: A critical evaluation of studies in animals and man. *Neuroscience and Biobehavioral Reviews, 6*, 351-380.

Markowitsch, H.J. (1982b). Retention performance of a learned delayed-alternation task after chemical lesions of the cat's mediodorsal nucleus. *Behavioural Brain Research, 4*, 263-277.

Markowitsch, H.J. (1983). Transient global amnesia. *Neuroscience and Biobehavioral Reviews, 7*, 35-43.

Markowitsch, H.J. (1984). Can amnesia be caused by damage of a single brain structure? *Cortex, 20*, 27-45.

Markowitsch, H.J. (1985a). Hypotheses on mnemonic information processing by the brain. *International Journal of Neuroscience, 27*, 191-227.

Markowitsch, H.J. (1985b). Gedächtnis und Gehirn: auf dem Weg zu einer differentiellen physiologische Psychologie? *Psychologische Rundschau, 36*, 201-216.

Markowitsch, H.J. (1985c). Der Fall H.M. im Dienste der Hirnforschung. *Naturwissenschaftliche Rundschau, 38*, 410-416.

Markowitsch, H.J. (1985d). Memory processing by the brain: Subregionalization, species-dependency, and network character. *Behavioral and Brain Sciences, 8*, 506-507.

Markowitsch, H.J. (1986). Bemerkungen zur Arbeit von A. Gonser, E. Perret und H.G. Wieser: Ist der Hippokampus für Lern- und Gedächtnisprozesse notwendig? *Nervenarzt, 57*, 678-679.

Markowitsch, H.J. (1987). Demenz im Alter. *Psychologische Rundschau, 38*, 145-154.

Markowitsch, H.J. (1988a). Long term memory processing in the human brain: On the influence of individual variations. In J. Delacour & J.C.S. Levy (Eds.), *Systems with learning and memory abilities*. (pp. 153-176). Amsterdam: North-Holland.

Markowitsch, H.J. (1988b). In H.J. Markowitsch (Ed.), *Information processing by the brain*. (pp. 1-4). Toronto: Huber.

Markowitsch, H.J. (1988c). Problems in the differential diagnosis of various forms of transient amnesias. *Italian Journal of Neurological Sciences, Suppl. 9*, 53-56.

Markowitsch, H.J. (1988d). Transient psychogenic amnesias. *Italian Journal of Neurological Sciences, Suppl. 9*, 49-51.

Markowitsch, H.J. (1988e). Anatomical and functional organization of the primate prefrontal cortical system. In H.D. Steklis & J. Erwin (Eds.), *Comparative primate biology*. (Vol. IV: Neurosciences). (pp.99-153). New York: Alan R. Liss.

Markowitsch, H.J. (1988f). Diencephalic amnesia: a reorientation towards tracts? *Brain Research Reviews, 13*, 351-370.

Markowitsch, H.J. (1990a). Early concepts of transient disorders with symptoms of amnesia. In H.J. Markowitsch (Ed.), *Transient global amnesia and related disorders*. (pp. 4-14). Toronto: Hogrefe & Huber Publs.

Markowitsch, H.J. (1990b). Transient psychogenic amnesic states. In H.J. Markowitsch (Ed.), *Transient global amnesia and related disorders*. (pp. 181-190). Toronto: Hogrefe & Huber Publs.

Markowitsch, H.J. (1990c). Early concepts of transient disorders with symptoms of amnesia. In H.J. Markowitsch (Ed.) *Transient global amnesia and related disorders*. (pp. 4-14). Toronto: Hogrefe & Huber Publ.

Markowitsch, H.J. (1991a). Transitorische Amnesien – Kaum bekannte Krankheitsbilder im neuro- und psychopathologischen Bereich. In D. Frey (Ed.), *Bericht über den 37. Kongreß der Deutschen Gesellschaft für Psychologie zu Kiel 1990*. (Band 2). (S. 335-342). Göttingen: Hogrefe.

Markowitsch, H.J. (1991b). Memory disorders after diencephalic damage: Heterogeneity of findings. In W.C. Abraham, M.C. Corballis & K.G. White (Eds.), *Memory mechanisms: A tribute to G.V. Goddard*. (pp. 175-194). Hillsdale, N.J.: Lawrence Erlbaum Associates.

Markowitsch, H.J. (1991c). Memory disturbances after focal brain injury: the role of fibres and the network organisation of information processing. In R.G.M. Morris & W. Singer (Eds.), *Self-organisation, ontogeny and the fractionation of memory*. (pp. 32-33). Straßburg: European Science Foundation.

Markowitsch, H.J. (1992a). *Intellectual functions and the brain. An historical perspective*. Toronto: Hogrefe & Huber Publs.

Markowitsch, H.J. (1992b). Das gestörte Altgedächtnis: Diagnoseverfahren bei Hirngeschädigten. *Rehabilitation, 31,* 11-19.

Markowitsch, H.J. (1992c). The neuropsychology of hanging – an historical perspective. *Journal of Neurology, Neurosurgery and Psychiatry*, in press.

Markowitsch, H.J. & von Cramon, D.Y. (1992). Relationships between behavioral outcome and the results of neuroimaging in brain-damaged patients. In submission.

Markowitsch, H.J., von Cramon, D.Y., Hofmann, E., Sick, C.-D. & Kinzler, P. (1990). Verbal memory deterioration after unilateral infarct of the internal capsule in an adolescent. *Cortex, 26*, 597-609.

Markowitsch, von Cramon, D.Y., & Schuri, U. (1993). The mnestic performance profile of a bilateral diencephalic damaged case with preserved intelligence and severe amnesic disturbances. In L.R. Squire & N. Butters (Eds.), *Neuropsychology of memory*. (2nd ed.). New York: Guilford Press.

Markowitsch, H.J., Emmans, D., Irle, E., Streicher, M. & Preilowski, B. (1985b). Cortical and subcortical afferent connections of the primate's temporal pole. A study using rhesus monkeys, squirrel monkeys, and marmosets. *Journal of Comparative Neurology, 242*, 425-458.

Markowitsch, H.J., Irle, E. & Emmans, D. (1987). Cortical and subcortical afferent connections of the squirrel monkey's (lateral) premotor cortex: Evidence for visual cortical afferents. *International Journal of Neuroscience, 37*, 127-148.

Markowitsch, H.J., Kessler, J., Bast-Kessler, C. & Riess, R. (1984). Different emotional tones significantly affect recognition performance in patients with Korsakoff psychosis. *International Journal of Neuroscience, 25*, 145-159.

Markowitsch, H.J., Kessler, J. & Denzler, P. (1986). Recognition memory and psychophysiological responses towards stimuli with neutral or emotional content. A study of Korsakoff patients and recently detoxified and longterm abstinent alcoholics. *International Journal of Neuroscience, 29*, 1-35.

Markowitsch, H.J., Kessler, J. & Streicher, M. (1985a). Consequences of serial cortical, hippocampal, and thalamic lesions and of different lengths of overtraining on the acquisition and retention of learning tasks. *Behavioral Neuroscience, 99*, 233-256.

Markowitsch, H.J. & Pritzel, M. (1976). Reward related neurons in cat association cortex. *Brain Research, 111*, 185-188.

Markowitsch, H.J. & Pritzel, M. (1978a). Single unit activity in cat prefrontal and posterior association cortex during performance of spatial reversal tasks. *Brain Research, 149*, 53-76.

Markowitsch, H.J. & Pritzel, M. (1978b). Von Monakow's diaschisis concept: Comments on West *et al.* (1976). *Behavioral Biology, 22*, 411-412.

Markowitsch, H.J. & Pritzel, M. (1978c). The insular region: Part of the prefrontal cortex? *Neuroscience and Biobehavioral Reviews, 2*, 271-276.

Markowitsch, H.J. & Pritzel, M. (1979). The prefrontal cortex: Projection area of the thalamic mediodorsal nucleus? *Physiological Psychology, 7*, 1-6.

Markowitsch, H.J., & Pritzel, M. (1985). The neuropathology of amnesia. *Progress in Neurobiology, 25*, 189-287.

Markowitsch, H.J. & Pritzel, M. (1987). Single unit activity in cat prefrontal and parietal cortex during performance of a symmetrical reinforced go-no go task. *International Journal of Neuroscience, 32*, 719-746.

Markowitsch, H.J., Pritzel, M., Wilson, M., & Divac, I. (1980). The prefrontal cortex of a prosimian (*Galago senegalensis*) defined as the cortical projection area of the thalamic mediodorsal nucleus. *Neuroscience, 5*, 1771-1779.

Markowitsch, H.J. & Röhrenbach, C. (1992). Störungen im Präfrontalbereich: Exekutive Funktionen. In H.J. Markowitsch (Ed.), *Enzyklopädie der Psychologie, Themenbereich C, Serie I, Band 5: Neuropsychologie: Das geschädigte Nervensystem* (in Bearb.). Göttingen: Hogrefe.

Marlowe, W.B., Mancall, E.L. & Thomas, J.J. (1975). Complete Klüver-Bucy syndrome in man. *Cortex, 11*, 53-59.

Marsh, G.G. (1980). Disability and intellectual function in multiple sclerosis patients. *Journal of Nervous and Mental Disease, 168*, 758-762.

Marshall, J.C. & Halligan, P.W. (1988). Blindsight and insight in visuo-spatial neglect. *Nature, 336*, 766-767.

Marslen-Wilson, W.D. & Teuber, J.-L. (1975). Memory for remote events in anterograde amnesia: Recognition of public figures from newsphotographs. *Neuropsychologia, 13*, 353-364.

Martin, A. (1987). Representation of semantic and spatial knowledge in Alzheimer's patients: implications for models of preserved learning in amnesia. *Journal of Clinical and Experimental Neuropsychology, 9*, 191-224.

Martin, A., Brouwers, P., Cox, C. & Fedio, P. (1985). On the nature of the verbal memory deficit in Alzheimer's disease. *Brain and Language, 25*, 323-341.

Martin, A., Brouwers, P., Lalonde, F., Cox, C., Teleska, P., Fedio, P., Foster, N.L. & Chase, N. (1986). Towards a behavioral typology of Alzheimer's patients. *Journal of Clinical and Experimental Neuropsychology, 8*, 594-610.

Martin, A., Cox, C., Brouwers, P. & Fedio, P. (1985). A note on different patterns of impaired and preserved cognitive abilities and their relation to episodic memory deficits in Alzheimer's patients. *Brain and Language, 29*, 181-185.

Martin, A. & Fedio, P. (1983). Word production and comprehension in Alzheimer's disease: the breakdown of semantic knowledge. *Brain and Language, 19*, 124-141.

Martin, E. & Junod, J.-P. (Hrsg.). (1986). *Lehrbuch der Geriatrie*. (2. Aufl.). Bern: Huber.

Martin, E.M., Wilson, R.S., Penn, R.D., Fox, J.H., Clasen, R.A. & Savoy, S.M. (1987). Cortical biopsy results in Alzheimer's disease: Correlation with cognitive deficits. *Neurology, 37*, 1201-1204.

Martin, J. & Bell, S. (1943). A pedigree of mental defect showing sex linkage. *Journal of Neurology and Psychology, 6*, 154-157.

Martin, J.B., Flint Beal, M., Mazurek, M., Kowall, N.W. & Growdon, J.H. (1988). Some observations on the significance of neurotransmitter changes in Alzheimer disease. In R.D. Terry (Ed.), *Aging and the brain*. (pp. 129-148). New York: Raven Press.

Martin, J.J. (1975). Thalamic degenerations. In P.J. Vinken & J.W. Bruyn (Eds.), *Handbook of clinical neurology*. (Vol. 21). (pp. 587-604). Amsterdam: North Holland Publ. Comp.

Martin, J.J., Gheuens, J., Bruyland, M., Cras, P., Vandenberghe, A., Masters, C.L., Beyreuther, K., Dom, R., Ceuterick, C., Lübke, U., Van Heuverswijn, H., De Winter, G. & Broeckhoven, C. (1991). Early-onset Alzheimer's disease in 2 large Belgian families. *Neurology, 41*, 62-68.

Martin, J.J., Yap, M., Nei, I.P. & Tan, T.E. (1983). Selective thalamic degeneration – report of a case with memory and mental disturbances. *Clinical Neuropathology, 2*, 156-162.

Martin, L.J., Spicer, D.M., Lewis, M.H., Gluck, J.P. & Cork, L.C. (1991). Social deprivation of infant rhesus monkeys alters the chemoarchitecture of the brain: I. Subcortical regions. *Journal of Neuroscience, 11*, 3344-3358.

Martin, R.C., Meador, K.J. & Loring, D.W. (1991). Differential effects of unilateral temporal lobectomy on visuospatial memory and attention. *Journal of Clinical and Experimental Neuropsychology, 13*, 965-971.

Martin, R.L., Gerteis, G. & Gabrielli, W.F. Jr. (1988). A family-genetic study of dementia of Alzheimer type. *Archives of General Psychiatry, 45*, 894-900.

Martin, W.R.W., Palmer, M.R., Patlak, C.S. & Calne, D.B. (1989). Nigrostriatal function in humans studies with positron emission tomography. *Annals of Neurology, 26*, 535-542.

Martin-Loeches, M., Gil, P., Jimenez, F., Exposito, F.J., Miguel, F., Cacabelos, R. & Rubia, F.J. (1991). Topographic maps of brain electrical activity in primary degenerative dementia of the Alzheimer type and multiinfarct dementia. *Biological Psychiatry, 29*, 211-223.

Martinez, J.L., Jensen, R.A. & McGaugh, J.L. (1981). Attenuation of experimentally-induced amnesia. *Progress in Neurobiology, 16*, 155-186.
Martone, M., Butters, N., Payne, M., Becker, J.T. & Sax, D.S. (1984). Dissociation between skill learning and verbal recognition in amnesia and dementia. *Archives of Neurology, 41*, 965-970.
Mas, J.L., Alperovitch, A. & Derouesne, C. (1987). Épiodémiologie de la démence de type Alzheimer. *Revue Neurologique, 143*, 161-171.
Masdeu, J.C. (1990). The localization of lesions affecting the cerebral hemispheres. In P.W. Brazis, J.C. Masdeu & J. Biller (Eds.), *Localization in clinical neurology*. (pp. 361-428). Boston: Little, Brown & Comp.
Masdeu, J.C. & Brazis, P.W. (1990). The anatomic localization of lesions in the thalamus. In P.W. Brazis, J.C. Masdeu & J. Biller (Eds.), *Localization in clinical neurology*. (pp. 319-343). Boston: Little, Brown & Comp.
Mashlaly, R., Gray, F., Posson, M., Rancurel, G., Escourolle, R. & Buge, A. (1983). Toxoplasmose cérébrale acquise de l'adulte. *Revue Neurologique, 139*, 561-568.
Masliah, E., Hanse, L.A., Quijada, S., DeTeresa, R., Alford, M., Kauss, J. & Terry, R. (1991). Late onset dementia with argyrophilic grains and subcortical tangles or atypical progressive supranuclear palsy? *Annals of Neurology, 29*, 389-396.
Massaro, D.W., Weldon, M.S. & Kitzis, S.N. (1991). Integration of orthographic and semantic information in memory retrieval. *Journal of Experimental Psychology: Learning, Memory, and Cognition, 17*, 277-287.
Massman, P.J., Delis, D.C., Butters, N., Levin, B.E. & Salmon, D.P. (1990). Are all subcortical dementias alike?: Verbal learning and memory in Parkinson's and Huntington's disease patients. *Journal of Clinical and Experimental Neuropsychology, 12*, 729-744.
Masters, C.L. (1984). Etiology and pathogenesis of Alzheimer's disease. *Pathology, 16*, 233-234.
Masters, C.L. & Beyreuther, K. (1986). The structure of amyloid filaments in Alzheimer's disease and the unconventional virus infections of the nervous system. *Psychological Medicine, 16*, 735-737.
Masters, C.L. & Beyreuther, K. (1990). Protein abnormalities in neurofibrillary tangles: Their relation to the extracellular amyloid deposits of the A4 protein in Alzheimer's disease. In R.J. Wurtman, S. Corkin, J.H. Growdon & E. Ritter-Walker (Eds.), *Advances in neurology*. (Vol. 51). (pp. 151-162.). New York: Raven Press.
Masters, C.L., Simms, G., Weinman, N.A., Multhaup, G., Mc.Donald, B.L. & Beyreuther, K. (1985). Amyloid placque core protein in Alzheimer disease and Down syndrome. *Proceedings of the National Academy of Sciences of the United States of America, 82*, 4245-4249.
Masullo, C., Pocchiari, M., Mariotti, P., Macchi, G., Garruto, R.M., Gibbs, C.J. Jr., Yanagihara, R. & Carleton Gajdusek, D. (1988). The nucleus basalis of Meynert in Parkinsonism-dementia of Guam: A morphometric study. *Neuropathology and Applied Neurobiology, 15*, 193-206.
Mathew, N.T. & Meyer, J.S. (1974). Pathogenesis and natural history of transient global amnesia. *Stroke, 5*, 303-311.
Matsuyama, S.S., Jarvik, L.F. & Kumar, V. (1985). Dementia: genetics. In T. Arie (Ed.), *Recent advances in psychogeriatrics*. (pp.-45-69). Edinburgh: Churchill Livingstone.
Matthews, C.G., Cleeland, C.S. & Hopper, C.L. (1970). Neuropsychological patterns in multiple sclerosis. *Diseases of the Nervous System, 31*, 161-170.

Matthews, W.B. (1965). Sarcoidosis of the nervous system. *Journal of Neurology, Neurosurgery, and Psychiatry, 28*, 23-29.

Matthews, W.B. (Ed.). (1991). *McAlpine's multiple sclerosis*. New York: Churchill Livingstone.

Matthies, H. (1989). Neurobiological aspects of learning and memory. *Annual Review of Psychology, 40*, 381-404.

Mattis, S., Kovner, R., Gartner, J. & Goldmeier, E. (1981). Deficits in retrieval of category exemplars in alcoholic Korsakoff patients. *Neuropsychologia, 19*, 357-363.

Mattis, S., Kovner, R. & Goldmeier, E. (1978). Different patterns of mnemonic deficits in two organic amnesic syndromes. *Brain and Language, 6*, 179-191.

Maudsley, H. (1873). *Body and mind: An inquiry into their connection and mutual influence, specially in reference to mental disorders*. London: Macmillan.

Mauguière, F. & Baleydier, C. (1986). Place du thalamus dans le réseau d'interconnextions entre les cortex associatifs et limbiques chez le singe. *Revue Neurologique, 142*, 406-417.

Maximilian, V.A., Risberg, J., Prohovnik, I., Rehnström, S. & Haeger-Aronsen, B. (1982). Regional cerebral blood flow and verbal memory after chronic exposure to organic solvents. *Brain and Cognition, 1*, 196-205.

May, C., Rapoport, S.I., Tomai, T.P., Chrousos, G.P. & Gold, P.W. (1987). Cerebrospinal fluid concentrations of corticotropin-releasing hormone (CRH) and corticotropin (ACTH) are reduced in patients with Alzheimer's disease. *Neurology, 37*, 535-538.

May, R.H., Voegele, G.E. & Paolino, A.F. (1960). The Ganser syndrome. A report of three cases. *Journal of Nervous and Mental Disease, 130*, 331-339.

Mayberg, H.S., Sadzot, B., Meltzer, C.C., Fisher, R.S., Lesser, R.P., Dannals, R.F., Lever, J.R., Wilson, A.A., Ravert, H.T., Wagner, H.N. Jr., Bryan, R.N., Cromwell, C.C. and Frost, J.J. (1991). Quantification of mu and non-mu opiate receptors in temporal lobe epilepsy using positron emission tomography. *Annals of Neurology, 30*, 3-11.

Mayberg, H.S., Starkstein, S.E., Robinson, R.G., & Wagner, H. (1989). The role of the right basotemporal cortex in the production of secondary mania. *Society for Neuroscience Abstracts, 15*, 1223 (Abstr. No. 449.8).

Mayberg, H.S., Starkstein, S.E., Sadzot, B., Preziosi, T., Andrezejewski, P.L., Dannals, R.F., Wagner Jr., H.N. & Robinson, R.G. (1990). Selective hypometabolism in the inferior frontal lobe in depressed patients with Parkinson's disease. *Annals of Neurology, 28*, 57-64.

Mayer, J.D. & Bower, G.H. (1985a). Mood dependent retrieval: Comentary on Wetzler. *Psychological Reports, 57*, 1000-1002.

Mayer, J.D. & Bower, G.H. (1985b). Naturally occuring mood and learning: Comment on Hasher, Rose, Zacks, Sanft, and Doren. *Journal of Experimental psychology, 114 (3)*, 396-403.

Mayer-Gross, W., Slater, E. & Roth, M. (1969). *Clinical psychiatry*. (3rd ed.). London: Balliere, Tindall, & Cassell.

Mayes, A.R. (1983). Human and animal memory: Some basic questions. In A. Mayes (Ed.), *Memory in animals and humans*. (pp. 1-19). Wokingham, U.K.: Van Nostrand Reinhold.

Mayes, A.R. (1988). *Human organic memory disorders*. Cambridge: Cambridge University Press.

Mayes, A.R. (1991). Amnesia: lesion location and functional deficit – what is the link? *Psychological Medicine, 21*, 293-297.

Mayes, A.R., Baddeley, A.D., Cockburn, J., Meudell, P.R., Pickering, A. & Wilson, B. (1989). Why are amnesic judgements of recency and frequency made in a qualitatively different way from those of normal people? *Cortex, 25*, 479-488.

Mayes, A.R., Boddy, J. & Meudell, P. (1980). Is amnesia caused by an activational deficit? A preliminary electrophysiological investigation of acquisition. *Neuroscience Letters, 18*, 347-352.

Mayes, A.R. & Meudell, P.R. (1981). How similar is immediate memory in amnesic patients to delayed memory in normal subjects? A replication, extension and reassessment of the amnesic cueing effects. *Neuropsychologia, 19*, 647-654.

Mayes, A.R., Meudell, P.R., Mann, D., & Pickering, A. (1988). Location of lesions in Korsakoff's syndrome neuropsychological and neuropathological data on two patients. *Cortex, 24*, 367-388.

Mayes, A.R., Meudell, P.R. & MacDonald, C. (1991). Disproportionate intentional spatial-memory impairments in amnesia. *Neuropsychologia*, *29*, 771-784.

Mayes, A.R., Meudell, P. & Neary, D. (1978). Must amnesia be caused by either encoding or retrieval disorders? In M.M. Gruneberg, P.E. Morris & R.N. Sykes (Eds.), *Practical aspects of memory*. (pp. 712-719). London: Academic Press.

Mayes, A.R., Meudell, P. & Neary, D. (1980). Do amnesics adopt inefficient encoding strategies with faces and random shapes? *Neuropsychologia, 18*, 527-540.

Mayes, A.R., Meudell, P. & Pickering, A. (1985). Is organic amnesia caused by a selective deficit in remembering contextual information? *Cortex, 21*, 167-202.

Mayes, A.R., Pickering, A. & Fairbairn, A. (1987). Amnesic sensitivity to proactive interference: its relationship to priming and the causes of amnesia. *Neuropsychologia, 25*, 211-220.

Mayes, A.R., Poole, V. & Gooding, P. (1991). Increased reading speed for words and pronounceable non-words: evidence of preserved priming in amnesics. *Cortex*, *27*, 403-415.

Mayes, J.T. (1988). On the nature of echoic persistence: experiments with running memory. *Journal of Experimental Psychology: Learning, Memory, and Cognition, 14*, 278-288.

Mayeux, R. (1984). Incidence and prevalence of Down's syndrome. *Annals of Neurology, 18*, 613-614.

Mayeux, R., Chen, J., Mirabello, E., Marder, K., Bell, K., Dooneief, G., Cote, L., Stern, Y. (1990). An estimate of the incidence of dementia in idiopathic Parkinson's disease. *Neurology, 40*, 1513-1517.

Mayeux, R. & Rosen, W. (Eds.). (1983). *The dementias*. (Advances in Neurology Series, Vol. 38). New York: Raven Press.

Mayeux, R., Sano, M., Chen, J., Tatemichi, T. & Stern, Y. (1991). Risk of dementia in first-degree relatives of patients with Alzheimer's disease and related disorder. *Archives of Neurology, 48*, 269-273.

Mayeux, R. & Stern, Y. (1983). Intellectual dysfunction and dementia in Parkinson disease. In E. Mayeux & W.G. Rosen (Eds.), *The dementias*. (Advances in Neurology Series, Vol. 38). (pp. 211-227). New York: Raven Press.

Mayeux, R., Stern, Y., Rosen, J. & Benson, F.D. (1983). Is „subcortical dementia" a recognizable clinical entity? *Annals of Neurology, 14*, 278-283.

Maylor, E.A. (1990). Recognizing and naming faces: Aging, memory retrieval, and the tip of the tongue state. *Journal of Gerontology, Psychological Sciences, 45*, 215-226.

Mazurek, M.F., Growdon, J.H., Flint Beal, M. & Martin, J.B. (1986). CSF vasopressin concentration is reduced in Alzheimer's disease. *Neurology, 36*, 1133-1137.

Mazziotta, J.C. (1991). The continuing challenge of primary brain tumor management: The contribution of positron emission tomography. *Annals of Neurology, 29*, 345-346.

Mazziotta, J.C., Pelizzari, C.C., Chen, G.T., Bookstein, F.L. & Valentino, D. (1991). Region of interest issues: The relationship between structure and function in the brain. *Journal of Cerebral Blood Flow and Metabolism, 11*, A51-A56.

Mazzucchi, A., Moretti, G., Caffarra, P. & Parma, M. (1980). Neuropsychological functions in the follow-up of transient global amnesia. *Brain 103*, 161-178.

Mazzucchi, A. & Parma, M. (1990). Neuropsychological testing of transient global amnesia during attack and during follow-up. In H.J. Markowitsch (Ed.), *Transient global amnesia and related disorders*. (pp. 152-167). Toronto: Hogrefe & Huber Publs.

McAndrews, M.P., Glisky, E.L. & Schacter, D.L. (1987). When priming persists: Long-lasting implicit memory for a single episode in amnesic patients. *Neuropsychologia, 25*, 497-506.

McAndrews, M.P. & Milner, B. (1991). The frontal cortex and memory for temporal order. *Neuropsychologia, 29*, 849-859.

McAndrews, M.P. & Moscovitch, M. (1990). Transfer effects in implicit tests of memory. *Journal of Experimental Psychology, 16 (5)*, 772-788.

McArthur, J.C. & Johnson, R.T. (1988). Primary infection with human immunodeficiency virus. In M.L. Rosenblum, R.M. Levy & D.E. Bredesen (Eds.), *AIDS and the nervous system*. (pp. 483-201). New York: Raven Press.

McArthur, J.C., Becker, P.S., Parisi, J.E., Trapp, B., Selnes, O.A., Cornblath, D.R., Balakrishnan, J., Griffin, J.W. & Price, D. (1989). Neuropathological changes in early HIV-1 dementia. *Annals of Neurology, 26*, 681-684.

McCarthy, R.A. & Warrington, E.K. (1987a). The douple dissociation of short-term memory for lists and sentences. *Brain, 110*, 1545-1563.

McCarthy, R.A. & Warrington, E.K. (1987b). Understanding: A function of short-term memory? *Brain, 110*, 1565-1578.

McClelland, J.L. & Rumelhart, D.E. (1986). A distributed model of human learning and memory. In J.L. McClelland, D.E. Rumelhart and the PDP Research Group (Eds.), *Parallel distributed processing. Explorations in the microstructure of cognition. Vol. 2: Psychological and biological models*. (pp. 171-215). Cambridge, MA: MIT Press.

McCloskey, M., Harley, W. & Sokol, S.M. (1991). Models of arithmetic fact retrieval: An evaluation in light of findings from normal and brain-damaged subjects. *Journal of Experimental Psychology: Learning, Memory, and Cognition, 17*, 377-397.

McClurkin, J.W., Optican, L.M., Richmond, B.J. & Gawne, T.J. (1991). Concurrent processing and complexity of temporally encoded neuronal messages in visual perception. *Science, 253*, 675-677.

McCormick, G.F. & Levine, D.A. (1983). Visual anomia: A unidirectional disconnection. *Neurology, 33*, 664-666.

McCrae, R.R., Arenberg, D. & Costa, P.T., Jr. (1987). Declines in divergent thinking with age: Cross-sectional, longitudinal, and cross-sequential analyses. *Psychology and Aging, 2*, 130-137.

McDaniel, K.D. (1990). Thalamic degeneration. In J.L. Cummings (Ed.), *Subcortical dementia*. (pp. 132-144). New York: Oxford University Press.

McDonald, W.M., Doraiswamy, P.M. & Krishnan, K.R.R. (1991). Magnetic resonance imaging hyperintensities in Alzheimer's disease. *Archives of Neurology, 48*, 468.

McDowell, J.R. (1979). Effects of encoding instructions and retrieval cuing on recall in Korsakoff patients. *Memory and Cognition, 7*, 232-239.

McDowell, J.R. & Leblanc, H.J. (1984). Computed tomographic findings in Wernicke-Korsakoff syndrome. *Archives of Neurology, 41*, 453-454.

McEachron, D.L., Gallistel, C.R. & Hand, P.J. (1987). Do 15 million cat neuron mediate the memory of a circle and a star? *Science, 238*, 1587.

McEntee, W.J., Biber, M.P., Perl, D.P. & Benson, D.F. (1976). Diencephalic amnesia: A reappraisal. *Journal of Neurology, Neurosurgery, and Psychiatry, 39*, 436-441.

McEntee, W.J., Crook, T.H., Jenkyn, L.R., Petrie, W., Larrabee, G.J. & Coffey, D.J. (1991). Treatment of age-associated memory impairment with guanfacine. In B. Lebowitz & T. Crook (Eds.), Treatment of adult-onset cognitive disorders: results of multicenter trials. *Psychopharmacology Bulletin, 27*, 41-46.

McEntee, W.J. & Mair, R.G. (1990). The Korsakoff syndrome: A neurochemical perspective. *Trends in Neurosciences, 13*, 340-344.

McGeer, P.L., Kamo, H., Harrop, R., McGeer, E.G., Martin, W.R.W., Pate, D.B. & Li, D.K.B. (1986). Comparison of PET, MRI, and CT with pathology in a proven case of Alzheimer's disease. *Neurology, 36*, 1569-1574.

McGeer, P.L., McGeer, E.G., Suzuki, J., Dolman, C.E. & Nagai, T. (1984). Aging, Alzheimer's disease, and the cholinergic system of the basal forebrain. *Neurology, 34*, 741-745.

McGlone, J. (1980). Sex difference in human brain asymmetry: A critical survey. *Behavioral and Brain Sciences, 3*, 215-263.

McGlone, J. & Wands, K. (1991). Self-report of memory function in patients with temporal lobe epilepsy and temporal lobectomy. *Cortex, 27*, 19-28.

McGlynn, S.M. & Kaszniak, A.W. (1991). When metacognition fails: Impaired awareness of deficits in Alzheimers's disease. *Journal of Cognitive Neuroscience, 3*, 183-189.

McKee, A.C., Kosik, K.S. & Kowall, N.W. (1991). Neuritic pathology and dementia in Alzheimer's disease. *Annals of Neurology, 30*, 156-165.

McKhann, G., Drachman, D., Folstein, M., Katzman, R., Price, D. & Stadlan, E.M. (1984). Clinical diagnosis of Alzheimer's disease: Report of the NINCDS-ADRDA work group under the auspices of department of health and human services task force on Alzheimer's disease. *Neurology, 34*, 939-944.

McKissock, W. & Paine, K.W.E. (1958). Primary tumours of the thalamus. *Brain, 81*, 41-63.

McKoon, G. & Ratcliff, R. (1986). Automatic activation of episodic information in a semantic memory task. *Journal of Experimental Psychology: Learning, Memory, and Cognition, 12*,108-115.

McKoon, G., Ratcliff, R. & Dell, G.S. (1986). A critical evaluation of the semantic-episodic distinction. *Journal of Experimental Psychology: Learning, Memory, and Cognition, 12*, 295-306.

McMillan, T.M. (1984). Investigation of everyday memory in normal subjects using the Subjective Memory Questionnaire (SMQ). *Cortex, 20*, 333-347.

McMenemey, W.H., Grant, H.C. & Behrman, S. (1965). Two examples of „presenile dementia“ (Pick's disease and Stern-Garcin syndrome with a history of trauma). *Archiv für Psychiatrie und Zeitschrift für die gesamte Neurologie, 207*, 128-140.

McNeil, J.E. & Warrington, E.K. (1991). Prosopagnosia: A reclassification. *Quarterly Journal of Experimental Psychology, 43A*, 267-287.

Meador, K.J., Loring, D.W., Bowers, D. & Heilman, K.M. (1987). Remote memory and neglect syndrome. *Neurology, 37*, 522-526.

Meador, K.J., Thompson, M.S., Loring, D.W., Murro, A.M., King, D.W., Gallagher, B.B., Lee, G.P., Smith, J.R. & Flanigin, H.F. (1991). Behavioral state-specific changes in human hippocampal theta activity. *Neurology, 41*, 869-872.

Meadows, J.C. (1974). The anatomical basis of prosopagnosia. *Journal of Neurology, Neurosurgery, and Psychiatry, 37*, 489-501.

Medalia, A. (1991). Memory deficits in Wilson's disease: A response to Lang. *Journal of Clinical and Experimental Neuropsychology, 13*, 359-360.

Medalia, A., Merriam, A.E. & Ehrenreich, J.H. (1991). The neuropsychological sequelae of attempted hanging. *Journal of Neurology, Neurosurgery and Psychiatry, 54*, 546-548.

Medina, J.L., Chokroverty, S. & Rubino, F.A. (1977). Syndrome of agitated delirium and visual impairment: a manifestation of medial temporo-occipital infarction. *Journal of Neurology, Neurosurgery, and Psychiatry, 40*, 861-864.

Medori, R. (1992). Fatal familial insomnia: A prion disease with a mutation at codon 178 of the prion protein gene. *New England Journal of Medicine*, in press.

Medori, R., Montagna, P., Titschler, H.J., Le Blanc, A., Cortelli, P., Tinuper, P., Lugaresi, E. & Gambetti, P. (1992). Fatal familial insomnia. A second kindred with mutation of prion protein gene at codon 178. *Neurology*, in press.

Meggendorfer, E.G. (1928). Intoxikationspsychosen. Die exogenen Reaktionsformen und die organischen Psychosen. In O. Bumke (Ed.), *Handbuch der Geisteskrankheiten*. (Vol. 7, Pt 3). (S. 151-400). Berlin: Springer.

Meguro, K., Doi, C., Ueda, M., Yamaguchi, T., Matsui, H., Kinomura, S., Itoh, M., Yamada, K. & Sasaki, H. (1991). Decreased cerebral glucose metabolism associated with mental deterioration in multi-infarct dementia. *Neuroradiology, 33*, 305-309.

Mehraein, P. (1970). Schadenverteilungsmuster und Sonderformen der Wernickeschen Enzephalopathie. *Wiener klinische Wochenschrift, 82*, 666.

Mehraein, P. & Jamada, M. (1967). Amnestisches Syndrom bei einem Fall mit isolierter cerebraler Besnier-Boeck-Schaumannscher Erkrankung. *Archiv für Psychiatrie und Zeitschrift für die gesamte Neurologie, 210*, 89-96.

Mehraein, P. & Rothemund, E. (1976). Neuromorphologische Grundlagen des amnestischen Syndroms. *Archiv für Psychiatrie und Nervenkrankheiten, 222* 153-176,

Meissner, I., Sapir, S., Kokmen, E. & Stein, S.D. (1987). The paramedian diencephalic syndrome: A dynamic phenomenon. *Stroke, 18*, 380-385.

Meitinger, T. & Gasser, T. (1991). Neurogenetik – Herausforderung an die Neurologie. *Der Nervenarzt, 62*, 583-589.

Meldrum, B.S. (1975). Present views on hippocampal sclerosis and epilepsy. In D. Williams (Ed.), *Modern trends in neurology*. (Vol. 6). (pp. 223-239). London: Butterworths.

Melgaard, B., Henriksen, L., Ahlgren, P., Danielsen, U.T., Sörensen, H. & Paulson, O.B. (1990). Regional cerebral blood flow in chronic alcoholics measured by single photon emission computerized tomography. *Acta Neurologica Scandinavica, 82*, 87-93.

Mendez, M.F., Adams, N.L., Lewandowski, K.S. (1989). Neurobehavioral changes associated with caudate lesions. *Neurology, 39*, 349-354.

Mendez, M.F., Mendez, M.A., Martin, R., Smyth, K.A. & Whitehouse, P.J. (1990). Complex visual disturbances in Alzheimer's disease. *Neurology, 40*, 439-443.

Mendez, M.F. & Zander, B.A. (1991). Dementia presenting with aphasia: clinical characteristics. *Journal of Neurology, Neurosurgery, and Psychiatry, 54*, 542-545.

Menninger, K. (1969). *Number words and number symbols. A cultural history of numbers*. Cambridge, MA: MIT Press.

Mensing, J.W.A., Hoogland, P.H. & Slooff, J.L. (1984). Computed tomography in the diagnosis of Wernicke's encephalopathy: A radiological-neuropathological correlation. *Annals of Neurology, 16*, 363-365.

Merikangas, J.R., Marasco, J.A.J. & Feczka, W.A. (1979). Basal ganglia calcification in Down's syndrome. *Computer tomography, 3*, 111-113.

Merikle, P.M. & Reingold, E.M. (1991). Comparing direct (explicit) and indirect (implicit) measures to study unconscious memory. *Journal of Experimental Psychology: Learning, Memory, and Cognition, 17*, 224-233.

Merriam, A.E. (1988). Emotional arousal-induced transient global amnesia. Case report, differention from hysterical amnesia, and an etiologic hypothesis. *Neuropsychiatry, Neuropsychology, and Behavioral Neurology, 1*, 73-78.

Merzenich, M.M. & Kaas, J.H. (1980). Principles of organization of sensory – perceptual systems in mammals. In J.M. Sprague & A.N. Epstein (Eds.), *Progress in psychobiology and physiological psychology*. (Vol. 9). (pp. 1-42). New York: Academic Press.

Merzenich, M.M. & Kaas, J.H. (1982). Reorganization of mammalian somatosensory cortex following peripheral nerve injury. *Trends in Neurosciences, 5*, 434-436.

Merzenich, M.M., Kaas, J.H., Wall, J., Nelson, R.J., Sur, M. & Felleman, D. (1983). Topographic reorganization of somato-sensory cortical areas 3B and 1 in adult monkeys following restricted deafferentiation. *Neuroscience, 8*, 33-55.

Messer Jr., W.S., Stibbe, J.R. & Bohnett, M. (1991). Involvement of the septohippocampal cholinergic system in representational memory. *Brain Research, 564*, 66-72.

Mesulam, M.-M. (1981). A cortical network for directed attention and unilateral neglect. *Annals of Neurology, 10*, 309-325.

Mesulam, M.-M. (1985). Patterns in behavioral neuroanatomy: association areas, the limbic system, and behavioral specialization. In M.-M. Mesulam (Ed.), *Principles of behavioral neurology*. (pp. 1-70). Philadelphia, P.A.: F.A. Davis.

Mesulam, M.-M. (1986a). Matter arising. Alzheimer plaques and cortical cholinergic innervation. *Neuroscience, 17*, 275-276.

Mesulam, M.-M. (1986b). The cholinergic connection in Alzheimer's disease. *Newsletter of the International Physiological Society, 1*, 107-109.

Mesulam, M.-M. (1990). Large-scale neurocognitive networks and distributed processing for attention, language, and memory. *Annals of Neurology, 28*, 597-613.

Mesulam, M.-M. & Geula, C. (1988). Acetylcholinesterase-rich pyramidal neurons in the human neocortex and hippocampus: Absence at birth, development during the life span, and dissolution in Alzheimer's disease. *Annals of Neurology, 24*, 765-773.

Mesulam, M.-M. & Geula, C. (1990). Shifting patterns of cortical cholinesterases in Alzheimer's disease: implications for treatment, diagnosis, and pathogenesis. In R.J.

Wurtman, S. Corkin, J.H. Growdon & E. Ritter-Walker (Eds.), *Advances in neurology*. (Vol. 51). (pp. 235-240). New York: Raven Press.

Mesulam, M.-M., Geula, C. & Morán, M.A. (1987). Anatomy of cholinesterase inhibition in Alzheimer's disease: Effect of physostigmine and tetrahydroaminoacridine on plaques and tangles. *Annals of Neurology, 22*, 683-691.

Mesulam, M.-M. & Morán, M.A. (1987). Cholinesterases within neurofibrillary tangles related to age and Alzheimer's disease. *Annals of Neurology, 22*, 223-228.

Mesulam, M.-M., Mufson, E.J., LeVey, A.I. & Wainer, B.H. (1983). Cholinergic innervation of cortex by basal forebrain: Cytochemistry and cortical connections of the septal area, diagonal band nuclei, nucleus basalis (substantia innominata), and hypothalamus in the rhesus monkey. *Journal of Comparative Neurology, 214*, 170-197.

Mesulam, M.-M., Waxman, S.G., Geschwind, N. & Sabin, T.D. (1976). Acute confusional states with right middle cerebral artery infarctions. *Journal of Neurology, Neurosurgery, and Psychiatry, 39*, 84-89.

Meudell, P.R., Butters, N. & Montgomery, K. (1978). The role of rehearsal in the short-term memory performance of patients with Korsakoff's and Huntington's disease. *Neuropsychologica, 16*, 507-510.

Meudell, P.R. & Mayes, A. (1981). The Claparède phenomenon: A further example in amnesics, a demonstration of a similar effect in normal people with attenuated memory, and a reinterpretation. *Current Psychological Research, 1*, 75-88.

Meudell, P.R., Mayes, A.R., MacDonald, C., Pickering, A. & Fairbairn, A.F. (1991). Korsakoff amnesics are poor at judging the sequence of two tones. *Cortex, 27*, 431-439.

Meudell, P.R., Mayes, A.R., Ostergaard, A. & Pickering, A. (1985). Recency and frequency judgements in alcoholic amnesics and normal people with poor memory. *Cortex, 21*, 487-511.

Meudell, P.R, Northern, B., Snowden, J.S. & Neary, D. (1980). Long-term memory for famous voices in amnesic and normal subjects. *Neuropsychologia, 18*, 133-139.

Meumann, E. (1912). *Ökonomie und Technik des Gedächtniss*. (3. Aufl.). Leipzig: Julius Klinkhardt.

Meyer, A., Bonn, M.D. & Jones, T.B. (1939). Histological changes in the brain in mongolism. *Journal of Mental Sciences, 85*, 206-221.

Meyer, D.R. (1984). The cerebral cortex: Its roles in memory storage and remembering. *Physiological Psychology, 12*, 81-88.

Meyer, D.R., Hughes, H.C., Buchholz, D.J., Dalhouse, A.D., Enloe, L.J. & Meyer, P.M. (1976). Effects of successive unilateral ablations of principalis cortex upon performance of delayed alternation and delayed response by monkeys. *Brain Research, 108*, 397-412.

Meyer, E. (1899). Sarcom des III. Ventrikels mit Metastasen im IV. Ventrikel. *Archiv für Psychiatrie und Nervenkrankheiten, 32*, 320-329.

Meyer, E., Ferguson, S.S.G., Zatorre, R.J., Alivisatos, B., Marrett, S., Evans, A.C. & Hakim, A.M. (1991). Attention modulates somatosensory cerebral blood flow response to vibrotactile stimulation as measured by positron emission tomography. *Annals of Neurology, 29*, 440-443.

Meyer, E., & Raecke, J. (1903). Zur Lehre vom Korsakow'schen Symptomenkomplex. *Archiv für Psychiatrie und Nervenkrankheiten, 37*, 1-44.

Meyer, J.S., McClintic, K.L., Rogers, R.L., Sims, P. & Mortel, K.F. (1988). Aetiological considerations and risk factors for multi-infarct dementia. *Journal of Neurology, Neurosurgery, and Psychiatry, 51*, 1489-1497.

Meyer, P.M. (1973). Introduction. In G.M. French (Ed.), *Cortical functioning in behavior.* (pp. 116-129). Glenview, IL: Scott, Foresman.

Meyer, P.M. & Meyer, D.R. (1982). Memory, remembering, and amnesia. In R.L. Isaacson & N.E. Spear (Eds.), *The expression of knowledge.* (pp. 179-212). New York: Plenum Press.

Meyer, V. (1957). Critique of psychological approaches to brain damage. *Journal of Mental Science, 103*, 80-109.

Meyer-Wahl, J.G. & Braun, J. (1982). Epileptic seizures and cerebral atrophy in alcoholics. *Journal of Neurology, 228*, 17-23.

Meynert, T. (1890). Amentia, die Verwirrtheit. Acuter Wahnsinn, allgemeiner Wahnsinn, Manie, Tobsucht, Melancholie mit Aufregung, Melancholie mit Stumpfsinn der Autoren. *Jahrbücher für Psychiatrie, 9*, 1-112.

M'Harzi, M., Jarrard, L.E., Willig, F., Palacios, A. & Delacour, J. (1991). Selective fimbria and thalamic lesions differentially impair forms of working memory in rats. *Behavioral and Neural Biology, 56*, 221-239.

Michel, B. (1990). Les encéphalopathies dues aux prions. *Revue Neurologique, 146*, 1-11.

Michel, D., Laurent, B., Foyatier, N., Blanc, A. & Portafaix, M. (1982). Infarctus thalamique paramédian gauche. Etude de la mémoire et du language. *Revue Neurologique, 138*, 533-550.

Middleton, L.T. & Dean, G. (1991). Multiple sclerosis in cyprus. *Journal of the Neurological Sciences, 103*, 29-36.

Mignard, M. & Malpeli, J.G. (1991). Paths of information flow through visual cortex. *Science, 251*, 1249-1251.

Mikkelsen, M. (1981). New aspects of a well-known syndrome (Down syndrome – Mongolism). *European Journal of Pediatrics, 136*, 5-7.

Mikkelsen, S., Jorgensen, M., Browne, E. & Gyldensted, C. (1988). Mixed solvent exposure and organic brain damage. A study of painters. *Acta Neurologica Scandinavica, 78, Suppl. 118*, 1-143.

Milberg, W., Alexander, W.P., Charness, N., McGlinchey, B., Berroth, R. & Barrett, A. (1988). Learning of a complex arithmetic skill in amnesia: evidence for a dissociation between compilation and production. *Brain and Cognition, 8*, 91-104.

Miller, B.L., Cummings, J.L., McIntyre, H., Ebers, G. & Grode, M. (1986). Hypersexuality or altered sexual preference following brain injury. *Journal of Neurology, Neurosurgery, and Psychiatry, 49*, 867-873.

Miller, B.L., Cummings, J.L., Villanueva-Meyer, J., Boone, K.-, Mehringer, C.M., Lesser, I.M. & Mena, I. (1991). Frontal lobe degeneration: Clinical, neuropsychological, and SPECT characteristics. *Neurology, 41*, 1374-1383.

Miller, D.H., Barkhof, F., Berry, I., Kappos, L., Scotti, G. & Thompson, A.J. (1991). Magnetic resonance imaging in monitoring the treatment of multiple sclerosis: Concerted action guidelines. *Journal of Neurology, Neurosurgery, and Psychiatry, 54*, 683-688.

Miller, E. (1984). *Recovery and management of neuropsychological impairments.* Chichester: Wiley.

Miller, E.K., Li, L. & Desimone, R. (1991). A neural mechanism for working and recognition memory in inferior temporal cortex. *Science, 254*, 1377-1379.

Miller, E.N., Satz, P. & Visscher, B. (1991). Computerized and conventional neuropsychological assessment of HIV-1-infected homosexual men. *Neurology, 41*, 1608-1616.

Miller, G.A. (1956). The magical number seven, plus or minus two: Some limits on our capacity for processing information. *Psychological Review, 63*, 81-97.

Miller, J.R. & Harter, D.H. (1977). Acute viral infections. In E.S. Goldensohn & S.H. Appel (Eds.), *Scientific approaches to clinical neurology*. (Vol. I). (pp. 390-406). Philadelphia, P.A.: Lea & Febiger.

Miller, J.W., Petersen, R.C., Metter, E.J., Milligan, C.H. & Yanagihara, T. (1987). Transient global amnesia, clinical characteristics and prognosis. *Neurology, 37*, 733-737.

Miller, R. (1991). *Cortico-hippocampal interplay and the representation of contexts in the brain*. Berlin: Springer.

Miller, S. (1989). Optical differences in cases of multiple personality disorder. *Journal of Nervous and Mental Disease, 177*, 480-486.

Miller, S.D., Blackburn, T., Scholes, G., White, G.L. & Mamalis, N. (1991). Optical differences in multiples personality disorder. A second look. *Journal of Nervous and Mental Disease, 179*, 132-135.

Miller, W.C. & DeLong, M.R. (1987). Parkinsonian symptomatology. An anatomical and physiological analysis. *Annals of the New York Academc of Sciences, 19*, 287-302.

Mills, R.P. & Swanson, P.D. (1978). Vertical oculomotor apraxia and memory loss. *Annals of Neurology, 4*, 149-153.

Milner, A.D., Perrett, D.I., Johnston, R.S., Benson, P.J., Jordan, T.R., Heeley, D.W., Bettuci, D., Mortara, F., Mutani, R., Terazzi, E. & Davidson, D.L.W. (1991).Perception and action in ‚visual form agnosia‘. *Brain, 114*, 405-428.

Milner, B. (1959). The memory defect in bilateral hippocampal lesions. *Psychiatric Association: Psychiatric Research Reports, 11*, 43-58.

Milner, B. (1962). Les troubles de la memoire accompagnant des lesions hippocampiques bilaterales. In P.M. Milner & S. Glickman (Eds.), *Physiologie de l'hippocampe*. (pp. 257-272). Paris: C.N.R.S.

Milner, B. (1965). Visually-guided maze learning in man: Effects of bilateral hippocampal, bilateral, frontal, and unilateral cerebral lesions. *Neuropsychologia, 3* , 317-338.

Milner, B. (1966). Amnesia following operation on the temporal lobes. In C.W.M. Whitty & O.L. Zangwill (Eds.), *Amnesia*. (pp. 109-133). London: Butterworth.

Milner, B. (1967). Brain mechanisms suggested by studies of temporal lobes. In F.L. Darley (Ed.) *Brain mechanisms underlying speech and language*. (pp. 122-145). New York: Grune & Stratton.

Milner, B. (1968). Visual recognition and recall after right temporal-lobe excisions in man. *Neuropsychologia, 6*, 191-210.

Milner, B. (1970). Memory and the medial temporal regions of the brain. In K.H. Pribram & D.E. Broadbent (Eds.), *Biology of memory*. (pp. 29-50) New York: Academic Press.

Milner, B. (1972). Disorders of learning and memory after temporal-lobe lesions in man. *Clinical Neurosurgery, 19*, 421-446.

Milner, B. (1974). Hemispheric specialization: Scope and limits. In F.O. Schmitt & F.G. Worden (Eds), *The neurosciences: Third study program*. (pp. 75-89). Cambridge, MA: MIT Press

Milner, B. (1990). Right temporal-lobe contribution to visual perception and visual memory. In E. Iwai & M. Mishkin (Eds.), *Vision, memory and the temporal lobe*. (pp. 13-28). New York: Elsevier Science Publishing.

Milner, B., Corkin, S. & Teuber, H.-L. (1968). Further analysis of the hippocampal amnesic syndrome. *Neuropsychologia, 6*, 267-282.

Milner, B., Corsi, P. & Leonard, G. (1991). Frontal-lobe contribution to recency judgements. *Neuropsychologia, 29*, 601-618.

Milner, B., Perrett, D.I., Johnston, R.S., Benson, P.J., Jordan, T.R., Heeley, D.W., Bettucci, D., Mortara, F., Mutani, R., Terazzi, E. & Davidson, D.L.W. (1991). Perception and action in „visual form agnosia". *Brain, 114*, 405-428.

Milner, B., Petrides, M. & Smith, M.L. (1985). Frontal lobes and the temporal organization of of memory. *Human Neurobiology, 4*, 137-142.

Milton, W.J., Atlas, S.W., Lavi, E. & Mollman, J.E. (1991). Magnetic resonance imaging of Creutzfeldt-Jacob disease. *Annals of Neurology, 29*, 438-440.

Minden, S.L., Moes, E.J., Orav, J. & Reich, P. (1990). Memory impairment in multiple sclerosis. *Journal of Clinical and Experimental Neuropsychology, 12*, 566-586.

Mingazzini, G. (1922). *Der Balken. Eine anatomische, physiologische und klinische Studie. (Monographien aus dem Gesamtgebiete der Neurologie und Psychiatrie, No. 28)*. Berlin: Springer.

Miniszek, N.A. (1983). Development of Alzheimer disease in Down's syndrome. *American Journal of Mental Deficiency, 87*, 377-385.

Minski, L. (1936). Non-alcoholic polyneuritis associated with Korsakow syndrome. *Journal of Neurology and Psychopathology, 16*, 219-224.

Mirra, S.S., Heyman, McKeel,D., Sumi, S.M., Crain, B.J., Brownlee, L.M., Vogel, F.S., Hughes, J.P., van Belle, G., Berg, L. & participating CERAD neuropathologists. (1991). The consortium to establish a registry for Alzheimer's disease (CERAD). Part II. Standardization of the neuropathologic assessment of Alzheimer's disease. *Neurology, 41*, 479-486.

Mirski, M.A. & Ferrendelli, J.A. (1984). Interruption of the mammillothalamic tract prevents seizures in guinea pigs. *Science, 226*, 72-74.

Mishkin, M. (1978). Memory in monkeys severely impaired by combined, but not by separate removal of amygdala and hippocampus. *Nature, 273*, 297-298.

Mishkin, M. (1982). A memory system in the monkey. *Philosophical Transactions of the Royal Society of London, B 298*, 85-95.

Mishkin, M. (1989). A memory circuit update. Vortrag auf dem First Annual Meeting der Memory Disorders Research Society, Boston, MA, 26. Oktober 1989.

Mishkin, M. (1990). Vision, memory, and the temporal lobe: Summary and perspective. In E. Iwai & M. Mishkin (Eds.), *Vision, memory and the temporal lobe*. (pp. 427-436). New York: Elsevier Science Publishing.

Mishkin, M. & Appenzeller, T. (1987). The anatomy of memory. *Scientific American, 256*, 62-71.

Mishkin, M., Malamut, B. & Bachevalier, J. (1984). Memories and habits: Two neural systems. In G. Lynch, J.L. McGaugh & N.M. Weinberger (Eds.), *The neurobiology of learning and memory*. (pp. 65-77). New York: Guilford Press.

Mishkin, M., Spiegler, B.J., Saunders, R.C. & Malamut, B.L. (1982). An animal model of global amnesia. In S. Corkin, K.L. Davis, J.H. Growden, E. Usdin & R.J.Wurtman (Eds.), *Alzheimer's disease: A report of progress*. (Aging, Vol. 19). (pp. 235-247). New York: Raven Press.

Mitchell, J.D., Gibson, H.N. & Gatrell, A. (1990). Amyotrophic lateral sclerosis in Lancashire and South Cumbria, England, 1976-1986. A geographical study. *Archives of Neurology, 47*, 875-880.

Mitchison, G. & Miall, C. (1990). The enigma of the cerebral code. *Trends in Neurosciences, 13*, 41-43.

Mitrushina, M. & Satz, P. (1991). Changes in cognitive functioning associated with normal aging. *Archives of Clinical Neuropsychology, 6*, 49-60.

Mitsuyama, Y., Kogoh, H. & Ata, K. (1985). Progressive dementia with motor neuron disease. An additional case report and neuropathological review of 20 cases in Japan. *European Archives of Psychiatry and Neurological Sciences, 235*, 1-8.

Miyakawa, T. & Kuramoto, R. (1989). Ultrastructural study of senile plaques and microvessels in the brain with Alzheimer's disease and Down's syndrome. *Annals of Medicine, 21*, 99-102.

Miyashita, K., Inuzuka, T., Kondo, H., Saito, Y., Fujita, N., Matsubara, N., Tanaka, R., Hinokuma, K., Ikuta, F. & Miyatake, T. (1991). Creutzfeldt-Jakob disease in a patient with a cadaveric dural graft. *Neurology, 41*, 940-941.

Mize, K. (1980). Visual hallucinations following viral encephalitis: A self report. *Neuropsychologia, 18*, 193-202.

Mizukami, K. & Kosaka, K. (1989). Neuropathological study on the nucleus basalis of Meynert in Pick's disease. *Acta Neuropathologica, 78*, 52-56.

Mizutani, T., Amano, N., Hayakawa, K., Mori, H., Morimatsu, Y., Sasaki, H., Shimada, H., Yamanoushi, H. & Yoshimura, M. (1990). Senile dementia of Alzheimer type characterized by laminar neuronal loss exclusively in the hippocampus, parahippocampus and medial occipitotemporal cortex. *Acta Neuropathologica, 80*, 575-580.

Moberg, P.J., Pearlson, G.D., Speedie, L.J., Lipsey, J.R., Strauss, M.E. & Folstein, S.E. (1987). Olfactory recognition: differential impairments in early and late Huntington's and Alzheimer's disease. *Journal of Clinical and Experimental Neuropsychology, 9*, 650-664.

Moeli, C. (1883). Statistisches und Klinisches über Alcoholismus. *Königliches Charité-Krankenhaus (Berlin): Charité-Annalen, 9*, 524-548.

Mohr, E. & Chase, T.N. (1991). Treatment strategies in primary degenerative dementias. In F. Boller & J. Grafman (Eds.), *Handbook of neuropsychology*. Vol. 5. (pp.57-78). Amsterdam: Elsevier Science Publishers.

Mohr, E., Cox, C., Williams, J., Chase, T.N. & Fedio, P. (1990). Impairment of central auditory function in Alzheimer's disease. *Journal of Clinical and Experimental Neuropsychology, 12*, 235-246.

Mohr, E., Litvan, I., Williams, J., Fedio, P. & Chase, T.N. (1990). Selective deficits in Alzheimer and Parkinsonian dementia: Visuospatial function. *Canadian Journal of Neurological Sciences, 17*, 292-297.

Mohr, E., Schlegel, J., Fabbrini, G., Williams, J., Mouradian, M.M., Mann, U.M., Claus, J.J., Fedio, P. & Chase, T.N. (1989). Clonidine treatment of Alzheimer's disease. *Archives of Neurology, 46*, 376-378.

Mohr, J.P., Leicester, J., Stoddard, L.T. & Sidman, M. (1971). Right hemianopia with memory and colour deficits in circumscribed left posterior cerebral artery territory infarction. *Neurology, 21*, 1104-1113.

Mohr, J.P., Watters, W.C. & Duncan G.W. (1975).Thalamic hemorrhages and aphasia. *Brain and Language, 2*,3-17.

Mohs, R.C., Breitner, J.C.S., Silverman, J.M., Davis, K.L. (1987). Alzheimer's disease: Morbid risk among first-degree relatives approximates 50 % by 90 years of age. *Archives of General Psychiatry, 44*, 405-408.

Moll, J.M. (1915). „Amnestic" or „Korsakow's" syndrome with alcoholic etiology: An analysis of 30 cases. *Journal of Mental Science, 61*, 424-443.

Mölsä, P.K., Mattila, R.J. & Rinne, U.K. (1986). Survival and cause of death in Alzheimer's disease and multi-infarct dementia. *Acta Neurologica Scandinavica, 74*, 103-107.

Monakow, C. von (1895). Experimentelle und pathologisch-anatomische Untersuchungen über die Haubenregion, den Sehhügel und die Regio subthalamica, nebst Beiträgen zur Kenntnis früh erworbener Gross- und Kleinhirndefekte. *Archiv für Psychiatrie und Nervenkrankheiten, 27*, 1-128 und 386-479.

Monakow, C. von. (1914). *Die Lokalisation im Grosshirn und der Abbau der Funktion durch kortikale Herde*. Wiesbaden: Bergmann.

Mondadori, C., Ducret, T. & Borkowski, J. (1991). How long does „memory consolidation" take? New compounds can improve retention performance, even if administered up to 24 hours after the learning experience. *Brain Research, 555*, 107-111.

Money, J. (1974). Two names, two wardrobes, two personalities. *Journal of Homosexuality, 1*, 65-70.

Mönkemöller, O. & Kaplan, L. (1899). Symptomatischer Korsakoff und Rückenmarkserkrankung bei Hirntumor. *Allgemeine Zeitschrift für Psychiatrie und ihre Grenzgebiete, 56*, 706-724.

Montaldi, D., Brooks, D.N., McColl, J.H., Wyper, D., Patterson, J., Barron, E. & McCulloch, J. (1990). Measurements of regional cerebral blood flow and cognitive performance in Alzheimer's disease. *Journal of Neurology, Neurosurgery, and Psychiatry, 53*, 33-38.

Montgomery, E.B., Jr. & Nuessen, J. (1990). The movement speed/accuracy operator in Parkinson's disease. *Neurology, 40*, 269-272.

Montgomery, E.A., Fenton, G.W., McClelland, R.J., MacFlynn, G. & Rutherford, W.H. (1991). The psychobiology of minor head injury. *Psychological Medicine, 21*, 375-384.

Moonis M., Jain, S., Prasad, K., Mishra, N.K., Goulatia, R.K. & Maheshwari, M.C. (1988). Left thalamic hypertensive hemorrhage presenting as transient global amnesia. *Acta Neurologica Scandinavica, 77*, 331-334.

Moore, R.Y. (1990). Subcortical chemical neuroanatomy. In J.L. Cummings (Ed.), *Subcortical dementia*. (pp. 44-58). New York: Oxford University Press.

Moranska-Oscherovitsch, V. (1910). Über einen Fall von rein amnestischer Aphasie mit amnestischer Apraxie. *Deutsche Zeitschrift für Nervenheilkunde, 40*, 37-55.

Mörchen, (n.n.g.) (1904). Epileptische Bewusstseinsveränderungen von ungewöhnlicher Dauer und forensischen Folgen. *Monatsschrift für Psychiatrie und Neurologie, 17*, 15-28.

Morgane, P.J., McFarland, W.L. & Jacobs, M.S. (1982). The limbic lobe of the dolphin brain: A quantitative cytoarchitectonic study. *Journal für Hirnforschung, 23*, 465-552.

Mori, E., Yamadori, A. & Mitani, Y. (1986). Left thalamic infarction and disturbance of verbal memory: a clinicoanatomical study with a new method of computed tomographic stereotaxic lesion localization. *Annals of Neurology, 20*, 671-676.

Morice, R. (1990). Cognitive inflexibility and pre-frontal dysfunction in schizophrenia and mania. *British Journal of Psychiatry, 157*, 50-54.

Morris, J.C. (1989). Dementia of the frontal lobe type. *Journal of Neurology, Neurosurgery, and Psychiatry, 52*, 144-148.
Morris, J.C., Cole, M., Banker, B.Q. & Wright, D. (1984). Hereditary dysphasic dementia and the Pick-Alzheimer spectrum. *Annals of Neurology, 16*, 455-466.
Morris, J.C., Drazner, M., Fulling, K., Grant, E.A. & Goldring, J. (1989a). Clinical and pathological aspects of parkinsonism in Alzheimer's disease. A role for extranigral factors? *Archives of Neurology, 46*, 651-6576.
Morris, J.C., Gado, M., Torack, R.M. & McKeel, D.W. Jr. (1990). Binswanger's disease or artifact: A clinical, neuroimaging, and pathological study of periventricular white matter changes in Alzheimer's disease. In R.J. Wurtman, S. Corkin, J.H. Growdon & E. Ritter-Walker (Eds.), *Advances in neurology*. (Vol. 51). (pp. 47-52). New York: Raven Press.
Morris, J.C., Heyman, A., Mohs, R.C., Hughes, J.P., van Belle, G., Fillenbaum, G., Mellits, E.D., Clark, C. & the CERAD investigators (1989b). The consortium to establish a registry for Alzheimer's disease (CERAD). Part I. Clinical and neuropsychological assessment of Alzheimer's disease. *Neurology, 39*, 1159-1165.
Morris, J.C., McKeel, D.W. Jr., Fulling, K., Torack, R.M. & Berg, L. (1988). Validation of clinical diagnostic criteria for Alzheimer's disease. *Annals of Neurology, 24*, 17-22.
Morris, J.C., McKeel, D.W. Jr., Storandt, M., Rubin, E.H., Price, J.L., Grant, E.A., Ball, M.J. & Berg, L. (1991). Very mild Alzheimer's disease: Informant-based clinical, psychometric, and pathologic distinction from normal aging. *Neurology, 41*, 469-478.
Morris, R.G. (1986). Short-term forgetting in senile dementia of the Alzheimer's type. *Cognitive Neuropsychology, 3*, 77-97.
Morris, R.G. (1987). Identity matching and oddity learning in patients with moderate to severe Alzheimer-type dementia. *Quarterly Journal of Experimental Psychology, 39B*, 215-227.
Morris, R.G. & Kopelman, M.D. (1986). The memory deficits in Alzheimer-type dementia: A review. *Quarterly Journal of Experimental Psychology, 38A*, 575-602.
Morris, R.G.M., Davis, S. & Butcher, S.P. (1990). Hippocampal synaptic plasticity and NMDA receptors: a role in information storage? *Philosophical transactions of the Royal Society of London; Biological Sciences, 329*, 187-204.
Morris, R.G.M., Halliwell, R.F. & Bower, N. (1989). Synaptic plasticity and learning II: Do different kinds of plasticity underlie differenct kinds of learning? *Neuropsychologia, 27*, 41-49.
Morris, R.G.M., Jarrard, L.E., Schenk, F.& Tweedie, F. (1990). Ibotenate lesions of hippocampus and/or subiculum: Dissociating components of allocentric spatial learning. *European Journal of Neuroscience, 2*, 1016-1028.
Morris, R.G.M., Kandel, E.R. & Squire, L.R. (1988). The neuroscience of learning and memory: cells, neural circuits and behavior. *Trends in Neurosciences, 11*, 125-127.
Morris, R.G.M., Schenk, F., Tweedie,F. & Jarrard, L.E. (1990). Ibotenate lesions of hippocampus and/or subiculum: Dissociating components of allocentric spatial learning. *European Journal of Neuroscience, 2*, 1016-1028.
Morrison, J.H., Hof, P.R., Campbell, M.J., De Lima, A.D., Voigt, T., Bouras, C., Cox, K. & Young, W.G. (1990). Cellular pathology in Alzheimer's disease: Implications for corticocortical disconnection and differential vulnerability. In S.R. Rapoport,

H. Petit, D. Leys & Y. Christen (Eds.). *Imaging, Cerebral topography and Alzheimer's disease.* (pp. 19-40). Berlin: Springer-Verlag.

Morrison, J.H., Rogers, J., Scherr, S., Benoit, R. & Bloom, F.E. (1985). Somatostatin immunoreactivity in neuritic plaques of Alzheimer's patients. *Nature, 314*, 90-92.

Morsier, G. de (1929). Le syndrome prèfrontal de l'amnèsie de fixation. *Encephale, 24*, 19-49.

Morsier, G. de & Rey, A. (1945). Le syndrome psychologique dans les tumeurs des lobes frontaux et dans les tumeurs du diencéphale. *Monatschrift für Psychiatrie und Neurologie, 110*, 293-308.

Mortimer, J.A. & Hutton, J.T. (1985). Epidemiology and etiology of Alzheimer's disease. In J.T. Hutton & A.D. Kenny (Eds.), *Senile dementia of the Alzheimer type.* (pp.177-196). New York: Alan R. Liss.

Mortimer, J.A. (1990). Epidemiology of dementia: Cross-cultural comparisons. In R.J. Wurtman, S. Corkin, J.H. Growdon & E. Ritter-Walker (Eds.), *Advances in neurology.* (Vol. 51). (pp. 27-34). New York: Raven Press.

Mortimer, J.A., French, L.R., Hutton, J.T. & Schuman, L.M. (1985). Head injury as a risk for Alzheimer's disease. *Neurology, 35*, 264-267.

Morton, J. (1991). The bankruptcy of everyday thinking. *American Psychologist, 46*, 32-33.

Moruzzi, G. & Magoun, H. (1949). Brainstem reticular formation and activation of the EEG. *Electroencephalography and Clinical Neurophysiology, 1*, 455-473.

Moscovitch, M. (1982a). A neuropsychological approach to perception and memory in normal and pathological aging. In F.I.M. Craik & S. Trehub (Eds.), *Aging and cognitive processes.* (pp. 55-78). New York: Plenum Press.

Moscovitch, M. (1982b). Multiple dissociations of function in amnesia. In L. Cermak (Ed.), *Human memory and amnesia.* (pp. 337-370). Hillsdale, N.J.: LEA.

Moscovitch, M. (1985). Memory from infancy to old age: Implications for theories of normal and pathological memory. *Annals of the New York Academy of Sciences, 444*, 78-96.

Moscovitch, M. (1989). Confabulation and the frontal systems: strategic vs associative retrieval in neuropsychological theories of memory. In H.L. Roediger & F.I.M. Craik (Eds.), *Festschrift for Endel Tulving.* (pp. 23-33). Hillsdale, N.J.: LEA.

Moscovitch, M., Winocur, G. & McLachlan, D. (1986). Memory as assessed by recognition and reading time in normal and memory-impaired people with Alzheimer's disease and other neurological disorders. *Journal of Experimental Psychology: General, 115*, 331-347.

Moss, M., Albert, M.S., Butters, N. & Payne, M. (1986). Differential patterns of memory loss among patients with Alzheimer's disease, Huntington's disease, and alcoholic Korsakoff's syndrome. *Archives of Neurology, 43*, 239-246.

Moss, M., Mahut, H. & Zola-Morgan, S. (1981). Concurrent discrimination learning of monkeys after hippocampal entorhinal, or fornix lesions. *Journal of Neurological Sciences, 1*, 227-240.

Motte, J. & Williams, R.S. (1989). Age-related changes in the density and morphology of plaques and neurofibrillary tangles in Down syndrome brain. *Acta Neuropathologica, 77*, 535-546.

Mountjoy, C.Q., Rossor, M.N., Iversen, L.L. & Roth, M. (1984). Correlation of cortical cholinergic and gaba deficits with quantitative neuropathological findings in senile dementia. *Brain, 107*, 507-518.

Mozaz, M.J., Wyke, M.A. & Indakoetxea, B. (1991). Parkinsonism and defects of praxis following methanol poisoning. *Journal of Neurology, Neurosurgery and Psychiatry, 54*, 843-844.

Mueller, H.R. (1989). Die Transient Global Amnesia. Mit einem Beitrag zu ihrer Prognose. *Schweizer Rundschau – Medizinische Praxis, 78*, 970-975.

Mufson, E.J., Benoit, R. & Mesulam, M.M. (1988). Immunohistochemical evidence for a possible somatostatin-containing amygdalostriatal pathway in normal and Alzheimer's disease brain. *Brain Research, 453*, 117-128.

Mufson, E.J., Bothwell, M. & Kordower, J.H. (1989). Loss of nerve growth factor receptor-containing neurons in Alzheimer's disease: A quantitative analysis across subregion of the basal forebrain. *Experimental Neurology, 105*, 221-232.

Mufson, E.J., Mash, D.C. & Hersh, L.B. (1988). Neurofibrillary tangles in cholinergic pedunculopontine neurons in Alzheimer's disease. *Annals of Neurology, 24*, 623-629.

Müller, G.E. (1911-1917). *Zur Analyse der Gedächtnistätigkeit und des Vorstellungsverlaufes (3 Bde.).* Leipzig: Barth.

Müller, G.E., & Pilzecker, A. (1900). Experimentelle Beiträge zur Lehre vom Gedächtnis. *Zeitschrift für Psychologie, Ergänzungsband 1.*

Muller, J.P., Destée, A., Steinling, M., Pruvo, J.P. & Warot, P. (1989). Infarctus bithalamic paramédian: 1 cas avec IRM et tomographie d'émission gamma. *Revue Neurologique, 145*, 732-734.

Müller-Freienfels, R. (1915). Studien zur Lehre vom Gedächtnis. *Archiv für die gesamte Psychologie, 34*, 65-105.

Müller-Suur, H. (1949). Beitrag zur Frage des Korsakow-Syndroms und zur Analyse der amnestisch-strukturellen Demenz. *Archiv für Psychiatrie und Nervenkrankheiten, 181*, 683-711.

Münte, T.F. & Heinze, H.J. (1991). Corpus-callosum-Agenesie. Interhemisphärische Integration semantischer Information. *Nervenarzt, 62*, 629-636.

Muramoto, O., Kuru, Y., Sugishita, M. & Toyokura, Y. (1979). Pure memory loss with hippocampal lesions. *Archives of Neurology, 36*, 54-56.

Muramoto, O., Sugishita, M. & Ando, K. (1984). Cholinergic system and constructional praxis: a further study of physostigmine in Alzheimer's disease. *Journal of Neurology, Neurosurgery, and Psychiatry, 47*, 485-491.

Murawieff, W. (1897). Zwei Fälle von Polioencephalitis acuta haemorrhagica superior (Wernicke). *Neurologisches Centralblatt, 16*, 2403-2405.

Murdoch, B.E., Chenery, H.J., Wilks, V. & Boyle, R.S. (1987). Language disorders in dementia of the Alzheimer Type. *Brain and Language, 31*, 122-137.

Murray, E.A. & Mishkin, M. (1983). Severe tactual memory deficits in monkeys after combined removal of the amygdala and hippocampus. *Brain Research, 270*, 340-344.

Murray, E.A. & Mishkin, M. (1984). Severe tactual as well as visual memory deficits follow combined removal of the amygdala and hippocampus in monkeys. *Journal of Neuroscience, 4*, 2565-2580.

Murray, E.A. & Mishkin, M. (1985). Amygdalectomy impairs crossmodal association in monkeys. *Science, 228*, 604-606.

Murrow, R.W., Schweiger, G.D., Kepes, J.J. & Koller, W.C. (1990). Parkinsonism due to a basal ganglia lacunar state: Clinicopathologic correlation. *Neurology, 40*, 897-900.

Musen, G., Shimamura, A.P. & Squire, L. (1990). Intact text-specific reading skill in amnesia. *Journal of Experimental Psychology: Learning, Memory, and Cognition, 16*, 1068-1076.

Mutter, S.A., Howard, D.V., Howard, J.H. Jr. & Wiggs, C.L. (1990). Performance on direct and indirect tests of memory after mild closed head injury. *Cognitive Neuropsychology, 7*, 329-346.

Myers, R.E. (1972). Role of prefrontal and anterior temporal cortex in social behavior and affect in monkeys. *Acta Neurobiologiae Experimentalis, 32*, 567-579.

Myers, R.H., Sax, D.S., Koroshetz, W.J., Mastromauro, C., Cupples, L.A., Kiely, D.K., Pettengrill, F.K. & Bird, E.D. (1991). Factors associated with slow progression in Huntington's disease. *Archives of Neurology, 48*, 800-804.

Myerson, J., Hale, S., Wagstaff, D., Poon, L.W. & Smith, G.A. (1990). The information-loss model: A mathematical theory of age-related cognitive slowing. *Psychological Review, 97*, 475-487.

Nadel, L. (1988). *The psychobiology of Down syndrome*. London: Bradford.

Nadel, L. (1991). The hippocampus and space revisited. *Hippocampus, 1*, 221-229.

Nádvornik, P. & Drlicková, V. (1987). Memory – a new dimension in surgical interventions. *Zentralblatt für Neurochirurgie, 48*, 73-76.

Nádvornik, P., Pogady, J. & Sramka, M. (1973). The results of stereotaxic treatment of the aggressive syndrome. In L.V. Laitinen & K.E. Livingston (Eds.), *Surgical approaches in psychiatry*. (pp. 125-128). Lancaster, U.K.: Medical and Technical.

Nagatsu, T. & Hayashi, O. (Eds.) (1990). *Aging of the brain: cellular and molecular aspects of brain and Alzheimer's disease*. Tokio: Karger.

Nagatsu, T., Narabayashi, H. & Yoshida, M. (Eds.). (1991). *Parkinson's disease: from clinical aspects to molecular basis*. New York: Springer.

Najlerahim, A. & Bowen, D.M. (1988). Regional weight loss of the cerebral cortex and some subcortical nuclei in senile dementia of the Alzheimer type. *Acta Neuropathologica, 75*, 509-512.

Nakagawa, A. (1991). Role of anterior and posterior attention networks in hemispheric asymmetries during lexical decisions. *Journal of Cognitive Neuroscience, 3*, 313-321.

Nakamura, R.K. & Mishkin, M. (1980). Blindness in monkeys following non-visual cortical lesions. *Brain Research, 188*, 572-577.

Nakano, I. & Hirano, A. (1983). Neuron loss in the nucleus basalis of Meynert in Parkinsonism-dementia complex of guam. *Annals of Neurology, 13*, 87-91.

Nardi, T.J. & DiScipio, W.J. (1977). The Ganser syndrome in an adolescent Hispanic-black female. *American Journal of Psychiatry, 134*, 453-454.

Nasrallah, H.A. (1989). Right-hemisphere speech, callosal size, perinatal brain insult, and schizophrenia. *Annals of Neurology, 26*, 290-291.

Nathan, P.W. & Smith, M.C. (1950). Normal mental activity associated with maldeveloped „rhinen-cephalon". *Journal of Neurology, Neurosurgery, and Psychiatry, 13*, 191-197.

Natsopoulos, D., Katsarou, Z., Bostantzopoulou, S., Grouios, G., Mentenopoulos, G. & Logothetis, J. (1991). Strategies in comprehension of relative clauses by parkinsonian patients. *Cortex, 27*, 255-268.

Naugle, R.I., Cullum, C.M., Bigler, E.D. & Massman, P.J. (1985). Neuropsychological and computerized axial tomography volume characteristics of empirically derived dementia subgroups. *Journal of Nervous and Mental Disease, 173*, 596-604.

Nauta, W.J.H. (1958). Hippocampal projections and related neural pathways to the midbrain in the cat. *Brain, 81*, 319-341.

Nauta, W.J.H. (1962). Neural associations of the amygdaloid complex in the monkey. Brain, 85, 505-520.

Nauta, W.J.H. (1972). Neural associations of the frontal cortex. *Acta Neurobiologica, 32*, 125-140.

Nauta, W.J.H. (1973). Connections of the frontal lobe to the limbic system. In L.V. Laitinen & K.E. Livingston (Eds.), *Surgical approaches in psychiatry*. (pp. 303-314). Lancaster, England: Medical & Technical.

Nauta, W.J.H. (1979). Expanding borders of the limbic system concept. In T. Rasmussen & R. Marino (Eds.), *Functional neurosurgery*. (pp. 7-23). New York: Raven Press.

Nauta, W.J.H. & Domesick, V.B. (1979). The anatomy of the extrapyramidal system. In K. Fuxe & D.B. Calne (Eds.), *Dopaminergic ergot derivatives and motor functions*. (pp. 3-22). Oxford: Pergamon Press.

Nauta, W.J.H., Domesick, V.B., Faull, R.L.M. & Smith, G.P. (1978). Efferent connections and nigral afferents of the nucleus accumbens septi in the rat. *Neuroscience, 3*, 385-401.

Navia, B.A (1990). The AIDS dementia complex. In J.L. Cummings (Ed.), *Subcortical dementia*. (pp. 181-198). New York: Oxford University Press.

Navia, B.A., Cho, E.-S., Petito, C.K. & Price, R.W. (1986). The AIDS dementia complex: II. Neuropathology. *Annals of Neurology, 19*, 525-535.

Navia, B.A., Jordan, B.D. & Price, R.W. (1986). The AIDS dementia complex: I. Clinical features. *Annals of Neurology, 19*, 517-524.

Navon, D. (1991). Testing a queue hypothesis for the processing of global and local information. *Journal of Experimental Psychology: General, 120*, 173-189.

Nayel, M.H., Awad, I.A. & Lüders, H. (1991). Extent of mesiobasal resection determines outcome after temporal lobectomy for intractable complex partial seizures. *Neurosurgery, 29*, 55-61.

Neary, D. (1990). Non Alzheimer's disease forms of cerebral atrophy. *Journal of Neurology, Neurosurgery, and Psychiatry, 53*, 929-931.

Neary, D., Snowden, Bowen, D.A., Sims, N.R., Mann, D.M.A., Benton, J.S., Northen, B., Yates, P.O. & Davison, A.N. (1986b). Neuropsychological syndromes in presenile dementia due to cerebral atrophy. *Journal of Neurology, Neurosurgery, and Psychiatry, 49*, 163-174.

Neary, D., Snowden, J.S., Mann, D.M.A., Bowen, D.M., Sims, N.R., Northen, B., Yates, P.O. & Davison, A.N. (1986a). Alzheimer's disease: a correlative study. *Journal of Neurology, Neurosurgery, and Psychiatry, 49*, 229-237.

Neary, D., Snowden, Bowen, D.A., Sims, N.R., Mann, D.M.A., Yates, P.O. & Davison, A.N. (1986c). Cerebral biopsy in the investigation of presenile dementia due to cerebral atrophy. *Journal of Neurology, Neurosurgery, and Psychiatry, 49*, 157-162.

Neary, D., Snowden, J.S., Shields, R.A., Burjan, A.W.I., Northen, B., Macdermott, N., Prescott, M.C. & Testa, H.J. (1987). Single photon emission tomography using ^{99m}Tc-HM-PAO in the investigation of dementia. *Journal of Neurology, Neurosurgery, and Psychiatry, 50*, 1101-1109.

Nebes, R.D. (1989). Semantic memory in Alzheimer's disease. *Pschological Bulletin, 106*, 377-394.

Nebes, R.D. & Boller, F. (1987). The use of language structure by demented patients in a visual search task. *Cortex, 23*, 87-98.

Nebes, R.D., Boller, F. & Holland, A. (1986). Use of semantic context by patients with Alzheimer's disease. *Psychology and Aging, 1*, 261-269.
Nebes, R.D. & Brady, C.B. (1988). Integrity of semantic fields in Alzheimer's disease. *Cortex, 24*, 291-300.
Nebes, R.D. & Brady, C.B. (1989). Focused and divided attention in Alzheimer's disease. *Cortex, 25*, 305-315.
Nebes, R.D. & Brady, C.B. (1991). The effect of contextual constraint on semantic judgements by Alzheimer patients. *Cortex, 27*, 237-246.
Nebes, R.D., Brady, C.B. & Huff, F.J. (1989). Automatic and attentional mechanisms of semantic priming in Alzheimer's disease. *Journal of Clinical and Experimental Neuropsychology, 11*, 219-230.
Nebes, R.D., Brady, C.B. & Jackson, S.T. (1989). The effect of semantic and syntactic structure on verbal memory in Alzheimer's disease. *Brain and Language, 36*, 301-313.
Nebes, R.D., Martin, D.C. & Horn, L.S. (1984). Sparing of semantic memory in Alzheimer's disease. *Journal of Abnormal Psychology, 93*, 321-330.
Nee, L.E., Eldridge, R., Sunderland, T., Thomas, C.B., Katz, D., Thompson, K.E., Weingartner, H., Weiss, H., Julian, C. & Cohen, R. (1987). Dementia of the Alzheimer type: Clinical and family study of 22 twin pairs. *Neurology, 37*, 359-363.
Neeley, S.P., Cross, A.J., Crow, T.J., Johnson, J.A. & Taylor, G.R. (1985). Herpes simplex virus encephalitis. Neuroanatomical and neurochemical selectivity. *Journal of the Neurological Sciences, 71*, 325-337.
Neiding, M. (1911). Über die Kerne des Diencephalon bei einigen Säugetieren. *Abhandlungen der Preußischen Akademie der Wissenschaften, 2*, 1-67.
Neill, W.T., Beck, J.L., Bottalico, K.S., Molloy, R.D. (1990). Effects of intentional versus incidental learning on explicit and implicit tests of memory. *Journal of Experimental Psychology: Learning, Memory, and Cognition, 16*, 457-463.
Neisser, U. (1970). *Cognitive psychology*. New York: Appleton-Century-Crofts.
Neisser, U. (1991). A case of misplaced nostalgia. *American Psychologist, 46*, 34-36.
Neisser, U. (Ed.) (1982). *Memory observed: Remembering in natural contexts*. San Francisco: Freeman.
Nelson, C.A., Collins, P.F. & Torres, F. (1991). P300 brain activity in seizure patients preceding temporal lobectomy. *Archives of Neurology, 48*, 141-147.
Nelson, D.L., Keelean, P.D. & Negrao, M. (1989). Word-fragment cuing: The lexical search hypothesis. *Journal of Experimental Psychology: Learning, Memory and Cognition, 15* , 388-397.
Nelson, T.O., Anderson, D., Dunlosky, J., Steinberg, J., Townes, B.D. & White, D.M. (1990). Cognition and metacognition at extreme altitudes on Mount Everest. *Journal of Experimental Psychology: General, 119*, 367-374.
Nelson, T.O., Leonesio, R.J., Landwehr, R.S. & Narens, L. (1986). A comparison of three predictors of an individual's memory performance: The individual's feeling of knowing versus the normative feeling of knowing versus base-rate item difficulty. *Journal of Experimental Psychology: Learning, Memory, and Cognition; 12*, 279-287.
Nestor, P.G., Parasuraman, R., Haxby, J. & Grady, C.L. (1991). Divided attention and metabolic brain dysfunction in mild dementia of the Alzheimer's type. *Neuropsychologia, 29*, 379-387.
Neumann, M.A. & Cohn, R. (1967). Progressive subcortical gliosis, a rare form of presenile dementia. *Brain, 90*, 405-418.

Neumärker, K.-J., Bzufka, M., Kemmerling, S., Planitzer, J., Vesper, J., Vogel, S. & Wunderlich, U. (1986). Über Tumoren der hippokampalen, parahippokampalen Gehirnformation im Kindesalter. *Zeitschrift für Klinische Medizin, 20.*

Nevin, N.C. (1967). Neuropathological changes in the white matter following head injury. *Journal of Neuropathology and Experimental Neurology, 26*, 77-84.

Newcombe, J., Hawkins, C.P., Henderson, C.L., Patel, H.A., Woodroofe, M.N., Hayes, G.M., Cuzner,M.L., MacManus, D., du-Boùlac, E.P. & McDonald, W.I. (1991). Histopathology of multiple sclerosis lesions detected by magnetic resonance imaging in unfixed postmortem central nervous system. *Brain, 114*, 1013-1023.

Ng, K.T. & Gibbs, M.E. (1988). A biological model of memory formation. In H.J. Markowitsch (Ed.), *Information processing by the brain. Views and hypotheses from a physiological-cognitive perspective.* (pp. 151-178). Toronto: Huber.

Ng, K.T. & Gibbs, M.E. (1991). Stages in memory formation: a review. In R.J. Andrew (Ed.), *Neural and behavioural plasticity. The use of the domestic chick as a model.* (pp. 351-369). Oxford: Oxford University Press.

Nichelli, P. (1984). Substrati anatomici e meccanismi delle amnesie organiche. *Recenti Progressi in Medicina, 75*, 902-921.

Nichelli, P. Baraldi, A. & Cappelli, G. (1982). Hypernatremic thirst deficiency and memory disorders following hypothalamic lesions. *Archiv für Psychiatrie und Nervenkrankheiten, 231*, 459-470.

Nichelli, P., Gahmanian-Behbahani, G., Gentilini, M. & Vecchi, A. (1988). Preserved memory abilities in thalamic amnesia. *Brain, 111* , 1337-1353.

Nickel, B. (1990). Das Korsakow-Konzept bei Karl Bonhoeffer und sein Bezug zur Psychometrie mnestischer Störungen. *Psychiatrie, Neurologie und medizinische Psychologie, 42*, 42-50.

Nielsen, H., Lolk, A., Pedersen, I., Autzen, M., Sennef, C. & Kragh-Sorensen, P. (1991). The accuracy of early diagnosis and predictors of death in Alzheimer's disease abd vascular dementia – a follow-up study. *Acta Psychiatrica Scandinavica, 84*, 277-282.

Niessl von Mayendorf, E. (1905). Zur Theorie des corticalen Sehens. *Archiv für Psychiatrie und Nervenkrankheiten, 39*, 1070-1105.

Niessl von Mayendorf, E. (1913). Ein Beitrag zur Symptomatologie der Tumoren des rechten vorderen Schläfelappens. *Jahrbücher für Psychiatrie und Neurologie, 26*, 13-30.

Nieto, A., Hernández, S., Gonzalez-Feria, L. & Barroso, J. (1990). Semantic capabilities of the left and right cerebral hemispheres in categorization tasks: effects of verbal-pictorial presentation. *Neuropsychologia, 28*, 1175-1186.

Nieuwenhuys, R. (1985). *Chemoarchitecture of the brain.* Berlin: Springer.

Nieuwenhuys, R., Voogt, J. & van Huizen, C. (1988). *The human central nervous system. A synopsis and atlas* (3rd ed.). Berlin: Springer.

Nilsson, L.G., Bäckman, L. & Karlsson, T. (1989). Priming and cued recall in elderly, alcohol intoxicated and sleepdeprived subjects: A case of functional similar memory deficits. *Psychological Medicine, 19*, 423-433.

Nina-Rodrigues, (n.n.g.) (1906). La psychose polinévritique et le béribéri. *Annales Médico-Psychologiques, 9*, 177-205.

Nishida, A., Kaiya, H., Uematsu, M., Maeda, M., Mori, S. & Wakabayashi, S. (1990). Transient global amnesia and Raynaud's phenomenon in scleroderma. *Acta Neurologica Scandinavica, 81*, 550-552.

Nishioka, H., Torner, J.C., Graf, C.J., Kassell, N.F., Sahs, A.L. & Goettler, L.C. (1984a). Cooperative study of intracranial aneurysms and subarachnoid hemorrhage: A long-term prognostic study. II. Ruptured intracranial aneurysms managed conservatively. *Archives of Neurology, 41*, 1142-1146.

Nishioka, H., Torner, J.C., Graf, C.J., Kassell, N.F., Sahs, A.L. & Goettler, L.C. (1984b). Cooperative study of intracranial aneurysms and subarachnoid hemorrhage: A long-term prognostic study. III. Subarachnoid hemorrhage of undetermined etiology. *Archives of Neurology, 41*, 1147-1151.

Nissen, M.J. (1986). Neuropsychology of attention and memory. *Journal of Head Trauma and Rehabilitation, 1*, 13-21.

Nissen, M.J., Cohen, N.J. & Corkin, S. (1981). The amnesic patient H.M.: Learning and retention of perceptual skills. *Society Neuroscience Abstracts, 7*, 235.

Nissen, M.J., Knopman, D.S. & Schacter, D.L. (1987). Neurochemical dissociation of memory systems. *Neurology, 37*, 789-794.

Nissl, F. (1902). Hysterische Symptome bei einfachen Seelenstörungen. *Centralblatt für Nervenheilkunde und Psychiatrie, 13 (N.S.)*, 2-38.

Nitta, M. & Symon, L. (1985). Colloid cysts of the third ventricle. A review of 36 cases. *Acta Neurochirurgica, 76*, 99-104.

Niznik, H.B., Fogel, E.V., Fassos, F.F. & Seeman, P. (1991). The dopamine transporter is absent in Parkinsonian putamen and reduced in the caudate nucleus. *Journal of Neurochemistry, 56*, 192-198.

Noetzel, H. (1973). Symmetrische hämorrhagische Infarzierung des Thalamus und Störung der Mikrozirkulation. *Archiv für Psychiatrie und Nervenkrankheiten, 217*, 71-78.

Nolan, K.A., Black, R.S., Sheu, F.R., Langberg, J. & Blass, J.P. (1991). A trial of thiamine in Alzheimer's disease. *Archives of Neurology, 48*, 81-83.

Norman, D.A. & Shallice, T. (1986). Attention to action: Willed and automatic control of behavior. In R.J. Davidson, G.E. Schwartz & D. Shapiro (Eds.), *Consciousness and self-regulation. Advances in research and theory*. (Vol. 4) (pp. 1-18). New York: Plenum Press.

Nottebohm, F. & Williams, H. (1987). Do 15 million cat neurons mediate the memory of a circle and a star? *Science, 238*, 1585-1587.

Novelly, R.A., Augustine, E.A., Mattson, R.H., Glaser, G.H., Williamson, P.D., Spencer, D.D. & Spencer, S.S. (1984). Selective memory improvement and impairment in temporal lobectomy for epilepsy. *Annals of Neurology, 15*, 64-67.

Nunn, P.B., Seelig, M., Zagoren, J.C. & Spencer, P.S. (1987). Stereospecific acute neuronotoxicity of `uncommon' plant amino acids linked to human motor-system diseases. *Brain Research, 410*, 375-379.

Nybäck, H., Nyman, H., Blomqvist, G., Sjögren, I. & Stone-Elander, S. (1991). Brain metabolism in Alzheimer's accumulation, CSF monoamine metabolites and neuropsychological test performance in patients and healthy subjects. *Journal of Neurology, Neurosurgery, and Psychiatry, 54*, 672-678.

Nyberg, P. Adolfsson, R., Hardy, J.A., Nordberg, A., Wester, P. & Winblad, B. (1985). Catecholamine topochemistry in human basal ganglia. Comparison between normal and Alzheimer brains. *Brain Research, 333*, 139-142.

Ober, B.A., Dronkers, N.F., Koss, E., Delis, D.C. & Friedland, R.P. (1986). Retrieval from semantic memory in Alzheimer-type dementia. *Journal of Clinical and Experimental Neuropsychology, 8*, 75-92.

Ober, B.A., Koss, E., Friedland, R.P. & Delis, D.C. (1985). Processes of verbal memory failure in Alzheimer-type dementia. *Brain and Cognition, 4*, 90-103.

Ober, B.A. & Shenaut, G.K. (1988). Lexical decision and priming in Alzheimer's disease. *Neuropsychologia, 26*, 273-286.

Obrzut, J.E. & Hynd, G.W. (Eds.). (1986a). *Child neuropsychology. Volume 1: Theory and research*. San Diego: Academic Press.

Obrzut, J.E. & Hynd, G.W. (Eds.). (1986b). *Child neuropsychology. Volume 2: Clinical practice*. San Diego: Academic Press.

Obrzut, J.E. & Hynd, G.W. (Eds.). (1991). *Neuropsychological foundations of learning disabilities*. San Diego: Academic Press.

O'Carroll, Hayes, P.C., Ebmeier, K.P., Dougall, N., Murray, C., Best, J.J.K., Bouchier, I.A.D. & Goodwin, G.M. (1991). Regional cerebral blood flow and cognitive function in patients with chronic liver disease. *Lancet, 337*, 1250-1253.

O'Connell, B.A. (1960). Amnesia and homicide. *British Journal of Delinquency, 10*, 262-276.

O'Conner, K.P. (1980a). Slow potential correlates of attention dysfunction in senile dementia: I. *Biological Psychology, 11*, 193-202.

O'Conner, K.P. (1980b). Slow potential correlates of attention dysfunction in senile dementia: II. *Biological Psychology, 11*, 203-216.

O'Connor, D.W., Pollitt, P.A., Hyde, J.B., Fellows, J.L., Miller, N.D., Brook, C.P.B. & Reiss, B.B. (1989). The reliability and validity of the mini-mental state in a British community survey. *Journal of Psychiatric Research, 23*, 87-96.

O'Connor, D.W., Pollitt, P.A., Roth, M., Brook, C.P.B. & Reiss, B.B. (1990). Memory complaints and impairment in normal, depressed, and demented elderly persons identified in a community survey. *Archives of General Psychiatry, 47*, 224-227.

O'Donnell, V.M., Pitts, W.M. & Fann, W.E. (1986). Noradrenergic and cholinergic agents in Korsakoff's syndrome. *Clinical Neuropharmacology, 9*, 65-70.

Oda, M. (1976). Thalamus degeneration in Japan. *Applied Neurophysiology, 77*, 178-198.

Oda, M., Okomura, A. & Yoshimura, T. (1973). Degeneration of the central nervous system enhances in the thalamus (auf japanisch). *Shinkei kenya no shinpo [Advances in Neurological Sciences], 17*, 238-255.

Oesterreich, K. (1983). Kriterien des normalen und des psychopathologischen Alterns. *Therapiewoche, 33*, 1333-1342.

Oesterreich, K., Hoyer, S. & Wagner, O. (1983). Zerebrales Altern und Demenz. *Medizinische Welt, 34*, 225-228.

Oesterreich, K. & Wagner, O. (1982). Psychopathologie des Alterns und Veralterung: Historische Entwicklung der Begriffsbildung. *Zeitschrift für Gerontologie, 15*, 314-320.

Offner, M. (1924). *Das Gedächtnis. Die Ergebnisse der experimentellen Psychologie und ihre Anwendungen in Unterricht und Erziehung*. Berlin: Reuther & Reichard.

Ogden, J.A. & Corkin, S. (1991). Memories of H.M. In W.C. Abraham, M.C. Corballis & K.G. White (Eds.), *Memory mechanisms. A tribute to G.V. Goddard*. (pp. 195-215). Hillsdale, N.J.: LEA.

Oguni, H., Olivier, A., Andermann, F. & Comair, J. (1991). Anterior callosotomy in the treatment of medically intractable epilepsies: A study of 43 patients with a mean follow-up of 39 months. *Annals of Neurology, 30*, 357-364.

Ojemann, G.A. (1974). Mental arithmetic during human thalamic stimulation. *Neuropsychologia, 12*, 1-10.

Ojemann, G.A. (1975). Language and the thalamus: object naming and recall during and after thalamic stimulation. *Brain and Language, 2*, 101-120.
Ojemann, G.A. (1977). Asymmetric function of the thalamus in man. *Annals of the New York Academy of Sciences, 299*, 380-396.
Ojemann, G.A. (1979). Altering memory with human ventrolateral thalamic stimulation. In E.R. Hitchcock, H.T. Ballantine & B.A. Myerson (Eds.), *Modern concepts in psychiatric surgery*. (pp. 103-109). Amsterdam: Elsevier.
Ojemann, G.A. (1982). Models of the brain organization for higher integrative functions derived with electrical stimulation techniques. *Human Neurobiology, 1*, 243-250.
Ojemann, G.A. (1983). Brain organization for language from the perspective of electrical stimulation mapping. *Behavioral and Brain Sciences, 6*, 189-230.
Ojemann, G.A. (1985). Enhancement of memory with human ventrolateral thalamic stimulation: Effect evident on a dichotic listening task. *Applied Neurophysiology, 48*, 212-215.
Ojemann, G.A. (1991). Cortical organization of language. *Journal of Neuroscience, 11*, 2281-2287.
Ojemann, G.A., Creutzfeldt, O., Lettich, E. & Haglund, M.M. (1988). Neuronal activity in human lateral temporal cortex related to short-term verbal memory, naming and reading. *Brain, 111*, 1383-1403.
Ojemann, G.A. & Fedio, P. (1968). Effect of stimulation of the human thalamus and parietal and temporal white matter on short term memory. *Journal of Neurosurgery, 29*, 51-59.
Ojemann, G.A., Fedio, P. & Van Buren, J. (1968). Anomia from pulvinar and subcortical parietal stimulation. *Brain, 91*, 99-116.
Ojima, H., Honda, C.N. & Jones, E.G. (1991). Patterns of axon collateralization of identified supragranular pyramidal neurons in the cat auditory cortex. *Cerebral Cortex, 1*, 80-94.
O'Keefe, J. (1979). A review of the hippocampal place cells. *Progress in Neurobiology, 13*, 419-439.
O'Keefe, J. (1991). An allocentric spatial model for the hippocampal cognitive map. *Hippocampus, 1*, 230-235.
O'Keefe, J. & Conway, D.H. (1978). Hippocampal place units on the freely moving rat: Why they fire, where they fire. *Experimental Brain Research, 31*, 573-590.
Olesen, J. & Jörgensen, M.B. (1986). Leao's spreading depression in the hippocampus explains transient global amnesia. *Acta Neurologica Scandinavica, 73*, 219-220.
Oliveira, V., Ferro, J.M., Foreid, J.P., Costa, T. & Levy, A. (1989). Kluver-Bucy syndrome in systemic lupus erythematosus. *Journal of Neurology, 236*, 55-56.
Oliver, C. & Holland, A.J. (1986). Down's syndrome and Alzheimer's disease: a review. *Psychological Medicine, 16*, 307-322.
Ollo, C., Johnson, R. & Grafman, J. (1991). Signs of cognitive change in HIV disease: an event-related brain potential study. *Neurology, 41*, 209-215.
Olson, M.I. & Shaw, C.-M. (1969). Presenile dementia and Alzheimer's disease in mongolism. *Brain, 92*, 147-156.
Olton, D.S. (1977). Spatial memory. *Scientific American, 236*, 82-98.
Olton, D.S. (1989). Frontal cortex, timing and memory. *Neuropsychologia, 27*, 121-130.
Olton, D.S., Becker, J.T. & Handelmann, G.E. (1979). Hippocampus, space, and memory. *Behavioral and Brain Sciences, 2*, 313-365.
Olton, D.S., Branch, M. & Best, P.J. (1978). Spatial correlates of hippocampal unit activity. *Experimental Neurology, 58*, 387-409.

Olton, D.S. & Papas, B.C. (1979). Spatial memory and hippocampal function. *Neuropsychologia, 17*, 669-682.

Omorokow, L. (1914). Zur pathologischen Anatomie der Dementia praecox. *Archiv für Psychiatrie und Nervenkrankheiten, 54*, 1031-1055 (und 2 Tafeln).

Ono, T., Tamura, R. & Nakamura, K. (1991). The hippocampus and space: are there „place neurons" in the monkey hippocampus? *Hippocampus, 1*, 253-257.

Onofrj, M., Curatola, L., Malatesta, G., Bazzano, S., Colamartino, P., Fulgente, T. (1991). Reduction of P_3 latency during outcome from post-traumatic amnesia. *Acta Neurologica Scandinavica, 83*, 273-279.

Onofrj, M., Gambi, D., Del Re, M.L., Fulgente, T., Bazzano, S., Colamartino, P. & Malatesta, G. (1991). Mapping of event-related potentials to auditory and visual oddball paradigms in patients affected by different forms of dementia. *European Neurology, 31*, 259-269.

Oppenheim, H. (1896). Zur Lehre von der multiplen Sklerose. *Berliner Klinische Wochenschrift, 9*, 235-256.

Oppenheim, H. (1902). *Lehrbuch der Nervenkrankheiten*. Wien: Hölder.

Orbach, J., Milner, B. & Rasmussen, T. (1960). Learning and retention in monkeys after amygdala-hippocampus resection. *Archives of Neurology, 3*, 230-251.

Orchinik, C.W. (1960). Some psychological aspects of circumscribed lesions of the diencephalon. *Confinia Neurologica, 20*, 292-310.

Orrell, M.W. & Sahakian, B.J. (1991). Dementia of frontal lobe type. *Psychological Medicine, 21*, 553-556.

Orsini, D.L., Van Gorp, W.G. & Boone, K.B. (1988). *The neuropsychology casebook*. New York: Springer Verlag.

Orthner, H. (1957). Pathologische Anatomie der vom Hypothalamus ausgelösten Bewusstseinsstörungen. In L. van Bogaert & J. Radernecker (Eds.), *Premier congrès international des sciences neurologiques*. (Vol. II). (pp. 77-96). London: Pergamon Press.

Ortony, A. & Turner, T.J. (1990). What's basic about emotions? *Psychological Review, 97*, 315-331.

Oscar-Berman, M. (1978). Commentary. In E. Callaway, P. Tueting, & S.H. Koslow (Eds.), *Event-related brain potentials in man*. (pp. 413-441). New York: Academic Press.

Oscar-Berman, M. (1980). Neuropsychological consequences of long-term chronic alcoholism. *American Scientist, 68*, 410-419.

Oscar-Berman, M. (1984). Comparative neuropsychology and alcoholic Korsakoff disease. In L.R. Squire & N. Butters (Eds.), *Neuropsychology of memory*. (pp. 194-212). New York: Guilford Press.

Oscar-Berman, M. (1991). Clinical and experimental approaches to varieties of memory. *International Journal of Neuroscience, 58*, 135-150.

Oscar-Berman, M. & Bonner, R.T. (1989). Nonmatching-(oddity) and delayed nonmatching-to-sample performance in aging, alcoholic, and alcoholic Korsakoff individuals. *Psychobiology, 17*, 424-430.

Oscar-Berman, M., Callaway, E., Squire, N. & Zaidel, E. (1984). Report of Panel VI: Individual differences and clinical applications. In E. Donchin (Ed.). *Cognitive psychophysiology: Event-related potentials and the study of cognition*. (Vol. I) (pp. 339-413). Hillsdale, N.J.: LEA.

Oscar-Berman, M. & Ellis, R.J. (1987). Cognitive deficits related to memory impairments in alcoholism. *Recent Developments in Alcoholism, 5*, 59-80.

Oscar-Berman, M., Hancock, M.. Mildworf, B., Hutner, N. & Weber, D.A. (1990). Emotional perception and memory in alcoholism and aging. *Alcoholism: Clinical and Experimental Research, 14*, 383-393.

Oscar-Berman, M., Pulaski, J.L., Hutner, N., Weber, D.A. & Freedman, M. (1990). Cross-modal functions in alcoholism and aging. *Neuropsychologia, 28*, 851-869.

Oscar-Berman, M., Sax, D.S. & Opoliner, L. (1973). Effects of memory aids on hypothesis behavior and focusing in patients with Huntington's chorea. In A. Barbeau, T.N. Chase & G.W. Paulson (Eds.), *Advances in neurology*. (Vol. 1: Huntington's Chorea). (pp. 717-728). New York: Raven Press.

Oscar-Berman, M. & Zola-Morgan, S. (1980a). Comparative neuropsychology and Korsakoff's syndrome. I. Spatial and visual reversal learning. *Neuropsychologia, 18*, 499-512.

Oscar-Berman, M. & Zola-Morgan, S. (1980b). Comparative neuropsychology and Korsakoff's syndrome. II. Two-choice visual discrimination learning. *Neuropsychologia, 18*, 513-525.

Ostergaard, A.L. (1987). Episodic, semantic and procedural memory in a case of amnesia at an early age. *Neuropsychologia, 25*, 341-357.

Ostergaard, A. & Squire, L.R. (1990). Childhood amnesia and distinctions between forms of memory: A comment on Wood, Brown, and Felton. *Brain and Cognition, 14*, 127-133.

Owen, G. & Williams, M. (1980). Factors affecting the sense of familiarity with cue-elicted response in amnesic patients. *Neuropsychologia, 18*, 85-87.

Owen, M.J. & Butler, S.R. (1982). Amnesia after transectiuon of the fornix in monkeys: A study of abnormal forgetting. *Behavioural Brain Research, 5*, 112.

Owen, M.J. & Butler, S.R. (1984). Does amnesia after transection of the fornix in monkeys reflect abnormal sensitivity to proactive interference? *Behavioural Brain Research, 4*, 183-192.

Owen, R. (1868). *On the anatomy of vertebrates* (Vol. III. Mammals). London: Longmans, Green & Co.

Owens, D., Dawson, J.C. & Losin, S. (1971). Alzheimer's disease in Down's syndrome. *American Journal of Mental Deficiency, 75*, 606-612.

Oyanagi, K., Nakashima, S., Ikuta, F. & Homma, Y. (1986). An autopsy case of dementia and parkinsonism with severe degeneration exclusively in the substantia nigra. *Acta Neuropathologica, 70*, 190-192.

Paillas, J.E., Bourdouresque, J., Bonnal, J., Provansal, J. (1950). Tumeurs frontales. Considerations anatomo-cliniques a propos de 72 tumeurs operees. *Revue Neurologique, 83*, 470-473.

Pakkenberg, B., Möller, A., Gundersen, H.J.G., Mouritzen Dam, A. & Pakkenberg, H. (1991). The absolute number of nerve cells in substantia nigra in normal subjects and in patients with Parkinson's disease estimated with an unbiased stereological method. *Journal of Neurology, Neurosurgery, and Psychiatry, 54*, 30-33.

Paller, K.A. (1990). Recall and stem-completion priming have different electrophysiological correlates and are modified differentially by directed forgetting. *Journal of Experimental Psychology: Learning, Memory, and Cognition, 16*, 1021-1032.

Paller, K.A., Zola-Morgan, S., Squire, L.R. & Hillyard, S.A. (1988). P3-like brain waves in normal monkeys and in monkeys with medial temporal lesions. *Behavioral Neuroscience, 102*, 714-725.

Palmer, A.M., Francis, P.T., Bowen, D.M., Benton, J.S., Neary, D., Mann, D.M.A. & Snowden, J.S. (1987). Catecholaminergic neurones assessed ante-mortem in Alzheimer's disease. *Brain Research, 414*, 365-375.

Palmer, A.M., Stratmann, G.C., Procter, A.W. & Bowen, D.M. (1988). Possible neurotransmitter basis of behavioral changes in Alzheimer's disease. *Annals of Neurology, 23*, 616-620.

Palmer, E.P. (1986). Transient global amnesia and the amnestic syndrome. *Medical Clinics of North America, 70*, 1361-1374.

Palmert, M.R., Podlinsky, M.B., Golde, T.E., Cohen, M.L., Kovacs, D.M., Tanzi, R.E., Gusella, J.F., Whitehouse, P.J., Witker, D.S., Oltersdorf, T., Younkin, L.H., Selkoe, D.J. & Younkin, S.G. (1990). Analysis of the ß-Amyloid protein precursor of Alzheimer's disease: mRNAs and protein products. In R.J. Wurtman, S. Corkin, J.H. Growdon & E. Ritter-Walker (Eds.), *Advances in neurology*. (Vol. 51). (pp. 181-184). New York: Raven Press.

Pandya, D.N. & Yeterian, E.H. (1984). Proposed neural circuitry for spatial memory in the primate brain. *Neuropsychologia, 22*, 109-122.

Pang, S., Borod, J.C., Hernandez, A., Bodis-Wollner, I., Rashkin, S., Mylin, L. Coscia, L. & Yahr, M.D. (1990). The auditory P 300 correlates with specific cognitive deficits in Parkinson's disease. *Journal of Neural Transmission, 2*, 249-264.

Paniak, C.E., Shore, D.L. & Rourke, B.P. (1989). Recovery of memory after severe closed head injury: Dissociations in recovery of memory parameters and predictors of outcome. *Journal of Clinical and Experimental Psychology, 11*, 631-644.

Pantano, P., Passafiume, D., Pozzilli, C., Matteucci, C., Lenzi, G.L. & Fieschi, C. (1989). Bilateral paramedian thalamic infarction: Neuropsychological and perfusional followup study. *Neuropsychologia, 3*, 147-158.

Papez, J.W. (1937). A proposed mechanism of emotion. *Archives of Neurology and Psychiatry, 38*, 725-743.

Pappata, S., Mazoyer, B., Dinh, S.T., Cambon, H., Leavasseur, M. & Baron, J.C. (1990). Effects of capsular or thalamic stroke on metabolism in the cortex and cerebellum: A positron tomography study. *Stroke, 21*, 519-524.

Pardo, J.V., Fox, P.T. & Raichle, M.E. (1991). Localization of a human system for sustained attention by positron emission tomography. *Nature, 349*, 61-64.

Parfitt, D.N. & Gall, C.M.C. (1944). Psychogenic amnesia: the refusal to remember. *Journal of Mental Science, 90*, 511-527.

Park, D.C., Puglisi, J.T. & Smith, A.D. (1986). Memory for pictures: Does an age-related decline exist? *Journal of Psychology and Aging, 1*, 11-17.

Park, D.C., Puglisi, J.T. & Sovacool, M. (1983). Memory for pictures, words, and spatial location in older adults: Evidence for pictorial superiority. *Journal of Gerontology, 38*, 582-588.

Parkin, A.J. (1982). Residual learning capability in organic amnesia. *Cortex, 18*, 417-440.

Parkin, A.J. (1984). Amnesic syndrome: A lesion-specific disorder. *Cortex, 20*, 479-508.

Parkin, A.J. (1987). *Memory and amnesia*. Oxford: Blackwell.

Parkin, A.J. (1991). The relationship between anterograde and retrograde amnesia in alcoholic Wernicke-Korsakoff syndrome. *Psychological Medicine, 21*, 11-14.

Parkin, A.J. & Barry, C. (1991). Alien hand sign and other cognitive deficits following ruptured aneurysm of the anterior communicating artery. *Behavioural Neurology, 4*, 167-179.

Parkin, A.J., Blunden, J., Rees, J.E. & Hunkin, N.M. (1991). Wernicke-Korsakoff syndrome of nonalcoholic origin. *Brain and Cognition, 15*, 69-82.

Parkin, A.J., Leng, N.R.C. & Hunkin, N.M. (1990). Differential sensitivity to context in diencephalic and temporal lobe amnesia. *Cortex, 26*, 373-380.
Parkin, A.J., Leng, N.R.C., Smith, A.P. & Stanhope, N. (1988). Memory impairment following ruptured aneurysm of the anterior communicating artery. *Brain and Cognition, 7*, 231-243.
Parkin, A.J., Lewinsohn, J., & Folkard, S. (1982). The influence of emotion on immediate and delayed retention: Levinger & Clark reconsidered. *British Journal of Psychology, 73*, 389-393.
Parkin, A.J., Miller, J. & Vincent, R. (1987). Multiple neuropsychological deficits due to anoxic encephalopathy: a case study. *Cortex, 23*, 655-665.
Parkin, A.J. & Walter, B.M. (1991). Aging, short-term memory, and frontal dysfunction. *Psychobiology, 19*, 175-179.
Parkinson, J. (1817). *An essay on the shaking palsy*. London: Sherwood, Neely, and Jones.
Parks, R.W., Long, D.L., Levine, D.S., Crockett, D.J., McGeer, E.G., McGeer, P.L., Dalton, I.E., Zec, R.F., Becker, R.E., Coburn, K.L., Siler, G., Nelson, M.E. & Bower, J.M. (1991a). Parallel distributed processing and neural networks: origins, methodology and cognitive functions. *International Journal of Neuroscience, 60*, 195-214.
Parks, R.W., Zec, R.F., Kuhn, M., Vicari, S., Feldman, E., Coburn, K.L., Ashford, J.W., Crockett, D.J., Moreno, M.A. & Rashid, A. (1991b). Electrocortical mapping, MRI, and neuropsychological measures: Evidence of Alzheimer's disease in the presence of vascular lesions. *Archives of Clinical Neuropsychology, 6*, 393-408.
Parnetti, L., Gotfries, J., Karlsson, I., Langström, G., Gottfries, C.-G. & Svennerholm, L. (1987). Monoamines and their metabolites in cerebrospinal fluid of patients with senile dementia of Alzheimer type using high performance liquid chromatography and gas chromatography-mass spectrometry. *Acta Psychiatrica Scandinavica, 75*, 542-548.
Partridge, F.M., Knight, R.G. & Feehan, M. (1990). Direct and indirect memory performance in patients with senile dementia. *Psychological Medicine, 20*, 111-118.
Parwatikar, S. (1990). Medicolegal aspects of transient global amnesia. In H.J. Markowitsch (Ed.), *Transient global amnesia and related disorders*. (pp. 191-205). Toronto: Hogrefe & Huber Publs.
Pascual, J., Pazos, A., del Olmo, A., Figols, J., Leno, C. & Berciano, J. (1991). Presynaptic Parkinsonism in olivopontocerebellar atrophy: Clinical, pathological, and neurochemical evidence. *Annals of Neurology , 30*, 425-428.
Patel, S.V. (1989). A family with Alzheimer's disease. *British Journal of Psychiatry, 155*, 405-408.
Paterson, A. & Zangwill, O.L. (1945). A case of topographical disorientation associated with a unilateral cerebral lesion. *Brain, 68*, 188-212.
Patten, B.M. (1971). Transient global amnesia syndrome. *Journal of the American Medical Association, 217*, 690-691.
Patterson, M.B. & Mack, J.L. (1985). Neuropsychological analysis of a case of reduplicative pramnesia. *Journal of Clinical Experimental Psychology, 7*, 111-121.
Patterson, J.V., Pratt, H. & Starr, A. (1991). Event-related potential correlates of the serial position effect in short-term memory. *Electroencephalography and clinical Neurophysiology, 78*, 424-437.
Paul, M. (1899). Beiträge zur Frage der retrograden Amnesie. *Archiv für Psychiatrie und Nervenkrankheiten, 32*, 251-282.

Paulson, G.W. (1979). Diagnosis of Huntington's disease. In T.N. Chase, N.S. Wexler & A. Barbeau (Eds.), *Advances in neurology*. (Vol. 23: Huntington's Disease). (pp. 177-184). New York: Raven Press.

Paulson, G.W. & Dadmehr, N. (1991). Is there a premorbid personality typical for Parkinsons's disease? *Neurology, 41*, 73-76.

Paus, T., Kalina, M., Patocková, L., Angerová, Y., Cerny, R., Mecir, P., Bauer, J. & Krabec, P. (1991). Medial vs lateral frontal lobe lesions and differential impairment of central-gaze fixation maintenance in man. *Brain, 114*, 2051-2067.

Pawlik, G., Herholz, K., Beil, C., Wagner, R., Wienhard, K. & Heiss, W.-D. (1985). Remote effects of focal lesions on cerebral flow and metabolism. In W.-D. Heiss (Ed.), *Functional mapping of the brain in vascular disorders*. (pp. 59-84). Berlin: Springer.

Payne, D.G. (1987). Hypermnesia and reminiscence in recall: A historical and empirical review. *Psychological Bulletin, 101*, 5-27.

Pearce, J.M.S. (Ed.) (1984a). *Dementia. A clinical approach*. Oxford: Blackwell.

Pearce, J.M.S. (1984b). The dementing diseases. In J.M.S. Pearce (Ed.) *Dementia. A clinical approach*. (pp. 27-45). Oxford: Blackwell.

Pearce, J.M.S. (1989). Aspects of the history of Parkinson's disease. *Journal of Neurology, Neurosurgery, and Psychiatry, Special Supplement*, 6-10.

Pearlson, G.D., Rabins, P.V. & Burns, A. (1991). Centrum semiovale white matter CT changes associated with normal ageing, Alzheimer's disease and late life depression with and without reversible dementia. *Psychological Medicine, 21*, 321-328.

Pearlson, G.D., Rabins, P.V., Kim, W.S., Speedie, L.J., Moberg, P.J., Burns, A. & Bascom, M.J. (1989). Structural brain CT changes and cognitive deficits in elderly depressives with and without reversible dementia („pseudodementia"). *Psychological Medicine, 19*, 573-584.

Pearlson, G.D., Ross, C.A., Lohr, W.D., Rovner, B.W., Chase, G.A. & Folstein, M.F. (1990). Association between family history of affective disorder and the depressive syndrome of Alzheimer's disease. *American Journal of Psychiatry, 147*, 452-456.

Pearson, R.C.A. & Powell, T.P.S. (1987). Anterograde vs. retrograde degeneration of the nucleus basalis medialis in Alzheimer's disease. *Journal of Neural Transmission, Suppl. 24*, 139-146.

Pearson, R.C.A., Sofroniew, M.V., Cuello, A.C., Powell, T.P.S., Eckenstein, F., Esiri, M.M. & Wilcock, G.K. (1983). Persistence of cholinergic neurons in the basal nucleus in a brain with senile dementia of the Alzheimer's type demonstrated by immunohistochemical staining for choline acetyltransferase. *Brain Research, 289*, 375-379.

Pechura, C.M. & Martin, J.B. (Eds.). (1991). *Mapping the brain and its functions. Integrating enabling technologies into neuroscience research*. Washington, D.C.: National Academy Press.

Pedersen, C., Thomsen, C., Arlien-Soborg, P., Proestholm, J., Kjaer, L., Boesen, F., Hansen, H,S. & Nielsen, J.O. (1991). Central nervous system involvement in human immunodeficiency virus disease. *Danish Medical Bulletin, 38*, 374,379.

Peinado-Manzano, M.A. (1988). Forum animal models of medial temporal lobe amnesia. *Medical Science Research, 16*, 963-965.

Peinado-Manzano, M.A. & Pozo-Garcia, R. (1991). The role of different nuclei of the thalamus in processing episodic information. *Behavioural Brain Research, 45*, 17-27.

Pellegrino, G. Di & Wise, S.P. (1991). A neurophysiological comparison of three distinct regions of the primate frontal lobe. *Brain, 114*, 951-978.

Pelz, D.M., Karlik, S.J., Fox, A.J. & Vinuela, F. (1986). Magnetic resonance imaging in Down's syndrome. *Canadian Journal of Neurological Sciences, 13 (Suppl.)*, 566-569.

Pembrey, M.E., Winter, R.M. & Davies, K.E. (1986). Fragile X mental retardation: current controversies. *Trends in Neurosciences, 9*, 58-62.

Penfield, W. (1958). *The excitable cortex in man*. Springfield, Il.: C.C. Thomas.

Penfield, W. (1959). The interpretative cortex. *Science, 129*, 1719-1725.

Penfield, W. (1968). Engrams in the human brain. *Proceedings of the Royal Society of Medicine, 61*, 831-840.

Penfield, W. (1975). *The mystery of the mind*. Princeton, N.J..: Princeton University Press.

Penfield, W. & Mathieson, G. (1974). Memory. Autopsy findings and comments on the role of hippocampus in experiential recall. *Archives of Neurology, 31*, 145-154.

Penfield, W. & Milner, B. (1958). Memory deficit produced by bilateral lesion in the hippocampal zone. *Archives of Neurology and Psychiatry, 79*, 475-497.

Penfield, W. & Perot, P. (1963). The brain's record of auditory and visual experience. *Brain, 86*, 595-696.

Pentschew, A. (1958a). Intoxikationen. In O. Lubarsch, F. Henke & R. Rössle (Eds.), *Handbuch der speziellen pathologischen Anatomie und Histologie*. (Vol. 13/2B: Nervensystem). (pp. 1907-2502). Berlin: Springer.

Pentschew, A. (1958b). Mangelzustände. In O. Lubarsch, F. Henke & R. Rössle (Eds.), *Handbuch der speziellen pathologischen Anatomie und Histologie*. (Vol. 13/2B: Nervensystem). (pp. 2503-2570). Berlin: Springer.

Penttila, M., Partanen, J.V., Soininen, H. & Riekkinen, P.J. (1985). Quantitative analysis of occipital EEG in different stages of Alzheimer's disease. *Electroencephalography and clinical Neurophysiology, 60*, 1-6.

Peper, M., Seier, U., Krieger, D. & Markowitsch, H.J. (1991). Impairment of memory in a patient with reversible bilateral thalamic lesions due to internal cerebral vein thrombosis. *Restorative Neurology and Neuroscience, 2*, 155-162.

Percheron, G. (1976). Les artères du thalamus humain: II. Artères et territoires thalamiques paramédians de l'artère basilaire communicante. *Revue Neurologique, 132*, 309-324.

Pericak-Vance, M.A., Yamaoka, L.H., Haynes, C.S., Speer, M.C., Haines, J.L., Gaskell, P.C., Hung, W.-Y., Clark, C.M., Heyman, A.L., Trofatter, J.A., Eisenmenger, J.P., Gilbert, J.R., Lee, J.E., Alberts, M.J., Dawson, D.V., Bartlett, R.J., Earl, N.L., Siddique, T., Vance, J.M., Conneally, P.M. & Roses, A.D. (1988). Genetic linkage study in Alzheimer's disease families. *Experimental Neurology, 102*, 271-279.

Peritz, G. (1918). Zur Psychopathologie des Rechnens. *Deutsche Zeitschrift für Nervenheilkunde, 61*, 234-340.

Perl, D.P. & Good, P.F. (1988). The association of aluminum, Alzheimer's disease, and neurofibrillary tangles. *Journal of Neural Transmission, Suppl. 24*, 205-211.

Perlmutter, J.S. (1988). New insights into the pathophysiology of Parkinson's disease: the challenge of positron emission tomography. *Trends in Neurosciences, 11*, 203-208.

Perry, G., Kawai, M., Tabaton, M., Onorato, M., Mulvihill, P., Richey, P., Morandi, A., Connolly, J.A. & Gambetti, P. (1991). Neuropil threads of Alzheimer's disease show a marked alteration of the normal cytoskeleton. *Journal of Neuroscience, 11*, 1748-1755.

Perry, R.B. (1904). Conceptions and misconceptions of consciousness. *Psychological Review, 11*, 282-296.

Perry, R.H. (1984a). Neurochemistry of Alzheimer-type dementia. In J.M.S. Pearce (Ed.) *Dementia. A clinical approach.* (pp. 117-134). Oxford: Blackwell.

Perry, R.H. (1984b). Neuropathology of dementia. In J.M.S. Pearce (Ed.) *Dementia. A clinical approach.* (pp. 89-116). Oxford: Blackwell.

Perry, R.H. (1990). Senile dementia of Lewy body type. A clinically and neuropathologically distinct form of Lewy body dementia in the elderly. *Journal of the Neurological Sciences, 95*, 119-139.

Perry, R.H., Irving, D.I., Blessed, G., Fairbairn, A. & Perry, E.K. (1990). Senile dementia of Lewy body type: A clinically and neuropathologically distinct form of Lewy body dementia in elderly. *Journal of the Neurological Sciences, 95*, 119-139.

Perry, T.L. & Yong, V.W. (1986). Idiopathic Parkinson's disease, progressive supranuclear palsy and glutathione metabolism in the substantia nigra of patients. *Neuroscience Letters, 67*, 269-274.

Peters, G. (1967). Neuropathologie und Psychiatrie. In H.W. Gruhle, R. Jung, W. Mayer-Gross & M. Müller (Eds.), *Psychiatrie der Gegenwart, Forschung und Praxis: Grundlagenforschung der Psychiatrie.* (Vol. 1, Part 1A). (pp. 286-324). Berlin: Springer.

Peterson, R.R. & Simpson, G.B. (1989). Effect of backward priming on word recognition in single-word and sentence contexts. *Journal of Experimental Psychology: Learning, Memory, and Cognition, 15*, 1020-1032.

Peterson, S.E., Fox, P.T., Snyder, A.Z. & Raichle, M.E. (1990). Activation of extrastriate and frontal cortical areas by visual words and word-like stimuli. *Science, 249*, 1041-1044.

Petit, T.L., LeBoutillier, J.C., Alfano, D.P. & Becker, L.E. (1984). Synaptic development in the human fetus: a morphometric analysis of normal and Down's syndrome neocortex. *Experimental Neurology, 83*, 13-23.

Petito, C.K., Cho, E.-S., Lemann, W., Navia, B.A. & Price, R.W. (1986). Neuropathology of acquired immunodeficiency syndrome (AIDS): an autopsy review. *Journal of Neuropathology and Experimental Neurology, 45*, 635-646.

Petito, C.K., Feldmann, E., Pulsinelli, W.A. & Plum, F. (1987). Delayed hippocampal damage in humans following cardiorespiratory arrest. *Neurology, 37*, 1281-1286.

Petrides, M. (1989). Frontal lobes and memory. In F. Boller & J. Grafman (Eds.), *Handbook of neuropsychology* (Vol. 3) (pp. 75-90). Amsterdam: Elsevier Science Publ.

Petroff, N. (1901). *Die Beziehungen zwischen multipler Sklerose und Dementia paralytica.* Inaugural-Dissertation, Universität Berlin.

Pexman, J.H. & Coates, R.K. (1983). Amnesia after femorocerebral angiography. *American Journal of Neuroradiology, 4*, 979-983.

Peyser, J.M., Rao, S.M., LaRocca, N.G. & Kaplan, E. (1990). Guidelines for neuropsychological research in multiple sclerosis. *Archives of Neurology, 47*, 94-97.

Pezaris, E. & Casey, M.B. (1991). Girls who use „masculine" problem-solving strategies on a spatial task: Proposed genetic and environmental factors. *Brain and Cognition, 17*, 1-22.

Pezeshkpour, G., Stuart, T.D. & Estridge, M.N. (1985). Crystalline encephalopathy: Cerebral immunoprotein deposits and isolated angiitis. *Annals of Neurology, 17*, 96-99.

Pfeifer, B. (1910). Psychische Störungen bei Hirntumoren. *Archiv für Psychiatrie und Nervenkrankheiten, 47*, 558-738.

Pfliegler, G., Pósán, E., Glaub, D. & Rak, K. (1990). Hodgkin's disease and memory loss: Another case of the Ophelia syndrome. *British Journal of Haematology, 74*, 232.

Phelps, M.E. & Mazziotta, J.C. (1985). Positron emission tomography: human brain function and biochemistry. *Science, 228*, 799-809.

Phillips, S. (1987). Basal forebrain infarction. A clinicopathologic correlation. *Archives of Neurology, 44*, 1134-1138.

Phillips, S., Sangalang, V. & Sterns, G. (1987). Basal forebrain infarction. A clinicopathologic correlation. *Archives of Neurology, 44*, 1134-1138.

Piazza, A. (1909). Ein Fall von Hirntumor. *Berliner klinische Wochenschrift, 46*, 1599-1604.

Piccirilli, M., D'Alessandro, P., Finali, G., Piccinin, G.L. & Agostini, L. (1989). Frontal lobe dysfunction in Parkinson's disease: Prognostic value for dementia? *European Neurology, 29*, 71-76.

Pick, A. (1884). Vom Bewusstsein in Zuständen sogenannter Bewusstlosigkeit. *Archiv für Psychiatrie und Nervenkrankheiten, 15*, 202-223.

Pick, A. (1886). Zur Pathologie des Gedächtnisses. *Archiv für Psychiatrie und Nervenkrankheiten, 17*, 83-98.

Pick, A. (1892). Ueber die Beziehungen der senilen Hirnatrophie zur Aphasie. *Prager medizinische Wochenschrift, 17*, 165-167.

Pick, A. (1893). Ueber allgemeine Gedächtnisschwäche als Folge cerebraler Herderkrankung, mit einem Beitrage zur Lehre von der topischen Diagnostik der Sehhügel-Läsionen. *Prager medicinische Wochenschrift, 18*, 451-452 und 465-466.

Pick, A. (1901). Senile Hirnatrophie als Grundlage von Herderscheinungen. *Wiener klinische Wochenschrift, 14*, 403-404.

Pick, A. (1903a). Clinical studies: III. On reduplicative paramnesia. *Brain, 26*, 260-267.

Pick, A. (1903b). Zur Pathologie des Bekanntheitsgefühls (Bekanntheitsqualität). *Neurologisches Zentralblatt, 22*, 2-7.

Pick, A. (1906). Über einen weiteren Symptomenkomplex im Rahmen der Dementia senilis, bedingt durch umschriebene stärkere Hirnatrophie (gemischte Apraxie). *Monatsschrift für Psychiatrie, 19*, 97-108.

Pick, A. (1915). Beitrag zur Pathologie des Denkverlaufes beim Korsakow. *Zeitschrift für die gesamte Neurologie und Psychiatrie, 28*, 344-383.

Pick, A. (1922). Störung der Orientierung am eigenen Körper. *Psychologische Forschung, 1*, 303-318.

Pickenhain, L. & Ries, W. (Hrsg.). (1988). *Kleine Enzyklopädie: Das Alter*. Leipzig: VEB Bibliographisches Institut.

Pietrini, V., Nertempi, P., Vaglia, A., Revello, M.G., Pinna, V. & Ferro-Milone, F. (1988). Recovery from herpes simplex encephalitis: selective impairment of specific semantic categories with neuroradiological correlation. *Journal of Neurology, Neurosurgery, and Psychiatry, 51*, 1284-1293.

Pilleri, G. (1961). Orale Einstellung nach Art des Klüver-Bucy-Syndroms bei hirnatrophischen Prozessen. *Schweizer Archiv für Neurologie und Psychiatrie, 87*, 286-298.

Pillon, B., Dubois, B., Lhermitte, F. & Agid, Y (1986). Heterogeneity of cognitive impairment in progressive supranuclear palsy, Parkinson's disease, and Alzheimer's disease. *Neurology, 36*, 1179-1185.

Pillon, B., Dubois, B., Ploska, A. & Agid, Y. (1991). Severity and specificity of cognitive impairment in Alzheimer's, Huntington's, and Parkinson's diseases and progressive supranuclear palsy. *Neurology, 41*, 634-643.

Pilz, P. & Erhart, P. (1981). Thalamic degeneration. *Acta Neuropathologica, Suppl. VII*, 362-364.

Pirozzolo, F.J., Hansch, E.C., Mortimer, J.A., Webster, D.D. & Kuskowski, M.A. (1982). Dementia in Parkinson diesease: A neuropsychological analysis. *Brain and Cognition, 1*, 71-83.

Pitt, B. (Ed.). (1987). *Dementia*. Edinburgh: Churchill Livingstone.

Plante, E. (1991). MRI findings in the parents and siblings of specifically language-impaired boys. *Brain and Language, 41*, 67-80.

Plante, E., Swisher, L., Vance, R. & Rapcsak, S. (1991). MRI findings in boys with specific language impairments. *Brain and Language, 41*, 52-66.

Plets, C., de Reuck, J., Vander Eecken, H. & Van den Bergh, R. (1970). The vascularization of the human thalamus. *Acta neurologica belgica, 70*, 687-770.

Plum, F.C. & Hindfelt, B. (1976). The neurological complications of liver disease. In P.J. Vinken & J.W. Bruyn (Eds.), *Handbook of clinical neurology*. (Vol. 27: Metabolic and deficiency diseases of the nervous system, Part 1). (pp. 349-377). Amsterdam: North Holland Publ. Company.

Plum, F.C. (1973). The clinical problem: How much anoxia-ischemia damages the brain? *Archives of Neurology, 29*, 359-360.

Plum, F.C. (Ed.). (1975). *Outcome of severe damage to the central nervous system* (Ciba Foundation Symposium 34 [New Series]). Amsterdam: Elsevier.

Poblete, M., Palestini, E., Figueroa, E., Gallardo, R., Rojas, J., Cavarrubias, M.I. & Doyharcabal, Y. (1970). Stereotaxic thalamotomy (Lamella medialis) in aggressive psychiatric patients. *Confinia Neurologica, 32*, 326-331.

Podoll, K., Schwarz, M. & Noth, J. (1991). Language functions in progressive supranuclear palsy. *Brain, 114*, 1457-1472.

Poeck, K. (1985a). The Klüver-Bucy syndrome in man. In J.A.M. Frederiks (Ed.), *Handbook of clinical neurology*. (Vol. 1(45) Clinical neuropsychology). (pp. 257-263). Amsterdam: Elsevier Science Publishers.

Poeck, K. (1985b). Temporal lobe syndromes. In J.A.M. Frederiks (Ed.), *Handbook of clinical neurology*. (Vol. 1(45) Clinical neuropsychology). (pp. 43-47). Amsterdam: Elsevier Science Publishers.

Poeck, K. (1990). Lesion analysis in neuropsychology. *Trends in Neurosciences, 13*, 388.

Pogacar, S. & Rubio, A. (1982). Morphological features of Pick's and atypical Alzheimer's disease in Down's syndrome. *Acta Neuropathologica, 58*, 249-254.

Pogo, B.G.T., Casals, J. & Elizan, T.S. (1987). A study of viral genomes and antigens in brains of patients with Alzheimer's disease. *Brain, 110*, 907-915.

Polinsky, R.J., Noble, H., Di Chiro, G., Nee, L.E., Feldman, R.G. & Brown, R.T. (1987). Dominantly inherited Alzheimer's disease: cerebral glucose metabolism. *Journal of Neurology, Neurosurgery and Psychiatry, 50*, 752-757.

Polster, M.R., Nadel, L., Schacter, D.L. (1991). Cognitive neuroscience analyses of memory: A historical perspective. *Journal of Cognitive Neuroscience, 3*, 95-116.

Pommerenke, K. & Markowitsch, H.J. (1989). Rehabilitation training of homonymous visual field defects in patients with postgeniculate damage of the visual system. *Restorative Neurology and Neuroscience, 1*, 47-63.

Pons, T.P., Garraghty, P.E., Ommaya, A.K., Kaas, J.H., Taub, E. & Mishkin, M. (1991). Massive cortical reorganization after sensory deafferentation in adult macaques. *Science, 252*, 1857-1860.

Ponsford, J.L. & Donnan, G.A. (1980). Transient global amnesia – A hippocampal phenomenon? *Journal of Neurology, Neurosurgery, and Psychiatry, 43*, 285-287.

Poon, L.W. (1985). Differences in human memory with aging: Nature, causes, and clinical implications. In J.E. Poon & K.W. Schaie (Eds.), *Handbook of the psychology of aging*. (pp. 427-462). New York: Van Nostrand Reinhold.

Poon, L.W., Rubin, D.S. & Wilson, B.A. (1989). *Everyday cognition in adulthood and late life*. Cambridge, U.K.: Cambridge University Press.

Popoff, L. (1875). Ueber Veränderungen im Gehirn bei Abdominaltyphus und traumatischer Entzündung. *Virchow's Archiv, 63*, 421-446.

Popovitch, E.R., Wisniewski, H.M., Kaufman, M.A., Grundke-Iqbal, I. & Wen, G.Y. (1987). Young adult-form of dementia with neurofibrillary changes and Lewy bodies. *Acta Neuropathologica, 74*, 97-104.

Poppe, W., Läuter, H. & Uchanbokowna-Tibiowna, A. (1985). Über den Wahrscheinlichkeitscharakter der klinischen Diagnosen Morbus Pick und Morbus Alzheimer. *Psychiatrie, Neurologie und medizinische Psychologie, 37*, 518-528.

Pöppel, E. & Logothetis, N. (1986). Neuronal oscillations in the human brain. *Naturwissenschaften, 73*, 267-268.

Poppelreuter, W. (1918). *Die psychischen Schädigungen durch Kopfschuss im Kriege 1914/17. Band II. Die Herabsetzung der körperlichen Leistungsfähigkeit und des Arbeitswillens durch Hirnverletzungen im Vergleich zu Normalen und Psychogenen*. Leipzig: Voss.

Popper, K.R. & Eccles, J.C. (1982). *Das Ich und sein Gehirn*. München: Pieper.

Poser, S., Scheidt, P., Kitze, B., Lüer, W., Schäfer, U., Nordmann, B. & Stichnoth, F.A. (1991). Impact of magnetic resonance imaging (MRI) on the epidemiology of MS. *Acta Neurologica Scandinavica, 83*, 172-175.

Posner, M.I., Petersen, S.E., Fox, P.T. & Raichle, M.E. (1988). Localization of cognitive operations in the human brain. *Science, 240*, 1627-1631.

Pötzl, O. (1938). Zwischenhirn und periodisches Irresein. *Wiener klinische Wochenschrift, 51*, 845-849.

Pötzl, O. (1939). Physiologisches und Pathologisches über das persönliche Tempo. *Wiener klinische Wochenschrift, 52*, 569-573.

Pötzl, O. (1951). Weiteres über das Zeitraffer-Erlebnis. *Wiener Zeitschrift für Nervenheilkunde, 4*, 9-39.

Pötzl, O. (1958). Zur Hirnphysiologie des Zeiterlebens. *Wiener Zeitschrift für Nervenheilkunde, 15*, 370-393.

Poutiainen, E., Haltia, M., Elovaara, I., Lähdevirta, J. & Iivanainen, M. (1991). Dementia associated with human immunodeficiency virus: subcortical or cortical? *Acta Psychiatrica Scandinavica, 83*, 297-301.

Powell, A.L., Cummings, J.L., Hill, M.A. & Benson, D.F. (1988). Speech and language alterations in multi-infarct dementia. *Neurology, 38*, 717-719.

Powell, D. & Folstein, M.F. (1984). Pedigree study of familial Alzheimer's disease. *Journal of Neurogenetics, 1*, 189-197.

Powell, G.E., Polkey, C.E. & McMillan, T. (1985). The new Maudsley series of temporal lobectomy. I: Short-term cognitive effects. *British Journal of Clinical Psychology, 24*, 109-124.

Powers, W.J., Berg, L., Perlmutter, J.S. & Raichle, M.E. (1991). Technology assessment revisted: Does positron emission tomography have proven clinical efficacy? *Neurology, 41*, 1339-1340.

Pozzilli, C., Bastianello,S., Padovani,A., Passafiume, D., Millefiorini, E., Bozzao, L. & Fieschi, C. (1991). Anterior corpus callosum atrophy and verbal fluency in multiple sclerosis. *Cortex, 27*, 441-445.

Pozzilli, C., Passafiume, D., Bastianello, S., D'Antona, R. & Lenzi, G.L. (1987). Remote effects of caudate hemorrhage: A clinical and functional study. *Cortex, 23*, 341-349.

Praamstra, P., Hagoort, P., Maassen, B. & Crul, T. (1991). Word deafness and auditory cortical function. A case history and hypothesis. *Brain, 114*, 1197-1225.

Prange, H.W., Menck, S., Beuche, W. & Voth, E. (1990). Aktuelle Entwicklungen in Diagnostik und Therapie der Herpes simplex-Enzephalitis. *Aktuelle Neurolologie, 17*, 158-163.

Prasher, D. & Findley, L. (1991). Dopaminergic induced changes in cognitive and motor processing in Parkinson's disease: an electrophsiological investigation. *Journal of Neurology, Neurosurgery, and Psychiatry, 54*, 603-609.

Pratt, R.T.C. (1966). Psychogenic loss of memory. In C.W.M. Whitty & O.L. Zangwill (Eds.), *Amnesia*. (1st ed). (pp. 224-232). London: Butterworths.

Press, G.A., Amaral, D.G. & Squire, L.R. (1989). Hippocampal abnormalities in amnesic patients revealed by high-resolution magnetic resonance imaging. *Nature, 341*, 54-57.

Preuss, T.M. & Goldman-Rakic, P.S. (1991a). Myelo- and cytoarchitecture of the granular frontal cortex and surrounding regions in the strepsirhine primate *Galago* and the anthropoid primate *Macaca. Journal of Comparative Neurology, 310*, 429-474.

Preuss, T.M. & Goldman-Rakic, P.S. (1991b). Architectonics of the parietal and temporal association cortex in the strepsirhine primate *Galago* compared to the anthropoid primate *Macaca. Journal of Comparative Neurology, 310*, 475-506.

Preuss, T.M. & Goldman-Rakic, P.S. (1991c). Ipsilateral cortical connections of granular frontal cortex in the strepsirhine primate *Galago*, with comparative comments on the anthropoid primates. *Journal of Comparative Neurology, 310*, 475-506.

Prevey, M.L., Delaney, R.C. & Mattson, R.H. (1988). Metamemory in temporal lobe epilepsy: self-monitoring of memory functions. *Brain and Cognition, 7*, 298-311.

Prevey, M.L., Delaney, R.C., Mattson, R.H. & Tice, D.M. (1991). Feeling-of-knowing in temporal lobe epilepsy: Monitoring knowledge inaccessible to conscious recall. *Cortex, 27*, 81-92.

Previc, F.H. (1991). A general theory concerning the prenatal origins of cerebral lateralization in humans. Psychological Review, 98, 299-334.

Pribram, K.H. (1971). *Languages of the brain. Experimental paradoxes and principles in neuropsychology*. Englewood Cliffs, N.J.: Prentice-Hall.

Pribram, K.H. (1981). Emotions. In S.B. Filskov & T.J. Boll (Eds.), *Handbook of clinical neuropsychology*. (pp. 102-134). New York: Wiley.

Pribram, K.H. (1984). The organization of memory in nonhuman primate model systems. In L.R. Squire & N. Butters (Eds.), *Neuropsychology of memory*. (pp. 340-363). New York: Guilford Press.

Pribram, K.H. (1986a). Nonlocality and localization in the primate forebrain. In S.B. Filskov & T.J. Boll (Eds.), *Handbook of clinical neuropsychology, Volume 2*. (pp. 606-651). New York: John Wiley & Sons.

Pribram, K.H. (1986b). Convolution and matrix systems as content addressible distributed brain processes in perception and memory. *Journal of Neurolingustics, 2*, 349-364.

Pribram, K.H., Ahumada, A., Hartog, J. & Ross, L. (1964). A progress report on the neurological processes disturbed by frontal lesions in primates. In J.M. Warren & K. Akert (Eds.), *The frontal granular cortex and behavior.* (pp. 28-55). New York: McGraw-Hill.

Pribram, K.H. & Bagshaw, M. (1953). Further analysis of the temporal lobe syndrome utilizing fronto-temporal ablations. *Journal of Comparative Neurology 99*, 347-376.

Pribram, K.H. & McGuinness, D. (1975). Arousal, activation and effort in the control of attention. *Psychological Review, 82*, 116-149.

Pribram, K.H., Nuwer, M. & Baron, R.J. (1974). The holographic hypothesis of memory structure in brain function and perception. In D.H. Krantz, R.C. Atkinson, R.D. Luce & P. Suppes (Eds.), *Measurement, psychophysics, and information processing. (Contemporary developments in mathematical psychology, Vol. II)*. San Francisco: W.H. Freeman.

Pribram, K.H., Spinelli, D.N. & Kamback, M.C. (1967). Electrocortical correlates of stimulus, response and reinforcement. *Science, 157*, 94-96.

Pribram, K.H. & Tubbs, W.E. (1967). Short-term memory, parsing and the primate frontal cortex. *Science, 156*, 1765-1767.

Price, D.L. (1986). New perspectives on Alzheimer's disease. *Annual Review of Neuroscience, 9*, 489-512.

Prigatano, G.P. & Schacter, D.L. (Eds.). (1991). *Awareness of deficit after brain injury. Clinical and theoretical issues*. New York: Oxford University Press.

Prince, M. (1906a). *The dissociation of a personality*. London: Longmans, Green & Co.

Prince, M. (1906b). Hysteria from the point of view of dissociated personality. *Journal of Abnormal Psychology, 1*, 170-187.

Prince, M. (1908a). Experiments to determine co-conscious (subconscious) ideation. *Journal of Abnormal Psychology, 3*, 33-42.

Prince, M. (1908b). My life as a dissociated personality. *Journal of Abnormal Psychology, 3*, 240-260 and 311-334.

Pritzel, M. & Markowitsch, H.J. (1980). Kainic acid lesions in the cat's thalamus: Morphological and behavioral changes. *Brain Research Bulletin, 5*, 61-67.

Pritzel, M. & Markowitsch, H.J. (1985). Tierversuche: eine Stellungnahme aus der Sicht des Physiologischen Psychologen. *Psychologische Rundschau, 36*, 16-25.

Pro, J.D., Smith, M.C.H. & Sumi, S.M. (1980). Presenile Alzheimer's disease: amyloid plaques in the cerebellum. *Neurology, 30*, 820-825.

Probst, A., Basler, V., Bron, B. & Ulrich, J. (1983). neuritic plaques in senile dementia of Alzheimer type: A Golgi analysis in the hippocampal region. *Brain Research, 268*, 249-254.

Prohovnik, I., Smith, G., Sackeim, H.A., Mayeux, R. & Stern, Y. (1989). Gray-matter degeneration in presenile Alzheimer's disease. *Annals of Neurology, 25*, 117-124.

Przuntek, H. & Hoffmann, E. (1987). Epidemiologische Untersuchungen zum Morbus Wilson in der Bundesrepublik Deutschland. *Nervenarzt, 58*, 150-157.

Puce, A., Andrewes, D.G., Berkovic, S.F. & Bladin, P.F. (1991). Visual recognition memory. Neuropsychological evidence for the role of temporal white matter in man. *Brain, 114*, 1647-1666.

Pueschel, S.M., Tingey, C., Rynders, J.E., Crocker, A.C. & Crutcher, D.M. (Eds.) (1987) *New perspectives on Down's syndrome*. Baltimore: Paul H. Brookes Publishing Co.

Rabinowitsch, A. (1925). Ein Fall von Hirntumor unter dem Bilde einer epidemischen Encephalitis. *Deutsche Zeitschrift für Nervenheilkunde, 88*, 67-74.

Rabins, P.V. (1983). Reversible dementia and the misdiagnosis of dementia: A review. *Hospital and Community Psychiatry, 34*, 830-835.

Raecke, J. (1903). *Die transitorischen Bewusstseinsstörungen der Epileptiker*. Halle: Carl Marhold.

Raecke, J. (1905). Zur Lehre vom hysterischen Irresein. *Archiv für Psychiatrie und Nervenkrankheiten, 40*, 171-211.

Raecke, J. (1908). Ueber epileptische Wanderzustände (Fugues, Poriomanie). *Archiv für Psychiatrie und Nervenkrankheiten, 43*, 398-423.

Rae-Grant, A., Blume, W., Lau, C., Hachinski, V.C., Fisman, M. & Merskey, H. (1987). The electroencephalogram in Alzheimer-type dementia. A sequential study correlating the electroencephalogram with psychometric and quantitative pathologic data. *Archives of Neurology, 44*, 50-54.

Rafal, R.D., Posner, M.I., Walker, J.A. & Friedrich, F.J. (1984). Cognition and the basal ganglia. Separating mental and motor components of performance in Parkinson's disease. *Brain, 107*, 1083-1094.

Raginsky, B.B.C. (1969). Hypnotic recall of air crash cause. *International Journal of Clinical and Experimental Hypnosis, 17*, 1-19.

Rahmann, H. & Rahmann, M. (1988). *Das Gedächtnis – Neurobiologische Grundlagen*. München: J.F. Bergmann.

Rahmann, H. & Rahmann, M. (1990). Neurobiologische Grundlagen der Kreativität und des Gedächtnisses. *Geriatrie & Rehabilitation, 3*, 5-20.

Raichle, M.E. (1990). Exploring the mind with dynamic imaging. *Seminars in the Neurosciences, 2*, 307-315.

Raimann, E. (1900). Polioencephalitis superior acuta und Delirium alkoholicum als Einleitung einer Korsakow'schen Psychose ohne Polyneuritis. *Wiener klinische Wochenschrift, 13*, 31-37.

Raimann, E. (1901). Beiträge zur Lehre von den alkoholischen Augenmuskellähmungen. *Jahrbücher für Psychiatrie, 20*, 36-76.

Raimann, E. (1902). Ein Fall von Cerebropathia psychica toxaemica (Korsakoff), gastrointestinalen Ursprunges. *Monatsschrift für Psychiatie und Neurologie, 12*, 329-339.

Ranschburg, P. (1911). *Das kranke Gedächtnis. Ergebnisse und Methoden der experimentellen Erforschung der alltäglichen Falschleistungen und der Pathologie des Gedächtnisses*. Leipzig: Barth.

Ranschburg, P. (1912). Die Gedächtnisschwäche (Mnemasthenie) und ihre Behandlung. *Deutsche medizinische Wochenschrift, 38*, 2393-2397 und 2441-2444.

Ransmayr, G., Bitschnau, W., Schmidhuber-Eiler, B., Berger, W., Karamat, E., Poewe, W. & Kemmler, G.W. (1990). Slowing of high-speed memory scanning in Parkinson's disease is related to the severity of parkinsonian motor symptoms. *Journal of Neural Transmission, 2*, 265-275.

Ransohoff, (n.n.g.) (1897). Ueber Erinnerungstäuschungen bei Alkoholparalyse. *Allgemeine Zeitschrift für Psychiatrie, 53*, 933-943.

Rao, S.M. (1986). Neuropsychology of multiple sclerosis: a critical review. *Journal of Clinical and Experimental Neuropsychology, 8*, 503-542.

Rao, S.M. (1990a). Multiple sclerosis. In J.L. Cummings (Ed.), *Subcortical dementia.* (pp. 164-180). New York: Oxford University Press.

Rao, S.M. (Ed.). (1990b). *Neurobehavioural aspects of multiple sclerosis.* Oxford: Oxford University Press.

Rao, S.M., Hammeke, T.A., McQuillen, M.P., Khatri, B.O. & Lloyd, D. (1984). Memory disturbance in chronic progressive multiple sclerosis. *Archives of Neurology, 41*, 625-631.

Rao, S.M., Leo, G.J., Bernardin, L. & Unverzagt, F. (1991a). Cognitive dysfunction in multiple sclerosis. I. Frequency, patterns, and prediction. *Neurology, 41*, 685-691.

Rao, S.M., Leo, G.J., Ellington, L., Neuertz, T., Bernardin, L. & Unverzagt, F. (1991b). Cognitive dysfunction in multiple sclerosis. II. Impact on employment and social functioning. *Neurology, 41*, 692-696.

Rao, S.M., Leo, G.J., Haughton, V.M., St. Aubin-Faubert, P. & Bernardin, L. (1989). Correlation of magnetic resonance imaging with neuropsychological testing in multiple sclerosis. *Neurology,39*, 161-166.

Rapoport, J.L. (1990). Obsessive compulsive disorder and basal ganglia dysfunction. *Psychological Medicine, 20*, 465-469.

Rapoport, S.I. (1990). Integrated phylogeny of the primate brain, with special reference to humans and their diseases. *Brain Research Reviews, 15*, 267-294.

Rapoport, S.I. (1991). Positron emission tomography in Alzheimer's disease in relation to disease pathogenesis: A critical review. *Cerebrovascular and Brain Metabolism Reviews, 3*, 297-335.

Rapoport, S.I., Pettigrew, K.D. & Schapiro, M.B. (1991). Discordance and concordance of dementia of the Alzheimer type (DAT) in monozygotic twins indicate heritable and sporadic forms of Alzheimer's disease. *Neurology, 41*, 1549-1553.

Raskin, S.A., Borod, J.C. & Tweedy, J. (1990). Neuropsychological aspects of Parkinson's disease. *Neuropsychology Review, 1*, 185-221.

Rasool, C.G., Svendsen, C.N., Selkoe, D.J. (1986). Neurofibrillary degeneration of cholinergic and noncholinergic neurons of the basal forebrai in Alzheimer's disease. *Annals of Neurology, 20*, 482-488.

Raue, G. (1850). *Die neue Seelenlehre Dr. Beneke's nach methodischen Grundsätzen in einfach entwickelnder Weise für Lehrer bearbeitet.* (2nd ed.). Bautzen: Weller.

Rausch, R., Boone, K. & Ary, C.M. (1991). Right-hemisphere language dominance in temporal lobe epilepsy: Clinical and neuropsychological correlates. *Journal of Clinical and Experimental Neuropsychology, 13*, 217-231.

Rausch, R. & Serafetinides, E.A. (1975). Specific alterations of olfactory function in humans with temporal lobe lesions. *Nature, 255*, 557-558.

Rausch, R., Serafetinides, E.A. & Crandall, P.H. (1977). Olfactory memory in patients with anterior temporal lobectomy. *Cortex, 13*, 445-452.

Raz, N., Millman, D. & Sarpel, G. (1990). Cerebral correlates of cognitive aging: gray-white matter differentiation in the medial temporal lobes, and fluid versus crystallized abilities. *Psychobiology, 18*, 475-481.

Rebucci, G.G. & Stracciari, A. (Eds.). (1988). Transient amnesia. *Italian Journal of Neurological Sciences, 9*, 1-61.

Reder, L.M., Wible, C. & Martin, J. (1986). Differential memory changes with age: Exact retrieval versus plausible inference. *Journal of Experimental Psychology: Learning, Memory, and Cognition, 12*, 72-81.

Redington, K., Volpe, B.T. & Gazzaniga, M.S. (1984). Failure of preference formation in amnesia. *Neurology, 34*, 536-538.

Reed, S.K. & Bolstad. C.A. (1991). Use of examples and procedures in problem solving. *Journal of Experimental Psychology: Learning, Memory and Cognition, 17*, 753-766.

Reep, R. (1984). Relationship between prefrontal and limbic cortex: A comparative anatomical review. *Brain, Behavior and Evolution, 25*, 5-80.

Rees, D.A. & Levy, K. (1991). Molecular genetics of the major psychoses: The role of the medical research council. *British Journal of Psychiatry, 158*, 602-604.

Regard, M. & Landis, T. (1984). Transient global amnesia: neuropsychological dysfunction during attack and recovery in two „pure" cases. *Journal of Neurology, Neurosurgery, and Psychiatry, 47*, 668-672.

Regueiro, A.M., Segurado, O.G., Mata, P. & Regueiro, J.R. (1992). Acquired selective signature dysgraphia. *Annals of Neurology, 31*, 115.

Rehmke, J. (1891). Die Seelenfrage. *Zeitschrift für Psychologie und Physiologie der Sinnesorgane, 2*, 180-218.

Reinikainen, K.J., Paljärvi, L., Huuskonen, M., Soininen, H., Laakso, M. & Riekkinen, P.J. (1988). A post-mortem study of noradrenergic, serotonergic and GABAergic neurons in Alzheimer's disease. *Journal of the Neurological Sciences, 84*, 101-116.

Reinikainen, K.J., Soininen, H. & P.J. Riekkinen (1990). Neurotransmitter changes in Alzheimer's disease: Implications to diagnostics and therapy. *Journal of Neuroscience Research, 27*, 576-586.

Reinvang, I., Froland, S.S. & Skripeland, V. (1991). Prevalence of neuropsychological deficit in HIV-infection. Incipient signs of AIDS dementia complex in patients with AIDS. *Acta Neurologica Scandinavica, 83*, 289-293.

Reisberg, B. (Ed.). (1983). *Alzheimer's disease*. New York: Free Press.

Reisberg, B. (1986). *Hirnleistungsstörungen: Alzheimersche Krankheit und Demenz.* Weinheim und München: Beltz.

Reisberg, B., Ferris, S.H., DeLeon, M.J. & Crook, T. (1982). The global deterioration scale for assessment of primary degenerative dementia. *American Journal of Psychiatry, 139*, 1136-1139.

Reischies, F.M., Baum, K., Bräu, H., Hedde, J.P. & Schwindt, G. (1988). Cerebral magnetic resonance imaging findings in multiple sclerosis. *Archives of Neurology, 45*, 1114-1116.

Reiss, A.L., Aylward, E., Freund, L.S., Joshi, P.K. & Bryan, R.N. (1991). Neuroanatomy of fragile x syndrome: the posterior fossa. *Annals of Neurology, 29*, 26-32.

Reivich, M. (1977a). Physiology of the cerebral circulation. In E.S. Goldensohn & S.H. Appel (Eds.), *Scientific approaches to clinical neurology*. (Vol. I). (pp. 728-748). Philadelphia, P.A.: Lea & Febiger.

Reivich, M. (1977b). Embryology, anatomy and pathophysiology of the cerebral circulation. *Scientific approaches to clinical neurology*. (Vol. I). (pp. 749-768). Philadelphia, P.A.: Lea & Febiger.

Remschmidt, H. & Stutte, H. (Hrsg.). (1980). *Neuropsychiatrische Folgen nach Schädel-Hirn-Traumen bei Kindern und Jugendlichen.* Bern: Huber.

Reyes, P.F., Dwyer, B.A., Schwartzman, R.J. & Sacchetti, T. (1987). Mental status changes induced by eye drops in dementia of the Alzheimer type. *Journal of Neurology, Neurosurgery, and Psychiatry, 50*, 113-115.

Reynolds, E.H. (1990). Structure and function in neurology and psychiatry. *British Journal of Psychiatry, 157*, 481-490.

Reynolds, G.P. (1983). Increased concentrations and lateral asymmetry of amygdala dopamine in schizophrenia. *Nature, 305*, 527-529.

Reynolds, E.H., Linnell, J.C. & Faludy, J.E. (1991). Multiple sclerosis associated with vitamin B12 deficiency. *Archives of Neurology, 48*, 808-811.

Reynolds, R.I. & Takooshian, H. (1988). Where were you August 8, 1985? *Bulletin of the Psychonomic Society, 26*, 23-25.

Remy, M. (1942). Contribution à l'étude de la maladie de Korsakow. *Monatsschrift für Psychiatrie und Neurologie, 106*, 128-144.

Rett, A. (1975). *Die chromosomale Aberration.* Wien: Springer.

Reubi, J.C. & Palacios, J. (1986). Somatostatin and Alzheimer's disease: a hypothesis. *Journal of Neurology, 233*, 370-372.

Ribbler, A. & Rausch, R. (1990). Performance of patients with unilateral temporal lobectomy on selective reminding procedures using either related or unrelated words. *Cortex, 26*, 575-584.

Ribot, T. (1882). *Diseases of memory.* London: Kegan Paul, Trench & Co.

Richardson, E.P. Jr. (1990). Third Dorothy S. Russell memorial lecture. Huntington's disease: some recent neuropathological studies. *Neuropathology and Applied Neurobiology, 16*, 451-460.

Richardson, J.T.E. (1989a). Human memory: psychology, pathology and pharmacology. *Baillière's Clinical Anaesthesiology, 3*, 451-471.

Richardson, J.T.E. (1989b). Performance in free recall following rupture and repair of intracranial aneurysm. *Brain and Cognition, 9*, 210-226.

Richardson, J.T.E. (1991). Cognitive performance following rupture and repair of intracranial aneurysm. *Acta Neurologica Scandinavica, 83*, 110-122.

Richardson, R.T. & DeLong, M.R. (1988). A reappraisal of the functions of the nucleus basalis of Meynert. *Trends in Neurosciences, 6*, 264-267.

Richardson-Klavehn, A. & Bjork, R.A. (1988). Measures of memory. *Annual Review of Psychology, 39*, 475-543.

Riches, I.P., Wilson, F.A.W. & Brown, M.W. (1991). The effects of visual stimulation and memory on neurons of the hippocampal formation and the neighboring parahippocampal gyrus and inferior temporal cortex of the primate. *Journal of Neuroscience, 11*, 1763-1779.

Riddoch, G. (1936). Progressive dementia, without headache or changes in the optic discs, due to tumours of the third ventricle. *Brain 59*, 225-233.

Ridley, R.M. & Baker, H.F. (1991). A critical evaluation of monkey models of amnesia and dementia. *Brain Research Reviews, 16*, 15-37.

Riedel, R.-R., Bader, L., Naber, D., Gürtler, L., Günther, W., Deinhardt, F. & Hippius, H. (1991). HIV und Nervensystemmanifestationen: eine Übersicht. *Fortschritte der Neurologie, Psychiatrie und ihrer Grenzgebiete, 59*, 69-80.

Riggs, H.E. & Boles, R.S. (1944). Wernicke's disease. A clinical and pathological study of 42 cases. *Quarterly Journal of Studies on Alcohol, 5*, 361-370.

Riklan, M., Reynolds, C.M. & Stellar, S. (1989). Correlates of memory in Parkinson's disease. *Journal of Nervous and Mental Disease, 177*, 237-240.

Ringo, J.L. (1988). Seemingly discrepant data from hippocampectomized macaques are reconciled by detectability analysis. *Behavioral Neuroscience, 102*, 173-177.

Ringo, J.L. (1990). Memory decays at the same rate in macaques with and without brain lesions when expressed in d'or arcsine terms. *Behavioural Brain Research, 42*, 123-134.

Ringo, J.L. (1991). Memory decays at the same rate in macaques with and without brain lesions when expressed in d' or arcsine terms. *Behavioural Brain Research, 42*, 123-134.

Ringo, J.L. & Guttmacher, L.B. (1988). Amnesia for the McCullough effect following unilateral electroconvulsive therapy: Implications for laterality. *Biological Psychiatry, 24*, 384-390.

Rinne, J.O., Laihinen, A., Nagren, K., Bergman, J., Solin, O., Haaparanta, M., Ruotsalainen, U. & Rinne, U.K. (1990). PET demonstrates different behaviour of striatal dopamine D-1 and D-2 receptors in early Parkinson's disease. *Journal of Neuroscience Research, 27*, 494-499.

Rinne, J.O., Rummukainen, J., Paljärvi, L. & Rinne, U.K. (1989). Dementia in Parkinson's disease is related to neuronal loss in the medial substantia nigra. *Annals of Neurology, 26*, 47-50.

Ripich, D.N., Vertes, D., Whitehouse, P., Fulton, S. & Ekelman, B. (1991). Turn-taking and speech act patterns in the discourse of senile dementia of the Alzheimer's type patients. *Brain and Language, 40*, 330-343.

Risse, G.L., Rubens, A.B. & Jordan, L.S. (1984). Disturbances of long-term memory in aphasic patients. *Brain 107*, 605-617.

Robbins, R.J., Brines, M.L., Kim, J.H., Adrian, T., Lanerolle, N. de, Welsh, S. & Spencer, D.D. (1991). A selective loss of somatostatin in the hippocampus of patients with temporal lobe epilepsy. *Annals of Neurology, 29*, 325-332.

Roberts, E. (1986). Alzheimer's disease may begin in the nose and may be caused by aluminosilicates. *Neurobiology of Aging, 7*, 561-567.

Roberts, G.W. (1991). Schizophrenia: A neuropathological perspective. *British Journal of Psychiatry, 158*, 8-17.

Roberts, G.W., Gentleman, S.M., Lynch, A. & Graham, D.I. (1991). ßa4 amyloid protein deposition in brain after head trauma. *Lancet, 338*, 1422-1423.

Roberts, G.W., Taylor, G.R., Carter, G.I., Johnson, J.A., Bloxham, C. & Crow, T.J. (1986). Herpes simplex virus: a role in the aetiology of Alzheimer's disease? *Journal of Neurology, Neurosurgery and Psychiatry, 49*, 216-219.

Robertson, C. & Flowers, K.A. (1990). Motor set in Parkinson's disease. *Journal of Neurology, Neurosurgery, and Psychiatry, 53*, 583-592.

Robertson, L.C., Lamb, M.R. & Knight,R.T. (1988). Effects of lesions of temporal-parietal junction on perceptual and attentional processing in humans. *The Journal of Neuroscience, 8*, 3757-3769.

Robinson, C.H. (1877). Cirrhosis of the liver: Alcoholic paralysis. *British Medical Journal, 1*, 352-353.

Robinson, J.A. (1976). Sampling autobiographical memory. *Cognitive Psychology, 8*, 578-595.

Robinson, R.G., Bolduc, P.L. & Price, T.R. (1987). Two-year longitudinal study of post-stroke mood disorders: Diagnosis and outcome at one and two years. *Stroke, 18*, 837-843.

Robinson, R.G., Kubos, K.L., Starr, L.B., Rao, K. & Price, T.R. (1984). Mood disorders in stroke patients. *Brain, 107*, 81-93.

Rocca, W.A. (1987). The etiology of Alzheimer's disease: epidemiologic contributions with emphasis on the genetic hypothesis. *Journal of Neural Transmission, (Suppl.) 24*, 3-12.

Rocca, W.A., Amaducci, L.A. & Schoenberg, B.S. (1986). Epidemiology of clinically diagnosed Alzheimer's disease. *Annals of Neurology, 19*, 415-424.

Rocca, W.A., Bonaiuto, S., Lippi, A., Luciani, P., Turtu, F., Cavarzeran, F. & Amaducci, L. (1990). Prevalence of clinically diagnosed Alzheimer's disease and other dementing disorders: a door-to-door survey in Appignano, Macerata Province, Italy. *Neurology, 40*, 626-631.

Rocca, W.A., Hofman, A., Brayne, C., Breteler, M.M.B., Clarke, M., Copeland, J.R.M, Dartigues, J.-F., Engedal, K., Hagnell, O., Heeren, T.J., Jonker, C., Lindesay, J, Lobo, A., Mann, A.H., Mölsä, P.K., Morgan, K., O'Connor, D.W., da Silva Droux, A., Sulkava, R., Kay, D.W.K. & Amaducci, L. (1991). Frequency and distribution of Alzheimer's disease in Europe: A collaborative study of 1980-1990 prevalence findings. *Annals of Neurology, 30*, 381-390.

Roche Lexikon Medizin (2. Aufl.). (1987). München: Urban & Schwarzenberg.

Roche, S.W., Lane, R.J.M. & Wade, J.P.H. (1988). Thalamic hemorrhages in Wernicke-Korsakoff syndrome demonstrated by computed tomography. *Annals of Neurology, 23*, 312.

Rodgers-Johnson, P., Garruto, R.M., Yangihara, R., Chen, K.-M., Gajdusek, D.C. & Gibbs, C.J. (1986). Amyotrophic lateral sclerosis and parkinsonism-dementia on Guam: a 30-year evaluation of clinical and neuropathologic trends. *Neurology, 36*, 7-13.

Rodrigues, E.A. & Lawson, A.A.H. (1982). Meningioma of the third ventricle. *Postgraduate Medical Journal, 58*, 498-500.

Roe, A.W., Pallas, S.L., Hahm, J.-O. & Sur, M. (1990). A map of visual space induced in primary auditory cortex. *Science, 250*, 818-820.

Roediger, H.L., III (1990). Implicit memory. *American Psychologist, 45*, 1043-1056.

Roediger, H.L., III (1991). They read an article? A commentary on the everyday memory controversy. *American Psychologist, 46*, 37-40.

Roediger, H.L., III & Challis, B.H. (1991). Effects of exact repetition and conceptual repetition on free recall and primed word-fragment completion. *Journal of Experimental Psychology: Learning, Memory, and Cognition, 18*, 3-14.

Roediger, H.L., III, Weldon, S. & Challis, B.H. (1991). Explaining dissociations between implicit and explicit measures of retention: A processing account. In H.L. Roediger III & F.I.M. Craik (Eds.), *Varieties of memory and consciousness: Essays in honor of Endel Tulving*. Hillsdale, NJ: LEA.

Roemheld, (n.n.g.) (1906). Uber den Korsakowschen Symptomenkomplex bei Hirnlues. *Archiv für Psychiatrie und Nervenkrankheiten, 41*, 703-711.

Rogers, J. & Morrison, J.H. (1985). Quantitative morphology and regional and laminar distributions of senile plaques in Alzheimer's disease. *Journal of Neuroscience, 5*, 2801-2808.

Rogers, J.D., Brogan, D. & Mirra, S.S. (1985). The nucleus basalis of Meynert in neurological disease: A quantitative morphological study. *Annals of Neurology, 17*, 163-170.

Rogers, M.W. & Chan, W.Y. (1988). Motor planning is impaired in Parkinson's disease. *Brain Research, 438*, 271-276.

Rogers, R.C. & Simensen, R.J. (1987). Fragile x syndrome: a common etiology of mental retardation. *American Journal of Mental Deficiency, 91*, 445-449.

Rogers, R.L., Meyer, J.S., Mortel, K.F., Mahurin, R.K. & Judd, B.W. (1986). Decreased cerebral blood flow precedes multi-infarct dementia, but follows senile dementia of Alzheimer type. *Neurology, 36*, 1-6.

Roine, R.O., Launes, J., Nikkinen, P., Lindroth, L. & Kaste, M. (1991). Regional cerebral blood flow after human cardiac arrest. A hexamethylpropyleneamine oxime single photon emission computed tomographic study. *Archives of Neurology, 48*, 625-629.

Rolls, E.T. (1989). The representation and storage of information in neural networks in the primate cerebral cortex and hippocampus. In R. Durbin, C. Miall & G. Mitchinson (Eds.), *The computing neuron.* (pp. 125-159). Wokingham, U.K.: Addison-Wesley.

Roman, M., Brownell, H.H., Potter, H.H. & Seibold, M.S. (1987). Script knowledge in right hemisphere-damaged and in normal elderly adults. *Brain and Language, 31*, 151-170.

Roman-Campos, G., Poser, C.M. & Wood, F.B. (1980). Persistent retrograde memory deficit after transient global amnesia. *Cortex, 16*, 509-518.

Román, G.C. (1987). *Senile dementia of the Binswanger type. Journal of the American Medical Association, 258*, 1782-1788.

Ron, M.A. (1986). Multiple sclerosis: psychiatric and psychometric abnormalities. *Journal of Psychosomatic Research, 30*, 3-11.

Ron, M.A., Acker, W., Shaw, G.K. & Lishman, W.A. (1982). Computerized tomography of the brain in chronic alcoholism. A survey and follow-up study. *Brain, 105*, 497-514.

Ron, M.A., Callanan, M.M. & Warrington, E.K. (1991). Cognitive abnormalities in multiple sclerosis: a psychometric and MRI study. *Psychological Medicine, 21*, 59-68.

Ron, M.A. & Feinstein, A. (1986). Multiple sclerosis and the mind. *Journal of Neurology, Neurosurgery and Psychiatry, 55*, 1-3.

Ron, M.A. & Harvey, I. (1990). The brain in schizophrenia. *Journal of Neurology, Neurosurgery, and Psychiatry, 53*, 725-726.

Rondot, P., de Recondo, J., Davous, P., Bathien, N. & Coignet, A. (1986). Infarctus thalamique bilatéral avec mouvements anormaux et amnésie durable. *Revue Neurologique, 142*, 398-405.

Rönnberg, J., Lyxell, B., Samuelsson, S., Erngrund, K. & Nilsson, L.-G. (1991). Recognition failure of prose-embedded words. *Journal of Experimental Psychology: Learning, Memory and Cognition, 17*, 288-301.

Roos, R.P. & Johnson, R.T. (1978). Viruses and dementia. In C.E. Wells (Ed.) *Dementia.* (2nd ed.). (pp. 93-112). Philadelphia, P.A.: E.A. Davis.

Ropper, A.H. & Williams, R.S. (1980). Relationship between plaques, tangles and dementia in Down syndrome. *Neurology, 30*, 639-644.

Rose, F.C. & Symonds, C.P. (1960). Persistent memory defect following encephalitis. *Brain, 83*, 195-212.

Rose, M. (1926). Der Allocortex bei Tier und Mensch. I. Teil. *Journal für Psychologie und Neurologie, 34*, 1-111 (und 30 Tafeln).

Rose, M. (1927). Die sog. Riechrinde beim Menschen und beim Affen. II. Teil des „Allocortex bei Tier und Mensch". *Journal für Psychologie und Neurologie, 34*, 261-401 (and 35 Tafeln).

Rose, M. (1936). Über die elektive Schichtenerkrankung der Großhirnrinde bei Geisteskrankheiten. *Journal für Psychologie und Neurologie, 47*, 1-23.

Rosemberg, S., Lopes, M.B.S. & Tsanaclis, A.M. (1986). Neuropathology of acquired immunodeficiency syndrome (AIDS). Analysis of 22 Brazilian cases. *Journal of Neurological Sciences, 76*, 187-198.

Rosen, W.G. (1983). Neuropsychological investigation of memory, visuoconstructional, visuoperceptual, and language abilities in senile dementia of the Alzheimer type. In R. Mayeux & W.G. Rosen (Eds.), *The dementias.* (Advances in Neurology, Vol. 38). (pp. 65-86). New York: Raven Press.

Rosenbaum, M. & Merrit, H.H. (1939). Korsakoff's syndrome. Clinical study of the alcoholic form, with special regard to prognosis. *Archives of Neurology and Psychiatry, 41*, 978-983.

Rosene, D.L. & Van Hoesen, G.W. (1977). Hippocampal efferents reach widespread apreas of cerebral cortex and amygdala in the rhesus monkey. *Science, 198*, 315-317.

Rosenthal, (n.n.g.) (1881). Ueber anatomische Veränderungen im Gehirn bei infectiösen Krankheiten. *Centralblatt für die medicinischen Wissenschaften, No. 20.*

Rosenthal, R. & Bigelow, L.B. (1972). Quantitative brain measurements in chronic schizophrenia. *British Journal of Psychiatry, 121*, 259-264.

Rosenzweig, M.R. (1984). Experience, memory, and the brain. *American Psychologist, 39*, 365-376.

Roses, A.D. (1986). Altzheimer's disease: New genetic research strategies. Special issue: Controversial topics on Altzheimer's disease: Intersecting crossroads. *Neurobiology of Aging, 7*, 466-468.

Rosner, S.S., Rhoton, A.L. Jr., Ono, M. & Barry, M. (1984). Microsurgical anatomy of the anterior perforating arteries. *Journal of Neurosurgery, 61*, 468-485.

Ross, C.A., Anderson, G., Fleisher, W.P. & Norton, G.R. (1991). The frequency of multiple personality disorder among psychiatric patients. *American Journal of Psychiatry, 148*, 1717-1720.

Ross, E.D. (1980a). Sensory-specific and fractional disorders of recent memory. I. Isolated loss of visual recent memory. *Archives of Neurology, 37*, 193-200.

Ross, E.D. (1980b). Sensory-specific and fractional disorders of recent memory. II. Unilateral loss of tactile recent memory. *Archives of Neurology, 37*, 267-272.

Ross, E.D. (1984). Partial and distributed disorders of recent memory in the human. *Seminars in Neurology, 4*, 245-248.

Ross, M.H., Galaburda, A.M & Kemper, T.L. (1984). Down's syndrome: is there a decreased population of neurons? *Neurology, 34*, 909-916.

Ross, S.M. & Spencer, P.S. (1987). Specific antagonism of behavioral action of „uncommon“ amino acids linked to motor-system diseases. *Synapse, 1*, 248-253.

Ross, S.M., Seelig, M. & Spencer, P.S. (1987). Specific antagonism of excitotoxic action of „uncommon“ amino acids assayed in organotypic mouse cortical cultures. *Brain Research, 425*, 120-127.

Rosse, R.B., Schwartz, B.L., Mastropaolo, J., Goldberg, R.L. & Deutsch, S.I. (1991). Subtype diagnosis in schizophrenia and its relation to neuropsychological and computerized tomography measures. *Biological Psychiatry, 30*, 63-72.

Rosselli, M. & Ardila, A. (1989). Calculation deficits in patients with right and left hemisphere damage. *Neuropsychologia, 27*, 607-617.

Rosselli, M., Lorenzana, P., Rosselli, A. & Vergara, I. (1987). Wilson's disease, a reversible dementia: case report. *Journal of Clinical and Experimental Neuropsychology, 9*, 399-406.

Rossi, A., Galderisi, S., Di Michele, V., Stratta, P., Ceccoli, S., Maj, M. & Casacchia, M. (1990). Dementia in schizophrenia. Magnetic resonance and clinical correlates. *Journal of Nervous and Mental Disease, 178*, 521-524.

Rossi, A., Stratta, P., Di Michele, V., Gallucci, M., Splendiani, A., de Cataldo, S. & Casacchia, M. (1991). Temporal lobe structure by magnetic resonance in bipolar affective disorders and schizophrenia. *Journal of Affective Disorders, 21*, 19-22.

Rossor, M.N., Garrett, N.J., Johnson, A.L., Mountjoy, C.Q., Roth, M. & Iversen, L.L. (1982). A post-mortem study of the cholinergic and GABA systems in senile dementia. *Brain, 105*, 313-330.

Rothi, L.J. & Horner, J. (1983). Restitution and substitution: Two theories of recovery with application to neurobehavioral treatment. *Journal of Clinical Neuropsychology, 5*, 73-81.

Rothstein, J.D., Kuncl, R., Chaudhry, V., Clawson,L., Cornblath, D.R., Coyle, J.T. & Drachman, D.B. (1991). Excitatory amino acids in amyotrophic lateral sclerosis: An update. *Annals of Neurology, 30*, 224-225.

Rothner, A.D., Yahr, F. & Yahr, M.D. (1976). Familial spastic paraparesis, optic atrophy, and dementia. *New York State Journal of Medicine, 76*, 756-768.

Rourke, B.P., Bakker, D.J., Fisk, J.L. & Strang, J.D. (1983). *Child neuropsychology: An introduction to theory, research, and clinical practice*. New York: Guilford.

Rousseau, F., Heitz, D., Biancalana, V., Blumenfeld, S., Kretz, C., Boué, J., Tommerup, N., Van der Hagen, C., DeLozier-Blanchet, C., Croquette, M.-F., Gilgenkrantz, S., Jalbert, P., Voelckel, M.-A., Oberlé, I. & Mandel, J.-L. (1991). Direct diagnosis by DNA analysis of the fragile X syndrome of mental retardation. *New England Journal of Medicine, 325*, 1673-1681.

Rousseaux, M., Cabaret, M., Lesoin, F., Devos, P., Dubois, F. & Petit, H. (1986b). Bilan de l'amnesie des infarctus thalamiques restreints – 6 cas. *Cortex, 22*, 213-228.

Rousseaux, M., Cabaret, M., Lesoin, F., Dubois, F. & Petit, H. (1986a). L'amnésie des infarctus thalamiques. *L'Encephale, 7*, 19-26.

Rousseaux, M., Delafosse, A., Cabaret, M., Lesoin, F. & Jomin, M. (1984). Amnesie retrograde post traumatique. *Cortex, 20*, 575-583.

Rousseaux, M., Kassiotis, P., Signoret, J.L., Cabaret, M. & Petit, H. (1991). Syndrome amnésique par infarctus restreint du thalamus antérieur droit. *Revue Neurologique, 147*, 809-818.

Rousseaux, M., Lesoin, F., Nzeymana, C., Cabaret, M. & Jomin, M. (1984). Amnésie aigue par hématome du troisième ventricule et du fornix. *Acta Neurologica Belgicae, 84*, 243-253.

Roussy, G. (1907). *La couche optique. Le syndrome thalamique*. Paris: G. Steinheil.

Rowland, L.P., Santoro, M., Lange, D.J., Hays, A.P., Thomas, F., Fink, M.E., Wadia, N. & Latov, N. (1991). Diagnosis of ALS. *Annals of Neurology, 30*, 225-226.

Rozin, P. (1976). The physiological approach to human memory. In M.R. Rosenzweig & E.L. Bennett (Eds.), *Neural mechanisms of learning and memory* (pp. 3-46). Cambridge, M.A.: MIT Press.

Roy, A. (1977). Hysterical fits previously diagnosed as epilepsy. *Psychological Medicine, 7*, 271-273.

Roy, A. (1979). Hysterical seizures. *Archives of Neurology, 36*, 447.

Royal, W., Updike, M., Selnes, O.A., Proctor, T.V., Nance-Sproson, L., Solomon, L., Vlahov, D. Cornblath, D.R. & McArthur, J.C. (1991). HIV-1 infection and nervous system abnormalities among a cohort of intravenous drug users. *Neurology, 41*, 1905-1910.

Rubens, A.B. & Garrett, M.F. (1991). Anosognosia of linguistic deficits in patients with neurological deficits. In G.P. Prigatano & D.L. Schacter (Eds.), *Awareness of deficit after brain injury. Clinical and theoretical issues.* (pp. 40-52). New York: Oxford University Press.

Rubin, D.C. (1982). On the retention function for autobiographical memory. *Journal of Verbal Learning and Verbal Behavior, 21*, 21-38.

Rubin, D.C. & Butters, N. (1981). Clustering by alcoholic Korsakoff patients. *Neuropsychologia, 19*, 137-140.

Rubin, P., Holm, S., Friberg, L., Videbach, P., Andersen, H.S., Bendsen, B.B., Stromso, N., Larsen, J.K., Lassen, N.A. & Hemmingsen, R. (1991). Altered modulation of prefrontal and subcortical brain activity in newly diagnosed schizophrenia and schizophreniform disorder. A regional cerebral blood flow study. *Archives of General Psychiatry, 48*, 987-995.

Rudelli, R.D., Ambler, M.W. & Wisniewski, H.M. (1984). Morphology and distribution of Alzheimer neuritic (senile) and amyloid plaques in striatum and diencephalon. *Acta Neuropathologica, 64*, 273-281.

Rudge, P., Ali, A. & Cruickshank, J.K. (1991). Multiple sclerosis, tropical spastic paraparesis and HTLV-1 infection in Afro-Caribbean patients in the United Kingdom. *Journal of Neurology, Neurosurgery, and Psychiatry, 54*, 689-694.

Rudy, J.W. & Castro, C.A. (1990). Undernutrition during the brain growth period of the rat significantly delays the development of processes mediating Pavlovian conditioning. *Behavioral and Neural Biology, 53*, 307-320.

Ruff, R.L. & Volpe, B.T. (1981). Environmental reduplication association with right frontal and partial lobe injury. *Journal of Neurology, Neurosurgery, and Psychiatry, 44*, 382-386.

Rugg, M. D., Roberts, R.C., Potter, D.D., Pickles, C.D. & Nagy, M:E. (1991). Event-related potentials related to recognition memory. *Brain, 114*, 2313-2332.

Rumbach, L., Armsbach, J.-P., Gunot, D., Namer, I.J., Chambron, J., Warter, J.-M. & Collard, M. (1991). Nuclear magnetic resonance T2 relaxation times in multiple sclerosis. *Journal of the Neurological Sciences, 104*, 176-181.

Rumbaugh, D.M., Hopkins, W.D., Washburn, D.A. & Savage-Rumbaugh, E.S. (1991). Comparative perspectives of brain, cognition, and language. In N.A. Krasnegor, D.M. Rumbaugh, R.L. Schiefelbusch & Studdert-Kennedy, M. (Eds.), *Biological and behavioral determinants of language behavior.* (pp. 145-164). Hillsdale, NJ: Lawrence Erlbaum.

Rush, A.J., Cain, J.W., Rase, J., Stewart, R.S., Waller, D.A. & Debus, J.R. (1991). Neurobiological bases for psychiatric disorders. In R.N. Rosenberg (Ed.), *Comprehensive neurology.* (pp. 555-603). New York: Raven Press.

Russell, W.R. & Nathan, P.W. (1946). Traumatic amnesia. *Brain, 69*, 280-300.

Russell, W.R. (1935). Amnesia following head injuries. *Lancet, ii*, 762-763.

Russell, W.R. (1971). *The traumatic amnesias.* Oxford: Oxford University Press.

Rusted, J. & Eaton-Williams, P. (1991). Distinguishing between attentional and amnestic effects in information processing: the separate and combined effects of scopolamine and nicotine on verbal free recall. *Psychopharmacology, 104*, 363-366.

Ruß, M. & Fischer, P.-A. (1990). Vergleichende testpsychologische Untersuchungen zur intellektuellen Leistungsfähigkeit von Parkinson-Kranken. *Nervenarzt, 61*, 88-93.

Rutishauser, F. (1899). Experimenteller Beitrag zur Stabkranzfaserung im Frontalhirn des Affen. *Monatsschrift für Psychiatrie und Neurologie, 5*, 161-180.

Ryan, C.M. & Butters, N. (1980a). Further evidence for a continuum-of-impairment encompassing male alcoholic Korsakoff patients and chronic alcoholic men. *Alcoholism: Clinical and Experimental Research, 4*, 190-197.

Ryan, C.M. & Butters, N. (1980b). Learning and memory impairments in young and old alcoholics: Evidence for the premature-aging hypothesis. *Alcoholism: Clinical and Experimental Research, 4*, 288-293.

Ryan, C.M. (1990). Memory disturbances following chronic-low-level carbon monoxide exposure. *Archives of Clinical Neuropsychology, 5*, 59-67.

Ryback, R.S. (1971). The continuum and specificity of the effects of alcohol on memory. *Quarterly Journal of Studies on Alcohol, 32*, 995-1016.

Rylander, G. (1939). *Personality changes after operations on the frontal lobes*. London: Oxford University Press.

Ryle, G. (1949). *The concept of mind*. London: Hutchinson.

Ryvlin, P., Cinotti, L., Froment, J.C., Le Bars, D., Landais, P., Chaze, M., Galy, G., Lavenne, F., Serra, J.P. & Mauguière, F. (1991). Metabolic patterns associated with non-specific magnetic resonance imaging abnormalities in temporal lobe epilepsy. *Brain, 114*, 2363-2383.

Sachdev, P.S., Smith, J.S., Angus-Lepan, H. & Rodriguez, P. (1990). Pseudodementia twelve years on. *Journal of Neurology, Neurosurgery and Psychiatry, 53*, 254-259.

Sachs, E., Avman, N. & Fisher, R.G. (1962). Meningiomas of pineal region and posterior part of 3rd ventricle. *Journal of Neurosurgery, 19*, 325-331.

Sachs, H., Russell, J.A.G., Christman, D.R. & Cook, B. (1987). Alteration of regional cerebral glucose metabolic rate in non-Korsakoff chronic alcoholism. *Archives of Neurology, 44*, 1242-1251.

Sackeim, H.A., Prohovnik, I., Moeller, J.E., Brown, R.P., Apter, S., Prudic, J., Devanand, D.P., & Mukherjee, S. (1990). Regional cerebral blood flow in mood disorders. *Archives of General Psychiatry, 47*, 60-70.

Sacks, O. (1990). *Der Mann, der seine Frau mit einem Hut verwechselte*. Reinbek bei Hamburg: Rowohlt.

Sadovnik, A.D., Baird, P.A. & Ward, R.H. (1988). Multiple sclerosis: Updated risks for relatives. *American Journal of Medical Genetics, 29*, 533-541.

Saffran, E.M. & Marin, O.S.M. (1975). Immediate memory for word lists and sentences in a patient with deficient auditory short-term memory. *Brain and Language, 2*, 420-433.

Sagar, H.J. (1987). Clinical similarities and differences between Alzheimer's disease and Parkinson's disease. *Journal of Neural Transmission, 24*, 87-99.

Sagar, H.J. (1991). Specificity of cognitive impairment in neurological disease: a methodological critique of Parkinson's disease. *Behavioural Neurology, 4*, 89-102.

Sagar, H.J., Cohen, N.J., Corkin, S. & Growdon, J.H. (1984). Dissociation among processes in remote memory. *Annals of the New York Academy of Sciences, 444*, 533-535.

Sagar, H.J., Cohen, N.J., Sullivan, E.V., Corkin, S. & Growdon, J.H. (1988). Remote memory function in Alzheimer's disease and Parkinson's disease. *Brain 111*, 185-206.

Sagar, H.J., Gabrieli, J.D.E., Sullivan, E.V. & Corkin, S. (1984). Temporal contextual memory in amnesia. *Society for Neuroscience Astracts, 10*, 384.

Sagar, H.J., Gabrieli, J.D.E., Sullivan, E.V. & Corkin, S. (1990). Recency and frequency discrimination in the amnesic patient H.M. *Brain, 113*, 581-602.

Sagar, H.J., Sullivan, E.V., Cohen, N.J., Gabrieli, J.D.E., Corkin, S. & Growdon, J.H. (1985). Specific cognitive deficits in Parkinson's disease. *Journal of Clinical and Experimental Neuropsychology, 7*, 158.

Sagar, H.J., Sullivan, E.V.. Cooper, J.A. & Jordan, N. (1991). Normal release from proactive interference in untreated patients with Parkinson's disease. *Neuropsychologia, 29*, 1033-1044.

Sagar, H.J., Sullivan, E.V., Gabrieli, J.D.G., Corkin, S. & Growdon, J.H. (1988). Temporal ordering and short-term memory deficits in Parkinson's disease. *Brain, 111*, 525-539.

Sagarra, J.S. (1943). Pathologisch-anatomischer Befund bei einem Fall von Huntingtonscher Chorea. *Archiv für Psychiatrie und Nervenkrankheiten, 115*, 49-60.

Sahakian, B.J., Morris, R.G., Evenden, J.L., Heald, A., Levy, R., Philpot, M. & Robbins, T.W. (1988). A comparative study of visuospatial memory and learning in Alzheimer-type dementia and Parkinson's disease. *Brain, 111*, 695-718.

Sahs, A.L., Nishioka, H., Torner, J.C., Graf, C.J., Kassell, N.F. & Goettler, L.C. (1984). Cooperative study of intracranial aneurysms and subarachnoid hemorrhage: A long-term prognostic study. I. Introduction. *Archives of Neurology, 41*, 1140-1141.

Saint-Cyr, J.A., Taylor, A.E. & Lang, A.E. (1988). Procedural learning and neostriatal dysfunction in man. *Brain, 111*, 941-959.

Sakashita, Y. (1991). Visual attentional disturbance with unilaterial lesions in the basal ganglia and deep with matter. *Annals of Neurology, 30*, 673-677.

Salamone, J.D., Beart, P.M., Alpert, J.E. & Iversen, S.D. (1984). Impairment in T-maze reinforced alternation performance following nucleus basalis magnocellularis lesions in rats. *Behavioral Brain Research, 13*, 63-70.

Salazar, A.M., Grafman, J., Schlesselman, S., Vance, S.C., Mohr, J.P., Carpenter, M., Pevsner, P, Ludlow, C. & Weingartner, H. (1986a). Penetrating war injuries of the basal forebrain: Neurology and cognition. *Neurology, 36*, 459-465.

Salazar, A.M., Grafman, J.H., Vance, S.C., Weingartner, H., Dillon, J.D. & Ludlow, C. (1986b). Consciousness and amnesia after penetrating head injury: Neurology and anatomy. *Neurology, 36*, 178-187.

Salmon, D.P. & Butters, N. (1987). The etiology and neuropathology of alcoholic Korsakoff's syndrome. Some evidence for the role of the basal forebrain. *Recent Developments in Alcoholism, 5*, 27-58.

Salmon, D.P., Granholm, E., McCullough, D., Butters, N. & Grant, I. (1989). Recognition memory span in mildly and moderately demented patients with Alzheimer's disease. *Journal of Clinical and Experimental Neuropsychology, 11*, 429-443.

Salmon, D.P., Lasker, B.R., Butters, N. & Beatty, W.W. (1988). Remote memory in a patient with circumscribed amnesia. *Brain and Cognition, 7*, 201-211.

Salmon, D.P., Shimamura, A.P., Butters, N. & Smith, S. (1988). Lexical and semantic priming deficits in patients with Alzheimer's disease. *Journal of Clinical and Experimental Neuropsychology, 10*, 477-494.

Salomonsohn, H. (1891). Ueber Polioencephalitis acuta superior. *Deutsche medizinische Wochenschrift, 17*, 849-852.

Sam, M., Gutmann, L., Schochet, S.S. & Doshi, H. (1991). Pick's disease: A case clinically resembling amyotrophic lateral sclerosis. *Neurology, 41*, 1831-1833.

Samson, Y., Baron, J.-C., Feline, A., Bories, J. & Crouzel, C. (1986). Local cerebral glucose utilisation in chronic alcoholics: a positron tomography study. *Journal of Neurology, Neurosurgery, and Psychiatry, 49*, 1165-1170.

Samson, S. & Zatorre, R.J. (1991). Recognition memory for text and melody of songs after unilateral temporal lobe lesion: Evidence for dual encoding. *Journal of Experimental Psychology, 17*, 793-804.

Samuels, I., Butters, N., Goodglass, H. & Brody, B. (1971). A comparison of subcortical and cortical damage on short-term visual and auditory memory. *Neuropsychologia, 9*, 293-306.

Sanders, H.I. & Warrington, E.K. (1971). Memory for remote events in amnesic patients. *Brain, 94*, 661-668.

Sanderson, P.M. (1989). Verbalizable knowledge and skilled task performance: Association, dissociation, and mental models. *Journal of Experimental Psychology: Learning, Memory, and Cognition, 15*, 729-747.

Sandson, T., Lilly, R.B. & Sodkol, M. (1987). Klüver-Bucy syndrome associated with delayed post-anoxic leucoencephalopathy following carbon monoxide poisoning. *Journal of Neurology, Neurosurgery, and Psychiatry, 50*, 156-157.

Sandson, T.A., Daffner, K.R., Carvalho, P.A. & Mesulam, M.-M. (1991). Frontal lobe dysfunction following infarction of the left-sided medial thalamus. *Archives of Neurology, 48*, 1300-1303.

Sanes, J.N., Dimitrov, B. & Hallett, M. (1990). Motor learning in patients with cerebellar dysfunction. *Brain 113*, 103-120.

Sanides, F. (1969). Comparative architectonics of the neocortex of mammals and their evolutionary interpretation. *Annals of the New York Academy of Sciences, 167*, 404-423.

Sanides, F. (1972). Representation in the cerebral cortex and its areal laminar patterns. In G.F. Bourne (Ed.), *Structure and function of nervous tissue*. (Vol. 5). (pp. 329-453). New York: Academic Press.

Sano, K., Yoshioka, M. Ogashiwa, B., Ishijima, B. & Ohye, C. (1966). Thalaminotomy. A new operation for relief of intractable pain. *Confinia Neurologica, 27*, 63-66.

Saper, C.B. & German, D.C. (1987). Hypothalamic pathology in Alzheimer's disease. *Neuroscience Letters, 74*, 364-370.

Saper, C.B. (1987). Diffuse cortical projection systems: anatomical organization and role in cortical function. In V.B. Mountcastle, F. Plum, & S.R. Geiger (Eds.), *Handbook of physiology. The nervous system*. (Vol. 5). (pp. 169-210). Bethesda, Maryland: American Physiological Society.

Saper, C.B., German, D.C. & White, C.L. (1985). Neuronal pathology in the nucleus basalis and associated cell groups in senile dementia of the Alzheimer's type. *Neurology, 35*, 1089-1095.

Sapin, L.A., Frishberg, B.M. & Sherman, J.L. (1990). MRI and neuropsychological correlates of dementia in Binswanger's disease. *Archives of Clinical Neuropsychology, 5*, 89-97.

Sargant, W. & Slater, E. (1941). Amnesic syndromes in war. *Proceedings of the Royal Society of Medicine, 34*, 757-764.

Sarter, M. (1991). Dopamine-GABA-cholinergic interactions and negative schizophrenic symptomatology. *Behavioral and Brain Sciences, 14*, 46-47.

Sarter, M. & Markowitsch, H.J. (1985a). The amygdala's role in human mnemonic processing. *Cortex, 21*, 7-24.

Sarter, M. & Markowitsch, H.J. (1985b). The involvement of the amygdala in learning and memory: A critical review with emphasis on anatomical relations. *Behavioral Neuroscience, 99*, 342-380.

Sarter, M., Schneider, H.H. & Stephens, D.N. (1988). Treatment strategies for senile dementia: antagonist ß-carbolines. *Trends in Neurosciences, 11*, 13-17.

Sasaki, S., Maruyama, S. & Toyoda, C. (1991). A case of progressive supranuclear palsy with widespread senile plaques. *Journal of Neurology, 238*, 345-348.

Sass, K.J., Lencz, T., Westerveld, M., Novelly, R.A., Spencer, D.D. & Kim, J.H. (1991). The neural substrate of memory impairment demonstrated by the intracarotid amobarbital procedure. *Archives of Neurology, 48*, 48-52.

Sass, K.J., Spencer, D.D., Kim, J.H., Westerveld, M., Novelly, R.A. & Lencz, T. (1990). Verbal memory impairment correlates with hippocampal pyramidal cell density. *Neurology, 40*, 1694-1697.

Saunders, H.I. & Warrington, E.K. (1971). Memory for remote events in amnesic patients. *Brain 94*, 661-668.

Saunders, R., Murray, E.A. & Mishkin, M. (1984). Further evidence that amygdala and hippocampus contribute equally to recognition memory. *Neuropsychologia, 22*, 785-796.

Savard, G., Andermann, F., Teitelbaum, J. & Lehmann, H. (1988). Epileptic Munchausen's syndrome: A form of pseudoseizures distinct from hysteria and malingering. *Neurology, 38*, 1628-1629.

Sawle, G.V. & Brooks, D.J. (1990). Positron emission tomography studies of neurotransmitter systems. *Journal of Neurology, 237*, 451-456.

Saykin, A.J., Gur, R.C., Gur, R.E., Mozley, P.D., Mozley, L.H., Resnick, S.M., Kester, D.B. & Stafiniak, P. (1991). Neuropsychological function in schizophrenia. Selective impairment in memory and learning. *Archives of General Psychiatry, 48*, 618-624.

Scarone, S., Pieri, E., Cattaneo, R., Gambini, O., Colombo, C. & Pugnetti, L. (1988). Neurofunctional assessment of early phase of Alzheimer's disease: a preliminary note on hemispheric EEG characteristics during cognitive tasks. *Human Neurobiology, 6*, 289-293.

Scarpa, M. & Colombo, A. (1990). Transient global amnesia and ischemia. In H.J. Markowitsch (Ed.), *Transient global amnesia and related disorders*. (pp. 96-99). Toronto: Huber.

Schab, F.R. (1991). Odor memory: Taking Stock. *Psychological Bulletin, 109*, 242-251.

Schachtel, E.G. (1947). On memory and childhood amnesia. *Psychiatry, 10*, 1-26.

Schacter, D.L. (1986). Amnesia and crime. *American Psychologist, 41*, 286-295.

Schacter, D.L. (1987). Memory, amnesia, and frontal lobe dysfunction. *Psychobiology, 15*, 21-36.

Schacter, D.L. (1990). Perceptual representation systems and implicit memory. Toward a resolution of the multiple memory systems debate. *Annals of the New York Academy of Sciences, 608*, 543-571.

Schacter, D.L. (1991). Unawareness of deficit and unawareness of knowledge in patients with memory disorders. In G.P. Prigatano & D.L. Schacter (Eds.), *Awareness of deficit after brain injury. Clinical and theoretical issues*. (pp. 127-151). New York: Oxford University Press.

Schacter, D.L., Cooper, L.A., Tharan, M. & Rubens, A.B. (1991). Preserved priming of novel objects in patients with memory disorders. *Journal of Cognitive Neuroscience, 3*, 117-139.

Schacter, D.L. & Graf, P. (1986). Preserved learning in amnesic patients: Perspectives from research on direct priming. *Journal of Experimental and Clinical Neuropsychology, 8*, 727-743.

Schacter, D.L. & Kihlstrom, J.F. (1989). Functional amnesia. In Boller, F. & Grafman, J. (Eds.), *Handbook of neuropsychology*. (Vol. 3). (pp. 209-231). Amsterdam: Elsevier.

Schacter, D.L. & Prigatano, G.P. (1991). Forms of unawareness. In G.P. Prigatano & D.L. Schacter (Eds.), *Awareness of deficit after brain injury. Clinical and theoretical issues*. (pp. 258-262). New York: Oxford University Press.

Schacter, D.L., Wang, P.L., Tulving, E. & Freedman, M. (1982). Functional retrograde amnesia: a quantitative case study. *Neuropsychologia, 20*, 523-532.

Schapiro, M.B., Creasy, H., Schwartz, M., Haxby, J.V., White, B., Moore, A. & Rapoport, S.I. (1987). Quantitative CT analysis of brain morphometry in adult Down's syndrome at different ages. *Neurology, 37*, 1424-1427.

Schapiro, M.B., Haxby, J.V., Grady, C.L., Duara, R., Schlageter, N.L., White, B., Moore, A., Sundaram, M., Larson, S.M. & Rapoport, S. (1987). Decline in cerebral glucose utilisation and cognitive function with aging in Down's syndrome. *Journal of Neurology, Neurosurgery and Psychiatry, 50*, 766-774.

Schapiro, M.B., Haxby, J.V., Grady, C.L. & Rapoport, S.I. (1990). Topographical comparison of lesions in trisomy 21 and Alzheimer's disease: A study with PET, anatomical and neuropathological investigations. In S.R. Rapoport, J. Petit & Y. Christen (Eds.), *Imaging, cerebral topography and Alzheimer's disease*. (pp. 97-107). Berlin: Springer Verlag.

Schapiro, M.B., Luxenberg, J.S., Kaye, J.A., Haxby, J.V., Friedland, R.P. & Rapoport, S.I. (1989). Serial quantitative CT analysis of brain morphometrics in adult Down's syndrome at different ages. *Neurology, 39*, 1349-1353.

Schapiro, M.B. & Rapoport, S.I. (1988). Alzheimer's disease in premorbidly normal and Down's syndrome individuals: selective involvement of hippocampus and neocortical associative brain regions. *Brain Dysfunction, 1*, 2-11.

Scheibel, M.E., Crandall, P.H. & Scheibel, A.B. (1974). The hippocampal-dentate complex in temporal lobe epilepsy. *Epilepsia, 15*, 55-80.

Scheid, W. (1935). Zur Pathophysiologie des Korsakow-Syndroms. *Zeitschrift für die gesamte Neurologie und Psychiatrie, 151*, 346-369.

Scheid, W. (1983). *Lehrbuch der Neurologie*. (5. Aufl.). Stuttgart: Thieme.

Scheinberg, P. (1988). Dementia due to vascular disease – a multifactorial disorder. *Stroke, 19*, 1291-1299.

Scheltens, P.H., Hazenberg, G.J., Lindeboom, J., Valk, J., Wolters, E.Ch. (1991). A case of progressive aphasia without dementia: „temporal" Pick's disease? *Journal of Neurology, Neurosurgery, and Psychiatry, 53*, 79-80.

Schenk, V.W.D. (1959a). Unilateral atrophy of the fornix. In A. Biemond (Ed.) *Recent neurological research*. (pp. 168-179). Amsterdam: Elsevier.

Schenk, V.W.D. (1959b). Re-examination of a family with Pick's disease. *Annals of Human Genetics, 23*, 325-333.

Scherman, D., Desnos, C., Darchen, F., Pollak, P., Javoy-Agid, F.& Agid, Y. (1989). Striatal dopamine defiency in Parkinson's disease: role of aging. *Annals of Neurology, 26*, 551-557.

Schildkraut, J.J. (1965). The catecholamine hypothesis of affective disorders: a review of supporting evidence. *American Journal of Psychiatry, 122*, 509-522.

Schlesinger, B. (1955). Time, neurologically considered. *Monatsschrift für Psychiatrie und Neurologie, 129*, 354-375.

Schlesinger, B. (1971). *The upper brain stem in the human: Its nuclear configuration and vascular supply*. New York: Springer.

Schlesinger, H. (1916). Hochgradige retrograde Amnesie nach Gehirnverletzung. *Muenchener medicinische Wochenschrift, Nr. 1*, 18.

Schlote, W. (1965). Die Amyloidnatur der kongophilen, drusigen Entartung der Hirnarterien (Scholz) im Senium. *Acta Neuropathologica, 4*, 449-468.

Schmahmann, J.D. (1991). An emerging concept – The cerebellar contribution to higher function. *Archives of Neurology, 48*, 1178-1187.

Schmajuk, N.A. & DiCarlo, H.J. (1991). A neural network approach to hippocampal function in classical conditioning. *Behavioral Neuroscience, 105*, 82-110.

Schmid, F. (Ed.) (1976). *Das Mongolismus-Syndrom*. Münsterdorf: Hansen & Hansen.

Schmid, F., Düren, R. & Ahmadi, K.I. (1969). Das Mongolismus-Syndrom. Die mongoloide Dyszephalie. *Fortschritte der Medizin, 87*, 1252-1256.

Schmidt, L.R. (1976). *Anamnese: Methodische Probleme, Erhebungsstrategien und Schemata*. Weinheim, Basel: Beltz Verlag.

Schmidt, R. (1983). Long term memory and morphological distribution of involved proteins in goldfish brain. *Verhandlungen der Anatomischen Gesellschaft, 77*, 725-726.

Schmidt, R. (1991a). Glycoproteins and memory formation: An introduction. In S. Rose (Ed.), *Background papers for the workshop on glycoproteins in memory formation*. (pp. 17-24). Straßburg: European Science Foundation.

Schmidt, R. (1991b). How may a widely distributed, secretory glycoprotein contribute to the consolidation of specific neuronal circuits during memory formation? In S. Rose (Ed.), *Background papers for the workshop on glycoproteins in memory formation*. (pp. 47-54). Straßburg: European Science Foundation.

Schmidt, R., Fazekas, F., Offenbacher, H., Lytwyn, H., Blematl, B., Niederkorn, K., Horner, S., Payer, F. & Freidl, W. (1991). Magnetic resonance imaging white matter lesions and cognitive impairment in hypertensive individuals. *Archives of Neurology, 48*, 417-420.

Schmidt, R. & Shashoua, V.E. (1981). A radioimmunoassay for ependymins β und γ: Two goldfish brain proteins involved in behavioral plasticity. *Journal of Neurochemistry, 36*, 1368-1377.

Schmidt, R. & Shashoua, V.E. (1983). Structural and metabolic relations between goldfish brain glycoproteins participating in functional plasticity of the central nervous system. *Journal of Neurochemistry, 40*, 652-660.

Schmidt-Kastner, R. & Freund, T.F. (1991). Selective vulnerability of the hippocampus in brain ischemia. *Neuroscience, 40*, 599-636.

Schneck, J.M. (1954). *Studies in scientific psychosis*. Baltimore, MD: Williams and Wilkins.

Schneider, E., Becker, H., Fischer, P.-A., Grau, H., Jacobi, P. & Brinkmann, R. (1979). The course of brain atrophy in Parkinson's disease. *Archiv für Psychiatrie und Nervenkrankheiten, 227*, 89-95.

Schneider, G.E. (1979). Is it really better to have your brain lesion early? A revision of the „Kennard principle". *Neuropsychologia, 17*, 557-583.

Schnider, A., Landis, T. & Rösler, H.R. (1991). Ideomotor apraxia in left thalamic hemorrhage: Discrepancy between clinical course and SPECT. *Behavioural Neurology, 4*, 15-24.

Schochet, S.S., Lampert, P.W. & McCormick, W.F. (1973). Neurofibrillary tangles in patients with Down's syndrome: a light and electron microscopic study. *Acta Neuropathologica, 23*, 342-346.
Schoenberg, B.S., Anderson, D.W. & Haerer, A.F. (1985). Severe dementia. Prevalence and clinical features in a biracial US population. *Archives of Neurology, 42*, 740-743.
Schoenberg, B.S., Kokmen, E. & Okazaki, H. (1987). Alzheimer's disease and other dementing illnesses in a defined United States population: incidence rates and clinical features. *Annals of Neurology, 22*, 724-729.
Scholz, O.B., Gnad, M. & Sastry, M. (1988). Functional irregularities of short-term and long-term memory storage in patients with Parkinson's disease and Huntington's disease. *Archives of Clinical Neuropsychology, 3*, 101-110.
Scholz, W. (1951). *Die Krampfschädigungen des Gehirns*. Berlin: Springer.
Schooler, J.W., Gerhard, D. & Loftus, E.F. (1986). Qualities of the unreal. *Journal of Experimental Psychology: Learning, Memory, and Cognition, 12*, 171-181.
Schöttke, H., Wiedl, K.H. & Haller, P. (1991). Visuelle Reaktionszeitverlangsamungen bei Schädel-Hirn-Trauma-Patienten: Experimentelle und klinische Ergebnisse zum Hick-Paradigma. *Zeitschrift für Klinische Psychologie, 20*, 226-237.
Schrader, G., Davis, A., Stefanovic, S. & Christie, P. (1990). The recollection of affect. *Psychological Medicine, 20*, 105-109.
Schrappe, O. (1963). Das hypoglykämische Syndrom. Forensisch-psychiatrischer und psychopathologischer Beitrag. *Fortschritte der Neurologie, Psychiatrie und ihrer Grenzgebiete, 31*, 523-548.
Schreiber, F.R. (1973). *Sybil*. New York: Warner Books.
Schreiter, U. & Biedert, St. (1988). Die Alzheimersche Krankheit: Befunde und Hypothesen. *Nervenarzt, 59*, 73-84.
Schröter, C., Schröter, H. & Huffmann, G. (1991) Neurologische und psychiatrische Manifestationen bei Bleiintoxikation bei Erwachsenen. *Fortschritte der Neurologie, Psychiatrie und Ihrer Grenzgebiete*, *59*, 413-424.
Schüle, A. (1899). Zur Lehre von den Grosshirntumoren und den Rückenmarksveränderungen bei denselben. *Neurobiologisches Zentralblatt, 18*, 290-294.
Schüler, P., Hahn, G., Huk, W., Bauer, J., Neubauer, U. & Stefan, H. (1991). Quantitative and qualitative MRI-Veränderungen bei Temporallappenepilepsie. Ein Vergleich mit kernspintomographischen Normparametern. *Nervenarzt, 62*, 232-236.
Schulman, S. (1957). Bilateral symmetrical degeneration of the thalamus: clinicopathological study. *Journal of Neuropathology and Experimental Neurology, 16*, 446-470.
Schultz, W. (1982). Depletion of dopamine in the striatum as an experimental model of Parkinsonism: direct effects and adaptive mechanisms. *Progress in Neurobiology, 18*, 121-166.
Schultze, E. (1898). Beitrag zur pathologischen Anatomie des Thalamus opticus bei der progressiven Paralyse. *Monatsschrift für Psychiatrie und Neurologie, 4*, 300-317.
Schultze, E. (1903). Ueber krankhaften Wandertrieb. *Allgemeine Zeitschrift für Psychologie, 60*, 795-814.
Schultze, E. (1904). *Über Psychosen bei Militärgefangenen nebst Reformvorschlägen*. Jena: G. Fischer.
Schuster, J. (1930). Beitrag zur Histopathologie der Dementia praecox. *Archiv für Psychiatrie und Nervenkrankheiten, 90*, 457-516.
Schuster, P. (1902). *Psychische Störungen bei Hirntumoren*. Stuttgart: Enke.

Schuster, P. (1936a). Beiträge zur Pathologie des Thalamus opticus. I. Mitteilung: Kasuistik. Gefäßgebiet der A. thalamo-geniculata, der A. thalamo-perforata, der A. tubero-thalamica und der A. lentico-optica. *Archiv für Psychiatrie und Nervenkrankheiten, 105*, 358-432.

Schuster, P. (1936b). Beiträge zur Pathologie des Thalamus opticus. II. Mitteilung: I. Gleichzeitige Erweichung mehrerer Gefäßgebiete (besonders desjenigen der Art. choroid.) und Malacien nicht bestimmbarer thalamischer Gefäßgebiete. 2. Corticale und suprathalamische Malacien mit thalamischer Symptomatholoige. *Archiv für Psychiatrie und Nervenkrankheiten, 105*, 550-622.

Schuster, P. (1937a). Beiträge zur Pathologie des Thalamus opticus. III. Mitteilung. Beziehung der Sensibilitätsstörungen und der anosognostischen Störungen zu den thalamischen Herden. Vergleich mit den entsprechenden Erscheinungen bei suprathalamischen und corticalen herden. *Archiv für Psychiatrie und Nervenkrankheiten, 106*, 13-53.

Schuster, P. (1937b). Beiträge zur Pathologie des Thalamus opticus. IV. Mitteilung. Motorische Störungen, Thalamushand, mimische und Affektbewegungen, disarthrische Störungen, vegetative Funktionen, Blicklähmung, Beziehungen zu den psychischen Funktionen. *Archiv für Psychiatrie und Nervenkrankheiten, 106*, 201-233.

Schwartz, J.H. & Greenberg, S.M. (1987). Molecular mechanisms for memory: Second-messenger induced modifications of protein kinases in nerve cells. *Annual Review of Neuroscience, 10*, 459-476.

Schweber, M. (1987). Interrelation of Alzheimer's disease and Down syndrome. In S.M. Pueschel, C. Tingey, J.E. Rynders, A.C. Crocker & D.M. Crutcher (Eds.), *New perspectives on Down syndrome.* (pp. 135-144). Baltimore: Paul H. Brookes Publishing Co..

Schwenk, J., Cruz-Sanchez, F., Gosztonyi, G. & Cervos-Navarro, J. (1987). Spongiform encephalopathy in a patient with acquired immune deficiency syndrome (AIDS). *Acta Neuropathologica, 74*, 389-392.

Schwenk, J., Gosztonyi, G., Thierauf, P., Iglesias, J. & Langer, E. (1990). Wernicke's encephalopathy in two patients with acquired immunodeficiency syndrome. *Journal of Neurology, 237*, 445-447.

Scott, B.S., Becker, L.E. & Petit, T.L. (1983). Neurobiology of Down's syndrome. *Progress in Neurobiology, 21*, 199-237.

Scott, J.R. & Fraser, H. (1984). Degenerative hippocampal pathology in mice infected with Scrapie. *Acta Neuropathologica, 65*, 62-68.

Scott, P.D. (1965). The Ganser syndrome: Commentary. *British Journal of Criminology, Delinquency, and Deviant Social Behaviour, 5*, 127-134.

Scoville, W.B. (1954a). The limbic lobe in man. *Journal of Neurosurgery, 11*, 64-66

Scoville, W.B. (1954b). Orbital undercutting in the treatment of psychoneurosis, depressions and senile emotional states. *Diseases of the Nervous System, 15*, 1-12.

Scoville, W.B. (1968). Amnesia after bilateral mesial temporal-lobe excision: Introduction to case H.M. *Neuropsychologia, 6*, 211-213.

Scoville, W.B. (1971). The effect of surgical lesions of the brain on psyche and behavior in man. In A. Winter (Ed.), *Symposium on the surgical control of behavior.* (pp. 53-68). Springfield, IL: C.C. Thomas.

Scoville, W.B. & Correll, R.E. (1973). Memory and temporal lobe. *Acta Neurochirurgica, 28*, 251-258.

Scoville, W.B., Dunsmoore, R.H., Liberson, W.T., Henry, C.E., & Pepe, A. (1953). Observations on medial temporal lobotomy and uncotomy in the treatment of psychotic states. Preliminary view of 19 operative cases compared with 60 frontal lobotomy and undercutting cases. *Research Publications of the Association for Research in Nervous and Mental Disease, 31*, 347-369.

Scoville, W.B. & Milner, B. (1957). Loss of recent memory after bilateral hippocampal lesions. *Journal of Neurology, Neurosurgery, and Psychiatry, 20*, 11-21.

Scott; P.D. (1965). The Ganser syndrome: Commentary. *British Journal of Criminology, Delinquency, and Deviant Social Behaviour, 5*, 127-134.

Searles, H.F. (1977). Dual- and multiple identity processes in borderline ego functioning. In P. Hartocollis (Ed.), *Borderline personality disorders*. (pp. 441-455). New York: University Press.

Seear, M.D. & Norman, M.G. (1988). Two cases of Wernicke's encephalopathy in children: an undiagnosed complication of poor nutrition. *Annals of Neurology, 24*, 85-87.

Seeman, P. & Niznik, H.B. (1990). Dopamine receptors and transporters in Parkinson's disease and schizophrenia. *FASEB Journal, 4*, 2737-2744.

Segarra, J.M., von Stockert, T.R. & Curtis, M. (1974). Thalamic dementias. In A. Subirana & J.M. Espadaler (Eds.), *Proceedings of the 10th international congress of neurology, Barcelona, 1973*. (pp. 393-395). Amsterdam: Excerpta Medica.

Seidman, L.J. (1983). Schizophrenia and brain dysfunction: an integration of recent neurodiagnostic findings. *Psychological Bulletin, 94*, 195-238.

Seiffer, W. (1905). Ueber psychische, insbesondere Intelligenzstörungen bei multipler Sklerose. *Archiv für Psychiatrie und Nervenkrankheiten, 40*, 252-303.

Seitelberger, F. (1984). Neuropathologie der Polyneuropathien. *Wiener Klinische Wochenschrift, 96*, 3-5.

Seletzky, W., & Gilula, J. (1928). Zur Frage der Funktionen des Balkens bei Tieren. *Archiv für Psychiatrie und Nervenkrankheiten, 86*, 57-73.

Selkoe, D.J. (1989). Biochemistry of altered brain proteins in Alzheimer's disease. *Annual Review of Neuroscience, 12*, 463-490.

Selkoe, D.J. (1991). Amyloid protein and Alzheimer's disease. *Sientific American*, November, 40-47.

Selnes, O.A., Pestronk, A., Hart, J. & Gordon, B. (1991). Limb apraxia without aphasia from a left sided lesion in a right handed patient. *Journal of Neurology, Neurosurgery, and Psychiatry, 54*, 734-737.

Seltzer, B. & Benson, D.F. (1974). The temporal pattern of retrograde amnesia in Korsakoff's disease. *Neurology, 24*, 527-530.

Seltzer, B. & Pandya, D.N. (1978). Afferent cortical connections and architectonics of the superior temporal sulcus and surrounding cortex in the rhesus monkey. *Brain Research, 149*, 1-24.

Seltzer, B. & Pandya, D.N. (1991). Post-rolandic cortical projections of the superior temporal sulcus in the rhesus monkeys. *Journal of Comparative Neurology, 312*, 625-640.

Semanza, C. (1988). Impairment in localization of body parts following brain damage. *Cortex 24*, 443-449.

Semenza, C. & Goodglass, H. (1985). Localization of body parts in brain injured patients. *Neuropsychologia, 23*, 161-175.

Semon, R. (1920). *Bewusstseinsvorgang und Gehirnprozess*. Wiesbaden: J.F. Bergmann.

Semple, S.A., Smith, C.M. & Swash, M. (1982). The Alzheimer disease syndrome. In S. Corkin, K.L. Davis, J.H. Growdon, E. Usdin & R.J. Wurtman (Eds.), *Alzheimer's disease: A report of progress in research (Aging, Vol. 19)*. (pp. 93-107). New York: Raven Press.

Senitz, D. & Winkelmann, E. (1991). Neuronale Strukturanormalität im orbito-frontalen Cortex bei Schizophrenien. *Journal für Hirnforschung, 32*, 149-158.

Senut, M.C., Roudier, M., Davous, P., Fallet-Bianco, C. & Lamour, Y. (1991). Senile dementia of the Alzheimer type: is there a correlation between entorhinal cortex and dentate gyrus lesions? *Acta Neuropathologica*, *82*, 306-315.

Serafetinides, E.A. & Falconer, M.A. (1962). Some observations on memory impairment after temporal lobectomy for epilepsy. *Journal of Neurology, Neurosurgery and Psychiatry, 15*, 389-424.

Serbsky, W. (1907). Die Korsakowsche Krankheit. *Arbeiten aus dem Neurologischen Institut der Wiener Universität, 15*, 389-424.

Sergent, J. (1990). Furtive incursions into bicameral minds. *Brain*, *113*, 537-568.

Sergent, J. (1991). Processing of spatial relations within and between the disconnected cerebral hemispheres. *Brain*, *114*, 1025-1043.

Sergent, J. & Corballis, M.C. (1989). Categorization of disoriented faces in the cerebral hemispheres of normal and commisurotomized subjects. *Journal of Experimental Psychology: Human Perception and Performance*, *15*, 701-710.

Sergent, J. & Villemure, J.-G. (1989). Prosopagnosia in a right hemispherectomized patient. *Brain*, *112*, 975-995

Seron, X. & Deloche, G. (1983). From 4 to four. A supplement to „from three to 3". *Brain, 106*, 735-744.

Seron, X. & Deloche, G. (1984). From 2 to two: An analysis of a transcoding process by means of neuropsychological evidence. *Journal of Psycholinguistic Research, 13*, 215-236.

Shalat, S.L., Seltzer, B., Pidcock, C. & Baker, E.L. (1987). Risks factors for Alzheimer's disease: a case-control study. *Neurology, 37*, 1630-1633.

Shallice, T. (1979). Neuropsychological research and the fractionation of memory systems. In L.-G. Nilsson (Ed.) *Perspectives on memory research: Essays in honor of Uppsala University's 500th anniversary*. (pp. 257-277). Hillsdale, N.J.: LEA.

Shallice, T. (1982). Specific impairments of planning. *Philosophical Transactions of the Royal Society of London, B, 298*, 199-209.

Shallice, T. & Burgess, P.W. (1991a). Deficits in strategy application following frontal lobe damage in man. *Brain, 114*, 727-741.

Shallice, T. & Burgess, P.W. (1991b). Higher-order cognitive impairments and frontal lobe lesions in man. In H.S. Levin, H.M. Eisenberg & A.L. Benton (Eds.), *Frontal lobe function and dysfunction*. (pp. 125-138). New York: University Press.

Shallice, T. & Warrington, E.K. (1977). Auditory-verbal short-term memory impairment and conduction aphasia. *Brain and Language, 4*, 479-491.

Shanks, D.R. (1991). Categorization by a connectionist network. *Journal of Experimental Psychology: Learning, Memory, and Cognition, 17*, 433-443.

Sharer, L.R. & Kapila, R. (1985). Neuropathologic observations in acquired immunodeficiency syndrome (AIDS). *Acta Neuropathologica, 66*, 188-198.

Sharpe, M., Hawton, K., House, A., Molyneux, A., Sandercock, P., Bamford, J. & Warlow, C. (1990). Mood disorders in long-term survivors of stroke: associations with brain lesion location and volume. *Psychological Medicine, 20*, 815-828.

Sharpe, P.H., Cermak, S.A. & Sax, D.S. (1983). Motor planning in Parkinson patients. *Neuropsychologia, 21*, 455-462.

Shashoua, V.E. (1982). Molecular and cell biological aspects of learning: Toward a theory of memory. *Advances in Cellular Neurobiology, 3*, 97-141.

Shaw, G.M., Harper, M.E., Hahn, B.H., Epstein, L.G., Gajdusek, D.C., Price, R.W., Navia, B.A., Petito, C.K., O'Hara, C.J., Croopman, J.E., Cho, E.-S., Oleske, J.M., Wong-Staal, F. & Gallo, R.C. (1985). HTLV-III infection in brains of children and adults with AIDS encephalopathy. *Science, 227*, 177-182.

Shelanski, M.L. (1986). The proteins of plaques and tangles: How much do they tell us about the biology of Alzheimer's disease? *Neurobiology of Aging, 7*, 448-449.

Sheremata, W.A., Sevush, S., Knigh, D. und Ziajka, P. (1984). Altered cerebral metabolism in MS. *Neurology, 34*, 118.

Sheridan, M.R. & Flowers, K.A. (1990). Movement variability and bradykinesia in Parkinson's disease. *Brain, 113*, 1149-1161.

Sheridan, P.H., Sato, S., Foster, N., Bruno, G., Cox, C., Fedio, P. & Chase, T.N. (1988). Relation of EEG alpha background to parietal lobe function in Alzheimer's disease as measured by positron emission tomography and psychometry. *Neurology, 38*, 747-750.

Sherry, D.F. & Schacter, D.L. (1987). The evolution of multiple memory systems. *Psychological Review, 94*, 439-454.

Shimamura, A.P. (1986). Priming effects in amnesia: Evidence for a dissociable memory function. *Quarterly Journal of Experimental Psychology, 38A*, 619-644.

Shimamura, A.P. (1989). Disorders of memory: the cognitive science perspective. In F. Boller & J. Grafman (Eds.), *Handbook of neuropsychology*. (Vol. 3). (S. 35-73). Amsterdam: Elsevier Science Publishers.

Shimamura, A.P., Janowsky, J.S. & Squire, L.P. (1984). Memory for the temporal order of events in patients with frontal lobe lesions and amnesic patients. *Neuropsychologia, 28*, 803-813.

Shimamura, A.P., Janowsky, J.S. & Squire, L.R. (1990). Memory for the temporal order of events in patients with frontal lobe lesions and amnesic patients. *Neuropsychologia, 28*, 803-813.

Shimamura, A.P., Janowsky, J.S. & Squire, L.R. (1991). What is the role of frontal lobe damage in memory disorders? In H.S. Levin, H.M. Eisenberg & A.L. Benton (Eds.), *Frontal lobe function and dysfunction*. (pp. 173-195). New York: Oxford University Press.

Shimamura, A.P., Jernigan, T.L. & Squire, L.R. (1988). Korsakoff's syndrome: Radiological (CT) findings and neuropsychological correlates. *Journal of Neuroscience, 8*, 4400-4410.

Shimamura, A.P., Salmon, D.P., Squire, L.R. & Butters, N. (1987). Memory dysfunction and word priming in dementia and amnesia. *Behavioral Neuroscience, 101*, 347-351.

Shimamura, A.P. & Squire, L.R. (1986). Korsakoff's syndrome: A study of the relation between anterograde amnesia and remote memory impairment. *Behavioral Neuroscience, 100*, 165-170.

Shimamura, A.P. & Squire, L.R. (1988). Long-term memory in amnesia: Cued recall, recognition memory, and confidence ratings. *Journal of Experimental Psychology: Learning, Memory, and Cognition, 14*, 763-770.

Shimamura, A.P. & Squire, L.R. (1989). Impaired priming of new associations in amnesia. *Journal of Experimental Psychology: Learning, Memory and Cognition, 15,* 721-728.

Shimamura, A.P. & Squire, L.R. (1991). The relationship between fact and source memory: Findings from amnesic patients and normal subjects. *Psychobiology, 19,* 1-10.

Shimauchi, M., Wakisaka, S. & Kinoshita, K. (1989). Amnesia due to bilateral hippocampal glioblastoma. MRI finding. *Neuroradiology, 31,* 430-432.

Shimizu, H., Suzuki, I., Ishijima, B. & Sugishita, M. (1990). Tailored lobectomy for preservation of verbal function in temporal lobe epilepsy. In E. Iwai & M. Mishkin (Eds.), *Vision, memory and the temporal lobe.* (pp. 69-74). New York: Elsevier Science Publishing.

Shinton, R., Palsingh, J. & Williams, B. (1991). Cerebral haemorrhage and berry aneurysm: evidence from a family for a pattern of autosomal dominant inheritance. *Journal of Neurology, Neurosurgery, and Psychiatry, 54,* 838-840.

Shoqueirat, M.A. & Mayes, A.R. (1991). Disproportionate incidental spatial-memory and recall deficits in amnesia. *Neuropsychologia, 29,* 749-769.

Shores, A., Kraiuhin, C., Zurynski, Y., Singer, A., Gordon, E., Marosszeky, J. & Fearnside, M.R. (1990). Neuropsychological assessment and brain imaging technologies in evaluation of the sequelae of blunt head injury. *Australian and New Zealand Journal of Psychiatry, 24,* 133-138.

Shraberg, D. & Weisberg, G.L. (1978). The Klüver-Bucy syndrome in man. *Journal of Nervous and Mental disease, 166,* 130-134.

Shuaib, A. & Hachinski, V.C. (1988). Migraine and the risks from angiography. *Archives of Neurology, 45,* 911-912.

Shuttleworth, E.C. & Huber, S.J. (1988). The naming disorder of dementia of Alzheimer type. *Brain and Language, 34,* 222-234.

Sibley, W.A., Bamford, C.R., Clark, K., Smith, M.S. & Laguna, J.F. (1991). A prospective study of physical trauma and multiple sclerosis. *Journal of Neurology, Neurosurgery, and Psychiatry, 54,* 584-589.

Sidis, B. & Goodhart, S.P. (1905). *Multiple personality: an experimental investigation into the nature of human individuality.* New York: Appleton.

Sidman, M., Stoddard, L.T. & Mohr, J.P. (1968). Some additional quantitative observations of immediate memory in a patient with bilateral hippocampal lesions. *Neuropsychologia, 6,* 245-254.

Signoret, J.-L. (1985). Memory and amnesias. In M.-M. Mesulam (Ed.), *Principles of behavioral neurology.* (pp. 169-192). Philadelphia: F.A. Davis Company.

Signoret, J.L. & Goldenberg, G. (1986). Troubles de mémoire lors des lésions du thalamus chez l'homme. *Revue Neurologique, 142,* 445-448.

Silberberg, D.H. (1977). Sarcoidosis of the nervous system. In E.S. Goldensohn & S.H. Appel (Eds.), *Scientific approaches to clinical neurology.* (Vol. I). (pp. 541-549). Philadelphia, P.A.: Lea & Febiger.

Silberman, E.K. & Weingartner, H. (1986). Hemispheric lateralization of functions related to emotion. *Brain and Cognition, 5,* 322-353.

Silveri, M.C., Daniele, A., Giustolisi, L. & Gainotti, G. (1991). Dissociation between knowledge of living and nonliving things in dementia of the Alzheimer type. *Neurology, 41,* 545-546.

Simma, K. (1952). Die Ergebnisse der Thalamus-Forschung im letzten Jahrzehnt. *Fortschritte der Neurologie und Psychiatrie, 2,* 51-65.

Simpson, B.A. & Swash, M. (1985). Left temporal lobe abscess presenting with an acute amnesic syndrome 28 years after contralateral temporal lobe abscess. *Journal of Neurology, Neurosurgery, and Psychiatry, 48*, 92-93.

Sims, K.S. & Williams, R.S. (1990). The human amygdaloid complex: a cytologic and histochemical atlas using nissl, myelin, acetylcholinesterase and nictotinamide adenine dinucleotide phosphate diaphorase staining. *Neuroscience, 36*, 449-472.

Sinet, P.M. (1987). Trisomy 21 (Down's syndrome): a model for the study of Alzheimer's disease. In Y. Courtois, B. Faucheux, B. Forette, D.L. Knook & J.A. Tréton (Eds.), *Nouvelles perspectives de la recherche sur le vieillissement.* (pp. 73-76). London, Paris: John Libbey.

Sinex, F.M. & Merril, C.R. (Eds.) (1982). *Alzheimer's disease, Down's syndrome, and aging (Annals of the New York Academy of Sciences*, Vol. 396). New York: The New York Academy of Sciences.

Sinyor, D., Jacques, P., Kaloupek, D.G., Becker, R., Goldenberg, M. & Coopersmith, H. (1986). Poststroke depression and lesion location. An attempted replication. *Brain, 109*, 537-546.

Sinz, R. (1979). *Neurobiologie und Gedächtnis.* Berlin: VEB.

Sirigu, A., Grafman, J., Bressler, K. & Sunderland, T. (1991). Multiple representations contribute to body knowledge processing. *Brain, 114*, 629-642.

Siska, E., Geréby, G. & Tariska, S. (1985). Die „Thalamus-Demenz". *Fortschritte der Neurologie, Psychiatrie und ihrer Grenzgebiete, 53*, 302-311.

Sisodia, S.S., Koo, E.H., Beyreuther, K., Unterbeck, A. & Price, D.L. (1990). Evidence that ß-amyloid protein in Alzheimer's disease is not derived by normal processing. *Science, 248*, 492-495.

Sittig, O. (1914). Ein Fall von Korsakowscher Psychose auf Grund diabetischer Acidose. *Monatsschrift für Psychiatrie und Neurologie, 32*, 241-251.

Sjörgen, T., Sjörgen, H. & Lindgren, A.G.H. (1952). Morbus Alzheimer and Morbus Pick. *Acta Psychiatrica et Neurologica Scandinavica, 80*, 1-152.

Ska, B., Poissant, A. & Joanette, Y. (1990). Line orientation judgement in normal elderly and subjects with dementia of Alzheimer's type. *Journal of Clinical and Experimental Neuropsychology, 12*, 695-702.

Skullerud, K. (1985). Variations in the size of the human brain. Influence of age, sex, body length, body mass index, alcoholism, Alzheimer changes and cerebral atherosclerosis. *Acta Neurologica Scandinavica, 71 (Suppl. 102)*, 1-94.

Sladek, J.R., Jr. & Gash, D.M. (Eds.). (1984). *Neural transplants. Development and function.* New York: Plenum Press.

Slater, R., Reivich, M., Goldberg, H., Banka, R. & Greenberg, J. (1977). Diaschisis with cerebral infarction. *Stroke, 8*, 684-690.

Sloman, S.A., Hayman, C.A.G., Ohta, N., Law, J. & Tulving, E. (1988). Forgetting in primed fragment completion. *Journal of Experimental Psychology: Learning, Memory, and Cognition, 14*, 223-239.

Sluga, E. (1984).Klinik der Polyneuropathien. *Wiener Klinische Wochenschrift, 96*, 6-9.

Small, G.W. & Greenberg, D.A. (1988). Biologic markers, genetics, and Alzheimer's disease. *Archives of General Psychiatry, 45*, 945-947.

Smith, A. (1979). Practices and principles of clinical neuropsychology. *International Journal of Neuroscience, 9*, 233-238.

Smith, A. (1981). Principles underlying human brain functions in neuropsychological sequelae of different neuropathological processes. In S.B. Filskov & T.J. Boll (Eds.), *Handbook of clinical neuropsychology.* (pp. 175-226). New York: Wiley.

Smith, A. (1988). Hemispherectomy and diaschisis: Rapid improvement in cerebral functions after right hemispherectomy in a six year old child. *Archives of Clinical Neuropsychology, 3*, 1-8.

Smith, A., Walker, M.L. & Myers, G. (1988). Hemispherectomy and diaschisis: Rapid improvement in cerebral functions after right hemispherectomy in a six year old child. *Archives of Clinical Neuropsychology, 3*, 1-8.

Smith, A.D., Park, D.C., Cherry, K. & Berkovsky, K. (1990). Age differences in memory for concrete and abstract pictures. *Journal of Gerontology: Psychological Sciences, 45*, 205-209.

Smith, D.A. & Lantos, P.L. (1983). A case of combined Pick's disease and Alzheimer's disease. *Journal of Neurology, Neurosurgery, and Psychiatry, 46*, 675-677.

Smith, G.F. & Berg, J.M. (1976). *Down's anamoly*. (2nd ed.). Edinburgh: Churchill Livingstone.

Smith, M.C. (1991). On the recruitment of semantic information for word fragment completion: evidence from bilingual priming. *Journal of Experimental Psychology: Learning, Memory, and Cognition, 17*, 234-244.

Smith, M.E. (1991). Making up the brain's mind. *Behavioral and Brain Sciences, 14*, 454-455.

Smith, M.E. & Oscar-Berman, M. (1990). Repetition priming of words and pseudowords in divided attention and in amnesia. *Journal of Experimental Psychology: Learning, Memory, and Cognition, 16*, 1033-1042.

Smith, M.E., Stapleton, J.M. & Halgren, E. (1986). Human medial temporal lobe potentials evoked in memory and language tasks. *Electroencephalography and Clinical Neurophysiology, 63*, 145-159.

Smith, M.L. (1988). Recall of spatial location by the amnesic patient H.M. *Brain and Cognition, 7*, 178-183.

Smith, M.L. & Milner, B. (1981). The role of the right hippocampus in the recall of spatial location. *Neuropsychologia, 19*, 781-793.

Smith, S.R., Murdoch, B.E. & Chenery, H.J. (1989). Semantic abilities in dementia of the Alzheimer type. 1. Lexical semantics. *Brain and Language, 36*, 314-324.

Smyth, G.E., & Stern, K. (1938). Tumours of the thalamus – a clinico-pathological study. *Brain, 61*, 339-374.

Snider, W.D., Simson, D.M., Nielsen, S.L., Gold, J.W.M., Metroka, C.E. & Posner, J.B. (1983). Neurological complications of acquired immune deficiency syndrome: analysis of 50 patients. *Annals of Neurology, 14*, 403-418.

So, N., Olivier, A., Andermann, F., Gloor, P. & Quesney, L.F. (1989). Results of surgical treatment in patients with bitemporal epileptiform abnormalities. *Annals of Neurology, 25*, 432-439.

Sofroniew, M.V., Pearson, R.C.A., Eckenstein, F., Cuello, A.C. & Powell, T.P.S. (1983). Retrograde changes in cholinergic neurons in the basal forebrain of the rat following cortical damage. *Brain Research, 289*, 370-374.

Soininen, H., Partanen, J., Laulumaa, V., Helkala, E.-L., Laakso, M. & Riekkinen, P.J. (1989). Longitudinal EEG spectral analysis in early stage of Alzheimer's disease. *Electroencephalography and Clinical Neurophysiology, 72*, 290-297.

Soininen, H., Riekkinen, P.J., Partanen, J., Helkala, E.-L., Laulumaa, V., Jolkkonen, J. & Reinikainen, K. (1988). Cerebrospinal fluid somatostatin correlates with spectral EEG variables and with parietotemporal cognitive dysfunction in Alzheimer patients. *Neuroscience Letters, 85*, 131-136.

Sokol, S.M., McCloskey, M., Cohen, N.J. & Aliminosa, D. (1991). Cognitive representations and processes in arithmetic: Inferences from the performance of brain-damaged subjects. *Journal of Experimental Psychology: Learning, Memory, and Cognition, 17*, 355-376.

Solitare, G.B. & Lamarche, J.B. (1966). Alzheimer's disease and senile dementia as seen in mongoloids: neuropathological observations. *American Journal of Mental Deficiency, 70*, 840-848.

Solomon, R.S. & Solomon, V. (1982). Differential diagnosis of the multiple personality. *Psychological Reports, 51*, 1187-1194.

Sommer, R. (1891). Zur Pathologie der Sprache. *Zeitschrift für Psychologie und Physiologie der Sinnesorgane, 2*, 143-163.

Sommer, W. (1880). Erkrankung des Ammonshorns als aetiologisches Moment der Epilepsie. *Archiv für Psychiatrie, 10*, 631-675.

Sotrel, A. & Myers, R.H. (1990). Morphometric analysis of prefrontal cortex in Huntington's disease (HD). *Journal of Neuropathology and Experimental Neurology, 49*, 346.

Soukhanoff, S. & Boutenko, J. (1903). A study of Korsakoff's disease. *Journal of Mental Pathology, 4*, 1-33.

Souques, A. (1892). Essai sur l'amnesie retro-anterograde dans l'hysterie, les traumatismes cerebraux et l'alcoolisme chronique. *Revue de Medicine* (zitiert nach M. Paul, 1899).

Sourander, P. & Walinder, J.C. (1977). Hereditary multi-infarct dementia. Morphological and clinical studies of a new disease. *Acta Neuropathologica, 39*, 247-254.

Spampinato, U., Habert, M.O., Mas, J.L., Bourdel, M.C., Ziegler, M., de Recondo, J., Askienazy, S. & Rondot, P. (1991). (99mTc)-HM-PAO SPECT and cognitive impairment in Parkinson's disease: a comparison with dementia of the Alzheimer type. *Journal of Neurology, Neurosurgery, an Psychiatry, 54*, 787-792.

Spanos, N.P. (1986). Hypnotic behavior: a social-psychological interpretation of amnesia, analgesia, and „trance logic". *Behavioral and Brain Sciences, 9*, 449-502.

Spanos, N.P., James, B. & de Groot, H.P. (1990). Detection of simulated hypnotic amnesia. *Journal of Abnormal Psychology, 99*, 179-182.

Sparks, D.L. (1989). Aging and Alzheimer's disease. Altered cortical serotonergic binding. *Archives of Neurology, 46*, 138-140.

Sparks, D.L., DeKosky, S.T. & Markesbery, W.R. (1988). Alzheimer's disease. Aminergic-cholinergic alterations in hypothalamus. *Archives of Neurology, 45*, 994-999.

Sparks, D.L., Hunsaker, J.C. III, Scheff, S.W., Kryscio, R.J., Henson, J.L. & Markesbery, W.R. (1990). Cortical senile plaques in coronary artery disease, aging and Alzheimer's disease. *Neurobiology of Aging, 11*, 601-607.

Sparks, D.L. & Markesbery, W.R. (1991). Altered serotonergic and cholinergic synaptic markers in Pick's disease. *Archives of Neurology, 48*, 796-799.

Sparks, D.L., Van Woeltz, M. & Markesbery, W.R. (1991). Alterations in brain monoamine oxidase activity in aging, Alzheimer's disease, and Pick's disease. *Archives of Neurology, 48*, 718-721.

Spatz, H. (1930). Über den Entzündungsbegriff im allgemeinen. In O. Bumke (Hrsg.), *Handbuch der Geisteskrankheiten, Bd. 7. Die Anatomie der Psychosen*. (S. 157-288). Berlin: Springer.

Spatz, H. (1934). Encephalitis. In O. Bumke (Ed.). *Handbuch der Geisteskrankheiten*. (Bd. 11). (S. 157-288). Berlin: Springer.

Spear, N.E. (1978). *The processing of memories: Forgetting and retention*. Hillsdale, N.J.: LEA.

Spear, N.E. & Campbell, B.A. (Eds.) (1979) *Ontogeny of learning and memory*. Hillsdale, N.J.: LEA.

Spear, N.E. & Mueller, C.W. (1984). Consolidation as a function of retrieval. In H. Weingartner & E.S. Parker (Eds.), *Memory consolidation: Psychobiology of cognition*. (pp. 111-147). Hillsdale, N.J.: LEA.

Speedie, L.J. & Heilman, K.M. (1982). Amnestic disturbance following infarction of the left dorsomedial nucleus of the thalamus. *Neuropsychologia, 20*, 597-604.

Speedie, L.J. & Heilman, K.M. (1983). Anterograde memory deficits for visuospatial material after infarction of the right thalamus. *Archives of Neurology, 40*, 183-186.

Spencer, P.S. (1987). Guam ALS/Parkinsonism-dementia: a long-latency neurotoxic disorder caused by „slow toxin(s)" in food? *Canadian Journal of Neurological Sciences, 14*, 347-357.

Spencer, P.S., Ludolph, A., Dwived, M.P., Roy, D.N., Hugon, J. & Schaumburg, H.H. (1986). Lathyrism: evidence for role of the neuroexcitatory aminoacid boaa. *The Lancet, ii*, 1066-1067.

Spencer, P.S., Nunn, P.B., Hugon, J., Ludolph,, A.C., Ross, S.M., Roy, D.N. & Robertson, R.C. (1987). Guam amyotrophic lateral sclerosis-Parkinsonism-dementia linked to a plant excitant neurotoxin. *Science, 237*, 517-522.

Sperling, G. (1967). Successive approximations to a model for short-term memory. *Acta Psychologica, 27*, 285-292.

Sperry, R.W. (1988). Psychology's mentalist paradigm and the religion/science tension. *American Psychologist, 43*, 607-613.

Spiegel, D. (1988). Commentary. The treatment according to those who treat patients with multiple personality disorder. *Journal of Nervous and Mental Disease, 176*, 535-536.

Spiegel, E.A. (1982). *Guided brain operations. Methodological and clinical developments in stereotactic surgery. Contributions to the physiology of subcortical structures*. Basel: S. Karger.

Spiegel, E.A., & Wycis, H.T. (1949). Mesencephalothalamotomy for relief of pain (Principles of the method). In H.J. Urban (Ed.), *Festschrift zum 70. Geburtstag von Prof. Dr. Otto Pötzl* (S. 437-443). Innsbruck: Universitätsverlag Wagner.

Spiegel, E.A. & Wycis, H.T. (1953). Mesencephalotomy in treatment of „intractable" facial pain. *Archives of Neurology and Psychiatry, 69*, 1-13.

Spiegel, E.A., & Wycis, H.T. (1966). Present status of stereoencephalotomies for pain relief. *Confinia Neurologic, 27*, 7-17.

Spiegel, E.A., Wycis, H.T., Freed, H. & Lee, A.J. (1948). Stereoencephalotomy. *Proceedings of the Society for Experimental Biology and Medicine, 69*, 175-177.

Spiegel, E.A., Wycis, H.T., Freed, H. & Orchinik, C. (1951). The central mechanisms of the emotions (experiences with circumscribed thalamic lesions). *American Journal of Psychiatry, 108*, 426-432.

Spiegel, E.A., Wycis, H.T., Freed, H. & Orchinik, C. (1953). Thalamotomy and hypto-thalamotomy for the treatment of psychoses. In S.B. Wortis, M. Herman & C.C. Hare (Eds.), *Research publications for research in nervous and mental disease*. (Vol. 31: Psychiatric treatment). (pp. 379-391). Baltimore, M.D.: Williams & Wilkins.

Spiegel, E.A., Wycis, H.T., Orchinik, C. & Freed, H. (1955). The thalamus and temporal orientation. *Science, 121*, 771-772.

Spiegel, E.A., Wycis, H.T., Orchinik, C. & Freed, H. (1956). Thalamic chronotaraxis. *American Journal of Psychiatry, 113*, 97-105.

Spiegel, E.A., Wycis, H.T. & Reyes, V. (1951). Diencephalic mechanisms in petit mal epilepsy. *Electroencephalography and Clinical Neurophysiology, 3*, 473-475.

Spiegel, E.A., Wycis, H.T., Szekely, E.G., Gildenberg, P. & Zanes, C. (1964). Combined dorsomedial, intralaminar and basal thalamotomy for relief of so-called intractable pain. *Journal of the International College of Surgeons. Section 1, 42*, 160-168.

Spielmeyer, W. (1924). Der gegenwärtige Stand der Epilepsieforschung. III. Teil: Anatomisches. *Zeitschrift für Neurologie, 89*, 360-367.

Spielmeyer, W. (1927). Die Pathogenese des epileptischen Krampfes. Histopathologischer Teil. *Zeitschrift für Neurologie, 109*, 501-520.

Spinelli, D.N. & Pribram, K.H. (1967). Changes in visual recovery function and unit activity produced by frontal cortex stimulation. *Electroencephalography and Clinical Neurophysiology, 22*, 143-149.

Spittler, J.F. (1992). Der Bewußtseinsbegriff aus neuropsychiatrischer und in interdisziplinärer Sicht. *Fortschritte der Neurologie und Psychiatrie, 60,* 54-65.

Spitz, H.H.., Minsky, S.K. & Bessellieu, C.L. (1985). Influence of planning time and first-move strategy on tower of Hanoi problem-solving performance of mentally retarded young adults and nonretarded children. *American Journal of Mental Deficiency, 90*, 46-56.

Spooren, W.P.J.M., Veening, J.G., Groenewegen, H.J. & Cools, A.R. (1991). Efferent connections of the striatopallidal and amygdaloid components of the substantia innominata in the cat: Projections to the nucleus accumbens and caudate nucleus. *Neuroscience, 44*, 431-447.

Sporer, S.L. (1991). Deep-deeper-deepest? Encoding strategies and the recognition of human faces. *Journal of Experimental Psychology: Learning, Memory, and Cognition, 17*, 323-333.

Sprague, J.M. (1966). Interaction of cortex and superior colliculus in mediation of visually guided behavior in the cat. *Science, 153*, 1544-1547.

Sprofkin, B.E. & Sciarra, D. (1952). Korsakoff's psychosis associated with cerebral tumors. *Neurology, 2*, 427-434.

Squire, L.R. (1974). Amnesia for remote events following electroconvulsive therapy. *Behavioral Biology, 12*, 119-125.

Squire, L.R. (1975). Short-term memory as a biological entity. In D. Deutsch & J.A. Deutsch (Eds.), *Short-term memory*. (pp. 1-40). New York: Academic Press.

Squire, L.R. (1980a). Specifying the defect in human amnesia: storage, retrieval, and semantics. *Neuropsychologia, 18*, 369-372.

Squire, L.R. (1980b). The anatomy of amnesia. *Trends in Neurosciences, 3*, 52-54.

Squire, L.R. (1981). Two forms of human amnesia: An analysis of forgetting. *Journal of Neuroscience, 1*, 635-640.

Squire, L.R. (1982a). The neuropsychology of human amnesia. *Annual Review of Neuroscience 5*, 242-273.

Squire, L.R. (1982b). Comparisons between forms of amnesia: Some deficits are unique to Korsakoff's syndrome. *Journal of Experimental Psychology: Learning, Memory, and Cognition, 8*, 560-571.

Squire, L.R. (1984). Opinion and facts about ECT: Can science help? *Behavioral and Brain Sciences, 7*, 34-37.

Squire, L.R. (1986). Mechanisms of memory. *Science, 232*, 1612-1619.

Squire, L.R. (1987a). *Memory and brain.* New York: Oxford University Press.

Squire, L.R. (1987b). Memory: neural organization and behavior. In V.B. Mountcastle & F. Plum (Eds.), *Handbook of physiology. Section 1: The nervous system.* (Vol. 5: Higher functions of the brain, Part 1). (pp. 295-371). Bethesda, M.D.: American Physiological Society.

Squire, L.R. (1989). On course of forgetting in very long-term memory. *Journal of Experimental Psychology: Learning, Memory, and Cognition, 15*, 241-245.

Squire, L.R., Amaral, D.G. & Press, G.A. (1990). Magnetic resonance imaging of the hippocampal formation and mammillary nuclei distinguish medial temporal lobe and diencephalic amnesia. *Journal of Neuroscience, 10*, 3106-3117.

Squire, L.R., Amaral, D.G., Zola-Morgan, S., Kritchevsky, M. & Press, G. (1987). New evidence of brain injury in the amnesic patient N.A. based on magnetic resonance imaging. *Society for Neuroscience Abstracts, 13*, 1454 (no. 405.9).

Squire, L.R., Amaral, D.G., Zola-Morgan, S., Kritchevsky, M. & Press, G. (1989). Description of brain injury in the amnesic patient N.A. based on magnetic resonance imaging. *Experimental Neurology, 105*, 23-35.

Squire, L.R. & Chase, P.M. (1975). Memory functions six to nine months after electroconvulsive therapy. *Archives of General Psychiatry, 32*, 1557-1564.

Squire, L.R. & Cohen, N.J. (1982). Remote memory, retrograde amnesia, and the neuropsychology of memory. In L.S. Cermak (Ed.) *Human memory and amnesia.* (pp. 275-303). Hillsdale, N.J.: LEA.

Squire, L.R. & Cohen, N.J. (1984). Human memory and amnesia. In J.L. McGaugh, G. Lynch & N.M. Weinberger (Eds.), *The neurobiology of learning and memory.* (pp. 3-64). New York: Guilford Press.

Squire, L.R., Cohen, N.J. & Nadel, L. (1984). The medial temporal region in memory consolidation: A new hypothesis. In. H. Weingartner & E. Parder (Eds.), *Memory consolidation.* (pp. 185-210). Hillsdale, N.J.: LEA.

Squire, L.R., Cohen, N.J. & Zouzounis, J.A. (1984). Preserved memory in retrograde amnesia: Sparing of a recently acquired skill. *Neuropsychologia, 22*, 145-152.

Squire, L.R. & Frambach, M. (1990). Cognitive skill learning in amnesia. *Psychobiology, 18*, 109-117.

Squire, L.R., Haist, F. & Shimamura, A.P. (1989). The neurology of memory: Quantitative assessment of retrograde amnesia in two groups of amnesic patients. *Journal of Neuroscience, 9*, 828-839.

Squire, L.R. & Moore, R.Y. (1979). Dorsal thalamic lesion in a noted case of human memory dysfunction. *Annals of Neurology, 6*, 503-506.

Squire, L.R. & Slater, P.C. (1975). Forgetting in very long-term memory as assessed by improved questionnaire technique. *Journal of Experimental Psychology: Human Learning and Memory 1*, 50-54.

Squire, L.R. & Slater, P.C. (1978). Anterograde and retrograde memory impairment in chronic amnesia. *Neuropsychologia, 16*, 313-322.

Squire, L.R., Slater, P.C. & Chase, P.M. (1975). Retrograde amnesia: Temporal gradient in very long term memory following electroconvulsive therapy. *Science, 187*, 77-79.

Squire, L.R. & Zola-Morgan, S. (1983). The neurology of memory: The case for correspondence between the findings for human and nonhuman primate. In J.A. Deutsch (Ed.). *The physiological basis of memory.* (2nd ed.). (pp. 199-268). New York: Academic Press.

Squire, L.R. & Zola-Morgan, S. (1988). Memory: brain systems and behavior. *Trends in Neurosciences, 11*, 170-175.

Squire, L.R. & Zola-Morgan, S. (1991). The medial temporal lobe memory system. *Science, 253*, 1380-1386.

Stafiniak, P., Saykin, A.J., Sperling, M.R., Kester, D.B., Robinson, L.J., O'Connor, M.J. & Gur, R.C. (1990). Acute naming deficits following dominant temporal lobectomy: Prediction by age at 1st risk for seizures. *Neurology, 40*, 1509-1512.

Stanley, C.E. (1909/10). A report of three cases of Korsakow's psychosis. *American Journal of Insanity, 66*, 613-622.

Staples, D. & Lincoln, N.B. (1979). Intellectual impairments in multiple sclerosis and its relation to functional abilities. *Rheumatology and Rehabilitation, 18*, 153-160.

Starkstein, S.E., Berthier, M.L., Bolduc, P.L., Preziosi, T.J. & Robinson, R.G. (1989a). Depression in patients with early versus late onset of Parkinson's disease. *Neurology, 39*, 1441-1445.

Starkstein, S.E., Berthier, M.L., Fedoroff, P., Price, T.R. & Robinson, R.G. (1990a). Anosognosia and major depression in 2 patients with cerebrovascular lesions. *Neurology, 40*, 1380-1382.

Starkstein, S.E., Bolduc, P.L., Mayberg, H.S., Preziosi, T.J. & Robinson, R.G. (1990b). Cognitive impairments and depression in Parkinson's disease: a follow up study. *Journal of Neurology, Neurosurgery and Psychiatry, 53*, 597-602.

Starkstein, S.E., Preziosi, T.J., Berthier, M.L., Bolduc, P.L., Mayberg, H.S. & Robinson, R.G. (1989). Depression and cognitive impairment in Parkinson's disease. *Brain, 112*, 1141-1153.

Starkstein, S.E., Preziosi, T.J., Bolduc, P.L. & Robinson, R.G. (1990c). Depression in Parkinson's disease. *Journal of Nervous and Mental Disease, 178*, 27-31.

Starkstein, S.E., Robinson, R.G., Berthier, M.L., Parikh, R.M. & Price, T.R. (1988). Differential mood changes following basal ganglia vs thalamic lesions. *Archives of Neurology, 45*, 725-730.

Starkstein, S.E., Robinson, R.G., Berthier, M.L. & Price, T.R. (1988a). Depressive disorders following posterior circulation as compared with middle cerebral artery infarcts. *Brain, 111*, 357-387.

Starkstein, S.E., Robinson, R.G. & Price, T.R. (1988b). Comparison of patients with and without poststroke major depression matched for size and location of lesions. *Archives of General Psychiatry, 45*, 247-252.

Starosta-Rubinstein, S., Young, A.B., Kluin, K., Hill, G., Aisen, A.M., Gabrielsen, T. & Brewer, G.J. (1987). Clinical assessment of 31 patients with Wilson's disease. Correlations with structural changes on magnetic resonance imaging. *Archives of Neurology, 44*, 365-370.

Starr, A., Kristeva, R., Cheyne, D., Lindinger, G. & Deecke, L. (1991). Localization of brain activity during auditory verbal short-term memory derived from magnetic records. *Brain Research, 558*, 181-190.

Starr, A. & Phillips, L. (1970). Verbal and motor memory in the amnestic syndrome. *Neuropsychologia, 8*, 75-88.

Staton, R.D., Brumback, R.A. & Wilson, H. (1982). Reduplicative paramnesia: A disconnection syndrome of memory. *Cortex, 18*, 23-36.

Stavrou, D., Mehraein, P., Mellert, W., Bise, K., Schmidtke, K., Rothemunds, E., Funke, I., Stocker, U., Babaryka, I., Zietz, C., Frydl, V., Prantle, F. & Erfle, V. (1989). Evaluation of intracerebral lesions in patients with acquired immunodeficiency syndrome. Neuropathological findings and experimental data. *Neuropathology and Applied Neurobiology, 15*, 207-222.

Steck, A. & Kuntzer, Th. (1991). Diagnosis of amyotrophic lateral sclerosis. *Annals of Neurology, 30*, 225.

Stein, D.G., Rosen, J.J. & Butters, N. (Eds.) (1974). *Plasticity and recovery of function in the nervous system*. New York: Academic Press.

Steinbrich, W., Friedmann, G, Pawlik, G., Böcher-Schwarz, H.G. & Heiss, W.-D. (1986). M.R. bei ischämischen Hirnerkrankungen. *Fortschritte der Röntgenstrahlen, 145*, 173-181.

Steingart, A., Hachinski, V.C., Lau, C., Fox, A.J., Diaz, F., Cape, R., Lee, D., Inzitari, D. & Merskey, H. (1987a). Cognitive and neurologic findings in subjects with diffuse white matter lucencies on computed tomographic scan (leuko-araiosis). *Archives of Neurology, 44*, 32-35.

Steingart, A., Hachinski, V.C., Lau, C., Fox, A.J., Fox, H., Lee, D., Inzitari, D. & Merskey, H. (1987b). Cognitive and neurologic findings in demented patients with diffuse white matter lucencies on computed tomographic scan (Leuco-araiosis). *Archives of Neurology, 44*, 36-39.

Steingart, A., Lau, C., Fox, A., Diaz, F., Fisman, M., Hachinski, V., Merskey, H. & the University of Western Ontario Dementia Study Group (1986). The significance of white matter lucencies on CT scan in relation to cognitive impairment. *Canadian Journal of Neurological Science, 13*, 383-384.

Steinmetz, E.F. & Vroom, F.W. (1972). Transient global amnesia. *Neurology, 22*, 1193-1200.

Steinmetz, H., Ebeling, U., Huang, Y. & Kahn, T. (1990). Sulcus topography of the parietal opercular region: an anatomic and MR study. *Brain and Language, 38*, 515-533.

Steinmetz, H. & Seitz, R.J. (1991). Functional anatomy of language processing: Neuroimaging and the problem of individual variability. *Neuropsychologia, 29*, 1149-1161.

Steinmetz, H., Volkmann, J., Jäncke, L. & Freund, H.-J. (1991). Anatomical left-right asymmetry of language-related temporal cortex is different in left- and right-handers. *Annals of Neurology, 29*, 315-319.

Steinthal, E. (1921). Ein eigenartiger Fall Korsakowscher Psychose. *Zeitschrift für die gesamte Neurologie und Psychiatrie, 67*, 287-310.

Stelmach, G.E., Phillips, J.G. & Chau, A.W. (1989). Visuo-spatial processing in Parkinsonians. *Neuropsychologia, 27*, 485-493.

Stelmach, G.E., Worringham, C.J. & Strand, E.A. (1986). Movement preparation in Parkinson's disease. *Brain, 109*, 1179-1194.

Stengel, E. (1941). The aetiology of fugue states. *Journal of Mental Science, 87*, 572.

Stengel, E. (1966). Psychogenic loss of memory. In C.W.M. Whitty & O.L. Zangwill (Eds.), *Amnesia*. (1st ed). (pp. 716-722). London: Butterworth.

Stephan, H. (1975). Allocortex. *Handbuch der mikroskopischen Anatomie des Menschen* (Vol. 4, Part 9). Berlin: Springer.

Stephan, H., Baron, G. & Frahm, H. (1988). Comparative size of brains and brain components. In H.D. Steklis & J. Erwin (Eds.), *Comparative primate biology, Vol. 4: Neurosciences*. (pp. 1-38). New York: A.R. Liss.

Steriade, M., Domich, L. and Oakson, G. (1986). Reticularis thalami neurons revisited: activity changes during shifts in states of vigilance. *Journal of Neuroscience, 6*, 68-81.

Steriade, M., Jones E.G., & Llinás, R.R. (1990). *Thalamic oscillations and signaling*. New York: Wiley.

Steriade, M., Parent, A. & Hada, J. (1984). Thalamic projections of nucleus reticularis thalami of cat. A study using retrograde transport of horseradish peroxidase and fluorescent tracers. *Journal of Comparative Neurology, 229*, 531-547.

Stern, C., Prather, P., Swinney, D. & Zurif, E. (1991). The time course of automatic lexical access and aging. *Brain and Language, 40*, 359-372.

Stern, G. (1989). Did Parkinsonism occur before 1817? *Journal of Neurology, Neurosurgery, and Psychiatry, Special Supplement*, 11-12.

Stern, K. (1939). Severe dementia associated with bilateral symmetrical degeneration of the thalamus. *Brain, 62*, 157-171.

Stern, Y. (1987). The basal ganglia and intellectual function. In J.S. Schneider & T.I. Lidsky (Eds.), *Basal ganglia and behavior: Sensory aspects of motor functioning*. (pp. 169-174). Toronto: Hans Huber Publishers.

Stern, Y., Sano, M. & Mayeux, R. (1988). Long-term administration of oral physostigmine in Alzheimer's disease. *Neurology, 38*, 1837-1841.

Stertz, G. (1910). Ueber psychogene Erkrankungen und Querulantenwahn nach Trauma nebst ihrer Bedeutung für die Begutachtungspraxis. *Zeitschrift für ärztliche Fortbildung, 7*, 201-211.

Stertz, G. (1933). Probleme des Zwischenhirns. *Archiv für Psychiatrie und Nervenkrankheiten, 98*, 441-445.

Stevens, J.W. (1907). Korsakoff's psychosis superimposed upon melancholia. *Journal of Nervous and Mental Disease, 34*, 447-458.

Stevens, M. (1979). Famous personalities test: A test for measuring remote memory. *Bulletin of the British Psychological Society, 32*, 211.

Stevenson, I. & Samararatne, G. (1988). Three new cases of the reincarnation type in Sri Lanka with written records made before verification. *Journal of Nervous and Mental Disease, 176*, 741.

Stevenson, I. (1974). *Twenty cases suggestive of reincarnation*. (rev. ed.). Charlottesville, VA: University Press of Virginia.

Stevenson, I. (1977). *Cases of the reincarnation type. Ten cases in Sri Lanka*. Charlottesville, VA: University Press of Virginia.

Stier, E. (1912). *Wandertrieb und pathologisches Fortlaufen bei Kindern*. Jena: Gustav Fischer.

Stillhard, G., Landis, T., Schiess, R., Regard, M. & Sialer, G. (1990). Bitemporal hypoperfusion in transient global amnesia: 99m-HM-PAO SPECT and neuropsychological findings during and after an attack. *Journal of Neurology, Neurosurgery and Psychiatry, 53*, 339-342.

Stindl, E., Kühl, K.-P., Pilger, D., Kanowski, S. (1981). Nicht-medikamentöse Behandlung in der Gerontopsychiatrie. *Münchener Medizinische Wochenschrift, 123*, 79-83.

Stober, T., Jacobi, P., Steffen, A., Zang, K.D. & Reicke, S. (1988). Neue Aspekte der Huntingtonschen Krankheit. Neurotoxinhypothese, Gendiagnostik und psychologische Folgerungen. *Nervenarzt, 59*, 255-259.

Stockert, F.G. von (1932). Subcorticale Demenz. Ein Beitrag zur encephalitischen Denkstörung. *Archiv für Psychiatrie und Nervenkrankheiten, 97*, 77-100.

Stoddart, W.H.B. (1903). The evolution of consciousness. *Brain, 26*, 432-439.

Stoller, R.J. (1973). *Splitting: a case of female masculinity*. New York: Quadrangle Books.

Störring, G.E. (1938). Zur Psychopathologie des Zwischenhirns (Thalamus und Hypothalamus). *Archiv für Psychiatrie und Nervenkrankheiten, 107*, 786-847.

Stracciari, A., Rebucci, G.G. & Gallassi, R. (1987). Transient global amnesia: neuropsychological study of a „pure" case. *Journal of Neurology, 234*, 126-127.

Straube, E.R. & Oades, R.D. (1991). *Schizophrenia: an empirical perspective of psychology, neuropsychology, risk and outcome*. New York: Academic Press.

Strauss, I., Keschner, M. (1935). Mental symptoms in cases of tumor of the frontal lobe. *Archives of Neurology and Psychiatry, 33*, 986-1007.

Sträussler, E. (1902). Zur Aetiologie der acuten hämorrhagischen Encephalitis. *Wiener klinische Wochenschrift, 15*, 61-65.

Strayer, D.L., Wickens, C.D. & Braune, R. (1987). Adult age differences in the speed and capacity of information processing: 2. an electrophysiological approach. *Psychology and Aging, 2*, 99-110.

Streifler, M.B., Korczyn, A.D., Melamed, E. & Youdim, M.B.H. (Eds.) (1990). *Parkinson's disease: Anatomy, pathology and therapy*. (Advances in Neurology, Vol. 53). New York: Raven Press.

Strich, S.J. (1956). Diffuse degeneration of the cerebral white matter in severe dementia following head injury. *Journal of Neurology, Neurosurgery, and Psychiatry, 19*, 163-174.

Strub, R.L. (1989). Frontal lobe syndrome in a patient with bilateral globus pallidus lesions. *Archives of Neurology, 46*, 1024-1027.

Strub, R.L. & Black, F.W. (1982). *Organic brain syndromes: An introduction to neurobehavioral disorders*. Philadelphia, P.A.: F.A. Davis.

Struble, R.G., Price, D.L., Cork, L.C. & Price, D.L. (1985). Senile plaques in cortex of aged normal monkeys. *Brain Rresearch, 361*, 276-275.

Strümpell, A. (1883). Zur Kenntnis der multiplen degenerativen Neuritis. *Archiv für Psychiatry, 14*, 339-356.

Strümpell, A. (1891). Ueber primäre acute Encephalitis. *Deutsches Archiv für klinische Medicin, 47*, 53-74.

Stryker, M.P. (1991). Seeing the whole picture. *Current Biology, 1*, 252-253.

Stuss, D.T. (1991a). Disturbance of self-awareness after frontal system damage. In G.P. Prigatano & D.L. Schacter (Eds.), *Awareness of deficit after brain injury. Clinical and theoretical issues*. (pp. 63-83). New York: Oxford University Press.

Stuss, D.T. (1991b). *Interference effects on memory functions in postleucotomy patients: An attentional perspective*. Unveröffentlichtes Manuskript.

Stuss, D.T. & Benson, D.F. (1984).The frontal lobes and control of cognition and memory. In E. Perecman (Ed.), *The frontal lobes revisited*. (pp.141-157). New York: The IRBN Press.

Stuss, D.T. & Benson, D.F. (1986). *The frontal lobes*. New York: Raven Press.

Stuss, D.T. & J.L. Cummings (1990). Subcortical vascular dementias. In J.L. Cummings (Ed.), *Subcortical dementia*. (pp. 145-163). New York: Oxford University Press.

Stuss, D.T., Guberman, A., Nelson, R. & Larochelle, S. (1988). The neuropsychology of paramedian thalamic infarction. *Brain and Cognition, 8*, 348-378.

Stuss, D.T. & Guzman, D.A. (1988). Severe remote memory loss with minimal anterograde amnesia: A clinical note. *Brain and Cognition, 8*, 21-30.

Suarez, J.M. & Pittluck, A.T. (1975). Global amnesia: organic and functional considerations. *Bulletin of the American Academy of Psychiatry and the Law, 3*, 17-24.

Suetsugu, M. & Mehraein, P. (1980). Spine distribution along the apical dendrites of the pyramidal neurons in Down's syndrome. *Acta Neuropathologica, 50*, 207-210.

Sugishita, M., Koike, A., Shimizu, H. & Ishijima, B. (1990). Paired associate learning deficit after dominant (left) temporal lobectomy. In E. Iwai & M. Mishkin (Eds.), *Vision, memory and the temporal lobe*. (pp. 55-62). New York: Elsevier Science Publishing.

Sugita, K., Mutsuga, N., Takaoka, Y. & Doi, T. (1972). Results of stereotaxic thalamotomy for pain. *Confinia Neurologica, 34*, 265-274.

Sulkava, R. (1982). Alzheimer's disease and senile dementia of Alzheimer type. *Acta Neurologica Scandinavica, 65*, 636-650.

Sullivan, E.V. & Sagar, H.J. (1989). Nonverbal recognition and recency discrimination deficits in Parkinson's disease and Alzheimer's disease. *Brain, 112*, 1503-1517.

Sullivan, E.V. & Sagar, H.J. (1991). Double dissociation of short-term and long-term memory for nonverbal material in Parkinson's disease and global amnesia. A further analysis. *Brain, 114*, 893-906.

Sullivan, E.V., Sagar, H.J., Gabrieli, J.D.E., Corkin, S. & Growdon, J.H. (1989). Different cognitive profiles on standard behavioral tests in Parkinson's disease and Alzheimer's disease. *Journal of Clinical and Experimental Neuropsychology, 11*, 799-820.

Sunderland, A., Harris, J.E. & Baddeley, A.D. (1983). Do laboratory tests predict everyday memory? A neuropsychological study. *Journal of Verbal Learning and Verbal Behavior, 22*, 341-357.

Suzuki, W.A. & Amaral, D.G. (1990). Cortical inputs to the CA1 field of the monkey hippocampus originate from the perirhinal and parahippocampal cortex but not from area TE. *Neuroscience Letters, 115*, 43-48.

Swaab, D.F. & Fliers, E. (1986). Clinical strategies in the treatment of Alzheimer's disease. In D.F. Swaab, E. Fliers, M. Mirmiran, W.A. Van Gool & F. Van Haaren (Eds.), *Progress in brain research. (Vol. 20)*. (pp. 413-427). Amsterdam: Elsevier.

Swanson, A.R. & Schmidley, J.M. (1985). Amnesic syndrome and vertical gaze palsy: early detection of bithalamic infarct by CT and NMR. *Stroke, 16*, 823-827.

Swanson, L.W. (1981). A direct projection from Ammon's horn to prefrontal cortex in the rat. *Brain Research, 217*, 150-154.

Swanson, L.W. (1983). The hippocampus and the concept of the limbic system. In W. Seifert (Ed.). *Neurobiology of the hippocampus*. (pp. 3-19). New York: Academic Press.

Sweet, W.H., Talland, G.A. & Ervin, F.R. (1959). Loss of recent memory following section of fornix. *Transactions of the American Neurological Association, 84*, 76-82.

Swindale, N.V. (1990). Is the cerebral cortex modular? *Trends in Neurosciences, 13*, 487-492.

Swayze, V.W., Andreasen, N.C., Alliger, R.J., Ehrhardt, J.C. & Yuh, W.T.C. (1990a). Structural brain abnormalities in bipolar affective disorder: Ventricular enlargement and focal signal hyperintensities. *Archives of General Psychiatry, 47*, 1054-1059.

Swayze, V.W., Andreasen, N.C., Ehrhardt, J.C., Yuh, W.T.C, Alliger, R.J. & Cohen, G.A. (1990b). Developmental abnormalities of the corpus callosum in schizophrenia. *Archives of Neurology, 47*, 805-808.

Sylvester, P.E. (1983). The hippocampus in Down's syndrome. *Journal of Mental Deficiency Research, 27*, 227-236.

Symonds, C. (1962). Concussion and sequelae. *Lancet, i*, 1-5.

Symonds, C. (1966). Disorders of memory. *Brain, 89*, 625-644.

Szelies, B., Herholz, K., Pawlik, G., Karbe, H., Herbold, I. & Heiss, W.-D. (1991). Widespread functional effects of discrete thalamic infarction. *Archives of Neurology, 48*, 178-182.

Szirmai, I., Gusec, A. & Molnar, M. (1977). Bilateral symmetrical softening of the thalamus. *Journal of Neurology, 217*, 57-65.

Tagliavini, F. & Pilleri, G. (1983). Basal nucleus of Meynert. A neuropathological study in Alzheimer's disease, simple senile dementia, Pick's disease and Huntington's chorea. *Journal of Neurological Sciences, 62*, 243-260.

Tagliavini, F. & Pilleri, G. (1985). Neuronal loss in the basal nucleus of Meynert in a patient with olivopontocerebellar atrophy. *Acta Neuropathologica, 66*, 127-133.

Tagliavini, F., Pilleri, G., Bouras, C. & Constantinidis, J. (1984). The basal nucleus of Meynert in patients with progressive supranuclear palsy. *Neuroscience Letters, 44*, 37-42.

Tagliavini, F., Pilleri, G., Gemignani, F. & Lechi, A. (1983). Neuronal loss in the basal nucleus of Meynert in progressive supranuclear palsy. *Acta Neuropathologica, 61*, 157-160.

Takashima, S. & Becker, L.E. (1985). Basal ganglia calcification in Down's syndrome. *Journal of Neurology, Neurosurgery, and Psychiatry, 48*, 61-64.

Takashima, S., Ieshima, A., Nakamura, H. & Becker, L.E. (1989). Dendrites, dementia and the Down Syndrome. *Brain and Development, 2*, 131-133.

Talairach, J. (1952). Destruction du noyau ventral antérieur thalamique dans le traitment des maladies mentales. *Revue Neurologique, 87*, 352-357.

Talbot, J.D., Marrett, S., Evans, A.C., Meyer, E., Bushnell, M.C. & Duncan, G.H. (1991). Multiple representations of pain in human cerebral cortex. *Science, 251*, 1355-1358.

Tallal, P., Townsend, J., Curtiss, S. & Wulfeck, B. (1991). Phenotypic profiles of language-impaired children based on genetic/family history. *Brain and Language, 41*, 81-95.

Talland, G.A. (1958). Psychological studies of Korsakoff's psychosis: II. Perceptual functions. *Journal of Nervous and Mental Disease, 127*, 197-219.

Talland, G.A. (1965). *Deranged memory. A psychonomic study of the amnesic syndrome.* New York: Academic Press.

Talland, G.A., Sweet, W.H. & Ballantine, H.T. (1967). Amnesic syndrome with anterior communicating artery aneurysm. *Journal of Nervous and Mental Disease, 145*, 179-192.

Tamura, A., Tahira, Y., Nagashima, H., Kirino, T., Gotoh, O., Hojo, S. & Sano, K. (1991). Thalamic atrophy following cerebral infarction in the territory of the middle cerebral artery. *Stroke, 22*, 615-618.

Tanabe, H., Hashikawa, K., Nakagawa, Y., Ikeda, M., Yamamoto, H., Harada, K., Tsumoto, T., Nishimura, T., Shiraishi, J. & Kimura, K. (1991). Memory loss due to transient hypoperfusion in the medial temporal lobes including hippocampus. *Acta Neurologica Scandinavica, 84*, 22-27.

Tanaka, F. (1920). Absence of lobus olfactorius and sclerosis of cornu ammonis. *Archives of Neurology, 4*, 151-170.

Tanner, C.M. (1990). The role of environmental toxins in the etiology of Parkinson's disease. *Trends in Neurosciences 12*, 49-54.

Tanzi, R.E., Bird, E.D., Latt, S.A. & Neve, R.L. (1987). The amyloid ß protein gene is not duplicated in brains from patients with Alzheimer's disease. *Science, 238*, 666-669.

Tanzi, R.E., George-Hyslop, P.H. St., Haines, J.L., Polinsky, R.J., Nee, L., Foncin, J.-F., Neve, R.L., McClatchey, A.I., Conneally, P.M. & Gusella, J.F. (1987b). The genetic defect in familial Alzheimer's disease is not tightly linked to the amyloid ß-protein gene. *Nature, 329*, 156-157.

Tanzi, R.E., Gusella, J.F., Watkins, P.C., Bruns, G.A.P., George-Hyslop, P. St., van Keuren, M.L., Patterson, D., Pagan, S., Kurnit, D.M. & Neve, R.L. (1987a). Amyloid ß protein gene: cDNA, mRNA distribution, and genetic linkage near the Alzheimer locus. *Science, 235*, 880-884.

Tanzi, R.E., St. George-Hyslop, P.H. & Gusella, J.F. (1989). Molecular genetic approaches to Alzheimer's disease. *Trends in Neurosciences, 12*, 152-158.

Tartaglione, A., Inglese, M.L., Bandini, F., Spadavecchia, L., Hamsher, K. & Favale, E. (1991). Hemisphere asymmetry in decision making abilities. *Brain, 114*, 1441-1456.

Tarter, S.B. (1990). Factors affecting adjustment of parents of head trauma victims. *Archives of Clinical Neuropsychology, 5*, 15-22.

Tarter, R.E. & Jones, B. (1971). Motor impairments in chronic alcoholics. *Diseases of the Nervous System, 32*, 632-636.

Tate, R.L., Fenelon, B., Manning, M.L. & Hunter, M. (1991). Patterns of neuropsychological impairment after severe blunt head injury. *Journal of Nervous and Mental Disease, 179*, 117-126.

Taylor, A.E., Saint-Cyr, J.A. & Lang, A.E. (1986a). Frontal lobe dysfunction in Parkinson's disease. *Brain, 109*, 845-883.

Taylor, A.E., Saint-Cyr, J.A. & Lang, A.E. (1987). Parkinson's disease: cognitive changes in relation to treatment response. *Brain, 110*, 35-51.

Taylor, A.E., Saint-Cyr, J.A., Lang, A.E. & Kenny, F.T. (1986b). Parkinson's disease and depression; a critical re-evaluation. *Brain, 109*, 279-292.

Taylor, P.J. & Kopelman, M.D. (1984). Amnesia for criminal offenses. *Psychological Medicine, 14*, 581-588.

Taylor, W.S. & Martin, M.F. (1944). Multiple personality. *Journal of Abnormal and Social Psychology, 29*, 281-300.

Teasdale, G. & Brooks, D.N. (1985). Traumatic amnesia. In J.A.M. Frederiks (Ed.), *Handbook of clinical neurology*. (Vol. 1: Clinical neuropsychology). (pp. 185-191). Amsterdam: Elsevier Science Publ. B.V.

Teasdale, J.D. (1983). Negative thinking in depression: Cause, effect, or reciprocal relationship. *Advances in Behaviour Research and Therapy, 5*, 3-25.

Teasdale, J.D. & Russell, M.L. (1983). Differential effects of induced mood on the recall of positive, negative and neutral words. *British Journal of Clinical Psychology, 22*, 163-171.

Tedeschi, G., Allocca, S., Di Constanzo, A., Merla, F., Petretta, V., Toriello, A., Tranchino, G., Ambrosio, G. & Bonavita, V. (1991). Multisystem involvement of the central nervous system in Strümpell's disease. A neurophysiological and neuropsychological study. *Journal of Neurological Sciences, 103*, 55-60.

Tegnér, R. (1991). Displacement of disease in anosognosia. *Acta Neurologica Scandinavica, 83*, 262.

Teitelbaum, J.S., Zatore, R.J., Carpenter, S., Gendron, D., Evans, A.C., Gjedde, A. & Cashman, N.R. (1990). Neurologic sequelae of domoic acid intoxication due to the ingestion of contaminated mussels. *New England Journal of Medicine, 322*, 1781-1787.

Teng, E., Chui, H. (1987). The modified mini-mental state (3MS) examination. *Journal of Clinical Psychiatry, 48*, 314-318.

Teng, E., Chui, H., Schneider, L. & Metzger, L. (1987). Alzheimer's dementia: Performance on the mini-mental state-examination. *Journal of Consulting and Clinical Psychology, 55*, 96-100.

Tenpenny, P.L. & Shoben, E.J. (1991). Component processes and the utility of the conceptually-driven/data-driven distinction. *Journal of Experimental Psychology: Learning, Memory, and Cognition, 18*, 25-42.

Terry, R.D. (1976). Dementia. A brief and selective review. *Archives of Neurology, 33*, 1-4.

Terry, R.D., Hansen, L.A., DeTeresa, R., Davies, P., Tobias, H. & Katzman, R. (1987). Senile dementia of the Alzheimer type without neocortical neurofibrillary tangles. *Journal of Neuropathology and Experimental Neurology, 46*, 262-268.

Terry, R.D. & Katzman, R. (1983). Senile dementia of the Alzheimer type. *Annals of Neurology, 14*, 497-506.

Terzian, H. & Dalle Ore, G. (1955). Syndrome of Klüver and Bucy reproduced in man by bilateral removal of the temporal lobes. *Neurology, 5*, 373-381.

Teuber, H.-L. (1968). Disorders of memory following penetrating missile wounds of the brain. *Neurology, 18*, 287-288.

Teuber, H.-L. (1974). Recovery of function after lesion of the central nervous system: History and prospects. *Neuroscience Research Program Bulletin, 12*, 197-211.

Teuber, H.-L., Milner, B. & Vaughan, H.G. JR. (1968). Persistent anterograde amnesia after stab wound of the basal forebrain. *Neuropsychologia, 6*, 267-282.

Teyler, T.J. (1991). A model of associative interactions mediated by N-Methyl-D-Aspartate activation. In W.C. Abraham, M. Corballis & K.G. White (Eds.), *Memory mechanisms. A tribute to G.V. Goddard*. (pp. 27-46). Hillsdale, N.J.: LEA.

Teyler, T.J. & DiScenna, P. (1985). The role of hippocampus in memory: A hypothesis. *Neuroscience and Biobehavioral Reviews, 9*, 377-389.

Teyler, T.J. & DiScenna, P. (1986). The hippocampal memory indexing theory. *Behavioral Neuroscience, 100*, 147-154.

Teyler, T.J. & DiScenna, P. (1987). Long-term potentiation. *Annual Review of Neuroscience, 10*, 131-161.

Teyler, T.J. & Perkins, A.T. (1988). The role of hippocampal-neocortical interactions in information processing. In H.J. Markowitsch (Ed.), *Information processing by the brain: Views and hypotheses from a physiological-cognitive perspective*. (pp. 199-206). Toronto: Huber.

Thal, L.J., Grundman, M. & Klauber, M.R. (1988). Dementia: Characteristics of a referral population and factors associated with progression. *Neurology, 38*, 1083-1090.

Thase, M.E., Liss, L., Smeltzer, D. & Maloon, J. (1982). Clinical evaluation of dementia in Down's syndrome: a preliminary report. *Journal of Mental Deficiency Research, 26*, 239-244.

Thase, M.E., Tigner, R., Smeltzer, D.J. & Liss, L. (1984). Age-related neuropsychological deficits in Down's syndrome. *Biological Psychiatry, 19*, 571-585.

Thatcher, R.W. & John, E.R. (1977). *Foundations of cognitive processes (Functional neuroscience)*. (Vol. 1). Hillsdale, N.J.: LEA.

Theissen, A. (1924). Eine Mehrleistung auf dem Gebiete des Gedächtnisses bei einem Schwachsinnigen. *Zeitschrift für Kinderforschung, 29*, 198-250.

Thigpen, C.H. & Cleckley, H. (1954). A case of multiple personality. *Journal of Abnormal and Social Psychology, 39*, 135-151.

Thomas, P.K. (1981). Peripheral neuropathy. In A.N Davison & R.H.S. Thompson (Eds.), *The molecular basis of neuropathology*. (pp. 412-441). London: Edward Arnold.

Thompson, P.J. (1991). Memory function in patients with epilepsy. *Advances in Neurology, 55*, 369-384.

Thompson, R.A. & Green, J.R. (Eds.) (1974). *Infectious diseases of the central nervous system*. (Advances in Neurology Series, Vol. 6). New York: Raven Press.

Thompson, R.A. & Green, J.R. (Eds.). (1979). *Complications of nervous system trauma*. (Advances in Neurology Series, Vol. 22). New York: Raven Press.

Thompson, R.F. (1991). Are memory traces localized or distributed? *Neuropsychologia, 29*, 571-582.

Thomsen, R. (1888). Zur Pathologie und pathologischen Anatomie der acuten completen (alkoholischen) Augenmuskellähmung (Polioencephalitis acuta superior Wernikke). *Archiv für Psychiatrie und Nervenkrankheiten, 19*, 185-199.

Thomsen, R. (1890). Zur Klinik und pathologischen Anatomie der multiplen „Alkohol-Neuritis“. *Archiv für Psychiatrie und Nervenkrankheiten, 21*, 806-835.

Tierney, M.C., Fisher, R.H., Lewis, A.J., Zorzitto, M.L., Snow, W.G., Reid, D.W. & Nieustraten, P. (1988). The NINCDS-ADRDA work group criteria for the clinical diagnosis of probable Alzheimer's disease: A clinicopathologic tudy of 57 cases. *Neurology, 38*, 359-364.

Tiling, T. (1890). Ueber die bei der alkoholischen Neuritis multiplex beobachteten Geistesstörungen. *Allgemeine Zeitschrift für Psychiatrie, 46*, 233-257.

Tiling, T. (1892). Ueber die amnestische Geistesstörung. *Allgemeine Zeitschrift für Psychiatrie, 48*, 549-565.

Tinker, R., Anderson, M.G., Anand, P., Kermode, A. & Harding, A.E., (1990). Pontine myelinolysis presenting with acute Parkinsonism as a sequel of corrected hyponatraemia. *Journal of Neurology, Neurosurgery and Psychiatry, 53*, 87-89.

Tinuper, P., Montagna, P., Medori, R., Cortelli, P., Zucconi, M., Baruzzi, A. & Lugaresi, E. (1989). The thalamus participates in the regulation of the sleep-waking cycle. A clinico-pathological study in fatal familial thalamic degeneration. *Electroencephalography and Clinical Neurophysiology, 73*, 117-123.

Titchener, E.B. (1895a). *The investigation of memory and association*. New York: Macmillan.

Titchener, E.B. (1895b). Affective memory. *Philosophical Review, 4*, 65-76.

Tohgi, H., Chiba, K. & Kimura, M. (1991). Twenty-four-hour variation of blood pressure in vascular dementia of the Binswanger type. *Stroke, 22*, 603-608.

Tomlinson, B.E. (1977). The pathology of dementia. In C.E. Wells (Ed.) *Dementia*. (2nd ed.). (pp. 113-153). Philadelphia, P.A.: F.A. Davis.

Tomlinson, B.E., Irving, D. & Blessed, G. (1981). Cell loss in the locus coeruleus in senile dementia of Alzheimer type. *Journal of Neurological Sciences, 49*, 419-428.

Torack, R.M. & Morris, J.C. (1986). Mesolimbocortical dementia. A clinicopathologic case study of a putative disorder. *Archives of Neurology, 43*, 1074-1078.

Torack, R.M. & Morris, J.C. (1988). The association of ventral tegmental area histopathology with adult dementia. *Archives of Neurology, 45*, 497-501.

Torvik, A. (1987). Topographic distribution and severity of brain lesions in Wernicke's encephalopathy. *Clinical Neuropathology, 6*, 25-29.

Traber, J. & Gispen, W.H. (Eds.) (1985). *Senile dementia of the Alzheimer type*. Berlin: Springer.

Tranel, D. (1991). Dissociated verbal and nonberbal retrieval and learning following left anterior temporal damage. *Brain and Cognition, 15*, 187-200.

Tranel, D. & Damasio, A.R. (1985). Knowledge without awareness: An autonomic index of facial recognition by prosopagnosics. *Science, 228*, 1453-1454.

Tranel, D. & Hyman, B.T. (1990). Neuropsychological correlates of bilateral amygdala damage. *Archives of Neurology, 47*, 349-355.

Travel, V., Pellat, J., Naegele, B., Carbonnel, S., Chirossel, J.P. & de Rougemont, J. (1990). Troubles mnesiques apres rupture d'aneurysme de l'artere communicante anterieure. 22 cas. *Revue Neurologique, 146*, 746-751.

Treffert, D.A. (1988). The idiot savant: A review of the syndrome. *American Journal of Psychiatry, 145*, 563-572.

Trescher, J.H., & Ford, F.R. (1937). Colloid cyst of the third ventricle: report of a case; operative removal with section of the posterior half of the corpus callosum. *A.M.A. Archives of Neurology and Psychiatry, 37*, 959-973.

Trespe, n.n.g. (1908). Ein Fall von Dementia postraumatica mit ungewöhnlichen Begleiterscheinungen. *Muenchener Medizinische Wochenschrift, 13*, 3-6.

Trexler, L.E. & Zappala, G. (1988). Re-examining the determinants of recovery and rehabilitation of memory defects following traumatic brain injury. *Brain Injury, 2*, 187-203.

Trillet, M., Croisile, B., Tourniaire, D. & Schott, B. (1990). Perturbations de l'activité motrice volontaire et lésions des noyaux caudés. *Revue Neurologique, 146*, 338-344.

Trillet, M., Laurent, B. & Croisile, B. (1990). Transient memory disturbances after administration of benzodiazepines or anticholinergic drugs. In H.J. Markowitsch (Ed.), *Transient global amnesia and related disorders*. (pp. 100-111). Toronto: Huber.

Trimble, M.R. (1982). Functional diseases. *British Medical Journal, 285*, 1768-1770.

Troemner, E. (1899). Pathologisch-anatomische Befunde bei Delirium tremens, nebst Bemerkungen zur Structur der Ganglienzellen. *Archiv für Psychiatrie und Nervenkrankheiten, 31*, 700-735.

Tromp, E. & Mulder, T. (1991). Slowness of information processing after traumatic head injury. *Journal of Clinical and Experimental Neuropsychology, 13*, 821-830.

Tröster, A.I. & Ruff, R.M. (1990). Neuropsychological sequelae of exposure to the chlorinated hydrocarbon solvents trichloroethylene and trichloroethane. *Archives of Clinical Neuropsychology, 5*, 31-47.

Tröster, A.I., Ruff, R.M. & Watson, D.P. (1991). Dementia as a neuropsychological consequence of chronic occupational exposure to polychlorinated biphenyls (PCBs). *Archives of Clinical Neuropsychology, 6*, 301-318.

Tschersich, A. (1979). Klinik, Verlauf und Prognose des alkoholischen Korsakow-Syndroms (Dargestellt anhand von 55 eigenen Beobachtungen). *Fortschritte der Neurologie und Psychiatrie, 46*, 519-563.

Tsminakis, Y. (1931). Beitrag zur Pathologie der alkoholischen Erkrankungen des Zentralnervensystems. *Arbeiten aus dem Neurologischen Institut der Wiener Universität, 33*, 24-62.

Tsoi, W.F. (1973). The Ganser syndrome in Singapore: A report on ten cases. *British Journal of Psychiatry, 123*, 567-572.

Tsuchiya, K. & Kosaka, K. (1990). Neuropathological study of the amygdala in presenile Alzheimer's disease. *Journal of the Neurological Sciences, 100*, 165-173.

Tsushima, W.T. & Pang, D.B. (1987). Neuropsychological test performance in Alzheimer's disease: An 11-year case study. *The International Journal of Clinical Neuropsychology, 9*, 120-125.

Tucker, D.M. (1981). Lateral brain function, emotion, and conceptualization. *Psychological Bulletin, 89*, 19-46.

Tucker, D.M., Roeltgen, D.P., Tully, R., Hartmann, J. & Boxell, C. (1988). Memory dysfunction following unilateral transection of the fornix: A hippocampal disconnection syndrome. *Cortex, 24*, 465-472.

Tulving, E. (1972). Episodic and semantic memory. In E. Tulving & W. Donaldson (Eds.), *Organization of memory*. (pp. 381-403). New York: Academic Press.

Tulving, E. (1983). *Elements of episodic memory*. Oxford: Clarendon Press.

Tulving, E. (1984a). Précis of *Elements of episodic memory*. *Behavioral and Brain Sciences, 7*, 223-238.

Tulving, E. (1984b). Relations among components and processes of memory. *Behavioral and Brain Sciences, 7*, 257-263.

Tulving, E. (1985). How many memory systems are there? *American Psychologist, 40*, 385-398.

Tulving, E. (1989). Memory: Performance, knowledge, and experience. *European Journal of Cognitive Psychology, 1*, 3-26.

Tulving, E. (1991). Memory research is not a zero-sum game. *American Psychologist, 46*, 41-42.

Tulving, E., Hayman, C.A.G. & MacDonald, C.A. (1991). Long-lasting perceptual priming and semantic learning in amnesia: a case experiment. *Jounal of Experimental Psychology: Learning, Memory and Cognition, 17*, 595-617.

Tulving, E. & Schacter, D.L. (1990). Priming and human memory systems. *Science, 247*, 301-306.

Tulving, E., Schacter, D.L., McLachlan, D.R. & Moscovitch, M. (1988). Priming of semantic autobiographical knowledge: A case study of retrograde amnesia. *Brain and Cognition, 8*, 3-20.

Turkheimer, E., Yeo, R.A. & Bigler, E.D. (1990). Basic relations among lesion laterality, lesion volume and neuropsychological performance. *Neuropsychologia, 28*,1011-1019.

Turner, J. (1903a). An account of the nerve-cells in thirty-three cases of insanity. *Brain, 26*, 27-72.

Turner, J. (1903b). Clinical notes and cases. Twelve cases of „Korsakow's disease“ in women. *Journal of Mental Science, 49*, 673-686.

Turner, S., Daniels, L. & Greer, S. (1989). Wernicke's encephalopathy in an 18-year-old woman. *British Journal of Psychiatry, 154*, 261-262.

Tuwim, R.I., jun. (1914). Zur Frage der Pathogenese und Therapie des chronischen Alkoholismus. *Archiv für Psychiatrie und Nervenkrankheiten, 54*, 970-1014.

Tvedt, B., Edland, A., Skyberg, K. & Forberg, O. (1991). Delayed neuropsychiatric sequelae after acute hydrogen sulfide poisoning: affection of motor function, memory, vision and hearing. *Acta Neurologia Scandinavia, 84*, 348-351.

Tvedt, B., Skyberg, K., Aaserud, O., Hobbesland, A. & Mathiesen, T. (1991). Brain damage caused by hydrogen sulfide: A follow-up study of six patients. *American Journal of industrial Medicine, 20*, 91-101.

Tyrrell, P.J., Sawle, G.V., Ibanez, V., Bloomfield, P.M., Leenders, K.L., Frackowiak, R.S. & Rossor, M.N. (1990). Clinical and positron emission tomographic studies in the „extrapyramidal syndrome" of dementia of the Alzheimer type. *Archives of Neurology, 47*, 1318-1323.

Tzelgov, J., Meyer, J. & Henik, A. (1991). Automatic and intentional processing of numerical information. *Journal of Experimental Psychology: Learning, Memory, and Cognition, 18*, 166-179.

Tzourio, C., Alperovitch, A., Macario, J. & Dartigues, J.F. (1991). Is dementia of the Alzheimer type a purely genetic illness – A modeling approach. *Neuroepidemiology, 10*, 288-296.

Uchimura, J. (1928). Zur Pathogenese der örtlich elektiven Ammonshornerkrankung. *Zeitschrift für Neurologie und Psychiatrie, 114*, 567-601.

Uhl, F., Goldenberg, G., Lang, W., Lindinger, G., Steiner, M. & Deecke, L. (1990). Cerebral correlates of imaging colours, faces and a map-II. Negative cortical DC potentials. *Neuropsychologia, 28*, 81-93.

Uhl, G.R., Hackney, G.O., Torchia, M., Stranov, V., Tourtellotte, W.W., Whitehouse, P.J., Tran, V. & Strittmatter, S. (1986). Parkinson's disease: nigral receptor changes support peptidergic role in nigrostriatal modulation. *Annals of Neurology, 20*, 194-203.

Uhl, G.R., Hedreen, J.C. & Price, D.L. (1985). Parkinson's disease: Loss of neurons from the ventral tegmental area contralateral to therapeutic surgical lesions. *Neurology, 35*, 1215-1218.

Ule, G. (1951). Korsakow-Psychose nach doppelseitiger Ammonshornzerstörung mit transneuronaler Degeneration der Corpora mamillaria. *Deutsche Zeitschrift für Nervenheilkunde, 165*, 446-456.

Ule, G. (1958). Pathologisch-anatomische Befunde bei Korsakow-Psychosen und ihre Bedeutung für die Lokalisationslehre in der Psychiatrie. *Ärztliche Wochenschrift, 13*, 6-13.

Ullmann, H. (1987). Bilaterale reversible Thalamusläsion bei Herpes simplex-Enzephalitis. *Nervenarzt, 59*, 250.

Ullmann, H. (1988). Bilaterale reversible Thalamusläsion bei Herpes simplex-Enzephalitis. Bemerkungen zur Arbeit von D. Englert et al. *Der Nervenarzt, 59*, 250.

Ullmann, H. & Berlit, P. (1986). Bilaterale nekrotisierende Thalamitis bei Herpes-simplex-Enzephalitis. *Nervenheilkunde, 5*, 161-164.

Ulmar, G. (1991). Frühdiagnose von Demenzerkrankungen. *Deutsche medizinische Wochenschrift, 116*, 584-589.

Ulrich, A. (1910). Über einen Tumor im rechten Temporalhirn. *Zeitschrift für Nervenheilkunde, 40*, 1-23.

Ulrich, G. (1992). Ist global gleich multifokal? *Nervenarzt, 63*, 14-20.

Ulrich, J. (1985). Alzheimer changes in nondemented patients younger than sixty-five: Possible early stages of Alzheimer's disease and senile dementia of Alzheimer type. *Annals of Neurology, 17*, 273-277.

Ulrich, J., Haugh, M., Anderton, B.H., Probst, A., Lautenschlager, C. & His, B. (1987). Alzheimer dementia and Pick's disease: neurofibrillary tangles and Pick bodies are associated with identical phosphorylated neurofilament epitopes. *Acta Neuropathologica, 73*, 240-246.

Ulrich, J., Meier-Ruge, W., Probst, A., Meier, E. & Ipsen, S. (1990). Senile plaques: staining for acetylcholinesterase and A4 protein: a comparative study in the hippocampus and entorhinal cortex. *Acta Neuropathologica, 80*, 624-628.

Ulrich, J., Probst, A., Anderton, B.H. & Kahn, J. (1986). Dementia of Alzheimer type (DAT) – a review of its morbid anatomy. *Klinische Wochenschrift, 64*, 103-114.

Ulrich, J., Probst, A. & Wüest, M. (1986). The brain diseases causing senile dementia. *Journal of Neurology, 233*, 118-122.

Ulrich, J., Spiess, H. & Huber, R. (1967). Neurologische Syndrome als Fernwirkung maligner Tumoren (Ammonshornsklerose bei Bronchuskarzinom). *Schweizer Archiv für Neurologie, Neuroradiologie und Psychiatrie, 99*, 83-100.

Umbach, W. (1966). Long-term results of fornicotomy for temporal epilepsy. *Confinia Neurologica, 27*, 121-123.

Umphred, D.A. & Appley, M.B. (1990). Limbic system. Influence over motor control and learning. In D.A. Umphred (Ed.) *Neurological rehabilitation.* (pp. 53-77). St. Louis: C.V. Mosby Company.

Unger, J.W., Lapham, L.W., McNeill, T.H., Eskin, T.A. & Hamill, R.W. (1991). The amygdala in Alzheimer's disease: Neuropathology and Alz 50 immunoreactivity. *Neurobiology of Aging, 12*, 389-399.

Uphouse, L. (1980). Reevaluation of mechanisms that mediate brain differences between enriched and impoverished animals. *Psychological Bulletin, 88*, 215-232.

Urakami, K., Adachi, Y. & Takahashi, K. (1989). A community-based study of parental age at the birth of patients with dementia of the Alzheimer type. *Archives of Neurology, 46*, 38-39.

Uylings, H.B.M. & van Eden, C.G. (1990). Qualitative and quantitative comparison of the prefrontal cortex in rat and in primates, including humans. In H.B.M. Uylings, C.G. van Eden, J.P.C. de Bruin, M.A. Corner & M.G.P. Feenstra (Eds.), *The prefrontal cortex. Its structure, function and pathology. (Progress in Brain Research, Vol. 85).* (pp. 31-62). Amsterdam: Elsevier.

Valenstein, E.S. (1990). The prefrontal area and psychosurgery. In H.B.M. Uylings, C.G. van Eden, J.P.C. de Bruin, M.A. Corner & M.G.P. Feenstra (Eds.), *The prefrontal cortex. Its structure, function and pathology. (Progress in Brain Research, Vol. 85).* (pp. 539-554). Amsterdam: Elsevier.

Valenstein, E.S., Bowers, D., Verfaellie, M., Heilman, K.M., Day, A. & Watson, R.T. (1987). Retrosplenial amnesia. *Brain, 110*, 1631-1646.

Vallar, G. (Ed.). (1991). *Short-term memory*. Oxford: Oxford University Press.

Vallar, G. & Baddeley, A.D. (1984). Phonological short term store. Phonological processing and sentence comprehension: A neuropsychological case study. *Cognitive Neuropsychology, 1*, 121-141.

Vallar, G., Papagno, C. & Baddeley, A.D. (1991). Long-term recency effects and phonological short-term memory. A neuropsychological case study. *Cortex, 27*, 323-326.

Van Broeckhoven, C., Haan, J., Bakker, E., Hardy, J.A., Van Hul, W., Wehnert, A., Vegter-Van der Vlis, M. & Roos, R.A. (1990). Amyloid ß protein precursor gene and hereditary cerebral hemorrhage with amyloidosis (dutch). *Science, 248*, 1120-1122.

Van Buren, J.M. & Borke, R.C. (1972). *Variations and connections of the human thalamus.* (Vol. 1. The nuclei and cerebral connections of the human thalamus). Berlin: Springer.

Van den Burg, W., van Zoemeren, A.H., Minderhoud, J.M., Prange, A.J.A. & Meijer, N.S.A. (1987). Cognitive impairment in patients with multiple sclerosis and mild physical disability. *Archives of Neurology, 44*, 494-501.

Van der Horst, L. (1928). Over de psychologie van het syndroom van Korsakow. *Psychiatric en Neurologic Bladen, 32 (Wiersam-Festschrift)*, 59-77.
Van der Horst, L. (1932). Über die Psychologie des Korsakowsyndroms. *Monatsschrift für Psychiatrie, 83*, 65-84.
Van Duinen, S.G., Castano, E.M., Prelli, F., Bots, G.T.A., Luyendijk, W. & Frangione, B. (1987). Hereditary cerebral hemorrhage with amyloidosis in patients of Dutch origin is related to Alzheimer's disease. *Proceedings of the National Academy of Sciences of the United States of America, 84*, 5991-5994.
Van Hoesen, G.W., Damasio, A.R. & Hyman, B.T. (1985). Perforant pathway destruction and other temporal lobe pathology in Alzheimer's disease. *Neurology, 35 Suppl. 1*, 219.
VanLandingham, K.E. & Lothman, E.W. (1991a). Self-sustaining limbic status epilepticus. I. Acute and chronic cerebral metabolic studies: Limbic hypermetabolism and neocortical hypometabolism. *Neurology, 41*, 1942-1949.
VanLandingham, K.E. & Lothman, E.W. (1991b). Self-sustaining limbic status epilepticus. II. Role of hippocampal commissures in metabolic responses. *Neurology, 41*, 1950-1957.
Van Pragg, C.H.M. (1982). Depression. *Lancet, 2*, 1259-1263.
Van Swieten, J.C., Van den Hout, J.H.W., Van Ketal, B.A., Hijdra, A., Wokke, J.H.J. & Van Gijn, J. (1991). Periventricular lesions in the white matter on magnetic resonance imaging in the elderly. A morphometric correlation with arteriolosclerosis and dilated perivascular spaces. *Brain, 114*, 761-774.
Varga, M., Wortzman, G. & Freedman, M. (1991). Assessment of cognitive impairment: The role of CT. *Le Journal Canadien des Sciences Neurologiques, 18*, 129-131.
Varney, N.R., Damasio, H. & Adler, S. (1989). The role of individual differences in determining the nature of comprehension defects in aphasia. *Cortex, 25*, 47-55.
Varney, N.R. & Digre, K. (1983). Color „amnesia" without aphasia. *Cortex, 19*, 545-550.
Veith, G. (1970). Anatomische Studien über die Ammonshornsklerose im Epileptikergehirn. *Deutsche Zeitschrift für Nervenheilkunde, 197*, 293-314.
Verfaellie, M., Bauer, R.M. & Bowers, D. (1991). Autonomic and behavioral evidence of „implicit" memory in amnesia. *Brain and Cognition, 15*, 10-25.
Verfaellie, M., Cermak, L.S., Blackford, S.P. & Weiss, S. (1990). Strategic and automatic priming of semantic memory in alcoholic Korsakoff patients. *Brain and Cognition, 13*, 178-192.
Verfaellie, M., Cermak, L.S., Letourneau, L. & Zuffante, P. (1991). Repetition effects in a lexical decision task: The role of episodic memory in the performance of alcoholic Korsakoff patients. *Neuropsychologia, 29*, 641-657.
Verfaellie, M. & Heilman, K.M. (1987). Response preparation and response inhibition after lesions of the medial frontal lobe. *Archives of Neurology, 44*, 1265-1271.
Verga, L., Frangione, B., Tagliavini, F., Giaccone, G., Migheli, A. & Bugiani, O. (1989). Alzheimer patients and Down patients: cerebral preamyloid deposits differ ultrastructurally and histochemically from the amyloid of senile plaques. *Neuroscience Letters, 105*, 294-299.
Verhaart, W.J.C. & Jelgersma, H.C. (1952). Early senile demnetia in mongolian idiocy. Description of a case. *Folia Psychiatrica Neurologica Neerlandica, 55*, 453-459.
Verity, M.A., Roitberg, B. & Kepes, J.J. (1990). Mesolimbocortical dementia: clinico-pathological studies on two cases. *Journal of Neurology, Neurosurgery and Psychiatry, 53*, 492-495.

Veroff, A.E., Pearlson, G.D. & Ahn, H.S. (1982). CT scan and neuropsychological correlates of Alzheimer's disease and Huntington's disease. *Brain and Cognition, 1*, 177-184.

Viader, F., Cambier, J., Luft, A., Ponsin, J.C., Meric, P. & Mamo, H. (1987). Etude du debit sanguin cerebral par injection intra-veineuse de Xenon 133 lors des lesions thalamiques et juxta-thalamiques. *Revue Neurologique, 143*,729-736.

Victor, M. (1964). Observations on the amnestic syndrome in man and its anatomical basis. In M.A.B. Brazier (Ed.). *Brain function*, (Vol. II: RNA and brain function, memory and learning). (pp. 311-340). Berkeley, C.A.: University of California Press.

Victor, M. (1969). The amnesic syndrome and its anatomical basis. *Canadian Medical Association Journal, 100*, 1115-1125.

Victor, M., Adams, R.D. & Cole, M. (1965). The acquired (non-Wilsonian) type of chronic hepatocerebral degeneration. *Medicine, 44*, 345-396.

Victor, M., Adams, R.D. & Collins, G.H. (1971). *The Wernicke-Korsakoff syndrome*. Oxford: Blackwell.

Victor, M., Adams, R.D. & Collins, G.H. (Eds.) (1989). *The Wernicke-Korsakoff syndrome and related neurologic disorders due to alcoholism and malnutrition.* (2nd ed.). Philadelphia: F.A. Davis Company.

Victor, M., Angevine, J., Mancall, E. & Fisher, C.M. (1961). Memory loss with lesions of hippocampal formation. *Archives of Neurology, 5*, 244-263.

Victor, M. & Banker, B.Q. (1978). Alcohol and dementia. In R. Katzman, R.D. Terry & K.L. Bick (Eds.), *Aging*. (Vol. 7: Alzheimer's disease, senile dementia and related disorders). (pp. 149-172). New York: Raven Press.

Victor, M. & Silby, H. (1977). Thiamine deficiency. In E.S. Goldensohn & S.H. Appel (Eds.),, *Scientific approaches to clinical neurology*. (pp. 204-226). Philadelphia, P.A.: Lea & Febiger.

Victor, M. & Yakovlev, P.I. (1955). S.S. Korsakoff's psychic disorder in conjunction with peripheral neuritis. A translation of Korsakoff's original article with brief comments on the author and his contribution to clinical medicine. *Neurology, 5*, 394-406.

Vieregge, P. & Froster-Iskenius, U. (1989). Clinico-neurological investigations in the fra(X) form of mental retardation. *Journal of Neurology, 236*, 85-92.

Vieregge, P. & Stuhlmann, W. (1987). Coma diabeticum und Wernicke-Korsakow-Syndrom. Zur klinischen Bedeutung des erworbenen Thiaminmangels. *Fortschritte der Neurologie, Psychiatrie und ihrer Grenzgebiete, 55*, 130-139.

Vieregge, P., Ziemens, G., Freudenberg, M., Piosinski, A., Muysers, A, & Schulze, B. (1991). Extrapyramidal features in advanced Down's syndrome: clinical evaluation and family history. *Journal of Neurology, Neurosurgery and Psychiatry, 54*, 34-38.

Vighetto, A., Charles, N., Salzmann, M., Confavreux, C. & Aimard, G. (1991). Korsakoff's syndrome as the initial presentation of multiple sclerosis. *Journal of Neurology, 238*, 351-354.

Vighetto, A., Confavreux, Ch., Boisson, D., Aimard, G. & Devic, M. (1986). Paralysie de l'abaissement du regard et amnesia globale durables par lesion thalamo-sous-thalamique bilaterale. *Revue Neurologique, 142*, 449-455.

Vilkki, J. & Holst, P. (1991). Mental programming after frontal lobe lesions: results on digit symbol performance with self-selected goals. *Cortex, 27*, 203-211.

Vilkman, E., Niemi, J. & Ikonen, U. (1988). Fragile X speech phonology in Finnish. *Brain and Language, 34*, 203-221.

Vinogradova, O.S. (1975). Functional organization of the limbic system in the process of registration of information: Facts and hypotheses. In. R.L. Isaacson & K.H. Pribram (Eds.), *The hippocampus*. (Vol. 2: Neurophysiology and behavior). (pp. 3-69). New York: Plenum Press.

Vinogradova, O.S., Bragin, A.G., Braznik, E.S. Kicigina, V.F. & Staffechina, V.S. (1976). Auffassungen zur Funktion des Hippokampus und der mit ihm verbundenen Strukturen im Prozeß der Informationsregistrierung. *Zeitschrift für Psychologie mit Zeitschrift für Angewandte Psychologie, 184*, 329-351.

Vischer, A. & Hell, D. (1989). Cognitive Defizite, Vitaminstatus und kontrollierte Thiaminsubstitution bei Alkoholabhängigen in der Entzugsbehandlung. *Nervenarzt, 60*, 633-640.

Vitaliano, P.P., Russo, J., Breen, A.R., Vitiello, M.V. & Prinz, P.N. (1986). Functional decline in the early stages of Alzheimer's disease. *Journal of Psychology and Aging, 1*, 41-46.

Vogel, C.C., Markowitsch, H.J., Hempel, U. & Hackenberg, P. (1987). Verbal memory in brain damaged patients under different conditions of retrieval aids. A study of frontal, temporal, and diencephalic damaged subjects. *International Journal of Neuroscience, 33*, 237-256.

Vogenthaler, D.R. (1987). An overview of head injury: its consequences and rehabilitation. *Brain Injury, 1*, 113-127.

Vogl, G., Pohl, P., Willeit, J. & Aichner, F. (1987). Ergebnisse und Kasuistik. Morphologie und klinische Wertigkeit von Plaques der A. carotis in einem gesunden und kranken Kollektiv. *Nervenarzt, 58*, 685-688.

Vogt, C. & Vogt, O. (1937). *Sitz und Wesen der Krankheiten im Lichte der topischen Hirnforschung und des Variierens der Tiere. Erster Teil: Befunde der topistischen Hirnforschung als Beitrag zur Lehre vom Krankheitssitz*. Leipzig: Barth.

Vogt, C. & Vogt, O. (1948). Über anatomische Substrate. Bemerkungen zu patho-anatomischen Befunden bei Schizophrenen. *Ärztliche Forschung, 2*, 101-108.

Vogt, L.J., Hyman, B.T., Van Hoesen, G.W. & Damasio, A.R. (1990). Pathological alterations in the amygdala in Alzheimer's disease. *Neuroscience, 37*, 377-385.

Vogt, O. (1929). 1. Bericht über die Arbeiten des Moskauer Staatsinstituts für Hirnforschung. *Journal für Psychologie und Neurologie, 40*, 108-118.

Voigt, K. (1974). Klinik und Pathologie zerebraler Gefäßmißbildungen. *Fortschritte der Neurologie, Psychiatrie und ihrer Grenzgebiete, 42*, 543-554.

Volkmar, W.V. von (1875). *Lehrbuch der Psychologie vom Standpunkte des Realismus und nach genetischer Methode. (Bd. 1)*. Cöthen: Otto Schulze.

Volkmar, W.V. von (1876). *Lehrbuch der Psychologie vom Standpunkte des Realismus und nach genetischer Methode. (Bd. 2)*. Cöthen: Otto Schulze.

Volkow, N.D. & Tancredi, L.R. (1991). Biological correlates of mental activity studied with PET. *American Journal of Psychiatry, 148*, 439-443.

Volpe, B.T., Herscovitch, P., Raichle, M.E., Hirst, W. & Gazzaniga, M.S. (1983). Cerebral blood flow and metabolism in human amnesia. *Journal of Cerebral Blood Flow and Metabolism, 3*, 5-7.

Volpe, B.T. & Hirst, W. (1983a). The characterization of an amnesic syndrome following hypoxic ischemic injury. *Archives of Neurology, 40*, 436-440.

Volpe, B.T. & Hirst, W. (1983b). Amnesia following the rupture and repair of an anterior communicating artery aneurysm. *Journal of Neurology, Neurosurgery, and Psychiatry, 46*, 704-709.

Volpe, B.T., Holtzman, J.D. & Hirst, W. (1986). Further characterization of patients with amnesia after cardiac arrest: Preserved recognition memory. *Neurology, 36*, 408-411.

Volpe, B.T. & Petito, C.K. (1985). Dementia with bilateral medial temporal lobe ischemia. *Neurology, 35*, 1793-1797.

Vorländer, T. (1987). *Konzeption eines klinischen Kurzzeitgedächtnis-Tests für hirngeschädigte Patienten.* Diplomarbeit, Psychologisches Institut der Universität Trier.

Vowels, , L.M. (1979). Memory impairment in multiple sclerosis. In M. Molloy, G.V. Stanley & K.W. Walsh (Eds.), *Brain impairment: Proceedings of the 1978 Brain Impairment Workshop*. (pp. 10-22). Melbourne: University of Melbourne.

Vriezen, E.R. & Moscovitch, M. (1990). Memory for temporal order and conditional associative-learning in patients with Parkinson's disease. *Neuropsychologia, 28*, 1283-1293.

Wachs, T.D. (1984). Individual differences in infant memory: forgotten but not gone. In R. Kailand & N.E. Spear (Eds.), *Comparative perspectives on the development of memory*. (pp. 209-226). Hillsdale, N.J.: LEA.

Wada, T. (1951). Dorsomedial thalamotomy (I). The principles and methods, particularly consulted with E.E.G. records. *Folia Psychiatrica et Neurologica Japonica, 4*, 309-319.

Wada, T. & Endo, K. (1951). Dorsomedial thalamotomy (II): Preliminary report on psychic changes and therapeutic results in thirty-five operated cases. *Folia Psychiatrica Japonica, 5*, 61-66.

Wade, J., Knezevic, S., Maximilian, V.A., Mubrin, Z. & Prohovnik, I. (Eds.), (1987). *Impact of functional imaging in neurology and psychiatry*. London: J. Libbey.

Wade, J.P.H., Mirsen, T.R., Hachinski, V.C., Fisman, M., Lau, C., Merskey, H., DM for the University of Western Ontario Dementia Study Group. The clinical diagnosis of Alzheimer's disease. *Archives of Neurology, 44*, 24-29.

Wainer, B.H., Levy, A.I., Mufson, E.J. & Mesulam, M.-M. (1984). Cholinergic systems in mammalian brain identified with antibodies against choline acetyltransferase. *Neurochemistry International, 6*, 163-182.

Walczak, T.S., Radtke, R.A., McNamara, J.O., Lewis, D.V., Luther, J.S., Thompson, E., Wilson, W.P., Friedman, A.H., & Nashold, B.S. (1990). Anterior temporal lobectomy for complex partial seizures: Evaluation, results, and long-term follow-up in 100 cases. *Neurology, 40*, 413-418.

Waldemar, G., Paulson, O.B. & Lassen, N.A. (1990). Brain imaging with SPECT in Alzheimer's disease. In S.R. Rapoport, H. Petit, D. Leys & Y. Christen (Eds.), *Imaging, cerebral topography and Alzheimer's disease*. (pp. 139-144). Berlin: Springer.

Waldstein, S.R., Manuck, S.B., Ryan, C.M. & Muldoon, M.F. (1991). Neuropsychological correlates of hypertension: Review and methodologic considerations. *Psychological Bulletin, 110*, 451-468.

Wales, L.R. & Nov, A.A. (1981). Transient global amnesia: complication of cerebral angiography. *American Journal of Neuroradiology, 2*, 275-277.

Walker, A.E. (1938). *The primate thalamus*. Chicago: University of Chicago Press.

Walker, A.E. (1940). The medial thalamic nucleus. A comparative anatomical, physiological and clinical study of the nucleus medialis dorsalis thalami. *Journal of Comparative Neurology, 73*, 87-115.

Walker, A.E. (1957). Recent memory impairment in unilateral temporal lesions. *Archives of Neurology and Psychiatry, 78*, 543-552.

Walker, A.E. (1973). Man and his temporal lobes. John Hughlings Jackson lecture. *Surgical Neurology, 1*, 69-79.

Walker, J.A. & Olton, D.S. (1984). Fimbria-fornix lesions impair spatial working memory but not cognitive mapping. *Behavioral Neuroscience, 98*, 226-242.

Walker, L.C., Kitt, C.A., Cork, L.C., Struble, R.G., Dellovade, T.L. & Price, D.L. (1988). Multiple transmitter systems contribute neurites to individual senile plaques. *Journal of Neuropathology and Experimental Neurology, 47*, 138-144.

Wallesch, C.W. & Horn, A. (1990). Long-term effects of cerebellar pathology on cognitive functions. *Brain and Cognition, 14*, 19-25.

Wallesch, C.W., Karnath, H.O., Papagno, C., Zimmermann, P., Deuschl, G. & Lücking, C.H. (1990). Parkinson's disease patients behaviour in a covered maze learning task. *Neuropsychologia, 28*, 839-849.

Wallesch, C.W., Kornhuber, H.H., Kunz, T. & Brunner, R.J. (1983). Neuropsychological deficits associated with small unilateral thalamic lesions. *Brain, 106*, 141-152.

Walsh, F. (1964). An attempted correlation of the diverse hypotheses of functional localization in the cerebral cortex. *Journal of the Neurological Sciences, 1*, 111-128.

Walsh, R.N. & Cummings, R.A. (1975). Mechanisms mediating the production of environmentally induced brain changes. *Psychological Bulletin, 83*, 986-1000.

Walshe, T.M., Davies, K.R. & Fisher, C.M. (1977). Thalamic hemorrhage: A computed tomographic-clinical correlation. *Neurology, 27*, 217-222.

Warren, S.T., Zhang, F., Licameli, G.R. & Peters, J.F. (1987). The fragile X site in somatic cell hybrids: an approach for molecular cloning of fragile sites. *Science, 237*, 420-423.

Warrington, E.K. (1979). Neuropsychological evidence for multiple memory systems. In *Brain and mind. Ciba Foundation Symposium 69 (New Series)*. (pp. 153-166). Amsterdam: Excerpta Medica.

Warrington, E.K. (1982). The double dissociation of short- and long-term memory deficits. In L. Cermak (Ed.), *Human memory and amnesia*. (pp. 61-76). Hillsdale, N.J.: LEA.

Warrington, E.K. (1985). Agnosia: the impairment of objekt recognition. In P.J. Vinken, G.W. Bruyn & H.L. Klawans (Eds.), *Handbook of clinical neurology*. (pp. 333-349). Amsterdam: Elsevier.

Warrington, E.K., Logue, V. & Pratt, R.T.C. (1971). The anatomical localisation of selective impairment of auditory verbal short-term memory. *Neuropsychologia, 9*, 377-387.

Warrington, E.K. & McCarthy, R.A. (1987). Categories of knowledge: Further fractionations and attempted integration. *Brain, 110*, 1273-1296.

Warrington, E.K. & McCarthy, R.A. (1988). The fractionation of retrograde amnesia. *Brain and Cognition, 7*, 184-200.

Warrington, E.K. & Sanders, H.I. (1971). The fate of old memories. *Quarterly Journal of Experimental Psychology, 23*, 432-442.

Warrington, E.K. & Shallice, T. (1969). The selective impairment of auditory verbal short-term memory. *Brain, 92*, 885-896.

Warrington, E.K. & Shallice, T. (1984). Category specific semantic impairments. *Brain, 107*, 829-854.

Warrington, E.K. & Weiskrantz, L. (1968). New method of testing long-term retention with special references to amnesic states. *Nature, 217*, 972-974.

Warrington, E.K. & Weiskrantz, L. (1970). Amnesic syndrome: Consolidation or retrieval? *Nature, 228*, 628-630.
Warrington, E.K. & Weiskrantz, L. (1982). Amnesia: A disconnection syndrome? *Neuropsychologia, 20*, 233-248.
Watkins, E.S. & Oppenheimer, D.R. (1962). Mental disturbances after thalamolysis. *Journal of Neurology, Neurosurgery and Psychiatry, 25*, 243-250.
Watts, R.L., Mandir, A.S., Ahn, K.J., Juncos, J.L., Zakers, G.O. & Freeman, A. (1991). Electrophysiologic analysis of early Parkinson's disease. *Neurology, 41*, 44-48.
Waxman, S.G. (1988). Thalamic amnesia: Clinical and experimental aspects. *International Review of Neurobiology, 29*, 245-257.
Waxman, S.G., Ricaurte, G.A. & Tucker, S.B. (1986). Thalamic hemorrhage with neglect and memory disorder. *Journal of Neurological Sciences, 75*, 105-112.
Webster, W.G.C. (1981). Morphological asymmetries of the cat brain. *Brain, Behavior and Evolution, 18*, 72-79.
Wechsler, A.F., Verity, M.A., Rosenschein, S., Fried, I. & Scheibel, A.B. (1982). Pick's disease. A clinical computed tomographic, and histologic study with Golgi impregnation observations. *Archives of Neurology, 39*, 287-290.
Wechsler, I.S. (1933). Etiology of polyneuritis. *Archives of Neurology and Psychiatry, 29*, 813-827.
Wehrung, G. (1905). Beitrag zur Lehre von der Korsakoff'schen Psychose mit besonderer Berücksichtigung der pathologischen Anatomie. Ein weiterer Fall. *Archiv für Psychiatrie und Nervenkrankheiten, 39*, 627-675.
Weiner, R.D. (1984). Does electroconvulsive therapy cause brain damage? *Behavioral and Brain Sciences, 7*, 1-53.
Weiner, H. & Braiman, A. (1955). The Ganser syndrome. *American Journal of Psychiatry, 111*, 676-773.
Weingartner, H., Caine, E.D. & Ebert, M.H. (1979). Encoding processes, learning and recall in Huntington's disease. In T. Chase, N. Wexler & A. Barbeau (Eds.), *Huntington's disease*. (Advances in neurology, Vol. 23). (pp. 215-226). New York: Raven Press.
Weingartner, H., Grafman, J., Boutelle, W., Kaye, W. & Martin, P.R. (1983). Forms of memory failure. *Science, 221*, 380-382.
Weinreb, H.J. (1985). Fingerprint patterns in Alzheimer's disease. *Archives of Neurology, 42*, 50-54.
Weinshenker, B.G., Rice, G.P.A., Noseworthy, J.H., Carriere, W., Baskerville, J. & Ebers, G.C. (1991a). The natural history of multiple sclerosis: A geographical study. 3. Multivariate analysis of predictive factors and models of outcome. *Brain 114*, 1045-1056.
Weinshenker, B.G., Rice, G.P.A., Noseworthy, J.H., Carriere, W., Baskerville, J. & Ebers, G.C. (1991b). The natural history of multiple sclerosis: A geographical study. 4. Applications to planning and interpretation of clinical therapeutic trials. *Brain 114*, 1057-1067.
Weinstein, E.A. (1991). Anosognosia and denial of illness. In G.P. Prigatano & D.L. Schacter (Eds.), *Awareness of deficit after brain injury. Clinical and theoretical issues*. (pp. 240-257). New York: Oxford University Press.
Weisenberg, T.H. (1910). Tumours of the third ventricle. With the establishment of a symptom-complex. *Brain, 33*, 236-260.
Weiskrantz, L. (1964). Impairment of learning and retention following experimental temporal lobe lesions. In M.A.B. Brazier (Ed.), *Brain function*. (Vol. II: RNA and

brain function, memory and learning). (pp. 203-231). Berkeley, C.A.: University of California Press.

Weiskrantz, L. (1978). A comparison of hippocampal pathology in man and other animals. In *Functions of the septo-hippocampal system.* (Ciba Foundation Symposium 58, New Series). (pp. 373-406). Amsterdam: Elsevier.

Weiskrantz, L. (1982a). Comparative aspects of studies of amnesia. *Philosophical Transactions of the Royal Society of London, B 298*, 97-109.

Weiskrantz, L. (1982b). Some aspects of the neuropsychology of memory in humans and animals. In J. Orbach (Ed.), *Neuropsychology after Lashley.* (pp. 297-314). Hillsdale, N.J.: LEA.

Weiskrantz, L. (1985). On issues and theories of the human amnesic syndrome. In N.M. Weinberger, J.L. McGaugh & G. Lynch (Eds.), *Memory systems of the brain.* (pp. 380-415). New York: Guilford.

Weiskrantz, L. (1990). Visual prototypes, memory, and the inferotemporal cortex. In E. Iwai & M. Mishkin (Eds.),, *Vision, memory and the temporal lobe.* (pp. 13-28). New York: Elsevier Science Publishing.

Weiskrantz, L. & Koella, W.P. (1981). Highlights in presented papers on clinical aspects of memory functions. *Acta Neurologica Scandinavica, 74 (Suppl. 89)*, 75-82.

Weiskrantz, L. & Warrington, E.K. (1979). Conditioning in amnesic patients. *Neuropsychologia, 17*, 187-194.

Weldon, M.S. (1991). Mechanisms underlying priming on perceptual tests. *Journal of Experimental Psychology: Learning, Memory, and Cognition, 17*, 526-541.

Wells, C.E. (1977). *Dementia.* (2nd ed.). Philadelphia, P.A.: F.A. Davis.

Welsh, K., Butters, N., Hughes, J., Mohs, R. & Heyman, A. (1991). Detection of abnormal memory decline in mild cases of Alzheimer's disease using CERAD neuropsychological measures. *Archives of Neurology, 48*, 278-281.

Wenk, G.L., Markowska, A.L. & Olton, D.S. (1989). Basal forebrain lesions and memory: Alterations in neurotensin, not acetylcholin, may cause amnesia. *American Psychologist, 44*, 765-769.

Wenk, H. (1989). The nucleus basalis magnocellularis Meynert (NbmM) complex – a central integrator of coded „limbic signals" linked to neocortical modular operation? A proposed (heuristic) model of function. *Journal für Hirnforschung, 30*, 127-151.

Wenzel, J., Kammerer, E., Frotscher, M., Jaschko, M. & Kaufmann, W. (1977a). Elektronenmikroskopische und morphometrische Untersuchungen an Synapsen des Hippocampus nach Lernexperimenten bei der Ratte. *Zeitschrift für Mikroskopisch-Anatomische Forschung, 91*, 74-93.

Wenzel, J., Kammerer, E., Joschko, R., Joschko, M., Kaufmann, W., Kirsche, W. & Matthies, H. (1977b). Der Einfluß eines Lernexperimentes auf die Synapsenzahl im Hippocampus der Ratte. Elektronenmikroskopische und morphometrische Untersuchungen. *Zeitschrift für Mikroskopisch-Anatomische Forschung, 91*, 57-73.

Wernicke, C. (1881). *Lehrbuch der Gehirnkrankheiten für Aerzte und Studirende. (Bde. I und II).* Kassel: Fischer.

Wernicke, C. (1893a). Ueber das Bewusstsein. In C. Wernicke (Hrsg.), *Gesammelte Aufsätze und kritische Referate zur Pathologie des Nervensystems.* (S. 130-140). Berlin: Fischer's Medicinische Buchhandlung.

Wernicke, C. (1893b). Nochmals das Bewusstsein (an Herrn Koch aus Zwiefalten addressiert). In C. Wernicke (Hrsg.), *Gesammelte Aufsätze und kritische Referate zur*

Pathologie des Nervensystems. (S. 141-145). Berlin: Fischer's Medicinische Buchhandlung.

Wernicke, C. (1900). *Grundriss der Psychiatrie.* Leipzig: Thieme.

Wertheimer, J. & Marois, M. (Eds.). (1984). *Senile dementia: Outlook for the future.* New York: A.R. Liss.

West, L.J. (1967). Dissociative reaction. In A.M. Freedman & H.I. Kaplan (Eds.), *Comprehensive textbook of psychiatry.* (pp. 885-899). Baltimore, M.D.: Williams & Wilkins.

Westphal, A. (1903). Ueber hysterische Dämmerzustände und das Symptom des „Vorbeiredens". *Neurologisches Zentralblatt, 22*, 7-16 und 64-72.

Wetterling, T. (1988). Alzheimersche Krankheit. Überblick über den aktuellen Stand der Forschung. *Fortschritte der Neurologie, Psychiatrie und ihrer Grenzgebiete, 56*, 1-13.

Wexler, B.E., Giller, E.L. & Southwick, S. (1991). Cerebral laterality, symptoms, and diagnosis in psychotic patients. *Biological Psychiatry, 29*, 103-116.

Whalley, L.J. (1989). Drug treatments of dementia. *British Journal of Psychiatry, 155*, 595-611.

Whitaker, H.A. & Selnes, O.A. (1976). Anatomic variation in the cortex: individual differences and the problem of the localization of language functions. *Annals of the New York Academy of Sciences, 280*, 844-854.

Whitehead, R. (1991). Right hemisphere processing superiority during sustained visual attention. *Journal of Cognitive Neuroscience, 3*, 329-334.

Whitehead, R. & Liotti, M. (1991). *Right hemisphere lateralization for arousal? A high density ERP study.* Poster presented at the Annual Meeting of the Psychonomic Society, San Francisco.

Whitehouse, P.J. (1986). The concept of subcortical and cortical dementia: another look. *Annals of Neurology, 19*, 1-6.

Whitehouse, P.J. (1989). Parkinson's disease and Alzheimer's disease: new neurochemical parallels. *Movement Disorders, 4*, 57-62.

Whitehouse, P.J., Hedreen, J.C., White, C.L., III and Price, D.L. (1983). Basal forebrain neurons in dementia of Parkinson diesease. *Annals of Neurology, 13*, 243-248.

Whitehouse, P.J., Price, D.L., Clark, A.W., Coyle, J.T. & Delong, M.R. (1981). Alzheimer's disease: Evidence for selective loss of cholinergic neurons in the nucleus basalis. *Annals of Neurology, 10*, 122-126.

Whitlock, F.A. (1967). The Ganser syndrome. *British Journal of Psychiatry, 113*, 19-29.

Whitty, C.W.M. & Lewin, W.C. (1960). A Korsakoff syndrome in the post-cingulectomy state. *Brain, 83*, 648-653.

Whitty, C.W.M., Stores, G. & Lishman, W.A. (1977). Amnesia in cerebral disease. In C.W.M. Whitty & O.L. Zangwill (Eds.),, *Amnesia. Clinical, psychological, and medicolegal aspects* (2nd ed) (pp. 52-92). London: Butterworth.

Whitty, C.W.M. & Zangwill, O.L. (1977). Traumatic amnesia. In C.W.M. Whitty & O.L. Zangwill (Eds.), *Amnesia. Clinical, psychological, and medicolegal aspects.* (2nd ed). (pp. 118-135). London: Butterworth.

Wickelgren, W.A. (1968). Sparing of short-term memory in an amnesic patient: Implications for strength theory of memory. *Neuropsychologia, 6*, 235-244.

Wickelgren, W.A. (1979). Chunking and consolidation: A theoretical synthesis of semantic networks, configuring and conditioning, S-R versus cognitive learning, normal forgetting, the amnesic syndrome, and the hippocampal arousal system. *Psychological Review, 86*, 44-60.

Wickens, D.D. (1970). Encoding categories of words: an empirical approach to meaning. *Psychological Review, 77*, 1-15.

Wieck, H.H. (1955). *Zur Psychologie und Psychopathologie der Erinnerungen*. Stuttgart: Thieme.

Wiegersma, S., de Jong, E. & van Dieren, M. (1991). Subjective ordering and working memory in alcoholic Korsakoff patients. *Journal of Clinical and Experimental Neuropsychology, 13*, 847-853.

Wieser, H.G. (1991). Selective amygdalohippocampaectomy: Indications and follow-up. *Le journal Canadien des sciences neurologiques, 18*, 617-627.

Wieser, H.G. & Yasargil, M.G. (1982). Die „selective Amygdala-Hippokampektomie" als chirurgische Behandlungsmethode der mediobasal-limbischen Epilepsie. *Neurochirurgia, 25*, 39-50.

Wilcock, G.K. & Esiri, M.M. (1982). Plaques, tangles and dementia. A quantitative study. *Journal of the Neurological Sciences, 56*, 343-356.

Wilcock, G.K., Esiri, M.M., Bowen, D.M. & Hughes, A.O. (1988). The differential involvement of subcortical nuclei in senile dementia of Alzheimer type. *Journal of Neurology, Neurosurgery and Psychiatry, 51*, 842-849.

Wilcock, G.K, Esiri, M.M., Bowden, D.M. & Smith, C.C.T. (1983). The nucleus basalis in Alzheimer's disease: Cell counts and cortical biochemistry. *Neuropathology and Applied Neurology, 7*, 175-179.

Wilkie, F.L., Eisdorfer, C., Morgan, R., Loewenstein, D.A. & Szapocznik, J. (1990). Cognition in early human immunodeficiency virus infection. *Archives of Neurology, 47*, 433-440.

Wilkins, A.J., Shallice, T. & McCarthy, R. (1987). Frontal lesions and sustained attention. *Neuropsychologia, 25*, 359-365.

Wilkins, R.H. & Brody, I.A. (1971). Down's syndrome. *Archives of Neurology, 25*, 88-90.

Wilkinson, D.A. & Poulos, C.X. (1987). The chronic effects of alcohol on memory: A contrast between a unitary and dual system approach. *Recent Developments in Alcoholism, 5*, 5-26.

Will, R.G. (1991). The spongiform encephalopathies. *Journal of Neurology, Neurosurgery, and Psychiatry, 54*, 761-763.

Williams, D. (1968). Man's temporal lobe. *Brain, 91*, 632-654.

Williams, D.B., Annegers, J.F., Kokmen, E., O'Brien, P.C. & Kurland, L.T. (1991). Brain injury and neurologic sequelae: A cohort study of dementia, parkinsonism, and amyotrophic lateral sclerosis. *Neurology, 41*, 1554-1557.

Williams, J.M. & Long, C.J. (Eds.). (1987). *The rehabilitation of cognitive disabilities*. Plenum Press, New York.

Williams, M. (1969). Traumatic retrograde amnesia and normal forgetting. In G.A. Talland & N.C. Waugh (Eds.), *The pathology of memory*. (pp. 75-80). New York: Academic Press.

Williams, M. & Pennybaker, J. (1954). Memory disturbances in third ventricle tumours. *Journal of Neurology, Neurosurgery and Psychiatry, 17*, 115-123.

Williams, M. & Smith, H.V. (1954). Mental disturbances in tuberculous meningitis. *Journal of Neurology, Neurosurgery and Psychiatry, 17*, 173-182.

Williams, M. & Zangwill, O.L. (1950). Disorders of temporal judgement associated with amnesic states. *Journal of Mental Science, 96*, 484-493.

Williams, P.L. & Warwick, R. (1975). *Functional neuroanatomy of man (being the neurology section from Gray's anatomy, 35th edition)*. Edinburgh: Churchill Livingstone.

Williams, R.S., Ferrante, R.J. & Caviness, V.S. (1979). The isolated human cortex. A golgi analysis of Krabbe's disease. *Archives of Neurology, 36*, 134-139.

Williams, R.S. & Matthysse, S. (1986). Age-related changes in Down syndrome brain and the cellular pathology of Alzheimer disease. In D.F. Swaab, E. Fliers, M. Mirmiran, W.A. Van Gool & F. Van Haaren (Eds.), *Progress in brain research*. (Vol.70). (pp.49-67). Amsterdam: Elsevier.

Williamson, P.C., Merskey, H., Morrison, S., Rabheru, K., Fox, H., Wands, K., Wong, C. & Hachinski, V. (1990). Quantitiative electroencephalographic correlates of cognitive decline in normal elderly subjects. *Archives of Neurology, 47*, 1185-1188.

Willshaw, D.J. & Buckingham, J.T. (1990). An assessment of Marr's theory of the hippocampus as a temporary memory store. *Philosophical Transactions of the Royal Society of London: Biological Sciences, 329*, 205-215.

Wilson, A. (1903). A case of double consciousness. *Journal of Mental Science, 49*, 640-658.

Wilson, B. (1982). Success and failure in memory training following a cerebral vascular accident. *Cortex, 18*, 581-594.

Wilson, B. (Ed.) (1987). *Rehabilitation of memory*. New York: Guilford Press.

Wilson, B. & Baddeley, A. (1988). Semantic, episodic, and autobiographical memory in a postmeningitic amnesic patient. *Brain and Cognition, 8*, 31-46.

Wilson, B., Baddeley, A.D. & Cockburn, J.M. (1989). How do old dogs learn new tricks: teaching a technological skill to brain injured people. *Cortex, 25*, 115-119.

Wilson, B.A. & Cockburn, J. (1988). The prices test: a simple test of retrograde amnesia? In M. Gruneberg, P. Morris & R. Sykes (Eds.), *Practical aspects of memory: Current research and issues*. (Vol. 2). (pp. 46-51). London: Wiley.

Wilson, B.A., Cockburn, J., & Baddeley, A.D. (1985). *The Rivermead behavioural memory test*. Reading: Thames Valley Test Comp.

Wilson, B.A., Cockburn, J., Baddeley, A., & Hiorns, R. (1989). The development and validation of a test battery for detecting and monitoring everyday memory problems. *Journal of Clinical and Experimental Neuropsychology, 11*, 855-870.

Wilson, B. & Kennedy, P. (1989). Five to ten year follow-up of 54 memory impaired people. *Paper presented at the First Annual Meeting of the Memory Disorders Research Society, Boston, MA, October 26-27.*

Wilson, C.L., Isokawa, M., Babb, T.L., Crandall, P.H. (1990). Functional connections in the human temporal lobe. I. Analysis of limbic system pathways using neuronal responses evoked by electrical stimulation. *Experimental Brain Research, 82*, 279-292.

Wilson, C.L., Isokawa, M., Babb, T.L., Crandall, P.H., Levesque, M.F. & Engel, J. Jr. (1991). Functional connections in the human temporal lobe. II. Evidence for a loss of functional linkage between contralateral limbic structures. *Experimental Brain Research, 85*, 174-187.

Wilson, F.A.W. (1991). The relationship between learning, memory and neuronal responses in the primate basal forebrain. In T.C. Napier, P.W. Kalivas & I. Hanin (Eds.), *The basal forebrain: Anatomy to function*. (The „Advances in experimental medicine and biology" series.) New York: Plenum Press.

Wilson, F.A.W., Riches, I.P. & Brown, M.W. (1990). Hippocampus and medial temporal cortex: neuronal activity related to behavioural responses during the performance of memory tasks by primates. *Behavioural Brain Research, 40*, 7-28.

Wilson, F.A.W. & Rolls, E.T. (1990a). Neuronal responses related to reinforcement in the primate basal forebrain. *Brain Research, 509*, 213-231.

Wilson, F.A.W. & Rolls, E.T. (1990b). Neuronal responses related to the novelty and familiarity of visual stimuli in the substantia innominata, diagonal band of Broca and periventricular region of the primate basal forebrain. *Experimental Brain Research, 80*, 104-120.

Wilson, G., Rupp, C. & Wilson, W.W. (1950). Amnesia. *American Journal of Psychiatry, 106*, 481-485.

Wilson, J.T.L., Wiedmann, K.D., Hadley, D.M., Condon, B., Teasdale, G. & Brooks, D.N. (1988). Early and late magnetic resonance imaging and neuropsychological outcome after head injury. *Journal of Neurology, Neurosurgery, and Psychiatry, 51*, 391-396.

Wilson, K., Bowen, D., Francis, P. & Tyrrell, P (1991). Effect of central cholinergic stimulation on regional cerebral blood flow in Alzheimer's disease. *British Journal of Psychiatry, 158*, 558-562.

Wilson, R.S., Bacon, L.D., Fox, J.H. & Kaszniak, A.W.C. (1983). Primary memory and secondary memory in dementia of the Alzheimer type. *Journal of Clinical Neuropsychology, 5*, 337-344.

Wilson, R.S., Como, P.G., Garron, D.C., Klawans, H.L., Barr, A. & Klawans, D. (1987). Memory failure in Huntington's disease. *Journal of Clinical and Experimental Neuropsychology, 9*, 147-154.

Wilson, S.A.K. (1906). Ectopia pupillae in certain mesencephalic lesions. *Brain, 29*, 524-536.

Wilson, S.A.K. (1912). Progressive lenticular degeneration: A familiar nervous disease associated with cirrhosis of the liver. *Brain, 34*, 295-309.

Winocur, G. (1984). Memory localization in the brain. In L.R. Squire & N. Butters (Eds.), *Neuropsychology of memory*. (pp. 122-133). New York: Guilford Press.

Winocur, G. (1985). The hippocampus and thalamus: their roles in short- and long-term memory and the effects of interference. *Behavioural Brain Research, 16*, 135-152.

Winocur, G., Kinsbourne, M. & Moscovitch, M. (1981). The effect of cuing on release from proactive interference in Korsakoff amnesic patients. *Journal of Experimental Psychology: Human Learning and Memory, 7*, 56-65.

Winocur, G., Oxbury, S., Roberts, R., Agnetti, V. & Davis, C. (1984). Amnesia in a patient with bilateral lesions to the thalamus. *Neuropsychologia, 22*, 123-143.

Winograd, T. (1975). Frame representations and the declarative/procedural controversy. In D.G. Bobrow & A. Collins (Eds.), *Representation and understanding – Studies in cognitive science*. (pp. 185-210). New York: Academic Press.

Winograd, E. & Killinger, W.A., Jr. (1983). Relating age at encoding in early childhood to adult recall: Development of flashbulb memories. *Journal of Experimental Psychology: General, 112*, 413-422.

Wirak, D.O., Bayney, R., Ramabhadran, T.V., Fracasso, R.P., Hart, J.T., Hauer, P.E., Hsiau, P., Pekar, S.K., Scangos, G.A., Trapp, B.D. & Unterbeck, A.J. (1991). Deposits of amyloid ß protein in the central nervous system of transgenic mice. *Science, 253*, 323-325.

Wise, R., Chollet, F., Hadar, U., Friston, K., Hoffner, E. & Frackowiak, R. (1991). Distribution of cortical neural networks involved in word comprehension and word retrieval. *Brain, 114*, 1803-1817.

Wishart, J.G. (1987). Performance of young nonretarded children and children with Down syndrome on Piagetian infant search tasks. *American Journal of Mental Deficiency, 92*, 169-177.

Wisniewski, H.M., Merz, G.S. & Carp, R.I. (1984). Senile dementia of the Alzheimer type: possibility of infections; etiology in genetically susceptible individuals. *Acta Neurologica Scandinavica, 69*, 91-97.

Wisniewski, H.M. & Rabe, A. (1986). Discrepancy between Alzheimer-type neuropathology and dementia in persons with Down's syndrome. *Annals of the New York Academy of Sciences, 477*, 247-260.

Wisniewski, H.M., Rabe, A., Zigman, W., Silverman, W. (1990). Neuropathological diagnosis of Alzheimer disease. *Journal of Neuropathology and Experimental Neurology, 48*, 606-609.

Wisniewski, K.E., French, J.H., Rosen, J.F., Kozlowski, P.B., Tenner, M. & Wisniewski, H.M. (1982). Basal ganglia calcification (BGC) in Down's syndrome (DS) – another manifestation of premature aging. *Annals of the New York Academy of Sciences, 396*, 179-190.

Wisniewski, K.E., Jervis, G.A., Moretz, R.C. & Wisniewski, H.M. (1978). Precocious aging and dementia in patients with Down's syndrome. *Biological Psychiatry, 13*, 619-627.

Wisniewski, K.E., Jervis, G.A., Moretz, R.C. & Wisniewski, H.M. (1979). Alzheimer neurofibrillary tangles in diseases other than senile and presenile dementia. *Annals of Neurology, 5*, 288-294.

Wisniewski, K.E., Laure-Kamionowska, M., Connell, F. & Wen, G.Y. (1986). Neuronal density and synaptogenesis in the postnatal stage of brain maturation in Down syndrome. In C.J. Epstein (Ed.), *The neurobiology of Down syndrome*. (pp. 29-44). New York: Raven Press.

Wisniewski, K.E., Wisniewski, H.M. & Wen, G.Y. (1985). Occurrence of neuropathological changes and dementia of Alzheimer's disease in Down's syndrome. *Annals of Neurology, 17*, 278-282.

Witkowski, A. (1887). Zur Klinik der multiplen Alkoholneuritis. *Archiv für Psychiatrie und Nervenkrankheiten, 18*, 809-818.

Witt, E.D. (1985). Neuroanatomical consequences of thiamine deficiency: a comparative analysis. *Alcohol & Alcoholism, 20*, 201-221.

Witt, E.D. & Goldman-Rakic, P.S. (1983a). Intermittent thiamine deficiency in the rhesus monkey. I. Progression of neurological signs and neuroanatomical lesions. *Annals of Neurology, 13*, 376-395.

Witt, E.D. & Goldman-Rakic, P.S. (1983b). Intermittent thiamine deficiency in the rhesus monkey. II. Evidence for memory loss. *Annals of Neurology, 13*, 396-401.

Witte, K.L., Freund, J.S. & Sebby, R.A. (1990). Age differences in free recall and subjective organization. *Psychology and Aging, 5*, 307-309.

Witter, M.P., Groenewegen , H.J., Lobes Da Silva, F.H. & Lohman, A.H.M. (1989). Functional organization of the extrinsic and intrinsic circuity of the parahippocampal region. *Progress in Neurobiology, 33*, 161-253.

Wizel, A. (1904). Ein Fall von phänomenalem Rechentalent bei einem Imbecillen. *Archiv für Psychiatrie und Nervenkrankheiten, 38*, 122-155.

Wolf, A.S. (1980). Homicide and blackouts in Alaskan natives. *Journal of Studies of Alcohol, 41*, 456-462.

Wolfe, N., Katz, D.I., Albert, M.L., Almozlino, A., Durso, R., Smith, M.C. & Volicer, L. (1990). Neuropsychological profile linked to low dopamine: in Alzheimer's disease, major depression, and Parkinson's disease. *Journal of Neurology, Neurosurgery and Psychiatry, 53*, 915-917.

Wollenberg, R. (1897). Ueber gewisse psychische Störungen nach Selbstmordversuchen durch Erhängen. *Festschrift anlässlich des fünfzigjährigen Bestehens der Provinzial Irren-Anstalt zu Nietleben bei Halle A.S. von früheren und jetzigen Aerzten der Anstalt.* (S. 311-374). Leipzig: F.C.W. Vogel.

Wolstenholme, G.E.W. & Porter, R. (Eds.). (1967). *Ciba foundation study group No. 25: Mongolism.* London: J. & A. Churchill.

Wood, F.B., Brown, I.S. & Felton, R.H. (1989). Long-term follow-up of a childhood amnesic syndrome. *Brain and Cognition, 10*, 76-86.

Wood, R.A. (1984). Memory loss. *British Medical Journal, 288*, 1443-1447.

Woods, B.T., Schoene, W. & Kneisley, L. (1982). Are hippocampal lesions sufficient to cause lasting amnesia? *Journal of Neurology, Neurosurgery and Psychiatry, 45*, 243-247.

Woody, C.D. (1982). *Memory, learning and higher brain function.* New York: Springer.

Woolsey, R.M., & Nelson, J.S. (1975). Asymptomatic destruction of the fornix in man. *Archives of Neurology, 32*, 566-568.

Wright, M.J., Burns, R.J., Geffen, G,M, & Geffen, L.B. (1990). Covert orientation of visual attention in Parkinson's disease: an impairment in the maintenance of attention. *Neuropsychologia, 28*, 151-159.

Wunderlich, C. (1977). *Das mongoloide Kind.* (2. Aufl.). Stuttgart; Enke.

Wundt, W. (1908). *Grundzüge der Physiologischen Psychologie. (Bd. 1).* (6. Aufl.). Leipzig: W. Engelmann.

Wundt, W. (1911b). *Vorlesungen über die Menschen- und Tierseele.* (5. Aufl.). Hamburg: L. Voss.

Wurtman, R.J. (1985). Alzheimer's disease. *Scientific American*, Jan., 48-56.

Wycis, H.T. (1972). The role of stereotaxic surgery in the compulsive state. In E. Hitchcock, L. Laitinen & K. Vaernet (Eds.), *Psychosurgery.* (pp. 115-116). Springfield, Il: C.C. Thomas.

Xuereb, J.H., Perry, E.K., Candy, J.M., Bonham, J.R., Perry, R.H. & Marshall, E. (1990). Parameters of cholinergic neurotransmission in the thalamus in Parkinson's disease and Alzheimer's disease. *Journal of Neurological Sciences, 99*, 185-197.

Xuereb, J.H., Perry, R.H., Candy, J.M., Perry, E.K., Marshall, E. & Bonham, J.R. (1991). Nerve cell loss in the thalamus in Alzheimer's disease and Parkinson's disease. *Brain, 114*, 1363-1379.

Yamada, T., Izyuuinn, M., Schulzer, M. & Hirayama, K. (1990). Covert orienting attention in Parkinson's disease. *Journal of Neurology, Neurosurgery and Psychiatry, 53*, 593-596.

Yamamoto, T. & Hirano, A. (1985). Nucleus raphe dorsalis in Alzheimer's disease: neurofibrillary tangles and loss of large neurons. *Annals of Neurology, 17*, 573-577.

Yankner, B.A., Dawes, L.R., Fisher, S., Villa-Komaroff, L., Oster-Granite, M.L. & Neve, R.L. (1989). Neurotoxicity of a fragment of the amyloid precursor associated with Alzheimer's disease. *Science, 245*, 417-420.

Yarnell, P.R. & Lynch, S. (1970). Retrograde memory immediately after concussion. *Lancet, i*, 863-864.

Yarnell, P.R. & Lynch, S. (1973). The „ding“: Amnestic states in football trauma. *Neurology, 23*, 196-197.

Yasuda, Y., Akiguchi, I., Ino, M., Nabatabe, H. & Kameyama, M. (1990). Paramedian thalamic and midbrain infarcts associated with palilalia. *Journal of Neurology, Neurosurgery and Psychiatry, 53*, 797-799.

Yates, C.M., Ritchie, I.M., Simpson, J., Maloney, A.F.J. & Gordon, A. (1981). Noradrenaline in Alzheimer dementia and Down syndrome. *Lancet, ii*, 39-40.

Yates, C.M., Simpson, J. & Gordon, A. (1986). Regional brain 5-hydroxytryptamine levels are reduced in senile Down's syndrome as in Alzheimer's disease. *Neuroscience Letters, 65*, 189-192.

Yates, C.M., Simpson, J., Gordon, A., Maloney, A.F.J., Allison, Y., Ritchie, I.M. & Urquhart, A. (1983). Catecholamines and cholinergic enzymes in pre-senile and senile Alzheimer-type dementia and Down's syndrome. *Brain Research, 280*, 119-126.

Yates, C.M., Simpson, J., Maloney, A.F.J., Gordon, A. & Reid, A.H. (1980). Alzheimer-like cholinergic deficiency in Down syndrome. *Lancet, ii*, 979.

Yatham, L.N., McHale, P.A. & Kinsella, A. (1988). Down's syndrome and its association with Alzheimer's disease. *Acta Psychiatrica Scandinavica, 77*, 38-41.

Yeo, J.B. (1878). A case of large tumour of the left cerebral hemisphere, with remarkable remissions in the symptoms. *Brain, 1*, 273-276.

Yeterian, E.H. & Pandya, D.N. (1988). Architectonic features of the primate brain: implications for information processing and behavior. In H.J. Markowitsch (Ed.), *Information processing by the brain*. (pp. 7-38). Toronto: Huber.

Yoshii, N., Kudo, T. & Shimizu, S. (1975). Clinical and experimental studies of thalamic pulvinotomy. *Confinia neurologica, 37*, 97-98.

Yoshii, N., Mizokami, T., Ushikubo, T., Kuramitsu, T. & Fukuda, S. (1980). Long-term follow-up study after pulvinotomy for intractable pain. *Applied Neurophysiology, 43*, 128-132.

Youdim, M.B.H., Ben-Shachar, D. & Riederer, P. (1989). Is Parkinson's disease a progressive siderosis of substantia nigra resulting in iron and melanin induced neurodegeneration? *Acta Neurologica Scandinavica, 126*, 47-54.

Young, A.H., Blackwood, D.H.R., Roxborough, H., McQueen, J.K., Martin, M.J. & Kean, D. (1991). A magnetic resonance imaging study of schizophrenia: Brain structure and clinical symptoms. *British Journal of Psychiatry, 158*, 158-164.

Young, A.W., Flude, B.M. & Ellis, A.W. (1991). Delusional misidentification incident in a right hemisphere stroke patient. *Behavioural Neurology, 4*, 81-87.

Young, H.F. (1983). Brain tumors. In R.N. Rosenzweig (Ed.), *The clinical neurosciences*. (Vol. I: Neurology). (pp. 1141-1203). New York: Churchill Livingstone.

Youngjohn, G.J., Larrabee, G.J. & Crook III, T.H. (1991). First-last names and the grocery list selective reminding test: Two computerized measures of everyday verbal learning. *Archives of Clinical Neuropsychology, 5*, 287-300.

Youshimura, M. (1988). Pathological basis for dementia in elderly patients with idiopathic Parkinson's disease. *European Neurology, 28*, 29-35.

Yu, S., Pritchard, M., Kremer, E., Lynch, M., Nancarrow, J., Baker, E., Holman, K., Mulley, J.C., Warren, S.T., Schlessinger, D., Sutherland, G.R. & Richards, R.I. (1991). Fragile X genotype characterized by an unstable region of DNA. *Science, 252*, 1179-1181.

Zagari, G. (1893). Ueber Veränderungen im Sehhügel bei der progressiven Paralyse. *Neurologisches Zentralblatt, 10*, 103-106.

Zaidel, D. & Sperry, R.W. (1974). Memory impairment after commissurotomy in man. *Brain, 97*, 263-272.

Zajonc, R.B., & Markus, H. (1984). Affect and cognition: the hard interface. In C.E. Izard, J. Kagan & R.B. Zajonc (Eds.), *Emotions, cognition, and behavior*. (pp. 73-102). Cambridge, England: Cambridge University Press.

Zangwill, O.L. (1941). On a peculiarity of recognition in three cases of Korsakow's psychosis. *British Journal of Psychology, 31*, 2302-2348.

Zangwill, O.L. (1977). The amnesic syndrome. In C.W.M. Whitty & O.L. Zangwill (Eds.), *Amnesia. Clinical, psychological, and medicolegal aspects*. (2nd ed.) (pp. 104-117). London: Butterworths.

Zatorre, R.J. & Samson, S. (1991). Role of the right temporal neocortex in retention of pitch in auditory short-term memory. *Brain, 114*, 2403-2417.

Zeki, S., Watson, J.D.G., Lueck, C.J., Kennard, C. & Frackowiak, R.S.J. (1991). A direct demonstration of functional specialization in human visual cortex. *Journal of Neuroscience, 11*, 641-649.

Zellweger, H. (1977). Down syndrome. In P.J. Vinken, G.W. Bruyn & N.C. Myrianthopoulos (Eds.), *Congenital malformations of the brain and skull*. (Part II, Vol. 31). (pp. 367-469). Amsterdam: North-Holland Publishing Company.

Zeman, W. & King, F.A. (1958). Tumors of the septum pellucidum and adjacent stuctures with abnormal affective behavior: an anterior midline stucture syndrome. *Journal of Nervous and Mental Disease, 127*, 490-502.

Zeman, W. (1958). Morbus Besnier-Boeck-Schaumann. In W. Scholz (Hrsg.) *Handbuch der speziellen pathologischen Anatomie und Histologie*. (Bd. 13, Part 2A). (pp. 1100-1112). Berlin: Springer.

Zhang, M., Katzman, R., Salmon, D., Jin, H., Cai, G., Wang, Z., Qu, G., Grant, I., Yu, E., Levy, P., Klauber, M.R. & Liu, W.T. (1990). The prevalence of dementia and Alzheimer's disease in Shanghai, China: impact of age, gender, and education. *Annals of Neurology, 27*, 428-437.

Ziegler, D.K., Kaufman, A. & Marshall, H.E. (1977). Abrupt memory loss associated with thalamic tumor. *Archives of Neurology, 34*, 545-548.

Ziehen, T. (1906). *Leitfaden der Physiologischen Psychologie*. (7. Aufl.). Jena: G. Fischer.

Ziehen, T. (1908). *Leitfaden der Physiologischen Psychologie*. (8. Aufl.). Jena: G. Fischer.

Zi-Jian, C. (1990). The neural mechanisms of declarative memory consolidation and retrieval: A hypothesis. *Neuroscience and Behavioral Reviews, 14*, 295-304.

Zigler, E. & Hodapp, R.M. (1991). Behavioral functioning in individuals with mental retardation. *Annual Review of Psychology, 42*, 29-50.

Zigman, W.B., Schupf, N., Lubin, R.A. & Silverman, W.P. (1987). Premature regression of adults with Down syndrome. *American Journal of Mental Deficiency, 92*, 161-168.

Zimmer, R., Teelken, A.W., Trieling, W.B., Weber, W., Weihmayr, T. & Lauter, H. (1984). γ-aminobutyric acid and homovanillic acis concentration in the CSF of patients with senile dementia of Alzheimer's type. *Archives of Neurology, 41*, 602-604.

Zimmermann, M. (1982). Introduction. *Human Neurobiology, 1*, 227-230.

Zingerle, H. (1900). Zur Symptomatik der Geschwülste des Balkens. *Jahrbücher für Psychiatrie und Neurologie, 19*, 367-379.

Zingerle, H. (1912a). Über einseitigen Schläfenlappendefekt beim Menschen. *Journal für Psychologie und Neurologie, 18*, 205- 235.

Zingerle, H. (1912b). *Ueber transitorische Geistesstörungen und deren forensische Beurteilung. Juristisch-psychiatrische Grenzfragen*. Jena: Gustav Fischer.

Zola, M.S. and Mahut, H. (1973). Paradoxical facilitation of object reversal learning after transection of the fornix in monkeys. *Neuropsychologia, 11*, 271-284.

Zola-Morgan, S. (1984). Toward an animal model of human amnesia: Some critical issues. In L.R. Squire & N. Butters (Eds.), *Neuropsychology of memory*. (pp. 316-329). New York: Guilford Press.

Zola-Morgan, S., Cohen, N.J. & Squire, L.R. (1983). Recall of remote episodic memory in amnesia. *Neuropsychologia, 21*, 487-500.

Zola-Morgan, S., Dabrowska, J., Moss, M. & Mahut, H. (1983a). Enhanced preference for perceptual novelty in the monkey after section of the fornix but not after ablation of the hippocampus. *Neuropsychologia, 21*, 433-454.

Zola-Morgan, S. & Öberg, R.G.E. (1980). Recall of life experiences in an alcoholic Korsakoff patient: A naturalistic approach. *Neuropsychologia, 18*, 549-557.

Zola-Morgan, S. & Squire, L.R. (1984). Preserved learning in monkeys with medial temporal lesions: Sparing of motor and cognitive skills. *Journal of Neuroscience, 4*, 1072-1085.

Zola-Morgan, S. & Squire, L.R. (1985). Medial temporal lesions in monkeys impair memory on a variety of tasks sensitive to human amnesia. *Behavioral Neuroscience, 99*, 22-34.

Zola-Morgan, S.M. & Squire, L.R. (1990a). The primate hippocampal formation: evidence for a time-limited role in memory storage. *Science, 250*, 288-290.

Zola-Morgan, S.M. & Squire, L.R. (1990b). The neuropsychology of memory. Parallel findings in humans and nonhuman primates. *Annals of the New York Academy of Sciences, 608*, 434-456.

Zola-Morgan, S., Squire, L.R. & Amaral, D.G. (1986). Human amnesia and the medial temporal region: enduring memory impairment following a bilateral lesion limited to field CA1 of the hippocampus. *Journal of Neuroscience, 6*, 2950-2967.

Zola-Morgan, S., Squire, L.R. & Amaral, D.G. (1989). Lesions of the hippocampal formation but not lesions of the fornix of the mammillary nuclei produce long-lasting memory impairment in monkeys. *The Journal of Neuroscience, 9*, 898-913.

Zola-Morgan, S., Squire, L.R., Amaral, D.G., & Suzuki, W.A. (1989). Lesions of perirhinal and parahippocampal cortex that spare the amygdala and hippocampal formation produce severe memory impairment. *Journal of Neuroscience, 9*, 4355-4370.

Zola-Morgan, S., Squire, L.R. & Mishkin, M. (1982). The neuroanatomy of amnesia: Amygdala-hippocampus versus temporal stem. *Science, 218*, 1337-1339.

Zubenko, G.S., Moossy, J., Hanin, I., Martinez, A.J., Rao, G.R. & Kopp, U. (1988). Bilateral symmetry of cholinergic deficits in Alzheimer's disease. *Archives of Neurology, 45*, 255-259.

Zubenko, G.S., Moossy, J., Martinez, A.J., Rao, G., Claassen, D., Rosen, J. & Kopp, U. (1991). Neuropathologic and neurochemical correlates of psychosis in primary dementia. *Archives of Neurology, 48*, 619-624.

Zubenko, G.S., Moossy, J., Martinez, A.J., Rao, G.R., Kopp, U. & Hanin, I. (1989). A brain regional analysis of morphologic and cholinergic abnormalities an Alzheimer's disease. *Archives of Neurology, 46*, 634-638.

Zülch, K.J. (1965). *Brain tumors: their biology and pathology*. (2nd ed.). New York: Springer.

Zülch, K.J. (1976). A critical appraisal of „Lokalisationslehre" in the brain. *Naturwissenschaften, 63*, 255-265.

Zweig, R.M., Jankel, W.R., Hedreen, J.C., Mayeux, R. & Price, D.L. (1989). The pedunculopontine nucleus in Parkinson's disease. *Annals of Neurology, 26*, 41-46.

Stichwortverzeichnis